V. Köllner, M. Bassler (Hrsg.)

Praxishandbuch Psychosomatische Medizin in der Rehabilitation

Volker Köllner, Markus Bassler (Hrsg.)

Praxishandbuch Psychosomatische Medizin in der Rehabilitation

1. Auflage

Mit Beiträgen von: Ulrich Adam-Keßler, Teltow; Carolin Ågren, Berlin; Pia Aigner, Bad Dürkheim; Eleonore Anton, Bad Kreuznach; Anja Bandmann, Teltow; Markus Bassler, Nordhausen; Maren Baumjohann, Teltow; Dörte Bernhard, Berlin; Manfred E. Beutel, Mainz; Claus Derra, Berlin; Michael Dick, Lübstorf; Johannes Falk, Berlin; Hermann Faller, Würzburg; Thomas Fischer, Pampow; Wolfram Franke, Bad Kissingen; Christian Franzkoch, Boppard; Claudia Frese, Bad Dürkheim; Barbara Guldin, Bad Bergzabern; Harald Gündel, Ulm; Margarete Gisela Haas, Nürnberg; Sabine Hahm, Teltow; Karen Hemmrich, Berlin; Gerhard Hildenbrand, Lüdenscheid; Moritz Holz, Saarbrücken; Michael Käfer, Blieskastel; Anne-Kathrin Kissig, Teltow; Judit Kleinschmidt, Teltow; Tobias Knoop, Bielefeld; Axel Kobelt-Pönicke, Laatzen und Hildesheim; Volker Köllner, Teltow; Christina Kraft-Bauersachs, Berlin; Sigrid R.-M. Krause, Bad Münder; Sabine Kreß, Kassel; Alexa Kupferschmitt, Teltow; Wolfgang Kupsch, St. Blasien; Eike Langheim, Teltow; Peter Langner, Teltow; Beate Leinberger, Regensburg; Michael Linden, Berlin; Gabriele Lipka-Stöhr, Blieskastel; Thomas H. Loew, Regensburg; Helga Looft, Blieskastel; Philipp Martius, München und Bad Kreuznach; Thorsten Meyer, Bielefeld; Thomas Mokrusch, Gernsbach; Beate Muschalla, Braunschweig; Angelika Nebe, Berlin; Rüdiger Nübling, Karlsruhe; Dieter Olbrich, Blomberg; Margarete Ostholt-Corsten, Berlin; Wolfgang Pfeiffer, Clausthal-Zellerfeld; Heinz Rüddel, Bad Kreuznach; Matthias Rudolph, Boppard; Stefan Rupp, Blieskastel; Benno Scheidt, Blieskastel; Jürgen Schmidt, Karlsruhe; Michael Schonnebeck, Köln; Petra Schuhler, Neunkirchen / Saar; Holger Schulz, Hamburg; Josef Schwickerath, Lübstorf; Bernd Sobottka, Lübstorf; Timo Specht, Aukrug; Andreas Stevens, Tübingen; Marco Streibelt, Berlin; Gerhard Sütfels, Todtmoos; Heiner Vogel, Würzburg; Monika Vogelgesang, Neunkirchen / Saar; Susanne Weinbrenner, Berlin; Margret Xyländer, Bielefeld; Burkhard Zentgraf, Gengenbach; Rüdiger Zwerenz, Mainz

Mit einem Geleitwort von: Gundula Roßbach, Berlin

ELSEVIER

Elsevier GmbH, Hackerbrücke 6, 80335 München, Deutschland
Wir freuen uns über Ihr Feedback und Ihre Anregungen an kundendienst@elsevier.com

ISBN 978-3-437-22611-3
eISBN 978-3-437-17214-4

1. Auflage 2021

Wichtiger Hinweis für den Benutzer
Die medizinischen Wissenschaften unterliegen einem sehr schnellen Wissenszuwachs. Der stetige Wandel von Methoden, Wirkstoffen und Erkenntnissen ist allen an diesem Werk Beteiligten bewusst. Sowohl der Verlag als auch die Autorinnen und Autoren und alle, die an der Entstehung dieses Werkes beteiligt waren, haben große Sorgfalt darauf verwandt, dass die Angaben zu Methoden, Anweisungen, Produkten, Anwendungen oder Konzepten dem aktuellen Wissenstand zum Zeitpunkt der Fertigstellung des Werkes entsprechen.
Der Verlag kann jedoch keine Gewähr für Angaben zu Dosierung und Applikationsformen übernehmen. Es sollte stets eine unabhängige und sorgfältige Überprüfung von Diagnosen und Arzneimitteldosierungen sowie möglicher Kontraindikationen erfolgen. Jede Dosierung oder Applikation liegt in der Verantwortung der Anwenderin oder des Anwenders. Die Elsevier GmbH, die Autorinnen und Autoren und alle, die an der Entstehung des Werkes mitgewirkt haben, können keinerlei Haftung in Bezug auf jegliche Verletzung und/oder Schäden an Personen oder Eigentum, im Rahmen von Produkthaftung, Fahrlässigkeit oder anderweitig übernehmen.

Für die Vollständigkeit und Auswahl der aufgeführten Medikamente übernimmt der Verlag keine Gewähr.
Geschützte Warennamen (Warenzeichen) werden in der Regel besonders kenntlich gemacht (®). Aus dem Fehlen eines solchen Hinweises kann jedoch nicht automatisch geschlossen werden, dass es sich um einen freien Warennamen handelt.

Bibliografische Information der Deutschen Nationalbibliothek
Die Deutsche Nationalbibliothek verzeichnet diese Publikation in der Deutschen Nationalbibliografie; detaillierte bibliografische Daten sind im Internet über https://www.dnb.de abrufbar.

21 22 23 24 25 5 4 3 2 1

In ihren Veröffentlichungen verfolgt die Elsevier GmbH das Ziel, genderneutrale Formulierungen für Personengruppen zu verwenden. Um jedoch den Textfluss nicht zu stören sowie die gestalterische Freiheit nicht einzuschränken, wurden bisweilen Kompromisse eingegangen. Selbstverständlich sind **immer alle Geschlechter** gemeint.

Planung: Ursula Jahn, München
Projektmanagement und Herstellung: Alexander Gattnarzik, München
Redaktion: Karin Beifuss, Ohmden
Bildredaktion und Rechteklärung: Rita Modl, München
Satz: Thomson Digital, Noida/Indien
Druck und Bindung: Drukarnia Dimograf Sp. z o.o., Bielsko-Biała/Polen
Zeichnungen: Stefan Dangl, München
Umschlaggestaltung: SpieszDesign, Neu-Ulm
Titelfotografie: Elisabeth Johanna Grub, Saarbrücken

Aktuelle Informationen finden Sie im Internet unter **www.elsevier.de.**

Geleitwort

Die Rehabilitation hat für die Deutsche Rentenversicherung eine große Bedeutung, dient sie doch maßgeblich dem gesetzlich definierten Ziel, die Erwerbsfähigkeit von Versicherten zu erhalten bzw. wiederherzustellen. Maßstab ist dabei seit jeher das biopsychosoziale Modell, in dem alle wichtigen Folge- und Wechselwirkungen umfassend beschrieben sind. Bereits seit den 1960er-Jahren ist die psychosomatische Rehabilitation ein integraler Bestandteil unseres Rehabilitationsangebots. Sie war und ist ein wichtiger Impulsgeber beim Aufbau der notwendigen Versorgungsstrukturen und für die Versorgungsforschung der stationären Psychotherapie in Deutschland. Psychologische Leistungen sind seit den 1970er-Jahren zunehmend auch Bestandteil der somatischen Rehabilitation.

Nach der Jahrtausendwende hat die Entwicklung dieses großen und bedeutsamen Bereichs stark an Dynamik gewonnen. Denn psychische und psychosomatische Erkrankungen tragen immer häufiger zu einer Arbeitsunfähigkeit bei. Sie sind die mit Abstand häufigste Ursache für ein vorzeitiges Ausscheiden aus dem Erwerbsleben. Das führt bei den Betroffenen zu eingeschränkter Teilhabemöglichkeit, bei Unternehmen zum Verlust von Fachkräften, bei den Sozialversicherungsträgern zu reduzierten Beitragseinnahmen, und für die Deutsche Rentenversicherung geht das mit der Zahlung von Erwerbsminderungsrenten einher. Durch eine frühzeitige psychosomatische Rehabilitation können diese Entwicklungen verlangsamt bzw. aufgehalten werden. So kann die gesetzliche Rentenversicherung 83 % ihrer Rehabilitandinnen und Rehabilitanden als voll leistungsfähig für den allgemeinen Arbeitsmarkt aus einer solchen Rehabilitation entlassen.

Von den Folgen, die aus psychischen und psychosomatischen Erkrankungen resultieren, sind auch viele andere Industrienationen betroffen. Das Konzept unserer psychosomatischen Rehabilitation stößt deshalb international auf großes Interesse. In Deutschland selbst stehen inzwischen rund 210 Reha-Fachabteilungen der Deutschen Rentenversicherung unseren Versicherten zur Verfügung. In ihnen werden jedes Jahr rund 148.000 Patientinnen und Patienten rehabilitiert. Insgesamt haben wir im internationalen Vergleich ein sehr gut ausgestattetes und ausdifferenziertes Versorgungssystem. Dies gilt sowohl für die biomedizinische Versorgung als auch für den psychosomatisch-psychotherapeutischen Sektor.

Im biomedizinischen Modell noch vergleichsweise unausgeprägt ist der soziale Aspekt von Krankheit und Gesundheit. Dieser ist jedoch für den Erfolg von Rehabilitation von großer Bedeutung. Die *International Classification of Functioning, Disability and Health* (ICF) kann dabei unterstützen, diesen sozialen Aspekt stärker in den Fokus zu rücken. Mithilfe der auf dem biopsychosozialen Modell basierenden ICF werden der funktionale Gesundheitszustand, die behinderungsbedingten und sozialen Beeinträchtigungen sowie die relevanten Umgebungsfaktoren eines Menschen beschrieben. Die ICF kann damit als Schnittstelle zwischen der Gesundheitsstörung, den Ressourcen und der Teilhabe fungieren. Entsprechende Konzepte werden in der Rehabilitation zunehmend genutzt, beispielsweise in der Medizinisch-beruflich orientierten Rehabilitation (MBOR) oder im Rahmen der Sozialraumorientierung. Auf diesen Grundlagen ist es der Psychosomatischen Rehabilitation gelungen, ein eigenes Profil zu entwickeln, das sie von der ambulanten Psychotherapie und von der psychosomatischen Medizin im Krankenhaus unterscheidet.

Es ist insoweit nur folgerichtig und zukunftsweisend, Theorie und Praxis der psychosomatischen Rehabilitation systematisch darzustellen. Genau dies ist die Intention dieses Praxishandbuchs, das Sie gerade in Ihren Händen halten. Die theoretischen Grundlagen der psychosomatischen Rehabilitation im Kontext des biopsychosozialen Modells und der ICF, die sozialmedizinischen Hintergründe und das umfassende Qualitätssicherungssystem als besonderes Merkmal der Rehabilitation in Deutschland werden in diesem Handbuch umfassend beschrieben. Dem folgt eine praxisnahe Darstellung der einzelnen Elemente des multimodalen Konzepts der Rehabilitation. Rehabilitationsspezifische Besonderheiten der einzelnen Therapiemodule werden hierbei in besonderer Weise herausgearbeitet, denn die behandelten Problemfelder werden sowohl aus der Perspektive der Krankheitsbilder als auch aus der ICF-Perspektive dargestellt. Komplettiert wird das Handbuch durch einen Blick auf die psychosomatischen Aspekte in den verschiedenen somatischen Fachgebieten. Dies unterstreicht die Bedeutung einer Betrachtung über die Fachgrenzen hinaus. Sie ist eine Voraussetzung dafür, dass die Rehabilitation ihren Aufgaben gerecht werden kann. Denn wir brauchen übergreifende Konzepte wie die Verhaltensmedizinisch orientierte Rehabilitation (VOR) oder fächerintegrierende Modelle wie die duale Reha.

Das vorliegende Praxishandbuch zeigt auf, was die psychosomatische Rehabilitation heute zu leisten vermag. Es ist eine pragmatische und evidenzbasierte Handlungsanleitung für alle Personen, die in der Rehabilitation arbeiten. Aber auch alle anderen Leserinnen und Leser, die Interesse an der Rehabilitation haben, erhalten durch dieses Handbuch einen weitreichenden Überblick.

Ich freue mich, wenn Sie dieses Werk mit Neugierde lesen und dann möglichst vielen von der Leistungsfähigkeit der psychosomatischen Rehabilitation berichten – ganz im Sinne der Teilhabe!

Berlin, 13.4.2020
Gundula Roßbach, Präsidentin der Deutschen Rentenversicherung Bund

Vorwort

Die psychosomatische Rehabilitation ist seit über 50 Jahren integraler Bestandteil der psychosomatisch-psychotherapeutischen Versorgung in Deutschland. In derzeit etwa 210 psychosomatischen Fachabteilungen oder -kliniken werden jährlich etwa 150.000 Patienten rehabilitiert. Von der Deutschen Rentenversicherung wurde für die psychosomatische Rehabilitation ein in der psychosozialen Versorgung in Deutschland herausragendes System der Qualitätssicherung entwickelt. Von der damit verbundenen Notwendigkeit, die erbrachten Leistungen exakt zu dokumentieren, Konzepte zu verschriftlichen und sich an evidenzbasierten Therapiestandards zu orientieren, profitierte nicht nur die Qualität der klinischen Versorgung, sondern hiervon gingen auch wichtige Impulse für die Reha-Forschung aus. Vor genau 10 Jahren wurde die Deutsche Gesellschaft für klinische Psychotherapie, psychosomatische Prävention und Rehabilitation (DGPPR) in die Arbeitsgemeinschaft Wissenschaftlicher Medizinischer Fachgesellschaften (AWMF) aufgenommen. Forschungsergebnisse aus der psychosomatischen Rehabilitation werden nicht nur hochrangig in wissenschaftlichen Fachzeitschriften publiziert, sondern in eigenen Symposien regelmäßig beim Rehawissenschaftlichen Kolloquium sowie dem Deutschen Psychosomatik-Kongress vorgestellt. Angesichts der Fülle sowohl an klinischer Erfahrung als auch an wissenschaftlichen Befunden denken wir, dass jetzt ein guter Zeitpunkt ist, den State of the Art der psychosomatischen Rehabilitation in einem eigenen Handbuch zusammenzufassen.

Wir haben für das Buch bewusst den Titel Praxishandbuch gewählt, weil wir sowohl die theoretische Fundierung der psychosomatischen Rehabilitation darstellen als auch die klinischen Abläufe praxisnah beschreiben wollen. Das Buch versteht sich als eine Art „Bauanleitung“ für eine psychosomatische Reha-Klinik und möchte Kolleginnen und Kollegen, die ihre Tätigkeit in einer Rehabilitationsklinik beginnen, eine fundierte Einführung in ihr Arbeitsfeld vermitteln. Wir haben bei den einzelnen Themenschwerpunkten des Buches darauf geachtet, dass hierbei sowohl die kognitiv-verhaltenstherapeutische als auch die psychodynamische Perspektive gleichberechtigt berücksichtigt werden. Dies spiegelt sich bei der unterschiedlichen therapeutischen Orientierung der beiden Herausgeber und ebenso bei den einzelnen Autorinnen und Autoren wider. Bei der Lektüre des Buches zeigt sich allerdings, dass unabhängig von der therapeutischen Schule eine eigenständige, auf der ICF gegründete Reha-Identität immer deutlicher zutage tritt. In diesem Zusammenhang möchte das Buch auch insbesondere zuweisenden und kooperierenden ärztlichen und psychologischen Kolleginnen und Kollegen, Rehabilitationsforschern sowie den Reha-Trägern eine fundierte Übersicht über das Praxis- und Forschungsfeld von psychosomatischer Rehabilitation geben.

Das Buch beginnt mit einer Einführung in die theoretischen Grundlagen der psychosomatischen Rehabilitation, der die Darstellung der Diagnostik und Indikationsstellung sowie des multimodalen Konzepts der Rehabilitation folgt. Hierbei war uns wichtig, die unterschiedlichen Berufsgruppen des multimodalen Teams angemessen zu Wort kommen zu lassen. Eigene Hauptteile sind der Darstellung des Prozesses der Rehabilitation einschließlich des therapeutischen Milieus sowie der Reha-Qualitätssicherung gewidmet. Der klinische Teil stellt die Aufgabenfelder der Rehabilitation einerseits anhand von psychosomatischen Störungsbilden aus der ICD-Perspektive vor, andererseits werden spezielle Problemfelder der psychosomatischen Rehabilitation aus der ICF-Perspektive beleuchtet.

Psychosomatik spielt in der Rehabilitation aber nicht nur in unserem Kerngebiet eine Rolle, sondern psychosomatisches Denken prägt die Rehabilitation insgesamt. Ein weiterer Hauptteil des Buches ist daher den psychosomatischen Aspekten in den somatischen Fachgebieten gewidmet. Gerade hier ist aktuell einiges in Bewegung: Zunehmend werden Konzepte zur fächerübergreifenden Rehabilitation entwickelt, in der Versorgung etabliert und forschungsseitig evaluiert. In den abschließenden Hauptteilen des Buches werden Schnittstellen, Versorgungsstrukturen und Reha-Nachsorge beschrieben sowie ein Überblick über

Methodik sowie Ergebnisse der psychosomatischen Reha-Forschung gegeben.

Unser Dank gilt in erster Linie unseren Kolleginnen und Kollegen aus dem DGPPR-Vorstand und allen Mitgliedern der DGPPR, die sich nicht nur als Autorinnen und Autoren, sondern auch durch zahlreiche Anregungen bei den DGPPR-Vorstandssitzungen, Workshops und Tagungen aktiv an der Konzeption und Entstehung des Buches beteiligt und uns immer wieder ermutigt haben, dieses Projekt zu realisieren. Danken möchten wir auch allen klinisch praktisch tätigen Kolleginnen und Kollegen, die sich neben ihrer Arbeit die Zeit genommen haben, ihre Erfahrungen und Expertise in eigenen Buchkapiteln einzubringen. Ebenso gilt unser Dank der Deutschen Rentenversicherung, die mit zahlreichen Autorinnen und Autoren in diesem Band vertreten ist und die unser Projekt immer wieder unterstützt hat.

Besonders danken möchten wir dem Elsevier-Verlag und hier vor allem Frau U. Jahn und Herrn A. Gattnarzik, ohne deren unendliche Geduld und nimmer müde werdende Ermutigungen dieses Buch nie begonnen und noch viel weniger vollendet worden wäre. Danken möchten wir auch Frau Karin Beifuss, die unser Projekt als Lektorin engagiert und kenntnisreich begleitet hat.

Am Ende bleibt uns nur zu wünschen, dass die Lektüre dieses Buches Ihnen viel Freude bereiten und hilfreiche Anregungen und Informationen für Ihre berufliche Praxis vermitteln wird.

Teltow und Mainz, Mai 2020
Volker Köllner und Markus Bassler

Benutzerhinweise

Zur besseren Orientierung werden in diesem Buch folgende Kastenformate verwendet:

Zur Orientierung

Kurze Zusammenschau der wichtigsten Aspekte eines Kapitels oder Unterkapitels zum schnellen Nachschauen

! MERKE

Das Wichtigste und Wesentlichste eines Abschnitts noch einmal explizit hervorgehoben

CAVE

Alles, was wichtig ist und unbedingt beachtet werden sollte, um Fehler zu vermeiden

Gesetze/Leitlinien

Hinweise zu Leitlinienempfehlungen, Auszüge aus relevanten Gesetzestexten

Fallbeispiel

Kurze und prägnante Fälle zur Veranschaulichung

TIPP

Persönliche Empfehlungen, Einschätzungen, Erfahrungen, Tipps der Autoren

Abbildungsnachweis

Der Verweis auf die jeweilige Abbildungsquelle befindet sich bei allen Abbildungen im Werk am Ende des Legendentextes in eckigen Klammern. Alle nicht besonders gekennzeichneten Grafiken und Abbildungen © Elsevier GmbH, München.

G874	Egle, U. T. / Zentgraf, B.: Psychosomatische Schmerztherapie. Kohlhammer, 2. Aufl. 2017
L231	Stefan Dangl, München
W826	ICF 2005 / Weltgesundheitsorganisation (WHO)
W983	Deutsche Rentenversicherung Bund, Berlin

Adressen

Dr. med. Ulrich Adam-Keßler
Reha-Zentrum Seehof
Deutsche Rentenversicherung Bund
Abt. Verhaltenstherapie und Psychosomatik
und
Forschungsgruppe Psychosomatische Rehabilitation
Charité – Universitätsmedizin Berlin
Lichterfelder Allee 55
14513 Teltow

Carolin Ågren
Deutsche Rentenversicherung Bund
GB Sozialmedizin und Rehabilitation
Ruhrstr. 2
10709 Berlin

Dipl.-Psych. Pia Aigner
Psychologische Psychotherapeutin, Kinder- und Jugendpsychotherapeutin
MEDIAN Klinik für Psychosomatik Bad Dürkheim
Kurbrunnenstr. 12
67098 Bad Dürkheim

Eleonore Anton
St. Franziska Stift
Psychosomatische Fachklinik
Franziska-Puricelli-Str. 3
55543 Bad Kreuznach

Anja Bandmann
Pflegedienstleitung
Rehazentrum Seehof der Deutschen Rentenversicherung
Lichterfelder Allee 55
14513 Teltow

Prof. Dr. med. Markus Bassler
Institut für Sozialmedizin, Rehabilitationswissenschaften und Versorgungsforschung (ISRV)
Hochschule Nordhausen
Weinberghof 4
99734 Nordhausen

Maren Baumjohann
Rehazentrum Seehof der Deutschen Rentenversicherung
Abt. Verhaltenstherapie und Psychosomatik
Lichterfelder Allee 55
14513 Teltow

Dr. phil. Dipl.-Reha-Päd. Dörte Bernhard
Deutsche Rentenversicherung Bund
GB Sozialmedizin und Rehabilitation
Ruhrstr. 2
10709 Berlin

Prof. Dr. med. Manfred E. Beutel
Universitätsmedizin Mainz
Klinik und Poliklinik für Psychosomatische Medizin und Psychotherapie
Untere Zahlbacher Str. 8
55131 Mainz

Dr. med. Dipl.-Psych. Claus Derra
Westfalenring 16A
12207 Berlin

Michael Dick
MEDIAN Klinik Schweriner See
Am See 4
19069 Lübstorf

Dr. med. Johannes Falk
Deutsche Rentenversicherung Bund
GB Sozialmedizin und Rehabilitation
Ruhrstr. 2
10709 Berlin

Prof. Dr. med. Dr. phil. Hermann Faller
Zentrum für Psychische Gesundheit (ZEP)
des Universitätsklinikums und der Universität Würzburg
Arbeitsbereich Medizinische Psychologie und Psychotherapie
Pleicherwall 1
97070 Würzburg

Dr. med. Thomas Fischer
Nervenarztpraxis
Ahornstr. 10
19075 Pampow

Dr. med. Wolfram Franke
Reha-Zentrum Bad Kissingen
Klinik Saale
Pfaffstr. 10
97688 Bad Kissingen

Christian Franzkoch
Deutsche Rentenversicherung Rheinland-Pfalz
Mittelrhein-Klinik
Salzbornstr. 14
56154 Boppard

Dipl.-Psych. Claudia Frese
Psychologische Psychotherapeutin
Institut für Fort- und Weiterbildung in klinischer Verhaltenstherapie e.V. (IFKV)
Kurbrunnenstr. 21a
67098 Bad Dürkheim

Dr. med. Barbara Guldin
Celenus Parkklinik Bad Bergzabern
Kurtalstr. 83–85
76887 Bad Bergzabern

Prof. Dr. med. Harald Gündel
Universitätsklinikum Ulm
Klinik für Psychosomatische Medizin und Psychotherapie
Albert-Einstein-Allee 23
89081 Ulm

Dr. med. Margarete Gisela Haas
Klinikum Nürnberg Nord
Klinik für Frauenheilkunde, Schwerpunkt Gynäkologie
Prof.-Ernst-Nathan-Str. 1
90419 Nürnberg

Sabine Hahm
Reha-Zentrum Seehof
Deutsche Rentenversicherung Bund
Abt. Verhaltenstherapie und Psychosomatik
Lichterfelder Allee 55
14513 Teltow

Dr. med. Karen Hemmrich
Deutsche Rentenversicherung Bund
GB Sozialmedizin und Rehabilitation
Ruhrstr. 2
10709 Berlin

Dr. med. Gerhard Hildenbrand
Klinik für Psychosomatische Medizin und Psychotherapie
Paulmannshöher Str. 14
58515 Lüdenscheid

Dipl.-Psych. Moritz Holz
Am Stahlhammer 1
66121 Saarbrücken

Dr. med. Michael Käfer
MEDICLIN Bliestal Kliniken
Fachklinik für Psychosomatische Medizin
Am Spitzenberg
66440 Blieskastel

Dipl.-Psych. Anne-Kathrin Kissig
Reha-Zentrum Seehof
Deutsche Rentenversicherung Bund
Abt. Verhaltenstherapie und Psychosomatik
Lichterfelder Allee 55
14513 Teltow

Judit Kleinschmidt
Reha-Zentrum Seehof
Deutsche Rentenversicherung Bund
Abt. Verhaltenstherapie und Psychosomatik
Lichterfelder Allee 55
14513 Teltow

Tobias Knoop
Universität Bielefeld
Fakultät für Gesundheitswissenschaften
Universitätsstr.25
33615 Bielefeld

Priv.-Doz. Dr. hum. rer. biol. Axel Kobelt-Pönicke
Deutsche Rentenversicherung Braunschweig-Hannover
Lange Weihe 2
30880 Laatzen
und

Universität Hildesheim
Institut für Psychologie
Abt. Klinische Psychologie und Psychotherapie
Universitätsplatz 1
31141 Hildesheim

Prof. Dr. med. Volker Köllner
Reha-Zentrum Seehof
Deutsche Rentenversicherung Bund
Abt. Verhaltenstherapie und Psychosomatik
und
Forschungsgruppe Psychosomatische Rehabilitation
Charité – Universitätsmedizin Berlin
Lichterfelder Allee 55
14513 Teltow

Christina Kraft-Bauersachs
Dezernatsärztin Dezernat 8039 HE 3623
Deutsche Rentenversicherung Bund
Seesener Str. 6
10704 Berlin

Dr. med. Sigrid R.-M. Krause
MEDICLIN Deister Weser Kliniken
Lug ins Land 5
31848 Bad Münder

Dr. med. Sabine Kreß
Vitos Reha Kassel
Erzbergerstr. 47
34117 Kassel

Alexa Kupferschmitt
Reha-Zentrum Seehof
Deutsche Rentenversicherung Bund
Abt. Verhaltenstherapie und Psychosomatik
Lichterfelder Allee 55
14513 Teltow
und
Forschungsgruppe Psychosomatische Rehabilitation
Charité – Universitätsmedizin Berlin
Lichterfelder Allee 55
14513 Teltow

Dr. med. Wolfgang Kupsch
Weissenstein-Klinik
Johann-Rothmeier-Str. 14
79837 St. Blasien

Dr. med. Eike Langheim
Rehazentrum Seehof
Deutsche Rentenversicherung Bund
Abt. Kardiologie
Lichterfelder Allee 55
14513 Teltow

Dr. med. Peter Langner
Reha-Zentrum Seehof
Deutsche Rentenversicherung Bund
Abt. Verhaltenstherapie und Psychosomatik
Lichterfelder Allee 55
14513 Teltow

Beate Leinberger
Kinder- und Jugendpsychotherapeutin
Universitätsklinikum Regensburg
Psychosomatische Medizin
Franz-Josef-Strauß-Allee 11
93053 Regensburg

Prof. Dr. med. Dipl.-Psych. Michael Linden
Charité Universitätsmedizin Berlin
Medizinische Klinik m. S. Psychosomatik
Forschungsgruppe Psychosomatische Rehabilitation
(FPR)
Hindenburgdamm 30
12200 Berlin

Dr. med. Gabriele Lipka-Stöhr
MEDICLIN Bliestal Kliniken
Fachklinik für Psychosomatische Medizin
Am Spitzenberg
66440 Blieskastel

Prof. Dr. med. Thomas H. Loew
Universitätsklinikum Regensburg
Psychosomatische Medizin
Franz-Josef-Strauß-Allee 11
93053 Regensburg

Helga Looft
Pflegedienstleitung MEDICLIN Bliestal Kliniken
Fachklinik für Psychosomatische Medizin
Am Spitzenberg
66440 Blieskastel

Prof. Dr. med. Philipp Martius
Hochschule München
Fakultät für Soziale Arbeit
Am Stadtpark 20
81241 München
und
Praxis am Schlossplatz
Dr.-Karl-Aschoff-Str.2
55543 Bad Kreuznach

Prof. Dr. phil. Thorsten Meyer
Universität Bielefeld
Fakultät für Gesundheitswissenschaften
Universitätsstr. 25
33615 Bielefeld

Prof. Dr. med. Thomas Mokrusch
MEDICLIN Rehazentrum Gernsbach
Casimir-Katz-Str. 22
76593 Gernsbach

Prof. Dr. phil. Beate Muschalla
Verhaltenstherapeutin und Supervisorin
Technische Universität Braunschweig
Institut für Psychologie
Arbeitsbereich Psychotherapie und Diagnostik
Humboldtstr. 33
38106 Braunschweig

Dr. med. Angelika Nebe
Deutsche Rentenversicherung Bund
GB Sozialmedizin und Rehabilitation
Ruhrstr. 2
10709 Berlin

Dr. phil. Dipl.-Psych. Rüdiger Nübling
GfQG – Gesellschaft für Qualität im Gesundheitswesen GbR
Wendtstr. 1
76185 Karlsruhe

Dr. med. Dieter Olbrich
GUSI-Akademie für Prävention, Stressmedizin und Rehabilitation
Schiederstr. 3
32825 Blomberg

Dr. med. Margarete Ostholt-Corsten, MPH
Deutsche Rentenversicherung Bund
Geschäftsbereich Sozialmedizin und Rehabilitation
Ruhrstr.2
10704 Berlin

Dr. phil. Dipl.-Psych. Wolfgang Pfeiffer
Deutsche Rentenversicherung Braunschweig-Hannover Psychosomatische Rehabilitation Rehazentrum Oberharz
Schwarzenbacher Str. 19–21
38678 Clausthal-Zellerfeld

Prof. Dr. med. Heinz Rüddel
Agricolastr. 4
55543 Bad Kreuznach

Dr. med. Matthias Rudolph
Deutsche Rentenversicherung Rheinland-Pfalz
Mittelrhein-Klinik
Salzbornstr. 14
56154 Boppard

Prof. Dr. med. Stefan Rupp
MEDICLIN Bliestal Kliniken
Fachklinik für Psychosomatische Medizin
Am Spitzenberg
66440 Blieskastel

Pfarrer Benno Scheidt
Klinikpfarrstelle MEDICLIN Bliestal Kliniken
Am Spitzenberg
66440 Blieskastel

Dr. phil. Dipl.-Psych. Jürgen Schmidt
GfQG – Gesellschaft für Qualität im Gesundheitswesen GbR
Wendtstr. 1
76185 Karlsruhe

Dr. med. Michael Schonnebeck
Psychosomatische Tagesklinik Köln
Hansaring 55
50670 Köln

Dr. phil. Dipl.-Psych. Petra Schuhler
MEDIAN Klinik Münchwies
Turmstr. 50–58
66540 Neunkirchen / Saar

Prof. Dr. phil. Dipl.-Psych. Holger Schulz
Universitätsklinik Hamburg-Eppendorf
Institut und Poliklinik für Medizinische Psychologie
Martinistr. 52
20251 Hamburg

Dipl.-Psych. Josef Schwickerath
Auf der Hardt 11
66780 Rehlingen-Siersburg

Dr. phil. Bernd Sobottka
MEDIAN Klinik Schweriner See
Am See 4
19069 Lübstorf

Dr. med. Timo Specht
Fachklinik Aukrug der DRV Nord
Tönsheide 10
24613 Aukrug

Prof. Dr. med. Andreas Stevens
Medizinisches Begutachtungsinstitut
Doblerstr. 17
72074 Tübingen

Dr. phil. Marco Streibelt
Deutsche Rentenversicherung Bund
Bereich Reha-Wissenschaften
Ruhrstr. 2
10709 Berlin

Dr. med. Gerhard Sütfels, M. A.
Reha-Zentrum Todtmoos
Klinik Wehrawald
Schwarzenbacher Str. 4
79682 Todtmoos

Prof. Dr. phil. Dipl.-Psych. Heiner Vogel
Zentrum für Psychische Gesundheit (ZEP)
des Universitätsklinikums und der Universität Würzburg
Arbeitsbereich Medizinische Psychologie und Psychotherapie
Pleicherwall 1
97070 Würzburg

Dr. med. Monika Vogelgesang
MEDIAN Klinik Münchwies
Turmstr. 50–58
66540 Neunkirchen / Saar

Dr. med. Susanne Weinbrenner, MPH
Deutsche Rentenversicherung Bund
GB Sozialmedizin und Rehabilitation
Ruhrstr. 2
10709 Berlin

Dr. phil. Margret Xyländer
Universität Bielefeld
Fakultät für Gesundheitswissenschaften
Universitätsstr. 25
33615 Bielefeld

Dr. med. Burkhard Zentgraf
CELENUS Klinik Kinzigtal
Wolfsweg 12
77723 Gengenbach

Dr. biol. hom. Dipl.-Psych. Rüdiger Zwerenz
Universitätsmedizin Mainz
Klinik und Poliklinik für Psychosomatische Medizin und Psychotherapie
Untere Zahlbacher Str. 8
55131 Mainz

Abkürzungen

ACT Akzeptanz- und Commitmenttherapie
ADHS Aufmerksamkeitsdefizit-/Hyperaktivitätsstörung
ADL Activities of Daily Living
AHB Anschlussheilbehandlung
AMB ambulant(e) Rehabilitation
AN Anorexia nervosa
AT autogenes Training
ATLs Aktivitäten des täglichen Lebens
ATZ Arbeitstrainingszentrum
AU Arbeitsunfähigkeit
AVEM Arbeitsbezogenes Verhaltens- und Erlebensmuster
AWMF Arbeitsgemeinschaft der Wissenschaftlichen Medizinischen Fachgesellschaften
BA Bundesagentur für Arbeit
BAR Bundesarbeitsgemeinschaft für Rehabilitation
BBPL Besondere berufliche Problemlagen
BBW Berufsbildungswerk
BDI Beck-Depressions-Inventar
BEM Betriebliches Eingliederungsmanagement
BfW Berufsförderungswerk
BG Berufsgenossenschaft
BGBl Bundesgesetzblatt
BMI Body-Mass-Index
BN Bulimia nervosa
BPtK Bundespsychotherapeutenkammer
BQR Bewertung der Qualität von Rehabilitationseinrichtungen
BSS Beeinträchtigungs-Schwere-Score
BTHG Bundesteilhabegesetz
BtM Betäubungsmittel
BtMVV Betäubungsmittel-Verschreibungsverordnung
BTZ Berufliches Trainingszentrum
BWS Brustwirbelsäule
BzgA Bundeszentrale für gesundheitliche Aufklärung
CBASP Cognitive Behavioral Analysis System of Psychotherapy
CMD kraniomandibuläre Dysfunktion
COPD chronisch obstruktive Lungenerkrankung
d. h. das heißt
DBT Dialektisch-behaviorale Therapie
DD Differenzialdiagnose
DGPPN Deutsche Gesellschaft für Psychiatrie und Psychotherapie, Psychosomatik und Nervenheilkunde e. V.
DGPPR Deutsche Gesellschaft für Klinische Psychotherapie und Psychosomatische Rehabilitation
DGRW Deutsche Gesellschaft für Rehabilitationswissenschaften
DRV Deutsche Rentenversicherung
DSM Diagnostic and Statistical Manual of Mental Disorders
dVM direkte Veränderungsmessung
DVSG Deutsche Vereinigung für Soziale Arbeit im Gesundheitswesen e. V.
EFL Evaluation der funktionellen Leistungsfähigkeit
EKG Elektrokardiografie
ELS Early Life Stress
EM Erwerbsminderung
EMDR Eye Movement Desensitization and Reprocessing
ENS enterisches Nervensystem
ETM evidenzbasiertes Therapiemodul
FE Funktionelle Entspannung
FMS Fibromyalgiesyndrom
GAF Global Assessment of Functioning
GAR ganztägige ambulante Rehabilitation
GAS generalisierte Angststörung
GB Geschäftsbereich
G-BA Gemeinsamer Bundesausschuss
GdB Grad der Behinderung
gem. gemäß
ggf. gegebenenfalls
ggw. gegenwärtig
GKV Gesetzliche Krankenversicherung
GUSI Gesundheitsförderung und Selbstregulation durch individuelle Zielanalyse
GUV Gesetzliche Unfallversicherung
HADS Hamilton Depression Scale
HIT hochintensives Intervalltraining
HWS Halswirbelsäule
i. d. R. in der Regel
i. V. m. in Verbindung mit
i. (e.) S. im (engeren) Sinne
IADL Instrumental Activities of Daily Living
ICD International Classification of Diseases and Related Health Problems (Internationale statistische Klassifikation der Krankheiten und verwandter Gesundheitsprobleme
ICF International Classification of Functioning, Disability and Health (Internationale Klassifikation der Funktionsfähigkeit, Behinderung und Gesundheit)

ICIDH	International Classification of Impairments, Disability and Handicaps; Internationale Klassifikation der Schädigungen, Fähigkeitsstörungen und (sozialen) Beeinträchtigungen
IHK	Industrie- und Handelskammer
IMIs	Internet- und mobilebasierte Technologien
IPT	Interpersonelle Therapie
iVM	indirekte Veränderungsmessung
KBT	Konzentrative Bewegungstherapie
KHK	koronare Herzkrankheit
KiGGS	Studie zur Gesundheit von Kindern und Jugendlichen in Deutschland
kPTBS	komplexe posttraumatische Belastungsstörung
KTL	Klassifikation therapeutischer Leistungen
KVT	kognitive Verhaltenstherapie
li.	links
LTA	Leistung zur Teilhabe am Arbeitsleben
LWS	Lendenwirbelsäule
MAO	Monoaminoxidase
MBCT	Mindfulness-Based Cognitive Therapy
MBOR	Medizinisch-beruflich orientierte Rehabilitation
MBSR	Mindfulness-Based Stress Reduction
MDK	Medizinischer Dienst der Krankenkassen
Mio.	Million
Mrd.	Milliarde
MS	multiple Sklerose
MTT	medizinische Trainingstherapie
NPK	Nationale Präventionskonferenz
NVL	Nationale VersorgungsLeitlinie
OECD	Organisation for Economic Co-operation and Development (Organisation für wirtschaftliche Zusammenarbeit und Entwicklung)
OP	Operation
Pat.	Patient(en)
PHQ	Patient Health Questionnaire
PiD	Psychotherapie im Dialog
PIET	Aukruger Dokumentationsbogen zur Patienten- und ICF-orientierten Evaluation von Therapiezielen
PMR	progressive Muskelrelaxation
PNP	Polyneuropathie
PRO(M)	Patient Reported Outcome (Measure)
PTBS	posttraumatische Belastungsstörung
PTED	posttraumatic embitterment disorder; posttraumatische Verbitterungsstörung
QS	Qualitätssicherung
qVM	quasi-indirekte Veränderungsmessung
RADL	Recreational Activities of Daily Living
RAP	Routine-Assessment Psychosomatik
RCT	randomized controlled trial; randomisierte, kontrollierte Studie
re.	rechts
Reha	Rehabilitation
RKI	Robert Koch-Institut
ROI	Return on Investment
RPK	Rehabilitation(seinrichtungen) für psychisch Kranke und Menschen mit Behinderungen
RTS	Reha-Therapiestandard
RV	Rentenversicherung
SCL	Symptom Check List
SGB	Sozialgesetzbuch
SIH	stressinduzierte Hyperalgesie
SIMBO	Screening-Instrument zur Einschätzung des Bedarfs an medizinisch-beruflich orientierten Maßnahmen in der medizinischen Rehabilitation
SMD	Sozialmedizinischer Dienst
SSRIs	selektive Serotonin-Wiederaufnahmehemmer
TCM	Traditionelle Chinesische Medizin
TZA	trizyklische Antidepressiva
UAW	unerwünschte Arzneimittelwirkung
V. a.	Verdacht auf
VDR	Verband Deutscher Rentenversicherungsträger
VMO	Verhaltensmedizinische Orthopädie
VOR	Verhaltensmedizinisch orientierte Rehabilitation
VST	(voll-)stationär
WfbM	Werkstatt für behinderte Menschen
WHO	Weltgesundheitsorganisation
WiDO	Wissenschaftliches Institut der Ortskrankenkassen
z. B.	zum Beispiel
Z. n.	Zustand nach

Inhaltsverzeichnis

KAPITEL

1

Markus Bassler und Volker Köllner

Einführung

Zur Orientierung

- Die medizinische Rehabilitation soll Versicherten mit chronischen Erkrankungen wieder zur Teilhabe am Erwerbsleben und an der Gesellschaft verhelfen, wofür ein differenziertes Spektrum von rehabilitativen Angeboten zur Verfügung steht, das je nach Indikation von multimodaler stationärer bzw. ambulanter Rehabilitation bis hin zu speziellen beruflichen Fördermaßnahmen reichen kann.
- Allen diesen Angeboten ist gemeinsam, dass ihnen das biopsychosoziale Gesundheits- bzw. Krankheitsmodell der ICF zugrunde liegt und ihr maßgebliches therapeutisches Prinzip sich daran orientiert, die Betroffenen dazu zu befähigen, mit ihrer chronischen Erkrankung angemessen und selbstbestimmt umzugehen und trotz der krankheitsbedingten Einschränkungen ihre beruflichen Funktionen sowie ihre Rollen in Familie und Gesellschaft bestmöglich wahrzunehmen.

Im deutschen Gesundheitssystem entwickelten sich nach dem Zweiten Weltkrieg differenzierte Versorgungsstrukturen, was vor allem historisch gewachsenen Rahmenbedingungen und weniger sachbezogenen Gründen zu verdanken war. Diese besonderen Umstände begünstigten dabei, dass sich eine ausgeprägte **Sektorisierung des Gesundheitswesens** herausbilden konnte, obgleich dies Expertenschätzungen zufolge im Vergleich zu einer effizienteren sektorenübergreifenden Versorgung ca. 10–15 % Mehrkosten bedingt (Mummert und Partner 2000). Finanziert wird das gegenwärtige Gesundheitssystem vor allem durch die Krankenversicherung, die Rentenversicherung und die Unfallversicherung mit sozialrechtlich geregelten Zuständigkeiten für vier wesentliche Aufgabenfelder: Prävention, Krankenbehandlung, Rehabilitation und Pflege, wobei für die drei letztgenannten sowohl ambulante als auch stationäre Versorgungsangebote bestehen.

Wegen der besonderen medizinischen wie auch gesundheitsökonomischen Tragweite von chronischen Erkrankungen gewann die **medizinische Rehabilitation** in den vergangenen Jahren zunehmend an Bedeutung. Entsprechend den sozialrechtlichen Vorgaben hat die medizinische Rehabilitation dabei die wesentliche Aufgabe, Versicherten mit chronischen Erkrankungen wieder eine Teilhabe am Erwerbsleben und an der Gesellschaft zu ermöglichen, wofür ein differenziertes Spektrum von rehabilitativen Angeboten zur Verfügung steht, das je nach Indikation von multimodaler stationärer bzw. ambulanter Rehabilitation bis hin zu speziellen beruflichen Fördermaßnahmen reichen kann.

Leitendes therapeutisches Prinzip dabei ist das Ziel, die Betroffenen zu befähigen, mit ihrer chronischen Erkrankung angemessen und selbstbestimmt umzugehen. Sie sollen dabei unterstützt werden, trotz der krankheitsbedingten Einschränkungen ihre beruflichen Funktionen sowie ihre Rollen in Familie und Gesellschaft bestmöglich wahrzunehmen. Diese Zielsetzung gründet maßgeblich auf der klinischen Erfahrung, dass bei chronischen Erkrankungen und ihren Folgen häufig keine vollständige Genesung mehr erreicht werden kann.

1

MERKE

In Abgrenzung zum primär kurativen Auftrag der Krankenhausbehandlung fokussiert die medizinische Rehabilitation daher vor allem darauf, den eingeschränkten Gesundheitszustand so weit wie möglich zu bessern oder aber wenigstens ein Fortschreiten des Krankheitsprozesses aufzuhalten, bereits eingetretene Funktions- und Aktivitätsstörungen zu mindern sowie einer Beeinträchtigung der Teilhabe bzw. dem Auftreten dauerhafter Benachteiligungen wirksam vorzubeugen.

1.1 Das biopsychosoziale Modell der Rehabilitation

Grundsätzlich liegt der medizinischen Rehabilitation die Vorstellung zugrunde, dass eine Vielfalt von somatischen, psychischen und sozialen Gegebenheiten die Entstehung und den Verlauf von chronischen Erkrankungen beeinflussen. Das in der somatischen Medizin meist noch übliche biologische Kausalitätsmodell wurde in der Rehabilitation durch ein **Interaktionsmodell** erweitert, das neben biologischen auch psychische sowie soziale Einflussgrößen berücksichtigt.

MERKE

Diesem biopsychosozialen Gesundheits- bzw. Krankheitskonzept folgend ist grundsätzlich davon auszugehen, dass funktionale bzw. strukturelle Schäden des Organismus über vielfältige komplexe Interaktionsprozesse Einfluss auf Fähigkeitsstörungen / Aktivitäten und Beeinträchtigungen / Teilhabe des Individuums nehmen. Das Ergebnis dieser Interaktionsprozesse wird dabei maßgeblich von den jeweiligen Fähigkeiten, Einstellungen, Haltungen, Ressourcen und Kompensationsmöglichkeiten des Betroffenen mitbestimmt.

Dieses erweiterte biopsychosoziale Verständnis von Gesundheit und Krankheit ermöglichte es, dass das bis 2001 gültige Krankheitsfolgenmodell der Internationalen Klassifikation der Schädigungen, Fähigkeitsstörungen und (sozialen) Beeinträchtigungen (ICIDH) der Weltgesundheitsorganisation (WHO) um die **Internationale Klassifikation der Funktionsfähigkeit, Behinderung und Gesundheit (ICF)** erheblich erweitert werden konnte (WHO 2001). In Deutschland wurden mit dem **Neunten Sozialgesetzbuch (SGB IX)** – „Rehabilitation und Teilhabe behinderter Menschen" – wesentliche Aspekte der ICF unter Berücksichtigung der historisch gewachsenen und anerkannten Besonderheiten aufgenommen (➤ Kap. 2). Mit der ICF können Notwendigkeit und Zweckmäßigkeit vieler Leistungen der Gesetzlichen Krankenversicherung (GKV), der Sozialen Pflegeversicherung und anderer Sozialleistungsträger besser beschrieben, begründet und beurteilt werden (Schuntermann 2003).

Der wichtigste Grundbegriff der ICF bezieht sich auf das **Konzept der funktionalen Gesundheit**. Mit dem Begriff der funktionalen Gesundheit werden neben den biomedizinischen Aspekten (Körperfunktionen und -strukturen), welche die Ebene des Organismus betreffen, ergänzend auch Aspekte des Menschen als handelndes Subjekt (Aktivitäten) und als selbstbestimmtes und gleichberechtigtes Individuum in Gesellschaft und Umwelt (Teilhabe) einbezogen. Des Weiteren werden die Kontextfaktoren der betreffenden Person, d. h. alle externen Gegebenheiten der Welt, in der sie lebt, sowie alle ihre persönlichen Eigenschaften und Attribute (z. B. Alter, Geschlecht, Ausbildung, Motivation, Leistungsbereitschaft) berücksichtigt.

MERKE

Funktionale Gesundheit kann in diesem Zusammenhang als Ergebnis der Wechselwirkung zwischen dem Gesundheitsproblem (klassifiziert nach ICD) einer Person und ihren Kontextfaktoren (klassifiziert nach ICF) aufgefasst werden.

Die ICF hat für die medizinische (und insbesondere die psychosomatische) Rehabilitation maßgebliche Bedeutung gewonnen. Sie ist ein wesentliches Instrument bei der Feststellung des Reha-Bedarfs, bei der funktionalen Diagnostik, beim Reha-Management, bei der Interventionsplanung und der Evaluation rehabilitativer Maßnahmen. Sie ermöglicht es, Kontextfaktoren (Umwelt-, personbezogene Faktoren) konsequent in den Rehabilitationsprozess einzubeziehen:

- Barrieren, welche die Leistung oder Teilhabe erschweren oder verhindern, werden erkannt und können dadurch gezielt angegangen werden.
- Förderfaktoren, welche die Leistung oder Teilhabe trotz erheblicher gesundheitlicher Beeinträchtigungen wiederherstellen oder unterstützen können, werden entsprechend gestärkt bzw. überhaupt neu aufgebaut.

Die Sozialgesetzgebung hat unter Berücksichtigung der ICF in § 4 SGB IX folgende maßgebliche **Behandlungsziele für die medizinische Rehabilitation** definiert, um unabhängig von der Ursache der Behinderung

- die Behinderung abzuwenden, zu beseitigen, zu mindern, ihre Verschlimmerung zu verhüten oder ihre Folgen zu mindern,
- Einschränkungen der Erwerbsfähigkeit oder Pflegebedürftigkeit zu vermeiden, zu überwinden, zu mindern oder eine Verschlimmerung zu verhüten sowie den vorzeitigen Bezug anderer Sozialleistungen zu vermeiden oder laufende Sozialleistungen zu mindern,
- die Teilhabe am Arbeitsleben entsprechend den Neigungen und Fähigkeiten dauerhaft zu sichern oder
- die persönliche Entwicklung ganzheitlich zu fördern und die Teilhabe am Leben in der Gesellschaft sowie eine möglichst selbstständige und selbstbestimmte Lebensführung zu ermöglichen oder zu erleichtern.

Um diesen Behandlungsauftrag erfolgreich umsetzen zu können, ergeben sich für die medizinische Rehabilitation folgende **Aufgabenstellungen:**

- Diagnostik der Erkrankung und der Funktionsstörungen auf der Ebene der Körperstrukturen und -funktionen (falls noch nicht ausreichend erfolgt oder falls die vorliegenden Befunde nicht mehr aktuell sind), spezielle Leistungsdiagnostik auf der Ebene der Aktivitäten (körperliche und psychische Leistungsfähigkeit) und psychosoziale Diagnostik als Eingangs-, Verlaufs- und Abschlussdiagnostik, Berücksichtigung individueller Kontextfaktoren (umwelt- und personbezogene Faktoren) im Hinblick auf ihre unterstützende oder hemmende Wirkung.
- Erstellung eines Rehabilitationsplans, der auf den Ergebnissen der (Verlaufs-)Diagnostik in der Reha-Einrichtung aufbaut und die individuellen Voraussetzungen der Rehabilitanden sowie die besonderen Anforderungen an sie in Beruf und Alltag einbezieht.
- Training von Restfunktionen und Ausbildung neuer Fertigkeiten zur Kompensation von beeinträchtigten Funktionen und Aktivitäten. Abbau hemmend und Unterstützung fördernd wirkender Kontextfaktoren.
- Information über die Erkrankung und ihre Folgen sowie über die erforderlichen aktuellen und langfristigen Behandlungsmaßnahmen.

In der klinischen Praxis haben sich sowohl multiprofessionelle als auch multimodale Reha-Konzepte bewährt, die sich dadurch auszeichnen, dass die einzelnen an der Behandlung beteiligten Berufsgruppen eng miteinander kooperieren und ihre spezifische Kompetenz gleichberechtigt ins Behandlungsteam einbringen. Speziell für die psychosomatische Rehabilitation haben sich dabei nachfolgende **Therapieelemente** als besonders wichtig erwiesen:

- Ärztliche Diagnostik und Behandlung
- Bewegungstherapie (Physio-, Sporttherapie)
- Arbeitsbezogene Maßnahmen
- Gesundheitsbildung und Patientenschulung
- Psychologische Diagnostik und Behandlung, Psychotherapie
- Entspannungsverfahren
- Ergotherapie
- Physikalische Therapie
- Ernährungsberatung mit / ohne Lehrküche
- Soziale, sozialrechtliche und berufliche Beratung

1.2 Psychosomatische Rehabilitation

In den vergangenen Jahren war eine starke Zunahme der Arbeitsunfähigkeitstage bzw. Häufigkeit von Frühberentungen aufgrund psychischer bzw. psychosomatischer Erkrankungen zu verzeichnen (Meyer et al. 2019). Ursächlich dafür werden meist die veränderten Arbeits- und Lebensbedingungen angesehen:

- Als psychisch belastende **arbeitsbezogene Stressoren** gelten insbesondere Arbeitslosigkeit, unsichere Arbeitsverhältnisse, berufliche Über- und Unterforderung, wachsender Konkurrenzdruck, ständige Erreichbarkeit, erhöhte Anforderungen an Flexibilität und Mobilität sowie schlechtes Betriebsklima (Bethge et al. 2008). Immer mehr moderne Arbeitsplätze verlangen den psychomental uneingeschränkt leistungsfähigen Beschäftigten. Gefährdungsbeurteilungen im Rahmen des Arbeitsschutzes berücksichtigen psychische Belastungen demgegenüber nach wie vor nicht angemessen.

- **Soziale Stressoren** aus der Gesellschaft betreffen z. B. einen abnehmenden familiären Zusammenhalt und mangelnde soziale Unterstützung, Wegfall bisher funktionierender sozialer Strukturen, Verlust von Solidarität, erhöhte Anforderungen an die Sozialkompetenz sowie ökonomische Unsicherheit.

Nach einer 2012 von der OECD veröffentlichten Studie arbeiten Menschen mit psychischen Störungen häufiger auf Arbeitsplätzen mit geringen Qualifikationsanforderungen (OECD 2012). Oft bestehen hohe psychische Anforderungen dadurch, dass große Anpassungsleistungen mit einem geringen individuellen Handlungsspielraum kombiniert sind. Menschen mit psychischen Störungen wechseln vermehrt und häufig auch in kurzen Zeitabständen ihren Arbeitsplatz. Symptome psychischer Störungen, z. B. Einschränkungen der Anpassungs- und Konzentrationsfähigkeit, sozialer Rückzug, ein vermindertes Selbstwertgefühl wie bei depressiven Erkrankungen oder die ausgeprägte Vermeidungshaltung bei Angststörungen, gefährden die Arbeits- und Beschäftigungsfähigkeit (Sanderson und Andrews 2006). Beschäftigte mit psychischen Störungen werden, verglichen mit anderen Erkrankungen wie z. B. Diabetes, Bluthochdruck oder Arthrosen, besonders oft arbeitsunfähig geschrieben, weil angenommen wird, dass psychische Störungen sehr häufig zu Arbeitsunfähigkeit führen (Linden und Weidner 2005).

Die erfolgreiche berufliche (Re-)Integration bei psychischen bzw. psychosomatischen Erkrankungen ist zweifellos ein entscheidender Prädiktor für eine längerfristige psychische Stabilisierung und eine Kernaufgabe insbesondere der psychosomatischen Rehabilitation. Trotz der im internationalen Vergleich relativ gut ausgebauten psychotherapeutischen Versorgung in Deutschland liegt jedoch der Anteil derjenigen, die bei einer psychischen Störung jemals eine angemessene professionelle Intervention erhalten, in Deutschland nur bei knapp 40 % (Schulz et al. 2006).

> **! MERKE**
> Die meisten Menschen mit psychischen Störungen werden auch heute noch zu selten, zu spät und zu wenig leitliniengerecht behandelt (BPtK-Studie 2018).

Seitens der Arbeitgeber wird zunehmend erwartet, dass verstärkt berufsspezifische und arbeitsplatzproblemorientierte Behandlungsmodule in die psychosomatische Rehabilitation implementiert werden und eine verbesserte prä- und postrehabilitative Kooperation mit den Firmen erfolgt. In jüngerer Zeit wurden deshalb z. B. kurzfristige (stationäre) Präventionsangebote entwickelt, die in der Praxis bereits von einigen Reha-Einrichtungen umgesetzt werden (Buschmann-Steinhage 2017). Betreffs der **postrehabilitativen Betreuung** ist ein dringendes Anliegen der Arbeitgeber, dass die Rehabilitanden nach Rückkehr an den Arbeitsplatz bei aufkommenden Problemen rasche Hilfe bis hin zur akuten Krisenintervention erhalten, insbesondere wenn für die Betroffenen eine ambulante Psychotherapie nicht kurzfristig verfügbar ist. In diesem Zusammenhang ist zu erwähnen, dass für Rehabilitanden, die bei Abschluss der stationären Rehabilitation weiterhin nur eingeschränkt leistungsfähig sind, die Option der stufenweisen Wiedereingliederung in den Arbeitsprozess besteht, die bereits im Rahmen der stationären Rehabilitation in enger Abstimmung zwischen Reha-Einrichtung, Arbeitgeber und Rentenversicherung eingeleitet werden kann und idealerweise durch ergänzende Reha-Nachsorgeangebote flankierend unterstützt werden sollte (➤ Kap. 12).

In der psychosomatischen Rehabilitation bestehen bei etwa zwei Drittel der Versicherten **besondere berufliche Problemlagen** (➤ Kap. 9.1), weswegen seitens der Rentenversicherung seit einigen Jahren unter dem Stichwort **„Medizinisch-beruflich orientierte Rehabilitation" (MBOR)** die berufliche Orientierung der Rehabilitationsbehandlung intensiviert worden war (DRV Bund 2015; ➤ Kap. 9.2). Insbesondere wurden dabei spezifische diagnostische und therapeutische Leistungen mit besonderem Berufsbezug implementiert, um die Inhalte der Rehabilitation besser mit den Arbeitsplatzerfordernissen der Rehabilitanden in Einklang zu bringen. Besonderes Augenmerk in der Diagnostik richtet sich auf den differenzierten Vergleich zwischen beruflichen Anforderungen und Fähigkeiten des Rehabilitanden. Therapeutisch kommen vor allem berufsbezogene psychoedukative Gruppenangebote zum Einsatz, z. B. zur Erarbeitung berufsbezogener Ziele sowie zu Strategien für den Umgang mit Belastungen am Arbeitsplatz. Zunehmend gewinnen auch Konzepte der nachstationären Fallbetreuung seitens der Rentenversicherung an Bedeutung, um den erzielten Rehabilitationserfolg zu stabilisieren bzw.

weiter zu vertiefen. Wie zahlreiche Studien belegen, erhöht MBOR bei Rehabilitanden mit besonderen beruflichen Problemlagen nachweislich die Wahrscheinlichkeit der beruflichen Wiedereingliederung (Köllner und Gissendanner 2015).

In den vergangenen Jahren wurden in der psychosomatischen Rehabilitation für verschiedene **Problem- bzw. Risikogruppen von Rehabilitanden** spezielle Behandlungskonzepte entwickelt. Als besondere Risikomerkmale erwiesen sich dabei höheres Alter, (länger bestehende) Arbeitslosigkeit, längere und wiederholte Arbeitsunfähigkeitszeiten, Rentenantragstellung vor Beginn der Rehabilitation, des Weiteren ein überwiegend somatisches Krankheitsverständnis, geringe Änderungsbereitschaft bzw. ungünstige Motivationslage sowie eine negative subjektive Erwerbsprognose. Um diese Risikomerkmale frühzeitig und vollständig erfassen zu können, hat sich zu Beginn der Rehabilitation eine **differenzierte Eingangsdiagnostik** bewährt (Bassler et al. 2012; Nübling et al. 2018; ➤ Kap. 3). Auf ihrer Grundlage können gemeinsam mit dem Rehabilitanden spezifische und für ihn passende Rehabilitationsziele erarbeitet werden. Hierbei ist erwähnenswert, dass viele Reha-Einrichtungen wegen der gehäuft auftretenden beruflichen Problemlagen vermehrt indikative Gruppen zu Themen wie Burnout (➤ Kap. 9.1.2), Mobbing (➤ Kap. 9.1.3), Stress- bzw. Aggressionsbewältigung anbieten. In Problemfällen mit erfahrungsgemäß ungünstiger Reha-Prognose hat sich als zweckmäßig erwiesen, nach der einleitenden Diagnostikphase auf die Durchführung der eigentlichen Reha-Behandlung zu verzichten und stattdessen alternative Therapiemöglichkeiten (z. B. Krankenhaus- oder besondere ambulante Behandlung) bzw. ein spezielles nachstationäres Case-Management der Rentenversicherung in die Wege zu leiten (Piegza et al. 2013).

LITERATUR

Bassler M, Köllner V, Watzke B. Diagnostik in der psychosomatischen Rehabilitation. PiD 2012; 13: 72–76.

Bethge M, Müller-Fahrnow W, Radoschewski FM. Zusammenhang von psychosozialen Belastungen und Einschränkungen der Leistungsfähigkeit im Erwerbsleben – Ergebnisse aus dem Sozialmedizinischen Panel für Erwerbspersonen. Deutsche Rentenversicherung 2008; 63: 313–326.

BPtK – Bundespsychotherapeutenkammer. Wartezeiten 2018. Ein Jahr nach der Reform der Psychotherapie-Richtlinie, 2018; www.bptk.de/uploads/media/20180411_BPtK-Studie_Wartezeiten_2018.pdf (letzter Zugriff: 23.4.2020).

Buschmann-Steinhage R. Trends in der medizinischen Rehabilitation. Bundesgesundheitsblatt 2017; 60: 368–377.

DRV – Deutsche Rentenversicherung Bund. Anforderungsprofil zur Durchführung der Medizinisch-beruflich orientierten Rehabilitation (MBOR) im Auftrag der Deutschen Rentenversicherung (Stand: 2015); www.deutsche-rentenversicherung.de/SharedDocs/Downloads/DE/Experten/infos_reha_einrichtungen/konzepte_systemfragen/konzepte/mbor_datei.html;jsessionid = 36FD2EFE5A490F76713A4B55B31E1FB2.delivery2-7-replication (letzter Zugriff: 23.4.2020).

Köllner V, Gissendanner SS. Medizinisch-beruflich orientierte Rehabilitation (MBOR) in der Psychosomatik. In: Schmid-Ott G, Wiegand-Grefe S, Jacobi C, et al. (Hrsg.). Rehabilitation in der Psychosomatik – Versorgungsstrukturen – Behandlungsangebote – Qualitätsmanagement. Stuttgart: Schattauer 2015, S. 293–305.

Linden M, Weidner C. Arbeitsunfähigkeit bei psychischen Störungen. Nervenarzt 2005; 76: 1421–1431.

Meyer M, Maisuradze M, Schenkel A. Krankheitsbedingte Fehlzeiten nach Branchen im Jahr 2018. In: Badura B, Ducki A, Schröder H, Klose J, Meyer M (Hrsg.). Fehlzeiten-Report 2019. Berlin, Heidelberg: Springer 2019, S. 479–717.

Mummert und Partner. Studie Krankenversicherung, 2000.

Nübling R, Schmidt J, Kriz D, Kobelt A, Bassler M. Routine-Assessment Psychosomatik (RAP) – Konzept, Implementierung und Ergebnisse eines Dokumentationssystems für die psychosomatische Rehabilitation. Prävention und Rehabilitation 2018; 30(3): 1–15.

OECD. Sick on the Job? Myths and Realities about Mental Health and Work. Paris: OECD Publishing 2012; http://dx.doi.org/10.1787/9789264124523-en (letzter Zugriff: 23.4.2020).

Piegza M, Schwarze M, Petermann F, Kobelt A. Fallmanagement als innovativer Ansatz in der medizinisch-psychosomatischen Rehabilitation. Phys Med Rehab Kuror 2013; 23(6): 348–352.

Sanderson K, Andrews G. Common mental disorders in the workforce: Recent findings from descriptive and social epidemiology. Can J Psychiatry 2006; 51: 63–75.

Schulz H, Büscher C, Koch U, Watzke B. Leitlinien für die rehabilitative Behandlung von Patienten mit psychischen und psychosomatischen Störungen. Zschr Psychiatr Psychol Psychother 2006; 54: 53–64.

Schuntermann M. Grundsatzpapier der Rentenversicherung zur Internationalen Klassifikation der Funktionsfähigkeit, Behinderung und Gesundheit (ICF) der Weltgesundheitsorganisation (WHO). Deutsche Rentenversicherung 2003; 58(1/2): 52–59.

WHO – World Health Organization. International Classification of Functioning, Disability and Health – ICF. Genf: WHO 2001.

KAPITEL

2

Carolin Ågren, Markus Bassler, Johannes Falk, Harald Gündel, Gerhard Hildenbrand, Volker Köllner, Margarete Ostholt-Corsten, Heinz Rüddel und Susanne Weinbrenner

Grundlagen

2.1 Bedeutung der Psychosomatik im 21. Jahrhundert

Susanne Weinbrenner

Psychosomatische Medizin kann auf eine sehr lange Tradition zurückblicken, hat jedoch über die Jahrhunderte auch eine sehr wechselvolle Geschichte erlebt. **Hippokrates**, einer der berühmtesten Ärzte der Geschichte, kann sicher als Anhänger einer ganzheitlichen Betrachtungsweise des Menschen angesehen werden und war damit dem Krankheitsverständnis der Psychosomatik sehr nahe. Vielleicht könnte man ihn sogar als den ersten Psychosomatiker bezeichnen. Aus Befragung und Beobachtung der Erkrankten, also einer systematischen Anamnese und Diagnostik, entwickelte er therapeutische Empfehlungen, bei denen er auch psychische und soziale Aspekte einbezog.

Mit dem Einfluss des französischen Philosophen **Descartes**, der in seiner Philosophie des Rationalismus die Trennung von Körper und Geist postulierte, verließ die Medizin bedauerlicherweise für längere Zeit diese ganzheitliche Betrachtung. Im 18. Jahrhundert wurde durch beeindruckende Erfolge im Bereich der Naturwissenschaften wie Physik, Chemie und Biologie diese Perspektive weiter verstärkt. Erst mit Beginn des 20. Jahrhunderts und den Forschungen von Sigmund **Freud**, seinen Schülern und Weggefährten begann die langsame und schrittweise Rückbesinnung der Medizin darauf, dass Körper, Geist und Psyche untrennbar zusammengehören und bei allen Erkrankungen für sich und in ihrem Zusammenwirken eine wichtige Rolle spielen. Diese Entwicklung hat sich im 21. Jahrhundert verstärkt, beschleunigt und eine intensive Entwicklung der Psychosomatik gebracht. Heute erfährt die Psychosomatik als Fach breite Anerkennung und ist im Begriff, sich weiter auszudifferenzieren, z. B. in Psychoonkologie (➤ Kap. 10.5), Psychokardiologie (➤ Kap. 10.3), Psychogastroenterologie (➤ Kap. 10.7) und weitere.

Um die Relevanz der psychosomatischen Akutversorgung und Rehabilitation zu verdeutlichen, muss man nur ein paar aktuelle Daten aus der Epidemiologie, der Versorgungsforschung und der Statistik der Rentenversicherung heranziehen. Die **12-Monats-Prävalenz psychischer Erkrankungen** liegt in der deutschen Bevölkerung laut Gesundheitsberichterstattung (DEGS) des Robert Koch-Instituts seit Jahren um die **30 %**, die **Lebenszeitprävalenz** liegt bei etwa **43 %**.

> **! MERKE**
> Demnach ist knapp ein Drittel der Bevölkerung innerhalb eines Jahres von einer psychischen Störung betroffen und fast die Hälfte einmal im Laufe ihres Lebens.

Betrachten wir nun die **Arbeitsunfähigkeitszeiten** (AU-Zeiten) in der deutschen Bevölkerung, so sehen wir im Fehlzeitenreport des Wissenschaftlichen Instituts der Ortskrankenkassen (WiDO) von 2018 über die vergangenen Jahre – konkret in der Dekade von 2007 bis 2017 – einen Anstieg der AU-Tage um 45,5 %. Dabei hat in diesem Zeitraum nicht nur die absolute Anzahl der Krankheitstage zugenommen, sondern auch die Erkrankungsdauer. Psychische Erkrankungen mit ihrer überdurchschnittlichen Krankheitsdauer von 26,1 vs. 11,8 Tage bei somatischen Erkrankungen spielen hier ebenfalls eine zentrale Rolle. Das hat für die Betroffenen erhebliche, teils existenzielle Konsequenzen, jedoch sind auch das Gesundheitssystem und die anderen Systeme der sozialen Sicherung gefordert.

Die OECD beziffert den **volkswirtschaftlichen Schaden** im Jahr 2017 für Deutschland mit 4,8 % des Bruttoinlandsprodukts (der EU-Durchschnitt liegt bei 4,1 %). Damit liegt Deutschland im europäischen Vergleich an zweiter Stelle. Der Schaden entsteht dabei nicht nur durch direkte Gesundheitsausgaben, sondern auch durch eine geringere Erwerbsbeteiligung und Produktivität der Betroffenen sowie höhere Ausgaben der Sozialsysteme insgesamt. Noch gar nicht berücksichtigt sind bei dieser Betrachtung allerdings die intangiblen Kosten, d. h. die Kosten der Betroffenen und ihrer Angehörigen, die durch Beeinträchtigung der Lebensqualität und weitere Konsequenzen einer psychischen Erkrankung entstehen.

2.1.1 Was wissen wir über die Ursachen dieser Entwicklung?

Nach Daten epidemiologischer Studien und des Bundesgesundheitssurveys gibt es bisher keinen statistisch relevanten Anstieg psychischer Erkrankungen in der deutschen Bevölkerung. Das ist an sich eine gute

Nachricht. Weshalb wir dennoch einen Anstieg der AU-Tage und der Inanspruchnahme von Gesundheitsleistungen sowohl in der Akutversorgung als auch in der Rehabilitation sehen, hängt wahrscheinlich mit mehreren unterschiedlichen Trends und Rahmenbedingungen zusammen, von denen ein paar beispielhaft skizziert werden sollen.

- In den vergangenen Jahren hat durch **intensive Aufklärung** der ärztlichen Fachgesellschaften, der Medien und einzelner prominenter Betroffener die Stigmatisierung psychischer Erkrankungen in der Bevölkerung deutlich abgenommen, sodass Menschen es eher wagen, zu einer solchen Diagnose zu stehen.
- Gleichzeitig beobachten wir über einen längeren Zeitraum eine **Zunahme psychisch-mentaler Belastungen** in der Bevölkerung. Das hängt einerseits mit Änderungen unserer Arbeitswelt zusammen, die immer höhere Anforderungen an die Kommunikationsfähigkeit sowie an unsere psychische und mentale Leistungs- und Steuerungsfähigkeit stellt. Andererseits haben wir auch in unserer Freizeit oft hohe Ansprüche an das, was wir erleben oder auch bei Freizeitaktivitäten erreichen wollen.
- Ein weiterer Faktor, der zu einer erhöhten Anspannung beiträgt, ist die **mediale Berichterstattung** aus aller Welt zu unterschiedlichen Aspekten der **Globalisierung**, durch die wir eine immer stärkere Betroffenheit mit kritischen Entwicklungen in anderen Ländern und Kontinenten erleben, wobei uns aber nur wenige bis keine Handlungsmöglichkeiten zur Verfügung stehen.

Um all diesen Anforderungen standhalten zu können, haben wir oft keine ausreichend wirksamen Strategien und Techniken zur Verfügung, um die Beanspruchungen auszugleichen und in Ruhe abzuwarten, was die nächste Zeit uns bringt. Viele Menschen befinden sich deshalb in einer Art dauerhaftem Alarmzustand, der mit der Zeit auch Konsequenzen für unsere Gesundheit hat.

2.1.2 Bedeutung psychosomatischer Medizin

Vor diesem Hintergrund kommt dem Fach Psychosomatische Medizin sowohl in der Akutversorgung als auch in der medizinischen Rehabilitation von Menschen mit subakuten oder chronischen psychischen oder psychosomatischen Erkrankungen eine zentrale Bedeutung zu. Die Bedeutung liegt dabei nicht nur in der medizinischen Versorgung der Betroffenen, sondern auch darin, mit diesem spezifischen Beitrag das Gesundheitssystem, die anderen Systeme der sozialen Sicherung und damit unsere Gesellschaft zu stabilisieren.

! MERKE

Vor allem in der Rehabilitation besteht durch die lange Interventionsdauer die Möglichkeit, den betroffenen Menschen Werkzeuge an die Hand zu geben, mit denen sie ihre Grenzen besser erkennen und einhalten und mit denen sie lernen können, ihre Krankheit selbst zu managen und sich in Phasen der starken Anspannung damit in Zukunft selbst zu helfen.

Psychosomatische Rehabilitation hat sich damit völlig zu Recht einen festen Platz in unserer Versorgung erobert, wobei sicherlich nicht alle psychischen Störungen unmittelbar rehabilitationsbedürftig sind. Es gilt jedoch – hoffentlich auch mit Unterstützung dieses Buches –, allen therapeutisch tätigen Professionen deutlich zu machen, wie wichtig eine Reha-Leistung für die Betroffenen ist, vor allem wenn sie schon über längere Zeit arbeitsunfähig sind oder immer wieder in längere AU-Phasen abrutschen und so Gefahr laufen, ihre Erwerbsfähigkeit teilweise oder vollständig zu verlieren.

Wir wissen aus unseren Daten, dass viele Patienten eher (zu) spät in die Reha kommen, sodass eine Chronifizierung nicht mehr verhindert, sondern nur noch aufgehalten werden kann. Idealerweise ist die psychosomatische Reha integraler Bestandteil der Behandlungskette. Doch obwohl ihr insbesondere bei dem Ziel, Teilhabe zu sichern, d. h. Erwerbsminderungsrenten zu verhindern, eine zentrale Rolle zukommt, wird sie leider bei vielen Patienten zu spät oder gar nicht initiiert. Bei ungünstigen Verläufen kann dann möglicherweise eine Rehabilitation nicht mehr durchgeführt werden, sodass den Betroffenen nur die Erwerbsminderungsrente bleibt. Damit ist meist der Endpunkt einer langen Entwicklung erreicht, die sich nur in ganz seltenen Fällen wieder umkehren lässt, sodass den Menschen wieder eine möglichst vollständige berufliche und soziale Teilhabe möglich wird.

Im Jahr 2017 konnte die Deutsche Rentenversicherung (DRV) für ca. 108.000 Frauen und ca. 92.000 Männer eine psychosomatische Reha-Leistung zur Verfügung stellen. Das entspricht einem Anteil von etwa 25 % aller Leistungen zur medizinischen Rehabilitation. Damit hat sie die onkologischen Erkrankungen auf Platz 3 verwiesen und ist mittlerweile seit etwa 10 Jahren die zweithäufigste Diagnose in der Bewilligung von Leistungen zur medizinischen Rehabilitation. Etwa 85 % der Menschen, die eine Rehabilitation durchgeführt haben, sind 2 Jahre nach Abschluss dieser Intervention in sozialversicherungspflichtiger Beschäftigung, d. h. erfolgreich (re-)integriert.

Die DRV wünscht sich von niedergelassenen Therapeuten eine bedarfsgerechte Unterstützung von Anträgen auf psychosomatische Rehabilitation, damit bei allen gefährdeten Menschen ungünstige Erwerbsverläufe vermieden werden können. Dafür gilt es, auch die Bewertung von Arbeit als salutogenetischem Aspekt wieder in das Bewusstsein der therapeutisch tätigen Kollegen sowie der Gesellschaft zu rücken.

! MERKE

Wer einen Antrag auf EM-Rente stellt, hat oft schon einen langen Leidensweg hinter sich und die Zuversicht verloren, noch einmal ins Erwerbsleben zurückkehren zu können. Vor diesem Hintergrund muss das Bestreben aller an der Versorgung Beteiligten darauf abzielen, die betroffenen Menschen möglichst rasch und nach besten Kräften darin zu unterstützen, im Erwerbsleben zu verbleiben oder schnellstmöglich dorthin zurückzukehren.

2.2 Geschichte der psychosomatischen Rehabilitation

Heinz Rüddel, Markus Bassler und Volker Köllner

Zur Orientierung

- Die psychosomatische Rehabilitation entwickelte sich in den 1970er-Jahren, als „Kurkliniken“ begannen, Patienten mit funktionellen Störung psychotherapeutisch zu behandeln.
- Aufgrund der Notwendigkeit zur Qualitätssicherung entstanden in den 1980er-Jahren gut ausformulierte und zunehmend evaluierte Klinikkonzepte, was eine „Gründerphase“ der stationären Psychotherapie in Deutschland einleitete.
- Ab den 1990er-Jahren begann eine Fokussierung von einer allgemeinen hin zu einer speziellen psychotherapeutischen Identität: die ICF-Orientierung der psychosomatischen Rehabilitation.
- Die psychosomatische Rehabilitation hat sich somit zu einem eigenen, auch wissenschaftlich profilierten Bereich in der psychosomatischen Medizin entwickelt und ist in der AWMF mit der Deutschen Gesellschaft für Klinische Psychotherapie und Psychosomatische Rehabilitation (DGPPR) als eigener Fachgesellschaften vertreten.

2.2.1 Entwicklung von Konzepten und einer eigenen Reha-Identität

Die Anfänge der psychosomatischen Rehabilitation reichen bis in die erste Hälfte der 1960er-Jahre zurück, als die Deutsche Rentenversicherung (DRV) damit begann, ihren Versicherten nicht wie bisher nur Kurbehandlungen, sondern in wachsender Zahl auch **rehabilitative Maßnahmen in psychotherapeutisch ausgerichteten Kliniken** anzubieten. Entsprechend diesen Rahmenbedingungen etablierten sich in einigen der früheren reinen „Kurkliniken“ spezifische psychotherapeutische Angebote, um vor allem Patienten mit vegetativen (funktionellen) Störungen gezielter behandeln zu können. Die Durchführung einer systematischen Psychotherapie auf dem rechtlichen Hintergrund der „Kurklinik“ führte allerdings bald zu Abgrenzungskonflikten zur stationären Psychotherapie in psychosomatischen Krankenhausabteilungen, die Anfang der 1970er-Jahre durch die Etablierung der Fächer Psychosomatik / Psychotherapie, Medizinische Psychologie und Medizinische Soziologie als neue Pflichtfächer im Medizinstudium einen deutlichen Aufschwung nahmen. Vor diesem Hintergrund bemühte sich die Rentenversicherung gegen Ende der 1970er- und in der ersten Hälfte der 1980er-Jahre zunehmend darum, in Abgrenzung zur stationären psychosomatischen Krankenhausbehandlung **eigenständige Behandlungskonzepte** für die psychosomatische Rehabilitation zu entwickeln und in den Reha-Kliniken zu implementieren. Dabei wurde spätestens mit den Formulierungen der Reha-Kommissionen 1991 der Psychotherapie eine herausragende Bedeutung zugeschrieben (Köllner et al. 2006) und hierfür entsprechende Qualitätsstandards festgelegt.

Vor dem Hintergrund dieser fachlichen Rahmenbedingungen sowie von ökonomischen Anreizen seitens des Staates entstanden in den 1980er-Jahren bevorzugt in wirtschaftlich schwächeren Gebieten spezialisierte psychosomatische Reha-Kliniken mit besonderen Behandlungsschwerpunkten. Beispiele hierfür sind für die Verhaltenstherapie die Hochsauerland-Klinik in Bad Fredeburg Schmallenberg, die Fachklinik in Bad Dürkheim oder die Psychosomatische Fachklinik in Bad Pyrmont sowie mit psychodynamischen Konzepten die Psychosomatische Klinik Bad Grönenbach oder die Hardtwaldklinik in Bad Zwesten.

Diese „Gründerphase" in der stationären Rehabilitation war bzgl. der **Entwicklung innovativer Klinikkonzepte** sehr kreativ. Die Größe der Kliniken erlaubte es, in der jeweiligen Einrichtung unterschiedliche störungsspezifische Behandlungskonzepte gleichzeitig durchzuführen, was bei den meist deutlich kleineren psychosomatischen Krankenhausabteilungen in dieser Form nicht realisierbar ist. Teilweise unterschieden sich die Reha-Kliniken in ihrem grundsätzlichen Verständnis von Psychotherapie und deren konzeptueller Ausrichtung durchaus stark voneinander. Auch wenn nicht alle damals entwickelten Konzepte einer empirischen Überprüfung standhielten, gingen von dieser Gründerphase doch wichtige Impulse für die Entwicklung der stationären Psychotherapie in Deutschland aus. Die stationäre Verhaltenstherapie von Essstörungen ist z. B. vor allem in Reha-Kliniken entwickelt und wissenschaftlich evaluiert worden (Borgart und Meermann 2004). Allerdings war die Mehrzahl dieser Konzepte eher allgemein psychotherapeutisch und weniger speziell rehabilitativ geprägt. Aufgrund der bis zur Jahrtausendwende relativ geringen Bettenkapazität der psychosomatischen Krankenhausabteilungen war die psychosomatische Rehabilitation zu jener Zeit quasi ein Synonym für stationäre Psychotherapie auf Kosten der Rentenversicherung.

Dies änderte sich erst mit der Reha-Krise Ende der 1990er-Jahre. Zum einen wurde die **Abgrenzung zwischen den Sektoren** schärfer: Krankenkassen genehmigten nicht mehr die Aufnahme in eine Reha-Klinik als Ersatzleistung für einen Krankenhausaufenthalt, und parallel hierzu achtete die Rentenversicherung zunehmend darauf, dass der eigentliche rehabilitative Auftrag im Zentrum der Rehabilitation stand. Gleichzeitig entstanden deutlich mehr als 10.000 psychosomatische Krankenhausbetten, sodass die Behandlungskapazitäten mittlerweile in beiden Sektoren nahezu ausgeglichen sind (➤ Kap. 2.4).

! MERKE

Hieraus ergab sich für die Reha-Kliniken die Notwendigkeit, eine eigene Reha-Identität zu entwickeln. Grundlage hierfür war die Orientierung der therapeutischen Konzepte an der ICF (➤ Kap. 2.3). Diese Entwicklung wurde durch die medizinisch-beruflich orientierte Rehabilitation (➤ Kap. 9.2) fortgesetzt.

2.2.2 Einfluss der ökonomischen Rahmenbedingungen

Die Entstehung der Rehabilitation insgesamt fällt in eine Zeit wirtschaftlichen Wachstums, als es darum ging, qualifizierte Arbeitskräfte möglichst lange im Erwerbsleben zu halten. 1997 / 98 erzwangen wirtschaftliche Rezession und Massenarbeitslosigkeit eine erhebliche Kostenreduktion im Gesundheitswesen, was speziell in der Rehabilitationsmedizin zu einem deutlichen **Abbau der stationären psychosomatischen Reha-Plätze** führte. Noch gravierender war im Langzeitverlauf, dass die Wirtschaftlichkeitsreserven in den Kliniken maximal ausgeschöpft wurden, sodass kaum noch Kapazität für Konzeptentwicklung oder gar Forschung blieb. Etwa 2008 kam es infolge der damaligen Wirtschaftskrise und der Einführung des neuen Gesundheitsfonds für die Krankenkassen zu einer zweiten Krise, die für viele Kliniken existenzbedrohend war und zu einer erheblichen **Abwanderung qualifizierter Fachkräfte** aus der Rehabilitation führte. Wegen der ungewissen beruflichen Zukunft erfolgte dabei auch ein verstärkter Weggang von wissenschaftlich qualifizierten bzw. interessierten Mitarbeitern, da zu dieser Zeit mehrere finanziell gut ausgestattete Reha-Forschungsverbünde mit vorrangiger Anbindung an Universitätsinstitute mit günstiger Berufsperspektive entstanden. Im Zuge dieser Entwicklung verlagerte sich die Reha-Forschung zu-

2

nehmend aus den Kliniken in universitäre Institute, was jedoch das bis heute bestehende Problem einer gewissen Distanz zu den Kliniken und den dort relevanten Fragestellungen mit sich brachte.

! MERKE

In den Jahren nach 2008 stabilisierte sich die Situation für die psychosomatische Rehabilitation, da zunehmend die **Bedeutung psychischer und psychosomatischer Erkrankungen für das vorzeitige Ausscheiden aus dem Erwerbsleben** erkannt wurde und diese Erkenntnis zu einer entsprechenden Umsteuerung von Ressourcen führte.

Im Rahmen des drohenden Fachkräftemangels war es wieder wichtig, Arbeitnehmer im Erwerbsleben zu halten. Vor ca. 10 Jahren kam es daher trotz der inzwischen erfolgten Erhöhung von Behandlungsplätzen im stationären Reha-Bereich zu relevanten Engpässen in der Versorgung von Rehabilitanden auf dem Gebiet der Psychosomatik. Dies wurde durch eine intensive Umwandlung von Reha-Einrichtungen aus anderen Gebieten (z. B. Kardiologie oder Orthopädie) teilweise in gemischte Reha-Zentren überwunden, sowohl mit der klassischen medizinischen Rehabilitation als auch mit neu geschaffenen psychosomatischen Abteilungen. Seit Ende der 1990er-Jahre gab es darüber hinaus vermehrte **ganztägig ambulante Rehabilitation,** die entweder in eigenen Einheiten oder als Teil der stationären psychosomatischen Reha-Kliniken realisiert wurde. Anders als bei den kardiologischen und orthopädischen Rehabilitationen sind aber die ganztägig ambulanten psychosomatischen Reha-Plätze nicht in den Bereich von ca. 50 % der Gesamtbettenzahl der psychosomatischen Rehabilitation angestiegen, sondern verbleiben deutlich unter 10 %. Auf diese Problematik wird in ➤ Kap. 11.1 ausführlich eingegangen.

! MERKE

Insgesamt können in ca. 210 psychosomatischen Reha-Einrichtungen heute 150.000 Patienten pro Jahr behandelt werden, was eine angemessene Versorgung ohne lange Wartezeiten für die Rehabilitanden gewährleistet.

Die stationäre psychosomatische Rehabilitation stellte in Europa lange Zeit einen besonderen Weg dar, der in Zeiten hoher Arbeitslosigkeit häufig kritisch oder gar als Überversorgung angesehen wurde. Als sich jedoch in immer mehr europäischen Ländern ein zunehmender Fachkräftemangel abzeichnete und gleichzeitig eine Verlängerung der Lebensarbeitszeit notwendig wurde, entwickelte sich das Konzept der psychosomatischen Rehabilitation quasi als Exportschlager. Deutlich wurde dies z. B. bei der *European Conference on Psychosomatic Research* 2010 (Köllner 2010), als ein Symposium zum deutschen Rehabilitationskonzept auf starkes internationales Interesse stieß (Linden 2014). Inzwischen haben mehrere europäische Länder eigene Konzepte zur psychosomatischen Rehabilitation entwickelt.

2.2.3 Entwicklung der Reha-Forschung und der Fachgesellschaft

Parallel zum Aufbau der Behandlungskapazitäten entwickelte die Deutsche Rentenversicherung Aktivitäten, um die Konzepte der Einrichtungen zu verschriftlichen und stärker zu strukturieren bzw. zu standardisieren. Es wurden Reha-Kommissionen zwischen Vertretern der Leistungsträger und der Kliniken eingesetzt. 1991 wurde der Abschlussbericht der Reha-Kommission des Verbandes Deutscher Rentenversicherungsträger veröffentlicht. Mit diesen Publikationen war die Basis für eine spätere Entwicklung der Eckpunkte eines Qualitätsmanagements der DRV gelegt. In der psychosomatischen Rehabilitation wurde seit Beginn der 1990er-Jahre beispielhaft eine umfassende Konzeption der Qualitätssicherung und der Ergebnisforschung sowie der Psychotherapieprozess-Forschung eingeführt und flächendeckend umgesetzt (➤ Kap. 7). Frühe Rahmenbedingung war die Verabschiedung des Qualitätssicherungsprogramms des Verbandes Deutscher Rentenversicherungsträger im Jahre 1995. Ein Unterschied zum Krankenhaussektor war, dass sich in der Rehabilitation die wesentlichen Kostenträger aus dem Bereich der Rentenversicherung – zunächst die BfA und die LVAen, später die DRV Bund und die Regionalträger – zusammenschlossen, um gemeinsam Qualitätsstandards zu erarbeiten, zu evaluieren und auch durchzusetzen. Dies setzte wesentliche Impulse auch für die Forschung im Bereich der Rehabilitation.

Ende der 1980er-Jahre begannen sich leitende Ärzte aus diesen Kliniken regelmäßig zu treffen, um

Fragen der Behandlungsqualität zu besprechen und das junge Fach der psychosomatischen Rehabilitation konsequenter in der Öffentlichkeit darzustellen. Dr. Gerhard Paar formte aus dem lockeren Zusammenschluss leitender Ärzte die **Fachgesellschaft Deutsche Gesellschaft für klinische Psychotherapie und psychosomatische Rehabilitation (DGPPR)**.

Unter dem Vorsitz von Prof. Dr. H. Rüddel, Prof. Dr. Volker Köllner und Prof. Dr. Markus Bassler konnte sich die DGPPR in den folgenden 20 Jahren zur anerkannten wissenschaftlichen Fachgesellschaft weiterentwickeln und wurde 2010 in die Arbeitsgemeinschaft der Wissenschaftlichen Medizinischen Fachgesellschaften (AWMF) aufgenommen. Hierdurch kann sie ihre Expertise für die Weiterentwicklung des Fachgebiets systematisch einbringen und ist in den strukturierten Prozess der Leitlinienerstellung durch die AWMF als vollwertiges Mitglied eingebunden. In den letzten Jahren wurde Prävention zunehmend als Aufgabe des deutschen Gesundheitswesens definiert, und es zeigte sich, dass Reha-Kliniken hier sehr viel Kompetenz haben. Um zu verdeutlichen, dass Prävention zu den originären Aufgaben von Reha-Kliniken gehört, nahm die DGPPR dies in ihren Namen mit auf und heißt seit 2016 **Deutsche Gesellschaft für klinische Psychotherapie, psychosomatische Prävention und Rehabilitation.**

Zu dieser Zeit wurde auch ein systematischer Austausch von Kliniken, Wissenschaftlern und Vertretern der Rentenversicherung gestartet, nämlich das jährlich stattfindende **Rehabilitationswissenschaftliche Kolloquium**. Seit 1991 treffen sich Vertreter von Leistungsträgern, Politik, Wissenschaft und Kliniken zu einem intensiven Erfahrungsaustausch. Hatten die ersten Rehabilitationswissenschaftlichen Kolloquien noch Teilnehmerzahlen im Bereich von 20 bis 50, so sind mittlerweile die entsprechenden Veranstaltungen auf über 1.500 Teilnehmer angewachsen. Ausrichtende Fachgesellschaft ist hier die Deutsche Gesellschaft für Rehabilitationswissenschaften (DGRW), die ergänzend zu den fachbezogenen Gesellschaften wie der DGPPR oder auch der Deutschen Gesellschaft zur Prävention und Rehabilitation von Herz-Kreislauf-Erkrankungen (DGPR) die rehawissenschaftliche Perspektive insgesamt betrachtet.

In der psychosomatischen Rehabilitation wurden seit den 1990er-Jahren die Konzeption und empirische Validierung von stationärer Psychotherapie wesentlich weiterentwickelt (Bassler und Hoffmann 1994; Köllner et al. 2006; Nübling et al. 2018). Seitens der Deutschen Rentenversicherung wurde in mehreren Forschungsprojekten untersucht, ob sich kurz- und längerfristige Behandlungsergebnisse einer Rehabilitation bei diesen Patienten nachweisen ließen. Bereits damals wurde neben der Symptomverbesserung Wert auf die längerfristige Erhaltung von Leistungsfähigkeit gelegt. Vergleichsuntersuchungen erfolgten z. B. zwischen verhaltenstherapeutisch und psychodynamisch geprägten Behandlungsansätzen bis hin zum Abschluss einer randomisierten, kontrollierten Studie (RCT) zur differenziellen Indikationsstellung (Watzke et al. 2010). Seit den 1990er-Jahren erfolgte in der psychosomatischen Rehabilitation zunehmend auch eine **systematische Evaluation von störungsspezifischen Psychotherapiekonzepten,** die mittlerweile im Alltag sowohl der Reha-Kliniken als auch der Krankenhäuser und in der Ambulanz breite Anwendung gefunden haben. Dies führte auch dazu, dass die psychosomatische Rehabilitation entscheidend zur Etablierung der stationären Verhaltenstherapie in Deutschland beitrug (Zielke 1993; Sturm 2010) und dass stationäre Psychotherapie und Psychosomatik insgesamt Bestandteil der deutschen Versorgungslandschaft wurden (Kruse et al. 2012).

! MERKE

Aktuell fehlen leider vielen Reha-Kliniken jedoch die Ressourcen, um eigene Forschungsprojekte durchzuführen. Wie oben erwähnt, konnten sich finanziell gut ausgestattete Reha-Forschungsverbünde an Universitäten etablieren, was hinsichtlich der wissenschaftlichen Bedeutung und Wertschätzung von Rehabilitationsforschung sicher zu begrüßen ist, zugleich aber auch das Risiko birgt, dass sich die Reha-Forschung von den Kliniken und damit auch von relevanten klinischen Fragestellungen zu sehr entfernt.

LITERATUR

Bassler M, Hoffmann SO. Trends in der empirischen Forschung über stationäre Psychotherapie – Bericht über die „Mainzer Werkstatt" zur empirischen Forschung über stationäre Psychotherapie. Psychotherapeut 1994; 39: 174–176.

Borgart EJ, Meermann R. Stationäre Verhaltenstherapie. Bern: Huber 2004.

Köllner V. Psychosomatic Rehabilitation in Germany. A Successful Model of Specialist Care for the Chronic Psychosomatic Patient. 28th European Conference on Psychosomatic Research (ECPR), Innsbruck 2010.

Köllner V, Rüddel H, Paar G. Ärztliche Psychotherapie in der psychosomatischen Rehabilitation. Ärztl Psychother 2006, 1: 38–39.
Kruse J, Bassler M, Beutel ME et al. Das Fachgebiet Psychosomatische Medizin und Psychotherapie in der Versorgung. In: Herzog W, Beutel ME, Kruse J (Hrsg.). Psychosomatische Medizin und Psychotherapie heute – Zur Lage des Fachgebietes in Deutschland. Stuttgart: Schattauer 2012, S. 55–82.
Linden M. Psychosomatic inpatient rehabilitation: The German model. Psychother Psychosom 2014; 83: 205–212.
Nübling R, Schmidt J, Kriz D et al. Routine-Assessment Psychosomatik (RAP) – Konzept, Implementierung und Ergebnisse eines Dokumentationssystems für die psychosomatische Rehabilitation. Prävention und Rehabilitation 2018; 3004: 52–66.
Sturm J. Ein bewegtes Leben für die stationäre Rehabilitation. Ärztl Psychother 2010; 5: 74–75.
Watzke B, Rüddel H, Jürgensen R, et al. Effectiveness of systematic treatment selection for psychodynamic and cognitive-behavioural therapy: Randomised controlled trial in routine mental healthcare. Br J Psychiatry 2010; 197: 96–105.
Zielke M. Wirksamkeit stationärer Verhaltenstherapie. Weinheim: Beltz 1993.

2.3 ICF-Orientierung der Rehabilitation

Margarete Ostholt-Corsten

Zur Orientierung

- Die Internationale Klassifikation der Funktionsfähigkeit, Behinderung und Gesundheit (ICF) bietet eine Klassifikation und ein Modell für eine sehr umfassende Sichtweise auf die individuellen Auswirkungen sowie die Einflussfaktoren eines Gesundheitsproblems einer Person.
- Die Nutzung der ICF kann dazu beitragen, den individuellen Reha-Bedarf umfassend festzustellen und so eine zielgerichtete Reha-Planung und Teilhabeorientierung zu gewährleisten.

2.3.1 Einführung

Die **Internationale Klassifikation der Funktionsfähigkeit, Behinderung und Gesundheit (ICF)** gehört zur Familie der internationalen gesundheitsrelevanten Klassifikationen der Weltgesundheitsorganisation (WHO) und wurde 2001 von der WHO verabschiedet; die deutschsprachige Fassung erschien 2005 (DIMDI 2005). Diese diagnoseunabhängige Klassifikation soll Krankheitsfolgen weltweit einheitlich erfassen helfen und dazu disziplin- sowie länderübergreifend eine einheitliche und standardisierte Sprache zur Verfügung stellen. Die ICF systematisiert und definiert begrifflich. Sie stellt als Mehrzweckklassifikation eine gemeinsame sprachliche – und damit kommunikative – Grundlage für unterschiedliche Anwendungsbereiche, Disziplinen, Professionen und Institutionen dar, die eine intensivere übergreifende Kooperation und Koordination unterstützt. In der Rehabilitation stellt sie daher für das Reha-Team eine gute Basis für Diagnostik, Bedarfsfeststellung und Verlaufsbeurteilungen dar.

Während die Internationale statistische Klassifikation der Krankheiten und verwandter Gesundheitsprobleme (ICD) Krankheiten klassifiziert, klassifiziert die ICF die Folgen von Krankheiten mehrdimensional in Bezug auf Körperstrukturen, Körperfunktionen, Aktivitäten und Teilhabe unter Einbezug von Kontextfaktoren. Kontextfaktoren – in der ICF unterteilt in Umweltfaktoren und personbezogene Faktoren – beeinflussen die Auswirkungen einer Gesundheitsstörung oder Krankheit.

Bereits seit 1972 befasste sich die WHO mit der Beschreibung und Klassifikation von Krankheitsfolgen. Das Ergebnis war 1980 die Verabschiedung der ersten Ausgabe der Internationalen Klassifikation zur Beschreibung von Behinderung *(International Classification of Impairments, Disability and Handicaps;* ICIDH). Der ICIDH lag ein lineares Krankheitsfolgemodell zugrunde. Nach diesem linearen Verständnis waren Behinderungen die direkte Folge der zugrunde liegenden Krankheit. Dieser Ansatz wurde jedoch insbesondere von Menschen mit Behinderungen als zu eindimensional gesehen. Ihre Gegenposition war: „Man ist nicht behindert, man wird behindert." Wenn z. B. eine Person eine Treppe nicht ersteigen kann, dann ist dies nicht nur die Folge des Zustands der Person, sondern auch des Zustands der Umwelt, d. h., eine Treppe könnte z. B. durch eine mit einem Rollstuhl befahrbare Rampe ersetzt werden. Dies führte zur Revision der ICIDH und zur Einbeziehung von Kontextfaktoren. Die revidierte Fassung wurde unter dem neuen Namen ICF herausgegeben.

! MERKE

Die Berücksichtigung der Kontextfaktoren ist der wesentliche Fortschritt der ICF gegenüber der Vorläuferklassifikation und Grundlage für das biopsychosoziale Modell. Der ICF liegt ein ressourcenorientiertes, biopsychosoziales Modell zugrunde, das neben der organischen Störung auch psychische und soziale Rahmenbedingungen einschließt.

Biopsychosoziale Modelle wurden bereits im letzten Jahrhundert entwickelt (z. B. Meyer 1917). Mit Einführung der ICF wurde das Modell international systematisiert.

2.3.2 Nutzung der ICF

In Deutschland ist die ICF im Reha-Bereich mittlerweile verbreitet und bekannt. Die Nutzung der ICF bezieht sich dabei vorrangig auf den konzeptionellen Rahmen, das biopsychosoziale Modell der ICF mit der Teilhabeorientierung. Meilenstein hierfür war 2001 das Inkrafttreten des SGB IX (Rehabilitation und Teilhabe behinderter Menschen) und damit die sozialrechtliche Verankerung der Teilhabeorientierung. Teilhabebedarfe und -planungen sollen sich an der ICF orientieren.

Viele Richtlinien, Empfehlungen und Arbeitshilfen enthalten seitdem eine ICF-Orientierung. Mit der Gemeinsamen Empfehlung „Begutachtung" der BAR wurden 2004 trägerübergreifende Grundsätze für eine umfassende sozialmedizinische Begutachtung vereinbart, welche die ICF als gemeinsame Sprache für die Beschreibung von krankheitsbedingten Beeinträchtigungen der Funktionsfähigkeit nutzt (BAR 2016). Seit 2004 ist für den Bereich der Gesetzlichen Krankenversicherung (GKV) die ICF in der Rehabilitations-Richtlinie des Gemeinsamen Bundesausschusses (G-BA) als Bezugssystem verankert (G-BA 2017). Die DRV erwartet von Reha-Einrichtungen ein ICF-basiertes und teilhabeorientiertes Reha-Konzept. Dies beinhaltet auch eine ICF-Orientierung in der Ziel- und Therapieplanung. Auch der einheitliche Reha-Entlassungsbericht der DRV ist an der ICF orientiert (DRV Bund 2015). Das Gesetz zur Stärkung der Teilhabe und Selbstbestimmung von Menschen mit Behinderungen (Bundesteilhabegesetz, BTHG) vom 23.12.2016 legt nun fest, dass der individuelle Bedarf an Leistungen zur selbstbestimmten Lebensführung durch ein Instrument zu ermitteln ist, das sich an der ICF orientiert.

Im Unterschied zur Nutzung des konzeptionellen Rahmens der ICF ist die Nutzung der Klassifikation mit Kodierung begrenzt und bezieht sich häufig auf wissenschaftliche Fragestellungen. Im klinischen Alltag ist sie nur gering ausgeprägt. Ein Hauptgrund liegt in der Komplexität des Klassifikationssystems, das mit seinen vier Teilklassifikationen und insgesamt 1.454 Items als zu komplex, zu aufwendig und daher wenig praxistauglich angesehen wird. Um die Auswahl von Items, die für bestimmte Krankheiten von besonderer Bedeutung sind, aus der umfangreichen Liste der ICF-Kategorien zu erleichtern, wurde eine Reihe von Vorschlägen für Kurzlisten bzw. „Core Sets" entwickelt (z. B. ICF Research Branch 2012). Sie stellen eine Vorauswahl von ICF-Kategorien zur Verfügung, die für ein bestimmtes Gesundheitsproblem oder einen bestimmten Anwendungsbereich relevant sind. Im Bereich der psychischen Erkrankungen wurden Core Sets z. B. für Depression und bipolare Störung entwickelt. Neben Core Sets soll eine Verlinkung von Kategorien zu standardisierten Messinstrumenten eine Operationalisierung der ICF gewährleisten (Cieza et al. 2005). In der praktischen Anwendung bestehen jedoch nur begrenzt Erfahrungen.

Im weiteren Sinne kann auch das Mini-ICF-APP (➤ Kap. 3.4) als Core Set für psychische Störungen betrachtet werden. In der Mini-ICF werden 13 Dimensionen aus der ICF extrahiert, die psychopathologieabhängig häufig beeinträchtigt sein können.

2.3.3 Aufbau der ICF

Die ICF besteht aus zwei Teilen. Der erste Teil bezieht sich auf die Funktionsfähigkeit und Behinderung und umfasst die Komponenten Körperfunktionen und -strukturen sowie Aktivitäten und Teilhabe. Die Kontextfaktoren mit den Umwelt- und den personbezogenen Faktoren bilden den zweiten Teil (➤ Abb. 2.1). Die Körperfunktionen, die Körperstrukturen, die Aktivitäten und Teilhabe sowie die Umweltfaktoren sind jeweils klassifiziert. Die ICF besteht somit aus vier Teilklassifikationen, die unabhängig voneinander klassifiziert werden. Die Klassifikation ist alphanumerisch aufgebaut. Personbezogene Faktoren sind nicht klassifiziert.

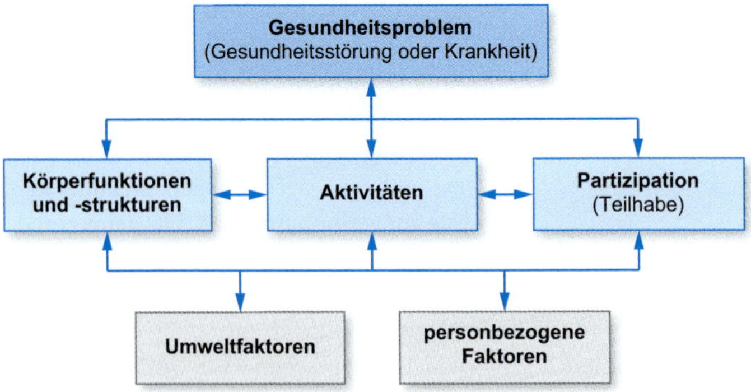

Abb. 2.1 Biopsychosoziales Modell: Wechselwirkungen zwischen den Komponenten der ICF (DIMDI 2005: 23) [W826-1]

Der ICF liegt außerdem ein biopsychosoziales Modell zugrunde (➤ Abb. 2.1), das häufig als konzeptioneller Rahmen oder Philosophie der ICF bezeichnet wird.

Funktionsfähigkeit

Funktionsfähigkeit ist ein zentraler Begriff der ICF. Mit der Funktionsfähigkeit werden zusätzlich zu den biomedizinischen Aspekten (Körperfunktionen und -strukturen) auch Aspekte der Person als handelndes Subjekt (Aktivitäten) und als Mitglied der Gesellschaft (Teilhabe) berücksichtigt. Funktionsfähigkeit einer Person nach ICF wird als positive Wechselwirkung zwischen einer Person (mit einem Gesundheitsproblem) und ihren Kontextfaktoren auf ihre Körperfunktionen und -strukturen, Aktivitäten in Tätigkeitsfeldern und Teilhabe an Lebensbereichen verstanden.

Behinderung

Behinderung dagegen bezeichnet die negative Wechselwirkung einer Interaktion zwischen einer Person mit einem Gesundheitsproblem und ihren Kontextfaktoren auf ihre Körperfunktionen und -strukturen, Aktivitäten und Teilhabe.

Körperfunktionen und -strukturen

Körperfunktionen sind in der ICF definiert als physiologische und psychologische Funktionen von Körpersystemen. „Mentale Funktionen" werden in der ICF den Körperfunktionen zugeordnet und dort in Kapitel 1 in globale und spezifische Funktionen unterteilt (Beispiele: *b110: Funktionen des Bewusstseins, b114: Funktionen der Orientierung*). Die Auflistung ist umfassend und entspricht im Wesentlichen einem psychopathologischen Befund.

Körperstrukturen sind anatomische Teile des Körpers wie Organe, Gliedmaßen und ihre Bestandteile. Körperfunktionen und -strukturen sind jeweils in acht Kapitel unterteilt, die analog aufgebaut sind.

Aktivitäten und Teilhabe

Als **Aktivität** wird „die Durchführung einer Aufgabe oder Handlung (Aktion) durch einen Menschen" bezeichnet. Die ICF unterscheidet bzgl. der Aktivitäten zwischen Leistung („performance") und Leistungsfähigkeit („capacity"):

- Der Begriff „Leistung" beschreibt, was eine Person in ihrer gegenwärtigen Umwelt tut.
- „Leistungsfähigkeit" beschreibt, was eine Person bzgl. einer Aktivität höchstmöglich tun könnte, wenn sie wollte und die Situation es zuließe oder erfordern würde. Leistungsfähigkeit („capacity") wird im Folgenden abgekürzt als Fähigkeit verwendet.

Teilhabe bedeutet das „Einbezogensein in eine Lebenssituation", z. B. in die Arbeitswelt, in das Familienleben oder den Sportverein. Da Aktivitäten und Teilhabe fließend ineinander übergehen und nur bedingt zu trennen sind, stellt die ICF eine gemeinsame Klassifikation mit neun Kapiteln zur Verfügung (Lernen und Wissensanwendung, Allgemeine Aufgaben und Anforderungen, Kommunikation, Mobilität, Selbstversorgung, Häusliches Leben, Interpersonelle Interaktionen und Beziehungen, Bedeutende Lebensbereiche, Gemeinschafts-, soziales und staatsbürgerliches Leben). Kapitel 8 „Bedeutende Lebensbereiche" enthält Items zu „Arbeit und Beschäftigung" wie z. B. *d840: Vorbereitung auf Erwerbstätigkeit* oder *d845: Eine Arbeit erhalten, behalten und beenden.* Die Erfassung ist nicht sehr differenziert und bildet z. B. nicht das Leistungsbild der sozialmedizinischen Beurteilung ab. Das wird verständlich, wenn berücksichtigt wird, dass die ICF eine weltweit gültige Klassifikation ist, die nicht die Spezifika der sozialen Sicherungssysteme einzelner Länder beinhalten kann.

Kontextfaktoren

Kontextfaktoren beeinflussen die Auswirkungen einer Gesundheitsstörung oder Krankheit. Bei der Beurteilung der Funktionsfähigkeit einer Person sind daher ihre Kontextfaktoren zu berücksichtigen. Die ICF unterteilt die Kontextfaktoren in Umweltfaktoren und personbezogene Faktoren. Dabei umfassen Umweltfaktoren alle äußeren Einflüsse und personbezogene Faktoren innere Einflüsse auf Funktionsfähigkeit und Behinderung. Kontextfaktoren können sich positiv als Förderfaktor oder negativ als Barriere auswirken. Zur Verdeutlichung der Auswirkungen von Kontextfaktoren mag der Film „Ziemlich beste Freunde" dienen: Wie würde sich die Geschichte mit geänderten Kontextfaktoren darstellen, wenn z. B. der Protagonist kein gebildeter Millionär in Paris, sondern Hartz-IV-Empfänger in Berlin oder Slumbewohner in Nairobi wäre?

Umweltfaktoren bilden die natürliche materielle Welt mit ihren Eigenschaften, die vom Menschen geschaffene materielle Welt, andere Menschen in verschiedenen Beziehungen und Rollen (Beispiele: *e310 Engster Familienkreis, e320 Freunde*), Einstellungen und Werte, Sozialsysteme und Dienste sowie Handlungsgrundsätze, Regeln und Gesetze ab. Umweltfaktoren verdeutlichen die Verantwortung sowohl der Gesellschaft als auch der Individuen für die Herstellung von Chancengleichheit für Menschen mit Beeinträchtigungen.

Personbezogene Faktoren sind nach der ICF der spezielle Hintergrund des Lebens und der Lebensführung eines Menschen und beschreiben Gegebenheiten des Menschen, die nicht Teil des Gesundheitsproblems oder -zustands sind. Die personbezogenen Faktoren sind in der ICF nicht klassifiziert; sie werden beispielhaft benannt: Sie können Geschlecht, Alter, Fitness, Lebensstil, Gewohnheiten, Erziehung, Bewältigungsstile, Bildung, Beruf und auch ethnische Zugehörigkeit oder genetische Disposition umfassen, die in ihrer Gesamtheit oder einzeln eine Rolle spielen können. Diese beispielhafte Besetzung begründet die WHO mit weltweit bestehenden großen soziokulturellen Unterschieden, die eine einheitlich strukturierte Fassung personbezogener Faktoren erschweren. Zudem gilt es, die Vieldeutigkeit der Faktoren und die kulturelle Abhängigkeit im Verständnis zu berücksichtigen.

Beurteilungsmerkmale

Die Beurteilung der einzelnen Items erfolgt für alle Komponenten auf einer 5-stufigen Ratingskala. Für die Körperfunktionen und -strukturen sowie die Aktivitäten- und Partizipations-Items bezieht sich die Beurteilung auf das Vorhandensein eines Problems: „0" = ein Problem ist nicht vorhanden, „1" = ein Problem ist leicht ausgeprägt, „2" = ein Problem ist mäßig ausgeprägt, „3" = ein Problem ist erheblich ausgeprägt, „4" = ein Problem ist voll ausgeprägt. Umweltfaktoren werden auf dieser 5-stufigen Skala in Bezug auf das Ausmaß positiver oder negativer Effekte geratet (z. B. „0" = Barriere bzw. Förderfaktor nicht vorhanden). Förderfaktoren werden dabei mit einem „ + " statt des Punktes vor dem Beurteilungsmerkmal kodiert (z. B. e110 + 2), Barrieren mit einem „ – " (z. B. e110–2). Ein Kritikpunkt an der ICF ist, dass die Beurteilungsmerkmale nicht ausreichend operationalisiert sind und die Graduierung für die Praxis unzureichend ist.

Biopsychosoziales Modell der ICF

Das biopsychosoziale Modell beinhaltet eine Erweiterung des medizinischen Krankheitsmodells durch seine Betrachtungsweise und Berücksichtigung psychosozialer Aspekte von Krankheit und Behinderung, indem es Kontextfaktoren (Umwelt- und per-

2

sonbezogene Faktoren) ausdrücklich einbezieht. Damit wird Funktionsfähigkeit nicht mehr isoliert bzw. unter rein medizinischen Gesichtspunkten betrachtet, sondern als auch abhängig von der Lebenslage bzw. Situation einer Person verstanden. ➤ Abb. 2.1 veranschaulicht die möglichen Wechselwirkungen im biopsychosozialen Modell zwischen dem Gesundheitsproblem einer Person, den individuellen Kontextfaktoren und den Auswirkungen auf die Funktionsfähigkeit.

Die Nutzung der ICF im Reha-Bereich bezieht sich vorrangig auf diesen konzeptionellen Rahmen. Das Modell bietet für die übergeordnete Teilhabeorientierung der Rehabilitation eine Hilfestellung im Rahmen der individuellen Bedarfsfeststellung und für die Therapieplanung von Teilhabeleistungen. Die Berücksichtigung der Wechselwirkungen zwischen dem Gesundheitsproblem einer Person und den Auswirkungen dieses Gesundheitsproblems auf die Funktionsfähigkeit unter Einbezug fördernder oder hemmender Einflüsse aus dem individuellen Lebenshintergrund dieser Person unterstützt das Erfassen des individuellen Bedarfs. Es hilft bei der Planung, welche Interventionen erforderlich sind, um die individuellen Teilhabeziele zu erreichen. Dabei orientiert sich die inhaltliche Ausrichtung der indizierten Maßnahme in der Rehabilitation an den relevanten Teilhabebeeinträchtigungen. Eine therapeutische Beeinflussung von Funktionsstörungen und Beeinträchtigungen der Fähigkeiten erfolgen ebenso wie Interventionen zur Änderung des Kontextes, um Teilhabe zu ermöglichen.

! MERKE

Zwischen Fähigkeiten und Kontext besteht eine enge Beziehung. Kontextänderungen können sich auf Fähigkeitsbeeinträchtigungen sowohl negativ als auch positiv auswirken.

Die systematische Nutzung von Kontextänderungen zur Besserung oder Kompensation von Fähigkeitsbeeinträchtigungen spielt besonders im Lebensbereich Arbeit eine bedeutende Rolle (Linden et al. 2015). Beispielhaft seien hier Arbeitsplatzanpassungen und das Betriebliche Eingliederungsmanagement (BEM) genannt.

2.3.4 Bedeutung der ICF für die psychosomatische Rehabilitation

Zusammenfassend steht mit der ICF heute eine international einheitliche Grundlage für die Beschreibung der Funktionsfähigkeit von Menschen mit gesundheitlichen Problemen zur Verfügung. Die ICF wurde zwar nicht speziell für die Rehabilitation entwickelt. Sie ermöglicht aber mit der mehrdimensionalen Betrachtungsweise von Funktionsfähigkeit unter Berücksichtigung des Kontextes ein gemeinsames Verständnis von Rehabilitation. Vor dem Hintergrund des biopsychosozialen Modells der ICF wird eine am individuellen Bedarf orientierte Rehabilitation unterstützt, die sich an der Teilhaberelevanz von Beeinträchtigungen orientiert. Insbesondere für die psychosomatische Rehabilitation, in der ein multidisziplinäres Vorgehen des Reha-Teams u. a. in Diagnostik, Bedarfsfeststellung und Therapie einen hohen Stellenwert hat, bietet die ICF daher eine gute Hilfestellung.

LITERATUR

BAR – Bundesarbeitsgemeinschaft für Rehabilitation (Hrsg.). Gemeinsame Empfehlung „Begutachtung", 2016; www.bar-frankfurt.de/fileadmin/dateiliste/publikationen/gemeinsame-empfehlungen/downloads/GE_Begutachtung_.pdf (letzter Zugriff: 5.6.2019).

Cieza A, Geyh S, Chatterji S, et al. ICF linking rules: an update based on lessons learned. J Rehabil Med 2005; 37: 212–218.

DIMDI – Deutsches Institut für Medizinische Dokumentation und Information (Hrsg.). Internationale Klassifikation der Funktionsfähigkeit, Behinderung und Gesundheit, ICF. Köln: 2005; www.dimdi.de/dynamic/de/klassi/downloadcenter/icf/stand2005/ (letzter Zugriff: 5.6.2019).

DRV – Deutsche Rentenversicherung Bund (Hrsg.). Der ärztliche Reha-Entlassungsbericht – Leitfaden zum einheitlichen Entlassungsbericht in der medizinischen Rehabilitation der gesetzlichen Rentenversicherung, 2015. www.deutsche-rentenversicherung.de/cae/servlet/contentblob/215334/publicationFile/2078/download_leitfaden_einheitl_e_bericht.pdf (letzter Zugriff: 5.6.2019).

G-BA – Gemeinsamer Bundesausschuss. Richtlinie des Gemeinsamen Bundesausschusses über Leistungen zur medizinischen Rehabilitation (Rehabilitations-Richtlinie) vom 16. März 2004, zuletzt geändert am 16. März 2017; www.g-ba.de/downloads/62-492-1418/RL-Reha_2017-03-16_iK-2017-06-09.pdf (letzter Zugriff: 5.6.2019).

ICF Research Branch in cooperation with the WHO Collaborating Centre for the Family of International Classifi-

cations in Germany (DIMDI). ICF Core Set Projects. 2012; www.icf-research-branch.org (letzter Zugriff: 5.6.2019).
Linden M, Baron S, Muschalla B, Ostholt-Corsten M. Fähigkeitsbeeinträchtigungen bei psychischen Erkrankungen. Diagnostik, Therapie und sozialmedizinische Beurteilung in Anlehnung an das Mini-ICF-APP. Bern: Huber 2015, S. 185–200.
Meyer A. Progress in teaching psychiatry. JAMA 1917; LXIX(11): 861–863.

2.4 Psychosomatische Rehabilitation in Abgrenzung zur Krankenhausbehandlung

Volker Köllner, Gerhard Hildenbrand und Harald Gündel

Zur Orientierung

- Die psychosomatische Rehabilitation mit ca. 18.000 Behandlungsplätzen und die Krankenhausbehandlung mit ca. 11.000 Plätzen stellen die beiden Säulen in der stationären psychosomatisch-psychotherapeutischen Versorgung in Deutschland dar.
- Beide Bereiche haben sich weitgehend unabhängig voneinander entwickelt, und die Kriterien zur Differenzialindikation bedürfen weiterhin der Schärfung und der wissenschaftlichen Evaluation.
- Während die Krankenhausbehandlung durch ärztliche Einweisung gesteuert wird, geschieht dies in der Rehabilitation durch ein Antragsverfahren und eine zentrale Zuweisung durch den Reha-Träger.
- Besonderes Merkmal der Rehabilitation sind die abschließend immer erfolgende sozialmedizinische Beurteilung und die Möglichkeit, nachfolgende rehabilitative Leistungen (z. B. zur Teilhabe am Arbeitsleben) direkt zu initiieren.

Auch wenn sich die Versorgung im Bereich der psychosomatisch-psychotherapeutischen Krankenhausbehandlung in den letzten Jahren sehr verbessert hat, ist die Mehrzahl der psychosomatischen Betten in Deutschland immer noch im Reha-Bereich zu verorten: Aktuell ist von ca. 11.000 Krankenhausbetten und etwa 18.000 Reha-Betten in Deutschland auszugehen. Bei den tagesklinischen Behandlungsplätzen ist das Verhältnis zwischen den beiden Sektoren eher ausgeglichen (Köllner et al. 2018a).

Angesichts der immer noch steigenden sozialmedizinischen Bedeutung psychischer und psychosomatischer Krankheitsbilder hat die Rehabilitation eine besondere Bedeutung für die Psychosomatik. Nach wie vor steigt die Quote der Krankschreibungen wegen F-Diagnosen weiter an. In den letzten 5 Jahren schieden mehr als 330.000 Menschen wegen psychischer und psychosomatischer Erkrankungen vorzeitig aus dem Erwerbsleben aus – das sind mehr Personen als wegen der drei nächsthäufigen Diagnosegruppen (Muskel-Skelett-System, onkologische sowie Herz-Kreislauf-Erkrankungen) zusammengenommen. Eine vorzeitige Berentung ist i. d. R. mit einem ungünstigen Krankheitsverlauf und einer schlechten Lebensqualität verknüpft. Trotz des zunehmenden Fachkräftemangels geschieht es immer noch, dass gerade ältere Arbeitnehmer „in die Rente abgeschoben" werden sollen, um zulasten der Betroffenen und der Sozialversicherung Kosten zu sparen. Der Erhalt der Teilhabe am Erwerbsleben ist eines der zentralen Ziele der psychosomatischen Rehabilitation (➤ Kap. 2.3) und Reha-Kliniken haben in diesem Feld eine besondere Kompetenz.

Ein wesentlicher Unterschied zwischen Rehabilitation und Krankenhausbehandlung besteht bereits bei der **Einleitung des stationären Aufenthalts**. Niedergelassene Ärzte können eine psychosomatisch-psychotherapeutische Krankenhausbehandlung direkt verordnen, während eine Rehabilitation zunächst beim Kostenträger beantragt werden muss (➤ Kap. 3.2) und es deutlich weniger Einfluss darauf gibt, in welche Klinik der Patient dann eingewiesen wird. Geografisch sind viele Reha-Kliniken oft abseits der Ballungsräume gelegen. Rehabilitation ist bereits im Medizinstudium zu wenig repräsentiert, und viele Studierende haben hier immer noch eher das Modell „Kur" im Kopf, wenn sie an Rehabilitation denken.

In jedem Fall haben sich Rehabilitation und Krankenhausbehandlung – auch durch die **unterschiedliche Kostenträgerschaft** – in der psychosomatischen Medizin weitgehend parallel und unabhängig voneinander entwickelt. Dies ist in vielen somatischen Fächern anders, wo die Rehabilitation z. B. als Anschlussheilbehandlung (AHB) nach einem Herzinfarkt, einer kardiologischen Intervention oder einem größeren orthopädischen Eingriff einen definierten Platz im Behandlungspfad hat. Eine solche vorgeschriebene Behandlungskette (zunächst Krankenhausbehandlung mit Operation oder Intervention, dann Rehabilitation als AHB) gibt es in der Psychosomatik nicht. Nur eine kleine Minderheit der Patienten in psychosomatischen Reha-Kliniken haben sich unmittelbar zuvor einer psychiatrischen oder psychosomatischen Krankenhausbehandlung unterzogen. Während in der Somatik also ein serielles Vorgehen üblich ist, stellt sich in der Psychosomatik die Frage der Differenzialindikation.

Anders als bei der Krankenhausbehandlung geht die Initiative zur Rehabilitation oft von Institutionen des Sozialversicherungssystems und nicht von den behandelnden Ärzten aus. So gaben 9 bzw. 27 % der neu aufgenommenen Patienten einer Reha-Klinik an, auf Anregung der Rentenversicherung bzw. des MDK in die Klinik gekommen zu sein. Dies bedeutet aber umgekehrt, dass über 60 % der Patienten doch auf Veranlassung ihres behandelnden Arztes in die psychosomatische Rehabilitation kommen. Den Hausärzten sowie den Fachärzten für Psychiatrie und Psychotherapie sowie für Psychosomatische Medizin und Psychotherapie kommt somit eine besondere Verantwortung bei der Stellung der Differenzialindikation zwischen Rehabilitation und Krankenhausbehandlung zu. Um rationale Kriterien für diese Entscheidung darzustellen, sollen in diesem Kapitel zunächst die Unterschiede zwischen Rehabilitation und Krankenhausbehandlung dargestellt werden, um hieraus dann Kriterien für die Differenzialindikation zu entwickeln.

2.4.1 Stellenwert der Rehabilitation im Versorgungssystem

Im stationären Behandlungssystem gibt es deutliche Unterschiede im Zugangsweg. Im Krankenhausbereich erfolgt dieser durch ärztliche Einweisung, in der Rehabilitation erfolgt die Aufnahme erst nach Antragstellung durch den Patienten und Prüfung durch den Kostenträger. Das Diagnosespektrum der Patienten trennt nicht scharf zwischen den verschiedenen Einrichtungen. In den Reha-Kliniken werden Patienten mit einem ähnlichen Diagnosespektrum rehabilitiert, wie sie auch in den Krankenhäusern der psychosomatischen Medizin zu finden sind. Unterschiede ergeben sich vor allem aus dem Krankheitsstadium:

! MERKE

Rehabilitation ist gemäß ihrem gesetzlichen Auftrag auf die Behandlung von Patienten mit chronischen Erkrankungen spezialisiert. Angestrebt wird jedoch durchaus, die Patienten in einem frühen Stadium der Chronifizierung zu erreichen, um diese idealerweise wieder rückgängig zu machen (Köllner et al. 2018b).

Mehr als im Krankenhaus stehen in der Rehabilitation die Überwindung von Krankheitsfolgen bei chronischen Störungen sowie die Reduktion von Funktionseinschränkungen und die Verbesserung der Teilhabe am Arbeitsleben und Alltag im Vordergrund, wobei der Übergang fließend ist. Ein entscheidender Unterschied ist die **sozialmedizinische Beurteilung** (➤ Kap. 2.4.4) und die sich daran anschließenden Konsequenzen in der psychosomatischen Rehabilitation – dieser Punkt ist für die Rehabilitation spezifisch. In der Regel verfügt ein Teil der Ärzte in Reha-Kliniken über die Weiterbildung Sozialmedizin; die Kliniken haben die entsprechende Weiterbildungsermächtigung.

! MERKE

Wesentlich für die psychosomatische Rehabilitation ist ein **interprofessioneller Behandlungsansatz**.

Unverändert kommt auch heute noch der Psychotherapie zentrale Bedeutung in der psychosomatischen Rehabilitation zu (➤ Kap. 4.2). Allerdings hat sich eine immer stärkere Ausdifferenzierung zwischen Psychoedukation, Psychotherapie und berufsbezogenen Therapieangeboten vollzogen, z. B. in der Ergo- und Sozialtherapie (Köllner 2014; DGPPR 2018).

Kennzeichnend für die stationäre Rehabilitation ist darüber hinaus der hohe Spezialisierungsgrad der Kliniken. Dieser wird erreicht durch eine zentral von den RV-Trägern gesteuerte indikations- und problemspezifische Zuweisung der RV-Träger und eine Klinikgröße (i. d. R. 100–250 Behandlungsplätze), die es ermöglicht, unterschiedliche störungs- und zielgruppenspezifische Behandlungsprogramme vorzuhalten (Käfer et al. 2018; Köllner et al. 2013; Rademacher et al. 2019).

Die Kriterien der Reha-Indikation bzw. -Kontraindikation und das Verfahren der Reha-Antragstellung werden in ➤ Kap. 3.1 bzw. ➤ Kap. 3.2 ausführlich beschrieben.

2.4.2 Psychosomatisch-psychotherapeutische Krankenhausbehandlung

Für die Krankenhausbehandlung auf dem Gebiet Psychosomatische Medizin und Psychotherapie stehen in Deutschland unterschiedliche Einrichtungen zur Verfügung (Hildenbrand und Merkle 2006; Schauenburg und Hildenbrand 2017):

- Abteilungen für Psychosomatische Medizin und Psychotherapie an Universitätskliniken, die neben Forschung und Lehre an der Schwerpunktversorgung teilnehmen, aber auch Spezialisierungen aufweisen.
- Abteilungen für Psychosomatische Medizin und Psychotherapie an Allgemeinkrankenhäusern mit regionalem Versorgungsangebot und begrenztem Bettenkontingent (durchschnittlich 12–36 Betten), Tageskliniken und Konsiliar- und Liaisondiensten für die somatischen Disziplinen.
- Größere Fachkliniken für Psychosomatische Medizin und Psychotherapie, häufig mit Spezialisierungen für bestimmte Störungen und überregionalem Einzugsgebiet.
- Eigenständige Tages- und / oder Nachtkliniken für Psychosomatische Medizin und Psychotherapie.
- Abteilungen für Psychosomatische Medizin und Psychotherapie an psychiatrischen Fachkrankenhäusern.
- Reine Konsiliar- und Liaisonabteilungen an Allgemeinkrankenhäusern und Universitäten.

Die Zahl der Krankenhäuser und Abteilungen hat in den letzten 20 Jahren erheblich zugenommen. Ende 2017 gab es in Deutschland 262 Abteilungen und Kliniken für Psychosomatische Medizin und Psychotherapie mit 11.410 Betten, in denen im Jahr 87.634 Patienten mit einer durchschnittlichen Verweildauer von 42,9 Tagen behandelt werden. Darüber hinaus stehen in 130 Tageskliniken 1.982 Behandlungsplätze zur Verfügung. Da teilweise auch im vollstationären Bereich tagesklinische Leistungen erbracht werden, gibt es sogar an insgesamt 145 Orten tagesklinische Behandlung bei 20.087 Patienten pro Jahr (> Tab.2.1).

Tab. 2.1 Unterschiede zwischen Krankenhaus und Reha-Klinik (nach Köllner et al. 2018b)

	Krankenhaus	Reha-Klinik
Kapazitäten	262 Abteilungen und Krankenhäuser für psychosomatische Medizin + PT mit 11.410 Betten und 130 Tageskliniken mit 1.982 Behandlungsplätzen	Etwa 210 psychosomatische Reha-Kliniken mit zusammen etwa 18.000 stationären Behandlungsplätzen
Stellenschlüssel	4,5 Patienten / Arzt bzw. appr. PsychPT 3,5 Patienten / Pflegekraft (nur Tagdienst)	7,7 Patienten / Arzt bzw. appr. PsychPT 11,8 Patienten / Pflegekraft
Zuweisung	Direkte Einweisung durch jeden Arzt	Der Versicherte stellt einen Antrag beim Kostenträger, der Psychotherapeut schreibt einen Befundbericht, der Kostenträger weist unter Berücksichtigung des Wunsch- und Wahlrechts eine Vertragsklinik zu. Die Rehabilitation kann auch auf Initiative der Krankenkasse oder der Arbeitsagentur zustande kommen
Zeit bis zur Aufnahme	Notfälle sofort, elektive Behandlungen innerhalb weniger Tage bis > 3 Monate, je nach Wartezeit der Klinik	Im Eilverfahren max. 3 Wochen, ansonsten ca. 6–8 Wochen nach Antragstellung. Etwa ⅓ der Anträge wird primär abgelehnt wegen Nichterfüllung der medizinischen oder versicherungsrechtlichen Voraussetzungen oder nicht aussagekräftigen Befundberichten. Bei Widerspruch erfolgt eine zusätzliche Begutachtung
Aufenthaltsdauer	Individuell nach Therapieverlauf, durchschnittlich 45 Tage, aber auch Behandlungsdauern > 12 Wochen sind möglich	Im Durchschnitt 38 Tage, Behandlungsdauern über 8 Wochen sind nur in Ausnahmefällen zu realisieren

Tab. 2.1 Unterschiede zwischen Krankenhaus und Reha-Klinik (nach Köllner et al. 2018b) *(Forts.)*

	Krankenhaus	Reha-Klinik
Behandlungsziel	Häufiger kurative Behandlung einer akuten oder akut exazerbierten chronischen Erkrankung i. S. der ICD-10	Behandlung von Krankheitsfolgen bei chronischen Erkrankungen i. S. der ICF
Behandlungsspektrum	In Fachabteilungen das gesamte Fachgebietsspektrum, in Fachkrankenhäusern störungsorientiert spezialisierte stationäre Einheiten	Festlegung auf bestimmte Indikationen, die von der DRV gezielt angesteuert werden. Häufig Spezialangebote für bestimmte Störungsbilder, Komorbiditäten, berufliche Problemlagen oder Therapien in Fremdsprachen
Berufsbezug	Bei wohnortnaher Behandlung Vorbereitung beruflicher Wiedereingliederung	In fast allen Kliniken spezielle Therapieprogramme zur Medizinisch Beruflich orientierten Rehabilitation (MBOR)
Sozialmedizinische Beurteilung	Nicht vorgesehen	Erfolgt obligat am Ende der Rehabilitation

[1]Eine Übersicht über Indikationen und Behandlungsschwerpunkte gibt es im Klinikverzeichnis auf der Homepage der Fachgesellschaft für Psychosomatische Rehabilitation, www.dgppr.de
Unikliniken, Fachabteilungen an Allgemeinkrankenhäusern und Fachkrankenhäuser finden sich auf den Homepages der Fachgesellschaft (www.dgpm.de) und des Chefärzteverbandes (www.cpka.de)
appr. PsychPT: approbierter Psychologischer Psychotherapeut

2.4.3 Inhalte von psychosomatischer Rehabilitation und Krankenhausbehandlung

Multimodales Reha-Konzept

Psychosomatische Rehabilitation ist einem biopsychosozialen Verständnis von Krankheit und Gesundheit verpflichtet und hat daher ein multimodal aufgebautes Behandlungskonzept. Sie wird von einem multiprofessionellen Team getragen (Köllner 2014; Linden 2014). Die verschiedenen Elemente des multimodalen Konzepts zeigt ➤ Box 2.1 am Beispiel der Module des Reha-Therapiestandards (RTS) für depressive Störungen. Deutlich wird hier, dass Rehabilitation neben einem störungsspezifischen Ansatz immer auch Aspekte der allgemeinen Gesundheitsbildung und der Prävention enthält.

BOX 2.1

Therapiemodule in der psychosomatischen Rehabilitation gemäß RTS Depressive Störungen (DRV Bund 2015)

1. Einzelpsychotherapie
2. Gruppenpsychotherapie
3. Aktivitätsaufbau
4. Entspannungsverfahren
5. Bewegungstherapie
6. Gesundheitsbildung und Psychoedukation
7. Ernährungstherapeutische Leistungen
8. Gestalterische Ergotherapie und künstlerische Therapien
9. Funktionelle und arbeitsweltbezogene Therapien
10. Leistungen zur sozialen und beruflichen Integration
11. Vorbereitung nachgehender Leistungen (z. B. Reha-Nachsorge)

In der Psychosomatik sollte ein Rehabilitand Leistungen aus mindestens 8 der 11 Kapitel der Klassifikation therapeutischer Leistungen erhalten. Als **Zielkorridor für die Therapiedichte** werden 22–35 Leistungen und 15–30 Stunden Therapiedauer pro Woche gefordert, darunter 5 Leistungen aus dem Bereich Psychotherapie / klinische Psychologie. In den meisten Kliniken haben die Rehabilitanden pro Woche ein Einzelgespräch und 3–4 Einheiten Gruppenpsychotherapie (meist 90 min). Der relativ breite Zielkorridor erlaubt eine individuelle Anpassung der Therapie an die Bedürfnisse und die Belastbarkeit der Rehabilitanden. Hinzu kommt die ärztliche Behandlung, die auch die Optimierung der psychopharmakologischen und ggf. auch der somatischen Medikation erfasst.

Aufgrund der begrenzten Zeitdauer ist es notwendig, den Reha-Prozess auf einige umgrenzte, in der zur Verfügung stehenden Zeit erreichbare Ziele zu fokussieren. Am Ende der diagnostischen Phase (Bassler et al. 2012) stehen daher das Erarbeiten der Therapieziele und das Erstellen des Behandlungsplans gemeinsam mit dem Patienten.

TIPP

Hilfreich ist es, wenn die Patienten schon in der ambulanten Therapie vor der Rehabilitation angeregt werden, sich über mögliche Reha-Ziele Gedanken zu machen.

Es folgt eine meist 4- bis 5-wöchige therapeutische Phase mit meist 3–4 Gruppen- und 1 Einzelsitzung pro Woche. In der Entlassungswoche stehen dann der Transfer des in der Reha Gelernten und ggf. die Organisation der Reha-Nachsorge im Fokus.

Wegen der bundesweit nach gleichen Kriterien erfolgenden Fallsteuerung können Reha-Kliniken störungsspezifische indikative Gruppen und hierauf abgestimmte zusätzliche Therapiebausteine anbieten. Im Zentrum steht i. d. R. die Gruppentherapie, was eine sehr gute Ergänzung zur meist im Einzelsetting stattfindenden ambulanten Therapie darstellt – vor allem wenn interaktionelle Schwierigkeiten oder sozialer Rückzug relevante Problembereiche sind. Im Vergleich zur psychosomatischen Krankenhausbehandlung spielen die **Patientenschulung** und die **Modifikation des Gesundheitsverhaltens** eine größere Rolle; Reha-Kliniken verfügen i. d. R. über eine hohe Kompetenz bzgl. Tabakentwöhnung, verhaltensmedizinischer Behandlung von Adipositas, Diabetes oder arterieller Hypertonie. Hinzu kommen bei entsprechender Problemkonstellation Sozialberatung und berufsbezogene Therapiebausteine. Die Rehabilitation steht in besonderem Maße für das „Sozial" im biopsychosozialen Modell, wobei die soziale Ebene im Krankenhausbereich historisch zumindest in manchen Kliniken etwas vernachlässigt wurde, hier jetzt aber auch „nachgesteuert" wird. Die Bedeutung sozialer Lebensbedingungen für Gesundheit und Krankheit wird durch die moderne epidemiologische und empirische Forschung eindrucksvoll belegt.

Um die in der Rehabilitation erreichten Veränderungen nachhaltig zu stabilisieren, gibt es spezielle Programme zur Reha-Nachsorge, die in ➤ Kap. 12 dargestellt werden.

Psychosomatisch-psychotherapeutische Komplexbehandlung im Krankenhaus

Auch die Krankenhausbehandlung erfolgt multimodal als Behandlung eines Patienten in einer Gruppe durch ein multiprofessionelles Team (➤ Abb. 2.2). Behandlungsintensität und Mindestvoraussetzungen sind in dem vom DIMDI veröffentlichten Operationen- und Prozedurenschlüssel festgelegt (www.dimdi.de). Wesentlich für die Krankenhausbehandlung sind die **OPS-Prozeduren**

- 9–634 Psychosomatisch-psychotherapeutische Komplexbehandlung,
- 9–61 Intensivbehandlung und
- 9–642 Integrierte klinisch psychosomatisch-psychotherapeutische Komplexbehandlung.

Einzeltherapien und erlebnisorientierte, kreativ- und körperpsychotherapeutische Behandlungen werden im Vergleich zur Reha häufig in höherer Intensität eingesetzt (Hildenbrand und Janssen 2005).

Im Vergleich zur Rehabilitation fallen in der Akutbehandlung i. d. R. die wesentlich höhere Dichte an Einzelpsychotherapie, die umfassende medizinische Diagnostik und Therapie bei komplexer somatischer Komorbidität sowie der höhere Stellenwert der künstlerischen Therapien auf. In der Rehabilitation ist die Sport- und Bewegungstherapie höher dosiert und als spezifisches Element kommen hier Elemente mit Berufsbezug wie die Ergotherapie oder kognitives Training als Merkmale hinzu.

2.4.4 Sozialmedizinische Beurteilung

Ein wesentliches Unterscheidungsmerkmal zwischen Rehabilitation und Krankenhausbehandlung ist, dass am Ende der Rehabilitation obligat eine sozialmedizinische Beurteilung erfolgt. Reha-Kliniken müssen deshalb Fachärzte mit der Zusatzbezeichnung Sozialmedizin haben und verfügen i. d. R. auch über eine entsprechende Weiterbildungsermächtigung. Der sozialmedizinischen Beurteilung als zentraler Aufgabe der psychosomatischen Rehabilitation ist ➤ Kap. 6 gewidmet. Hier soll zur Verdeutlichung des Unterschieds zur Krankenhausbehandlung nur ein kurzer Abriss gegeben werden.

Bei Rehabilitanden, die über die DRV zur Rehabilitation kommen, sind unter Zusammenschau des ge-

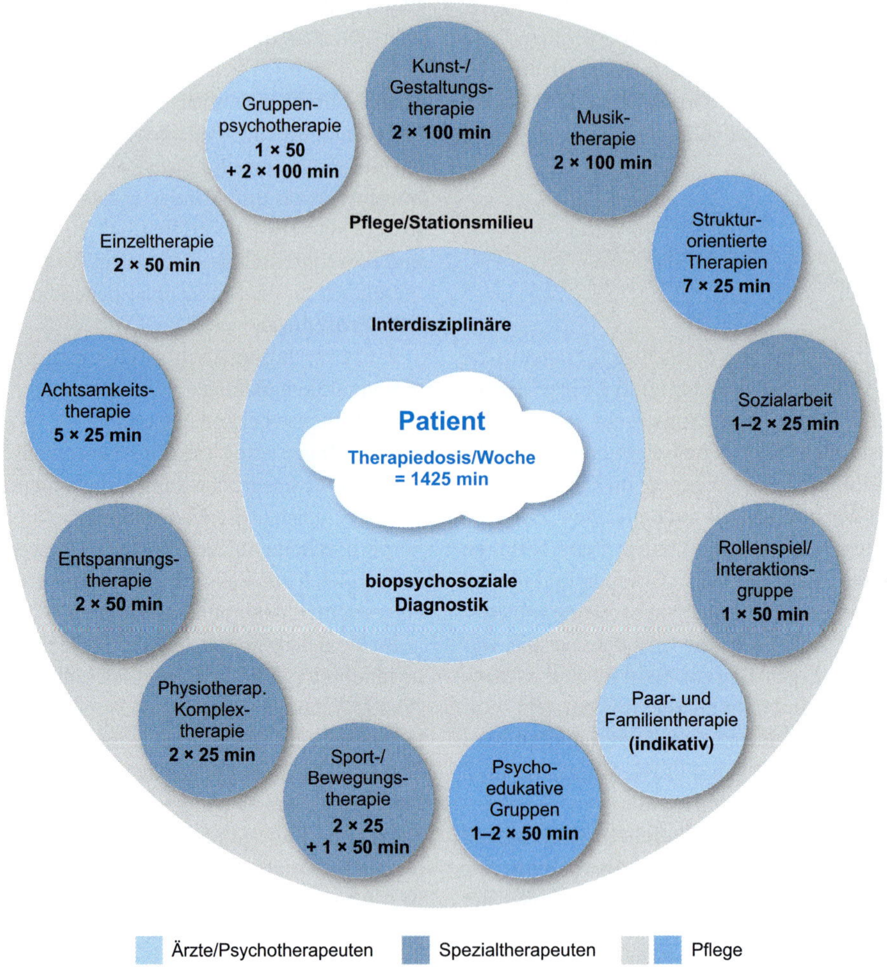

Abb. 2.2 Psychosomatisch-psychotherapeutische Komplexbehandlung im Krankenhaus [L231]

samten Reha Prozesses (Bassler et al. 2017; Schneider et al. 2020) drei Fragen zu beantworten:

1. Erfolgt die Entlassung arbeitsfähig oder arbeitsunfähig?
2. Kann der Versicherte in seiner bisherigen beruflichen Tätigkeit noch vollschichtig oder zumindest 3–6 h / Tag arbeiten?
3. Besteht auf dem allgemeinen Arbeitsmarkt noch ein vollschichtiges bzw. teilschichtiges (3–6 h / Tag) Leistungsvermögen?

Zusätzlich wird ein **positives und negatives Leistungsbild** erstellt, bei dem evtl. bestehende qualitative Einschränkungen (z. B. kein Schichtdienst oder kein Publikumsverkehr) beschrieben werden.

Bei der Entlassung als „arbeitsunfähig" wird, wenn möglich, vom Sozialdienst der Klinik eine **stufenweise Wiedereingliederung zur Reintegration an den Arbeitsplatz** in die Wege geleitet, oder es werden Maßnahmen vorgeschlagen, mit denen sich in absehbarer Zeit (max. 6 Monate) wieder Arbeitsfähigkeit erreichen lässt. Wenn vor der Reha lange AU-Zeiten bestanden haben, eine Rückkehr an den alten Arbeitsplatz aber möglich ist, ist es von besonderer Bedeutung, während der Rehabilitation wieder Arbeitsfähigkeit zu erzielen oder mit einer stufenweisen Wiedereingliederung einen konkreten Weg dorthin zu bahnen. Von besonderer Bedeutung ist hier eine gute Zusammenarbeit zwischen Reha-Klinik und niedergelassenen Ärzten.

Wenn sich im bisherigen Beruf auf absehbare Zeit keine Arbeitsfähigkeit mehr erreichen lässt oder bei Wiederaufnahme der Tätigkeit mit einer Verschlechterung des Gesundheitszustands zu rechnen ist, werden **berufsfördernde Maßnahmen** vorgeschlagen. Dies kann z. B. eine innerbetriebliche Umsetzung oder auch eine Umschulung sein, die von der DRV gefördert wird (➤ Kap. 11.3). Hilfreich kann auch die Einbeziehung des Integrationsfachdienstes bei der beruflichen Reintegration sein. Wenn auch auf dem allgemeinen Arbeitsmarkt kein Leistungsvermögen mehr besteht, leitet sich hieraus der Anspruch auf eine Erwerbsminderungsrente ab, die der Patient beim zuständigen Kostenträger beantragen kann.

2.4.5 Überlegungen zur Differenzialindikation

Bei Patienten mit chronischen psychischen oder psychosomatischen Erkrankungen ist die psychosomatische Rehabilitation eine wertvolle Ressource für den Gesamtbehandlungsplan. Durch das überwiegend gruppentherapeutische Setting, das multimodale Konzept mit ambulant nicht verfügbaren Therapiebausteinen und der Fokussierung auf den Erhalt von Aktivität und Teilhabe stellt sie eine gute Ergänzung zur ambulanten Psychotherapie und zur Krankenhausbehandlung dar. Durch die obligate sozialmedizinische Beurteilung und die Möglichkeit der konsekutiven Einleitung berufsfördernder Maßnahmen haben Reha-Kliniken die Möglichkeit, den Prozess der beruflichen Reintegration gezielt zu bahnen. Insbesondere bei langen AU-Zeiten und beruflichen Problemlagen sollten ärztliche Psychotherapeuten gemeinsam mit den Patienten eine Rehabilitation einleiten, bevor eine oft nicht mehr umkehrbare Chronifizierung eingetreten ist.

Wichtig ist die Beachtung einer differenziellen Indikation für Rehabilitation und Krankenhausbehandlung anhand der zuvor beschriebenen Merkmale. Es ist weder für den Patienten noch für das Gesundheitssystem sinnvoll und effektiv, z. B. Patienten mit einer dekompensierten Anorexia nervosa oder einer schweren somatoformen Störung mit zahlreichen Komorbiditäten initial in eine Reha-Klinik einzuweisen oder einen Patienten mit dem Fokus gefährdeter Erwerbsfähigkeit bei chronischer psychosomatischer Erkrankung im Krankenhaus zu behandeln. Auch wenn es aus klinischer Sicht in vielen Fällen evident ist, welche Patienten einer Krankenhausbehandlung und welche einer Rehabilitation bedürfen, so zeigt sich doch, dass es einen großen **Bedarf an nachvollziehbaren und evidenzbasierten Kriterien zur Differenzialindikation** gibt. Bisher wurden Indikationskriterien eher nur innerhalb des jeweiligen Sektors formuliert (also „Wer braucht Reha?“ oder „Wer braucht Krankenhausbehandlung?“), was zu deutlichen Überschneidungen der Indikationen führt.

! MERKE

Um die zur Verfügung stehenden Behandlungsmöglichkeiten für die Patienten bestmöglich und effizient zu nutzen, bedarf es einer intensiven Kooperation zwischen allen an der Indikationsstellung und Therapie Beteiligten, zwischen niedergelassenen Fach- und Hausärzten, Psychologischen Psychotherapeuten sowie Krankenhäusern und Reha-Einrichtungen und Kostenträgern und nicht zuletzt der Forschung, um rationale und evidenzbasierte Indikationskriterien und Behandlungspfade zu entwickeln (Broda et al. 2013).

Dringender Forschungsbedarf besteht u. a. zu den Fragen, wie sich Patienten und Behandlungsschwerpunkte in Akut- und Reha-Kliniken voneinander unterscheiden und wer von welchem Setting am besten profitiert. Nur so lassen sich die heute leider noch bestehenden Fehlzuweisungen und störungsinadäquaten Behandlungen, aber auch ineffektive, weil fragmentierte Behandlungsprozesse vermeiden.

2.4.6 Fazit für die Praxis: Hinweise zur Differenzialindikation

Wesentlich für eine Krankenhausbehandlung ist nicht nur die Akuität der Erkrankung, sondern auch die positive Behandlungsprognose. Das Vorliegen einer hinreichend schweren, ambulant oder teilstationär nicht mehr behandelbaren akuten Erkrankung, ein komplexes Krankheitsgeschehen mit gleichzeitig behandlungsbedürftiger psychischer und somatischer Komorbidität oder eine akute Zuspitzung einer chronischen Erkrankung rechtfertigen dann eine Krankenhausbehandlung, wenn gleichzeitig ständige fachärztliche und fachpflegerische Präsenz und ein individuell auf den Patienten abgestimmter Behandlungsplan, der regelmäßig (täglich) zu überprüfen und ggf. zu modifizieren ist, für das Erreichen realistischer, klar definierter, kurativer Behandlungsziele erforderlich sind.

Während die Diagnosen bei der Indikationsstellung Krankenhausbehandlung oder Reha weniger differenzieren, gelingt dies häufig besser über die **Beurteilung der Krankheitsschwere (BSS, GAF), der Therapieziele und des Therapieprozesses.** Die Krankenhausbehandlung ist mit ihrem höher ausgelegten Stellenschlüssel deutlich besser in der Lage, akute Krankheitsepisoden und komplexe Störungsbilder zu behandeln. Sowohl ein höherer Bedarf an Einzelbehandlung als auch eine nicht kalkulierbare Dauer des Aufenthalts sprechen für eine Krankenhausbehandlung (➤ Tab. 2.2).

Tab. 2.2 Reha-Klinik oder Krankenhaus? Hilfe zur Differenzialindikation

Kriterien, die eindeutig für eine Krankenhausbehandlung sprechen	Kriterien, die eindeutig für eine Rehabilitation sprechen
• Akutes oder komplexes Krankheitsbild mit Notwendigkeit eines verdichteten therapeutischen Prozesses mit Hochdosis-Psychotherapie und künstlerischer Therapie • Ggf. hoher Bedarf an Einzeltherapie (z. B. zur Traumakonfrontation oder Expositionstherapie) • Somatische differenzialdiagnostische Abklärung erforderlich • Ständige fachärztliche Präsenz bei Krisen erforderlich • Kontinuierliche fachpflegerische Betreuung erforderlich • Fehlende Voraussetzungen für ambulante Behandelbarkeit • Krisenintervention erforderlich • Akute somatische Mitbehandlung erforderlich (z. B. schwere Anorexie)	• Sozialmedizinische Beurteilung und Klärung der beruflichen Zukunft (z. B. LTA) erforderlich • Gefährdung der Erwerbsfähigkeit trotz Ausschöpfens der Möglichkeiten im Akutbereich
Kriterien, die eher für eine Krankenhausbehandlung sprechen	**Kriterien, die eher für eine Rehabilitation sprechen**
• Akutes Krankheitsbild • Primär kausaler / kurativer Behandlungsansatz sinnvoll • Wohnortnahe Behandlung sinnvoll	• Chronifiziertes Krankheitsbild • Berufliche Orientierung bzw. Teilhabeorientierung sinnvoll • Spezialisiertes Setting mit speziellen psychoedukativen Elementen sinnvoll • Eher Distanz zum häuslichen Umfeld sinnvoll

LITERATUR

Bassler M, Watzke B, Köllner V. Diagnostik in der psychosomatischen Rehabilitation. PiD 2012; 1(13): 72–76.

Bassler M, Köllner V, Paar G et al. Psychosomatische Rehabilitation. In: Köhle K, Herzog W, Joraschky P et al. (Hrsg.). Uexküll Psychosomatische Medizin. 8. A. München: Elsevier Urban & Fischer 2017, S. 561–568.

Broda M, Hildebrand G, Köllner V. Versorgungsstrukturen und Schnittstellen psychotherapeutischer Versorgung. In: Senf W, Broda M, Wilms B. (Hrsg.). Techniken der Psychotherapie. Stuttgart: Thieme 2013, S. 312–320.

DGPPR – Deutsche Gesellschaft für klinische Psychotherapie, Psychosomatische Prävention und Rehabilitation. Positionspapier zur Medizinisch-beruflich orientierten Rehabilitation (MBOR). Ärztliche Psychotherapie 2018; 13: 263–265.

DRV – Deutsche Rentenversicherung Bund. Reha-Therapiestandards Depressive Störungen. Berlin: DRV Bund 2015.

Hildenbrand G, Janssen PL. Aktuelle Probleme der Krankenhausplanung in der Psychosomatischen Medizin und Psychotherapie. Psychotherapeut 2005; 50: 229–235.

Hildenbrand G, Merkle W. Psychosomatische Medizin im Krankenhaus. 50 Jahre Entwicklung komplexer multimodaler und methodenintegrativer Behandlungsstrukturen und -konzepte in Deutschland. Ärztl Psychother 2006; 1: 34–37.

Käfer M, Wittmann C, Roß S et al. Medizinisch-berufliche Rehabilitation in der Psychosomatik. Ärztl Psychother 2018; 13: 23–29.

Köllner V. Psychosomatische Rehabilitation. Psychotherapeut 2014; 59: 485–502.

Köllner V, Eckert-Tag Elsier C, Freiberg A, Lipka-Stöhr G. Stationäre Rehabilitation bei depressiven Störungen. PiD 2013; 14(3): 64–68.

Köllner V, Hildenbrand G, Gündel H. Psychosomatische Rehabilitation: Das unbekannte Land. Ärztl Psychother 2018a; 13: 2–4.
Köllner V, Hildenbrand G, Gündel H. Psychosomatische Rehabilitation – Unterschiede zur Krankenhausbehandlung und Differentialindikation. Ärztl Psychother 2018b; 13: 6–16.
Linden M. Psychosomatic inpatient rehabilitation: the German model. Psychother Psychosom 2014; 83: 205–212.
Rademacher W, Glatz J, Langner P et al. Psychokardiologische Rehabilitation – interdisziplinäre Behandlung als Pilotprojekt. Kardiologe 2019; 13: 40–48.
Schauenburg H, Hildenbrand G. Stationäre Psychotherapie und Psychosomatik. In: Köhle K, Herzog W, Joraschky P, Kruse J, Langewitz W, Söllner W (Hrsg.). Uexküll Psychosomatische Medizin. München: Elsevier Urban & Fischer 2017, S. 545–554.
Schneider W, Dohrenbusch R, Gündel H et al. Neue AWMF-Leitlinie zur Begutachtung psychischer und psychosomatischer Störungen. Psychotherapeut 2020 (im Druck).

2.5 Sozialrechtliche Aspekte

Johannes Falk und Carolin Ågren

Zur Orientierung

- Leistungen zur Teilhabe: Ziele, Träger, Voraussetzungen, Inhalte und Verfahren
- Rente wegen verminderter Erwerbsfähigkeit: gesetzliche Rahmenbedingungen, Beginn der Leistungsminderung

2.5.1 Leistungen zur Teilhabe

Im Neunten Buch Sozialgesetzbuch (SGB IX) hat der Gesetzgeber den Begriff der Leistungen zur Teilhabe (Rehabilitation) definiert, die sich nach § 5 SGB IX unterteilen in:

- Leistungen zur medizinischen Rehabilitation,
- Leistungen zur Teilhabe am Arbeitsleben,
- Unterhaltssichernde und andere ergänzende Leistungen,
- Leistungen zur Teilhabe an Bildung und
- Leistungen zur sozialen Teilhabe.

Die umfassende Aufgabe der Rehabilitation wird in § 4 SGB IX dargestellt:

Die Leistungen zur Teilhabe umfassen die notwendigen Sozialleistungen, um unabhängig von der Ursache der Behinderung

- die Behinderung abzuwenden, zu beseitigen, zu mindern, ihre Verschlimmerung zu verhüten oder ihre Folgen zu mildern,
- Einschränkungen der Erwerbsfähigkeit oder Pflegebedürftigkeit zu vermeiden, zu überwinden, zu mindern oder eine Verschlimmerung zu verhüten sowie den vorzeitigen Bezug anderer Sozialleistungen zu vermeiden oder laufende Sozialleistungen zu mindern,
- die Teilhabe am Arbeitsleben entsprechend den Neigungen und Fähigkeiten dauerhaft zu sichern oder
- die persönliche Entwicklung ganzheitlich zu fördern und die Teilhabe am Leben in der Gesellschaft sowie eine möglichst selbstständige und selbstbestimmte Lebensführung zu ermöglichen oder zu erleichtern.

Das gegliederte System der Rehabilitation in der Bundesrepublik Deutschland wird durch verschiedene Rehabilitationsträger entsprechend den gesetzlichen Ausführungen im SGB IX getragen. Reha-Träger nach § 6 SGB IX sind:

1. die gesetzlichen Krankenkassen,
2. die Bundesagentur für Arbeit,
3. die Träger der gesetzlichen Unfallversicherung,
4. die Träger der gesetzlichen Rentenversicherung und der Träger der Alterssicherung der Landwirte,
5. die Träger der Kriegsopferversorgung und die Träger der Kriegsopferfürsorge,
6. die Träger der öffentlichen Jugendhilfe und
7. die Träger der Eingliederungshilfe.

Jeder Träger erbringt nur bestimmte Leistungen aus dem § 5 SGB IX (s. o.). Die bedeutendsten Träger der medizinischen Rehabilitation stellen anteilsmäßig die Deutsche Rentenversicherung und die Gesetzliche Krankenkasse dar. Dieses Kapitel fokussiert deshalb insbesondere auf die Rechtsbereiche dieser beiden Träger. Die konkreten Zuständigkeiten und Leistungsvoraussetzungen richten sich im gegliederten System weiterhin nach den jeweiligen trägerspezifischen Leistungsgesetzen; das bedeutet im Falle der Rentenversicherung nach SGB VI und im Falle der Krankenkasse nach SGB V. Dadurch wird ein hohes Maß an Kooperation der Träger untereinander gefordert. Die Vorschrift des § 14 SGB IX, die den Reha-Trägern im Interesse der Leistungsberechtigten eine rasche Zuständigkeitsklärung sowie Entscheidung über den Antrag abverlangt, ist in verfahrensrechtlicher Hinsicht hier von besonderer Tragweite. Der Antragsteller kann sich die erforderlichen Leistungen unter gewissen Voraussetzungen auch selbst beschaffen und die ihm entstandenen Kosten beim zuständigen Leistungsträger einfordern (§ 18 SGB IX).

Leistungsvoraussetzungen

Kostenträgerschaft sowie Leistungspflicht sind an das Vorliegen bestimmter Voraussetzungen (im Falle der Rentenversicherung nach §§ 10, 11 SGB VI, im Falle der Gesetzlichen Krankenversicherung nach § 27 und § 40 SGB V, im Falle der Gesetzlichen Unfallversicherung nach § 26 und § 27 SGB VII) gebunden.

Die **Deutsche Rentenversicherung (DRV)** ist vorrangig für Versicherte im erwerbsfähigen Alter zuständig, zu denen auch Bezieher einer Rente aufgrund einer Erwerbsminderung, Arbeitssuchende und andere Personen, die Beitrags- oder Wartezeiten erfüllen, gehören. Die Leistungen sind vorrangig gegenüber denen der Krankenversicherung zu erbringen (§ 40 Abs. 4 SGB V, § 14 SGB IX).

Gemäß § 10 SGB VI (gesetzliche Rentenversicherung) haben diejenigen Versicherten die **persönlichen Voraussetzungen** für Leistungen zur Teilhabe erfüllt, deren Erwerbsfähigkeit wegen Krankheit oder körperlicher, geistiger oder seelischer Behinderung erheblich gefährdet oder gemindert ist. Zu den persönlichen Voraussetzungen zählen neben der Reha-Bedürftigkeit auch die Reha-Fähigkeit und eine positive Rehabilitationsprognose:

- **Rehabilitationsbedürftigkeit** ergibt sich, ungeachtet der Genese der Erkrankung, aus krankheits- oder behinderungsbedingten Funktionseinschränkungen und Kontextfaktoren i. S. des biopsychosozialen Modells – und nicht allein aus spezifischen Diagnosen.
- **Rehabilitationsfähigkeit** besteht, wenn die psychische und somatische Verfassung des Versicherten eine erfolgversprechende und aktive Teilnahme an einem geeigneten Rehabilitationsangebot zulässt.
- Eine positive **Rehabilitationsprognose** liegt vor, wenn es unter Berücksichtigung des bisherigen Krankheitsverlaufs, des Kompensationspotenzials und der individuellen Ressourcen medizinisch begründet überwiegend wahrscheinlich ist, dass das Reha-Ziel durch die Leistung zur Teilhabe erreicht werden kann.

Eine im Vorfeld zur Rehabilitation durchgeführte indikationsspezifische Diagnostik und diagnosespezifische Vorbehandlung sind grundsätzlich notwendig, ihr Fehlen schließt die Bewilligung einer Leistung zur Teilhabe unter Kostenträgerschaft der Rentenversicherung jedoch nicht generell aus. Insbesondere bei drohender Chronifizierung mit erheblicher Gefahr des unmittelbaren Ausscheidens aus dem Erwerbsleben ist im Einzelfall die Bewilligung einer medizinischen Rehabilitation ggf. auch ohne fachspezifische Vorbehandlung möglich. Dies ist vor allem relevant, wenn aufgrund einer am Wohnort nicht ausreichend durchführbaren oder nicht ausreichend effizienten Behandlung keine ausreichende Stabilisierung erzielt werden kann, um eine positive Erwerbsprognose zu erreichen, z. B. wenn mangels ambulanter Psychotherapieplätze eine lange Wartezeit droht, in der sich die Erwerbsprognose erheblich verschlechtern würde.

Die **Gesetzliche Krankenversicherung (GKV)** erbringt medizinische Leistungen zur Rehabilitation, um Behinderung und Pflegebedürftigkeit abzuwenden oder diese nach Eintritt zu beseitigen und zu mindern, Verschlimmerung zu verhüten oder Folgen zu mindern. Sie ist nach § 40 Abs. 4 SGB V dann zuständig, wenn kein anderer Träger vorrangig zuständig ist. Dies gilt vor allem für Menschen, welche die versicherungsrechtlichen Voraussetzungen nicht erfüllen (z. B. Beitragszeiten noch nicht ausreichend), oder für Altersrentner. Bei Letzteren ist vor allem der Erhalt der Teilhabe am gesellschaftlichen Leben (z. B. bei zunehmendem sozialem Rückzug bei Depression oder Ängsten) oder der Erhalt der Fähigkeit zur Selbstversorgung eine wichtige Reha-Indikation. Nach § 27 SGB V haben Versicherte Anspruch auf Krankenbehandlung, wenn sie notwendig ist, um eine Krankheit zu erkennen, zu heilen, ihre Verschlimmerung zu verhüten oder Krankheitsbeschwerden zu lindern. Die Behandlung umfasst dabei auch Leistungen zur medizinischen Rehabilitation und ergänzende Leistungen.

Die **Gesetzliche Unfallversicherung (GUV),** zu der *Berufsgenossenschaften* sowie *Unfallversicherungsträger der öffentlichen Hand* gehören, erbringen medizinische, berufliche und soziale Leistungen zur Rehabilitation, wenn die Einschränkung bzw. der

Schaden Folge eines Arbeitsunfalls, eines Wegeunfalls oder einer anerkannten Berufskrankheit ist (§§ 7ff. SGB VII). Sie ist für Erwerbstätige ebenso zuständig wie für Schüler, Auszubildende und Studierende.

Leistungsausschluss

Die Aufgabenverteilung im gegliederten System und die spezifischen Reha-Ziele der einzelnen Träger bedingen, dass der Fall eintreten kann, in dem ein Reha-Träger trotz des Vorliegens der jeweiligen versicherungsrechtlichen und persönlichen Voraussetzungen für den Versicherten unter bestimmten Umständen nicht originär zuständig sein kann. Für die Rentenversicherung z. B. sind Leistungsausschlüsse in §§ 12, 13 SGB VI beschrieben. Beispielsweise werden keine Leistungen zur Teilhabe für Versicherte erbracht, die sich im Vollzug einer Freiheitsstrafe oder in Untersuchungshaft befinden. Ferner werden keine Leistungen für Versicherte erbracht, die wegen eines Arbeitsunfalls, einer Berufskrankheit, einer Schädigung i. S. des sozialen Entschädigungsrechts oder wegen eines Einsatzunfalls gleichartige Leistungen eines anderen Reha-Trägers erhalten können (in diesen Fällen können GUV oder Kriegsopferversorgung zuständige Leistungsträger sein).

Es kann auch der Fall eintreten, dass die versicherungsrechtlichen Voraussetzungen zwar erfüllt sind, das Reha-Ziel jedoch die Verhinderung von Pflegebedarf ist. In diesem Fall kann die Rentenversicherung nicht Träger einer medizinischen Rehabilitation sein, da eine negative Erwerbsprognose i. S. der DRV besteht.

Bei Selbstständigen, die nicht die versicherungsrechtlichen Voraussetzungen erfüllen (§ 11 SGB VI), da sie z. B. weder Beiträge an die GKV noch an die DRV entrichtet haben, besteht kein Anspruch auf Rehabilitation bei diesen Trägern. In den Verträgen der privaten Krankenversicherung sind Reha-Leistungen häufig nicht mitversichert.

2.5.2 Leistungen zur medizinischen Rehabilitation

Entsprechend den Ausführungen in § 42 SGB IX wird medizinische Rehabilitation erbracht, um Behinderungen einschließlich chronischer Krankheiten abzuwenden, zu beseitigen, zu mindern, auszugleichen, eine Verschlimmerung zu verhüten oder Einschränkungen der Erwerbsfähigkeit und Pflegebedürftigkeit zu vermeiden, zu überwinden, zu mindern, eine Verschlimmerung zu verhindern sowie den vorzeitigen Bezug von laufenden Sozialleistungen zu verhüten oder laufende Sozialleistungen zu mindern. Rehabilitation kann definitionsgemäß keine (notwendige) Krankenhausbehandlung ersetzen.

Die Leistungen umfassen insbesondere die Behandlung und Beratung durch Ärzte und andere Therapeuten, einschließlich der Anleitung, eigene Heilungskräfte zu entwickeln. Neben der klassischen Krankenbehandlung bzw. Krankenpflege kommen deshalb vor allem Leistungen zum Einsatz:

- Hilfen zur Unterstützung bei der Krankheitsverarbeitung und der Akzeptanz bzw. Kompensation von längerfristig oder dauerhaft bestehenden Beeinträchtigungen bei chronischen psychischen Störungen (z. B. Persönlichkeitsstörungen)
- Hilfen zur Aktivierung von Selbsthilfepotenzialen
- Information und Beratung von Partnern und Angehörigen sowie von Vorgesetzten und Kollegen, wenn die Leistungsberechtigten dem zustimmen
- Vermittlung von Kontakten zu örtlichen Selbsthilfe- und Beratungsmöglichkeiten
- Hilfen zur seelischen Stabilisierung und zur Förderung der sozialen Kompetenz, u. a. durch Training sozialer und kommunikativer Fähigkeiten und Training im Umgang mit Krisensituationen
- Training lebenspraktischer Fähigkeiten
- Anleitung und Motivation zur Inanspruchnahme von Leistungen der medizinischen Rehabilitation

Weitere Informationen zu den Inhalten einer medizinischen Rehabilitation sind in ➤ Kap. 4 nachzulesen. Die medizinische Rehabilitation bei psychischen Störungen zielt – wie bei körperlichen Krankheiten auch – primär auf eine Behebung oder eine deutliche Reduzierung krankheitsbedingter Funktionsstörungen (z. B. Konzentrationsstörungen oder Antriebsmangel) und der daraus resultierenden teilhaberelevanten Fähigkeitsstörungen ab (z. B. Einbußen hinsichtlich der Durchhaltefähigkeit oder der Fähigkeit zur Strukturierung des Lebensalltags). Längerfristig gesehen soll eine Chronifizierung mit ausgeprägten Funktionsstörungen und daraus resultierenden Beeinträchtigungen von Aktivitäten und Teilhabe verhindert werden.

Die medizinische Rehabilitation wird in unterschiedlichen Settings durchgeführt und unterscheidet sich je nach Träger ggf. bezüglich der grundlegenden Konzepte und Ziele. Leistungen zur medizinischen Rehabilitation können durch Reha-Nachsorge- und ergänzende Leistungen erweitert werden (➤ Kap. 12).

Sollten bei erwerbsfähigen Personen mit vorhandenem Arbeitsplatz trotz der medizinischen Rehabilitation erhebliche Beeinträchtigungen erwerbsbezogener Fähigkeiten bestehen bleiben, wird geprüft, ob die Bedingungen am jeweiligen Arbeitsplatz so umgestaltet werden können, dass eine berufliche Reintegration trotzdem möglich werden kann. Die Umsetzung umfangreicherer Arbeitsplatzanpassungen kann dann ggf. im Zuge einer Leistung zur Teilhabe am Arbeitsleben erfolgen (➤ Kap. 11.3).

Rehabilitationsdauer und Rehabilitationsformen

Leistungen zur medizinischen Rehabilitation mit psychosomatischer Indikation können in *(ganztägig) ambulanter* oder in *stationärer Form* sowie in einer Kombination aus beiden Modalitäten durchgeführt werden. Die geeignete Form der Leistung hängt vom konkreten Einzelfall und den versicherungsrechtlichen Gegebenheiten ab.

Stationäre Leistungen werden einschließlich der erforderlichen Unterkunft und Verpflegung in Einrichtungen erbracht, die unter ständiger ärztlicher Verantwortung und unter Mitwirkung von besonders geschultem Personal stehen, soweit die Art der Behandlung dies erfordert. Die Einrichtungen werden entweder vom Reha-Träger selbst betrieben oder mit ihnen besteht ein Belegungs- oder Bezugsvertrag nach § 38 SGB VI.

Nach § 15 Abs. 3 SGB VI und § 40 Abs. 3 SGB V sollen die stationären Leistungen für längstens 3 Wochen erbracht werden (Träger: jeweils Rentenversicherung oder Krankenkasse). Eine längere Leistungsdauer ist jedoch möglich, wenn sie aus gesundheitlichen Gründen zum Erreichen des Reha-Ziels erforderlich ist. Dies ist bei psychischen und psychosomatischen sowie Abhängigkeitserkrankungen üblicherweise anzunehmen, weshalb die rentenversicherungsweite Bewilligungsdauer in der Psychosomatik derzeit i. d. R. 5 Wochen beträgt. In der Praxis sind regionale Abweichungen hiervon zu beobachten. Eine individuelle Reha-Dauer ist jedoch unabhängig von der Region durch Verkürzungen oder Verlängerungen möglich.

Ambulante Rehabilitation kann insbesondere sinnvoll sein bei Erkrankungen, bei denen ein länger dauernder oder wiederholter Reha-Bedarf besteht, außerdem bei Erkrankungen, die wechselnde Behandlungsformen notwendig machen, oder in Fällen, die eine enge Einbindung an das berufliche oder familiäre Umfeld erfordern. Voraussetzungen für die Teilnahme an einer ganztägig ambulanten Leistung sind die Erreichbarkeit der Reha-Einrichtung, eine ausreichende psychische Stabilität und Motivation des Rehabilitanden sowie eine häusliche Situation, welche die erfolgreiche Durchführung dieser Leistung auch erlaubt. Der Rehabilitand verbringt unter der Woche die Nachmittage oder Abende nach der Behandlung sowie das Wochenende in seinem gewohnten Umfeld. Örtliche Selbsthilfegruppen und Vor- bzw. Nachbehandler können während der Rehabilitation einfacher eingebunden werden.

Bei bestimmten psychischen Störungen bzw. psychosozialen Problemkonstellationen kann die Distanzierung vom häuslichen Umfeld ein grundlegender Bestandteil der therapeutischen Strategie und somit eine wohnortferne stationäre Behandlung die Behandlung der 1. Wahl sein. Es gilt der Grundsatz ambulant vor stationär (weitere Informationen ➤ Kap. 11.3).

Stufenweise Wiedereingliederung

Im SGB IX ist die *stufenweise Wiedereingliederung* als Leistung im Katalog der Leistungen zur Teilhabe verankert. Die Weiterzahlung von *Übergangsgeld* während einer stufenweisen Wiedereingliederung kommt in Betracht, wenn diese unmittelbar im Anschluss an eine Leistung zur medizinischen Rehabilitation erforderlich ist (§ 44 SGB IX i. V. m. § 71 Abs. 5 SGB IX).

Persönliches Budget

Mit dem *Persönlichen Budget* (§ 29 SGB IX) wird Menschen mit Behinderungen und von Behinderung bedrohten Menschen die Möglichkeit gegeben, ihren Bedarf an Teilhabeleistungen in eigener Verantwortung und Gestaltung zu decken. Ein Persönliches Budget nach § 29 Abs. 2 und 4 SGB IX setzt einen Anspruch auf Leistungen zur Teilhabe bzw. andere budgetfähige Sozialleistungen voraus. Es kann von allen Reha-Trägern sowie den Pflegekassen und Integrationsämtern bewilligt werden. Sind mehrere Leistungsträger beteiligt, handelt es sich um ein trägerübergreifendes Persönliches Budget, das als Komplexleistung „wie aus einer Hand" erbracht wird.

2.5.3 Berufliche Rehabilitation/Leistungen zur Teilhabe am Arbeitsleben (LTA)

Leistungen zur Teilhabe am Arbeitsleben werden nach § 16 SGB VI i. V. m. §§ 49–63 SGB IX erbracht, um die Erwerbsfähigkeit von Menschen mit Behinderungen oder von Behinderung bedrohten Menschen entsprechend ihrer Leistungsfähigkeit zu erhalten, zu verbessern oder (wieder-)herzustellen und ihre Teilhabe am Arbeitsleben möglichst dauerhaft sicherzustellen. Die Bundesagentur für Arbeit ist zuständige Trägerin für die berufliche Rehabilitation, sofern kein anderer Reha-Träger zuständig ist. Dies trifft auch zu, wenn Arbeitssuchende Leistungen der Grundsicherung nach SGB II durch ein Jobcenter erhalten (weitere Informationen ➤ Kap. 11.3).

Leistungen an Versicherte

Nach § 49 SGB IX ergeben sich u. a. folgende Leistungen zur Teilhabe am Arbeitsleben für Versicherte:

- Hilfen zur Erhaltung oder Erlangung eines Arbeitsplatzes einschließlich Beratung und Vermittlung, Trainingsmaßnahmen und Mobilitätshilfen (hierzu gehören u. a. auch Kraftfahrzeughilfen, Hilfsmittel oder technische Arbeitshilfen sowie Wohnungskosten)
- Berufsvorbereitung einschließlich der wegen einer Behinderung erforderlichen Grundausbildung
- Individuelle betriebliche Qualifizierung im Rahmen von Unterstützter Beschäftigung
- Berufliche Ausbildung sowie berufliche Anpassung und Weiterbildung einschließlich eines bei Inanspruchnahme dieser Leistungen erforderlichen Schulabschlusses
- Gründungszuschuss
- Kosten einer notwendigen Arbeitsassistenz für Menschen mit einer Schwerbehinderung als Hilfe zur Erlangung eines Arbeitsplatzes (z. B. Vorlesekraft für Blinde)
- Sonstige Hilfen zur Förderung der Teilnahme am Arbeitsleben, um Menschen mit Behinderungen eine angemessene und geeignete Beschäftigung oder eine selbstständige Tätigkeit zu ermöglichen oder zu erhalten

Bei der Auswahl der Leistungen sind grundsätzlich Eignung, Neigung und bisherige Tätigkeit des Versicherten sowie die Entwicklung auf dem Arbeitsmarkt angemessen zu berücksichtigen. Falls erforderlich, wird die berufliche Eignung geklärt oder ggf. eine Arbeitserprobung durchgeführt.

Leistungen an Arbeitgeber

Leistungen zur Teilhabe am Arbeitsleben können auch erbracht werden als

- Zuschüsse an Arbeitgeber, insbesondere als Ausbildungszuschüsse für betriebliche Bildungsleistungen,
- Zuschüsse für Arbeitshilfen,
- Eingliederungszuschüsse,
- teilweise oder volle Kostenerstattung für befristete Probebeschäftigung.

2.5.4 Werkstatt für behinderte Menschen (WfbM) und andere Leistungsanbieter

Können Versicherte aufgrund der Art und Schwere ihrer Behinderung nicht auf dem allgemeinen Arbeitsmarkt erwerbstätig sein, kann die Rentenversicherung Leistungen zur Teilhabe am Arbeitsleben im Eingangsverfahren und/oder Berufsbildungsbereich einer WfbM oder einem anderen Leistungsanbieter erbringen. Die Voraussetzungen sowie die Dauer der Leistungen im Eingangsverfahren und Berufsbildungsbereich einer WfbM sind in §§ 219, 220 SGB IX geregelt; sie gelten für die anderen Leistungsanbieter mit Einschränkungen (§ 60 SGB IX). Für die Erbringung von Leistungen zur beruflichen Teilhabe im Arbeitsbereich einer WfbM oder eines anderen Leistungsanbieters sind z. B. die Träger der Unfallversicherung, die Träger der Sozialhilfe und die Agenturen für Arbeit zuständig.

2.5.5 Rehabilitationseinrichtungen für psychisch Kranke und Menschen mit Behinderungen (RPK)

Je nach Ausprägungsgrad der Teilhabebeeinträchtigung bei einer psychischen Störung – z. B. bei einer Schizophrenieerkrankung – kann neben dem Reha-Bedarf auch ein spezifischer medizinischer Behandlungs- und Betreuungsbedarf bestehen. Für diese meist jungen Versicherten steht mit den RPK-Einrichtungen ein trägerübergreifend und überwiegend wohnortnah genutzter Einrichtungstyp mit einem spezifischen therapeutischen Setting zur Verfügung, in dem sowohl eine längerfristig angelegte medizinische Rehabilitation als auch Leistungen zur Teilhabe am Arbeitsleben in stationärer wie auch in ambulanter Form angeboten werden können. Die medizinische Rehabilitation im Rahmen der RPK-Leistungen wird i. d. R. über 3 bis maximal 12 Monate durchgeführt. Bei vorhandener Indikation können im Anschluss Leistungen zur Teilhabe am Arbeitsleben unterschiedlicher spezieller Zielsetzung und Dauer in den RPK-Einrichtungen durchgeführt werden (weitere Informationen ➤ Kap. 11.2).

2.5.6 Verfahren

Antrag und Zuständigkeitsklärung

Leistungen zur Teilhabe setzen grundsätzlich ein Antrags- bzw. Verordnungsverfahren voraus (➤ Kap. 3.2), können aber auch von Amts wegen erbracht werden, wenn die Versicherten zustimmen (§ 115 Abs. 1, 4 SGB VI). Der Antrag kann unmittelbar beim zuständigen Reha-Träger sowie bei anderen Trägern gestellt werden. Zur Antragsannahme sind alle Sozialleistungsträger und Gemeinden befugt; sie sind dazu verpflichtet, den Antrag unverzüglich an den zuständigen Reha-Träger weiterzuleiten. Sind mehrere Leistungsgruppen i. S. des § 6 SGB IX beantragt und ist der Empfänger (Reha-Träger) mindestens für eine Leistungsgruppe nach seinem Leistungsgesetz zuständig, ist er verpflichtet, die Leistungserbringer insgesamt zu koordinieren (§§ 15–22 SGB IX). Zur Beschleunigung des Antragsverfahrens hat der Gesetzgeber in § 14 SGB IX ein fristenabhängiges *Zuständigkeitsklärungsverfahren* eingeführt.

Aufforderung zur Reha-Antragstellung

In bestimmten Fällen kann der Versicherte auch durch jeweils die Krankenkasse (§ 51 Abs. 1 SGB V) oder die Arbeitsagentur (§ 145 Abs. 2 SGB III) aufgefordert werden, einen Antrag auf Leistungen zur Teilhabe bei der DRV zu stellen. Dies kann dazu führen, dass Rehabilitanden ohne oder mit nur partiell vorhandener Änderungs- oder Therapiemotivation zur Rehabilitation kommen, was die Kliniken vor besondere Herausforderungen stellen kann.

Nach § 51 Abs. 1 SGB V kann die Krankenkasse einen Versicherten, dessen Erwerbsfähigkeit nach ärztlichem Gutachten erheblich gefährdet oder gemindert ist, zu einem Antrag auf Leistungen zur medizinischen Rehabilitation oder zur Teilhabe am Arbeitsleben bei der Rentenversicherung auffordern. Kommt der Versicherte dieser Aufforderung nicht nach, entfällt sein Anspruch auf Krankengeld bis zu dem Tag, an dem die Antragstellung nachgeholt wird.

Nach § 145 Abs. 1 SGB III hat eine arbeitslose Person auch dann Anspruch auf Arbeitslosengeld, wenn ihr wegen einer nicht nur vorübergehenden Minderung ihrer beruflichen Leistungsfähigkeit (über 6 Monate) eine regelmäßige Beschäftigung unter den üblichen Bedingungen des allgemeinen Arbeitsmarktes (mindestens 15 Wochenstunden) nicht zumutbar ist. In diesen Fällen soll das Arbeitsamt den Betreffenden dazu auffordern, innerhalb von 1 Monat einen Antrag auf Leistungen zur medizinischen Rehabilitation oder zur Teilhabe am Arbeitsleben bei der DRV zu stellen. Tut er dies nicht, ruht sein Anspruch auf Arbeitslosengeld bis zum Tag der nachgeholten Antragstellung.

2.5.7 Umdeutung des Reha-Antrags in einen Rentenantrag

Nach § 116 Abs. 2 SGB VI gilt ein Antrag auf Leistungen zur Teilhabe am Arbeitsleben oder Leistungen zur medizinischen Rehabilitation dann als Antrag auf eine Rente, wenn Versicherte vermindert erwerbsfähig sind und ein Erfolg der Leistung nicht zu erwarten ist oder wenn Leistungen der Rehabilitation und Teilhabe nicht erfolgreich waren.

2.5.8 Renten wegen verminderter Erwerbsfähigkeit

Gesetzliche Rahmenbedingungen

Wenn z. B. Leistungen zur Teilhabe bzgl. des Erhalts oder der Wiederherstellung der Erwerbsfähigkeit nicht erfolgreich waren, kommt eine Rente wegen Erwerbsminderung in Betracht. In einem solchen Fall sollte der Reha-Entlassungsbericht entsprechende Informationen über die bleibende Minderung der Erwerbsfähigkeit bereitstellen (s. auch ➤ Kap. 6). Renten wegen verminderter Erwerbsfähigkeit werden von der DRV grundsätzlich nur für längstens 3 Jahre befristet geleistet (§ 102 SGB VI). Verlängerungen sind auf Antrag des Versicherten um jeweils bis zu 3 Jahre möglich, bis zu einer maximalen Rentenbezugsdauer von 9 Jahren insgesamt. Erst wenn die Erwerbsminderung bis zum Ablauf dieser Zeit nicht behoben werden konnte und eine Behebung z. B. durch eine Leistung zur Teilhabe unwahrscheinlich ist, muss über eine unbefristete Rente wegen verminderter Erwerbsfähigkeit entschieden werden. Ausnahmen stellen schwerste, nicht mehr besserungsfähige Erkrankungen oder Behinderungen dar, bei denen von einer Befristung der Rente bereits im Rahmen des Erstantrags abgesehen werden kann.

- *Teilweise erwerbsgemindert* sind Versicherte, die wegen Krankheit oder Behinderung auf nicht absehbare Zeit außerstande sind, unter den üblichen Bedingungen des allgemeinen Arbeitsmarktes mindestens 6 Stunden täglich erwerbstätig zu sein.
- *Voll erwerbsgemindert* sind Versicherte, die wegen Krankheit oder Behinderung auf nicht absehbare Zeit außerstande sind, unter den üblichen Bedingungen des allgemeinen Arbeitsmarktes mindestens 3 Stunden täglich erwerbstätig zu sein.
- Keine Erwerbsminderung besteht bei Versicherten, die unter den üblichen Bedingungen des allgemeinen Arbeitsmarktes mindestens 6 Stunden erwerbstätig sein können.

Bei bestimmten qualitativen Leistungseinschränkungen ist allerdings nach der Rechtsprechung u. U. auch dann von einer vollen Erwerbsminderung auszugehen, wenn das Leistungsvermögen zeitlich gesehen 6 Stunden und mehr beträgt. Auf einige dieser Leistungseinschränkungen (Erfordernis zusätzlicher unüblicher Arbeitspausen, fehlende Wegefähigkeit, „schwere spezifische Leistungsbehinderung", „Summierung ungewöhnlicher Leistungseinschränkungen") wird im Zusammenhang mit den üblichen Bedingungen des allgemeinen Arbeitsmarktes eingegangen (weitere Informationen ➤ Kap. 6).

In der DRV kann seit Inkrafttreten des Gesetzes zur Reform der Renten wegen verminderter Erwerbsfähigkeit zum 1.1.2001 ein Rentenanspruch wegen *Berufsunfähigkeit* nur noch von denjenigen Versicherten geltend gemacht werden, die vor dem 2.1.1961 geboren wurden (§ 240 SGB VI).

Bestimmung des Beginns einer Leistungsminderung (Leistungsfall)

Auch im Rahmen der Rehabilitation gehört es zu den gutachterlichen Aufgaben, den Beginn einer rentenrelevanten Minderung des Leistungsvermögens im Erwerbsleben zeitlich festzulegen. Sofern ein plötzlich eingetretenes Ereignis – z. B. ein Herzinfarkt oder eine Hirnblutung – der Minderung des Leistungsvermögens zugrunde liegt, kann diese Klärung relativ einfach erfolgen. Schwieriger ist jedoch die Feststellung des Beginns der Leistungsminderung bei Krankheiten oder Behinderungen, die sich schleichend entwickelt haben und einen chronisch-fortschreitenden (z. B. Demenz) oder chronisch-fluktuierenden Verlauf (z. B. rezidivierende depressive Störung) zeigen, wie es bei vielen psychischen Störungen der Fall ist (weitere Informationen ➤ Kap. 6).

WEITERFÜHRENDE LITERATUR

BAR – Bundesarbeitsgemeinschaft für Rehabilitation e.V. Arbeitsentwurf Gemeinsame Empfehlung Reha-Prozess. Frankfurt: 12. Januar 2018.

BAR – Bundesarbeitsgemeinschaft für Rehabilitation e.V. RPK-Empfehlungsvereinbarung und Handlungsempfehlungen für die praktische Umsetzung. Frankfurt 2011.

DRV – Deutsche Rentenversicherung. Sozialmedizinische Begutachtung für die gesetzliche Rentenversicherung. Berlin, Heidelberg: Springer 2011.

DRV – Sozialmedizinische Beurteilung bei psychischen und Verhaltensstörungen. Berlin 2012.
DRV – Deutsche Rentenversicherung. Sozialmedizinisches Glossar der Deutschen Rentenversicherung. Berlin Bund 2013.
SGB VI – Sechstes Buch Sozialgesetzbuch. Gesetzliche Rentenversicherung. In der Fassung der Bekanntmachung vom 19. Februar 2002 (BGBl. I S. 754, 1404, 3384), das durch Artikel 1 des Gesetzes vom 17. Juli 2017 (BGBl. I S. 2575) geändert worden ist.
SGB IX – Neuntes Buch Sozialgesetzbuch. Rehabilitation und Teilhabe von Menschen mit Behinderungen. Neuntes Buch Sozialgesetzbuch vom 23. Dezember 2016 (BGBl. I S. 3234), das zuletzt durch Artikel 23 des Gesetzes vom 17. Juli 2017 (BGBl. I S. 2541) geändert worden ist.

KAPITEL

3

Markus Bassler, Volker Köllner, Angelika Nebe, Margarete Ostholt-Corsten, Wolfgang Pfeiffer und Andreas Stevens

Indikation und Diagnostik in der Rehabilitation

3.1 Rehabilitationsindikation

Angelika Nebe

Zur Orientierung

- Die psychosomatisch-psychotherapeutische Rehabilitation ist ein wichtiges Element in der Behandlung psychischer Störungen; die Indikation sollte rechtzeitig im Krankheitsverlauf gestellt werden.
- Die Kriterien einer adäquaten Vorbehandlung für die Bewilligung einer Rehabilitation wurden mit dem Ziel angepasst, den Zugang zur Rehabilitation zu fördern. Eine diagnosespezifische ärztliche Vorbehandlung ist weiterhin grundsätzlich notwendig, sie muss aber nicht mehr unbedingt fachärztlich oder psychotherapeutisch sein. Die Diagnostik muss unverändert vor der Rehabilitation abgeschlossen sein.
- Ein aussagekräftiger Befundbericht mit einer qualifizierten positiven ärztlichen Stellungnahme zur Frage der Reha-Fähigkeit und des Reha-Bedarfs i. S. der Rentenversicherung ist für die Bewilligung einer Rehabilitation ausschlaggebend.
- Aussagekräftige Befundberichte enthalten eine konsistente Beschreibung des Krankheitsverlaufs, der bisherigen Behandlung, des aktuellen psychischen Befunds sowie eine detaillierte Darstellung der durch die psychische Erkrankung bedingten Beeinträchtigungen und Ressourcen in Alltag und Beruf.
- Für die Bewilligung einer Entwöhnungsbehandlung bei stoffgebundenen Abhängigkeitserkrankungen muss neben dem aussagekräftigen Befundbericht ein Sozialbericht vorliegen. Zusätzlich muss die Entzugsbehandlung abgeschlossen sein.
- Die Rehabilitation nicht stoffgebundener Abhängigkeitserkrankungen wird überwiegend in psychosomatischen Reha-Kliniken durchgeführt.
- Seit Dezember 2016 ist die Kinderrehabilitation eine Pflichtleistung der Deutschen Rentenversicherung. Häufigste Indikationen sind psychische Erkrankungen, Asthma bronchiale und Adipositas.

Die Deutsche Rentenversicherung (DRV) ist mit ca. 1 Mio. Rehabilitationsleistungen pro Jahr einer der größten Träger medizinischer Rehabilitation im gegliederten System der sozialen Sicherung in Deutschland. Das folgende Kapitel bezieht sich auf die psychosomatisch-psychotherapeutische Rehabilitation in der Kostenträgerschaft der DRV.

3.1.1 Allgemeine Aspekte

Psychische Störungen sind häufige, in der Allgemeinbevölkerung weit verbreitete komplexe Erkrankungen. Sie zeigen eine hohe Chronifizierungstendenz und können mit deutlichen Einschränkungen der Lebensqualität sowie vielfältigen Beeinträchtigungen und Teilhabeeinschränkungen (> Kap. 2.4) verbunden sein. Dabei sind die Einschränkungen der Teilhabe am Erwerbsleben von besonderer Bedeutung, da vor allem die im Erwerbsleben stehende mittlere Altersgruppe von 18 bis 35 Jahren von psychischen Erkrankungen häufig betroffen ist (45 %; DEGS 2012-MH, Zusatzuntersuchung psychische Gesundheit). Die eigenständige Existenzsicherung ist durch die von der psychischen Störung bedingte Arbeitsunfähigkeit gefährdet; zudem entfällt das durch die Arbeit bedingte implizite Training sozialer Kompetenz durch regelmäßige Sozialkontakte und wertvollen Zugewinn an Selbstvertrauen.

Psychische Störungen bedeuten aber nicht nur ein individuelles Schicksal und Leiden, sie sind auch gesellschaftlich von großer Bedeutung und mit hohen sozioökonomischen Belastungen verbunden (Wittchen et al. 2010).

Die multimodale psychosomatisch-psychotherapeutische Rehabilitation der DRV mit ihrer expliziten Teilhabeorientierung ist, wenngleich nur ein Teil des Behandlungsprozesses, ein unverzichtbares Element in der Versorgung von Menschen mit psychischen Störungen. In der Rehabilitation stehen die Überwindung von Krankheitsfolgen bei chronischen Störungen, die Reduktion von Funktionseinschränkungen und die Verbesserung der Teilhabe am Arbeitsleben und im Alltag im Vordergrund.

Relevant für die Einleitung einer Rehabilitation sind die Formulierung und Festlegung **konkreter Behandlungsziele,** die gemeinsam mit dem Rehabilitanden erfolgen (partizipative Festlegung der Reha-Ziele) und die mithilfe des differenzierten, multimodalen Behandlungsprogramms erreicht werden können. Dieses Programm umfasst Psychotherapie, Pharmako- und Soziotherapie sowie die Mitbehandlung von körperlichen Begleiterkrankungen. Wesentliche Bestandteile sind insbesondere die Bewältigung arbeitsplatzbezogener Ängste sowie Strategien zur Krankheitsbewältigung, Förderung der Lebensqualität, Lebensstiländerung und Kompensation der Beeinträchtigungen durch die Erkrankung.

! MERKE

Am Ende jeder Rehabilitation muss die Leistungsfähigkeit im Erwerbsleben beurteilt werden. Diese sozialmedizinische Beurteilung ist eine wichtige Entscheidungsgrundlage für das weitere Vorgehen, insbesondere für nachfolgende Leistungen der Rentenversicherung oder anderer Sozialversicherungsträger.

Die sozialmedizinische Beurteilung wird im Entlassungsbericht dokumentiert. Der Leitfaden der DRV zum einheitlichen Entlassungsbericht ist online abrufbar.

3.1.2 Daten und Fakten zur psychosomatisch-psychotherapeutischen Rehabilitation

Versicherte in der psychosomatisch-psychotherapeutischen Rehabilitation weisen einige Besonderheiten auf: Rehabilitanden mit psychischen Störungen waren 2018 mit einem Altersdurchschnitt von 47,2 Jahren deutlich jünger als z. B. Rehabilitanden mit muskuloskelettalen Erkrankungen (52,8 Jahre); umso wichtiger ist es, ihre Erwerbsfähigkeit wiederherzustellen oder zu erhalten. Die Leistungsdauer in der psychosomatischen Rehabilitation bei psychischen Störungen betrug im Jahr 2018 durchschnittlich 37 Tage, also deutlich länger im Vergleich zu 22 Tagen bei muskuloskelettalen Erkrankungen.

Frauen sind gegenüber Männern in der psychosomatisch-psychotherapeutischen Rehabilitation überrepräsentiert, vielleicht weil psychische Belastungen und Störungen von Frauen und Männern unterschiedlich wahrgenommen werden und Frauen eher zugestanden wird, psychische Probleme zu haben und dies auch nach außen zu zeigen.

Auch die Reihenfolge der zur Reha führenden Diagnosegruppen unterscheidet sich zwischen den Geschlechtern (➤ Tab. 3.1).

Ein Drittel der Rehabilitanden sind vor der Rehabilitation länger als ½ Jahr arbeitsunfähig gewesen, mehr als ein Fünftel sind von der Krankenversicherung oder der Bundesagentur für Arbeit aufgefordert worden, eine Rehabilitation zu beantragen, weil ihre Erwerbsfähigkeit gefährdet ist. Dies zeigt, dass die psychosomatisch-psychotherapeutische Rehabilitation häufig erst relativ spät im Krankheitsverlauf erfolgt und die psychische Störung oft bereits chronifiziert ist, was die Erfolgsaussichten der Rehabilitation verringert.

Der Anteil der Rehabilitation bei psychischen Erkrankungen nahm 2017 mit 16 % am Gesamtspektrum der Rehabilitationsleistungen nach der Rehabilitation aufgrund orthopädischer Leiden den zweiten Platz ein (➤ Abb. 3.1).

Die positiven Effekte der medizinischen Rehabilitation sind gut belegt, was sich im sogenannten sozialmedizinischen Verlauf 2 Jahre nach einer psychosomatisch-psychotherapeutischen Rehabilitation abbildet (➤ Abb. 3.2).

Nicht immer gelingt es, die Menschen in das Erwerbsleben zurückzuführen. Manchmal führen die

Tab. 3.1 Hauptdiagnosen und Geschlechterunterschiede in der psychosomatisch-psychotherapeutischen Rehabilitation 2018 (n = 207.236) (Quelle: Statistikportal der DRV)

Frauen (n = 113.911)	Depressive Störungen	[ICD-10: F30–39]	51 %
	Neurotische, Belastungs- und somatoforme Störungen	[ICD-10: F40–48]	33 %
	Abhängigkeitserkrankungen	[ICD-10: F10–19]	9 %
Männer (n = 93.325)	Depressive Störungen	[ICD-10: F30–39]	34 %
	Abhängigkeitserkrankungen (vor allem Alkohol)	[ICD-10: F10–19]	32 %
	Neurotische, Belastungs- und somatoforme Störungen	[ICD-10: F40–48]	23 %

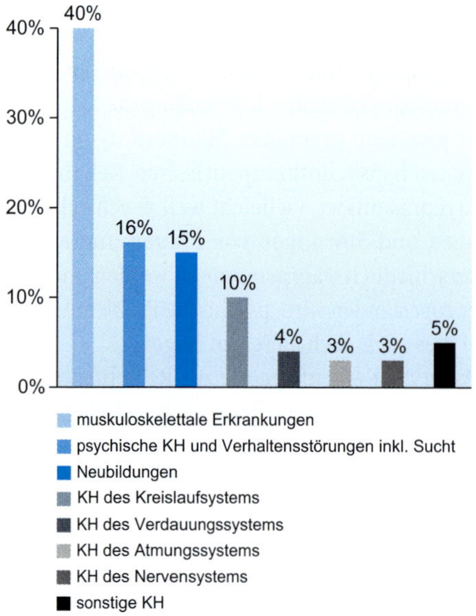

Abb. 3.1 Krankheitsspektrum der medizinischen Rehabilitation 2018: n = 1.031.294 (KH = Krankheiten) [W983]

körperlichen und / oder seelischen Beeinträchtigungen zu einem stark reduzierten Leistungsvermögen, sodass eine vorzeitige Berentung erfolgen muss. Ein Ausscheiden aus dem Erwerbsleben erfolgt dann wegen der psychischen Erkrankung. Ein häufig genannter Grund hierfür ist die bereits stattgehabte Chronifizierung der Symptomatik – die Ursachen hierfür sind vielfältig: Diagnostik, fehlende Therapie(möglichkeiten), Scham, Angst etc.

Die Rentenstatistik zeigt, dass im Jahr 2018 insgesamt 167.978 Versicherte wegen einer Minderung der Erwerbsfähigkeit berentet wurden. Bei rund 39 % der Versicherten waren psychische und Verhaltensstörungen für die Berentung ausschlaggebend – an erster Stelle vor den muskuloskelettalen Erkrankungen und Neubildungen (➤ Abb. 3.3).

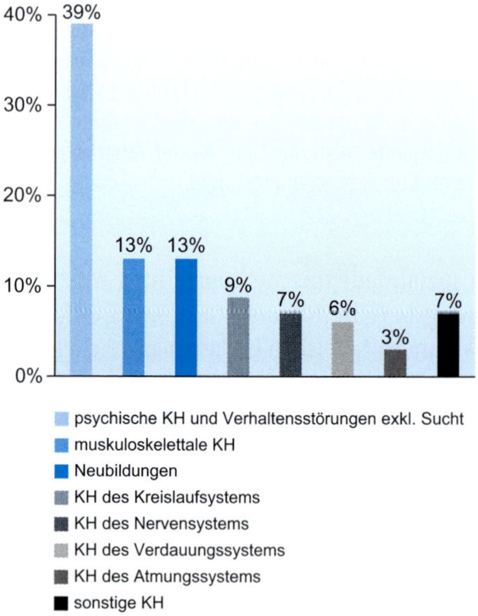

Abb. 3.3 Rente wegen verminderter Erwerbsfähigkeit 2018 (n = 167.978) (KH = Krankheiten) [W983]

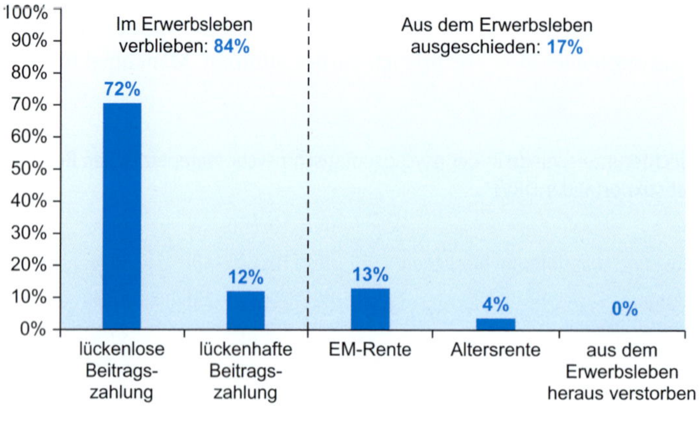

Abb. 3.2 Sozialmedizinischer 2-Jahres-Verlauf nach Rehabilitation bei psychischen Erkrankungen (ohne Sucht) 2013; n = 128.441 (EM = Erwerbsminderung) [W983]

3.1.3 Spezifische Aspekte

Psychische Erkrankungen in der Arbeitswelt

Veränderte Arbeitswelt

Mit dem Übergang zur Wissens- und Dienstleistungsgesellschaft in den Industrienationen hat sich für einen großen Teil der Erwerbstätigen eine Veränderung ihrer Arbeitswelt vollzogen.

Als Stressoren im Zusammenhang mit dem Arbeitsleben gelten u. a. steigende Arbeitslosigkeit, unsichere Arbeitsverhältnisse, Über- und Unterforderung, erhöhte Anforderungen an Flexibilität und Mobilität, wachsender Konkurrenzdruck, wenig wertschätzendes Betriebsklima, ständige Erreichbarkeit sowie zunehmende Schwierigkeiten, Arbeit und Privatleben zu trennen. Soziale Belastungen betreffen u. a. den Wegfall bisher funktionierender sozialer Strukturen, den abnehmenden familiären Zusammenhalt und mangelnde soziale und emotionale Unterstützung, erhöhte Anforderungen an die Sozialkompetenz sowie ökonomische Unsicherheit. Oft entstehen hohe psychische Anforderungen dadurch, dass große Anpassungsleistungen mit einem geringen individuellen Handlungsspielraum kombiniert sind (DRV Bund 2014).

Einer 2012 von der OECD veröffentlichten Studie zufolge arbeiten Menschen mit psychischen Störungen häufiger auf Arbeitsplätzen mit geringen Qualifikationsanforderungen (OECD 2012). Menschen mit psychischen Störungen wechseln vermehrt, häufig auch in kurzen Zeitabständen, ihren Arbeitsplatz.

Arbeitsunfähigkeit

Die spezifischen Symptome psychischer Störungen haben erhebliche Konsequenzen für die Arbeits- und Erwerbsfähigkeit. Beispielsweise wird durch Einschränkungen der Anpassungs- und Konzentrationsfähigkeit, sozialen Rückzug, vermindertes Selbstwertgefühl wie bei depressiven Erkrankungen oder durch eine ausgeprägte Vermeidungshaltung bei Angststörungen die Arbeits- und Beschäftigungsfähigkeit erheblich gefährdet.

Beschäftigte mit psychischen Störungen werden, verglichen mit anderen Erkrankungen wie z. B. Diabetes, Bluthochdruck oder Arthrosen, besonders lange arbeitsunfähig geschrieben, weil angenommen wird, dass psychische Störungen fast immer zu Arbeitsunfähigkeit führen. Häufig kommt es zu einer **Kausalattribuierung der Krankheitsätiologie,** d. h., der behandelnde Arzt und / oder die Betroffenen selbst interpretieren die subjektiv erlebte Verschlechterung des Gesundheitszustands als durch die Arbeitswelt bedingt. Die vielen **positiven Aspekte von Arbeit** bei psychischen Störungen werden nicht ausreichend differenziert gewürdigt, so z. B. identitätsstiftende Gestaltungsmöglichkeiten, Aktivität und Zeitstrukturierung, gesellschaftlicher Status und Anerkennung, soziale Integration, Autonomie und Befriedigung individueller Bedürfnisse durch selbsterwirtschaftete finanzielle Mittel. Die Gefahr, dass eine (iatrogene) Fixierung auf die Beschwerden durch die Attestierung der Arbeitsunfähigkeit angestoßen wird, ist groß. Die Chronifizierung der Symptomatik schreitet meistens bei längerer Arbeitsunfähigkeit dann so fort, dass häufig am Ende der Negativspirale der Antrag auf Rente wegen verminderter Erwerbsfähigkeit steht. Seit Jahren sind psychische Störungen die führende Bewilligungsdiagnose für Renten wegen verminderter Erwerbsfähigkeit (➤ Abb. 3.4).

Eine längere Arbeitsunfähigkeit (über 6 Wochen) ist der Hauptrisikofaktor für eine spätere Rente wegen verminderter Erwerbsfähigkeit (Bethge et al. 2011). Genauso wirkt sich eine längere Arbeitsunfähigkeit vor einer Rehabilitation negativ auf das Ergebnis der Rehabilitation aus (Oster et al. 2009). Deswegen kann es durchaus sinnvoll sein, die psychosomatisch-psychotherapeutische Rehabilitation schon früh in den Therapieprozess zu integrieren. Allerdings wird diese Ressource im Verlauf des Behandlungsprozesses häufig zu spät wahrgenommen und entsprechend zu selten genutzt. So schwierig die berufliche (Wieder-) Eingliederung bei psychischen Störungen auch sein kann, so wichtig ist sie, denn die berufliche Integration ist ein entscheidender Prädiktor für eine längerfristige psychische Stabilisierung (BAuA 2017).

Präsentismus

Arbeitsunfähigkeit als Folge von akuten oder chronischen Erkrankungen in verschiedenen Dimensionen wird von den Krankenkassen erfasst. Die Zahlen dienen als Grundlage für Diskussionen über die Bedeutung einzelner Erkrankungen und deren Versorgung. Wenig hingegen wird über Präsentismus

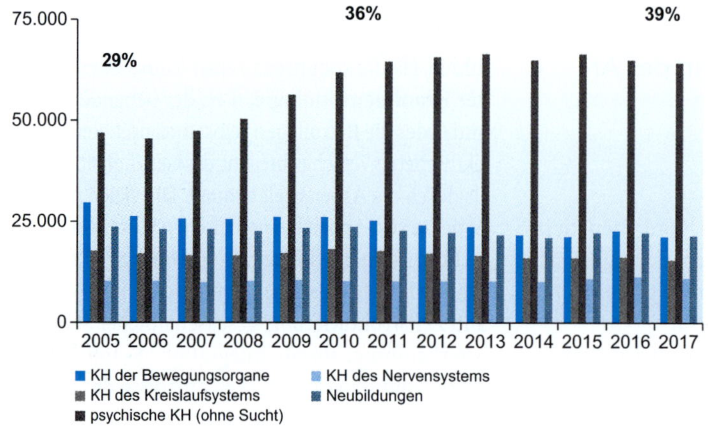

Abb. 3.4 Zeitreihe Rente wegen verminderter Erwerbsfähigkeit 2005–2018 (KH = Krankheiten) [W983]

geredet, wahrscheinlich auch, da er aufgrund eines fehlenden einheitlichen Konzepts und fehlender Messinstrumente schwer standardisiert zu erfassen ist.

! MERKE

Unter **Präsentismus** wird verstanden, wenn Menschen trotz einer chronischen oder akuten Erkrankung, die nach eigenem Ermessen eigentlich eine Krankmeldung gerechtfertigt hätte, arbeiten (Steinke und Badura 2011).

Trotz schwer zu erfassender Zahlen wegen der fehlenden Möglichkeiten, genauer zu messen, geht man von erheblichen Verlusten für die Produktivität aus, die wahrscheinlich sogar die des Absentismus (= Arbeitsunfähigkeit) bei Weitem übersteigen (Steinke und Badura 2011).

Diese „Durchhalter" rechtzeitig zu identifizieren ist eine Herausforderung, deren Bewältigung nur in Zusammenarbeit mit z. B. den Betriebs- und Werkärzten gelingt. Auch hier hat die frühzeitige Einleitung einer psychosomatisch-psychotherapeutischen Rehabilitation einen besonderen Stellenwert, um eine Chronifizierung der psychischen Erkrankung zu verhindern.

3.1.4 Grundvoraussetzungen für eine psychosomatisch-psychotherapeutische Rehabilitation

Wie in ➤ Kap. 3.1.1 bereits angemerkt, müssen für die Bewilligung einer psychosomatisch-psychotherapeutischen Rehabilitation in Trägerschaft der DRV neben den versicherungsrechtlichen Voraussetzungen die nachfolgend beschriebenen Voraussetzungen erfüllt sein (§ 10 SGB VI).

Reha-Bedarf

Reha-Bedarf i. S. der Rentenversicherung besteht, wenn die Erwerbsfähigkeit des Versicherten aus gesundheitlichen Gründen zumindest erheblich gefährdet oder bereits gemindert ist und ein umfassendes, multimodales, interdisziplinäres Reha-Konzept als Leistung zur Teilhabe erforderlich ist, um ein vorzeitiges Ausscheiden aus dem Erwerbsleben zu verhindern und den Betroffenen möglichst dauerhaft in das Erwerbsleben einzugliedern (SGB VI; ➤ Kap. 2.5).

Ein Reha-Bedarf ergibt sich, ungeachtet der Genese der Erkrankung, aus krankheits- oder behinderungsbedingten Funktionseinschränkungen und Kontextfaktoren i. S. des biopsychosozialen Modells (➤ Abb. 2.1) – und nicht aus spezifischen Diagnosen.

Reha-Fähigkeit

Reha-Fähigkeit besteht, wenn die psychische und somatische Verfassung des Versicherten eine aktive Teilnahme an einem geeigneten Rehabilitationsangebot zulässt, also eine ausreichende Belastbarkeit zur Durchführung der Rehabilitationsleistung vorliegt.

Grundvoraussetzung dafür ist, dass das Störungsbild nicht mehr akut behandlungsbedürftig i. S. des SGB V sein darf (s. a. ➤ Kap. 2.5). Eine Reha-Fähigkeit liegt nicht vor, wenn Antragsteller nicht in der Lage sind, die therapeutischen Angebote wahrzunehmen, z. B. bei

- ausgeprägten Antriebsstörungen,
- schweren Zwangsritualen,
- Beeinträchtigungen der Realitätskontrolle,
- von Wahnphänomenen oder Halluzinationen beeinflusstem Verhalten,
- akuter Selbst- oder Fremdgefährdung,
- erhöhtem Behandlungs- und / oder Überwachungsbedarf,
- fehlender Selbststeuerungsfähigkeit,
- fehlender Gruppenfähigkeit,
- gravierender Suchtproblematik, die primär eine Entzugsbehandlung notwendig macht.

Positive Reha-Prognose

Eine positive Reha-Prognose liegt vor, wenn es unter Berücksichtigung des bisherigen Krankheitsverlaufs, des Kompensationspotenzials und der individuellen Ressourcen medizinisch begründet **überwiegend wahrscheinlich** ist, dass das Rehabilitationsziel durch die Leistung zur Teilhabe erreicht werden kann.

Arbeitsunfähigkeitszeiten über 6 Monate, Langzeitarbeitslosigkeit, ein Rentenwunsch oder ein laufendes Rentenverfahren schließen die Bewilligung einer Rehabilitation nicht aus. Nicht selten ist eine zügig durchgeführte Rehabilitation hier sogar die letzte Chance, um die Erwerbsfähigkeit zu erhalten oder wiederherzustellen. Zu beachten ist, dass ein Rentenantrag nicht immer der primären Intention des Versicherten entspricht, sondern auch von anderen Sozialleistungsträgern (§ 145 SGB III; § 51 SGB V) oder durch inadäquate Beratung extern induziert sein kann.

Die leistungsrechtlich definierten Rehabilitationsziele der DRV sind nur ein Teil der möglichen und für den Betroffenen sinnvollen Rehabilitationsziele. Auch eine größere Selbstständigkeit oder die Vermeidung von Pflegebedürftigkeit können Rehabilitationsziele sein. Kostenträger sind hier entweder die Krankenkassen (SGB V) oder die Pflegekassen (SGB XI).

Adäquate Vorbehandlung

Ein Grund, weshalb derzeit Anträge zur medizinischen Rehabilitation bei Menschen mit psychischen Störungen abgelehnt werden, ist u. a. das Fehlen einer (fach-) ärztlichen bzw. psychotherapeutischen Vorbehandlung und Diagnostik (Legner 2011). Manchmal (z. B. in strukturschwachen Gegenden) ist diese aber kaum möglich bzw. mit sehr langen Wartezeiten verbunden, was bei der Chronifizierungstendenz psychischer Störungen, insbesondere ohne adäquate Behandlung, sehr problematisch ist.

Vor diesem Hintergrund und um Versicherten mit einer psychischen Störung möglichst früh eine Behandlungs- und Rehabilitationsoption anzubieten, wurden die Kriterien für eine adäquate Vorbehandlung als Voraussetzung für eine Rehabilitation in den Leitlinien der DRV zu psychischen und Verhaltensstörungen von 2012 (Kapitel 5 und Kapitel 6 der Leitlinien) überarbeitet (DRV 2012 / 2018).

Die neue Definition der adäquaten Vorbehandlung erfordert für eine Reha-Bewilligung, dass die Diagnostik abgeschlossen sein muss und eine diagnosespezifische ärztliche Vorbehandlung grundsätzlich notwendig ist, diese aber nicht unbedingt fachärztlich oder psychotherapeutisch sein muss.

! MERKE

Das Fehlen einer fachspezifischen Vorbehandlung schließt somit die Bewilligung einer Leistung zur Teilhabe in Kostenträgerschaft der Rentenversicherung nicht mehr generell aus. Insbesondere bei drohender Chronifizierung mit erheblicher Gefahr des unmittelbaren Ausscheidens aus dem Erwerbsleben ist im Einzelfall die Bewilligung einer medizinischen Rehabilitation auch ohne fachspezifische Vorbehandlung möglich.

Befundbericht als Grundlage des Zugangs zur Rehabilitation

Wichtig für die Bewilligung einer Rehabilitation ist vor allem eine qualifizierte positive ärztliche Stellungnahme zur Frage der Reha-Fähigkeit und des Reha-Bedarfs i. S. der Rentenversicherung.

Aussagekräftige Befundberichte enthalten eine konsistente Beschreibung

- des Krankheitsverlaufs,
- der bisherigen Behandlung und
- des aktuellen psychischen Befunds

  sowie eine detaillierte Darstellung
- der Beeinträchtigungen und Ressourcen in Alltag und Beruf durch die psychische Erkrankung.

Diese Angaben ermöglichen den sozialmedizinischen Diensten der Rentenversicherungsträger eine Beurteilung

- der Reha-Bedürftigkeit,
- der Reha-Fähigkeit
- und der Verlaufsprognose (Reha-Prognose).

Die Fachrichtung des Arztes, der den Befundbericht ausfüllt, und das aktuelle Behandlungssetting (ambulant oder stationär) sind hierbei nachrangig. Wenn der Befundbericht durch einen psychologischen Psychotherapeuten erstellt wird, ist zusätzlich ein ärztlicher somatischer Befundbericht erforderlich.

Nicht ausreichende oder nicht aussagekräftige Befundberichte führen zu Nachfragen und damit zu einer insgesamt verlängerten Bearbeitungszeit des Vorgangs.

TIPP

Informationen zu den Grundlagen der sozialmedizinischen Entscheidungsfindung für die behandelnden (Fach-)Ärzte und psychologischen Psychotherapeuten finden sich z. B. unter www.rehainfo-ärzte.de.

3.1.5 Rehabilitationskonzepte

Um der Vielfalt psychisch erkrankter Rehabilitanden während des Aufenthalts in einer Reha-Einrichtung Rechnung zu tragen, wurden differenzierte Konzepte für die unterschiedlichen und sehr individuellen Problemkonstellationen entwickelt: berufsbezogene Konzepte mit dem Ziel, die berufliche Wiedereingliederung der Rehabilitanden zu verbessern, ebenso wie Belastungserprobungen und Arbeitsplatztraining. Darüber hinaus gibt es Reha-Konzepte für besondere Gruppen wie ältere und arbeitslose Rehabilitanden, Rehabilitanden mit langen AU-Zeiten, mit einem eher somatischen Krankheitsverständnis oder einer geringen Änderungsbereitschaft.

Forschungsvorhaben wurden initiiert, die bereits im Vorfeld einer medizinischen Rehabilitation Betroffene oder vulnerable Mitarbeiter während des Arbeitsprozesses frühzeitig identifizieren sollen, also bevor lang andauernde krankheitsbedingte Ausfallzeiten entstehen, z. B. in Kooperation mit Betriebsärzten und Krankenkassen.

Andere Projekte sind vom Ansatz her präventiv ausgerichtet. Ihre Angebote sind konzipiert, um zu verhindern, dass aus psychischen Belastungen krankheitswertige psychische Störungen entstehen oder psychische Störungen chronifizieren und so ein Risiko für die Minderung der Erwerbsfähigkeit darstellen. Für diese Art der Präventionsprogramme ist eine enge Kooperation mit Arbeitgebern und Krankenkassen erforderlich.

Rehabilitation bei Antrag auf Erwerbsminderungsrente bzw. für Bezieher einer befristeten Erwerbsminderungsrente

In beiden Situationen ist eine psychosomatisch-psychotherapeutische Rehabilitation in Kostenträgerschaft der DRV durchaus indiziert und auch versicherungsrechtlich vorgesehen, was häufig nicht ausreichend bekannt ist (Märtin et al. 2012, 2014).

Therapeutische Gruppen mit diesen Versicherten sind häufig problematisch, da die Rehabilitanden mit einer subjektiv negativen Erwerbsprognose in die Rehabilitation kommen und diese sich – aus ihrer Sicht – auch nicht ändern darf. So stellen sie eine besondere Herausforderung für das multiprofessionelle Reha-Team dar: als therapeutische Herausforderung bei möglicherweise ungünstiger Motivationslage, aber auch wegen der sich daraus ergebenden Implikationen an die erforderliche therapeutische Haltung und Frustrationstoleranz der Behandelnden und die therapeutischen Interventionen im Speziellen. Des Weiteren ist es für die therapeutische Arbeit gerade in der psychosomatisch-psychotherapeutischen Rehabilitation eine besondere Herausforderung, dass die Therapeuten bei Entlassung Stellung zum Leistungsvermögen nehmen müssen, also Therapeut und Gutachter zugleich sind.

Selten werden gezielte Einweisungen in eine psychosomatisch-psychotherapeutische Reha-Einrichtung nur zum Zwecke der Begutachtung veranlasst. Diese Reha-Aufenthalte sind dann sehr viel kürzer.

Interventionen erst zum Zeitpunkt des EM-Rentenantrags und insbesondere im EM-Rentenbezug erfordern also einen höheren Aufwand. So ergab eine Auswertung der DRV Nordbayern von 2015, dass bei 95,5 % der EM-Renten der Antrag auf Weitergewährung genehmigt wurde (Berger 2018). Auswertungen bis zu 7 Jahre nach Beginn einer Erwerbsminderungsrente ergaben eine Rückkehr in das Erwerbsleben von 5,9 %

über alle Indikationen (Köckerling 2018), was unverändert zu den Zahlen von 2009 ist (Kobelt et al. 2009).

> **! MERKE**
> Präventive, kurative und rehabilitative Maßnahmen vor Eintritt der EM-Rente sollten deshalb Vorrang haben.

Weil die Voraussetzungen für die Reintegration von EM-Rentenbeziehern bzw. -Antragstellern in den Arbeitsmarkt schwierig sind, entwickelt die DRV aktuell neue Konzepte für spezifische Reha-Angebote für EM-Rentner im Erstbezug der EM-Rente wegen einer psychischen Erkrankung bzw. für EM-Rentenantragsteller wegen einer psychischen Erkrankung. Hintergrund ist, dass grundsätzlich auch für viele EM-Rentenantragsteller und -bezieher Arbeit einen hohen Stellenwert (Erleben von Selbstwirksamkeit, psychosozialer Rückhalt) hat. Durch die ARentA-Studie der DRV Westfalen von 2010 konnte die Wichtigkeit von Arbeit auch für diese Versichertengruppe dargestellt werden (Kedzia et al. 2012). In dieser Studie wurde 2 Jahre nach erstmaligem Erhalt einer EM-Rente jeglicher Indikation danach gefragt, inwiefern sich die Erwartungen an die Erwerbsminderungsrente erfüllt haben. In vielen Bereichen wie Gesundheit, Hobbys, Freundschaften wurde eine Verschlechterung von bis zu 70 % angegeben, für das Leben insgesamt von ca. 60 %. Zusätzlich äußerten viele EM-Rentenbezieher die Hoffnung auf eine Rückkehr in das Arbeitsleben, was zumeist nicht eigeninitiativ gelingt und entsprechende unterstützende Interventionen erfordert (Kedzia et al. 2012; Zschucke et al. 2016; Kobelt et al. 2009).

Aber nicht jeder Versicherte, der eine zeitlich befristete EM-Rente erhält, hat eine tatsächliche Besserungsperspektive, auch wenn die zeitliche Befristung einer EM-Rente auf der Annahme basiert, dass eine prinzipielle Besserbarkeit der zugrunde liegenden Gesundheitsstörung möglich ist (SGB VI, SGB X; ➤ Kap. 2.5). Ob diese Besserung im Einzelfall realisierbar ist und welche Hindernisse dafür überwunden werden müssen, ist nicht Gegenstand der Besserungsprognose.

Kinder und Jugendliche

Nach der neuesten Erhebung des Robert Koch-Instituts (RKI) sind ca. 17 % der in Deutschland lebenden Kinder und Jugendlichen (bis 17 Jahre) nach Angaben ihrer Eltern psychisch auffällig. Im Vergleich zu der KiGGS-Basiserhebung (2003–2006) ist der Anteil psychisch auffälliger Kinder und Jugendlicher erfreulicherweise um drei Prozentpunkte zurückgegangen, was auf eine verbesserte vertragsärztliche Versorgung, aber auch auf vermehrt durchgeführte präventive Maßnahmen zur Förderung der psychischen Gesundheit zurückgeführt wird. Kinder und Jugendliche aus Familien mit niedrigem sozioökonomischem Status waren signifikant häufiger betroffen als Kinder und Jugendliche aus sozioökonomisch besser gestellten Familien, was sich zwischen den Erhebungen nicht veränderte. Auch sind Jungen unverändert häufiger betroffen als Mädchen (Klipker et al. 2018).

> **! MERKE**
> Häufig sind psychische Auffälligkeiten im Kindes- und Jugendalter mit hohen psychosozialen Beeinträchtigungen verbunden und können bis ins Erwachsenenalter bestehen bleiben. Dadurch werden Lebensqualität, Leistungsfähigkeit und später insbesondere die berufliche, aber auch die soziale Teilhabe erheblich negativ beeinflusst.

Im Barmer Arztreport 2018 wurde festgestellt, dass immer mehr junge Erwachsene unter psychischen Erkrankungen wie Depressionen, Angststörungen oder Panikattacken leiden. Allein zwischen 2005 und 2016 ist der Anteil der 18- bis 25-Jährigen mit psychischen Diagnosen um 38 % und darunter bei Depressionen um 76 % gestiegen (Grobe et al. 2018). Obwohl dieses Ergebnis dem positiven Trend der KiGGS-Erhebungen widerspricht, wobei die sehr unterschiedlichen Erhebungsmethoden zu berücksichtigen sind, kann es als Hinweis gewertet werden, wie dringend notwendig es ist, bereits bei Kindern und Jugendlichen früh zu intervenieren. Die Rehabilitation im Kindes- und Jugendalter ist dabei ein wesentlicher Baustein im Behandlungsprozess.

Seit Dezember 2016 ist die Kinderrehabilitation eine Pflichtleistung der Deutschen Rentenversicherung (§ 15a SGB VI). Davor war es eine „Kann-Leistung", es bestand also kein gesetzlicher Anspruch (s. a. ➤ Kap. 2.5 zu den rechtlichen Voraussetzungen). Aufgrund der geänderten gesetzlichen Rahmenbedingungen hat die DRV eine Leitlinie für die sozialmedizinische Begutachtung der Reha-Bedürftigkeit von Kindern und Jugendlichen für die DRV erarbeitet, die auf der Website der DRV abrufbar ist (DRV 2019).

Indikationen der Kinder- und Jugendrehabilitation der DRV

Die häufigsten Indikationen bei der Kinder- und Jugendlichenrehabilitation sind psychische Erkrankungen, Asthma bronchiale und Adipositas. Die Rehabilitationsleistungen wegen psychischer Erkrankungen und Verhaltensstörungen bilden derzeit (2018) den größten Anteil an den Leistungen.

Im Jahre 2018 wurden bei Kindern und Jugendlichen 8.724 Rehabilitationen wegen psychischer Störungen bzw. Verhaltensstörungen durchgeführt (➤ Tab. 3.2). Insgesamt finden sich mehr Jungen als Mädchen in der Gruppe. Das Durchschnittsalter betrug bei den Jungen 10 Jahre, bei den Mädchen 12 Jahre. Am häufigsten war eine Aktivitäts- bzw. Aufmerksamkeitsstörung (ICD-10: F90) der Grund für eine Rehabilitation. Unter dieser Diagnose wurden wesentlich mehr Jungen als Mädchen rehabilitiert. Mädchen litten häufiger an Anpassungsstörungen (ICD-10: F43) und depressiven Störungen (ICD-10: F32) als Jungen.

Abhängigkeitserkrankungen

Abhängigkeitserkrankungen zählen zu den häufigsten psychischen Störungen. Unterschieden wird zwischen **stoffgebundenen** (Alkohol, Medikamente, Drogen) und **nicht stoffgebundenen Abhängigkeitserkrankungen** (pathologisches Glücksspielen, Verhaltensstörungen durch intensiven Gebrauch von Computer und Internet).

Bei Vorliegen einer Abhängigkeitserkrankung ist grundsätzlich von einer erheblichen Gefährdung oder Minderung des Leistungsvermögens auszugehen. Deswegen sollten alle Abhängigkeitserkrankungen, wenn nicht organische Störungen das Bild beherrschen, primär unter dem Aspekt einer möglichen spezifischen medizinischen Rehabilitation betrachtet werden. Hier haben sich inzwischen vielfältige Angebote etabliert, die von ambulanter Rehabilitation bis zu mehrmonatiger stationärer Entwöhnungsbehandlung mit nachfolgender beruflicher Wiedereingliederung reichen (DRV 2018).

Neben dem grundsätzlich vorliegenden Reha-Bedarf müssen Abhängigkeitserkrankte folgende **Voraussetzungen für eine Rehabilitation** erfüllen:

Tab. 3.2 Rehabilitationen 2018 wegen psychischer und Verhaltensstörungen bei Kindern und Jugendlichen (Quelle: Statistikportal der DRV)

Kinderrehabilitationen 2018	ICD-10	Total	Jungen	Mädchen
Alle Ursachen	A00–Z99	32.757	17.565	15.192
Psychische und Verhaltensstörungen	F00–F99	8.158	5.152	3.588
Affektive Störungen	F30–F39	528	157	361
Neurotische, Belastungs- und somatoforme Störungen	F40–F48	1.565	597	968
• Davon: Reaktionen auf schwere Belastungen und Anpassungsstörungen	• F43	• 1.111	• 461	• 650
Verhaltensauffälligkeiten mit körperlichen Störungen und Faktoren	F50–F59	146	34	112
Persönlichkeits- und Verhaltensstörungen	F60–F69	45	20	25
Intelligenzstörungen	F70–F79	26	13	13
Entwicklungsstörungen	F80–F89	2.830	1.965	865
• Davon: umschriebene Entwicklungsstörungen des Sprechens und der Sprache	• F80	• 1.658	• 1.125	• 533
Verhaltens- und emotionale Störungen mit Beginn in der Kindheit und Jugend	F90–F98	3.414	2.213	1.201
• Davon: einfache Aktivitäts- und Aufmerksamkeitsstörung	• F90	• 1.418	• 1.111	• 307
• Davon: emotionale Störungen des Kindesalters	• F93	• 871	• 410	• 461
• Davon: Störungen des Redeflusses: Stottern und Poltern	• F98	• 472	• 293	• 179

- Die Entzugsbehandlung, möglichst qualifiziert, muss abgeschlossen sein.
- Ein Sozialbericht muss vorliegen, der entweder von der ambulanten Suchtberatungsstelle ausgestellt wird oder vom Sozialdienst der behandelnden Klinik, in der der qualifizierte Entzug durchgeführt wird.
- Ein ärztlicher Befundbericht muss vorliegen.

Ferner müssen die allgemein geltenden persönlichen Voraussetzungen für eine Rehabilitation zutreffen, auch unter Berücksichtigung vorliegender Komorbiditäten:

Bei **schädlichem Gebrauch** kann sich eine Reha-Bedürftigkeit aus den Begleit- und Folgeerkrankungen ableiten.

Für die **nicht stoffgebundenen Süchte** kann ebenfalls von einem Reha-Bedarf aufgrund der grundsätzlich vorliegenden Gefährdung der Erwerbsfähigkeit ausgegangen werden (➤ Kap. 8.10). Auch hier müssen die allgemein geltenden persönlichen Voraussetzungen für eine Rehabilitation erfüllt sein. Falls nicht zusätzlich eine stoffgebundene Abhängigkeitserkrankung vorliegt, wird die nicht stoffgebundene Abhängigkeitserkrankung im Rahmen einer psychosomatischen Rehabilitation in spezialisierten Rehabilitationseinrichtungen durchgeführt (s. a. ➤ Kap. 8.11).

LITERATUR

BAuA – Bundesanstalt für Arbeitsschutz und Arbeitsmedizin. Psychische Erkrankungen in der Arbeitswelt und betriebliche Wiedereingliederung. Kolloquium vom 13. bis 14. Juni 2017. Berlin 2017; www.baua.de/DE/Angebote/Publikationen/Berichte/Gd94.pdf?__blob = publicationFile&v = 6 (letzter Zugriff: 9.5.2020).

Berger H. Die zeitlich befristete Erwerbsminderungsrente. Vortrag vor der Fachtagung der psychiatrischen Institutsambulanzen am 9.7.2018; www.bildungswerk-irsee.de/dokumente/6872/Erwerbsminderungsrente %20bei %20Menschen %20mit %20psychischer %20Erkrankung %20- %20Dr %20med %20Harald %20Berger.pdf (letzter Zugriff: 9.5.2020).

Bethge M, Egner U, Streibelt M et al. Risikoindex Erwerbsminderungsrente (RI-EMR). Bundesgesundheitsblatt – Gesundheitsforschung – Gesundheitsschutz 2011; 54: 1221–1228.

DRV – Deutsche Rentenversicherung. Leitlinien für die sozialmedizinische Begutachtung. Sozialmedizinische Beurteilung von psychischen und Verhaltensauffälligkeiten. 2012 inkl. Update 2018; www.deutsche-rentenversicherung.de/Allgemein/de/Inhalt/3_Infos_fuer_Experten/01_sozialmedizin_forschung/downloads/sozmed/begutachtung/leitlinien_rehabeduerftigkeit_psychische_stoerungen_pdf.pdf?__blob = publicationFile&v = 7 (letzter Zugriff: 9.5.2020).

DRV – Deutsche Rentenversicherung. Der ärztliche Reha-Entlassungsbericht. Leitfaden zum einheitlichen Entlassungsbericht in der medizinischen Rehabilitation der gesetzlichen Rentenversicherung 2015; www.deutsche-rentenversicherung.de/cae/servlet/contentblob/215334/publicationFile/2078/download_leitfaden_einheitl_e_bericht.pdf (letzter Zugriff: 9.5.2020).

DRV Bund – Deutsche Rentenversicherung Bund, Geschäftsbereich Sozialmedizin und Rehabilitation (Hrsg.). Positionspapier der Deutschen Rentenversicherung zur Bedeutung psychischer Erkrankungen in der Rehabilitation und bei Erwerbsminderung. Berlin 2014; www.deutsche-rentenversicherung.de/SharedDocs/Downloads/DE/Experten/infos_reha_einrichtungen/konzepte_systemfragen/positionspapiere/pospap_psych_Erkrankung.pdf?__blob = publicationFile&v = 1 (letzter Zugriff: 9.5.2020).

DRV – Deutsche Rentenversicherung. Leitlinien zur sozialmedizinischen Begutachtung. Sozialmedizinische Beurteilung bei Abhängigkeitserkrankungen. Stand: Dezember 2018; www.deutsche-rentenversicherung.de/SharedDocs/Downloads/DE/Experten/infos_fuer_aerzte/begutachtung/leitlinien_rehabeduerftigkeit_abhaengigkeitserkrankungen_pdf.pdf?__blob = publicationFile&v = 1 (letzter Zugriff: 9.5.2020).

DRV – Deutsche Rentenversicherung. Leitlinien zur sozialmedizinischen Begutachtung. Sozialmedizinische Beurteilung. Beurteilung der Rehabilitationsbedürftigkeit von Kindern und Jugendlichen. Berlin 2019; www.deutsche-rentenversicherung.de/DRV/DE/Experten/Infos-fuer-Aerzte/Begutachtung/begutachtung.html (letzter Zugriff: 15.5.2020).

Grobe T, Steinmann S, Szecsenyi J. Arztreport 2018. Schriftenreihe zur Gesundheitsanalyse Band 7. Berlin: BARMER Hauptverwaltung 2018; www.barmer.de/blob/144368/08f7b513fdb6f06703c6e9765ee9375f/data/dl-barmer-arztreport-2018.pdf (letzter Zugriff: 9.5.2020).

Kedzia S, Heuer J, Gebauer E et al. ARentA. Erwerbsminderungsrente abgelehnt! Was wird aus den Antragstellern? Eine Analyse der gesundheitlichen, sozialen und beruflichen Entwicklung von Antragstellern zwei Jahre nach Ablehnung des EM-Rentenantrags. In: DRV Bund (Hrsg.). 21. Rehabilitationswissenschaftliches Kolloquium. Rehabilitation: Flexible Antworten auf neue Herausforderungen vom 5. bis 7. März 2012 in Hamburg. Berlin: Eigenverlag 2012, S. 280–281; http://forschung.deutsche-rentenversicherung.de/ForschPortalWeb/ressource?key = tagungsband_21_reha_kolloqu.pdf (letzter Zugriff: 12.5.2020).

Klipker K, Baumgarten F, Göbel K et al. Psychische Auffälligkeiten bei Kindern und Jugendlichen in Deutschland – Querschnittsergebnisse aus KiGGS Welle 2 und Trends. Journal of Health Monitoring 2018; 3(3): 37–45; www.rki.de/DE/Content/Gesundheitsmonitoring/Gesundheitsberichterstattung/GBEDownloadsJ/FactSheets/

JoHM_03_2018_Psychische_Auffaelligkeiten_KiGGS-Welle2.pdf?__blob = publicationFile (letzter Zugriff: 9.5.2020).
Kobelt A, Grosch E, Hesse B et al. Wollen psychisch erkrankte Versicherte, die eine befristete Rente wegen voller Erwerbsminderung beziehen, wieder ins Erwerbsleben eingegliedert werden? Psychosom Psychother Med Psychol 2009; 59: 273–280.
Köckerling E. Zeitlich befristete Erwerbsminderungsrenten: Gibt es eine Chance auf Return to Work? (ZEMI). Abschlussbericht 2018; www.rehaforschung-nrw.de/cms/upload/Fachtagung_NRW-Verbund_Koeckerling.pdf (letzter Zugriff: 12.5.2020).
Köckerling E, Sauzet O, Hesse B et al. Return to work aus einer zeitlich befristeten Erwerbsminderungsrente. Gesundheitswesen 2019 Mai 17. doi: 10.1055/a-0883-5276.
Legner R. Probleme in der Praxis der sozialmedizinischen Beurteilung von Anträgen aus der psychosomatischen Rehabilitation. Rehabilitation 2011; 50: 25–27.
Märtin S, Zollmann P, Buschmann-Steinhage R. Sozioökonomische Situation von Personen mit Erwerbsminderung. Projektbericht I zur Studie. DRV-Schriften Bd. 99. Berlin: DRV Bund 2012.
Märtin S, Zollmann P, Buschmann-Steinhage R. Sozioökonomische Situation von Personen mit Erwerbsminderung Projektbericht II zur Studie. DRV-Schriften Bd. 105. Berlin: DRV Bund 2014.
OECD. Sick on the job? Myths and realities about mental health and work. Mental Health and Work. OECD Publishing 2012; https://read.oecd-ilibrary.org/social-issues-migration-health/mental-health-and-work_9789264124523-en# (letzter Zugriff: 9.5.2020).
Oster J, Müller G, von Wietersheim J. „Wer profitiert?" – Patientenmerkmale als Erfolgsprädiktoren in der psychosomatischen Rehabilitation. Rehabilitation 2009; 48: 95–102.
Steinke M, Badura B. Präsentismus. Ein Review zum Stand der Forschung. Bundesanstalt für Arbeitsschutz und Arbeitsmedizin. Dortmund, Berlin, Dresden: BAuA 2011; www.baua.de/DE/Angebote/Publikationen/Berichte/Gd60.pdf?__blob = publicationFile (letzter Zugriff: 9.5.2020).
Wittchen HU, Jacobi F, Rehm J, et al. Size and burden of mental disorders and other disorders of the brain in Europe 2010. ECNP/EBC Report 2011. Eur Neuropsychopharmacol 2011; 21: 655–679.
Zschucke E, Hessel A, Lippke S. Befristete Erwerbsminderungsrente aus Sicht der Betroffenen: subjektiver Gesundheitszustand, Rehabilitationserfahrungen und Pläne zur Rückkehr ins Erwerbsleben. Rehabilitation 2016; 55: 223–229.

3.2 Das Reha-Antragsverfahren

Volker Köllner

Zur Orientierung

- Der Reha-Antrag wird vom Patienten selbst gestellt.
- Hierzu benötigt er einen ärztlichen Befundbericht. Dieser kann auch von einem psychologischen Psychotherapeuten verfasst werden; in diesem Fall ist ein zweiter Bericht durch den Hausarzt sinnvoll, der von der DRV auch honoriert wird.
- Eine häufige Ursache für Reha-Ablehnungen oder -Verzögerungen sind wenig aussagekräftige Befundberichte. Deshalb ist es auf jeden Fall sinnvoll, einen an den im Folgenden dargestellten Hinweisen orientierten Bericht anzufertigen, wenn man die Rehabilitation im Gesamtbehandlungsplan seines Patienten für sinnvoll hält.

3.2.1 Reha-Indikation

Anders als bei einer Einweisung in ein Krankenhaus, für die ein Einweisungsformular genügt, ist für die Rehabilitation ein formalisierter Antrag erforderlich, aus dem sich für den begutachtenden Arzt der Rentenversicherung die Notwendigkeit der Rehabilitation plausibel ableiten lässt. Die Kriterien zur Prüfung der Reha-Indikation sind in ➤ Kap. 3.1.4 beschrieben.

TIPP

Hinweise zur Reha-Antragstellung und die notwendigen Formulare zum Herunterladen finden sich z. B. auf der Homepage der Deutschen Gesellschaft für Psychosomatische Rehabilitation (www.dgppr.de → Wegweiser Rehabilitation) oder auch auf der Homepage der DRV Bund (www.deutsche-rentenversicherung.de).

3.2.2 Reha-Antrag und Befundbericht: Was ist zu beachten?

Den Reha-Antrag stellt immer der Versicherte; als behandelnder Psychotherapeut erstellt man hierzu einen Befundbericht (Formulare unter www.dgppr.de abrufbar). Obwohl das Formular „Ärztlicher Befundbericht" heißt, begrüßt zumindest die DRV Bund ausdrücklich, dass auch psychologische Psychotherapeuten Befundberichte ausfüllen, da gerade deren Berichte für den beratenden Arzt der DRV und die Reha-Klinik wertvolle Informationen enthalten. Gerade wenn eine psychosomatische Rehabilitation beantragt werden soll, ist es sinnvoll, wenn nicht nur ein Befundbericht des Hausarztes vorliegt, sondern auch ein Bericht eines Facharztes für Psychosomatik oder Psychiatrie bzw. eines psychologischen Psychotherapeuten. Der Befundbericht sollte die in ➤ Tab. 3.3 genannten Punkte beantworten; er wird derzeit von der DRV mit 27,20 EUR vergütet.

Ein gut ausgefüllter Befundbericht ist entscheidend dafür, dass ein Patient zügig in die für ihn optimale Klinik aufgenommen werden kann. Beim Ausfüllen des Berichts ist zu bedenken, dass dem begutachtenden Arzt i. d. R. nur wenige Minuten pro Fall zur Verfügung stehen. Es ist daher sinnvoll, in die jeweiligen Felder des Berichts (➤ Abb. 3.5) die entsprechenden Angaben auch einzutragen und nicht mit einem bloßen „siehe Anlage" auf mitgeschickte längere Dokumente zu verweisen. Trotzdem ist es sinnvoll, vorhandene Arztbriefe oder Klinikberichte mitzuschicken, falls ausführliche Informationen benötigt werden. Knappe, stichwortartige Angaben entsprechend der Größe der Felder sind ausreichend. Der Bericht kann sowohl ausgedruckt von Hand oder als pdf-Datei am PC ausgefüllt werden. Folgende Punkte sind zu beachten:

- Wenn in den letzten Monaten keine AU-Zeiten (Feld 4) vorlagen, sollte in Feld 9 oder 14 kurz begründet werden, warum trotzdem Reha-Bedarf besteht (➤ Kap. 3.2.4)
- Diagnosen (Feld 5) sollten immer mit ICD-10-Code angegeben werden. Für die Zuweisung in eine Reha-Klinik ist i. d. R. die erste Diagnose ausschlaggebend. Wenn eine psychosomatische Reha indiziert ist, sollte dies also eine F-Diagnose sein.
- In Feld 6 sollten Funktionseinschränkungen i. S. der ICF (➤ Kap. 2.4, ➤ Kap. 3.4) stichwortartig angegeben werden, also z. B. verminderte Durchhaltefähigkeit.

Tab. 3.3 Wann ist psychosomatische Rehabilitation indiziert?

Reha-Bedarf	Es besteht ein chronisches Krankheitsbild, das die Erwerbs- oder Studierfähigkeit, die Fähigkeit zur Selbstversorgung oder die Teilhabe am gesellschaftlichen Leben (z. B. bei massivem sozialem Rückzug) gefährdet.
	Diese Gefährdung lässt sich mit ambulanter Behandlung allein nicht abwenden, die ambulanten Behandlungsmöglichkeiten (z. B. Richtlinien-Psychotherapie) sind ausgeschöpft oder reichen nicht aus.
	Das multimodale Konzept der psychosomatischen Rehabilitation ist sinnvoll und notwendig, um die Erwerbsfähigkeit bzw. die Teilhabe am gesellschaftlichen Leben zu erhalten.
Reha-Fähigkeit	Es besteht kein akutes Krankheitsbild, das vorrangig der Krankenhausbehandlung bedarf (z. B. akut aufgetretene depressive Episode mit Suizidalität).
	Die psychische und somatische Verfassung des Patienten lässt eine erfolgversprechende und aktive Teilnahme am Angebot der Reha-Klinik zu, d. h., es bestehen keine schweren Antriebsstörungen, Zwangsrituale etc.
	Es besteht Gruppenfähigkeit.
Reha-Prognose	Die Reha-Ziele lassen sich mithilfe der stationären Rehabilitation, ggf. der Reha-Nachsorge und der weiteren ambulanten Nachbehandlung mit hinreichender Wahrscheinlichkeit erreichen. Es besteht eine ausreichende Motivation des Patienten zur Rehabilitation und zum Erreichen der Reha-Ziele.
Zuständigkeit	Bei Rehabilitanden im erwerbsfähigen Alter, die genügend Beiträge eingezahlt haben, ist die Rentenversicherung zuständig. Wenn noch keine Beiträge zur DRV entrichtet wurden (z. B. Studierende) oder bei Altersrentnern ist die GKV zuständig. Bei Störungen als Folge eines Arbeitsunfalls (z. B. PTBS, Anpassungsstörung, Angststörung) ist die gesetzliche Unfallversicherung (BG) zuständig. Bei Privatversicherten (sofern sie nicht in die DRV eingezahlt haben) kann es je nach Vertrag sein, dass kein Anspruch auf Kostenübernahme der Reha besteht.

Ausfertigung für den Rentenversicherungsträger an die Rehabilitationseinrichtung

Deutsche Rentenversicherung Bund

Ruhrstraße 2, 10709 Berlin
Postanschrift: 10704 Berlin

Telefon 030 865-0, Fax 030 865-27240
Servicetelefon: 0800 100048070
drv@drv-bund.de
www.deutsche-rentenversicherung-bund.de

Deutsche Rentenversicherung

Ärztlicher Befundbericht zum Rehabilitationsantrag der Rentenversicherung

1 Versicherungsnummer | Kennzeichen (soweit bekannt) | MSNR | PNR 2

2 Name, Vorname | Geburtsdatum

3 Straße, Hausnummer

Postleitzahl | Wohnort

4 arbeitsunfähig?

☐ nein

☐ ja, ggf. seit wegen

Seitenlokalisation
R = rechts
L = links
B = beidseits

Diagnosesicherheit
A = Ausgeschlossene Diagnose
V = Verdachtsdiagnose
Z = Zustand nach
G = Gesicherte Diagnose

5 **Diagnosen** in der Reihenfolge ihrer medizinischen Bedeutung (möglichst als Funktionsdiagnosen)	Diagnosenschlüssel ICD-10-GM (bitte linksbündig ohne Punkt ausfüllen)	Seiten-lokali.	Diagn. Sicherh.
1.	☐☐☐☐☐	☐	☐
2.	☐☐☐☐☐	☐	☐
3.	☐☐☐☐☐	☐	☐
4.	☐☐☐☐☐	☐	☐

6 **Jetzige Beschwerden und Funktionseinschränkungen**

☐ Taubheit ☐ Blindheit ☐ wesentliche Gehbehinderung ☐ Rollstuhl

☐ sonstige Behinderung:

7 **Krankheitsvorgeschichte** (Beginn, Verlauf, Ausprägung)

8 **Risikofaktoren / Gefährdung** durch

☐ Alkohol ☐ Drogen ☐ Medikamente ☐ Nikotin

☐ sonstige:

9 **Tätigkeitsbedingte und andere soziale Belastungsfaktoren**

☐ liegen nicht vor

Seite 1 von 9

G1204 PDF
V016 - 07.04.2010 - 3

Abb. 3.5 Ärztlicher Befundbericht zum Rehabilitationsantrag der Rentenversicherung [W983]

Versicherungsnummer

Kennzeichen (soweit bekannt)

Blatt 2 zum ärztlichen Befundbericht

Ausfertigung für den Rentenversicherungsträger an die Rehabilitationseinrichtung

10 Name, Vorname

Geburtsdatum

11 Untersuchungsbefund Datum der letzten Befunderhebung:

Ohne pathologischen Befund sind folgende Organsysteme:

☐ Atemwege ☐ Herz / Kreislauf ☐ Bauchorgane ☐ Bewegungsapparat ☐ Nervensystem und Psyche

von der Norm abweichende Befunde (einschließlich Klinisch-chemischer / Klinisch-diagnostischer Befunde):

Gewicht: kg Größe: cm RR: mm Hg Puls:

12 Bisherige Therapien (Medikamente, physikalische Therapie, Psychotherapie, etc.)

12.1 Teilnahme an DMP? ☐ nein ☐ ja, welche? ______

Integrierte Versorgung? ☐ nein ☐ ja

13 Gesundheitsschäden sind entstanden durch

☐ Arbeitsunfall / Wegeunfall, Berufskrankheit ☐ Wehrdienstbeschädigung ☐ Unfall

Ist Verständigung in deutscher Sprache möglich? ☐ ja ☐ nein, in welcher: ______

Besteht Belastbarkeit für Leistungen zur medizinischen Rehabilitation? ☐ ja ☐ nein

Besteht Belastbarkeit für Leistungen zur Teilhabe am Arbeitsleben / Schulungsfähigkeit? ☐ ja ☐ nein

Besteht Reisefähigkeit für öffentliche Verkehrsmittel? ☐ ja, ohne Begleitperson ☐ ja, nur mit Begleitperson ☐ nein

Besteht Schwangerschaft? ☐ ja

14 Bemerkungen

Erbitte Rückruf durch den zuständigen Arzt

☐ des sozialmedizinischen Dienstes ☐ der Rehabilitationseinrichtung

15 Antrag erfolgt auf meine Anregung ☐ ja ☐ nein

16 Bitte um Rücksendung der beigefügten ärztlichen Unterlagen ☐ ja

Ort, Datum

Stempel, Unterschrift der Ärztin / des Arztes (Facharztbezeichnung)

Seite 2 von 9

G1205 PDF
V016 - 07.04.2010 - 4

Abb. 3.5 (Forts.)

- In Feld 7 reichen wirklich einige wenige Stichworte, die begründen, dass es sich um eine chronische Erkrankung handelt.
- Die Angabe häuslicher Konflikte oder Belastungen in Feld 9 sind eine gute Begründung für eine heimatferne Durchführung der Rehabilitation.
- Ein Körpergewicht über 150 kg sollte unbedingt angegeben werden, weil dann die Zuweisung in eine entsprechend ausgestattete Klinik erfolgen kann.
- Entscheidend bei Feld 12 (Bisherige Therapien) ist, dass eine adäquate ambulante Vorbehandlung erfolgt ist. Diese muss aber nicht abgeschlossen sein (z. B. „ eine ambulante Psychotherapie wurde begonnen, wird aber allein nicht ausreichen, um die Gefährdung der Erwerbsfähigkeit abzuwenden"). Falls eine ambulante Psychotherapie nicht verfügbar ist, sollte dies ebenfalls kurz begründet werden, z. B.: „Es erfolgt eine Behandlung im Rahmen der psychosomatischen Grundversorgung. Ambulante Psychotherapie ist indiziert, aber wegen langer Wartezeiten in der Region nicht rechtzeitig verfügbar, um die Erwerbsfähigkeit zu erhalten. Bei frühzeitiger Intervention i. S. einer psychosomatischen Rehabilitation ist die Prognose für den Erhalt der Erwerbsfähigkeit aber günstig."
- In Feld 13 sollte unbedingt angegeben werden, wenn nur geringe deutsche Sprachkenntnisse bestehen. Einige Reha-Kliniken haben Stationen mit Konzepten z. B. in türkischer oder russischer Sprache, sodass ggf. eine gezielte Zuweisung in diese Kliniken erfolgen kann.
- Feld 14 bietet die Gelegenheit, auf die Notwendigkeit bestimmter Behandlungsangebote (z. B. internistische oder orthopädische Mitbehandlung) oder spezifischer Konzepte (z. B. für Mobbingbetroffene) hinzuweisen oder mit Berufung auf das Wunsch- und Wahlrecht des Versicherten bestimmte Kliniken vorzuschlagen.
- Bei längerer AU-Zeit (über 3 Monate) und akuter Gefährdung der Erwerbsfähigkeit sollte der Antrag in Absprache mit der Krankenkasse im Eilverfahren gestellt werden, um einer Chronifizierung vorzubeugen.

3.2.3 Aufforderung zur Antragstellung durch Sozialversicherungsträger

Bei längerer Arbeitsunfähigkeit (AU) kann ein Patient von der GKV oder der Agentur für Arbeit zur Stellung eines Reha-Antrags aufgefordert werden. Bei Nichtantreten oder vorzeitigem Abbruch der Reha-Maßnahme droht der Wegfall oder die Kürzung von Sozialleistungen (z. B. Krankengeld), da der Versicherte eine Mitwirkungspflicht hat. Auch im Rahmen eines Rentenverfahrens kann dem Versicherten die Rehabilitation als Leistung zur Teilhabe angeboten werden, wenn noch eine Chance auf den Erhalt der Erwerbsfähigkeit besteht (Prinzip „Reha vor Rente"; DRV 2014). Ein solches Vorgehen kann langfristig durchaus im Interesse der Versicherten sein, da eine lange Krankschreibung die Prognose zur Rückkehr in das Erwerbsleben deutlich verschlechtert. Ein vorzeitiges Ausscheiden aus dem Erwerbsleben ist aber meist mit einer längerfristig schlechteren Lebensqualität und einem ungünstigeren Krankheitsverlauf verknüpft (Bernardy und Sandweg 2003).

Besteht aus Sicht des behandelnden Psychotherapeuten keine Reha-Indikation oder ist es noch zu früh für eine Reha-Maßnahme, sollte dem Kostenträger dies unter Begründung mitgeteilt werden, um eine Aufhebung des Reha-Bescheids oder eine Verschiebung der Maßnahme zu erwirken, ohne dass Nachteile für den Patienten entstehen.

3.2.4 Reha-Indikation: praktische Aspekte

Für niedergelassene ärztliche und psychologische Psychotherapeuten stellt sich die Frage, wann bei ihren Patienten eine Reha-Maßnahme indiziert ist und wann sie sich am besten in den Therapieprozess integrieren lässt. Die Indikationskriterien zur psychosomatischen Rehabilitation sind in ➤ Tab. 3.3 dargestellt.

Eine **Gefährdung der Erwerbsfähigkeit** zeigt sich am deutlichsten an langen AU-Zeiten. Wenn ein Patient bereits bei der Aufnahme der Psychotherapie arbeitsunfähig ist, braucht es sicherlich einige Wochen, bis eine stabile therapeutische Beziehung hergestellt ist und eine Besserung der Symptomatik erreicht werden kann. Die Wiederherstellung der

Arbeitsfähigkeit sollte jedoch von Anfang an in den therapeutischen Fokus genommen werden. Wenn klar wird, dass die AU-Zeit länger als 3 Monate betragen wird, sollte schnellstmöglich ein Reha-Antrag gestellt werden, da sich bei einer längeren AU-Dauer die Prognose deutlich verschlechtert. Patient und Psychotherapeut sollten in diesem Fall mit der Krankenkasse Kontakt aufnehmen und darauf hinwirken, dass der Reha-Antrag im Eilverfahren gestellt wird. Im Eilverfahren erfolgt eine bevorzugte Bearbeitung durch den RV-Träger und eine Aufnahme in der Reha-Klinik innerhalb von 2 Wochen nach Bewilligung.

Leider finden sich in Reha-Kliniken immer wieder Patienten, die trotz einer **AU-Dauer von > 1 Jahr** nur mit einer niederfrequenten ambulanten Psychotherapie behandelt wurden. Dies ist sehr zum Nachteil des Patienten, weil sich in dieser Zeit die Prognose verschlechtert, mit zunehmender AU-Dauer die Gefahr des Arbeitsplatzverlustes wächst und nach 18 Monaten der Krankengeldanspruch ausläuft, was für die Betroffenen erhebliche finanzielle Probleme mit sich bringen kann. Im Falle einer längeren AU ist es also sinnvoll, die Rehabilitation als stationäres Intervall eher früh in den Therapieprozess zu integrieren. So stehen nach der Reha auch noch genug Therapiestunden zur Verfügung, um die Rückkehr an den Arbeitsplatz – die häufig mit ausgeprägten Ängsten oder interaktionellen Problemen zu verbunden ist – therapeutisch zu begleiten.

Bei Patienten, die eine Krankschreibung wegen pathologischer Leistungsmotivation oder aus Angst vor einem Arbeitsplatzverlust ablehnen, kann auch ohne lange AU-Zeiten Reha-Bedarf bestehen. Dies sollte im Befundbericht ausdrücklich vermerkt werden, damit die fehlenden AU-Zeiten nicht als Hinweis auf eine geringe Krankheitsschwere interpretiert werden.

Bei jüngeren Rehabilitanden, die noch keinen Reha-Anspruch gegenüber der RV haben, ist z. B. die **Gefährdung der Ausbildungs- und Studierfähigkeit** durch eine somatoforme Störung, eine Angststörung oder eine Depression eine Reha-Indikation. Bei Patienten, die bereits berentet sind, leitet sich die Reha-Indikation aus dem Erhalt der Teilhabe an der Gesellschaft ab. Diese kann z. B. durch ausgeprägtes und chronifiziertes depressives Rückzugsverhalten, schmerzbedingtes Schonverhalten oder Vermeidungsverhalten bei einer Angststörung gefährdet sein. In beiden Fällen ist die GKV als Kostenträger zuständig. Ist die Störung auf einen Arbeitsunfall zurückzuführen, so ist die gesetzliche Unfallversicherung als Kostenträger zuständig. Diese Träger haben jeweils eigene Verfahren und Antragsformulare.

Hilfreich ist es, die Patienten in der ambulanten Therapie auf die Reha-Maßnahme vorzubereiten, indem sie auf die entsprechenden Info-Materialien der Leistungsträger und der Kliniken hingewiesen und dazu angeregt werden, Ziele für den Aufenthalt in der Reha-Klinik zu formulieren (DRV 2014). Sinnvoll wäre oft ein direkter telefonischer Austausch zwischen ambulantem Behandler und Bezugstherapeut in der Klinik, der jedoch leider oftmals unterbleibt, weil die Zeit dafür fehlt und weil solche sektorenübergreifende Kommunikation nicht honoriert wird.

TIPP

FAQs zur Reha-Antragstellung

Muss ein Patient längere Zeit krankgeschrieben sein, damit ein Reha-Antrag bei der DRV Erfolg hat?
Nein, eine Gefährdung der Erwerbsfähigkeit kann auch vorliegen, wenn der Patient unter Gefährdung der eigenen Gesundheit weiterarbeitet und z. B. Krankschreibungen ausschlägt, pathologische Durchhaltemuster aufweist oder Medikamente missbraucht, um am Arbeitsplatz durchzuhalten. Dies muss aber im Befundbericht ausdrücklich erwähnt werden.

Muss eine ambulante Psychotherapie vor der Rehabilitation abgeschlossen sein?
Nein, es ist im Gegenteil sinnvoll, wenn die ambulante Therapie nach der Reha noch fortgeführt werden kann. Wenn zu Beginn der Therapie bereits absehbar ist, dass diese allein nicht ausreicht, um z. B. die Erwerbsfähigkeit zu erhalten, oder wenn in der Region in absehbarer Zeit kein Therapieplatz frei ist und Chronifizierung droht, sollte dies ausdrücklich im Befundbericht vermerkt werden.

Was mache ich, wenn mein Patient zu einem therapeutisch schädlichen Zeitpunkt zur Rehabilitation eingeladen wird?
Dies kann z. B. der Fall sein, wenn der Patient wegen langer AU-Zeiten von der Krankenversicherung oder der Agentur für Arbeit zur Stellung des Reha-Antrags aufgefordert wurde. In diesem Fall ist es sinnvoll, mit den Kostenträgern Kontakt aufzunehmen und eine Verschiebung der Maßnahme zu begründen. Grund kann z. B. eine intensive Phase im Therapieprozess sein (z. B. Traumakonfrontation). In der Begründung sollte enthalten sein, wie lange diese Phase dauert und ob und ab wann wieder mit Arbeitsfähigkeit zu rechnen ist.

Meinem Patienten wurde eine andere als die von ihm gewünschte Klinik zugewiesen. Was soll ich tun?
Grund hierfür kann z. B. eine lange Warteliste der Wunschklinik sein, was die Prognose verschlechtern würde. Aufgrund des QS-Systems der DRV haben die Kliniken insgesamt ein vergleichbar hohes Niveau, sodass es sinnvoll sein kann, die Reha in der anderen Klinik anzutreten. Wenn deren Behandlungsspektrum nicht zum Patienten passt oder andere fachliche Gründe gegen eine Aufnahme dort sprechen, sollte Kontakt mit dem Kostenträger aufgenommen werden, um eine Neuzuweisung zu erreichen.

LITERATUR

Bernardy K, Sandweg R. Frühberentung: Bedingung und Folgen. Nervenarzt 2003; 73: 406–412.

DRV – Deutsche Rentenversicherung Bund, GB Sozialmedizin und Rehabilitation (Hrsg.). Positionspapier der Deutschen Rentenversicherung zur Bedeutung psychischer Erkrankungen in der Rehabilitation und bei Erwerbsminderung. Berlin 2014; www.deutsche-rentenversicherung.de/SharedDocs/Downloads/DE/Experten/infos_reha_einrichtungen/konzepte_systemfragen/positionspapiere/pospap_psych_Erkrankung.pdf?__blob = publicationFile&v = 1 (letzter Zugriff: 9.5.2020).

Köllner V. Psychosomatische Rehabilitation. Psychotherapeut 2014; 59: 485–502.

3.3 Störungsspezifische Diagnostik in der psychosomatischen Rehabilitation

Markus Bassler

Zur Orientierung

- Die psychosomatische Rehabilitation orientiert sich eng am biopsychosozialen Krankheits- bzw. Gesundheitsmodell der WHO. Für die Planung und Durchführung einer möglichst passgenau auf den Rehabilitanden zugeschnittenen Rehabilitationsbehandlung bedarf es daher neben einer sorgfältigen Bewertung eventuell vorhandener somatischer Befunde, wie sie von den ärztlichen Vorbehandlern dokumentiert sind, einer eingehenden Diagnostik der psychischen Symptome sowie psychosozialen Einflussfaktoren.
- Hierfür wurden in den letzten 30 Jahren verschiedene Dokumentationssysteme entwickelt, die sich grundsätzlich in therapieschulenübergreifend und therapieschulenspezifisch sowie in solche mit herkömmlichem Paper-Pencil-Format und solche mit PC-gestützter bzw. webbasierter Datenerhebung unterteilen lassen.
- Mit unterschiedlicher Gewichtung erfassen die jeweiligen Dokumentationssysteme gruppen- bzw. einrichtungsbezogene Aspekte wie Transparenz und Vergleichbarkeit bezüglich der durchgeführten Therapien, Erstellung von Versorgungsstatistiken, Routine-Ergebnisforschung und Qualitätssicherung, des Weiteren Erhebung von spezifischen Daten für individuelle Behandlungen (z. B. Therapieplanung, Ergebnismessung im Einzelfall).
- Am Beispiel des Routine-Assessment Psychosomatik (RAP) wird die Umsetzung dieser vielfältigen diagnostischen Erfordernisse dargestellt.

3.3.1 Antragsverfahren und Diagnostik

Für die Beantragung einer medizinischen Rehabilitation ist ein in wesentlichen Aspekten standardisiertes Formularpaket erforderlich, aus dem sich für den sozialmedizinisch begutachtenden Arzt der Rentenversicherung die Notwendigkeit der Reha-Behandlung plausibel ableiten lässt. Aus dem Antrag muss dabei insbesondere hervorgehen, ob der Versicherte entsprechend den Richtlinien der Deutschen Rentenversicherung rehabilitationsbedürftig ist, d. h. ob bei ihm die Mittel der kurativen Behandlung erfolglos ausgeschöpft wurden und ein chronifiziertes Krankheitsgeschehen von wenigstens 6 Monaten Dauer oder mehr vorliegt. Des Weiteren soll der Versicherte in der Lage sein, erfolgversprechend an den stärker gruppentherapeutisch ausgerichteten Rehabilitationsangeboten teilzunehmen, und hierfür auch ausreichend motiviert sein.

Der Gesetzgeber hat festgelegt, dass vor Beginn einer medizinischen Rehabilitation die wesentlichen medizinischen Befunde bereits erhoben sein sollten, da eine eingehende organmedizinische Abklärung nicht in den primären Aufgabenbereich der Rehabilitation fällt, sondern hierfür entweder der primärärztliche Versorgungsbereich oder eine entsprechend qualifizierte

Krankenhausabteilung zuständig ist. Wie die Praxis allerdings zeigt, liegen den Reha-Einrichtungen zu Beginn der Behandlung die medizinischen Befunde häufig nicht oder nur teilweise vor, weswegen sie häufig zu einer erweiterten somatischen Diagnostik gezwungen sind, damit bei der diagnostischen Bewertung von somatischen Symptomen mit fraglich psychischer (Mit-)Verursachung keine organmedizinisch relevanten Befunde übersehen werden und womöglich organische Krankheitsursachen unerkannt bleiben.

Somatische Diagnostik

Die **somatische Diagnostik** umfasst dabei je nach Erfordernis verschiedene organmedizinische Untersuchungen (z. B. EKG, Ultraschall, erweiterte internistische, pulmologische, orthopädische oder neurologische Funktionsdiagnostik, breites Spektrum an labormedizinischen Parametern usw.), wobei nach Möglichkeit Befundberichte von früheren diagnostischen Abklärungen herangezogen werden (die den Rehabilitationsanträgen leider nicht immer beigefügt sind), um unnötige kostenintensive Doppeluntersuchungen zu vermeiden.

Testpsychologische Diagnostik

Ergänzend zur Sichtung der somatischen (Vor-) Befunde wird speziell in der psychosomatischen Rehabilitation eine eingehende **testpsychologische Diagnostik** durchgeführt, die sich neben der Erfassung soziodemografischer Basisdaten meist aus einem allgemeinen und einem störungsspezifischen Anteil von Fragebögen zusammensetzt. Vor allem in den letzten drei Jahrzehnten wurden hierfür sowohl einfache Basisdokumentationssysteme wie z. B. die AHG-Basisdokumentation (Zielke 1994), das BEDOK-System (Schmidt et al. 1992), die DKPM-Basisdokumentation (Broda et al. 1993) oder Psy-BaDo (Heuft 1998) entwickelt als auch umfassende Dokumentationssysteme mit integrierten psychometrischen Messungen wie z. B. Psy-BaDo-PTM (Heymann et al. 2003), das Dokumentationssystem der Klinik Grönenbach (Mestel et al. 2001) und das PRL-System der Fachklinik Bad Dürkheim (Gönner und Bischoff 2006).

Diese **Dokumentationssysteme** lassen sich grundsätzlich in therapieschulenübergreifende und therapieschulenspezifische Systeme unterteilen, des Weiteren in solche im herkömmlichen Paper-Pencil-Format und solche mit PC-gestützter bzw. webbasierter Datenerhebung (zumeist mit lizensierten, d. h. kostenpflichtigen Fragebögen). Die verschiedenen Dokumentationssysteme werden zum einen meist für die Erfassung von gruppen- bzw. einrichtungsbezogenen Aspekten eingesetzt – z. B. Transparenz und Vergleichbarkeit bezüglich der durchgeführten Therapien, Erstellung von Versorgungsstatistiken, Routine-Ergebnisforschung und Qualitätssicherung –, zum anderen zur Erhebung spezifischer Daten für individuelle Behandlungen (z. B. Therapieplanung, Ergebnismessung im Einzelfall).

Bislang konnte bezüglich der testpsychologischen Assessments, die für die (störungsspezifische) Diagnostik, Schweregradmessung bzw. Therapieverlaufs- und Ergebnismessung von psychischen bzw. psychosomatischen Erkrankungen besonders empfehlenswert sind, expertenseitig kein Konsens erzielt werden. Hinsichtlich der grundlegenden Erfordernisse an ein qualifiziertes Dokumentationssystem konnte man sich jedoch insoweit einigen, als es einerseits Patienten- / Rehabilitandenmerkmale zu Therapiebeginn und zu Therapieende (Eingangs- und Entlassungsstatus, z. B. soziodemografische Daten, Diagnosen und diagnostische Befunde, erkrankungs- und störungsbezogene Merkmale, Bewertungen der Therapie, Veränderungen, prognostische Aspekte) enthalten sollte, andererseits auch Merkmale der Intervention (z. B. Behandlungsdauer, Art und Umfang der therapeutischen Leistungen), wobei diese sowohl über Selbst- als auch Fremdbeurteilung zu erheben sind. So hat beispielsweise die DKPM-Arbeitsgruppe „Psychometrie und Psychodiagnostik" im Jahr 2012 vier Hauptdimensionen (1. Alltägliche Aktivitäten und Partizipation, 2. Psychische Gesundheit, 3. Bewältigungsmechanismen, 4. Syndrome bzw. Symptomgruppen) mit jeweils 4–11 Unterdimensionen für Verlaufsmessungen vorgeschlagen (Löwe et al. 2011), wobei jedoch offenbleibt, wie bzw. mit welchen Instrumenten (Fragebögen) die genannten Dimensionen gemessen werden sollen. Gegenwärtig ist eine große Vielfalt an psychometrischen (psychodiagnostischen) Instrumenten verfügbar (siehe etwa die Handbücher von Bengel et al. 2008; Glaesmer et al. 2012; Geue et al. 2016).

Bei der Auswahl geeigneter Instrumente sollten deren psychometrische Qualität und Eignung (z. B. Reliabilität, Validität, Änderungssensitivität) wie auch (anwendungs-)ökonomische Gesichtspunkte (z. B. Anzahl der Items) berücksichtigt werden. Bei der Fülle der Verfahren besteht häufig das Problem, dass bestimmte Dimensionen / Merkmale durch unterschiedliche Instrumente gemessen werden können, so etwa das Konstrukt „Depressivität" durch Subskalen aus SCL-90-R (Franke 2013) oder HADS (Herrmann et al. 2005) oder durch BDI II (Hautzinger et al. 2009) oder PHQ-9 (Löwe et al. 2002) etc. Zunehmend spielen bei der Auswahl auch Kostengesichtspunkte eine wichtige Rolle, da für einen Großteil der international bevorzugten Fragebögen (z. B. SCL-90R) mitunter hohe Lizenzgebühren anfallen. Die beträchtlichen Lizensierungskosten erschweren für viele Reha-Einrichtungen die Implementierung geeigneter Dokumentationssysteme, weswegen lizenzfreie Verfahren hier eine zunehmend interessante Alternative darstellen, da sie zwischenzeitlich in wachsender Anzahl verfügbar sind und nicht wenige davon bereits an großen Stichproben gut psychometrisch untersucht und normiert sind (Nübling et al. 2018).

Ergänzend zu den störungsspezifischen Assessments mit engem Bezug zum Diagnosesystem der ICD-10 werden je nach Erfordernis auch **neuropsychologische Testinstrumente** zur funktionalen Diagnostik der kognitiven Leistungsfähigkeit (insbesondere Konzentrationsfähigkeit, Gedächtnis, allgemeine Hirnleistung) eingesetzt. Die rehabilitationsspezifische Funktionsdiagnostik wird ergänzend durch **berufsbezogene Assessments und Screeningverfahren** abgedeckt, die eine stärkere Fokussierung auf spezifische berufliche Problemlagen ermöglichen und für die individuelle Planung von berufsorientierten Interventionsmodulen hilfreich sind (z. B. arbeitsplatzbezogenes Leistungstraining, verhaltenstherapeutische Angebote zur Bewältigung des beruflichen Alltags). Bekannte Testinstrumente sind hier das Inventar zum Arbeitsbezogenen Verhaltens- und Erlebensmuster (AVEM; Schaarschmidt 2006), die psychologischen „Merkmalprofile zur Eingliederung Leistungsgewandelter und Behinderter in Arbeit" (MELBA; Weinmann et al. 1997) oder der EFL-Test zur Einschätzung von Arbeitsfähigkeit und beruflicher Rehabilitation nach Susan Isernhagen (1988).

Eine besondere Bedeutung kommt der **ICF-gestützten Diagnostik** zu, wobei hier im deutschsprachigen Raum zwischenzeitlich sowohl ein Selbst- als auch ein Fremdrating-Assessment zur Verfügung stehen (vgl. Nosper 2008; Linden et al. 2009).

Im abschließenden Reha-Entlassungsbericht, dem sozialrechtlich eine trägerübergreifende gutachterliche Bedeutung zukommt, soll insgesamt eine umfassende Würdigung der funktionalen Gesundheit des Rehabilitanden, seines positiven und negativen Leistungsvermögens und seiner ihm verfügbaren Ressourcen erfolgen. Dazu gehören insbesondere:

- die Dokumentation rehabilitationsrelevanter Vorerkrankungen und aktueller somatischer Beschwerden sowie eine ICF-konforme ausführliche Anamnese der psychischen Beeinträchtigungen,
- Angaben zum Sozial- und Freizeitverhalten sowie
- die Darstellung der individuell mit dem Rehabilitanden vereinbarten Therapieziele, des darauf abgestimmten Therapieplans und die Bewertung von dessen Umsetzung im Reha-Verlauf.

Ergänzend sollen die vom Rehabilitanden gezeigte Kooperation und Motivation dargestellt und der gesamte Behandlungsverlauf zusammenfassend gewürdigt werden.

3.3.2 Routine-Assessment Psychosomatik (RAP)

Im Bemühen, für die psychosomatische Rehabilitation ein möglichst lizenzgebührenfreies und dennoch hinreichend umfassendes Dokumentationssystem zu konzipieren, wurde seitens der Gesellschaft für Qualität im Gesundheitswesen (GfQG) in enger Kooperation mit der Deutschen Gesellschaft für Klinische Psychologie, Prävention und Psychosomatische Rehabilitation (DGPPR) sowie der Deutschen Rentenversicherung Braunschweig-Hannover das RAP für den klinischen Routineeinsatz entwickelt und seit 2012 erfolgreich erprobt. Dieses Dokumentationssystem wird im Folgenden beispielhaft etwas näher dargestellt, um zu verdeutlichen, wie die oben skizzierten Erfordernisse an eine praxistaugliche Diagnostik in der psychosomatischen Rehabilitation umgesetzt werden können. Folgende Aspekte waren bei der Entwicklung des RAP maßgebend:

- **Verwendungen:** Mit Ausnahme des BDI II wurden für RAP ausschließlich lizenzfreie Instrumente verwendet.
- **Relevanz für Indikation Psychosomatik:** Neben Skalen, welche die wesentlichen Störungsbereiche dieses Bereichs erfassen (z. B. Angst, Depression), wurden auch spezifische Instrumente zur Einschätzung des Therapieprozesses wie z. B. das *Helping Alliance Questionnaire* (HAQ; Bassler et al. 1995) oder zur Schweregradeinschätzung z. B. GAF (Aas 2011) und GARF (Stasch und Cierpka 2008) einbezogen.
- **Reha-Relevanz I – ICF-Orientierung:** Bei der Zusammenstellung der Testinstrumente von RAP wurde darauf geachtet, dass sich die indikationsbezogenen Assessments nicht nur am Diagnosesystem der ICD-10, sondern auch an der ICF orientieren.
- **Reha-Relevanz II – Beruflicher und sozialmedizinischer Bezug:** Im Rahmen beruflich orientierter medizinischer Reha-Maßnahmen sind diagnostische Instrumente hilfreich, mit denen individuelle berufliche Problemlagen erfasst sowie detaillierte Aussagen z. B. zur berufsbezogenen Motivation eines Rehabilitanden gemacht werden können, was wiederum für die Therapieplanung wichtig ist. Zur Erfassung beruflicher Problemlagen und des Frühberentungsrisikos wurden deshalb das Würzburger Screening und der Screening-Fragebogen SIBAR (Bürger und Deck 2009) und zur Abbildung der berufsbezogenen Motivation das Diagnostik-Instrument für Arbeitsmotivation DIAMO (Ranft et al. 2009) einbezogen.
- **Relevanz für Evaluation und Qualitätssicherung (QS):** Das System sollte sowohl eine Basis für eine wissenschaftliche Evaluation der Reha-Maßnahmen bieten als auch für Zwecke der Qualitätssicherung geeignet sein. Da eine grundsätzliche Überlegenheit einer bestimmten Methode der Veränderungsmessung bislang nicht erwiesen ist, wurden in RAP ergänzend zu den (Statusmess-)Verfahren, die indirekte Veränderungsmessungen ermöglichen, auch Elemente der direkten Veränderungsmessung (singuläre Veränderungseinstufungen und Veränderungsskalen) berücksichtigt.
- **Messzeitpunkte und Datenquellen:** Das System beinhaltet zwei Basis-Messzeitpunkte (Eingangs- und Abschlussmessung). Optional sind weitere Messungen möglich (z. B. Nachbefragungen). Als maßgebliche Datenquellen werden sowohl die Rehabilitanden als auch die Behandler (Ärzte / Psychologen) herangezogen.
- **Unmittelbare Nutzungsmöglichkeit der Daten:** Die PC-gestützte Umsetzung des Dokumentationssystems sowie die unmittelbare Nutzungsmöglichkeit der Daten für unterschiedliche Zwecke stellen für die Versorgungspraxis eine wichtige Voraussetzung dar. Zum einen soll es Kosten und Zeit ersparen, zum anderen soll es die psychometrischen Ergebnisse aufwandsarm generieren und sie unmittelbar etwa für Indikationsentscheidungen oder für den Entlassungsbericht zur Verfügung stellen können. Auch sollen Mehrpunktmessungen online durchführbar sein, sodass auch katamnestische Nachbefragungen mit wenig Aufwand realisierbar sind.

Die wesentlichen verwendeten Instrumente sind in ➤ Tab. 3.4 zusammengefasst; detailliertere Angaben dazu sind Nübling et al. (2018) zu entnehmen.

Tab. 3.4 Übersicht über die Inhalte des RAP (hier sind nur die Erhebungen bei A und E dargestellt)

Instrument	Kurzcharakteristik	Beschreibung
Störungsorientiertes Screening		
HEALTH-49	SI, LF, R, V, Ä, N	*Hamburger Module zur Erfassung allgemeiner Aspekte psychosozialer Gesundheit für die therapeutische Praxis* (Rabung et al. 2009) 49 Items Umfassendes, generisch und ökonomisch angelegtes Instrument zur Erfassung allgemeiner Aspekte psychosozialer Gesundheit
ISR	SI, LF, R, V, Ä, N	*ICD-10-Symptom-Rating* (Tritt 2015) 29 Items An der ICD-10 orientierter Fragebogen zur Erfassung der psychischen Symptomatik und deren Schweregrad

Tab. 3.4 Übersicht über die Inhalte des RAP (hier sind nur die Erhebungen bei A und E dargestellt) *(Forts.)*

Instrument	Kurzcharakteristik	Beschreibung
Allgemeines gesundheitliches Befinden		
GB-10	SI, LF, R, V, Ä, VW	*Skala zum gesundheitlichen Befinden* (Schmidt et al. 2003) 10 Items Einschätzungen von Aspekten der derzeitigen gesundheitlichen Verfassung
Depressivität		
BDI II	SI, L, R, V, Ä, N	*Beck-Depressions-Inventar* (Hautzinger et al. 2009) 21 Items Eindimensionales, international bewährtes klinisches Instrument zum Einsatz bei depressiven Patienten oder bei Verdacht auf Vorliegen einer Depression
Rehabilitationsdiagnostik bezüglich Aktivitäten und Teilhabe (Screening von Einschränkungen)		
ICF-AT 50 Psych	SI, LF, R, V, Ä, VW	*Selbstbeurteilung von Aktivitäten und Teilhabe bei psychischen Störungen* (Nosper 2008) 50 Items ICF-basiertes Rating-Instrument zur Erfassung potenzieller Einschränkungen bezüglich Aktivitäten und Teilhabe
Screening bezüglich beruflicher und sozialmedizinischer Problemlagen		
WS	SI, LF, R, V, Ä, VW	*Würzburger Screening* (Löffler et al. 2007) 9 Fragen Kurzfragebogen zur Erhebung von beruflichen Problemlagen sowie des Bedarfs an berufsorientierten Rehabilitationsmaßnahmen
SIBAR	SI, LF, R, V, Ä, VW	*Fragebogen zur beruflichen Belastung* (Bürger und Deck 2009) 9 Fragen Kurzfragebogen zur Abschätzung sozialmedizinischer Risikofaktoren (Frühberentungsrisiko)
DIAMO	SI, LF, R, V, Ä, N	*Diagnostikinstrument für Arbeitsmotivation* (Ranft et al. 2009) 57 Items Das Instrument bildet die berufliche Motivationsstruktur von Rehabilitanden ab, sodass Stärken und Schwächen identifiziert werden können
Diagnostik der therapeutischen Beziehung		
HAQ	SI, LF, R, V, Ä, VW	*Helping Alliance Questionnaire* (Bassler et al. 1995) 11 Items Fragen zur therapeutischen Beziehung und zu Prozessmerkmalen
Zufriedenheit mit der Behandlung		
ZUF-8	SI, LF, R, V, VW	*Fragebogen zur Messung der Patientenzufriedenheit* (Kriz et al. 2008) 8 Items Eindimensionales Zufriedenheitsmaß, das die allgemeine bzw. generelle Zufriedenheit mit der erhaltenen Reha- bzw. Klinikbehandlung erfasst
Direkte Veränderungsmessung		
BESS / VM10	SI, LF, R, V, VW	Veränderungsskalen (Schmidt et al. 2008) 5 bzw. 10 Items Skalen, die direkte Veränderungseinstufungen des Patienten erfassen
Basisdokumentationen zur Erfassung von Patienten- und behandlungsbezogenen Merkmalen		
GAF	F, LF, R, V	*Global Assessment of Functioning* (Saß et al. 2003) Skala zur globalen Erfassung des Funktionsniveaus einer Person (10 Abstufungen). Der Zeitraum der Beurteilung bezieht sich auf die letzten 7 Tage.

Tab. 3.4 Übersicht über die Inhalte des RAP (hier sind nur die Erhebungen bei A und E dargestellt) *(Forts.)*

Instrument	Kurzcharakteristik	Beschreibung
GARF	F, LF, R, V	*Skala zur globalen Erfassung des Funktionsniveaus von Beziehungen* (Stasch et al. 2006) Skala zur globalen Erfassung des Funktionsniveaus des Beziehungsumfelds, in dem Personen leben und in dem ihre Probleme auftreten
B-PFB-A*	SI	*Basis-Patientenfragebogen – Aufnahme* 88 Items Demografische und berufliche Merkmale, Beschwerden und Gesundheitszustand, Problembereiche / Belastungen, Vorbehandlungen, Gesundheitsverhalten, Behandlungsempfehlung Enthält: GB-10
B-PFB-E*	SI	*Basis-Patientenfragebogen – Entlassung* 57 Items Derzeitiges Befinden, Fragen zu erlebten Veränderungen, Fragen zur Behandlung / Reha-Maßnahme und deren Bewertung Enthält: GB-10, BESS, VM10
B-TFB-A*	F	*Basis-Therapeutenbogen – Aufnahme* 27 Items Allgemeine Angaben zum Patienten, Einweisungsdiagnosen (ICD-10), Beeinträchtigungen, Erkrankungsdauer, Vorgeschichte, Medikation bei Aufnahme, sonstige Einschätzungen Enthält: GAF (letzte 7 Tage), GARF
B-TFB-E*	F	*Basis-Therapeutenbogen – Entlassung* 22 Items Allgemeine Angaben zum Patienten, Entlassungsdiagnosen (ICD-10) und aktuelle Einschätzungen, allgemeine Beurteilung des Behandlungsergebnisses, KTL-Leistungen (Art und Anzahl), Medikation, Nach- und Weiterbehandlung Enthält: GAF (letzte 7 Tage), GARF

Abkürzungen:
Ä = für Verlaufsmessung geeignet; F = Fremdbeurteilung; L = lizensiertes Verfahren (kostenpflichtig); LF = lizenzfrei; N = Normwerte vorhanden; R = mindestens zufriedenstellende Reliabilität; SI = Selbstbeschreibungsinstrument; V = überprüfte Validität; VW = Vergleichswerte vorhanden

* Die vier B-Fragebögen orientieren sich inhaltlich an den Items von PsyBaDo (Heuft 1998) bzw. PsyBaDo-PTM (Heymann et al. 2003). Einige Items dieser Systeme wurden aus methodischen Gründen modifiziert oder eliminiert, andere Items stammen aus Basisdokumentationen bzw. Evaluationsstudien der Autoren Schmidt und Nübling.

In der Software-Applikation von RAP lassen sich die einzelnen Testverfahren nach Wunsch zu- und abschalten, sodass für die Patienten individuelle Datenerhebungen möglich sind.

LITERATUR

Aas IM. Guidelines for rating global assessment of functioning (GAF). Ann Gen Psychiatry 2011; 10: 2.

Bassler M, Potratz B, Krauthauser H. Der „Helping Alliance Questionnaire" (HAQ) von Luborsky. Psychotherapeut 1995 (40): 23–32.

Bengel J, Wirtz M, Zwingmann C, Lyssenko L (Hrsg.). Diagnostische Verfahren in der Rehabilitation. Göttingen: Hogrefe 2008.

Broda M, Dahlbender RW, Schmidt J et al. DKPM-Basisdokumentation. Eine einheitliche Basisdokumentation für die stationäre Psychosomatik und Psychotherapie. Psychother Psychosom Med Psychol 1993; 43(6): 214–223.

Bürger W, Deck R. SIBAR – ein kurzes Screening-Instrument zur Messung des Bedarfs an berufsbezogenen Behandlungsangeboten in der medizinischen Rehabilitation. Rehabilitation 2009; 48(4): 211–221.

Heuft G. Praxis der Qualitätssicherung in der Psychotherapie. Das Manual zur Psy-BaDo. Stuttgart: Thieme 1998.

Franke G. Symptom-Checklist-90® (SCL-90®-S). Göttingen: Hogrefe 2013.

Gerlich C, Vogel H. Entwicklung und Validierung eines generischen Screening-Instruments zur Identifikation von beruflichen Problemlagen und des Bedarfs an berufsorientierten und beruflichen Rehabilitationsleistungen. Abschlussbericht. Würzburg: Institut für Psychotherapie und Medizinische Psychologie 2007.

Geue K, Strauß B, Brähler E. Diagnostische Verfahren in der Psychotherapie. Bd. 1. Diagnostik für Klinik und Praxis. 3. A. Göttingen: Hogrefe 2016.

Glaesmer H, Brähler E, von Lersner U. Kultursensible Diagnostik in Forschung und Praxis. Stand des Wissens und Entwicklungspotenziale. Psychotherapeut 2012; 57: 22–28.

Gönner S, Bischoff C. Akzeptanz eines psychometrischen Routinediagnostik- und Qualitätsmonitoringsystems bei Psychotherapeuten in der stationären psychosomatischen Rehabilitation. Rehabilitation 2006; 45(5): 282–288.

Hautzinger M, Keller F, Kühner C, Beck AT. Beck Depressions-Inventar. BDI II. 2. A. Frankfurt/M.: Pearson Assessment 2009.

Herrmann-Lingen C, Buss U, Snaith RP, Herrmann CH. HADS-D – Hospital Anxiety and Depression Scale – Deutsche Version: Ein Fragebogen zur Erfassung von Angst und Depressivität in der somatischen Medizin. 2. A. Bern: Huber 2005.

Isernhagen SJ. Functional capacity evaluation. In: Isernhagen SJ (ed.). Work Injury: Management and Prevention. Gaithsburg: Aspen Publishers 1988, pp. 139–174.

Kriz D, Nübling R, Steffanowski A et al. Patientenzufriedenheit in der stationären medizinischen Rehabilitation: Psychometrische Prüfung des ZUF-8. Z Med Psychol 2008; 17: 67–79.

Löffler S, Wolf HD, Linden M et al. Mini-ICF-Rating für Aktivitäts- und Partizipationsstörungen bei psychischen Erkrankungen Mini-ICF-APP. Ein Kurzinstrument zur Beurteilung von Fähigkeits- bzw. Kapazitätsstörungen bei psychischen Störungen. Bern: Huber 2009.

Löwe B, Spitzer RL, Zipfel S, Herzog W. PHQ-D. Gesundheitsfragebogen für Patienten. Manual Komplettversion und Kurzform. Autorisierte deutsche Version des „Prime MD Patient Health Questionnaire (PHQ)". Heidelberg 2002; www.klinikum.uni-heidelberg.de/fileadmin/Psychosomatische_Klinik/download/PHQ_Manual1.pdf (letzter Zugriff: 9.5.2020).

Löwe B, Rose M, Wahl I et al. Psychometrie und Psychodiagnostik in Psychosomatik, Psychotherapie und Medizinischer Psychologie. Bericht zum zweiten Arbeitstreffen der DKPM-Arbeitsgruppe „Psychometrie und Psychodiagnostik". Psychother Psychosom Med Psychol 2011; 61(7): 334–336.

Mestel R, Vogler J, Klingelhöfer J. Rückmeldung der testpsychologisch ermittelten Ergebnisqualität in der stationären Psychosomatik. In: Bassler M (Hrsg.). Störungsspezifische Ansätze in der stationären Psychotherapie. Gießen: Psychosozial-Verlag 2001, S. 147–167.

Nosper M. ICF AT-50 Psych. Entwicklung eines ICF-konformen Fragebogens für die Selbstbeurteilung von Aktivitäten und Teilhabe bei psychischen Störungen. DRV-Schriften Bd. 77. Berlin: DRV Bund 2008, S. 127–128.

Nübling R, Schmidt J, Kriz D et al. Routine-Assessment Psychosomatik (RAP) – Konzept, Implementierung und Ergebnisse eines Dokumentationssystems für die psychosomatische Rehabilitation. Prävention und Rehabilitation 2018; 30(3): 1–15.

Rabung S, Harfst T, Kawski S et al. Psychometrische Überprüfung einer verkürzten Version der „Hamburger Module zur Erfassung allgemeiner Aspekte psychosozialer Gesundheit für die therapeutische Praxis" (HEALTH-49). Z Psychosom Med Psychother 2009; 55(2): 162–179.

Ranft A, Fiedler R, Greitemann B et al. Optimierung und Konstruktvalidierung des Diagnostikinstruments für Arbeitsmotivation (DIAMO). Psychother Psychosom Med Psychol 2009; 59(1): 21–30.

Schaarschmidt U. AVEM – ein persönlichkeitsdiagnostisches Instrument für die berufsbezogene Rehabilitation. In: Arbeitskreis Klinische Psychologie in der Rehabilitation BDP (Hrsg.). Psychologische Diagnostik – Weichenstellung für den Reha-Verlauf. Bonn: Deutscher Psychologen Verlag 2006, S. 59–82.

Schmidt J, Nübling R, Lamprecht F. Möglichkeiten klinikinterner Qualitätssicherung (QS) auf der Grundlage eines Basis-Dokumentations-Systems sowie erweiterter Evaluationsstudien. Gesundheitswesen 1992; 54(2): 70–80.

Schmidt J, Steffanowski A, Nübling R et al. Ergebnisqualität stationärer psychosomatischer Rehabilitation. Regensburg: Roderer 2003.

Schmidt J, Nübling R, Steffanowski A et al. Die Kurzskala BESS zur direkten Veränderungsmessung – Zusammenfassende Befunde aus mehreren Studien. DRV-Schriften Bd. 77. Berlin: DRV Bund 2008, S. 101–103.

Stasch M, Cierpka M. Beziehungsdiagnostik mit der GARF-Skala. Ein Plädoyer für die Interpersonelle Perspektive nicht nur in der Mehrpersonen-Psychotherapie. Psychotherapie in Psychiatrie, Psychotherapeutischer Medizin und Klinischer Psychologie 2006; 11: 56–63.

Thomann K-D, Schröter F, Grosser V (Hrsg.). Orthopädisch-unfallchirurgische Begutachtung: Handbuch der klinischen Begutachtung. München: Elsevier Urban & Fischer 2019.

Tritt K. ICD-10-Symptom-Rating (ISR) – Das Handbuch zum Fragebogen. München: neobooks 2015.

von Heymann F, Zaudig M, Tritt K. Die diagnosebezogene Behandlungsdauer in der psychosomatischen und psychotherapeutischen Medizin: eine homogene Größe? Erste Ergebnisse der Multicenter-Basisdokumentation (Psy-BaDo-PTM) als Grundlage qualitätssichernder Maßnahmen in der stationären Psychosomatik. Praxis Klin Verhaltensmed Rehabil 2003; 62: 209–221.

Weinmann S, Kleffmann A, Föhres F. Psychische Merkmalprofile zur beruflichen Eingliederung Behinderter. Das öffentliche Gesundheitswesen 1991; 53: 273–275.

Zielke M. Basisdokumentation in der stationären Psychosomatik. In: Zielke M, Sturm J (Hrsg.). Handbuch stationäre Verhaltenstherapie. Weinheim: Beltz 1994, S. 995–1107.

3.4 ICF-orientierte Diagnostik

Margarete Ostholt-Corsten

Zur Orientierung

- Rehabilitationsleistungen sollen Menschen mit chronischen Erkrankungen dabei unterstützen, am Leben in der Gemeinschaft teilnehmen zu können. Die ICF bietet eine gute konzeptionelle Grundlage, sich an der Teilhabe zu orientieren. Viele psychische Störungen verlaufen chronisch und können zu erheblichen Beeinträchtigungen der Teilhabe führen.
- Um das übergeordnete Ziel der Rehabilitation, Teilhabe zu ermöglichen, zu erreichen, ist daher eine genaue Bestimmung der Teilhabebeeinträchtigungen, der zugrunde liegenden Einschränkungen der Leistungsfähigkeit („capacity"), der Psychopathologie (mentale Funktionen) und des Kontextes erforderlich. Erst nach genauer Exploration ist eine dem individuellen Bedarf entsprechende Ziel- und Therapieplanung sinnvoll.

3.4.1 ICF als konzeptionelle Grundlage

Psychische Störungen können insbesondere aufgrund der hohen Chronifizierungsrate zu vielfachen Beeinträchtigungen der Teilhabe in Lebensbereichen führen (Muschalla 2009). Sie können z. B. das Berufsleben, Beziehungen, das soziale Leben und die Freizeit betreffen. Allein die Diagnose einer psychischen Störung – wie auch anderer Erkrankungen – lässt keine Rückschlüsse auf das Ausmaß von Teilhabebeeinträchtigungen zu. So kann ein Mensch mit einer sozialen Phobie als Sachbearbeiter, der mit der Erstellung von Finanzbescheiden beschäftigt ist, nur geringe Teilhabebeeinträchtigungen haben. Nach einer Beförderung zum Dienststellenleiter, die mit häufigen Vorträgen und Reden vor größerem Publikum verbunden ist, stellen sich Symptome, ein Vermeidungsverhalten und eine Arbeitsunfähigkeit ein.

Die Erfassung der individuellen Beeinträchtigungen der Teilhabe stellt daher die Grundlage für Therapieziele und Therapieplanung in der Rehabilitation dar. Die ICF (➤ Kap. 2.3) selbst ist kein Assessmentinstrument. Sie bietet jedoch eine konzeptionelle Grundlage für eine teilhabebezogene Diagnostik.

Ausgehend von dem biopsychosozialen Modell der ICF (➤ Kap. 2.3) sind diagnostisch im Rahmen der Befundung die Funktionsstörungen zu erfassen, die aus der psychischen Störung resultieren. Anschließend ist genau zu beschreiben, worin die durch eine Funktionsstörung z. B. der Konzentration bei einer depressiven Störung resultierenden Beeinträchtigungen der Fähigkeiten (der Begriff Leistungsfähigkeit [engl. „capacity"] wird abgekürzt als „Fähigkeit" verwendet, ➤ Kap. 2.3) bei dem Betroffenen bestehen und zu welchen Teilhabebeeinträchtigungen sie führen. Insbesondere bei psychischen Störungen spielt das Reha-Team bei der Diagnostik eine bedeutende Rolle. Verhaltensbeobachtungen und Befunde des gesamten Reha-Teams werden zu einem umfassenden Bild zusammengetragen.

Fähigkeits- und Teilhabebeeinträchtigungen sind kontextbezogen. Daher sind i. S. des biopsychosozialen Modells die Wechselwirkungen zwischen den Auswirkungen des Gesundheitsproblems und fördernde oder hemmende Einflüsse aus dem individuellen Lebenshintergrund (Kontextfaktoren ➤ Kap. 2.3) des Rehabilitanden einzubeziehen und zu berücksichtigen.

Fähigkeiten können durch Funktionsstörungen bei unterschiedlichen psychischen Störungen beeinträchtigt sein (Linden et al. 2015). Schwierigkeiten, den Tag zu strukturieren, können z. B. bei einer depressiven Störung mit Antriebsstörung, bei einer somatoformen Störung bei schnellem Überlastungsgefühl oder bei Angstpatienten mit Vermeidungsverhalten vorliegen. Andererseits führen Funktionsstörungen einer psychischen Erkrankung zu verschiedenen Beeinträchtigungen der Fähigkeiten. Eine erhöhte Ermüdbarkeit, Konzentrationsstörungen und Insuffizienzerleben im Rahmen einer depressiven Episode einer rezidivierenden depressiven Störung führen u. a. zu Beeinträchtigungen der Durchhaltefähigkeit, der Flexibilität und Wissensanwendung. Welche Funktionsstörungen zu welchen Fähigkeitsbeeinträchtigungen führen, ist aus der ICF nicht abzuleiten, sondern ist bei psychischen Störungen im Rahmen der psychopathologischen Befundung zu explorieren und vor allem im Verlauf der Rehabilitation zu beobachten.

! MERKE

Im einheitlichen Entlassungsbericht in der medizinischen Rehabilitation der DRV soll daher als ein zentraler Punkt im Rahmen des Diagnostikteils gerade diese Verknüpfung von Funktionsstörungen mit den resultierenden Fähigkeitsbeeinträchtigungen herausgearbeitet werden.

Die zuvor in der Anamnese aus Sicht des Rehabilitanden dargestellte subjektive Beeinträchtigung der Aktivitäten und Teilhabe wird hier objektiviert und validiert (DRV Bund 2015).

Da Fähigkeitsbeeinträchtigungen kontextabhängig sind, sind fördernde und hemmende Einflüsse des individuellen Lebenshintergrunds wie familiäre Unterstützung, Lebensstil oder Bewältigungsstil zu berücksichtigen. Berufliche Anforderungen z. B. stellen i. S. der ICF Umweltfaktoren dar und gehören zu den Kontextfaktoren. Änderungen im beruflichen Anforderungsprofil, z. B. durch Umstrukturierungen im Betrieb, können dazu führen, dass Menschen mit psychischen Beeinträchtigungen, die zuvor ihre Arbeit ohne größere Probleme erledigen konnten, den geänderten Anforderungen nicht mehr gewachsen sind und nun symptomatisch werden. Soweit eine therapeutische Beeinflussung der Fähigkeitsbeeinträchtigung nicht möglich ist, kommen Interventionen zur Änderung des Kontextes wie z. B. Arbeitsplatzanpassungen in Betracht.

Therapeutische Interventionen orientieren sich an der Teilhaberelevanz der Beeinträchtigungen. Diagnostisch ist daher bei Menschen mit psychischen Störungen die genaue psychopathologische Befundung inkl. des zeitlichen Verlaufs sowie die Erfassung des Kontextes, z. B. beruflicher Veränderungen, entscheidend für die Erfassung der Einschränkungen der Fähigkeiten und der sich daraus ergebenden Teilhabebeeinträchtigungen. Je genauer die Art der Fähigkeitsbeeinträchtigung bekannt ist, desto gezielter kann vorgegangen werden. Zur Unterstützung der Erfassung von Beeinträchtigungen der Aktivitäten und Teilhabe sind in den letzten Jahren auch ICF-basierte, teilhabeorientierte Assessmentinstrumente entwickelt worden.

3.4.2 ICF-basierte Assessmentinstrumente

Es gibt viele Instrumente zur Erfassung von Funktionsstörungen bei psychischen Erkrankungen. In den vergangenen Jahren sind auch verschiedene Instrumente entwickelt worden, die ICF-basiert das Erfassen von Beeinträchtigungen der Aktivitäten und der Teilhabe unterstützen. Einen systematischen Überblick über Assessmentinstrumente, die im Bereich psychischer Störungen eingesetzt werden können und in deutscher Sprache vorliegen, gibt ein Artikel von Buchholz et al. (2015). Nach einer Untersuchung von Spies et al. (2015) ist das Mini-ICF-APP das in Reha-Einrichtungen am häufigsten eingesetzte ICF-basierte Assessment (40,5 % der ICF-Anwender), gefolgt von ICF-AT-50-Psych (5,4 % der ICF-Anwender).

Mini-ICF-APP

Das *Mini-ICF-APP* (Linden et al. 2009) ist ein Kurzinstrument zur Erfassung von Beeinträchtigungen der Aktivitäten (A) und Partizipation (P) bei psychischen (P) Erkrankungen in Anlehnung an die ICF. Es wurde zunächst als Fremdbeurteilungsinstrument entwickelt, seit Herbst 2015 liegt auch ein Selbstbeurteilungsbogen vor (Linden et al. 2018). Das Instrument hat inzwischen national wie international weite Verbreitung gefunden.

Im Mittelpunkt der Beurteilung mit dem Mini-ICF-APP steht die Frage, welche Fähigkeitsbeeinträchtigungen aus der Psychopathologie resultieren und die Person an der Wahrnehmung ihrer Teilhabe hindern. Mit Blick auf psychische Erkrankungen sind naheliegenderweise nicht alle Aktivitäten von Relevanz, die in der ICF aufgeführt sind. In der Mini-ICF werden 13 Dimensionen aus der ICF extrahiert, die psychopathologieabhängig häufig beeinträchtigt sein können (➤ Box 3.1).

BOX 3.1

Die 13 Fähigkeitsdimensionen des Mini-ICF-APP

1. Anpassung an Regeln und Routinen
2. Planung und Strukturierung von Aufgaben
3. Flexibilität und Umstellungsfähigkeit
4. Kompetenz und Wissensanwendung
5. Entscheidungs- und Urteilsfähigkeit
6. Proaktivität und Spontanaktivitäten
7. Widerstands- und Durchhaltefähigkeit
8. Selbstbehauptungsfähigkeit
9. Konversation und Kontaktfähigkeit zu Dritten
10. Gruppenfähigkeit
11. Fähigkeit zu engen dyadischen Beziehungen
12. Selbstpflege und Selbstversorgung
13. Mobilität und Verkehrsfähigkeit

Diese Fähigkeitsdimensionen bündeln jeweils mehrere Detailkategorien aus der ICF zu klinisch sinnvollen und handhabbaren Einheiten. Die einzelnen Fähigkeitsdimensionen werden konkret beschrieben. Die Beurteilung des Grades der Beeinträchtigung orientiert sich dann an dem von der ICF vorgegebenen fünfstufigen Rating. Als Beurteilungskriterium bzw. „Qualifier" wird die Teilhaberelevanz unter Bezug auf definierte Standardumwelten herangezogen. Das Mini-ICF-APP eignet sich zur Erfassung und Objektivierung von Fähigkeitsbeeinträchtigungen von Menschen mit psychischen Störungen. Es ist sowohl zur Beurteilung eines aktuellen Fähigkeitsniveaus sowie zur Veränderungsmessung bspw. in Form einer Vorher-Nachher-Messung im Rahmen einer Therapieverlaufskontrolle hilfreich. Es kann als Grundlage einer sozialmedizinischen Beurteilung, z. B. im Rahmen einer Arbeitsunfähigkeitsbescheinigung, bei Anträgen auf Teilhabeleistungen und Erwerbsminderungsrenten dienen.

ICF AT-50 Psych

Ein weiteres auf die ICF Bezug nehmendes diagnostisches Instrument ist der *ICF AT-50 Psych* (Nosper 2008), der als Selbstbeurteilungsfragebogen konzipiert ist. Der ICF AT-50 Psych besteht aus 50 Items, die 6 Subskalen zugeordnet werden können:

1. Verbale Kompetenz
2. Anforderungen erfüllen
3. Soziale Beziehungen und Aktivitäten
4. Nähe in Beziehungen
5. Soziale Rücksichtnahme
6. Fitness und Wohlbefinden

Neben der Version mit 50 Items besteht auch eine Kurzversion mit 30 Items.

Auf einer 5-stufigen Ratingskala (0 = kein Problem bis 4 = volles Problem) soll der Proband beurteilen, ob es „ein Problem für ihn wäre, zurzeit eine bestimmte Tätigkeit auszuüben, wenn er die Gelegenheit dazu hätte" (z. B. „Ich kann mich … sportlich betätigen, … mit Worten ausdrücken, … gesund ernähren, … Beziehungen zu Bekannten pflegen etc."). Für jede Subskala werden Kennwerte berechnet, die zu einem Index beeinträchtigter Aktivitäten zusammengefasst werden. Items, die mit 3 oder 4 (erhebliches bzw. volles Problem) eingestuft werden, gelten als relevant beeinträchtigte Aktivitäten, deren Summe den „Gesamtwert relevant beeinträchtigter Aktivitäten" ergibt.

Der ICF AT-50 Psych bietet Möglichkeiten, Beeinträchtigungen in Aktivität und Teilhabe in der psychosomatischen Rehabilitation als Eingangs- und Enddiagnostik direkt aus der Perspektive des Rehabilitanden zu erfassen.

LITERATUR

Buchholz A, Spies M, Brütt AL. ICF-basierte Messinstrumente zur Bedarfserfassung und Evaluation in der Behandlung von Patienten mit psychischen Störungen – ein systematisches Review. Rehabilitation 2015; 54: 153–159.

DRV – Deutsche Rentenversicherung Bund (Hrsg.). Der ärztliche Reha-Entlassungsbericht – Leitfaden zum einheitlichen Entlassungsbericht in der medizinischen Rehabilitation der gesetzlichen Rentenversicherung. Berlin 2015 ; www.deutsche-rentenversicherung.de/cae/servlet/contentblob/215334/publicationFile/2078/download_leitfaden_einheitl_e_bericht.pdf (letzter Zugriff: 9.5.2020).

Linden M, Baron S, Muschalla B. Mini-ICF-Rating für psychische Störungen (Mini-ICF-APP). Ein Kurzinstrument zur Beurteilung von Fähigkeits- bzw. Kapazitätsstörungen bei psychischen Störungen. Göttingen: Huber 2009.

Linden M, Baron S, Muschalla B, Ostholt-Corsten M. Fähigkeitsbeeinträchtigungen bei psychischen Erkrankungen. Diagnostik, Therapie und sozialmedizinische Beurteilung in Anlehnung an das Mini-ICF-APP. Bern: Huber 2015.

Linden M, Keller L, Noack N, Muschalla B. Die Selbstbeurteilung von Fähigkeiten und Fähigkeitsbeeinträchtigungen im Kontext psychischer Erkrankungen: Das „Mini-ICF-APP-S". Prax Klin Verhaltensmed Rehab 2018; 31(1): 14–22.

Muschalla B. Berufliche und soziale Partizipationsstörungen bei Patienten in der vertragsärztlichen Versorgung. Rehabilitation 2009; 48: 84–90.

Nosper M. ICF AT-50 Psych. Entwicklung eines ICF-konformen Fragebogens für die Selbstbeurteilung von Aktivitäten und Teilhabe bei psychischen Störungen. In: DRV Bund (Hrsg.). Tagungsband „Evidenzbasierte Rehabilitation zwischen Standardisierung und Individualisierung", 17. Rehabilitationswissenschaftliches Kolloquium, 3. bis 5. März 2008 in Bremen. DRV-Schriften 2008; Bd. 77: 127–128.

Spies M, Brütt AL, Freitag M, Buchholz A. Anwendung der Internationalen Klassifikation der Funktionsfähigkeit, Behinderung und Gesundheit (ICF) in der psychosomatischen Rehabilitation und Suchtrehabilitation in Deutschland – eine Bestandsaufnahme. Rehabilitation 2015; 54: 297–303.

3.5 Beschwerdenvalidität

Andreas Stevens und Wolfgang Pfeiffer

Zur Orientierung

- Der Behandler wird in Diagnostik und Therapieplanung von den vom Patienten angegebenen *Beschwerden* geleitet. Diese bedürfen zur Vermeidung von Fehldiagnosen und Fehlbehandlung regelhaft und routinemäßig der Validierung, d. h. der Überprüfung von Konsistenz und Plausibilität mit den erhobenen *Befunden.*
- Dargelegt werden die grundlegenden Prinzipien der systematischen Beschwerdenvalidierung und ihre herausgehobene Bedeutung in der Rehabilitation, insbesondere beim Vorliegen von *Zielkonflikten* (vgl. Pfeiffer 2019).

3.5.1 Einleitung

Beschwerdenvalidität (Validität bedeutet Gültigkeit) ist der Grad der Übereinstimmung zwischen den vom Untersuchten geklagten Beschwerden mit dem, was in der medizinischen Welt als gültiger Befund bzw. als mögliches Symptom einer Krankheit gilt.

Grundlage allen ärztlichen Handelns, in der Behandlung von Krankheiten wie in der Rehabilitation, und ebenso Grundlage der Leistungsgewährung durch Sozialversicherungen ist das möglichst genaue Erkennen der Wirklichkeit. Die Beschwerden, die ein Untersuchter schildert, leiten den Untersucher und erlauben, Hypothesen über die Gesundheit des Untersuchten zu bilden; sie geben auch ungefähre Pfade vor, welche die Diagnostik beschreiten sollte. Allerdings ist die Korrelation zwischen berichteten Beschwerden und (gesundheitlicher) Wirklichkeit mäßig. So kommt es häufig vor, dass objektiv vorhandene Symptome ernsthafter Krankheiten als Beschwerden gar nicht erwähnt und umgekehrt Beschwerden geschildert werden, denen keine Krankheit entspricht. Die Untersuchung darf sich also keinesfalls auf die Abklärung der geschilderten Beschwerden beschränken. Es muss stets eine systematische Untersuchung erfolgen, deren Umfang zwar grundsätzlich freisteht, der je nach Anlass der Konsultation aber variiert und „nach unten" durch das Risiko von Haftungsansprüchen des Untersuchten wegen Befunderhebungsfehlern begrenzt wird.

! MERKE

Beschwerdenvalidierung bezeichnet zwei Prozesse, die dem Untersucher erlauben, die epistemische Position, also den Wahrheitswert, der Beschwerden einzuschätzen:

1. die Überprüfung der Glaubhaftigkeit der Beschwerdenschilderung (Beschwerdenvalidierung i. e. S.) und
2. die Überprüfung der Kooperation des Untersuchten bei der Untersuchung (Leistungsvalidierung).

Beide Prüfungen können unabhängig voneinander erfolgen und sollten auch getrennt bewertet werden, da die Kooperation bei der Untersuchung nur mäßig mit der Glaubhaftigkeit der Beschwerdenschilderung korreliert (Wygant et al. 2007; Nelson et al. 2007; Young et al. 2011; Stevens und Licha 2018).

Beschwerdenvalidierung ist unverzichtbar, um aufzuklären, was die wahrscheinliche Ursache für eine Inkongruenz von Beschwerden und Befunden ist. Wird die Inkongruenz nicht aufgeklärt, ist damit zu rechnen, dass die therapeutischen oder rehabilitativen Maßnahmen am Patienten vorbeigehen, er die Ziele nicht mitträgt, die Medikamente nicht einnimmt, weil er von ganz anderen Krankheitskonzepten ausgeht, andere Ziele verfolgt, im Zweifelsfall gar nicht kooperieren möchte (van Egmond und Kummeling 2002).

Therapie und gutachtliche Beurteilung sind in der medizinischen Rehabilitation eng miteinander verschränkt. Während in der Psychotherapie – wie auch in der Medizin insgesamt – die vorausgehende Diagnostik der angemessenen Therapieplanung und -führung dient, gewinnt die Diagnostik in der Rehabilitation in der abschließenden sozialmedizinischen Begutachtung einen zusätzlichen besonderen Stellenwert.

3.5.2 Konsequenzen für die Behandlung

Wenn Antwortverzerrung festgestellt wurde, bedeutet dies, dass die entsprechenden Beschwerden oder die gezeigte Leistung nicht der Wirklichkeit entsprechen. Die Wirklichkeit wird anders dargestellt, als sie ist – wie sie aber tatsächlich ist, lässt sich auch mit Beschwerdenvalidierungstests nicht sagen. Die Validierungstests sind kein Filter, der Antwortverzerrungen ausblenden kann, sie zeigen nur an, dass Verzerrungen vorliegen.

Ein Grundsatz „Wer simuliert, ist gesund" existiert nicht, dergleichen ist schon logisch nicht zu begründen, weil die beiden Merkmale „Antwortverzerrung" und „Krankheit" unabhängig voneinander sind.

> **! MERKE**
> Die Feststellung von Antwortverzerrung ist eine überaus wichtige Erkenntnis, weil sie dem System von Annahmen und Feststellungen, die der Diagnose und dem Behandlungskonzept zugrunde liegen, wesentliche und zwar irreführende, weil nicht valide Bestandteile entzieht.

Diese Leistung rechtfertigt auch, grundsätzlich Beschwerdenvalidierung durchzuführen. Daraus spricht kein generelles Misstrauen oder Vorurteil des Untersuchers, sondern ist der Verantwortung für die Behandlung des einzelnen Patienten ebenso geschuldet wie gegenüber der Versichertengemeinschaft, welche die Kosten der Behandlung trägt.

Die Feststellung nichtauthentischen Verhaltens bzw. nichtauthentischer Angaben hat mehrere Konsequenzen:

1. Das System von Überzeugungen und Befunden muss neu konfiguriert werden. Es müssen weitere Untersuchungen erfolgen, weil die bisherige diagnostische Einordnung (wenn die Antwortverzerrung einen relevanten Bereich betrifft) nicht mehr als zutreffend gelten kann.
2. Es muss mit dem Untersuchten geklärt werden, welche Gegebenheiten seinem Verhalten zugrunde liegen. Das Nichtproduktive seines Verhaltens muss erörtert und gemeinsam müssen Alternativen entwickelt werden.

3.5.3 Rückmeldungen an den Rehabilitanden

Carone et al. (2013) legten ein Konzept über die Integration kritischer Testbefunde in den Therapieprozess vor. Sie beschreiben drei Phasen für die neurologische bzw. neuropsychologische Therapie und Rehabilitation. In Anlehnung daran lassen sich Empfehlungen und ein Ablaufplan formulieren, die schon mit der Einleitung der testpsychologischen Leistungsprüfung beginnen (Phase 1). Auch der Psychologe, der diese Leistungsdiagnostik durchführt, sollte mit dem Rehabilitanden eine gute Arbeitsbeziehung herstellen, indem er ihn vorweg eingehend über Ziele und Ablauf der bevorstehenden Untersuchung informiert. Missverständnisse und falsche Erwartungen können so vermieden und die Akzeptanz der Untersuchung verbessert werden. Stress und Angst aufseiten des Probanden werden durch offene Informationen abgebaut.

Einleitend sollte der Untersucher den Reha-Patienten zu eigenen Vorstellungen und Erwartungen über die anstehende Diagnostik befragen. Im nächsten Schritt wird der Untersucher die Ziele der Diagnostik erläutern, ferner den Ablauf und die Auswertung von Tests. Unter Hinweis auf die Normierung der Testverfahren können die Vorteile und die Bedeutung der Testverfahren für die Diagnostik verständlich gemacht werden. Auch dies dient der Verbesserung der Compliance. Die Bedeutung der aufrichtigen Kooperation und bestmöglichen Anstrengung sollte ebenso erklärt werden wie der Umstand, dass auch entsprechende Kontrollverfahren eingesetzt werden. Schließlich kann vorausschauend auf die Herausforderung hingewiesen werden, die Ergebnisse angemessen in die Diagnosenstellung, das subjektive Beschwerdenverständnis und Krankheitsmodell und in die therapeutischen Konsequenzen einzuordnen. Damit sind Aspekte einer möglichen Konflikthaftigkeit der Befundmitteilung antizipiert.

Angesichts der Konfliktspannung, die bei Mitteilung eines suboptimalen Leistungsverhaltens auftreten wird, empfehlen Carone et al. (2013) zunächst eine Abwägung, ob der Proband bereit sein wird, eine unzureichende oder schwankende Anstrengungsbereitschaft einzuräumen; dies ist mit Techniken der kognitiven Umstrukturierung vorsichtig anzutesten. Mit sachlichen anstelle von vorwurfsvollen Begrifflichkeiten in der Nachfrage („nicht mit vollem Engagement", „gedanklich abwesend") sowie bezugnehmend auf mögliches Ausdrucksverhalten während der Testung (Seufzen, Kopfschütteln, negative Selbstäußerungen) sollen Brücken für einen offeneren Dialog gebaut werden. Auch die Nachfrage nach subjektiver Aufgabenschwierigkeit wird empfohlen (Phase 2).

Für die Feedbackphase oder -sitzung i. e. S. (Phase 3) empfehlen Carone et al. (2013) die Anwendung einer Doppelstrategie in der Kommunikation: „*Die schlechte Nachricht ist, es gab niedrige Leistungen; die gute Nachricht, es gibt Belege und Befunde, wonach Ihr Abschneiden sehr viel besser hätte sein können.*" In verschiedenen Varianten durchgespielt, bedeutet dies letztlich: Unter

Rückmeldung der unzureichenden Anstrengungsbereitschaft werden zugleich einige bestehende Defizite konzediert. Carone et al. zeigen sich insgesamt äußerst zurückhaltend in der Konfrontation der Probanden mit unzureichender Anstrengungsbereitschaft.

Zwei umfangreiche Umfragen bei Neuropsychologen ergaben, dass Uneinigkeit besteht, ob eine solche Rückmeldung gegeben werden soll (Dandachi-Fitzgerald et al. 2013; Bigler 2014). Es liegen nur zwei Studien über die Effekte einer Rückmeldung vor. Beide Untersuchungen fanden, dass ein Feedback über unzureichende Testkooperation das Leistungsverhalten signifikant verbessert, möglicherweise weil der Hinweis als Warnung verstanden wird (Suchy et al. 2012; Stevens et al. 2016). Allerdings hängt die Entscheidung, eine Rückmeldung zu geben oder nicht, eher vom Kontext der Untersuchung ab. Wir meinen, in Anbetracht des Aufwands einer stationären Reha-Maßnahme sollte die Rückmeldung erfolgen, schon um nach Möglichkeit ein valides Leistungsprofil zu erhalten. Die Testintegrität darf dabei nicht gefährdet werden.

! MERKE

Im Sinne einer sozialmedizinisch verantwortlichen Vorgehensweise ist die Feststellung von Antwortverzerrungen daher nicht das Ende der Therapie, sondern der Anfang einer Neuorientierung, da erstmals über die Gründe des Verhaltens gesprochen werden kann (und muss).

Auch der klassische Simulant (den es streng genommen gar nicht gibt) hat einen Grund für sein Verhalten, und den gilt es kennenzulernen, um Alternativen zu entwickeln. Die Alternativen werden nicht immer angenommen, aber dann ist auch klar, dass keine therapieresistente rätselhafte Erkrankung vorliegt, sondern eine in nichtmedizinischen, nämlich sozialen und persönlichen Faktoren begründete Verhaltensweise. Die Gründe liegen meist im sozialen Umfeld, oft am Arbeitsplatz, und nur sehr selten bei psychischen Krankheiten, etwa bei einer von wahnhaften Vorstellungen geprägten Verkennung der Realität.

3.5.4 Differenzialdiagnose und Klassifikationsgüte

Das Feld der Differenzialdiagnosen der Antwortverzerrung ist schnell durchschritten: Die Antwortverzerrung ist selbst keine Diagnose, sondern lediglich ein Validitätsindikator für Befunde und Beschwerden; d. h., wenn Antwortverzerrungen festgestellt wurden, muss dennoch bzw. erst recht das übliche Programm an Untersuchungen durchlaufen werden, denn das Vorliegen oder Nichtvorliegen von Krankheiten ist unabhängig vom Nachweis oder Ausschluss von Antwortverzerrungen.

Was die Sicherheit der Klassifikation „authentisch vs. nichtauthentisch“ angeht, so sind stets die Gütekriterien der verwendeten Verfahren zu bedenken. Jeder Test, auch Laborwerte bzw. deren Grenzwerte sind mit bestimmten Gütekriterien (Sensitivität und Spezifität, eine bestimmte Diagnose anzuzeigen) verbunden. Um zu schätzen, mit welcher Sicherheit ein positives Ergebnis das Vorliegen einer bestimmten Diagnose (hier der Antwortverzerrung) anzeigt, muss außer Sensitivität und Spezifität die Basisrate in der jeweiligen Stichprobe bekannt sein.

Die wissenschaftliche Literatur zeigt, dass **Antwortverzerrungen auch bei gesunden Probanden** vorkommen, die gar keine Vorteile durch ein bestimmtes Untersuchungsergebnis haben, z. B. wenn der Proband keine Lust auf die Untersuchung hat. So besteht bei 14–35 % gesunder Studenten eine unzureichende Kooperation bei kognitiven Tests (Begründung: „I just wanted my credit points …“; Silk-Eglit et al. 2014). In einer Untersuchung an 166 ambulant behandelten psychiatrischen Patienten aus den Niederlanden fanden van Egmond et al. (2005) bei 42 % der Untersuchten klare Erwartungen in Bezug auf zusätzliche positive Auswirkungen der Behandlung, die außerhalb rein therapeutischer Aspekte lagen. Merten und Giger (2018) konnten zeigen, dass 69 % der Befragten einer Bevölkerungsstichprobe es für völlig adäquat halten, in bestimmten Situationen eine Krankheit vorzutäuschen, wobei die bekundete Bereitschaft stark mit dem Kontext variierte – hier scheinen subjektive Gerechtigkeitsvorstellungen wie bei der Bewertung der Lüge eine Rolle zu spielen. So waren nur 31 % bereit, für eine Krankmeldung eine Krankheit vorzutäuschen, aber 59 % hielten dies für angemessen, um eine Opferentschädigung zu erhalten. Begründung: In Deutschland wird nicht das Erleben eines Geschehens entschädigt, sondern nur eine dadurch verursachte Krankheit. Dies widerspricht dem Gerechtigkeitsempfinden der Bevölkerung.

3.5.5 Somatoforme Störungen, somatische Belastungsstörung und die Simulation

Das DSM-5 kennt einige Diagnosen, die gerade im Kontext medizinisch nicht erklärbarer Beschwerden Verwirrung stiften können. Gerade bei Ärzten nichtpsychiatrischer Qualifikation liegt die Versuchung nahe, bei nicht konsistenten, nicht plausiblen oder nicht nachvollziehbaren Beschwerden kurzerhand und bequem eine „psychogene", „funktionelle" oder konkret eine „somatoforme" Störung zu diagnostizieren – bequem deswegen, weil man sich mit der Möglichkeit der Antwortverzerrung nicht befassen mag. Es handelt sich dabei allerdings um einen Diagnosefehler. Nicht jedes medizinisch unerklärliche Symptom ist bereits deswegen Zeichen einer psychischen Erkrankung. Es bestehen vielmehr zwei Möglichkeiten:

A) Der Betroffene ist selbst überzeugt, an dem Symptom zu leiden (obwohl in der Realität keine Störung vorliegt).
B) Der Betroffene weiß, dass er nicht an dem Symptom leidet, macht dies aber geltend i. S. einer Antwortverzerrung.

Im Fall A besteht evtl. eine Hypochondrie bzw. Krankheitsangst. Der Untersuchung der Antwortverzerrung kommt erhebliche Bedeutung zu, denn der Hypochonder oder der Patient mit Krankheitsangst wird alles tun, um Gewissheit über seinen Zustand zu erlangen, also mitwirken.

Die neuen Diagnosen lassen sich in zwei Gruppen fassen. Die somatische Belastungsstörung und die Krankheitsangst sind gekennzeichnet durch eine unverhältnismäßige Beschäftigung mit den Beschwerden und ihren Auswirkungen. Die Konversionsstörungen (pseudoneurologische Symptome), die dissoziativen Störungen, die vorgetäuschte Störung und die Simulation erfordern nun den Nachweis: „Die klinischen Befunde sind unvereinbar mit bekannten neurologischen oder [überhaupt] körperlichen Gegebenheiten."

3.5.6 Schlussfolgerungen

Die Beschwerdenvalidierung ist eigentlich eine beiläufige Leistung des aufmerksamen und an der Aufklärung von Gesundheitszustand und Leistungsvermögen interessierten ärztlichen oder psychologischen Untersuchers. Sie erfolgt bei einem routinierten Untersucher beiläufig i. S. von unauffällig, ist aber weder trivial noch nebensächlich. Wer nur „schnell den Fall abarbeiten" möchte, hat kein Interesse an genauer Arbeit. Die Gründe dafür sind vielfältig: mangelndes Fachwissen, Konfliktscheu, mangelndes Verständnis der Aufgabe. Auch moralische Bedenken („Ich hege doch niemals Misstrauen gegenüber meinen Patienten") werden vorgeschoben, um oberflächliche Arbeit zu rechtfertigen.

Das Versäumnis, Konsistenz- und Plausibilitätsprüfungen durchzuführen, führt zu Fehldiagnosen, in der Folge zu Fehlbehandlungen und Frustration aufseiten des Behandlers wie des Patienten: Das Wesentliche, eine Verzerrung der Kommunikation und deren Ursachen, oft soziale Probleme, Ängste und Fehlhaltungen (nach denen die Sozialgerichte regelmäßig fragen), werden weder erkannt noch thematisiert.

Sensibel angewendet und ohne Werturteile, also sachlich interpretiert, hilft die Beschwerdenvalidierung, den Patienten da abzuholen, wo er steht. Sie klärt, wenn sich keine Auffälligkeiten ergeben, dass seine Beschwerden eben nicht erfunden oder (in Form einer vagen Vermutung) Ausdruck irgendeines Konflikts sind. So kann die Erkenntnis, dass die nach dem Augenschein unplausiblen kognitiven Defizite doch „echt" sind, Anlass zu neuen diagnostischen Anstrengungen geben; auch seltene Krankheitsbilder mit scheinbar bizarren Symptomen (Morbus Fabry, Holmes-Tremor, „foreign accent syndrome") treten in den Fokus der Aufmerksamkeit.

TIPP

Als praxisnahe Einführung in die Thematik kann das Standardwerk von Merten (2014) gelten, ferner die Beiträge von Kepler et al. (2017) sowie von Stevens und Pfeiffer (2020).

- Die Arbeiten geben auch einen Überblick über verfügbare Testverfahren; ausführlicher hierzu Rogers und Bender (2018, insb. Part III, S. 255–358).
- Ein modernes leistungsfähiges Verfahren zur Feststellung negativer Antwortverzerrung ist das *Self-Report Symptom Inventory* (SRSI ; Merten et al. 2016, 2019).

LITERATUR

Bigler ED. Effort, symptom validity testing, performance validity testing and traumatic brain injury. Brain Injury 2014; 28: 1623–1638.

3

Carone DA, Bush SS, Iverson GL. Providing feedback on symptom validity, mental health, and treatment in mild traumatic brain injury. In: Carone DA, Bush SS (eds.). Mild Traumatic Brain Injury. Symptom Validity Assessment and Malingering. New York: Springer 2013, pp. 101–118.

Dandachi-FitzGerald B, Ponds RW, Merten T. Symptom validity and neuropsychological assessment: A survey of practices and beliefs of neuropsychologists in six European countries. Arch Clin Neuropsychol 2013; 28: 771–783.

Kepler C, Plohmann AM, Pflueger M, et al. Beschwerdenvalidierung in der versicherungsmedizinischen Begutachtung. Fortschr Neurol Psychiatr 2017; 85: 17–33.

Merten T. Beschwerdenvalidierung. Göttingen: Hogrefe 2014.

Merten T, Giger P. Wie häufig treten Simulation und Aggravation in der Begutachtung auf? Schätzungen von Laien. Forens Psychiatr Psychol Kriminol 2018; 12: 164–171.

Merten T, Giger P, Merckelbach H, Stevens A. The Self-Report Symptom Inventory (SRSI): A new instrument for the assessment of distorted symptom endorsement. Psychol Inj Law 2016; 9: 102–111.

Merten T, Giger P, Merckelbach H, Stevens A. SRSI. Self-Report Symptom Inventory – deutsche Version. Göttingen: Hogrefe 2019.

Nelson NW, Sweet JJ, Heilbronner RL. Examination of the new MMPI-2 Response Bias Scale (Gervais): Relationship with MMPI-2 validity scales. J Clin Exp Neuropsych 2007; 29: 67–72.

Pfeiffer W. Diagnostische und therapeutische Strategien bei erwerbsbezogenen Zielkonflikten in der psychosomatischen Rehabilitation. Prax Klin Verhaltensmed Rehabil 2019; 108: 293–310.

Rogers R, Bender SD (eds.). Clinical Assessment of Malingering and Deception. New York: Guilford Press 2018.

Silk-Eglit GM, Stenclik JH, Gavett BE, et al. Base rate of performance invalidity among non-clinical undergraduate research participants. Arch Clin Neuropsychol 2014; 29: 415–421.

Stevens A, Bahlo S, Licha C, et al. Reaction time as an indicator of insufficient effort: Development and validation of an embedded performance validity parameter. Psychiatry Res 2016; 245: 74–82.

Stevens A, Licha C. The Word Memory Test in medicolegal assessment: A measure of effort and malingering? J Forens Psychiatry Psychol 2019; 30(2): 220–249.

Stevens A, Pfeiffer W. Ärztliche und psychologische Validierung von Beschwerden und Leistungseinschränkungen – eine Standortbestimmung. MedSach 2020; 116: 6–20.

Suchy Y, Chelune G, Franchow EI, Thorgusen SR. Confronting patients about insufficient effort: the impact on subsequent symptom validity and memory performance. Clin Neuropsychologist 2012; 26: 1296–1311.

van Egmond JJ, Kummeling I. A blind spot for secondary gain affecting treatment outcome. Eur Psychiatry 2002; 17: 46–54.

van Egmond JJ, Kummeling I, Balkom T. Secondary gain as hidden motive for getting psychiatric treatment. Eur Psychiatry 2005; 20: 416–421.

Wygant DW, Sellbom M, Ben-Porath YS, et al. The relation between symptom validity testing and MMPI-2 scores as a function of forensic evaluation context. Arch Clin Neuropsychol 2007; 22: 489–499.

Young JC, Kearns LA, Roper BL. Validation of the MMPI-2 Response Bias Scale and Henry-Heilbronner Index in a U.S. veteran population. Arch Clin Neuropsychol 2011; 26: 194–204.

KAPITEL 4

Eleonore Anton, Anja Bandmann, Markus Bassler, Claus Derra, Michael Dick, Hermann Faller, Thomas Fischer, Wolfram Franke, Barbara Guldin, Margarete Gisela Haas, Sabine Hahm, Volker Köllner, Tobias Knoop, Beate Leinberger, Michael Linden, Gabriele Lipka-Stöhr, Thomas H. Loew, Helga Looft, Philipp Martius, Benno Scheidt, Timo Specht, Heiner Vogel und Susanne Weinbrenner

Das multimodale Konzept der Rehabilitation

4

4.1 Ärztliche Aufgaben

Timo Specht

Zur Orientierung

- Dieses Kapitel gibt einen Überblick über die ärztlichen Aufgaben in Klinikleitung und medizinischer bzw. psychotherapeutischer Patientenversorgung inkl. der ärztlichen Behandlung im engeren Sinne.
- Da alle therapeutischen Maßnahmen unter ärztlicher Verantwortung durchgeführt werden, ist ein Grundverständnis aller Bausteine des multimodalen Settings unverzichtbar.
- Über die unmittelbare Patientenversorgung hinaus haben Ärzte wesentliche übergeordnete, integrative und kommunikative Aufgaben, die entscheidend sind für die Verwirklichung des ganzheitlichen, biopsychosozialen Ansatzes der psychosomatischen Rehabilitation.

4.1.1 Verantwortung im Einzelnen und im Ganzen

Um zu verstehen, was ärztliche Aufgabe in der psychosomatischen Rehabilitation ist, lohnt es sich, zwischen dem ärztlichen Beitrag zur unmittelbaren Patientenversorgung und den übergeordneten Aufgaben für die Reha insgesamt zu unterscheiden.

! MERKE

Grundsätzlich finden alle therapeutischen Maßnahmen in der Reha-Klinik unter ärztlicher Verantwortung statt.

Reha-Einrichtungen haben typischerweise eine ärztliche und eine kaufmännische Leitung, die diese (innerhalb unterschiedlicher hierarchischer Modelle) gemeinsam führen und denen alle weiteren Mitarbeiter unterstellt sind.

Ärztlichen Führungskräften kommen weitere **Leitungsaufgaben** zu, zum einen für die Institution insgesamt (z. B. Hygiene, Qualitätsmanagement, Mitarbeitergespräche, Konzepterstellung und Therapiepfadentwicklung, Dienstplangestaltung, Fortbildung, Leitung von Teams und Besprechungen) und zum anderen in Koordination und Kontrolle der Patientenbehandlung (z. B. Kontrolle der Therapiepläne, der Leistungserbringung und der sozialmedizinischen Beurteilungen, orientiert an internen und externen Anforderungen, Leitungsvisiten, medizinische und psychotherapeutische Supervision, Nachuntersuchungen, Entlassungsbriefkorrektur, Teilnahme am Hintergrunddienst).

Und dann haben Ärzte **Aufgaben in der unmittelbaren Patientenversorgung** (z. B. ärztliche Psychotherapie und Psychoedukation, Aufnahme- und Entlassungsuntersuchung, Veranlassung und Bewertung von Diagnostik, Zielvereinbarung und Erstverordnung, Pharmakotherapie, Begleitung und Anpassung des Therapieplans, Synopse für Entlassungsbrief und sozialmedizinische Leistungsbeurteilung, Teilnahme am Bereitschaftsdienst; ➤ Box 4.1; s. auch ➤ Kap. 4.2, ➤ Kap. 5.4, ➤ Kap. 6 und ➤ Kap. 8.12).

BOX 4.1

Ärztliche Aufgaben in der Rehabilitation in Weiterentwicklung des allgemeinen, fächerübergreifenden Rahmenkonzepts der DRV (2009)

- **Ärztliche Untersuchungen:** Aufnahme, Verlauf, Abschluss
- **Diagnostik:** Indikationsstellung, Durchführung und Auswertung
- **Reha-Behandlungsplan:** Erstellung und Anpassung, Zielvereinbarung
- **Steuerung therapeutischer Maßnahmen:** Koordination, Anpassung, Überwachung, Evaluation, Zusammenführung von Informationen und Austausch im Team
- **Durchführung ärztlicher therapeutischer Leistungen:** medizinische Behandlung, Psychotherapie und Psychoedukation, Pharmakotherapie
- **Patientenbezogene Teambesprechungen:** Durchführung (mind. 1 × /Woche)
- **Ärztliche Kooperation:** Kontakt mit Vor- und Nachbehandler, Konsiliardienst
- **Entlassungsbericht** inkl. Hinweisen für weiterführende Maßnahmen und Nachsorge
- **Sozialmedizinische Leistungsbeurteilung**

Unabhängig vom stationären oder ambulanten Setting ist jede Reha-Maßnahme **„multimodal" und „interdisziplinär"** angelegt, d. h. zusammengesetzt aus unterschiedlichen Behandlungsbausteinen, die gemeinsam ein Ganzes ergeben sollen, und geprägt von der Zusammenarbeit verschiedener Berufsgruppen, die zum Erfolg der Maßnahme beitragen. Neben der ärztlichen Versorgung i. e. S. liegt es dabei in ärztlicher Verantwortung, alle therapeutischen Maßnahmen zu indizieren, anzuordnen, ggf. selbst durchzuführen, im Verlauf zu überprüfen und am Ende ihren Erfolg zu beurteilen. Damit ist es auch ärztliche Aufgabe, dafür zu sorgen, dass all die unterschiedlichen Informationen zusammengeführt werden, die für eine ganzheitliche Behandlungssteuerung und sozialmedizinische Leistungsbeurteilung von Bedeutung sind, und dass darüber im Team ein Austausch stattfindet. Ein gut funktionierendes **Reha-Team** (s. auch ➤ Kap. 5.3) ist wesentlich für den Erfolg der Reha und die Qualität der Beurteilung.

So kann die Ausdifferenzierung der Therapie im Detail auch an nichtärztliche Berufsgruppen delegiert werden, indem z. B. die konkreten krankengymnastischen Maßnahmen erst im Rahmen eines der ärztlichen Aufnahme nachfolgenden diagnostischen Kontakts in der Physiotherapie festgelegt werden. Das ist auch sinnvoll, weil auf diese Weise differenzialtherapeutische Detailentscheidungen von den Professionen getroffen werden, die dafür ausgebildet worden sind.

! MERKE

In jedem Fall ist für in der Reha-Klinik tätige Ärzte darum aber ein **Grundverständnis** der Indikation und Kontraindikationen aller therapeutischen Leistungen und deren sinnvolles Zusammenspiel unverzichtbar.

So ist es in der Rehabilitationsmedizin oligatorisch, dass in den ersten 3 Tagen die Patienten fachärztlich gesehen werden sollen, als Qualitätssicherung der diagnostischen Einschätzung und der multimodalen Therapieplanung.

4.1.2 Zwei ärztliche Rollen in der medizinischen und psychotherapeutischen Versorgung

Es ist eine „klassisch psychosomatische" Anforderung an Ärzte, durch eine medizinische und eine psychotherapeutische Ausbildung einen ganzheitlichen Zugang zur Problematik ihrer Patienten finden zu können, um ihnen durch die Einnahme unterschiedlicher Perspektiven ein „simultanes" Angebot in Diagnostik und Therapie zu machen. Vor dem Hintergrund zunehmender Spezialisierung und Komplexität in der Medizin und der realen Strukturen in Ausbildung und Versorgung, die immer noch geprägt sind von einer Medizin „für körperlose Seelen" und einer für „seelenlose Körper" (Thure von Uexküll), stellt dies eine nur von wenigen angenommene Herausforderung dar. Für diejenigen, die sich ihr stellen, liegt aber gerade darin oft ein besonderer Reiz. In der psychosomatischen Rehabilitation finden sich dafür vergleichsweise sehr gute Rahmenbedingungen aufgrund ihrer ganzheitlichen und interdisziplinären Konzeption (vgl. auch ➤ Kap. 2.4). Dabei kommt es für das Gelingen eines Brückenschlags zwischen Körper- und Seelenmedizin nicht zwingend darauf an, dass alle Kompetenz in einer Person vereint ist bzw. alle Rollen von einer Person übernommen werden – wohl aber, dass funktionierende kooperative Strukturen bestehen, die ein auch für die Patienten erkennbares Zusammenwirken der unterschiedlichen Kompetenzträger sicherstellen.

Im Hinblick auf das Zusammenspiel dieser beiden zentralen Rollen finden sich in der psychosomatischen Rehabilitation unterschiedliche Modelle, die jeweils ihre Vor- und Nachteile haben (s. auch ➤ Kap. 4.2). Es gibt Einrichtungen, in denen alle ärztlichen Kräfte auch psychotherapeutisch tätig sind, und solche, in denen Psychotherapie überwiegend in psychologischer Hand liegt, während viele Ärzte ausschließlich die somatische Betreuung übernehmen. In manchen Kliniken ist es üblich, dass die psychotherapeutisch tätigen Ärzte auch die medizinische Betreuung ihrer Patienten übernehmen, während in anderen diese Rollen auch bei ärztlich durchgeführter Psychotherapie getrennt sind.

In der Praxis psychosomatischer Rehabilitation findet sich diese Rollentrennung auch unabhängig vom Anteil ärztlicher Psychotherapie häufig. Die Rehabilitanden haben dadurch mit **dem betreuenden Arzt und dem Bezugspsychotherapeuten** zwei Hauptansprechpartner, die über ihre unmittelbare Arbeit hinaus die Zuständigkeit für den „körperbezogenen" (z. B. Physiotherapie, Pharmakotherapie, organmedizinische Komorbidität) und den „seelenbezogenen" Teil der Behandlung (z. B. Gruppenpsychotherapie, nonverbale Psychotherapie) untereinander aufgeteilt haben. In der Folge übernehmen damit auch **psychologische Einzelpsychotherapeuten wesentliche Aufgaben** bei der Diagnostik, der Reha-Zielvereinbarung, der Indizierung von (psycho-)therapeutischen Leistungen, der Beurteilung des Behandlungsergebnisses, der Planung von Folgemaßnahmen und nicht zuletzt der sozialmedizinischen Leistungsbeurteilung.

In Struktur und Abläufen einer Reha-Einrichtung muss jedoch sichergestellt sein, dass am Ende die Erfüllung all dieser Aufgaben ärztlich verantwortet und koordinert wird und eine stimmige Gesamtbeurteilung resultiert. Auch wenn Psychologen damit formal (wie andere therapeutische Berufsgruppen auch) weiter unter ärztlicher Leitung stehen, arbeiten sie in den meisten Reha-Einrichtungen mit den ärztlichen Kollegen längst auf Augenhöhe und liefern eigenständig wesentliche diagnostische, therapeutische und sozialmedizinische Beiträge. Vor diesem Hintergrund wird es zunehmend selbstverständlich, dass den Leitungsteams von Reha-Einrichtungen auch **leitende Psychologen** angehören, **die in der mittleren Führungsebene gemeinsam mit den Oberärzten auch übergeordnete Verantwortung tragen,** z. B. für die psychotherapeutische Prozessqualität, für Mitarbeitergespräche, Ausbildung und Supervision, Dienstplangestaltung, Konzeptentwicklung oder Qualitätssicherung.

4.1.3 Ärztliche Aufgaben und Arbeitsbeziehung in der Patientenversorgung

Auch wenn der Anspruch der Reha grundsätzlich ganzheitlich ist, liegt der subjektive Fokus in psychosomatischen Reha-Einrichtungen aus Sicht der Behandler meist auf der psychotherapeutischen Intervention. Das ist zunächst folgerichtig, weil die Hauptindikation eine psychische Erkrankung ist. Vor dem Hintergrund knapper Ressourcen besteht jedoch die Gefahr, dass die ärztlich-medizinische Begleitung gegenüber der psychotherapeutischen dabei in den Hintergrund tritt und der ganzheitliche Charakter der Rehabilitation verloren geht – unabhängig davon, ob die Rollen personell getrennt werden.

Aus Patientenperspektive hat die begleitende ärztlich-medizinische Betreuung bzw. der zuständige Stationsarzt aber oft ein deutlich höheres Gewicht als aus Sicht der Reha-Teams. Die Patienten schreiben ihren Ärzten hohe fachliche Kompetenz zu, sehen sie als ihre wichtigsten Ansprechpartner, welche die Therapie steuern, und erwarten von ihnen Unterstützung, Beratung und Anleitung. Dass Ärzte diese Anforderung (zusätzlich zur selbst- oder von anderen durchgeführten Psychotherapie) annehmen und ausfüllen können, hat Bedeutung für den Verlauf der Reha (z. B. wenn es darum geht, Patienten von der Sinnhaftigkeit der Maßnahmen zu überzeugen und für eine Wendung ins Aktive zu motivieren, wenn eine Schwierigkeit im psychotherapeutischen Prozess aufgetreten ist, die der Patient dort aber noch nicht thematisiert hat, oder wenn Patienten wegen körperlicher Beschwerden verunsichert sind).

! MERKE

Der Erfolg einer Rehabilitation hängt nicht nur von der Allianz mit dem Einzelpsychotherapeuten ab, sondern auch von der Qualität aller weiteren therapeutischen Beziehungen einschließlich der Übertragungsbeziehung zur Institution insgesamt, weil es letztlich um die langfristige Befähigung und Motivation der Patienten geht.

4

So kommt auch und gerade einer positiven, belastbaren und von Wertschätzung und Unterstützung getragenen Arzt-Patient-Beziehung eine wichtige Funktion in der Moderation von Veränderung zu.

In ➤ Box 4.2 werden die wesentlichen ärztlichen Aufgaben in der Versorgung ergänzend zur Psychotherapie noch einmal zusammengefasst. Einzelne Aspekte können, wie oben beschrieben, auch zwischen zuständigem Arzt und Psychotherapeut aufgeteilt sein (z. B. Zielvereinbarung, Therapieplanerstellung, Nachsorgeplanung, Abschlussbericht oder Leistungsbeurteilung).

BOX 4.2

Bezugsärztliche Arbeit in Ergänzung zur Psychotherapie

- **Ärztliche Aufnahme:** Anamnese (zu Beschwerden, Beruf, Kontext …) und körperliche Untersuchung, Sichtung prästationärer Fragebogen und Vorbefunde, Zielvereinbarung und Erstverordnung (ggf. gemeinsam mit Einzelpsychotherapeuten), ggf. Indizierung erweiterter Diagnostik, ggf. Anpassung der Pharmakotherapie, ggf. Mitbehandlung somatischer Komorbidität
- **Vorstellung in Leitungsvisite und im Reha-Team**
- **Verlaufsbeurteilung:** regelmäßiger Austausch im Team, Visiten, Notfallversorgung, Umgang mit interkurrenten Erkrankungen und Komplikationen, Therapieplananpassung
- **Ärztliche Abschlussuntersuchung:** Befunderhebung inkl. körperlicher Untersuchung, Überprüfung der Zielerreichung, Klärung und Erläuterung der weiterführenden Maßnahmen, der Nachsorge und der sozialmedizinischen Leistungsbeurteilung
- **Ärztlicher Abschlussbericht mit sozialmedizinischer Leistungsbeurteilung:** Beachte den DRV-Leitfaden (vgl. Referenzen), die biopsychosoziale Zusammenschau, die Herausarbeitung von Funktionseinschränkungen in Bezug auf konkrete berufliche Anforderungen und die Erwähnung der subjektiven Sicht der Rehabilitanden

Ärztliches Tun erschöpft sich in der psychosomatischen Reha nicht darin, in Begleitung der Psychotherapie auch das Organmedizinische noch ein wenig im Blick zu behalten. **Ärzte haben** – unabhängig davon, ob sie psychotherapeutisch tätig sind – **wesentliche übergeordnete und integrierende Aufgaben.** Sie tragen Verantwortung vom unmittelbaren Beziehungsaufbau über die Behandlungssteuerung bis zum Gelingen der Reha als Ganzem.

LITERATUR

DRV – Deutsche Rentenversicherung Bund (Hrsg.). Der ärztliche Reha-Entlassungsbericht – Leitfaden zum einheitlichen Entlassungsbericht in der medizinischen Rehabilitation der gesetzlichen Rentenversicherung 2015 – Überarbeitete Ausgabe 09/2014, ergänzt und erweitert 12/2015; www.deutsche-rentenversicherung.de.

DRV – Deutsche Rentenversicherung Bund (Hrsg.). Rahmenkonzept zur medizinischen Rehabilitation in der gesetzlichen Rentenversicherung – 3. Auflage 4/2009; www.deutsche-rentenversicherung.de.

4.2 Psychotherapie in der psychosomatischen Rehabilitation

Volker Köllner und Markus Bassler

Zur Orientierung

- Psychotherapie ist das Kernelement und der zentrale Wirkfaktor in der psychosomatischen Rehabilitation.
- Die Psychotherapie in der Rehabilitation entwickelte sich in der Tradition der stationären Psychotherapie in Deutschland.
- Besondere Herausforderungen sind hierbei sowohl die Integration unterschiedlicher therapeutischer Orientierungen zu einem sinnvollen Gesamtkonzept als auch die Entwicklung einer eigenen Identität der Psychotherapie in der Rehabilitation mit Orientierung an der ICF und der Lösung beruflicher Problemlagen.
- Psychotherapie in der Rehabilitation unterscheidet sich von der Richtlinienpsychotherapie und geht in wesentlichen Aspekten über diese hinaus. Besondere Aufgaben sind hierbei:
  - Die Koordination des Reha-Aufenthalts für den einzelnen Patienten in der Rolle als Bezugstherapeut
  - Die Integration der verschiedenen Perspektiven des multiprofessionellen Teams
  - Besondere Kompetenz als Gruppentherapeut
  - Integration von Einzel- und Gruppentherapie
  - Integration von therapeutischer Arbeit und sozialmedizinischer Begutachtung

4.2.1 Entwicklung der stationären Psychotherapie in Deutschland

Die ideelle Vorgeschichte der therapeutischen Konzepte von stationärer psychosomatischer Therapie und Rehabilitation reicht bis in die 1920er-Jahre zurück, als erstmals Simmel (1928) den Versuch unternahm, Psychoanalyse bei Menschen mit neurotischen Störungen im Rahmen einer Klinik durchzuführen. Auch wenn seine Klinik nur kurze Zeit in Betrieb war, prägte sie die weitere Entwicklung dieser Art von stationärer Psychotherapie vor allem mit engem Bezug zur Psychiatrie. Zu gleicher Zeit eröffnete Victor von Weizsäcker eine eigenständige „Neurotiker-Station" in der Nervenabteilung der Medizinischen Klinik der Universität Heidelberg. Das dort zugrunde liegende therapeutische Konzept orientierte sich an Vorstellungen der anthropologischen Medizin, die den Menschen ganzheitlich als Leib-Seele-Einheit auffasst und ihn dementsprechend sowohl auf somatischer als auch psychischer Ebene zu behandeln sucht (vgl. von Weizsäcker 1950). Sein Verständnis einer zukunftsweisenden Medizin kann in gewisser Hinsicht als Vorläufer jener psychosomatischen Medizin betrachtet werden, die nicht nur in speziellen Fachkliniken bzw. -abteilungen durchgeführt wird, sondern grundsätzlich in alle Fachgebiete der Medizin integriert ist. In den 1960er- und 1970er-Jahren hat insbesondere von Uexküll diese Gedanken aufgegriffen, mit deutlichem Bezug zur Inneren Medizin weiterentwickelt und mit der integrierten internistisch-psychosomatischen Station am Universitätsklinikum Ulm umgesetzt (vgl. von Uexküll 1963).

Simmel war für die eigenständige Ausgestaltung von **psychoanalytisch fundierter stationärer Psychotherapie** von prägender Bedeutung, da er in seinen konzeptionellen Überlegungen vieles von dem vorwegnahm, was erst nach dem Zweiten Weltkrieg wieder aufgegriffen und weiterentwickelt wurde. Eine seiner leitenden Vorstellungen war, dass ein Patient, der an seine soziale Umwelt zu große unbewusst-infantile Ansprüche stellt, diese Situation im Klinikmilieu reinszenieren wird, die Klinik also gleichsam als eine Theaterbühne fungiert, auf welcher der Patient szenisch seine neurotischen Konflikte zur Darstellung bringt. Dabei fungiert die Therapeutengruppe, der sowohl Ärzte und Psychologen als auch Schwestern bzw. Pfleger angehören, als eine Art Familie, wobei Übertragungsaufspaltungen des Patienten durchaus beabsichtigt sind: Mütterliche Aspekte werden eher vom Pflegeteam repräsentiert, väterliche überwiegend vom Ärzte- und Psychologenteam, geschwisterliche meist von Mitpatienten. Diese Übertragungsprozesse können sich sowohl in den dyadischen Beziehungen des Patienten mit einzelnen Teammitgliedern entfalten als auch in den verschiedenen Gruppensettings mit jeweils mehreren Personen zugleich. Folglich erweist sich insbesondere das **gruppentherapeutische Setting** als sehr hilfreich, intensive Übertragungsprozesse anzuregen, die dann mittels der Deutungsarbeit des Psychoanalytikers therapeutisch zugänglich und damit auflösbar werden.

Die intensive Förderung von vielfältigen Übertragungsprozessen ist bis heute allen Varianten von psychoanalytisch fundierter stationärer Psychotherapie gemeinsam, da dies als ein Königsweg für den Zugang zu den (un-)bewussten pathogenen Konflikten der Patienten angesehen wird. Um die hierbei auftretenden komplexen Übertragungsphänomene besser zu verstehen und für therapeutische Interventionen möglichst effektiv nutzen zu können, legte Simmel in seiner Klinik frühzeitig großen Wert darauf, dass alle am Therapieprozess beteiligten Berufsgruppen gleichberechtigt zusammenarbeiten, wobei jede von ihnen ihre spezifischen Kompetenzen und Kenntnisse einbringen soll – ein Konzept, das weitgehend bis heute als grundlegendes Organisationsprinzip von stationärer Psychotherapie erhalten ist und auch die Idee des multiprofessionellen Teams einer Reha-Klinik prägt.

In den 1970er- und 1980er-Jahren bildete sich bei vielen psychosomatischen Kliniken insofern eine stärkere Differenzierung des stationären Settings heraus, als deutlicher zwischen einem „Realitätsraum" und einem „Therapieraum" unterschieden wurde. Der Realitätsraum wird von den real existierenden organisatorischen und regulatorischen Klinikstrukturen repräsentiert, die einen stabilen und verlässlichen Rahmen dafür schaffen sollen, dass sich die szenischen Inszenierungen und ihre vielfältigen Übertragungsprozesse so weit wie möglich ungehindert im Therapieraum entfalten können. Wie die klinische Erfahrung zeigt, wurde dieses Gestaltungsprinzip von stationärer Psychotherapie umso bedeutsamer, je größer die psychosomatischen Kliniken und die damit einhergehenden organisatorischen und regulatorischen Anforderungen wurden. In besonderer Weise gelten diese organisatorischen Rahmenbedingungen für psychosomatische Reha-Einrichtungen mit einer Bettenzahl über 100, was bei der überwiegenden Mehrzahl dieser Kliniken der Fall ist (s. auch ➤ Kap. 5.1).

4.2.2 Schulenorientierung vs. Reha-Orientierung?

Die oben skizzierten Prinzipien von psychoanalytisch fundierter stationärer Psychotherapie waren bis weit in die 1980er-Jahre vergleichsweise wenig störungsspezifisch ausgerichtet. Zunehmend wurde jedoch deutlich, dass bei einzelnen Krankheitsbildern speziell darauf zugeschnittene therapeutische Interventionen erfolgversprechender waren. So zeigte sich z. B., dass eine vorrangig konfliktaufdeckende einsichtsorientierte stationäre Behandlung nicht ausreicht, um das ausgeprägte Vermeidungsverhalten bei manchen Angsterkrankungen erfolgreich zu unterbinden, sondern die phobische Symptomatik erst in Kombination mit angstübenden Interventionen, z. B. der Konfrontationstherapie, nachhaltig auflösbar wird. Vergleichbare Erfahrungen zeigten sich bei der Therapie mancher Essstörungen wie etwa der Anorexia nervosa, bei der die Symptomatik häufig chronifiziert und weitgehend verselbstständigt ist und deren Dynamik in diesem Stadium maßgeblich lerntheoretischen Gesetzmäßigkeiten folgt.

Die konzeptuellen Anleihen, die für eine erfolgversprechende Durchführung dieser und weiterer störungsspezifischer Therapieansätze erforderlich wurden, stammten überwiegend aus der klinischen **Verhaltenstherapie**, teilweise auch aus systemischen sowie körperorientierten Therapierichtungen. Aufgrund der empirisch nachgewiesenen Erfolge der Verhaltenstherapie entstanden seit den 1980er-Jahren des vergangenen Jahrhunderts – in Abgrenzung zu den bis dahin mehrheitlich psychoanalytisch orientierten Kliniken – in wachsender Zahl überwiegend bis ausschließlich verhaltensmedizinisch ausgerichtete Kliniken – gerade auch in der psychosomatischen Rehabilitation (➤ Kap. 2.2). Im Unterschied zu den psychoanalytisch orientierten Therapiekonzepten wird das klinische Setting im Wesentlichen als ein Lernfeld betrachtet, in dem neu erworbenes Verhalten zunächst im geschützten stationären Rahmen erprobt wird, um es dann nach ausreichender Stabilisierung in die häusliche bzw. berufliche Realität zu übertragen. Hierzu fokussiert die klinische Verhaltenstherapie besonders auf das aktuelle soziale Umfeld des Patienten mit seinen symptomauslösenden und -aufrechterhaltenden Bedingungen. Das therapeutische Setting wird dabei insbesondere durch ein differenziertes **Bezugstherapeutensystem** und ein **multimodales Behandlungsangebot** durch ein **interdisziplinäres Team** realisiert.

Auf der Grundlage einer sorgfältigen Bedingungsanalyse von Symptomen wird ein möglichst auf die individuellen Besonderheiten des Patienten zugeschnittenes Behandlungsangebot erarbeitet und durchgeführt.

! MERKE

In den letzten Jahren haben sich die hier skizzierten psychoanalytisch und verhaltenstherapeutisch orientierten Therapiekonzepte in der Rehabilitation inhaltlich einander angenähert, wobei die psychoanalytischen Behandlungsangebote sehr viel mehr als früher lerntheoretische Prinzipien berücksichtigen und umgekehrt die verhaltenstherapeutischen Konzepte zunehmend auch die therapeutische Relevanz biografisch geprägter Verhaltensmuster und emotionaler Bindungserfahrungen in ihre Therapieplanung einbeziehen.

Unter dem Eindruck der Fortschritte der evidenzbasierten Medizin wurde zunehmend wichtig, dass bei der Auswahl geeigneter therapeutischer Elemente im Rahmen von stationärer Psychotherapie so weit wie möglich eine wissenschaftlich-empirische Überprüfung ihrer Wirksamkeit und möglicher unerwünschter Nebenwirkungen stattfindet, wobei auch darauf zu achten ist, dass die verschiedenen Therapieelemente sich sinnvoll ergänzen, d. h. synergetische Effekte entfalten, und sich nicht etwa gegenseitig behindern, wie dies etwa bei einer nur eklektischen Polypragmasie der Fall wäre – etwa nach dem Motto: „Viel hilft viel!"

Wenn Therapeuten mit unterschiedlichen therapeutischen Orientierungen in einem Team zusammenarbeiten, gibt es drei Möglichkeiten, wie dies im Klinikkonzept umgesetzt wird:

1. **Dominanz einer Orientierung:** Die Klinik hat eine klare verhaltenstherapeutische oder psychodynamische Orientierung, es werden

aber Therapeuten mit der jeweils anderen Orientierung eingestellt, um definierte Spezialaufgaben zu erfüllen. Häufiger geschieht dies, wenn in einer psychodynamischen Klinik Verhaltenstherapeuten zur Durchführung von Konfrontationsbehandlung oder für spezielle Indikationen eingestellt werden. Umgekehrt kann z. B. ein psychodynamischer Ober- oder sogar Chefarzt in einer VT-Klinik eine wichtige Funktion im Bereich Supervision und Reflexion der therapeutischen Beziehungen erfüllen und das Team mit seiner speziellen Sichtweise bereichern.
2. **Polypragmasie:** Es gibt eigentlich kein Konzept, die Methodenvielfalt ist z. B. eher aus der Not geboren, überhaupt Mitarbeiter zu finden, und jeder Therapeut arbeitet ohne Koordination nach seinem eigenen Konzept.
3. **Methodenintegration:** Im Gegensatz zu Punkt 2 erfolgt hier eine bewusste Entscheidung, methodenintegrierend zu arbeiten. Hierfür ist es allerdings erforderlich, ein übergeordnetes Rahmenkonzept und eine gemeinsame Sprache zu finden, wenn nicht eine therapeutische Orientierung dominieren soll. Geeignet ist z. B. das Konzept der evidenzbasierten **Wirkfaktoren der Psychotherapie nach Grawe** (1994), der vier Wirkfaktoren beschreibt, die in den therapeutischen Orientierungen unterschiedlich umgesetzt werden:
   - Problemaktualisierung
   - Ressourcenaktivierung
   - Vermittlung von Bewältigungskompetenz
   - Motivationale Klärung

Nun kann im Team fallbezogen reflektiert werden, welche dieser Wirkfaktoren welcher Rehabilitand in welcher Dosis benötigt und wo dies individuell am besten umgesetzt werden kann, um die Reha-Ziele zu erreichen, also z. B. motivationale Klärung in der psychodynamisch interaktionellen Gruppe oder in der psychodynamischen Einzeltherapie, Ressourcenaktivierung in der künstlerischen Therapie und Vermittlung von Bewältigungskompetenz in der verhaltenstherapeutischen Angstgruppe und in der Bewegungstherapie.

Ein anderes schon früh entwickeltes und zur verfahrensübergreifenden Kommunikation geeignetes Konzept ist das **generische Modell** von Orlinsky (1994). Neuere, auch für die Rehabilitation relevante Konzepte und Überlegungen zur Methodenintegration in der Psychotherapie finden sich z. B. bei Flückiger (2020) und Senf et al. (2020).

Ohne ein wissenschaftlich fundiertes und empirisch überprüfbares Konzept birgt jede Form von stationärer Psychotherapie die Gefahr, Patienten mehr zu schaden als zu nützen, zumindest aber ihnen eine nach dem heutigen Kenntnisstand besser wirksame Behandlung vorzuenthalten. Insofern ist sehr zu begrüßen, dass in den letzten Jahren viele Anstrengungen unternommen wurden, die strukturelle und methodische Qualität von stationärer Psychotherapie nach wissenschaftlich anerkannten Standards zu überprüfen und weiter zu verbessern. Infolge dieser Rahmenbedingungen sind die meisten gegenwärtig vorhandenen Angebote von stationärer Psychotherapie schulenübergreifend und interdisziplinär ausgerichtet, wobei zunehmend auch speziell auf einzelne Krankheitsbilder zugeschnittene Behandlungskonzepte erfolgreich in die klinische Versorgung implementiert wurden.

Aus den obigen Ausführungen schlussfolgernd, repräsentiert die stationäre Psychotherapie, gleich welcher Schulenprovenienz, eine Art „Kernidentität" von psychosomatischer Medizin, wie sie in psychosomatischen Kliniken durchgeführt wird. Historisch war es aber so, dass erst seit den 1980er-Jahren vermehrt psychosomatische (Akut-)Kliniken an der stationären Versorgung von psychisch bzw. psychosomatisch erkrankten Patienten teilnahmen. Davor wurde stationäre Psychotherapie mit wenigen Ausnahmen überwiegend von kleinen psychosomatischen Universitätsabteilungen mit durchschnittlich 20–25 Betten durchgeführt. Nachdem sich die Deutsche Rentenversicherung Mitte der 1960er-Jahre dazu entschieden hatte, ihren psychosomatisch bzw. psychisch erkrankten Versicherten nicht mehr nur eine unspezifische Kur anzubieten, sondern eine wissenschaftlich fundierte stationäre Rehabilitationsbehandlung, entfiel dann der weitaus größere Anteil auf psychosomatische Reha-Einrichtungen. In der weiteren Entwicklung akzentuierte die Deutsche Rentenversicherung entsprechend ihrem Versorgungsauftrag die Spezifika der psychosomatischen Rehabilitation, die entsprechend den sozialrechtlichen Vorgaben insbesondere auf das Ziel der **Wiederherstellung der Erwerbsfähigkeit** fokussierte und weniger auf die mehr kurative Perspektive von stationärer Psychotherapie in den psychosomatischen (Akut-)Kliniken. Dies zeigt sich auch in dem stärker am ICF-Modell

(➤ Kap. 2.3) orientierten Behandlungsrationals mit seiner besonderen **Gewichtung der funktionalen Gesundheit**, die anders als in der kurativen Medizin vor allem auf die Bewältigung (und nicht vorrangig Heilung) von chronischen Erkrankungen unter Berücksichtigung individuell bedeutsamer Kontextfaktoren abzielt.

In der psychosomatischen Rehabilitation bilden die verschiedenen psychotherapeutischen Angebote den eigentlichen Behandlungsschwerpunkt, auf den sich die übrigen Therapieverfahren eng beziehen (vgl. DRV 2014). Im Einzelfall kann es auch vorkommen, dass sich bewältigungsorientierte und kurative Behandlungsziele überschneiden, was auch damit zu tun hat, dass psychische bzw. psychosomatische Erkrankungen häufig chronische Verläufe aufweisen, in denen beide genannten Behandlungsperspektiven eine Rolle spielen.

! MERKE

In diesem Zusammenhang ist auch zu erwähnen, dass psychosomatische Rehabilitation offenbar umso nachhaltiger wirksam ist, je besser sie ihre psychotherapeutische Kernkompetenz in den therapeutischen Prozess einzubringen vermag bzw. diese nicht zu sehr zugunsten ausschließlich edukativer Behandlungsangebote vernachlässigt (vgl. Linden 2011; Wasilewski et al. 2018).

Zunehmende Bedeutung erlangten seit einigen Jahren berufsbezogene Rehabilitationskonzepte (MBOR), um die Inhalte der Rehabilitation besser mit den Arbeitsplatzerfordernissen der Rehabilitanden in Einklang zu bringen (vgl. DRV 2014). Die Dringlichkeit für diese berufsbezogenen Konzepte ergibt sich aus dem Umstand, dass bei etwa 60–65 % der psychosomatischen Rehabilitanden besondere berufliche Problemlagen bestehen. Eine besondere Herausforderung ist es hier, Konzepte zu entwickeln, um die Forderung nach einer stärkeren beruflichen Orientierung der Rehabilitation psychotherapeutisch umzusetzen (Köllner und Stock Gissendanner 2015). Nachdem MBOR zunächst im Fachgebiet Orthopädie umgesetzt worden war, bestand eine gewisse Versuchung, die hier sicherlich sinnvollen, auf Training fokussierten Konzepte auf die Psychosomatik zu übertragen. Die beruflichen Problemlagen entstehen hier aber weniger durch funktionelle Defizite als vielmehr vor allem durch interaktionelle Konflikte und motivationale Probleme (Köllner 2018). Je nach therapeutischer Orientierung bedarf es zunächst einer berufsbezogenen Verhaltensanalyse oder einer Klärung, welche zentralen Beziehungskonfliktmuster in der beruflichen Problemlage aktualisiert wurden und nun eine Lösung blockieren. Hierauf aufbauend können dann individuell Strategien zur Ressourcenaktivierung und zur Vermittlung von Problemlösekompetenz eingesetzt werden (s. auch ➤ Kap. 9.2).

! MERKE

Für die psychosomatische Rehabilitation sind in Zukunft möglicherweise die berufliche Orientierung und die ICF-Orientierung als gemeinsame Identität bedeutender als die Schulenorientierung.

4.2.3 Was bedeutet es, als Psychotherapeut in der psychosomatischen Rehabilitation zu arbeiten?

Psychotherapie ist das Kernelement der psychosomatischen Rehabilitation und ihr zentraler Wirkfaktor. Dies spiegelt sich auch in den Qualitätsvorgaben der Deutschen Rentenversicherung wider, die z. B. im Reha-Therapiestandard (RTS) Depressive Störungen für so gut wie alle (> 90 %) Rehabilitanden eine effektive Mindestdosis an Psychotherapie (mindestens 240 min / Woche mit einem klaren Schwerpunkt auf Gruppentherapie) fordern (DRV 2016). Sie ist auch eine zentrale ärztliche Aufgabe in der psychosomatischen Rehabilitation.

Wenn man psychologische Psychotherapeuten in Ausbildung oder psychosomatische Mediziner in der Weiterbildung zum Facharzt fragt, wie sie sich ihren zukünftigen Arbeitsplatz vorstellen, so wird mit hoher Wahrscheinlichkeit an erster Stelle nicht die psychosomatische Reha-Klinik genannt. Die Vorstellung von psychotherapeutischem Arbeiten ist immer noch stark von der Richtlinienpsychotherapie geprägt: Es steht genügend Ruhe und Zeit zur Verfügung, um mit einzelnen Patienten im 50-Minuten-Takt über einen längeren Zeitraum Probleme zu analysieren und Lösungen zu erarbeiten. Die psychotherapeutische Einzelsitzungen sind hierbei ein geschützter Raum, in den möglichst wenige Störeinflüsse von außen eindringen sollen. Dieses Vorgehen hat sicherlich seine Berechtigung, ist aber nicht der einzige Weg, wirkungsvolle Psychotherapie zu praktizieren. Der Berufsalltag eines in einer psychosomatischen Reha-Klinik tätigen ärztlichen oder psychologischen Psychotherapeuten unterscheidet sich von dem eines Richtlinienpsychotherapeuten erheblich. Die Besonderheiten des psychotherapeutischen Arbeitens in einer Reha-Klinik sollen im Folgenden genauer herausgearbeitet werden.

Die Rolle als Bezugstherapeut im multiprofessionellen Team

Frühe Konzepte der stationären Psychotherapie versuchten, das Modell der Einzeltherapie in die Klinik zu übertragen: Diese hatte eine Art Hotelfunktion, die Psychotherapie fand idealerweise hochfrequent mit mehreren Einzelstunden oder auch Gruppensitzungen pro Woche relativ „ungestört“ vom Klinikgeschehen statt. Dieses Vorgehen erwies sich allerdings als wenig effektiv, da es genauso gut rein ambulant oder mit Hotelunterbringung hätte durchgeführt werden können und die besonderen Ressourcen der Klinik nicht nutzte.

Die klassische Einzelpsychotherapie ist nur ein Teil der Aufgaben eines Bezugstherapeuten in der Reha-Klinik. Hierfür sollten allerdings genügend zeitliche Ressourcen vorhanden sein. In der Aufnahmewoche sollten 1,5–2 h zur Verfügung stehen, um das **Erstgespräch** durchzuführen, in dem – zumindest nach unserem Verständnis von Psychotherapie – auch eine biografische Anamnese erhoben werden sollte, um im späteren Verlauf entsprechende psychodynamische oder lerntheoretische Zusammenhänge effektiv erarbeiten zu können. Weiterhin gehört in die Aufnahmephase das **Besprechen und Herausarbeiten der Therapieziele.** Der RTS Depressive Störung sieht in den folgenden Wochen als minimale Vorgabe (und dies wird leider oft als Standard gesehen) ein 30-minütiges Einzelgespräch pro Woche vor. Dies reicht i. d. R. nicht, um noch effektiv einzeltherapeutisch arbeiten zu können. Aus Sicht der Autoren wäre daher zumindest für den Anteil der Patienten, bei denen einzeltherapeutisches Arbeiten sinnvoll und notwendig ist, eine Erhöhung dieser Vorgabe auf mindestens zwei ½-stündige Termine pro Woche günstig. Dies würde die Freiheit schaffen, einzel- und bezugstherapeutisches Arbeiten miteinander zu verbinden.

> **! MERKE**
> Aufgabe des Bezugstherapeuten ist es, den Reha-Verlauf als Ganzes mit dem Patienten so zu planen, zu organisieren und zu reflektieren, dass die eingangs erarbeiteten Reha-Ziele erreicht werden können.

Hierbei sind eine regelmäßige Reflexion der Reha-Ziele und ggf. auch deren Anpassung erforderlich. Die Aufgabe des Bezugstherapeuten geht also weit über die Einzeltherapie hinaus. Hierzu gehört es, gemeinsam mit dem Patienten und in Absprache mit dem zuständigen Oberarzt sowie den anderen Mitgliedern des Reha-Teams in der Aufnahmewoche sowohl die geeigneten Psychotherapiegruppen als auch die Angebote von Bewegungstherapie, Psychoedukation, Entspannungstraining, künstlerischen Therapien, Ergo-, Ernährungs- und Sozialtherapie auszuwählen und zu verordnen. Wenn der Bezugstherapeut ein psychologischer Psychotherapeut ist, sollte dies in enger Abstimmung und Koordination mit dem mitbehandelnden Stationsarzt erfolgen.

Im weiteren Verlauf der Rehabilitation geht es dann darum, die Module des individuell zusammengestellten Reha-Programms mit dem Patienten gemeinsam im Auge zu behalten, unter Berücksichtigung folgender Fragen zu reflektieren und ggf. anzupassen:

- Welche Erfahrungen wurden z. B. in der Bewegungstherapie oder in der künstlerischen Therapie gemacht?
- Welche früheren dysfunktionalen Schemata wurden hier aktiviert?
- Welche korrigierenden Erfahrungen waren möglich?
- Welche Ressourcen konnten entdeckt und angewendet werden?

Die Gespräche mit dem Bezugstherapeuten sind der Reflexions- und Integrationsraum für die während der Rehabilitation gemachten Erfahrungen. Probleme aus den Spezialtherapien sollten ebenso wie das Fernbleiben von verordneten Anwendungen in der Einzeltherapie angesprochen und reflektiert werden. Umgekehrt versorgt der Bezugstherapeut die anderen Mitglieder des therapeutischen Teams mit Informationen aus der Einzeltherapie, die zu einem besseren Verständnis des Patienten in den Spezialtherapien beitragen. Am Ende des Aufenthalts ist es Aufgabe des Bezugstherapeuten, mit dem Patienten ein Fazit des Reha-Aufenthalts bzgl. der Reha-Ziele zu erstellen. Er ist federführend für den Reha-Entlassbericht (➤ Kap. 5.8) zuständig – auch in dem Sinne, dass Zuarbeiten anderer Teammitglieder zu einem schlüssigen Gesamtbild zusammengefasst werden.

Wenn der Bezugstherapeut ein ärztlicher Psychotherapeut ist, wird er in den meisten Fällen die somatomedizinische Betreuung mit übernehmen. Ist er psychologischer Psychotherapeut, ist eine enge Absprache und Kooperation mit dem behandelnden Arzt erforderlich. Hierfür ist es hilfreich, wenn beide dem gleichen Team angehören.

Fallbeispiel

Frau F. leidet an einem Fibromyalgiesyndrom. Der Bezugstherapeut hat die Vermutung, dass sie zwischen Schonverhalten und Selbstüberforderung pendelt, die Patientin selbst nimmt dies aber nicht so wahr. In der Teamsitzung berichtet die Bewegungstherapeutin, dass Fr. F. im Nordic Walking stets vor der Gruppe hergelaufen sei und alle Versuche, sie zu überreden, etwas Tempo herauszunehmen, erfolglos geblieben seien. In der folgenden Nordic-Walking-Stunde habe sie dann gefehlt. Der Bezugstherapeut spricht dies bei Fr. F. an, und sie berichtet, nach dem Walking so schlimme Schmerzen gehabt zu haben, dass sie „da nicht mehr hin" wolle. Anhand dieser exemplarischen Situation gelingt es, gemeinsam mit Fr. F. den Teufelskreis aus Selbstüberforderung und Schmerzverstärkung zu thematisieren, und sie kann in der Folge die Hinweise der Bewegungstherapeutin besser annehmen.

Die Aufgaben des Bezugstherapeuten sind also ungleich vielfältiger als die eines Richtlinienpsychotherapeuten (➤ Box 4.3). Hierfür stehen dem Bezugstherapeuten entsprechende Möglichkeiten zur Verfügung: In einer gut organisierten Klinik kann der Bezugstherapeut das therapeutische Milieu (➤ Kap. 5.1) für den Patienten (zumindest in gewissen Grenzen) so weit mitgestalten, dass die Reha-Ziele besser erreicht werden können. Hierfür eignen sich nicht nur die zahlreichen Angebote des multimodalen Konzepts, sondern speziell auch die Option, im Reha-Team einen gemeinsamen Umgang mit dem Patienten zu erarbeiten, was im Bedarfsfall auch ermöglicht, bestimmte Rollen zumindest zeitweise auf unterschiedliche Teammitglieder zu verteilen (z. B. dass einige vor allem supportive Ansprechpartner sind, während andere besonders die Anforderungen der Realität kommunizieren).

BOX 4.3

Aufgaben eines Bezugstherapeuten in der Rehabilitation

- Erheben der Anamnese, des psychopathologischen Befunds und der biografischen Anamnese
- Erarbeiten der Reha-Ziele gemeinsam mit dem Patienten
- Erstellen eines lerntheoretischen oder psychodynamischen Bedingungsmodells als Grundlage der Therapie
- Zusammenstellen des Therapieplans und gemeinsames Besprechen mit dem Patienten
- Klassische Einzelpsychotherapie
- Reflektieren und Integrieren der vom Patienten in den einzelnen Bestandteilen des multimodalen Reha-Konzepts gemachten Erfahrungen – ggf. Thematisieren von Problemen und Konflikten
- Fallbezogene Kommunikation mit den anderen Mitgliedern des therapeutischen Teams
- Mitarbeit bei der sozialmedizinischen Beurteilung
- Erstellen des Reha-Entlassberichts, ggf. unter Integration der Arbeit anderer Teammitglieder

Gruppentherapeutischer Schwerpunkt

Gruppentherapie ist nicht unbedingt beliebt – weder bei Therapeuten noch bei Patienten (Senf und Köllner 2010). Die Gruppe stellt Patienten vor Herausforderungen wie Aufbau von Vertrauen im größeren Rahmen, Abgrenzung und innere Distanzierung (von den vermeintlichen Bewertungen der anderen Gruppenmitglieder) oder Selbstbehauptung (in der Gruppe seinen Raum einfordern). Gleichzeitig bietet sie damit aber gerade im stationären Setting auch die Chance, interaktionellen Herausforderungen zu begegnen und zu lernen, diese zu bewältigen (Mattke et al. 2015). Vielfach wird sie nur als Billigvariante der Einzeltherapie angesehen. Dies widerspricht aber diametral den Ergebnissen der Psychotherapieforschung (Strauß 2020).

! MERKE

Bei vielen Störungsbildern ist Gruppentherapie bei deutlich effizienterer Ausnutzung der therapeutischen Ressourcen genauso effektiv wie Einzeltherapie, in einzelnen Bereichen (vor allem wenn es um Interaktion der Probleme geht) sogar effektiver.

Hinzu kommt, dass Einzeltherapie den Rehabilitanden meist am Wohnort zumindest nach einer gewissen

Wartezeit zur Verfügung steht, während effektive und vor allem störungsspezifische Gruppenkonzepte i. Allg. immer noch absolute Mangelware sind. Reha-Kliniken bieten aufgrund ihrer Größe und der Möglichkeit zur Spezialisierung i. d. R. störungsspezifische Gruppenkonzepte an, die durch entsprechende Angebote der Psychoedukation wirkungsvoll ergänzt werden können. Gleichzeitig bieten sie jungen Kolleginnen und Kollegen die Chance, gruppentherapeutisches Arbeiten zu erlernen. Dies kann als besondere Ressourcen der Reha-Kliniken angesehen werden.

Als **verfahrensübergreifende Wirkfaktoren** der Gruppentherapie gelten: supportiver Faktor, Selbstöffnung und Katharsis, interpersonelles Lernen und psychologische Arbeit (Mattke und Weber 2020). Gerade dem interpersonellen Lernen kommt bei berufsbezogenen Problemlagen oft eine besondere Bedeutung zu. Eine organisatorische Herausforderung für Reha-Kliniken ist es, Gruppen- und Einzeltherapie sinnvoll zu integrieren. Wünschenswert wäre es, wenn Einzel- und Gruppentherapie durch den gleichen Therapeuten angeboten werden könnten. Gerade aufgrund der geringen zeitlichen Ressourcen für die Einzeltherapie und des begrenzten Rahmens der Gruppentherapie (meist nur 10 Sitzungen und weniger) kann dies die therapeutische Beziehung intensivieren und die Effektivität des therapeutischen Arbeitens erhöhen. Leider ist dies aufgrund organisatorischer Probleme und geringer Personalressourcen nur in einem eher kleinen Teil der Klinik möglich. Wenn Einzel- und Gruppentherapie von unterschiedlichen Therapeuten durchgeführt werden, so muss durch interne Kommunikation sichergestellt werden, dass das therapeutische Vorgehen abgestimmt und koordiniert wird. Idealerweise gelingt dies, wenn beide im gleichen Team arbeiten und sich in der Teamsitzung regelmäßig austauschen können. Eine Alternative ist die zeitnahe und individuelle Dokumentation der Verläufe, die von beiden Therapeuten im Klinik-Informationssystem eingesehen werden kann.

Zur **inhaltlichen Gestaltung** der Gruppentherapie gibt es verschiedene Möglichkeiten:

- Interaktionell geprägte Konzepte, die wenn möglich mit gemeinsam aufgenommenen Patienten in einer geschlossenen Gruppe mit meist 3–4 Sitzungen pro Woche arbeiten. In diesem Konzept hat die Einzeltherapie nur einen sehr geringen Stellenwert.
- Störungsspezifische integrative Gruppen, die entweder mit 2 × 90 min / Woche über die ganze Reha laufen und therapeutisch geprägt sind, oder kürzere Gruppen, die eher psychoedukativ geprägt sind. Integrative Gruppen werden meist als offene Gruppen angeboten.
- Kombination aus integrativen und thematisch offenen Gruppen (z. B. 2 × 90 min thematisch offene integrative Gruppe und 1 × 90 min themenspezifische Basisgruppe pro Woche).

Je nach Klinikkonzept werden Gruppen in Reha-Kliniken als offene („slow open“) oder geschlossene Gruppen angeboten. Eine Überlegenheit eines dieser beiden Formate konnte in Studien bisher nicht nachgewiesen werden (Melicherova und Köllner 2020).

Fallbeispiel

Herr G. hat eine chronifizierte Depression und eine ängstliche (vermeidende) Persönlichkeitsstörung. Er ist seit mehr als 1 Jahr arbeitsunfähig, lebt allein und hat sich sozial sehr zurückgezogen. Als er bei der Aufnahme hört, dass zur Rehabilitation auch Gruppentherapie gehört, löst dies massive Ängste in ihm aus, weshalb er am liebsten sofort wieder abreisen möchte. Durch behutsame Intervention des Bezugstherapeuten und auch mithilfe einfühlsamer Mitpatienten (siehe Beschreibung des Patensystems in ➤ Kap. 5.1) gelingt es jedoch, ihn trotz seiner Vorbehalte zur Teilnahme an der Therapiegruppe zu motivieren. In der wöchentlich stattfindenden Abschlussrunde für alle Patienten, deren Entlassung aus der Klinik bevorsteht (etwa 25), ergreift er das Wort und berichtet, dass er ganz entgegen seiner ursprünglichen Erwartung vor allem von der Gruppentherapie profitiert habe. Es falle ihm nun wesentlich leichter, sich anderen gegenüber zu öffnen, und er wisse, dass er sich nicht mehr so isolieren dürfe. Er ist sehr motiviert, an einer Reha-Nachsorgegruppe teilzunehmen.

Psychoedukation und allgemeine Gesundheitsbildung

Auch aufgrund des begrenzten Zeitrahmens ist Psychotherapie in der Rehabilitation stärker von Psychoedukation geprägt als in anderen Settings (s. auch ➤ Kap. 4.3). Hinzu kommt, dass Rehabilitation auch einen Auftrag zur allgemeinen Gesundheitsbildung i. S. des biopsychosozialen Modells hat. Wichtige Reha-Ziele können daher auch Nikotinfreiheit oder Gewichtsreduktion sein. Auf beiden Feldern hat sich Verhaltenstherapie als effektiv erwiesen, sodass auch hier ein psychotherapeutisches Aufgabengebiet liegt.

Begrenztheit der Therapiedauer

Stärker als in der ambulanten Psychotherapie und in der Krankenhausbehandlung ist in der Rehabilitation die Dauer der therapeutischen Beziehung begrenzt. Da Rehabilitation i. d. R. heimatfern durchgeführt wird, ist eine ambulante Nachbetreuung meist nicht möglich. Allerdings ist diese wegen der strikten Trennung der Sektoren auch in der Krankenhaus-Psychosomatik i. d. R. nicht vorgesehen. Ein Nachteil hierbei ist, dass die Therapeuten in Reha-Kliniken gewöhnlich kein Feedback darüber erhalten, was ihren Patienten der Reha-Aufenthalt längerfristig gebracht hat. Auch über die Umsetzung empfohlener Maßnahmen bis hin zur Leistung zur Teilhabe am Arbeitsleben gibt es kein Feedback. Dies ist sowohl im Rahmen der therapeutischen Ausbildung, aber auch i. S. eines lebenslangen therapeutischen Lernprozesses bedauerlich. Einige Kliniken bieten daher (nicht nur unter diesem Aspekt) einmal im Jahr Treffen für ehemalige Patienten an.

Arbeit mit einer eher psychotherapiefernen Klientel

Da die Reha-Maßnahme bei einem Teil der Patienten von Kostenträgern angestoßen wird, kommen diese zunächst eher fremdmotiviert in die Klinik. Dies macht das therapeutische Arbeiten zumindest in der Initialphase meist schwerer. Wenn primär ein Rentenbegehren vorliegt, kann es in Einzelfällen auch unmöglich sein, ein therapeutisches Arbeitsbündnis zu entwickeln. Allerdings haben immer mehr Kliniken effektive Konzepte entwickelt, um auch bei dieser Patientengruppe einen therapeutischen Ansatz oder zumindest einen Weg der Klärung zu finden. In der heterogenen Zusammensetzung der Rehabilitanden liegt aber auch eine besondere Chance: Nicht selten lernen in der Reha-Klinik Menschen Psychotherapie erstmals in ihrem Leben kennen, die hiervon nachhaltig profitieren können und diese Chance ohne Rehabilitation nicht gehabt hätten. Reha-Kliniken sind also eine Möglichkeit, Menschen Psychotherapie nahezubringen, die diesbezüglich aufgrund ihres sozialen Status oder anderer Barrieren eher benachteiligt sind.

Berufliche Orientierung

Menschen verbringen einen erheblichen Teil ihrer wachen Lebenszeit im beruflichen Umfeld. Arbeit ist ein wesentlicher Faktor für die Aufrechterhaltung der seelischen Gesundheit (Gündel et al. 2020). In der Richtlinienpsychotherapie spielen berufliche Themen allerdings häufig noch eine eher geringe Rolle. Die psychosomatische Rehabilitation mit ihrem expliziten Berufsbezug hilft hier, einen blinden Fleck kleiner zu machen. Psychotherapeuten in der Rehabilitation können eng mit Sozialarbeitern zusammenarbeiten, um berufsbezogene Lösungen zu erarbeiten und deren Umsetzung in die berufliche Realität der Patienten vorzubereiten. Im Rahmen der Medizinisch-beruflich orientierten Rehabilitation (MBOR, ➤ Kap. 9.2) wurden Konzepte entwickelt, um berufliche Problemlagen explizit in den psychotherapeutischen Fokus zu holen.

Sozialmedizinische Beurteilung

Eine Besonderheit im Reha-Setting ist, dass am Ende des Aufenthalts explizit eine sozialmedizinische Beurteilung erfolgt. Hier vermischen sich die Ebenen Therapeut und Gutachter. Jedes einzelne Klinikteam muss Lösungen entwickeln, um mit dieser Doppelfunktion umzugehen. In vielen Kliniken erfolgt zumindest die endgültige sozialmedizinische Einschätzung durch Ober- und Chefärzte, also außerhalb der eigentlichen therapeutischen Beziehung. Trotzdem kann die therapeutische Beziehung durch diesen Aspekt belastet sein.

TIPP

Daher ist es für das Reha-Team und insbesondere für den Bezugstherapeuten sehr empfehlenswert, mit dieser Doppelfunktion möglichst schon zu Beginn der Rehabilitation offen umzugehen, damit beim Patienten nicht das Gefühl eines Vertrauensbruchs entsteht.

Die sozialmedizinische Beurteilung kann auch eine Ressource sein, das in der Therapie Erarbeitete in der Lebenswelt des Patienten umzusetzen, sei es durch Leistung zur Teilhabe am Arbeitsleben, durch eine stufenweise Wiedereingliederung oder durch eine Teilberentung. Auch die frühzeitige Festlegung, dass keine Einschränkung des Leistungsvermögens gesehen wird und ein beruflicher Wiedereinstieg nun notwendig wird, kann therapeutische Ressourcen wecken.

Umgekehrt endet der therapeutische Behandlungsauftrag i. d. R. nicht mit der Feststellung eines aufgehobenen Leistungsvermögens für den allgemeinen Arbeitsmarkt. Auch die Phase des Abschieds aus dem Erwerbsleben stellt eine große Herausforderung für die Patienten dar, bei deren Bewältigung sie nicht selten Unterstützung benötigen.

LITERATUR

Bassler M. Laufendes Rentenverfahren und Psychotherapie. Aspekte der Beziehungsgestaltung. PiD 2016; 7 (2): 74–77.

DRV – Deutsche Rentenversicherung Bund (Hrsg.). Positionspapier der Deutschen Rentenversicherung zur Bedeutung psychischer Erkrankungen in der Rehabilitation und bei Erwerbsminderung. Berlin 2014; www.deutsche-rentenversicherung.de/SharedDocs/Downloads/DE/Experten/infos_reha_einrichtungen/konzepte_systemfragen/positionspapiere/pospap_psych_Erkrankung.html (letzter Zugriff: 24.4.2020).

DRV – Deutsche Rentenversicherung Bund. Reha-Therapiestandards Depressive Störungen. Berlin: Stand 2016; www.deutsche-rentenversicherung.de/SharedDocs/Downloads/DE/Experten/infos_reha_einrichtungen/quali_rehatherapiestandards/Depression/rts_depression_download.pdf;jsessionid = 2B9815A3CBD129FC3D8E8301D67 7A187.delivery2-1-replication?__blob = publicationFile&v = 2 (letzter Zugriff: 24.4.2020).

Flückiger C. Psychotherapieintegration aus störungsspezifischer und transdiagnostischer Perspektive – evidenzbasierte Praxis am Beispiel der generalisierten Angststörung. In: Senf W, Broda M, Voos D, Neher M (Hrsg.). Praxis der Psychotherapie. Stuttgart: Thieme 2020, S. 277–290.

Grawe K, Donati R, Bernauer F. Psychotherapie im Wandel – Von der Konfession zur Profession. Göttingen: Hogrefe 1994.

Gündel H, Köllner V, Hölzer M. Arbeitswelt und seelische Gesundheit. In: Senf W, Broda M, Voos D, Neher M (Hrsg.). Praxis der Psychotherapie. Stuttgart: Thieme 2020, S. 711–716.

Kessemeier F, Stöckler S, Petermann F et al. Die Bedeutung von Arbeitsmotivation für den Reha-Erfolg. Rehabilitation 2018; 57(4): 256–264.

Köllner V. Psychosomatische Rehabilitation. Psychotherapeut 2014; 59: 485–502.

Köllner V. Positionspapier der Deutschen Gesellschaft für klinische Psychotherapie, Psychosomatische Prävention und Rehabilitation (DGPPR) zur Medizinisch-beruflich orientierten Rehabilitation (MBOR). Ärztl Psychother 2018; 13: 263–265.

Köllner V, Stock Gissendanner S. Medizinisch-beruflich orientierte Rehabilitation (MBOR) in der Psychosomatik. In: Schmid-Ott G, Wiegand-Grefe S, Jacobi C et al. (Hrsg.). Psychosomatische Rehabilitation. Stuttgart: Schattauer 2015, S. 293–305.

Linden M. Therapeutisches Milieu. Healing Environment in medizinischer Rehabilitation und stationärer Behandlung. Berlin: Medizinisch Wissenschaftliche Verlagsgesellschaft 2011.

Mattke D, Streeck U, König O. Praxis stationärer und teilstationärer Gruppentherapie. Stuttgart: Klett-Cotta 2015.

Mattke D, Weber R. Auf der Suche nach dem Heiligen Gral – Wirkfaktoren der Gruppenpsychotherapie. PiD 2020; 20(2): 24–29.

Melicherova U, Köllner V. Offen oder geschlossen? Das ist hier die Frage! PiD 2020; 20(2): 76–79.

Orlinsky DE. Learning from many masters. Ansätze zu einer wissenschaftlichen Integration psychotherapeutischer Behandlungsansätze. Psychotherapeut 1994; 39: 2–9.

Senf W, Köllner V. Machen Sie eigentlich gerne Gruppentherapie? Editorial. Ärztl Psychother 2010; 5: 217–219.

Senf W, Broda M, Wilms B, Voos D, Neher M. Allgemeine integrative Psychotherapie. In: Senf W, Broda M, Voos D, Neher M (Hrsg.). Praxis der Psychotherapie. Stuttgart: Thieme 2020, S. 302–331.

Simmel E. Die psychoanalytische Behandlung in der Klinik: Erweiterte Fassung eines auf dem X. Internationalen Psychoanalytischen Kongreß zu Innsbruck am 3. September 1927 gehaltenen Vortrags. Int Zschr Psychoanalyse 1928; 14(3): 352–370.

Strauß B. Evidenz der Gruppenpsychotherapie – aktuelle Ergebnisse. PiD 2020; 20(2): 17–23.

von Uexküll T. Grundfragen der psychosomatischen Medizin. Hamburg: Rowohlt 1963.

von Weizsäcker E. Arzt und Kranker. Leipzig: Koehler & Amelang 1950.

Wasilewski J, Otto J, Linden M. Zunahme der Selbstpflege statt der Widerstandsbereitschaft bei Belastungen: Haupt- oder Nebenwirkung in der medizinisch-beruflich orientierten psychosomatischen Rehabilitation? Psychother Psychosom Med Psychol 2018; 68: 417–422.

4.3 Psychoedukation und Gesundheitsförderung

Heiner Vogel und Hermann Faller

Zur Orientierung

- Psychoedukation und Patientenschulung bieten in der psychosomatischen Rehabilitation eine entscheidende Erweiterung der Angebote.
- In strukturierter Form werden indikationsbezogen die wesentlichen Grundlagen für die Behandlung erläutert; Schulungen können so die psychotherapeutischen Angebote i. e. S. ergänzen.
- Durch die Nutzung der Gruppe und moderner didaktischer Ansätze bieten sich auch zusätzliche Vermittlungs- und Lernchancen für die Rehabilitanden.
- Entscheidend ist die spezifische Kompetenz des Dozenten zur Durchführung von interaktiven, lernzielorientierten Gruppenprozessen, die eine entsprechende Basisweiterbildung und regelmäßige Fortbildung voraussetzt.

4.3.1 Begriff und Konzept

Psychoedukation und Patientenschulung sind wichtige Behandlungsbausteine in der modernen Gesundheitsversorgung bei Menschen mit psychischen, psychosomatischen und somatischen Erkrankungen, speziell auch in der medizinischen Rehabilitation.

Unter **Patientenschulungen** werden zumeist strukturierte, manualisierte Gruppenprogramme für Patienten mit (chronischen) Erkrankungen verstanden. Sie sollen den Patienten helfen, ihre Krankheit und die Behandlung zu verstehen, die Behandlung mitzugestalten und selbstbestimmt mit den Folgen ihrer Erkrankung umzugehen. Patientenschulungen setzen sich aus mehreren Schulungseinheiten zusammen, verwenden frontale und interaktive Methoden und beziehen mehrere Interventionsebenen (Kognition, Emotion, Motivation, Verhalten) ein. Im optimalen Fall sind die Programme evaluiert; die Manualisierung ist die notwendige Voraussetzung. Die entsprechende Anleitung, Schulung und Supervision der Dozenten / Schulungsleiter ist wiederum eine wichtige Voraussetzung, um eine manualgetreue Umsetzung in der Routine zu gewährleisten (Ströbl et al. 2007; Küffner und Reusch 2014).

Im deutschen Sprachraum wird „Patientenschulung" vielfach synonym mit „Psychoedukation" gebraucht, in der Deutschen Rentenversicherung ist auch noch der Begriff **Gesundheitstraining** verbreitet (Faller und Meng 2016; Reusch und Vogel 2017). Als psychoedukative Programme i. e. S. werden Schulungsprogramme für Menschen mit psychischen Störungen und ihre Angehörigen bezeichnet (Bäuml et al. 2016; Kleinstäuber und Hiller 2015).

Psychoedukation bzw. Patientenschulung findet sowohl im Gruppen- als auch im Einzelsetting statt. Die Übergänge zur psychotherapeutischen Arbeit sind in beiden Bereichen fließend. Gerade in der modernen Verhaltenstherapie stellen die gemeinsame Erarbeitung eines für den Patienten verständlichen Modells für die Entstehung der eigenen Störung, die Vermittlung wichtiger Informationen und sinnvoller Behandlungsansätze sowie die Motivierung zum Selbstmanagement die Basis einer erfolgreichen Therapie dar.

Moderne Reha-Einrichtungen nutzen multidisziplinäre und multimodale Behandlungskonzepte, in denen die Mitarbeiter aus verschiedenen Berufsgruppen unterschiedliche Behandlungsbausteine umsetzen, die sich sinnvoll ergänzen.

! MERKE

Psychoedukation und Patientenschulung umfasst in diesem Kontext einen Behandlungsbaustein, in dem ergänzend und vertiefend zu den psychotherapeutischen Aufgaben die didaktisch geeignete, strukturierte Vermittlung von notwendigem krankheitsbezogenem Wissen und von Behandlungs-, insbesondere von Selbstbehandlungsmöglichkeiten im Vordergrund steht. Dabei wird, nicht allein aus ökonomischen, sondern vor allem aus didaktischen Gründen der Gruppenkontext genutzt, um die Inhalte besser und nachhaltiger zu vermitteln.

Die Gruppe bietet hier, genauso wie die Gruppenpsychotherapie, die Chance zur Einbeziehung der gleichbetroffenen Mitpatienten. Diese können ihre eigenen Erfahrungen mit der Krankheit und der Behandlung, ihre Verständnisprobleme und Umsetzungshindernisse sowie Lösungen einbringen, und sie können für die Patienten sozusagen auf Augenhöhe vieles deutlich überzeugender und verständlicher erklären als ein Dozent im Frontalvortrag.

Entsprechend dem biopsychosozialen Ansatz der medizinischen Rehabilitation geht es bei den meisten Rehabilitanden nicht nur um die Behandlung der Störung, welche die Reha-Bedürftigkeit begründete („Reha-Indikation"). Vielmehr werden alle für die Gesundheit des individuellen Rehabilitanden und seine (Wieder-)Eingliederung wesentlichen Themen behandelt, also zumeist auch allgemeine (störungsübergreifende oder störungsunabhängige) Themen wie Stressverhalten, berufsbezogene Problemstellungen, soziale Kompetenz, Entspannungsfähigkeiten, Adipositas, Rauchverhalten u. Ä. Auch hier bieten moderne medizinische Reha-Einrichtungen differenzierte Angebote. Sie werden dann vielfach als Angebote zur (allgemeinen) Gesundheitsförderung / Gesundheitsbildung oder oft auch als Gesundheitstraining bezeichnet, weil sie sich – im Unterschied zur Patientenschulung oder Psychoedukation – nicht mit einzelnen Krankheiten bzw. Behandlungsindikationen beschäftigen.

4.3.2 Ziele und Inhalte

In der Psychoedukation und Patientenschulung geht es zunächst darum, neben krankheits- und gesundheitsrelevanten Informationen vor allem neue Verhaltensweisen und Einstellungen zu vermitteln und einzuüben, sodass damit neue, positive Erfahrungen gesammelt werden können. Dies soll dazu beitragen, einen Einstellungswandel hin zur Übernahme von mehr Verantwortung für die eigene Gesundheit zu bewirken. Bereitschaft und Fähigkeit zur Selbstbehandlung bzw. zur Mitwirkung an der Behandlung, zur angemessenen Inanspruchnahme von Gesundheitsleistungen (Empowerment) und zur Umsetzung eines gesundheitsförderlichen Lebensstils (Lebensstiländerung) sollen gefördert werden. Schließlich soll der Patient in die Lage gebracht werden, in der Interaktion mit Professionellen möglichst gleichberechtigt mitzuwirken (partizipative Entscheidungsfindung).

Bausteine und Themen, die häufig curricular als Seminareinheiten umgesetzt werden:

- **Die Erkrankung und ihre Symptome:** Der Betroffene soll Näheres über seine Erkrankung erfahren, damit er sich seine Beschwerden und ihre Entwicklung besser erklären kann. Hierzu gehören der normale Verlauf, die Häufigkeit sowie mögliche Folgen. Neben dem besseren Verständnis der eigenen Beschwerden dient dies auch dazu, mögliche Schamgefühle zu reduzieren, weil man als Betroffener nicht allein ist. Entlastend kann es auch sein zu erfahren, dass eine Krankheit vorliegt und dass diffuse Schuld- und Schamgefühle, wie sie sich bei psychisch kranken Menschen häufig finden, keine Grundlage haben.
- **Die Entstehung der Störung und relevante Einflussfaktoren:** Ein Verständnis der (psychosozialen) Einflussfaktoren und der Hintergründe der Störung im Zusammenhang mit der eigenen Lebensgeschichte bietet eine wesentliche Grundlage, um Interventions- und Selbstbehandlungsansätze abzuleiten und zu begründen. Zusätzlich kommt dies dem Bedürfnis vieler Menschen entgegen, bestehende Probleme und Symptome besser zu verstehen. Beides ist eine wichtige Voraussetzung für die aktive Mitwirkung des Rehabilitanden in der weiteren Therapie. Nicht selten erfordert die Umsetzung dieses Punktes einiges Geschick, denn es ist nicht immer einfach, eine nachvollziehbare Verknüpfung mit der Biografie des Patienten herzustellen und somit ein individuelles Störungsmodell zu erarbeiten, zumal in der Gruppe, wenn gleichzeitig die persönliche Verschwiegenheit gewahrt bleiben muss.
  Ferner muss berücksichtigt werden, dass das bereits bestehende subjektive Krankheitsmodell des Patienten nicht immer mit demjenigen kompatibel ist, das unter psychotherapeutischem / psychosomatischem Blickwinkel begründet werden kann und sollte. Das Modell des Patienten sollte nicht zu früh infrage gestellt werden, vielmehr kann es als Ausgangspunkt genommen und möglicherweise um den Einflussfaktor „Stress" ergänzt werden, der im Weiteren vertieft und ausgeweitet werden kann. Wichtig ist es auch, besonders bei Patienten mit somatoformen Störungen, eine vorsichtige Offenheit für die Bedeutung psychischer und psychosozialer Aspekte für den Krankheits- und damit auch für den Behandlungsverlauf zu erarbeiten.
- **Behandlungsmethoden und -ansatzpunkte, insbesondere der eigene Beitrag zur Behandlung:** Um in der Behandlung aktiv und überzeugt mitzuwirken, benötigt der Patient verständliche und sachgerechte Informationen über die verschiedenen Behandlungsoptionen, ihre

Wirkungen und ihre Voraussetzungen. Sie sollten sich im besten Fall an den zuvor angesprochenen Informationen über die Entstehung der Störung ableiten lassen. Neben den Chancen sollten aber auch die Anforderungen und Risiken sachlich angesprochen werden, damit der Patient eine informierte Entscheidung über die Behandlungsoption treffen kann.
Bei Menschen mit psychischen Störungen kann es auch sehr praktisch werden, indem bereits erste Behandlungsbausteine vermittelt und geübt werden. Gerade das Zusammenspiel der verschiedenen Behandlungsbausteine in der Rehabilitation, die teilweise eine erhebliche Eigenleistung verlangen und vielfach auch vom Patienten allein fortgeführt werden sollen, erfordert ein verständliches Modell dafür, in welcher Form dies bei der vorliegenden eigenen Erkrankung nützlich sein kann.

- **Bedeutung und Wirkung der Pharmakotherapie:** Bei vielen Erkrankungen sind Medikamente essenziell; auch bei vielen psychischen Erkrankungen stellen Psychopharmaka einen wesentlichen Baustein der Behandlung dar, der aber oft kritisch oder ambivalent gesehen wird. Hier ist verständliche Information wichtig, die Vorurteile, aber auch unrealistische, übertriebene Erwartungen reduzieren hilft.
- **Gesundheitsverhalten, Lebensstil und Rückfallprävention:** Viele Aktivitäten des Alltags, Gewohnheiten und Einstellungen, die das Gesundheitsverhalten des Einzelnen ausmachen, spielen eine wichtige Rolle für die Nachhaltigkeit von Veränderungen und damit auch für den weiteren Verlauf der Erkrankung, z. B. körperliche Aktivität, gesunde Ernährung und Tabakabstinenz. Hierzu gehören auch Verhaltensweisen der sekundären Prävention, die einen Rückfall verhindern bzw. darauf hinweisen, dass eine Verschlechterung besonderer Aufmerksamkeit bedarf („Warnsignale"). Weil hier besondere Herausforderungen, aber auch Chancen liegen, sollten ausführliche Erläuterungen gegeben und Techniken vermittelt werden, wie entsprechende Verhaltensänderungen erreicht werden können.
- **Krankheitsbewältigung:** Chronische Krankheiten, insbesondere auch psychische Störungen, bedeuten für die Patienten Selbstzweifel, Schamgefühl oder führen auch zu Ängsten vor einem Rückfall oder dem Fortschreiten der Krankheit. Diese Belastungen der Lebensqualität müssen ein Thema in der Schulung sein, und es sollten Hilfen zur Bearbeitung negativer Gefühle vermittelt und eingeübt werden.
- **Kommunikation mit Nichtbetroffenen:** Der soziale Rückzug vieler Betroffener ist ein häufiges Problem, das sich mit bestehenden Schamgefühlen und Ängsten erklären lässt. Die Kommunikation mit Arbeitskollegen und Vorgesetzten, aber auch mit Angehörigen und Freunden ist oft erheblich eingeschränkt. Der daraus resultierende Teufelskreis sollte in der Schulung behandelt und es sollte vermittelt werden, wie der Patient trotz bestehender Schwierigkeiten in seinem sozialen Umfeld adäquat über seine Erkrankung und deren Folgen sprechen kann.

4.3.3 Konzepte der Psychoedukation und ihre Umsetzung

Das Handbuch von Bäuml et al. (2016) weist für beinahe alle Diagnosebereiche, speziell im Bereich der psychischen Störungen, zumeist mehrere ausgearbeitete Schulungsprogramme nach. Über die Schulungsdatenbank im Online-Portal des Vereins Zentrum Patientenschulung und Gesundheitsförderung lassen sich aktuell 158 Schulungsprogramme zu unterschiedlichen Indikationsbereichen und Fragestellungen identifizieren, die dort jeweils hinsichtlich ihrer Inhalte und Rahmenbedingungen, der theoretischen und empirischen Grundlagen und der Bezugsquellen näher beschrieben sind (ZEPG 2019).

TIPP

Wertvolle Unterstützung für die Entwicklung von Patientenschulungen und Psychoedukation sowie für die Übersicht über Trainerschulungen und veröffentlichte Schulungskonzepte bietet das **Zentrum Patientenschulung und Gesundheitsförderung e. V.** (www.ZePG.de).
Weitere wichtige hilfreiche Quellen:

- Bäuml J, Behrendt B, Henningsen P, Pitschel-Walz G (Hrsg.). Handbuch der Psychoedukation für Psychiatrie, Psychotherapie und Psychosomatische Medizin. Stuttgart: Schattauer 2016.
- Küffner R, Reusch A. Schulungen patientenorientiert gestalten – Ein Handbuch des Zentrums Patientenschulung. Tübingen: dgvt 2014.

Die Programme folgen zumeist einem ähnlichen Konzept: Nach der Beschreibung von Grundlagen und übergreifenden Zielen des Programms geht es um die Darlegung der Rahmenbedingungen und der didaktischen Methoden. Schließlich werden die einzelnen Schulungseinheiten oder Bausteine näher beschrieben – über die curricularen Lernziele und die Teilziele und die darauf bezogenen Methoden. In der Regel werden Materialien (Folien / Arbeitsblätter etc.) mitgeliefert, und es folgen Vorschläge für den Umgang mit schwierigen Situationen in der Schulung. Eine nützliche Struktur für Schulungen, die ein idealtypisches Schulungskonzept beschreibt, wird im Arbeitsbuch von Küffner und Reusch (2014) ausgearbeitet.

Die Didaktik moderner Konzepte von Patientenschulung und Psychoedukation sieht für die Schulungsteilnehmer eine aktive Rolle vor; der traditionelle Frontalunterricht taucht meist nur noch in Form von Impulsbeiträgen auf (Faller et al. 2011a). Wissensvermittlung wird auf die wesentlichen Inhalte begrenzt, damit bestimmte Zusammenhänge und Entwicklungen verständlich gemacht und Behandlungs- sowie notwendige Verhaltensänderungen begründet werden können. Auch werden die Qualitätskriterien guten Unterrichts übernommen (Feicke und Spörhase 2012), d. h. insbesondere klare Strukturierung, ein teilnehmerorientiertes Sozialklima, verständliche Sprache und kognitive Aktivierung. Schulungsprogramme sollten von den Bedürfnissen der Teilnehmer, ihren Problemen, Motiven und Zielen ausgehen und diese aktiv ansprechen und einbeziehen. Dies fördert das Engagement der Teilnehmer und eigenverantwortliches Handeln. Deshalb gehören aktivierende Methoden (z. B. Diskussion, Kleingruppenarbeit oder Rollenspiel) zum ständigen Repertoire in der gesamten Schulung.

Je nach Baustein der Schulung (Wissensvermittlung, Fertigkeitentraining, Einstellungsänderung) stehen unterschiedliche didaktische Methoden im Vordergrund (Faller et al. 2011b; Faller und Meng 2016):

- **Wissensvermittlung** kann durch einen strukturierten Impulsvortrag mit Beispielen aus dem Alltagsleben der Teilnehmer erfolgen, orientiert an ihrem Informationsstand und Informationsbedürfnis. Die Aktivierung der Teilnehmer im Anschluss an einen Vortrag ist wichtig, um die vermittelten Informationen mit dem Vorwissen und den subjektiven Krankheitstheorien der Teilnehmer zu verknüpfen und dadurch zu stabilisieren.
- **Einstellungsänderungen** können wiederum am besten durch Aktivierung der bisherigen Kognitionen, Emotionen und Motive der Teilnehmer erreicht werden (auch: Motivierende Gesprächsführung).
- Beim **Erwerb von Handlungskompetenzen** steht schließlich das praktische Üben, z. B. auch in Rollenspielen, im Vordergrund. Hier geht es um die Förderung von Selbstwirksamkeitserwartungen und neuen Erfahrungen.

TIPP

Aktivierende Methoden nutzen – ergänzend zu Impulsvorträgen (nach Küffner und Reusch 2014)

- Partnerübung: Interview – Murmelgruppe
- Gruppenarbeit / Kleingruppenarbeit mit Aufgaben zur Vertiefung, z. B. Pro- und Kontraargumente sammeln, Konsequenzen-Torte malen
- Selbstbeobachtungsbögen
- Handlungsplanung: Stundenpläne und Hindernisse vordenken
- Rückfall (Rückfallbewältigung) planen, Plan B ausarbeiten
- Elektronische Hilfen nutzen (z. B. Erinnerungsfunktionen im Handy)

Der **Empowerment-Ansatz** als übergreifendes Konzept führt zu einer neuen Rolle des Dozenten, der nunmehr den Patienten als Hauptakteur für die Behandlung seiner Erkrankung ansieht. Er kann ihm helfen, das Krankheitsmanagement in die eigene Hand zu nehmen, indem er notwendige Informationen vermittelt, mit dem Patienten die Vor- und Nachteile von Behandlungsstrategien und Lebensstiländerungen abwägt und schließlich gemeinsam mit ihm mögliche Barrieren herausarbeitet und ihn bei der Entscheidungsfindung unterstützt.

4.3.4 Ausblick

Die konzeptionelle Ausgestaltung und differenzierte Ausarbeitung der Konzepte von Psychoedukation und Patientenschulung in den zurückliegenden Jahren hat dazu beigetragen, dass dieser Behandlungsbaustein inzwischen einen unverzichtbaren Platz im multidisziplinären und multimodalen Gesamtkonzept der

Rehabilitation bei Menschen mit psychischen und psychosomatischen Erkrankungen einnimmt. Gerade in Reha-Einrichtungen stellen sie eine wertvolle und nachweislich effektive Bereicherung des Gesamtbehandlungsprogramms dar (Faller et al. 2011b). Diese Entwicklung ist noch nicht abgeschlossen.

Die Vermittlung von Schulungsfertigkeiten, zumal im Gruppensetting, ist in der Aus- und Weiterbildung von Ärzten und Psychotherapeuten noch kein regelmäßiger Bestandteil. Umso wichtiger ist es, dass genügend Fortbildungen dazu angeboten werden und die Schulungsdozenten in den Reha-Einrichtungen entsprechende Angebote auch wahrnehmen. Genauso wichtig ist es aber auch, dass die Qualität der Schulungsdurchführung durch Nutzung evaluierter Programme und regelmäßige Supervision der Dozenten in den Reha-Einrichtungen gesichert wird (Ströbl et al. 2009).

LITERATUR

Bäuml J, Behrendt B, Henningsen P, Pitschel-Walz G (Hrsg.). Handbuch der Psychoedukation für Psychiatrie, Psychotherapie und Psychosomatische Medizin. Stuttgart: Schattauer 2016.

Faller H, Meng K. Patientenschulung. In: Bengel J, Mittag O (Hrsg.). Psychologie in der medizinischen Rehabilitation. Heidelberg: Springer 2016, S. 125–134.

Faller H, Reusch A, Meng K. Innovative Schulungskonzepte in der medizinischen Rehabilitation. Bundesgesundheitsblatt 2011a; 54: 444–450.

Faller H, Reusch A, Meng K. DGRW-Update: Patientenschulung. Rehabilitation 2011b; 50: 284–291.

Feicke J, Spörhase U. Impulse aus der Didaktik zur Verbesserung von Patientenschulungen. Rehabilitation 2012; 51: 300–307.

Kleinstäuber M, Hiller W. Psychoedukative Ansätze und Legitimierung. In: Rief W, Henningsen P (Hrsg.). Psychosomatik und Verhaltensmedizin. Stuttgart: Schattauer 2015, S. 330–352.

Küffner R, Reusch A. Schulungen patientenorientiert gestalten – Ein Handbuch des Zentrums Patientenschulung. Tübingen: dgvt 2014.

Reusch A, Vogel H. Patientenschulungsprogramme. In: Kohlmann C-W, Salewski C, Wirtz MA (Hrsg.). Psychologie in der Gesundheitsförderung. Göttingen: Hogrefe 2017, S. 369–382.

Ströbl V, Friedl-Huber A, Küffner R et al. Beschreibungs- und Bewertungskriterien für Patientenschulungen. Prax Verhaltensmed Klin Rehabil 2007; 20: 11–14.

Ströbl V, Küffner R, Müller J et al. Patientenschulung: Qualitätskriterien der Schulungsumsetzung. Rehabilitation 2009; 48: 166–173.

ZEPG – Zentrum Patientenschulung und Gesundheitsförderung e.V. Verzeichnis Schulungsprogramme 2019; www.zepg.de/manuale-und-programme/ (letzter Zugriff: 4.5.2020).

4.4 Körperorientierte Methoden in der psychosomatischen Rehabilitation

Beate Leinberger, Margarete Gisela Haas und Thomas H. Loew

Zur Orientierung

- Formal werden Körperpsychotherapie und Körpertherapie unterschieden, Letztere eher als „Spürhilfe“, Wahrnehmungsschulung oder präventive „Psychohygiene“. Es gibt unterschiedliche Konzepte, die von den üblichen Entspannungsmethoden und den zunehmend nachgefragten körperorientierten meditativen Techniken abzugrenzen sind.
- Aktiviert wird die autonome Selbstregulation durch körperorientierte und nach außen gerichtete Wahrnehmungen sowie die Effekte geplanter oder ausgeführter Bewegungen. Psychosomatische Patienten haben häufig eine veränderte Körperselbstwahrnehmung und Probleme mit den damit verknüpften Gefühlen, aber keine Strategien, um damit umzugehen.
- Am weitesten verbreitet sind in den Reha-Kliniken die Funktionelle Entspannung (FE), die Konzentrative Bewegungstherapie (KBT) sowie die Atem- und die Tanztherapie.
  - FE nutzt die beschriebenen Wirkprinzipien idealtypisch, i. S. einer wissenschaftlich gut belegten Verbesserung der vegetativen Autoregulation: präventiv, akut zur Stressbewältigung und für alle psychosomatischen Indikationen zum körperbezogenen Selbstmanagement. Sie ist in Gruppen vermittelbar.
  - KBT zielt eher auf die Beziehungen im Außen und Klärung des Kontakts. Symbolisiert wird die „Außenwelt“ durch Seile, Kissen u. Ä. sowie Objekte aus der Natur.
- Abzugrenzen ist die Atemtherapie – eine basale, universal einsetzbare, gut belegte einfache Technik, das entschleunigte Atmen. Hinter diesem Begriff verbergen sich aber auch weitere ganz unterschiedliche, zum Teil auch umstrittene Konzepte.

- Erwähnung finden auch die ostdeutschen Äquivalente von FE und KBT, die Konzentrative Entspannung und die Kommunikative Bewegungstherapie, und andere wie Eutonie, Rolfing® und die eher an Bewegungstheater erinnernde „Pesso-Therapie", die in der Gruppe das „optimale Selbst" durch bewusstes Nacherleben durch eine „neue" individuelle, künstliche, ausgleichende Erinnerung ergänzt.

4.4.1 Theoretischer Hintergrund

Körperorientierte Methoden haben in der stationären Rehabilitation eine lange Tradition. Fast könnte man meinen, diese Angebote gehören zum guten Ton mit spezifischen Angeboten für den deutschen Raum. Voneinander abgegrenzt werden sollten **Körperpsychotherapie** und **Körpertherapie.** Der Unterschied zwischen den beiden Therapieansätzen besteht im Wesentlichen darin, dass die Wirkung der Körpertherapie allein auf körperlicher Aktion und Sensorik beruht, ohne dabei mittels verbaler Intervention oder psychologischer Interpretationen „direkt" auf die Psyche einzuwirken (Geuter 2000). Änderungen im psychischen Befinden sind durchaus gewollte Effekte auch in der Körpertherapie; der Ansatz besteht hier aber häufig eher in einer präventiven „Psychohygiene".

Mit dem Begriff „Körpertherapie" werden in den Wochenplänen der Rehabilitanden ganz unterschiedliche Konzepte bezeichnet: manchmal „branded", also als Marke, wie die Konzentrative Bewegungstherapie, die Funktionelle Entspannung oder die verschiedenen Atemtherapien, seltener Angebote, die eher auf einzelne Begründer zurückzuführen sind, wie die Alexander-Technik®, das Rolfing® oder die Pesso-Therapie (➤ Kap. 4.4.5).

Im eigentlichen Sinne des Wortes sind auch die etablierten Entspannungsmethoden „Autogenes Training" oder „Progressive (Muskel-)Relaxation" körperorientierte Angebote oder sogar „Körpertherapien"; berücksichtigt man die psychischen Effekte wie Entspannung, erscheint es sogar gerechtfertigt, sie als „Körperpsychotherapien" zu verorten. Wenn man es ganz genau nähme, sind sie sogar die einzigen, die nicht nur Erwähnung in unserem Gesundheitssystem finden, sondern – etwa im Rahmen der ärztlichen Weiterbildungsordnungen – eine echte Verankerung erreicht haben. Ihnen ist ein eigenes Kapitel gewidmet (➤ Kap. 4.5), genauso wie den körperorientierten Meditationstechniken (➤ Kap. 4.6.3), zu denen auch die zunehmend Einzug haltenden Methoden wie Yoga oder Tai-Chi bzw. Qigong gerechnet werden. Der Feldenkrais-Ansatz ist ebenfalls dort beschrieben.

Um den Stellenwert der körperorientierten Angebote besser zu verstehen, ist ein kleiner Ausflug in die Neurowissenschaften vonnöten. Dabei dürfen wir zwei Ausgangspunkte betrachten. Tief im Hirnstamm ist ein Regelkreis gelegen, der **Sensorik und Motorik** abstimmt, letztlich alle willkürlichen und unwillkürlichen Aktionen oder Reaktionen. Grundsätzlich bewegen wir uns immer ganz selbstverständlich dorthin, wo wir etwas sehen, hören oder riechen wollen, d. h., wir richten das entsprechende Sinnesorgan üblicherweise zur Reizquelle aus. Und umgekehrt nutzen wir die Sinne, um unsere Bewegung zu steuern: das Hören z. B., um sprechen zu können oder ein Instrument zu spielen usw. Dabei vergessen wir häufig den wichtigsten Sinn: die **Propriozeption** („Körperselbstempfindung") – also alles, was wir mithilfe winziger Rezeptoren wahrnehmen und was sich in Muskeln, Sehnen, Knochen und Gelenken, aber auch auf der Haut befindet. Schon die kleinste Fingerbewegung verursacht einen ausgeprägten Informationsstrom von diesen Nervenendigungen ausgehend in die Peripherie zum Rückenmark und Gehirn und wieder zurück, zumeist an unserem bewussten Erleben vorbei. Belastet uns etwas im Alltag, egal ob es sich um einen schädlichen Geruch, einen Blitz, Lärm oder eine Angriffsaktion handelt, reagieren wir mit einem Zusammenziehen von Muskeln, einer Abwehrreaktion oder dem spontanen Verschluss von Körperöffnungen, was in der Folge aber auch unsere Bewegungsmöglichkeiten einschränkt und als unangenehm empfunden wird. Auf Angenehmes reagieren wir mit dem Lösen von Muskelspannungen und in der Konsequenz größeren Bewegungsspielräumen, die eine positive Grundstimmung induzieren.

Bekanntermaßen liegen unseren Gefühlen i. d. R. körperliche Vorgänge zugrunde. Schmerz, Angst, Wut oder Traurigkeit sind oft mit körperlichen Missempfindungen verbunden. Seelisches und körperliches Erleben lassen sich dabei nicht trennen. Viele Menschen sind nicht aber unbedingt in der Lage,

Gefühle wie Angst oder Schmerz tatsächlich auch körperlich zu empfinden oder zu lokalisieren, weshalb die Körpertherapie oder Körperpsychotherapie hier unterstützend und aufdeckend wirken kann.

Der zweite wichtige Blickwinkel ergibt sich aus der Sprachentwicklung. Der erste Schritt ist dabei immer ein motorischer. Der Satz „Leben ist Bewegung" wird dafür gern herangezogen. Warum? Um zu überleben, müssen Menschen immer handeln. Sie greifen, heben etwas auf, z. B. um es zu essen, oder deuten, um etwas zu benennen oder zu warnen. Dabei entsteht ein tiefes – körperliches – Verständnis z. B. für Zeitwörter (Verben), denn immer sind bei diesen Verrichtungen bewusst und vielmehr unbewusst Muskelgruppen und Hirnregionen zu aktivieren und dabei gleichzeitig der ganze Körper auszusteuern, etwa um das Gleichgewicht halten zu können. Entwickeln wir die Sprache im Laufe des Lebens weiter, bekommen diese Verben durch einen Austausch der Vorsilben weitere Bedeutungen. Wir dürfen aber annehmen, dass die ursprünglichen – lebensnotwendigen – motorischen Aktivierungsmuster weiterhin bespielt werden. Wir be-greifen, greifen vor, zu oder ab …

Damit verbunden sind immer auch emotionale Vorgänge, die für uns ebenfalls wichtige Funktionen haben: als Wächter- und / oder Antreibergefühl, zur Bewältigung oder zur Belohnung. Funktioniert die Selbstregulation, sind Menschen in der Lage, diese im Bewusstsein „auftauchenden" Spannungserhöhungen und Missempfindungen oder die damit verbundenen Gefühle zu identifizieren und durch universelle Selbstberuhigungsinterventionen körperlicher, physiologischer Natur (z. B. dem „Darüber-Schlafen") oder kognitive Strategien wieder herunterzuregulieren. Hier besteht eine starke Überlappung mit den Entspannungsmethoden. Das heißt, alle körperorientierten Methoden bedienen sich auch der elementaren Selbstregulation wie der entschleunigten Atmung (dem *Slow Paced Breathing* oder *Paced Slow Breathing*) oder einfacher, mehr oder weniger repetitiver Bewegungsmuster. Letztere (als einfachste das Spazierengehen) sind sehr leicht zu verstehen; sie wirken beruhigend und strukturierend, haben aber durchaus auch eine unbewusste psychodynamische Dimension. „Leben ist Bewegung" bedeutet für unser Gehirn salopp formuliert „Es tut sich was" – wir reagieren. Damit kann das Alarmsystem (Amygdala, limbisches System) funktionell in den Hintergrund treten – deshalb hebt sich nach einer Viertelstunde Spazierengehen die Stimmung. Gleichzeitig werden beide Gehirnhälften bis in den sensorischen und motorischen Kortex aktiviert (wir laufen auf zwei Beinen), was die Verarbeitung und Abspeicherung des durch die Sinne erfassten aktuellen Geschehens, aber auch von sich aufdrängenden Erinnerungsspuren oder Gedanken erleichtert.

Bei psychosomatisch erkrankten Menschen finden sich an diesem Punkt gleich mehrere Probleme: Zum einen ist der „Gain", die Empfindlichkeit für Körperabläufe, Muskelspannung etc., die üblicherweise unbewusst bleiben, heraufreguliert: Aus normalem Körperempfinden werden Missempfindungen. Zum zweiten ist die Verknüpfungsmöglichkeit zum emotionalen Geschehen beeinträchtigt, und es fehlt die intuitive Fähigkeit zur schnellen Autoregulation. Letztlich gilt es, diese drei Komponenten im Rahmen von therapeutischen Angeboten anzusprechen.

Die am weitesten verbreiteten Methoden sind die Funktionelle Entspannung (50 %), die Konzentrative Bewegungstherapie (48 %), die Atemtherapie und die Tanztherapie (jeweils 42 %) (Braun 2015). Die meisten Kliniken bieten mehrere (im Mittel drei) körperorientierte Verfahren parallel an. Erwähnung finden sollen hier aber auch die deutlich seltener in den Leistungsverzeichnissen auftauchenden verschiedenen Tanztherapie oder die Musik integrierenden Ansätze, auf die in diesem Kapitel aber nicht eingegangen wird.

4.4.2 Funktionelle Entspannung (FE)

Entwickelt wurde die Funktionelle Entspannung seit den 1940er-Jahren von Marianne Fuchs unter Einbeziehung des psychosomatischen Grundverständnisses von Viktor von Weizsäcker, der großen Einfluss auf sie hatte (Fuchs 1984).

Da die FE die in ➤ Kap. 4.4.1 geschilderten theoretischen physiologischen Annahmen quasi idealtypisch in der Praxis bedient, wird sie hier als eigenständige Methode mit wissenschaftlicher Fundierung an erster Stelle behandelt. Aus einer frühen psychodynamischen Tradition stammende Ansätze wie die Bioenergetik, die Biodynamik oder die integrative Körperpsychotherapie, die zwar eine eigene Krankheitstheorie und auch zugeordnete Bewegungsangebote beinhalten, gründen physiologisch gesehen im Kern auf denselben theoretischen Annahmen wie die FE, wären konzeptionell aber eher den Körperpsychotherapien i. e. S. zuzuordnen; die z. T. speziellen, der alten Neurosenlehre zuzuordnenden Konzepte (Stichwort „Charakterpanzer") sind mittlerweile wissenschaftlich sehr strittig.

Die FE nutzt die Propriozeption dazu, ein verfeinertes Gefühl für den eigenen Körper und das eigene Selbst zu gewinnen. Festgelegte Übungen gibt es nicht. Die Patienten werden (in der Gruppe oder einzeln) zu kleinen Bewegungen (z. B. Drehung des Handgelenks) angeregt, die sie beim Ausatmen durchführen. Anschließend folgt eine Pause, um der Bewegung und den dabei ausgelösten Gefühlen nachzuspüren.

Hierbei fokussiert die FE die Eigenwahrnehmung auf fünf körperliche Bezugssysteme: Boden („äußerer Halt"), Bewegungssystem („innerer Halt"), Haut („Schutz und Grenze"), Körperhöhlen („innerer Raum") und Atmung („Eigenrhythmus") (Leinberger und Schwibach 2017). Dadurch sollen auch in den Frühphasen der Entwicklung gespeicherte unbewusste Erinnerungen und Gefühle erfahrbar gemacht und so ein therapeutischer Verarbeitungsprozess angestoßen werden. Die bei diesen Übungen gemachten Erfahrungen werden immer mit dem Therapeuten besprochen und können dann in der eigentlichen Psychotherapie zur Biografie des Patienten in Bezug gebracht werden (Joraschky 2006). So gesehen zählt die FE klar zu den tiefenpsychologisch orientierten Körperpsychotherapieverfahren (dann in Kombination mit Psychotherapie).

! MERKE
Der Vorteil dieser Methode für die Rehabilitation besteht darin, dass sie sich als wissenschaftlich gut belegtes Verfahren zur Verbesserung der vegetativen Autoregulation einsetzen lässt und damit präventiv oder auch akut zur Stressbewältigung und Unterstützung des körperbezogenen Selbstmanagements und indikationsübergreifend für praktisch alle psychosomatischen Indikationen in Gruppen vermittelt werden kann.

Stehen in der FE das dialogische Prinzip als Dyade und die Fokussierung auf das körperliche Erleben im Vordergrund des Austauschs, so sind es bei der Konzentrativen Bewegungstherapie eher die Kontakte und Beziehungen im Außen. Neben dem Körper des Patienten spielen zur Symbolisierung der „Außenwelt" auch einfache Hilfsmittel eine Rolle, wie Seile, Decken, Kissen und Objekte vornehmlich aus der Natur (z. B. Stöcke, Steine, Muscheln, Kastanien etc.).

4.4.3 Konzentrative Bewegungstherapie

Helmut Stolze gab der Konzentrativen Bewegungstherapie (KBT) 1958 ihren Namen und grenzte sie damit von der Arbeit Gindlers (Kommunikative Bewegungstherapie) ab, aus der heraus sie sich entwickelt hatte (Gräff 2008). Becker (2010) bezeichnet die Konzentrative Bewegungstherapie als das körperorientierte Pendant zur verbalen „freien Assoziation" der klassischen Psychoanalyse. Statt mit Wortassoziationen arbeitet sie mit spontan improvisierten Bewegungen, szenischen Darstellungen und Symbolisierungen (Becker 2010). Die durch die Bewegungsimprovisation ausgelösten Eindrücke werden durch den Therapeuten einer psychoanalytisch orientierten Bearbeitung zugeführt (Deutscher Arbeitskreis für Konzentrative Bewegungstherapie DAKBT e. V., o. J.).

Indikationen für die KBT finden sich sowohl bei psychosomatischen Störungen und Essstörungen als auch bei Phobien, Psychosen und (schweren) Traumatisierungen. Insbesondere für eine Patientenklientel, die zu „Überintellektualisierung" oder Alexithymie neigt, sei die KBT geeignet (Becker 2010).

! MERKE
Eine positive Wirkung der KBT konnte bzgl. des Körperbildes und des allgemeinen Wohlbefindens nachgewiesen werden.

Zusammenfassungen der Empirik zur KBT finden sich bei Seidler (2001) und Loew et al. (2006).

Parallel zur KBT entwickelte Anita Wilda-Kiesel in der damaligen DDR die „Konzentrative Entspannung" sowie die „Kommunikative Bewegungstherapie", die im Vergleich zur KBT strukturierter und für einen eher kürzeren Zeitrahmen ausgelegt ist (Wilda-Kiesel et al. 2011). Die Methode eignet sich daher sehr gut für den Einsatz im rehabilitativen Setting. Die Kommunikative Bewegungstherapie als die ostdeutsche Spielart der Konzentrativen Bewegungstherapie wird in ➤ Box 4.3 vorgestellt.

4

BOX 4.3

Kommunikative Bewegungstherapie

Im Gegensatz zur Konzentrativen Bewegungstherapie zielt die Kommunikative Bewegungstherapie weniger auf Körperwahrnehmung und Entspannung ab als auf die Kommunikation und Integration in der Gruppe (Wilda-Kiesel et al. 2011). Die spielerischen Übungen bestehen aus Bewegungen im Raum, z. B. dem Gehen im „Flankenkreis", Partnerübungen wie „Führen und Geführt werden" oder Ballspielen. Der Therapeut stellt während der Übungsabläufe Fragen, die den Patienten zur Reflexion anregen sollen und anfangs nur still beantwortet, später aber auch in der Gruppe diskutiert werden. Obwohl die Übungen in der Kommunikativen Bewegungstherapie häufig denen einer Physiotherapie ähneln, ist der Durchführende doch viel mehr Psychotherapeut als Physiotherapeut, denn es geht nicht um die Korrektur fehlerhafter Bewegungsabläufe oder die Beurteilung und Verbesserung der körperlichen Leistung der Patienten, sondern um den sozialen Aspekt, der den Übungen innewohnt.
Die Kommunikative Bewegungstherapie war seit 1971 Hauptbestandteil der Ausbildung zum Fachphysiotherapeuten für funktionelle Störungen und psychische Erkrankungen und damit fester Bestandteil des stationären psychiatrischen Krankenhausbetriebs in der DDR. Im wiedervereinten Deutschland gibt es den Fachphysiotherapeuten nicht mehr, sodass sich die Therapeuten nun in der Akademie für Kommunikative Bewegungstherapie organisiert haben.

4

4.4.4 Atemtherapie

Der Begriff Atemtherapie oder Atemarbeit umfasst – selbst wenn man die pulmologische Definition von Atemarbeit außen vor lässt – eine Vielzahl unterschiedlicher Atemtherapieschulen wie z. B. das Rebirthing nach Orr, das Holotrophe Atmen nach Grof oder die Methode des erfahrbaren Atems nach Ilse Middendorf, um nur einige der bekannteren Vertreter zu nennen. Diese Ansätze unterscheiden sich z. T. ganz grundsätzlich sowohl in ihren Grundideen als auch im konkreten Vorgehen (Bischof 2013). Daneben gibt es die Atemtherapie der Arbeits- und Forschungsgemeinschaft für Atempädagogik und Atemarbeit e. V. (AFA), auf die sich die folgende Beschreibung bezieht.

Mehling (1999) definierte Atemarbeit aufgrund von Befragungen der Ausübenden als „Schulung der – auf den Atem ausgerichteten – Körperselbstwahrnehmung", die zu einem „präkortikalen Verständnis" für körperliche und seelische Vorgänge führt. Diese Vorgänge können dann, müssen aber nicht, verbal in einer Therapiesitzung verarbeitet werden. Nach dieser Studie empfinden die Atemtherapeuten der AFA ihre Arbeit in erster Linie als Gesundheitsvorsorge, während sie aber auch zu ca. 50 % begleitend zu einer Psychotherapie eingesetzt wird (Mehling 1999; ➤ Kap. 4.9.4).

Die Therapiesitzungen finden entweder im Gruppensetting statt, wobei die Gruppe vom Therapeuten mittels Bewegungsübungen zur Schärfung von Propriozeption und Achtsamkeit angeregt wird, oder als Einzeltherapie, bei der Berührungen des liegenden Patienten wie kleine Dehnungen in Gelenken, sanftes Schütteln oder Streichen im Atemrhythmus im Vordergrund stehen (Bischof 2008). Eine verbale Aufarbeitung der dabei aufsteigenden Gefühle kann angeschlossen werden.

Mehling et al. (2005) fanden in einer ersten randomisierten, kontrollierten Studie über 36 Patienten mit chronischen Rückenschmerzen eine signifikante Besserung der Symptome durch Atemtherapie, die in etwa der Veränderung durch die als Vergleichsmethode getesteten Physiotherapie entsprach. Gute Ergebnisse bzgl. des allgemeinen Wohlbefindens wie auch der syndromspezifischen Probleme fanden Loew et al. (2009) bei Lehrern, die unter einem Burnout-Syndrom litten.

4.4.5 Weitere Angebote

Eher punktuell finden sich in manchen Kliniken exotische Angebote, die hier der Vollständigkeit halber anekdotisch Erwähnung finden sollen, aber keine empirische Grundlage haben.

Mithilfe der **Eutonie** nach Gerda Alexander soll der Patient lernen, körperlich (und in der Folge auch psychisch) einen ausgeglichenen Spannungszustand zu erreichen. Dies wird auf körperlicher Ebene erreicht durch die Streckung verkürzter Muskeln und durch Tonisierung erschlaffter Muskeln, durch eine Entspannung in den Blutgefäßen und im Gewebe und durch eine verbesserte Durchblutung der Peripherie. Der therapeutische Prozess beruht dabei auf zwei Grundtechniken: auf der Durchströmung, die auf eine durch die Berührung des Therapeuten ausgelöste verbesserte Zirkulation im Gewebe zurückzuführen ist und die für den Patienten sowohl als Wärme als auch als Kälte spürbar werden soll, und auf der Kontakttechnik, bei der durch Konzentration auf den Tastsinn beim Berühren von Objekten eine spürbare Energieübertragung erlebt werden kann. Die Anwendung dieser Kontakttechnik im Alltag des Patienten soll ihm helfen, mit verbesserter Muskeldurchblutung zu arbeiten und dadurch Verschleiß- und Überanstrengungssyndrome zu reduzieren. Weitere Elemente einer Eutoniesitzung können Streck-, Balance- und Haltungsübungen etc. sein, ebenso wie die konkrete Verbesserung der Arbeitssituation des Patienten, etwa durch Anpassung von Stuhlgrößen und Arbeitsgeräten. Bei der Auflösung in der Kindheit angelegter Körperspannungen kann es bei den Patienten zum Aufsteigen von Erinnerungen und verdrängten Gefühlen kommen, die dann in der eigentlichen Psychotherapie besprochen und verarbeitet werden. Bisher gibt es keine Studien zur konkreten Wirksamkeit auf die Befindlichkeit des Patienten.

Die **Strukturelle Integration** entstand auf der Grundlage von Ida Rolfs „Rolfing" unter dem Einfluss von Osteopathie, Yoga, Feldenkrais-Methode und Alexander-Technik.

Die **Strukturelle Körpertherapie** geht in ihrem ganzheitlichen Denkmodell davon aus, dass sich Traumata auf körperlicher Ebene manifestieren. Im Zentrum stehen hier aber, im Gegensatz zum Schwerpunkt vieler anderer Körpertherapiemethoden, nicht so sehr die Muskeln als vielmehr die Faszien und das Bindegewebe als Stütze, Schutz und Formgeber des menschlichen Körpers. Bei der Strukturellen Integration sollen Verklebungen, Vernarbungen und Verkürzungen der Faszien mithilfe von manuellem Druck, Körperbewegungen und einer bewussten Haltungsänderung aufgehoben werden. Der Körper des Patienten wird durch diese Veränderungen „wieder aufgerichtet". Schutz- und Fehlhaltungen werden aufgegeben, und der Körper bewegt sich in einer harmonischen Beziehung zur Schwerkraft, statt gegen sie anzukämpfen. Die Therapie erfolgt in zehn thematisch aufeinander aufbauenden Sitzungen, in denen unterschiedliche Körperteile im Zentrum des Geschehens stehen. Die ursächlichen Traumata, die zu Vernarbungen und Haltungsfehlern geführt haben mögen, können dem Patienten durch die Therapie wieder bewusst werden. Sie werden behutsam mit dem Therapeuten mittels Körperübungen und Gespräch aufgearbeitet (Grassmann 2004; Pohlenz-Michel und Grassmann 2006).

„Pesso-Therapie" (international als „Pesso Boyden System Psychomotor" [PBSP] bezeichnet) besteht im Wesentlichen aus der systematischen Konstruktion heilender synthetischer Erinnerungen auf sowohl kognitiver als auch körperlich-emotionaler Ebene (Fischer-Bartelmann 2013). Nach Albert Pesso trägt jeder Mensch ein „optimales Selbst" in sich, das aber aufgrund diverser Mängel oder Traumata in der Lebensgeschichte nicht gänzlich zur Entfaltung kommen konnte. Ein Mangel in den Grundbedürfnissen des Menschen – z. B. Mangel an mütterlicher Liebe – kann, ähnlich wie die Regression in der klassischen Psychoanalyse, bewusst nacherlebt werden. In einem weiteren, dem eigentlich heilenden Schritt kann der Mangel durch eine „neue Szene" nach den Wünschen des Patienten behoben werden. Es entsteht eine künstliche, ausgleichende Erinnerung, die die Lebensgeschichte des Patienten ergänzt. Für diese Bewusstmachung setzen Pesso et al. (2008) statt verbaler Aufarbeitung eine szenische Darstellung der kindlichen konfliktbehafteten Situation ein, die er „Strukturen" nennt. Protagonist und gleichzeitig Regisseur und Drehbuchautor solcher szenischen Darstellungen ist der Patient selbst; die Mitpatienten in seiner Gruppe agieren nach seinen Vorstellungen. Dabei symbolisieren sie negative, aber auch ideale Anteile des Patienten-Ichs, seiner Eltern und Bezugspersonen, niemals aber die ganze reale Person (Pesso 1986).

LITERATUR

Becker H. Konzentrative Bewegungstherapie. In: Müller-Braunschweig H, Stiller N (Hrsg.). Körperorientierte Psychotherapie. Berlin, Heidelberg: Springer 2010, S. 127–136.

Bischof S (Hrsg.). Atem Wege. Arbeitsgebiete der Atemtherapie, Indikationen und Fallbeispiele. Norderstedt: BoD Gmbh 2007.

Bischof S. Briefwechsel vom 19. Februar 2013.

Bischof S, Obrecht Parisi B, Rieder A (Hrsg.). Atem, der ich bin. Atem- & Körperpsychotherapie bei Frühen Störungen. Norderstedt: BoD GmbH 2012.

Braun M. Der Einsatz von Körperpsychotherapie an deutschen Kliniken für Psychosomatik. Eine repräsentative Querschnitterhebung. Dissertation an der Medizinischen Fakultät der Universität Regensburg 2015.

Deutscher Arbeitskreis für Konzentrative Bewegungstherapie DAKBT e. V., o. J.; www.dakbt.de (letzter Zugriff: 25.5.2020).

Ehrmann W. Handbuch der Atemtherapie. Ahlerstedt: Param-Verlag 2004.

Fischer-Bartelmann B. Einführung in die Pesso-Therapie; www.fischer-bartelmann.homepage.t-online.de/Texte/EinfuehrungPBSP.html (letzter Zugriff: 23.4.2020).

Fuchs M. Funktionelle Entspannung. Stuttgart: Hippokrates 1984.
Geuter U. Wege zum Körper, Zur Geschichte und Theorie des körperbezogenen Ansatzes in der Psychotherapie (Teil I u. II). Krankengymnastik 2000; 52(7): 1175–1183; 2000; 52(8): 1346–1351.
Geyer M (Hrsg.). Psychotherapie in Ostdeutschland: Geschichte und Geschichten 1945–1995. Göttingen: Vandenhoeck & Ruprecht 2011.
Gräff C. Konzentrative Bewegungstherapie in der Praxis. Stuttgart: Klett-Cotta 2008.
Grassmann H. Von der Kunst sich aufzurichten. Die Strukturelle Körpertherapie. Naturheilverfahren & Lebensthemen 2004; 11: 4–8.
Grassmann H, Pohlenz-Michel C. Access to the Present Moment: TraumaSomatics®. The Reorganization of the Somatic Memory System. IASI Yearbook 2007, pp. 1–10.
Joraschky P, Loew TH, Röricht F (Hrsg.). Körpererleben und Körperbild. Stuttgart: Schattauer 2006.
Leinberger B, Schwibach D. Leben braucht Bewegung: Durch achtsamen Körpereinsatz funktionell entspannen. PiD 2017; 18(4): 58–62.
Loew T, Götz K, Hornung R, Tritt K. Die AFA-Atemtherapie als Burnout-Prophylaxe bei Lehrerinnen und Lehrern. Forsch Komplementmed 2009; 16: 174–179; www.sporttherapeut.at/files/LoewAFABurnoutProphylaxe212845.pdf (letzter Zugriff: 23.4.2020).
Mehling WE. Atemtherapie. Aachen: Shaker 1999.
Mehling WE, Hamel KA, Acree M, Byl N, Hecht FM. Randomized, controlled trial of breath therapy for patients with chronic low-back pain. Altern Ther Health Med 2005; 11(4): 44–52.
Pesso A. Dramaturgie des Unbewussten. Eine Einführung in die Psychomotorische Therapie. Stuttgart: Klett–Cotta 1986.
Pesso A, Perquin L, Fischer-Bartelmann B, Sulz SKD. Die Bühnen des Bewusstseins oder: Werden, wer wir wirklich sind. PBSP – ein ressourcenorientierter, neurobiologisch fundierter Ansatz der Körper-, Emotions- und Familientherapie. München: CIP-Medien 2008.
Seidler KP. Konzentrative Bewegungstherapie (KBT). Ergebnisse empirischer Forschung. Psychotherapeut 2001; 46: 223–231.
Wilda-Kiesel A, Tögel A, Wutzler U. Kommunikative Bewegungstherapie: Brücke zwischen Psychotherapie und Körpertherapie. Bern: Huber 2011.

4.5 Entspannungsverfahren

Claus Derra

Zur Orientierung

- Entspannungsverfahren sind ein in ihrer Wirksamkeit gut evaluiertes Therapieelement der stationären psychosomatischen Rehabilitation. Sie werden i. d. R. im Gruppensetting vermittelt und sind präventiv und stressreduzierend zur Gesundheitsförderung wirksam. Darüber hinaus sind symptom- und krankheitsspezifische Wirkungen bei verschiedenen Krankheitsbildern (z. B. Hypertonie, Schmerz, Angst, Depression, kardiologische und gastroenterologische Störungen) gut belegt.
- Ihre Wirksamkeit hängt einerseits von den Vorerfahrungen und der Motivation des Einzelnen ab. Weitere Faktoren sind eine tragfähige Beziehung zum Entspannungstherapeuten, positives Erleben von Entspannung, eigenständiges Üben bereits in der Klinik und Vorbereitung auf den Alltagstransfer.
- Wesentlich für die Nachhaltigkeit ist die Entwicklung alltagsgerechter Kurzübungen, die am Arbeitsplatz jederzeit unauffällig durchgeführt werden können.

4.5.1 Einleitung

Entspannungsverfahren haben in der stationären und ambulanten Rehabilitation schon immer einen festen Platz und waren von Anfang an Teil des Standardprogramms (Krampen und Ohm 1994; van Dixhoorn und Küch 2016). Sie gehören als evidenzbasierte Therapiemodule (ETM) auch zu den Reha-Therapiestandards der Deutschen Rentenversicherung (DRV Bund 2009) und entsprechen im klassischen Sinne einem ganzheitlich biopsychosozial wirksamen Therapieverfahren durch

- physiologische Veränderungen im Körper,
- psychische Entspannung und
- psychosoziale Veränderungen durch Alltagsanwendung.

Daher sind sie ein wesentlicher Wirkfaktor in der Rehabilitation und unterstützen den wichtigen Grundgedanken einer Selbstverantwortung und Selbststeuerung (Klosterhalfen et al. 2013).

Im ambulanten und präventiven Bereich werden Entspannungsverfahren üblicherweise als geschlossene Gruppe über 6–10 Sitzungen einmal wöchentlich angeboten. In der stationären Rehabilitation ist dies aus organisatorischen und ökonomischen Gründen oft nicht möglich. Meist sind sie dort ein Baustein in einem Gesamtkonzept einer umfassenderen interdisziplinären Behandlung und werden in der Rehabilitation somit insbesondere adjuvant und begleitend wirksam. Sie werden i. d. R. als halboffene oder offene Gruppe angeboten, sodass die Teilnehmer über unterschiedliche Erfahrungen verfügen und einen unterschiedlichen Trainingsstand haben (Sperl 2009). Sie wirken vor allem präventiv und haben ein breites Indikationsspektrum zur unspezifischen Beeinflussung körperlicher und psychischer Störungen (Hoffmann et al. 2017; Derra 2017).

4.5.2 Biopsychosoziale Grundlagen der Entspannung

Entspannung ist ein normales, biologisch angelegtes Reaktionsmuster des Menschen. Die Entspannungsreaktion ist Teil seines natürlichen Verhaltensrepertoires und wird unter entsprechenden Umgebungsbedingungen (z. B. körperliche Ruhehaltung, Reizabschirmung, abends beim Einschlafen) automatisch eingeleitet (Krampen 2013). Als Gegenpol zur Spannung dient sie dem Schutz des Organismus vor übermäßiger Beanspruchung, fördert den Stressabbau und die Linderung von Beschwerden und kann auch zu kreativen Freiräumen und positiveren Gedankeninhalten führen (Vaitl 1994).

Wie in ➤ Tab. 4.1 dargestellt, wirken alle Entspannungsverfahren körperlich zunächst über eine Abnahme des Muskeltonus, Hauterwärmung, Verlangsamung des Pulsschlags und Abnahme der Atemfrequenz. Durch die vielfache Wiederholung wird die Entspannungsreaktion zunehmend i. S. eines Entspannungsreflexes konditioniert. Diesen Entspannungsreflex schnell und gezielt abzurufen ist das primäre Ziel der verschiedenen Entspannungsmethoden.

Mit dem Erlernen eines Entspannungsverfahrens macht sich der Mensch systematisch zunächst mit den körperlichen Wahrnehmungen der Entspannung vertraut. Psychisch entsteht gleichzeitig mit der Einengung der Konzentration auf körperliche Vorgänge eine erhöhte Selbstaufmerksamkeit, ein Gefühl der Ruhe und des Wohlbefindens, der inneren Balance und der affektiven Ausgeglichenheit.

Bei längerer selbstständiger Anwendung kann der Übende daher erleben, dass

- die individuelle Körperwahrnehmung sich mehr differenziert,
- die Aufmerksamkeitslenkung trainiert wird,
- er Körperabläufe selbst kontrollieren kann,
- er sich dadurch besser selbst steuern lernt,
- Stress besser abgewehrt werden kann,
- das Ein- und Durchschlafen sich verbessert,
- er sich leichter von Spannungen und Belastungen distanzieren kann.

In Verbindung mit dem Erleben von Selbstbestimmung und Selbstwirksamkeit können sich verstärkt eine internale Kontrollüberzeugung, mehr Selbstvertrauen und ein erfolgreicheres Bewältigungsverhalten entwickeln. Damit eröffnet sich ein breites

Tab. 4.1 Kurz- und längerfristige Wirkungen von Entspannungsverfahren (in Anlehnung an Vaitl 2004; Krampen 2013; Hoffmann et al. 2017)

Entspannungsverfahren	Kurzfristige körperliche Reaktionen	Längerfristige körperliche Reaktionen
Autogenes Training (AT) Progressive Relaxation (PR) Atementspannung Biofeedback	• Abnahme des Muskeltonus • Senkung des arteriellen Blutdrucks und Umverteilung der Durchblutung zugunsten der Körperoberfläche, d. h. Hauterwärmung durch periphere Vasodilatation • Verlangsamung der Pulsfrequenz • Abnahme der Atemfrequenz (Atmung wird flacher und gleichmäßiger) • Senkung des Sauerstoffverbrauchs • Abnahme der Hautleitfähigkeit • Im EEG Alpha-Rhythmus, Theta-Wellen, K-Komplexe	• Einfluss auf intestinale und metabolische Prozesse, z. B. Darmtätigkeit, Blutzucker, Blutgerinnung, Cholesterin • Veränderungen in den Stresssystemen • Wirkung auf das hormonelle Gleichgewicht • Veränderungen im Neurotransmittersystem • Einwirkungen auf das Immunsystem • Stabilisierung von Biorhythmen (z. B. Schlaf-Wach-Rhythmus) • Im EEG Abnahme der Theta-Wellen-Aktivität, der K-Komplexe und Schlafspindeln

Anwendungsspektrum für Entspannungsverfahren in der Psychosomatik, sodass Autoren auch von einem Basispsychotherapeutikum sprechen (Binder und Binder 1998).

Längerfristig angewendet verbessern Entspannungsverfahren auch die Homöostase verschiedener Systeme des Organismus (➤ Tab. 4.1) und stärken Regeneration und Erholungsfähigkeit.

4.5.3 Entspannungsbiofeedback

Das Entspannungsbiofeedback nimmt eine Sonderstellung unter den Entspannungsverfahren ein. Dabei werden physiologische Entspannungsparameter (z. B. Muskelspannung, Hauttemperatur, Herzfrequenz, Atmung, Hautleitfähigkeit, Hirnstromaktivität), die nicht oder nicht unmittelbar wahrnehmbar sind, dem Patienten apparativ zurückgemeldet und damit direkt erlebbar gemacht.

Besonders geeignet ist das Biofeedback für die Patienten, die keinen guten Zugang zur eigenen Körperwahrnehmung haben und daher erhebliche Schwierigkeiten mit der Wahrnehmung von Entspannungssignalen berichten. Entspannungserlebnisse können dann durch die apparative Rückmeldung wahrnehmbar gemacht werden, und die Patienten erleben z. B. durch eine einfache Visualisierung auf einem Bildschirm unmittelbar die Wirksamkeit einer Entspannungstechnik. Gerade in der stationären psychosomatischen Rehabilitation finden sich häufig Patienten mit Körperwahrnehmungsstörungen und Somatisierungen psychosozialer Belastungen, für die diese Unterstützung im Einzelsetting oft erstmalig einen Zugang zum Körpererleben ermöglicht, den sie in einer Entspannungsgruppe nicht erreichen können (Vaitl 2004).

Der Vorteil des Biofeedbacks liegt in der aktiven Mitarbeit des Patienten, die sich zumeist gut auf die Anwendung einer Entspannungstechnik übertragen lässt. Ein Nachteil ist heute vor allem die Computertechnologie, die beim Therapeuten ein technisches Verständnis und Interesse voraussetzt. Wird ein Biofeedbackgerät nicht ständig eingesetzt, fehlt die Routine, und die Therapiesitzungen müssen umfänglicher vorbereitet werden. Ein Therapeut, der dem Stress einer nicht direkt funktionierenden Technik ausgesetzt ist, trägt dann oft wenig glaubwürdig zur Entspannung des Patienten bei.

4.5.4 Indikation und Kontraindikation

Indikationen

Entspannungsverfahren haben traditionell ein breites Indikationsspektrum.

- **Allgemeine präventive Indikationen** entsprechend den Leitlinien (Ohm 2004) sind:
  - Verbesserung der Stressabwehr
  - Abschirmen störender Gefühlsschwankungen
  - Verbesserung der Schlaffähigkeit
  - Besserung der Erholungsfähigkeit
  - Verbesserung von Lernfähigkeit und Gedächtnisleistung
  - Verringerung der Schmerzwahrnehmung
- **Therapeutische Indikationen:** Die klinischen Studien beziehen sich im Wesentlichen auf die progressive Muskelrelaxation (PR) und das autogene Training (AT). Am besten belegt ist die adjuvante Anwendung von Entspannungstechniken in folgenden Fällen: Spannungskopfschmerz, Migräne, Rückenschmerz, koronare Herzkrankheit, Hypertonie, Angststörungen, depressive Störungen sowie Schlafstörungen. Die Übersichten in Ohm (2004) und Hoffmann et al. (2017) führen eine Vielzahl weiterer Indikationsbereiche (Asthma bronchiale, gastrointestinale Störungen, Neurodermitis, sexuelle Funktionsstörungen, somatoforme Störungen) auf, die jedoch oft nicht durch mehrere kontrollierte Studien leitliniengerecht abgesichert sind.

Grawe et al. (1994) führen darüber hinaus in einer Metaanalyse aus, dass die Wirksamkeitsnachweise für alle Entspannungsverfahren sich auf das Einzelsetting und nicht auf das Gruppensetting beziehen.

Trotz der universellen Anwendungsmöglichkeiten, die einen adjuvanten Einsatz zumindest präventiv beinahe immer sinnvoll erscheinen lassen, sind diagnostisch die individuelle Indikation und auch mögliche Kontraindikation abzuwägen.

Kontraindikationen

- Psychotische Zustände und andere schwere psychische Störungen, bei denen die Selbstverfügbarkeit und der Realitätsbezug eingeschränkt sind

- Schwere Traumafolgestörungen
- Schwere Körperwahrnehmungsstörungen
- Muskelkrankheiten und Dystonien
- Clusterkopfschmerz (wird oft durch Entspannung ausgelöst)
- Migräneanfall (jedoch bestens geeignet zur Intervallbehandlung)

Bei der Indikationsstellung ist auch der Stellenwert der Entspannung im Behandlungsplan der Rehabilitation zu definieren, und das jeweilige Verfahren sollte an die spezifischen Bedürfnisse von Patienten adaptiert werden (Stressbewältigung, Symptombehandlung, Alltagsanwendung etc.). Für manche Patienten ist ein Einzelsetting erforderlich, da das Gruppensetting sie überfordert.

Differenzialindikation: Welche Methode für welchen Patienten?

Die Frage, welche Entspannungstechnik für den jeweiligen Patienten indiziert ist, wird in der Praxis zumeist dadurch entschieden, welche Entspannungsmethoden eine Institution anbieten kann und in welcher Methode der jeweilige Therapeut ausgebildet ist. In der psychosomatischen Rehabilitation sollte die Möglichkeit bestehen, dass zumindest ein Verfahren mit Schwerpunkt im Bereich der Körperwahrnehmung (z. B. PR oder Qigong) und eine eher imaginative Entspannungsform (AT, imaginative Verfahren) systematisch vermittelt werden. Systematisch bedeutet, dass nach einer Einführungssitzung das Verfahren in zwei bis drei weiteren Sitzungen geübt und vertieft wird. Zumindest eine Sitzung sollte der Verkürzung und dem Alltagstransfer dienen. In manchen Kliniken kann der Patient die Anwendung des gelernten Verfahrens im Alltag am Ende des Aufenthalts auch mit dem entsprechend geschulten Pflegepersonal in einer Einzelberatung im Detail besprechen.

! MERKE

Hat man mehrere Möglichkeiten, ist die Entscheidungsfindung zunächst ganz auf den Patienten bezogen (Krampen 2004, 2013):

- Welche **Vorerfahrungen** hat er mit Entspannungsübungen?
- Welches Verfahren hat gut gewirkt, wo gab es Probleme?
- Wurde die jeweilige Entspannungsmethode *lege artis* vermittelt? Oft entspricht das Setting nicht dem einer Entspannungsübung, sondern es werden Texte in Form einer Gruppenhypnose vorgelesen oder gar CDs in der Gruppe abgespielt.
- Wurde im Sitzen oder Liegen, kurz oder lang geübt?
- Gab es Möglichkeiten zum Erfahrungsaustausch?
- Wurden alltagsgerechte Kurzübungen angeboten?
- Welche **Motivation** besteht zum jetzigen Zeitpunkt für welche Vorgehensweise?

Falls viele Probleme berichtet werden oder der Patient erlebt hat, dass kaum individuell auf ihn eingegangen wurde und er inzwischen sehr skeptisch ist, empfiehlt sich der Beginn im Einzelsetting mit einer kurzen einfachen Körperwahrnehmungsübung durch **Muskelbewegungen aus der progressiven Relaxation.** Mit der PR gelingt der Einstieg oft leichter, denn es ist eine aktive Technik, und Veränderungen sind leichter spürbar. Die PR lässt zudem der Eigenwahrnehmung mehr Raum und ermöglicht schnellere Erfolgserlebnisse. Zu beachten ist, dass bei der aktiven Anspannung z. B. Patienten mit Schmerzen, Erschöpfung, Schlafstörungen und hoher Leistungsorientierung eher nur sanft anspannen sollten. Kräftige Spannung ist dagegen bei Angst- und Zwangsstörungen, Störungen der Impulskontrolle, Suchterkrankungen sowie Persönlichkeitsstörungen mit strukturellen Defiziten sinnvoll, da hier deutlichere Kontraste stabilisierend wirken.

Orientieren sollte man sich bei der Differenzialindikation auch an der **Studienlage,** wobei hier vor allem die standardisierten Verfahren gut evaluiert sind.

Bei Patienten, für die das ruhige Sitzen nicht möglich oder sehr mit Spannung verbunden ist, empfiehlt sich als Einstieg ein mehr aktives Verfahren wie die Atementspannung oder das Qigong.

Wenn mit der Entspannungsmethode weitergehende Therapieziele bezweckt sind, z. B. der Einfluss auf die vegetativen Organe, oder psychotherapeutische Ressourcenförderung geplant ist, sollte das autogene Training mit seinen Organübungen (Atem, Bauch, Herz, Schulter und Kopf) und der Leitsatzbildung zum Einsatz kommen. Einen Überblick über die Schwerpunkte der einzelnen Verfahren gibt ➤ Tab. 4.2.

Tab. 4.2 Profil der verschiedenen Verfahren zur Schulung von Entspannung und Körperwahrnehmung

Verfahren	Körperbezogen	Imaginativ	Kurzformen für den Alltag	Standardisierung	Wissenschaftliche Belege
Autogenes Training, Grundübungen	+	+++	+++	+++	+++
Autogenes Training, Organübungen	++	++	+	+++	+
Progressive Relaxation	+++	0	++	+++	+++
Atementspannung	+	+++	+++	+	0
Biofeedback	++	+	++	++	+++
Qigong	+++	++	0	+	+
Yoga	+++	+	+	+	+
Meditation	+	+++	0	0	++
Achtsamkeit	++	++	+	0	++

+++ = besonderer Schwerpunkt, ++ = Teilaspekt, + = geringe Wirkung; 0 = wird nicht berücksichtigt/intendiert

4

4.5.5 Rolle des Therapeuten

Die Aufgaben eines Therapeuten und Entspannungskursleiters fasst Stetter (2004) folgendermaßen zusammen:

- Setting festlegen, Gruppenrahmen abstecken
- Vermittlung plausibler und überzeugender psychophysiologischer Modellvorstellungen
- Etablieren einer positiven Arbeitsbeziehung (Therapeut als Modell)
- Betonen der Eigenständigkeit bei der Durchführung der Übungen
- Anleitung des Übungsablaufs
- Aufforderung zur Körperwahrnehmung
- Fokussierung der Wahrnehmung auf positive entspannungsfördernde Erlebnisse
- Motivieren zum regelmäßigen Üben
- Offen sein für individuelle Rückmeldungen und Probleme

Aus diesen Überlegungen lässt sich ableiten, dass der Anleiter einer Entspannungsübung ohne psychotherapeutische Ausbildung zwar eine Entspannungsmethode vermitteln kann, jedoch i. d. R. zu einer professionellen und ausreichend differenzierten Beziehungsgestaltung z. B. zur Beratung bei Problemen kaum in der Lage sein wird und auch die Möglichkeiten einer Gruppendynamik nur wenig nutzen kann. Gerade die Verbindung von pädagogischen mit psychotherapeutischen Elementen bei Entspannungsmethoden macht eine gute Selbsterfahrung und persönliche Reflexionsfähigkeit notwendig (Derra 2020).

4.5.6 Wie können Entspannungsverfahren nachhaltig wirken?

In der Rehabilitation haben Patienten die Möglichkeit, Entspannungsverfahren kennenzulernen und gleichzeitig ihre Erlebnisse dabei immer wieder mit Fachleuten zu besprechen. Dabei wird die Entspannung i. d. R. zunächst heterosuggestiv angeleitet, sodass die Durchführung von AT und PR im Alltag der meisten Reha-Kliniken praktisch in Form einer Gruppenhypnose abläuft. Oft bleiben die Patienten auf diesem Niveau stehen und erwarten CDs oder Audiodateien, um die Entspannung weiterhin heterosuggestiv erleben zu können. Die eigentliche Wirkung von Entspannungsverfahren liegt jedoch im **alltäglichen selbstständigen Durchführen** ohne Hilfsmittel. Dazu sollten die Patienten **alltagsgerechte Kurzübungen** lernen, die sie insbesondere am Arbeitsplatz durchführen können.

TIPP

Kurzübungen sollten
- über eine einfache kurze Induktion wirken (Entspannungsreflex),
- im Sitzen oder Stehen durchgeführt werden,
- nicht länger als 2–3 Minuten dauern,
- alltagsnah und ohne Hilfsmittel durchgeführt werden.

Bei Problemen oder schwereren Störungen sind Hilfestellungen (Konzentration auf die Atmung, Ruhebild oder Ruhefilm, sanfte Bewegungen) notwendig und individuell einzuüben.

Im Zusammenhang mit Achtsamkeit haben sich vor allem auch Kurzformen zur Stressreduktion wie die Reflexentspannung über Atmung, Ampelübung („Beckerfaust") oder Codewortentspannung, die nur 10–15 Sekunden in jeder Situation immer wieder am Tag eingestreut werden, sehr bewährt (Derra und Schilling 2018).

In einer Studie zur Nachhaltigkeit der PR nach stationärer psychosomatischer Rehabilitation (Klosterhalfen et al. 2013) werden als Prädiktoren für den Transfer in den Alltag insbesondere die Intensität des Erlebens von Entspannung, Symptomreduktion und regelmäßiges eigenständiges Üben bereits in der Reha evaluiert. Dabei wurde eine positive Wechselwirkung zwischen subjektiven Entspannungseffekten und der Häufigkeit des Übens festgestellt. Krampen (2013) kommt für das autogene Training zu ähnlichen Ergebnissen und weist darauf hin, dass es vor allem wichtig ist, dass der Therapeut diese Wirkfaktoren kennt und in der Anleitung des jeweiligen Entspannungsverfahrens besondere Aufmerksamkeit darauf lenkt.

LITERATUR

Binder H, Binder K. Autogenes Training – Basispsychotherapeutikum: Ein Weg zur Entspannung und zum Selbst. 3. A. Köln: Deutscher Ärzteverlag 1998.

Derra C. Progressive Relaxation: Neurobiologische Grundlagen und Praxiswissen für Ärzte und Psychologen. Heidelberg: Springer 2017.

Derra C. Entspannungsverfahren. In: Egle UT, Heim CM, Strauß B, von Känel R (Hrsg.). Psychosomatische Medizin 3.0. Neurobiologisch fundiert – Evidenz basiert. Stuttgart: Kohlhammer 2020, S. 719–730.

Derra C, Schilling C. Achtsamkeit und Schmerz. Stuttgart: Klett-Cotta 2018.

DRV – Deutsche Rentenversicherung Bund. Rahmenkonzept zur medizinischen Rehabilitation in der gesetzlichen Rentenversicherung. Berlin 2009.

Grawe K, Donati R, Bernauer F. Psychotherapie im Wandel – von der Konfession zur Profession. Göttingen: Hogrefe 1994.

Hoffmann B, Derra C, Hoffmann SO et al. Handbuch Autogenes Training. 20. A. München: dtv 2017.

Klosterhalfen S, Welsch K, Becker N et al. Verbesserung des Transfers von Progressiver Relaxation in den Alltag der Patienten nach stationärer psychosomatischer Rehabilitation. Rehabilitation 2013; 52: 337–343.

Krampen G. Differentielle Indikation von Autogenem Training und Progressiver Relaxation. Entspannungsverfahren 2004; 21: 6–22.

Krampen G. Entspannungsverfahren in Therapie und Prävention. Göttingen: Hogrefe 2013.

Krampen G, Ohm D. Prävention und Rehabilitation. In: Petermann F, Vaitl D (Hrsg.). Handbuch der Entspannungsverfahren. Weinheim: Psychologie Verlags Union 1994, S. 262–285.

Ohm D. Bisherige Ergebnisse der Konsensuskonferenzen zur Progressiven Relaxation. Entspannungsverfahren 2004; 21: 83–89.

Petermann F, Vaitl D. Entspannungsverfahren. In: Vaitl D, Petermann F (Hrsg.). Entspannungsverfahren. Weinheim: Beltz PVU 2014, S. 17–30.

Sperl F. Evaluation des Autogenen Trainings in der stationären Reha-Behandlung. Entspannungsverfahren 2009; 26: 26–35.

Stetter F. Entspannungsverfahren – wirksame Komponenten psychotherapeutischer und psychiatrischer Behandlung. Psychotherapeut 2004; 49(4): 281–291.

van Dixhoorn J, Küch D. Entspannungsverfahren. In: Bengel J, Mittag O (Hrsg.). Psychologie in der medizinischen Rehabilitation. Berlin, Heidelberg: Springer 2016, S. 173–182.

Vaitl D. Psychophysiologie der Entspannung. In: Vaitl D, Petermann F (Hrsg.). Handbuch der Entspannungsverfahren. Weinheim: Beltz PVU 1994, S. 25–64.

Vaitl D. Psychophysiologie der Entspannungsverfahren. In: Vaitl D, Petermann F (Hrsg.). Entspannungsverfahren. Das Praxishandbuch. 3. A. Weinheim: Beltz PVU 2004, S. 21–33.

4

4.6 Achtsamkeit und meditative Bewegungstherapien

Barbara Guldin und Susanne Weinbrenner

Zur Orientierung

- Achtsamkeit und meditative Bewegungstherapie sind wirkungsvolle Ergänzungen der westlichen Psychotherapie. Sie können im Rahmen einer psychosomatischen Rehabilitation gut in den Therapieplan integriert und vermittelt werden – unabhängig vom angewandten psychotherapeutischen Richtlinienverfahren.
- Um nachhaltige Effekte zu erzielen, ist bei allen vorgestellten meditativen Therapien die zusätzliche eigenständige Praxis der Rehabilitanden sowohl während als auch nach Abschluss der Rehabilitation im Alltag erforderlich. Beginnende Effekte sind bereits nach wenigen Stunden angeleiteten Übens für die meisten Patienten spürbar.

- Nicht außer Acht gelassen werden darf das erhöhte Risiko für das Auftreten psychotischer Symptome bei Vermittlung dieser Verfahren; hieraus können Kontraindikationen abgeleitet werden, die in jedem Fall beachtet werden müssen.
- Aus klinischer Sicht ist eine bessere wissenschaftliche Fundierung von Achtsamkeit und meditativen Bewegungstherapien wünschenswert.

4.6.1 Einleitung

Techniken der Achtsamkeit und meditative Bewegungstherapien finden sich in vielen Kulturen weltweit. Am bekanntesten ist ihr Vorkommen im Buddhismus. Das Erreichen eines vergleichbaren Geisteszustands wird jedoch z. B. auch von christlichen Mystikern wie Meister Eckehart und in der Sufi-Richtung des Islam angestrebt.

Unabhängig von religiösen oder weltanschaulichen Aspekten ist die Vermittlung von Achtsamkeit und verschiedenen Formen der meditativen Bewegungstherapie für die westliche Psychotherapie interessant. Mit diesen Verfahren wird die achtsame Wahrnehmung geschult und damit werden Fähigkeiten geübt, die für eine erfolgreiche Psychotherapie unabdingbar sind:

- Beobachtung innerer Zustände
- Vorurteilsfreie Bewertung und Unvoreingenommenheit gegenüber der eigenen Person und anderen
- Loslösung von Handlungsimpulsen und Handlungen
- Aufmerksame Beobachtung der eigenen Wahrnehmung

Die genannten Fähigkeiten können als Basis für die Einleitung der vom Patienten gewünschten Veränderungsprozesse gesehen werden.

Ein weiterer Wirkmodus meditativer Bewegungstherapien beruht wahrscheinlich darauf, dass sie in der Lage sind, die chronische, dysfunktional gewordene Stressantwort des Körpers zu modulieren, indem durch die wiederkehrende Übung von Achtsamkeit und / oder meditativen Bewegungen das Stressniveau sinkt. Durch die regelmäßige Praxis kann es den Übenden gelingen, sich von unangenehmen und belastenden Gedanken zu distanzieren und wieder zu innerer Ruhe und Gelassenheit zu finden. Darüber hinaus wird die Selbstwahrnehmung geschult und ein bewertungsfreier Umgang mit allen auftretenden Phänomenen trainiert. Damit können all diese Techniken als adjuvante Verfahren in einem psychotherapeutischen Behandlungskonzept z. B. im Rahmen einer psychosomatischen Rehabilitation einen wertvollen Beitrag zur Gesundung, zum Empowerment und zum selbstständigen Krankheitsmanagement der Betroffenen leisten.

Im Folgenden werden Achtsamkeit und die bekanntesten meditativen Bewegungstherapien Yoga, Qigong und Feldenkrais kurz vorgestellt.

4.6.2 Achtsamkeit

Beim Einatmen schenke ich meinem Körper Ruhe.
Beim Ausatmen lächle ich.
Ich verweile im gegenwärtigen Moment und weiß,
es ist ein wunderbarer Moment.

Thich Nhat Hanh

Achtsamkeit als therapeutische Haltung und die Vermittlung von Techniken der Achtsamkeit insbesondere in Anlehnung an den Zen-Buddhismus haben in die westliche Psychotherapie durch die Arbeiten von Jon Kabat-Zinn (1990) und seine Behandlung von Patienten mit Schmerzstörungen und Krebserkrankungen Eingang gefunden. Es finden sich jedoch schon früher in verschiedenen Richtungen der westlichen Psychotherapie Elemente von Achtsamkeit bzw. eine Beschäftigung mit fernöstlichen Meditationspraktiken. Hier kann auf die gleichschwebende Aufmerksamkeit von Sigmund Freud, C. G. Jungs Auseinandersetzung mit dem Buddhismus und Taoismus, die achtsame Wahrnehmung in der Gestalttherapie (Perls et al. 1951) und die Auseinandersetzung mit dem Zen-Buddhismus und dessen Einbettung in westliche Psychotherapie durch Dürckheim (1970) beispielhaft hingewiesen werden. In der systemischen Therapie besteht über die philosophischen Grundlagen (Konstruktivismus und Systemtheorie) ebenfalls eine Verbindung zu buddhistischen Sichtweisen. Die Entwicklung von Verfahren zur Erreichung eines veränderten Geisteszustands und die Nutzung seiner gesundheitsförderlichen Wirkungen können als gemeinsames Wissen und Erfahrungen der Menschheit betrachtet werden.

Ein Beispiel für die gemeinsame Grundidee des Buddhismus und des Konstruktivismus ist der Koan 29 (Shibayama 1976):

Weder der Wind noch die Fahne

Eine Tempelfahne flatterte im Wind. Zwei Mönche diskutierten darüber. Der eine sagte, die Fahne bewege sich; der andere meinte, der Wind wehe. Sie diskutierten hin und her und konnten sich nicht einigen. Der Sechste Patriarch sagte: „Weder der Wind noch die Fahne bewegt sich. Es ist euer Geist, der sich bewegt." Die beiden Mönche waren von Ehrfurcht ergriffen.

Darüber hinaus beinhaltet Achtsamkeit viel mehr als achtsam sein i. S. von aufmerksam sein oder jemandem oder etwas seine Beachtung schenken. Achtsamkeit zeichnet sich vor allem aus durch eine akzeptierende Haltung gegenüber allen Gedanken, Gefühlen und Empfindungen im gegenwärtigen Moment ohne Bewertung, ohne sofortige Einordnung, ohne sofortige Veränderung bei unangenehmen Gedanken, Gefühlen oder körperlichen Empfindungen. Achtsamkeit ermöglicht uns, allen Ereignissen mit Offenheit zu begegnen und den gegenwärtigen Moment so zu erleben, wie er ist.

Nach Einführung der **Mindfulness-based Stress Reduction** (MBSR) durch Jon Kabat-Zinn (1990) wurden spezielle Anpassungen der Technik der Achtsamkeit für die störungsspezifische Behandlung in verschiedenen Therapierichtungen entwickelt. Exemplarisch seien hier die **Mindfulness-based Cognitive Therapy** (MBCT) der Depression (Segal et al. 2002), die Nutzung der Achtsamkeit als Basis-Skill in der Dialektisch-behavioralen Therapie (DBT, Linehan 1993) und die psychodynamisch integrative Traumatherapie (Reddemann 2011) genannt. Besondere Erwähnung verdienen an dieser Stelle auch die Arbeiten von Neff (2012) und Germer (2013) zur Entwicklung von Selbstmitgefühl. Diese beiden Bücher sind ebenso wie Burkhard (2010) gut geeignet, um sich einen ersten eigenen Eindruck von den Übungen der Achtsamkeit zu verschaffen.

Uneinigkeit besteht unter den Vertretern der verschiedenen Therapieschulen derzeit darüber, welche Bedeutung der eigenen meditativen Praxis der Therapeuten zukommt und ob es sich hierbei um eine unabdingbare Voraussetzung für die Vermittlung von Achtsamkeitsstrategien handelt. Durch die rasche Verbreitung der Achtsamkeit in der westlichen Psychotherapie – abzulesen an einer exponentiellen Zunahme der therapeutischen Angebote und der Publikationen – besteht aktuell auch die Gefahr einer lediglich oberflächlichen Vermittlung und Nutzung dieser Technik und damit einer Minderung ihrer Wirksamkeit.

! MERKE

Die Wirkmächtigkeit von Achtsamkeit liegt jedoch in der eigenen, täglichen Praxis, und damit bedarf es für uns selbst und für unsere Patienten der Entscheidung, der täglichen Praxis in unserem Alltag den erforderlichen Raum zu geben.

4.6.3 Meditative Bewegungstherapien

In den vergangenen Jahrzehnten haben auch meditative Bewegungstherapien immer mehr Einzug in therapeutische Angebote und auch in unsere Gesellschaft gehalten. Zunächst waren sie eher im Kontext der Alternativmedizin verortet, mittlerweile sind sie Bestandteil vieler komplementärmedizinischer oder auch konventionell medizinischer Konzepte und Angebote.

Insbesondere Yoga und Qigong sind sehr populär geworden und sollen ebenso wie die Feldenkrais-Methode nachfolgend kurz beleuchtet werden. Yoga und Qigong sind in den jeweiligen traditionellen Medizinsystemen verankert: Qigong ist eine der Säulen der Traditionellen Chinesischen Medizin (TCM), während Yoga zwar nicht unmittelbarer Bestandteil der traditionellen indischen Medizin (Ayurveda) ist, dieser aber konzeptionell sehr nahesteht. Moshe Feldenkrais entwickelte seine Methode auf dem Boden eigener Erfahrung mit dem japanischen Jiu-Jitsu.

! MERKE

Yoga und Qigong zeichnen sich dadurch aus, dass sie primär einen gesundheitsförderlichen und präventiven Ansatz verfolgen. Betrachtet man die Medizinsysteme als Ganze, verfolgen sie im Grunde sogar einen salutogenetischen Ansatz, indem sie den Menschen, die ihre Methoden anwenden, Werkzeuge an die Hand geben, mit denen sie sich selbst gesund erhalten können.

Yoga

Yoga (wörtlich: „Anschirren") ist eine der sechs klassischen Schulen der indischen Philosophie und zielt in diesem Sinne auf die Verbindung des Körpers mit dem Geist und der Seele. Gelingt dies, so kann nach Überzeugung der spirituell ausgerichteten Yogis und Yoginis der Körper mit dem göttlichen Bewusstsein eins werden. Ein klassischer Yoga-Text, das Yoga Sutra von Patanjali (Sriram 2006), beschreibt das so: *„Yoga ist, wenn der Geist die Stille erfährt."*

Yoga als Schulung von Körper und Geist wird schon seit über 2.000 Jahren praktiziert. Grundlage bilden Verhaltensregeln, Körper-, Atem- und Meditationsübungen. Im Westen wurde es gegen Ende des 19. Jahrhunderts eingeführt und hat inzwischen weite Verbreitung gefunden, allerdings mit deutlichem Schwerpunkt auf den Körperübungen – den Asanas. Es wird nach unterschiedlichen Schulen und in unterschiedlichen Formen gelehrt, z. B. Iyengar-, Ashtanga-, Kundalini-Yoga. Allen gemeinsam ist, dass sie Formen des Hatha-Yoga darstellen, der eine Kombination aus Körper-, Atem- und Geistesübungen (Meditation) lehrt. Yoga verfolgt somit einen gesundheitsförderlichen und präventiven Ansatz zur Selbsthilfe, der auch therapeutisch genutzt werden kann und nicht an eine spirituelle Praxis gebunden ist.

Qigong

Qigong hat seine Wurzeln in der Philosophie des Tao und kann somit auch auf eine über tausendjährige Geschichte zurückblicken. Laotse, dessen Werk „Tao Te King" ein taoistischer Klassiker ist, schrieb: *„Bewegung überwindet das Kalte, Ruhe überwindet das Heiße. Ruhe und Gelassenheit bringen Ordnung in die Dinge des Universums."*

Wörtlich übersetzt bedeutet Qigong „Arbeit an der Lebensenergie". Qigong ist eine der fünf Grundsäulen der TCM und wird sowohl präventiv als auch therapeutisch genutzt. Die anderen vier Säulen sind die Arzneitherapie, Akupunktur, Massagetechniken und individuelle Diätprogramme. Qigong versteht sich als Übungssystem, das Körperübungen, Atemübungen und meditative Aspekte umfasst. Es soll in seinen unterschiedlichen Formen (Stilles Qigong, Bewegtes Qigong) dazu dienen, innere Gelassenheit zu erlangen. Zentraler Aspekt der Körperübungen ist die Arbeit mit der eigenen Lebensenergie, die mithilfe der Übungen durch die Energiebahnen des Körpers, die Meridiane, gelenkt wird. Qigong ist somit auch ein Ansatz, der i. S. der Selbsthilfe und Selbstheilung genutzt werden kann.

Feldenkrais

„Lernen kann nur Früchte tragen, wenn der ganze Mensch dabei bereit ist zu lächeln und dieses Lächeln jederzeit und unmittelbar in Lachen übergehen kann."
M. Feldenkrais

Die Feldenkrais-Methode ist eine von Moshe Feldenkrais entwickelte Methode zum Training von Körperbewusstsein (1978). Feldenkrais stützte sich hierbei auf die alten fernöstlichen Kampfkünste, insbesondere das japanische Jiu-Jitsu. Er war einer der Ersten, der den Judo-Kampfsport in Europa propagierte. Die Feldenkrais-Methode ist vielfältig beeinflusst von zahlreichen Erkenntnissen der Neurophysiologie und Neuropsychologie. Feldenkrais hat seine Methode aus Erkenntnissen während der Rehabilitation einer eigenen Knieverletzung (Kreuzbandriss) abgeleitet.

Ziel der Feldenkrais-Methode ist, dem Menschen durch Bewegung einen bewussteren Umgang mit seinem Körper zu ermöglichen, Bewegungsabläufe und die Art und Weise seines Lernens zu steuern. In den Feldenkrais-Lektionen werden Bedingungen geschaffen, die das sensomotorische Lernen fördern und den Menschen verschiedene Qualitäten einer Bewegung unterscheiden lassen. Die Menschen lernen, sich einfacher und zweckmäßiger zu bewegen und sich dadurch im täglichen Leben für neue Handlungsweisen zu öffnen.

! MERKE
Über die Therapie somatischer Erkrankungen hinaus können Patienten mit der Feldenkrais-Methode bewusste Wahrnehmung und ein physikalisch leichtes und physiologisch angemessenes Verhalten wiederentdecken und weiterentwickeln (Klinkenberg 2007).

Wirkmechanismen

Auf der körperlichen Ebene zielen Yoga ebenso wie Qigong und die Feldenkrais-Methode zunächst auf eine Verbesserung von Beweglichkeit, Koordination und Kraft:

- Im Yoga und Qigong verknüpfen die Praktizierenden in ihren Bewegungsabläufen die Bewegung selbst mit der Atmung. Durch diese enge Kopplung zwischen Atmung und Bewegung sind sie gefordert: Sie müssen ihre ganze Aufmerksamkeit auf ihr augenblickliches Tun richten und sind damit präsent und achtsam im gegenwärtigen Augenblick. Damit verknüpfen die Praktizierenden im Yoga und im Qigong die Körperübungen mit geistigen Übungen.
- Bei den Feldenkrais-Übungen wird ein vergleichbarer Effekt durch die Aufforderung zur genauen Beobachtung aller auftretenden Sensationen während der Übung erzielt.

Auf diese Weise kann bei allen drei Verfahren während der Ausführung der Körperübungen ein fokussierter, meditativer Zustand erreicht werden. Das ist auch einer der Gründe, weshalb Jon Kabat-Zinn Yogaübungen in das MBSR-Programm integriert hat (Kabat-Zinn 1990).

4.6.4 Integration meditativer Verfahren in der psychosomatischen Rehabilitation

Achtsamkeit und meditative Bewegungstherapien können als adjuvante Verfahren sehr gut in die psychosomatische Rehabilitation integriert werden. Die eingangs genannten Effekte der bewertungsfreien Beobachtung von Gedanken, Gefühlen und körperlichem Erleben ohne sofortige Veränderung unangenehmer Sensationen können in der Behandlung verschiedener Krankheitsbilder ausgesprochen hilfreich sein. Hier sind insbesondere die depressiven und somatoformen Störungen, chronische Schmerzerkrankungen, alle Störungen mit sehr intensiv wahrgenommenen Emotionen (Angststörungen, Traumafolgestörungen, emotional instabile Persönlichkeitsstörung, ADHS) und Störungsbilder mit sehr großer Identifikation mit Gedanken oder Regeln wie Zwangsstörungen oder auch die zwanghafte Persönlichkeitsstörung zu nennen. Die Vermittlung von Achtsamkeit bzw. meditativen Bewegungstechniken dient in der Behandlung dieser Patienten dazu, eine innere Distanz zum Erleben zu schaffen. Dies kann z. B. durch zweimal wöchentlich stattfindende angeleitete Übungsgruppen zur Achtsamkeit, Yoga, Qigong oder Feldenkrais praktisch umgesetzt werden.

Eine gute Ergänzung kann für die Rehabilitanden das zusätzliche Angebot einer **frühmorgendlichen Übungsgruppe** sein. Ziel dieser Angebote ist, dass die Rehabilitanden in der Gruppe die zentrierenden, distanzierenden und auch beruhigenden Effekte des ausgeübten meditativen Verfahrens persönlich erleben und die Übungen ausreichend kennenlernen, um über das Angebot der Reha-Klinik hinaus möglichst bereits während der Rehabilitation eigenständig zu üben. Wenn hier bereits eine eigene Praxis etabliert werden kann, gelingt es eher, diese nach der Rehabilitation am Wohnort weiterzuführen, ggf. mit zusätzlicher Teilnahme an entsprechenden Kursen am Heimatort, Nutzung von Selbsthilfeliteratur usw. Viele Rehabilitanden nehmen bereits nach wenigen Stunden angeleiteter Übung in einem der genannten Verfahren positive Effekte wahr. Für einen nachhaltigen Einfluss, eine erfolgreiche Umsetzung im Alltag nach der Rehabilitation und eine gelingende Unterstützung der Psychotherapie sind jedoch möglichst tägliche oder mehrfach wöchentliche Übungen in Eigenregie erforderlich. Kurze Übungen der meditativen Verfahren eignen sich auch gut für die Integration in die Psychotherapie, z. B. zu Beginn und am Ende der Sitzung, um Patienten bei der Fokussierung zu unterstützen. Dieses Vorgehen wird insbesondere im Rahmen der DBT nach Linehan praktiziert.

Gleichzeitig muss bei den wirkungsvollen Interventionen der meditativen Verfahren auch auf die bestehenden **Kontraindikationen** hingewiesen werden.

CAVE

Die Anwendung aller Verfahren zur Förderung der Achtsamkeit ist mit einem erhöhten Risiko für das Auftreten psychotischer Symptome verbunden. Die Indikation für den Einsatz dieser Verfahren bei Patienten mit psychotischen Symptomen oder Episoden in der Anamnese bzw. einem erhöhten Risiko für Erkrankungen aus dem schizophrenen Formenkreis und anderen Störungen mit psychotischen Symptomen muss sehr sorgsam gestellt werden.

Patienten sollten über dieses Risiko aufgeklärt werden, und bei allen Patienten muss auf das mögliche Auftreten dieser Symptome geachtet werden. Dieses Risiko ist seit Jahrtausenden bekannt und wird im

Zen-Buddhismus mit dem Begriff „makyo“ (jap.: „Teufelswerk“) beschrieben (Kapleau 1979). Der Vollständigkeit halber sei erwähnt, dass für Patienten mit demenziellen und anderen organischen psychischen Erkrankungen diese Verfahren eine Überforderung darstellen können, mit nachfolgender Verschlechterung der Symptomatik.

4.6.5 Wissenschaftliche Evidenz

Achtsamkeit und meditative Bewegungstherapien werden von vielen Patienten als hilfreich erlebt und stellen aus klinischer Sicht eine wirkungsvolle Bereicherung der westlichen Psychotherapie dar. Diese Einschätzung wird mittlerweile von vielen Psychotherapeuten geteilt und hat zur Integration der Verfahren sowohl in die ambulante Psychotherapie als auch in die psychosomatische Rehabilitation geführt. Gleichzeitig lassen sich zum jetzigen Zeitpunkt differenzielle Indikationen nur für die MBCT der Depression, für die DBT und für die Behandlung von Traumafolgestörungen angeben. Wirksamkeitsnachweise liegen für MBSR (Grossmann et al. 2004), MBCT (Rückfallprophylaxe der Depression, Dimidjian und Segal 2015) sowie Achtsamkeit in der Behandlung der Borderline-Persönlichkeitsstörung mit DBT (Kliem et al. 2010) vor; darüber hinaus fehlen für die wissenschaftliche Bewertung der Achtsamkeit jedoch nach wie vor qualitativ hochwertige Studien.

Bei den meditativen Bewegungstherapien ist aufgrund der Unterschiedlichkeit der Verfahren und Techniken die Studienlage schwieriger als bei der MBSR. In Medline und in der Cochrane Library liefert die Suche nach meditativen Bewegungstherapien, Yoga, Qigong oder Feldenkrais zwar mittlerweile einige systematische Reviews und viele Einzelstudien; die Qualität der Evidenz ist allerdings nur moderat bis schwach, und es finden sich nur mittlere bis kleine Effekte.

Die meisten Arbeiten, deren Indikationen auch einen konkreten Bezug zur Rehabilitation haben, findet man bislang zu Yoga. In verschiedenen Reviews wurden Studien zur Wirksamkeit von Yoga bei unterschiedlichen Indikationen (Kardiologie: Risom et al. 2017; Onkologie: Felbel et al. 2014; Orthopädie: Wieland et al. 2017, Geenen et al. 2017; Endokrinologie: Cramer et al. 2015; Pneumologie: Gendron et al. 2018) in verschiedenen Settings bewertet. Wir sehen schwache bis moderate Effekte bei kleinen Effektstärken. Auch Qigong oder allgemein meditative Bewegungstherapien werden zunehmend wissenschaftlich untersucht (Howe et al. 2011; Risom et al. 2017), die Ergebnisse sind hier noch widersprüchlich. Erste vielversprechende wissenschaftliche Untersuchungen zur Feldenkrais-Methode zeigen positive Effekte insbesondere für Beweglichkeit und Gleichgewicht bei älteren Patienten (Hillier und Worley 2015).

Insgesamt ist leider für den gesamten Bereich der meditativen Bewegungstherapien ein Mangel an qualitativ hochwertigen wissenschaftlichen Studien zu konstatieren, besonders psychologische Parameter betreffend. Ein Hauptproblem dieser Studien ist wahrscheinlich die große Heterogenität der Verfahren selbst, gepaart mit einer ebenso großen Heterogenität der Studiendesigns, sodass in der Bewertung der Wirksamkeit dieser Verfahren weiterhin große Unsicherheit bleibt. Insbesondere sind die Effekte der meditativen Bewegungstherapie in der psychosomatischen Rehabilitation oder in der Kombination mit ambulanter Psychotherapie nur vereinzelt untersucht und die Studien aufgrund kleiner Fallzahlen und fehlender Kontrollgruppen in ihrer Aussagefähigkeit eingeschränkt.

! MERKE

Angesichts der klinisch beobachtbaren Effekte der meditativen Therapien und ihres vielfältigen Einsatzes als adjuvante Verfahren ist die wissenschaftliche Überprüfung der Effektivität wünschenswert, gleichzeitig ist die Durchführung von großen Fallzahlen für diese Verfahren methodisch anspruchsvoll und insbesondere im Rahmen der psychosomatischen Rehabilitation in Deutschland auch aufgrund der rechtlichen Rahmenbedingungen schwierig umzusetzen.

LITERATUR

Burkhard A. Achtsamkeit – Entscheidung für einen neuen Weg. Stuttgart: Schattauer 2010.

Cramer H, Innes Kim E, Michalsen A, et al. Yoga for adults with type 2 diabetes mellitus. Cochrane Database Syst Rev 2015; 4: CD011658.

Dimidjian S, Segal ZV. Prospects for a clinical science of mindfulness based intervention. Am Psychol 2015; 70: 593–620.

Dürckheim K. Der Alltag als Übung. Bern: Huber 1970.

Felbel S, Meerpohl JJ, Monsef I, et al. Yoga in addition to standard care for patients with haematological malignancies. Cochrane Database Syst Rev 2014; 6: CD010146.

Feldenkrais M. Bewusstheit durch Bewegung. Berlin: Suhrkamp 1978.
Gendron LM, Nyberg A, Saey D, et al. Active mind-body movement therapies as an adjunct to or in comparison with pulmonary rehabilitation for people with chronic obstructive pulmonary disease. Cochrane Database Syst Rev 2018; 10: CD012290.
Geneen LJ, Moore RA, Clarke C, et al. Physical activity and exercise for chronic pain in adults: An overview of Cochrane reviews. Cochrane Database Syst Rev 2017; 4: CD011279.
Germer C. Der achtsame Weg zur Selbstliebe. Freiburg: Arbor 2013.
Grossmann P, Niemann L, Schmidt S, Walach H. Mindfulness-based stress reduction and health benefits. A meta-analysis. J Psychosom Res 2004; 57: 35–43.
Hillier S, Worley A. The effectiveness of the Feldenkrais method: A systematic review of the evidence. Evid Based Complement Alternat Med 2015; 752160. doi: 10.1155/*2015*/752160.
Howe TE, Rochester L, Neil F, Skelton DA, Ballinger C. Exercise for improving balance in older people. Cochrane Database Syst Rev 2011; 11: CD004963.
Kabat-Zinn J. Full Catastrophy Living. New York: Delta Trade Paperbacks 1990.
Kapleau P. Die drei Pfeiler des Zen. Weilheim: OW Barth 1979.
Kliem S, Kröger C, Kosfelder J. Dialectical behavioural therapy for borderline personality disorder: A meta-analysis using mixed-effects modeling. J Consult Clin Psych 2010; 78: 936–951.
Klinkenberg N. Achtsamkeit in der Körperverhaltenstherapie. Stuttgart: Klett-Cotta 2007.
Laotse. Tao Te King. Übersetzung Wilhelm R. Diederichs Gelbe Reihe. München: Hugendubel 2008.
Linehan M. Cognitive Behavioral Treatment of Borderline Personality Disorder. New York: Guilford Press 1993.
Neff K. Selbstmitgefühl. München: Kailash 2012.
Patanjali. Das Yogasutra. Übersetzung Sriram, Stuttgart: Theseus 2006.
Perls FS, Hefferline RF, Goodman T. Gestalt-therapy, Excitement and Growth in Human Personality. New York: Dell 1951.
Reddemann L. Psychodynamisch imaginative Trauma-Therapie PITT – das Manual. Stuttgart: Klett-Cotta 2011.
Risom SS, Zwisler AD, Johansen PP, et al. Exercise-based cardiac rehabilitation for adults with atrial fibrillation. Cochrane Database Syst Rev 2017; 2: CD011197.
Segal Z, Williams JM, Teadale J. Mindfulness based Cognitive Therapy for Depression: A New Approach to Preventing Relapse. New York: Guilford Press 1002.
Shibayama Z. Zu den Quellen des Zen. Die berühmten Koans des Meisters Mumon aus dem 13. Jahrhundert. München: Barth.
Wieland LS, Skoetz N, Pilkington K, et al. Yoga treatment for chronic non-specific low back pain. Cochrane Database Syst Rev 2017; 1: CD010671.

4.7 Kunsttherapie in der psychosomatischen Rehabilitation: Grundlagen und Anwendungen

Philipp Martius

Zur Orientierung

- Kunsttherapie umfasst psychotherapeutisches Arbeiten unter Verwendung künstlerischer Medien wie Malen, Zeichnen, Formen, Gestalten, Bildhauen und Bauen. Die Zielrichtung der Verfahren folgt ressourcen-, erlebnis-, handlungs-, beziehungs- und bewältigungsorientierten Konzepten.
- Kunsttherapeutische Ansätze sind für praktisch alle psychischen Störungen beschrieben. Für die Wirksamkeit künstlerischer Verfahren im Kontext der Psychotherapie werden die Funktion der Kreativität und interpersonelle Effekte diskutiert. Die Evidenzbasierung wird allmählich robuster.
- Gestaltungen der Kunsttherapie eignen sich für diagnostische und therapeutische Zwecke. Ihre Darstellung (Ausstellung) innerhalb und außerhalb der klinischen Institution stärkt das Selbstwirksamkeitserleben der Patienten und vermittelt das Potenzial psychotherapeutischer Arbeit anschaulich.
- In einer umfangreichen Tabelle werden Beispiele aufgeführt, wie das kunsttherapeutische Repertoire zielgerichtet für die Psychotherapie genutzt werden kann.

4.7.1 Zur Geschichte der Kunsttherapie

Künstlerische Gestaltungen haben im Bereich der Psychiatrie und Psychotherapie eine lange Tradition, die sich schon für die Heilbehandlung in der Antike belegen lässt (von Engelhardt 2005). In der Neuzeit erlangten die Bilder „Geisteskranker“ zunehmende Beachtung bei Künstlern wie Psychiatern (Buxbaum 1990). Hans Prinzhorn sammelte und dokumentierte in den 1920er-Jahren an der Universitätsklinik Heidelberg erstmals systematisch die „Bildnerei der Geisteskranken“ (Prinzhorn 1922) und plädierte dafür, in der bildnerischen Tätigkeit der Kranken vor allem deren Bemühen zu erfassen, ihr psychisches Leiden zu bewältigen. In der Folge erlangten einige psychisch Kranke (Welt-)Ruhm für ihre künstlerischen Leistungen, z. B. Adolf Wölfli (1864–1930) als Herrscher über eine eigene „Welt-Schöpfung", die bei seinem Tod über 20.000 Textseiten, Illustrationen und Collagen umfasste, die u. a. 1972 auf der documenta 5 in Kassel zusammen mit seinem von ihm ausgemalten Krankenzimmer ausgestellt wurde. Heute gibt es z. B. in der psychiatrischen Klinik Maria Gugging bei Wien ein Künstlerhaus; auch die erwähnte Prinzhorn-Sammlung hat nach Jahren des Stillstands und der Verwahrung der Kunstgegenstände inzwischen eigene Ausstellungsräume an der Heidelberger Universitätsklinik. Diese frühen Künstler hatten erheblichen Einfluss auf die Moderne, was von den Nationalsozialisten im Rahmen ihrer Kampagne der „Entarteten Kunst" zur Diffamierung der modernen Kunst und ihrer Autoren missbraucht wurde, indem diesen Künstlern „dieselben geistigen – und meist auch leiblichen – Züge" attestiert wurden wie den „erklärten Wahnsinnigen". Eine „Nebenwirkung" davon war der Exodus der Kunsttherapeuten (neben den vielen Psychoanalytikern) aus Deutschland, sodass die Kunsttherapie hier erst in den 1960er-Jahren durch die (Wieder-) Entdeckung der überwiegend in die USA emigrierten Kunsttherapeuten wieder Beachtung fand. Danach setzte aber eine rasche Verbreitung ein.

4.7.2 Konzepte der Kunsttherapie

Kunsttherapie wird verstanden als psychotherapeutisches Arbeiten unter Verwendung künstlerischer Medien: Dazu gehören z. B. Malen, Zeichnen, Formen, Gestalten, Plastisches Arbeiten, Bildhauen und Bauen sowie selbst Performances (Martius et al. 2019; von Spreti et al. 2012, 2018). Je nach Schwerpunkt und Orientierung der Therapeuten folgt kunsttherapeutisches Arbeiten beziehungs- und bewältigungsorientierten, erlebnis- und handlungsorientierten oder auch ressourcenfördernden Konzepten. Kunsttherapie ist mittlerweile in psychotherapeutischen (und psychiatrischen) Settings weit verbreitet, so auch in der Rehabilitation. Problematisch ist dabei im Leistungsbereich der Deutschen Rentenversicherung (DRV), dass die Eingruppierung der Mitarbeiter im Rahmen der Ergo- und Physiotherapie – ohne deren Qualifikation und Kompetenz zu schmälern – der beruflichen Ausbildung in üblicherweise einem sozialen oder künstlerischen Beruf und einer zusätzlichen mehrjährigen akademischen Ausbildung in Kunsttherapie nicht gerecht wird. Hier sperren sich die Träger der Rehabilitation bedauerlicherweise gegen eine angemessene Anerkennung dieser Berufsgruppe. Kunsttherapeuten benötigen für ihre Arbeit tatsächlich neben gründlichen Kenntnissen und Erfahrungen im künstlerischen Bereich fundierte psychotherapeutische Kenntnisse und Selbsterfahrung.

Die kunsttherapeutische Arbeitsweise fokussiert auf die Form der Gestaltung („ich stelle her") oder auf den Gestaltungsprozess („ich führe aus" bzw. „ich kann etwas / mich verwirklichen"), sie betont die reflexive Ebene („ich verstehe mein Werk und ordne es ein") oder beleuchtet kommunikative Aspekte („ich kann mich durch meine Gestaltung ausdrücken und mitteilen"). Die erfolgreiche Umsetzung von kreativem Potenzial stellt immer auch hohe Anforderungen an die Fähigkeiten zur Planung, Koordination, Disziplin bei der Ausführung und sorgfältigem Abwägen beim Einsatz der Materialien sowohl beim Therapeuten wie beim Patienten. Gleichzeitig finden die Anforderungen in einem primär nicht leistungs- (oder berufs-) bezogenen Setting statt. Damit kann die Kunsttherapie ohne direkten Bezug zur medizinischen und beruflichen Situation des Versicherten gleichwohl wichtige Hinweise zu Kompetenzen und Einschränkungen in sozialmedizinisch relevanten Dimensionen geben, z. B. der Mini-ICF (Linden und Baron 2005). Konkret kann das Verfahren für deren Dimensionen (1) Fähigkeit zur Anpassung an Regeln und Routinen, (2) Fähigkeit zur Planung und Strukturierung von Aufgaben, (3) Flexibilität und Umstellungsfähigkeit, (5) Entscheidungsfähigkeit, (6) Durchhaltefähigkeit, (11) Fähigkeit zu außerberuflichen Aktivitäten und bei kunsttherapeutischen Gruppenarbeiten für die Aspekte der (7) Selbstbehauptungsfähigkeit, (8) Kontaktfähigkeit zu Dritten und (9) Gruppenfähigkeit aufschlussreiche und alltagsrelevante Informationen liefern.

4.7.3 Evidenzbasierung künstlerischer Therapien

Es gibt seit Jahren eine lebhafte und kontroverse Debatte um die wissenschaftliche Erforschung der

Kunsttherapie (Petersen 2011; Kächele 2005). Insbesondere geht es dabei um die Frage, ob sich künstlerisches Tun mit einem reduktionistischen wissenschaftlichen Design erfassen und abbilden lässt oder ob es nicht einer eigenen Forschungsmethodik bedarf (Elbing und Oster 2018; Petersen 2011; Schulze 2018). Strauss (2019: 13) fasst den derzeitigen Stand so zusammen:

„... *Kernfaktoren, die für eine mögliche Veränderung in der Kunsttherapie typisch sind, umfassen ... Förderung der Selbstexploration und Selbstexpression, Kommunikation, Verständnis- und Erklärungsmodelle, Integration, Symbolisches Denken, Kreativität und sensorische Stimulation. Diese Wirkfaktoren scheinen die Funktionskategorien der ICF eindeutig positiv zu beeinflussen.*"

Dass es empirische Belege für die Wirkung von Kunsttherapie in verschiedenen Settings, bei verschiedenen Krankheitsbildern und bzgl. verschiedener Therapieziele gibt, ist immerhin nicht mehr bestreitbar. So hat es die Kunsttherapie auch in einen Cochrane-Review (Ruddy und Milnes 2005) zu schizophrenen Erkrankungen geschafft, und künstlerische Therapien sind inzwischen in die Leitlinien zur Behandlung psychischer Störungen (z. B. Demenz, Schizophrenie) aufgenommen worden (www.awmf.de). In den Reha-Therapiestandards der DRV zur Depression werden die kreativen Therapieformen mit dem Evidenzgrad II aufgeführt (DRV Bund 2011).

Darüber ergeben sich einige Empfehlungen zum Einsatz von künstlerischen Techniken aus dem Kontext der jeweiligen Störung:

! MERKE

Komplexe Aufgabenstellungen und Techniken überfordern Demenzkranke, Aquarellfarben sind zu wenig strukturiert für akut erkrankte schizophrene Patienten, Arbeit an aufwendig zu bearbeitenden Materialien ist tendenziell frustrierend für depressive Patienten, bei traumatisierten Patienten muss darauf geachtet werden, dass Gestaltungen und Material keine belastenden Erfahrungen und Intrusionen triggern, „schmutzige" Werkstoffe können bei Zwangskranken kontraindiziert sein, es sei denn zur vereinbarten Exposition (Martius 2015).

4.7.4 Wirkmechanismen der Kunsttherapie

Einerseits dürften grundlegende psychotherapeutische Komponenten wie Fokussierung bzw. Achtsamkeit, Kreativität und neuroplastische Effekte auch bei der Kunsttherapie Grundlage der Wirksamkeit sein (Martius und von Spreti 2013). Für kreative Tätigkeiten wird eine Bindung an serotonerge und dopaminerge (D_2-)Neurotransmittersysteme vermutet, die ja wiederum bei einigen psychischen Störungen als Zielort psychopharmakologischer Intervention gelten (Reuter et al. 2006). Auch basale motivationale dopaminerge Strukturen im Zwischenhirn sind für die Kreativität bedeutsam. Bei der neuroanatomischen Zuordnung von exekutiven Funktionen, die zur Kreativität beitragen (Flaherty 2011; Shamay-Tsoory et al. 2011), wird darauf verwiesen, dass die hemisphärische Lateralisierung und frontotemporale Verbindungen Voraussetzung für das Generieren neuer Ideen und Konzepte sind, linkshemisphärische frontotemporale Strukturen Motivation und neue Handlungsmuster fördern und der rechtsseitige mediale präfrontale Kortex zur Entwicklung origineller Ideen beiträgt (Kowatari et al. 2009). All das reicht aber noch nicht aus für eine schlüssige Hypothese von neurobiologischen Funktionen, Hirnstrukturen, Kreativität und psychischer Vulnerabilität.

Für dieses Thema relevant und zukunftsweisend sind aber möglicherweise die Untersuchungen von kreativen Tätigkeiten (Musizieren, expressives Schreiben, Malen) in ihren Auswirkungen auf das Immunsystem. Schubert (2018) verweist darauf, dass die bisherigen Untersuchungsansätze den Anforderungen an die Erforschung biopsychosozialer Prozesse in ihrer Komplexität nicht gerecht werden, insbesondere im Bereich der sog. **Psychoneuroimmunologie** (PNI), die sich der Erforschung der Bedeutung des Immunsystems als sog. sechstem Sinn widmet. In dieser Konzeption lassen sich gemäß der Reichweite von Sinnesmodalitäten das Hören und Sehen als körperferne und das Riechen, Schmecken und Tasten als körpernähere Wahrnehmungsdimensionen begreifen. Das Immunsystem, dessen zelluläre und humorale Kommunikationsfähigkeit mit dem Nervensystem belegt ist, hat in dieser Reihung die Aufgabe, im Körper befindliche gesundheitsschädliche oder -fördernde Stoffe aufzuspüren. Als ein Beispiel für die diesbezügliche Aktivität und Funktion wird das sog. **Sickness Behavior** beschrieben, ein Symptomkomplex mit Abgeschlagenheit, Verstimmung und Rückzugstendenzen, für dessen Verursachung immunmodulatorische Vorgänge mit Auswirkung auf das Nervensystem ausgemacht werden konnten. Schubert et al. haben deshalb das Forschungsdesign integrativer Einzelfallstudien entwickelt und auf die o. g. Prozesse angewandt. In dieser umfassenden Erhebung physiologischer, psychologischer und alltagsbezogener Parameter an mehreren täglichen Messzeitpunkten und über einen mehrmonatigen Zeitraum bei einzelnen Probanden ergibt sich: Abläufe und Muster in diesem System sind sehr individuell ausgestaltet, Reiz-Reaktions-Schleifen treten z. T. mit erheblicher Verzögerung (von mehreren Tagen) auf und zeigen mehrphasige Muster, die wiederum Feedback-Regulationsschleifen vermuten lassen. Bei der Frage, inwieweit diese Muster in patho- bzw. salutogenetische Charakteristika zu differenzieren sind, können bei Gesunden und Erkrankten gegenläufige kohärente biopsychosoziale Prozesse in der Folge auf belastende bzw. positive Aktivitäten beschrieben werden. Nach Schubert kann dies als Hinweis darauf verstanden werden, dass es beim Menschen – wie aus Tierversuchen lange bekannt – eine **stressabhängige psychische Beeinflussung des Immunsystems** gibt, die aber nur in einem methodischen Ansatz, der der Komplexität der beteiligten Prozesse gerecht wird, erfasst werden kann. Gleichzeitig kann der Autor mit noch vorläufigen Ergebnissen belegen, dass gezielte kunsttherapeutische Aktivitäten bei Krebspatienten fördernd auf psychische Parameter (z. B. Identität) wirken, die wiederum mit dem PNI in einem Zusammenhang stehen und somit als immunologisch aktivierend anzusehen sind (Schubert 2018: 113). Als Kronzeuge für die Wirkweise setzt sich der Autor ausführlich mit dem schwer kriegsverwundeten Künstler Joseph Beuys und dessen Kunstauffassung auseinander, der davon überzeugt gewesen sei, dass „das eigene ‚Verlebendigt-werden durch Sprache' einen immateriell-ästhetischen Heilungsprozess aktivieren würde" (Schubert 2018: 116).

4.7.5 Kunsttherapeutische Zielsetzungen und Interventionen

Das Repertoire des gestalterischen Prozesses erscheint unerschöpflich, wenn man allein die Möglichkeiten der Ausdrucksformen betrachtet. Um einer Beliebigkeit in der Anwendung zu entgehen, kann man sich z. B. an einem gängigen psychotherapeutischen Bezugsrahmen wie den allgemeinen Wirkprinzipien von Grawe (2000) orientieren. Der grundsätzliche rehabilitative Bezug an ausschließlich beruflichen und arbeitsmedizinischen Kriterien, z. B. im Rahmen der MBOR (➤ Kap. 9.2) ist insofern schwierig, als es dann eine Kunsttherapie für Fliesenleger, Küchenhilfen, am Bildschirm Tätige, Erzieher u. a. geben müsste (Martius 2015). In ➤ Tab. 4.3 bilden sich die fünf **Wirkfaktoren** nach Grawe (2000) ab:

Tab. 4.3 Kunsttherapeutische Zielsetzungen und Interventionen (mod. nach Martius und Marten 2014)

Therapieziel		Kunsttherapeutische Zielsetzung (in Anlehnung an Grawe 2000)	Kunsttherapeutische Interventionen (mit Beispielen für geeignete Techniken)
Setting – Struktur		Therapeutisches Beziehungsangebot	
1.	**Motivation bzw. Abbau von Versagensängsten**	Für die Kunsttherapie interessieren, Ängste benennen, Widerstände senken Beziehungen stärken: zwischen Pat. und Therapeut bzw. zwischen Teilnehmern der Gruppe	Verfahren erläutern, Leistungsaspekte hintanstellen Psychoedukative Materialkunde und Anleitung zum Experiment
Symptomebene		Problemaktualisierung und -bewältigung	
2.	**Reduktion der depressiven Symptomatik** (Stimmungsaufhellung)	„Therapie darf Spaß machen": entlastende und motivierende Selbstwirksamkeitserfahrungen Aktivierung anregen, Eigeninitiative fördern, Insuffizienzgedanken entgegenwirken	Gruppeninteraktionen, die die Stimmung auflockern, die Gruppenkohäsion verstärken und rasche Erfolge sichern Anleitung beim Einsatz von Materialien und Methoden mit ansteigenden Anforderungen an Ausdauer und Differenzierung Anleitung zur Selbstständigkeit, Ermutigung zu Entscheidungen

Tab. 4.3 Kunsttherapeutische Zielsetzungen und Interventionen (mod. nach Martius und Marten 2014) *(Forts.)*

Symptomebene		Problemaktualisierung und -bewältigung	
3.	**Reduktion der Angstsymptomatik**	Die Angst symbolisch sicht- und greifbar machen in sicherer Distanz auf dem Papier: „gepufferte Exposition"	Themen anregen, die auf die individuelle Problematik abgestimmt sind Bzgl. Schamaffekten: gemeinsames Aufhängen und Betrachten der Bilder am Ende der Stunde, sich selbst zeigen und behaupten mit seinem Werk
4.	**Distanzierung von Schmerzen** (nicht: Schmerzfreiheit)	*Symptomebene* Verständnis für Schmerz: Schmerz im Bild darstellen *Bewältigungsebene* Aufmerksamkeit verlagern vom Schmerz zu angenehmen Aktivitäten	Im günstigsten Fall „Flow"-Erleben in der Tätigkeit an sich (Czikszentmihaly 1990) Nutzung von Materialien, die wenig Widerstand und Anlass zur Anspannung bieten Pat. wählen lassen, mit was er sich gern beschäftigt, bzw. zu Themen anregen im Bezug zu positiven Aspekten des Seins
5.	**Verbesserung der Konzentrationsfähigkeit**	Konzentration auf den künstlerischen Prozess: Idee – Projekt – Ausführung	Fokussiertes Gestalten i. S. einer Probehandlung: den Pat. mit umschriebenen Aufgaben und strukturierenden Zeitangaben unterstützen und zu Ausdauer ermutigen
Psychostrukturelle Ebene		Motivationale Klärung	
6.	**Verbesserung der Selbstwahrnehmung** (Wahrnehmung eigener Wünsche, Ziele, Bedürfnisse)	Personbezogene Hinweise in der Gestaltung aufgreifen (z. B. mittels offener und „beiläufiger" Gesprächstechniken)	Methodische Angebote zur Fokussierung auf symbolische Prozesse wie Wunscherfüllung / Märchen, z. B. Bildthema: „Was wäre, wenn eine Fee käme?" o. Ä.
7.	**Steigerung des Selbstwertgefühls**	Ressourcen erkennen und aufdecken, Ergebnisse würdigen i. S. von Stolz auf Gestaltungen und Position in der Gruppe	Rückmeldungen aus der Gruppe gezielt erarbeiten (z. B. Reflexionsrunden); wohlwollende Interaktion mit authentischer Resonanz
8.	**Steigerung der Selbstwirksamkeit**	Eigenverantwortung und -motivation fördern	Pat. als „Partner auf Augenhöhe" i. S. von Shared Decision Making: z. B. Ideen / Techniken für die Stunde vorschlagen lassen
9.	**Steigerung des Selbstvertrauens**	Pat. in seinen Ideen folgen / verstärken, ggf. durch taktvolle Interventionen führen, insb. hinsichtlich Tendenzen zur Selbstüberforderung und Selbstüberschätzung	Fortschritte im Verlauf des Prozesses auf allen Ebenen spiegeln (Gestaltung, Interaktion, therapeutische Zielsetzung) Hilfestellung als Hilfe zur Selbsthilfe
10.	**Entwicklung eines realistischen Selbstbildes**	Selbst- und Fremdwahrnehmung fördern: Das Bild schafft Distanz und ist gleichzeitig potenzielle Ebene der symbolischen Klärung und stellvertretenden Auseinandersetzung	z. B. Collagen zum Thema „Was ich an mir schätze!": mittels Farben, Postkarten, die Gruppenmitglieder füreinander auswählen / beschreiben lassen, wie sich jemand selbst wahrnimmt bzw. von anderen wahrgenommen wird (z. B. „Rundlaufbild", Teilgestaltungen und Weitergabe des Bildes im Kreis der Gruppe: Jeder meldet jedem seine Wahrnehmung zu Stärken und Schwächen zurück)
11.	**Akzeptanz der Realität**	Veränderung von dysfunktionalen Verhaltensmustern durch „spielerische Konfrontation" (z. B. Perfektionismus oder Selbstüberforderung)	„Widrigkeiten" des Materials fordern Frustrationstoleranz heraus (z. B. Bruch am Speckstein, auslaufende Farbe) angesichts von „Realitäten" Anfang und Ende finden bei der Gestaltung: mit Beschränkungen fertigwerden

Tab. 4.3 Kunsttherapeutische Zielsetzungen und Interventionen (mod. nach Martius und Marten 2014) *(Forts.)*

Psychostrukturelle Ebene		Motivationale Klärung	
12.	**Perspektivenwechsel**	Gestaltungsoptionen und die Wirkung von Werken	Offene Kommunikation: gemeinsames Betrachten, Sprechen, Zuhören, Standpunkte diskutieren, Betrachtung „mit verschiedenen Brillen"
Verhaltensebene		Ressourcenaktivierung und Problembewältigung	
13.	**Steigerung von Eigenmotivation und Selbstverantwortung**	Pat. in die Auswahl von Material, Themen und Aktionen einbeziehen	Zu eigenen Vorschlägen ermutigen, Aufgaben übertragen, Arbeitsplatz und Materialien „organisieren"
14.	**Veränderung emotionaler Aspekte**	Symbolisierung von emotionalen Prozessen oder Impulsen (Vorsicht bzgl. des Triggerns von Traumatisierungen!)	Verbindung von Farben / Formen mit Gefühlen anregen Mit der Resonanz auf die eigene Stimmung arbeiten lassen, z. B. „Wenn ich heute ein Gewitter wäre, dann wäre ich …"
15.	**Förderung der Introspektionsfähigkeit**	Reflexion der eigenen Werke und des Prozesses, Bezugnahme zur eigenen Situation	Regelmäßige Betrachtung der Werke als Abschluss der Stunde, im Einzel- und im Gruppensetting
16.	**Verbesserung der Problemlösefähigkeit**	Kreative, individuelle, evtl. ungewöhnliche Lösungen aufgreifen Ggf. das Erfahrungspotenzial der Gruppe nutzen zur Realitätsprüfung	Aufgaben wie „Imagine the opposite!", „Was wäre mein Leben ohne meine Probleme?" Collagen sind günstig durch Verwendung konkreter Bilder Exploration mit dem Pat.: „Was wäre mein erster eigener Schritt auf dem Weg dorthin?"
17.	**Bearbeitung biografisch relevanter Ereignisse**	Strukturierte („Erzählung") oder assoziativ-symbolische („Als-ob") Verbindung von Gestaltung und Lebenserfahrungen	Lebenslinienarbeit, Familienskulpturen; Deutungen dieser Prozesse nicht konkret und direkt, sondern metaphorisch bzw. tangential umschreiben
18.	**Bearbeitung von belastenden / traumatischen intrapsychischen Prozessen / Konflikten**	Stabilisierung, Ressourcenorientierung (nur in spezifischen Settings: Exposition)	Gestaltung eines „sicheren Ortes", eines „Buches der guten Dinge", eines „Notfallkoffers"
19.	**Erarbeiten einer Zukunftsperspektive**	Motto (Magritte): „Auf dem Papier ist alles möglich" Aussichten und Absichten visualisieren	Postkarten mit relevanten Themen aussuchen und ausgestalten lassen. Die Gestaltung der Werke (und der Zukunft) auf einer Metaebene reflektieren
20.	**Förderung sozialer Interaktionen und sozialer Kompetenz**	Gruppenaktivitäten in Gestaltung und Kommunikation Umgang mit Mitgliedern der Gruppe, Akzeptanz von Gruppenregeln, Nutzung von Gruppenangeboten für die eigenen Ziele	Gruppenaktivitäten und Reflexionsrunden Interaktionelle Bildthemen „Ein Bild als Antwort", Gruppenbilder, auch: die Bildbesprechung nach Abschluss der Gestaltung
21.	**Verbesserung von Problemen im interpersonellen Bereich**	Umgang mit interaktionellen Konflikten beobachten und ggf. verändern, auch durch Probehandeln „auf dem Papier"	Arbeit im Gruppensetting: Gruppenbilder mit gemeinsam erarbeitetem Thema und gemeinsamen Regeln für die Gestaltung („Was ist erlaubt auf dem Papier?")
22.	**Verbesserung der Freizeitgestaltung**	Pat. zu Lebensstiländerungen anregen	Materialien anbieten für therapiefreie Zeiten (Ausleihe) Offene Ateliers (stationär wie ambulant); wohnortnahe Angebote suchen lassen

1. eine gute Beziehung zwischen dem Patienten und dem Therapeuten als Grundlage der Arbeitsbeziehung,
2. die Nutzung der Fähigkeiten und Eigenarten des Patienten als Quelle von Ressourcen,
3. ein therapeutischer Prozess, der die Probleme, die Anlass der Therapie sind, im Prozess unmittelbar erfahrbar werden lässt, verbunden damit
4. ein Bewusstsein in die Motive des Erlebens und Verhaltens des Patienten zu fördern sowie
5. die Erarbeitung von individuellen Wegen zur Problembewältigung und den sich daraus ergebenden Erfahrungen.

Dieser Bezugsrahmen erfüllt übrigens dennoch die Behandlungsziele, welche die DRV für die Erstellung des Entlassungsberichts aus der psychosomatischen Rehabilitation zusammengestellt hat (DRV Bund 2016). Die genannten Wirkfaktoren und Ebenen überschneiden sich z. T., was unvermeidlich ist. Wiederholungen ergeben sich aus den unterschiedlichen Perspektiven im Hinblick auf die Wirkung einer Intervention. Mit dieser Synopse wird die Vielfalt der Handlungs- und Betrachtungsebenen der Kunsttherapie nur angedeutet. Eine umfassende Darstellung des kunsttherapeutischen „Handwerks" findet sich bei von Spreti und Marten (2018).

LITERATUR

Buxbaum R. Zur Geschichte der Kunst psychisch kranker Menschen. In: Buxbaum R, Stähli P (Hrsg.). Von einer Wellt zu'r Andern. Köln: DuMont 1990, S. 20–40.

Czikszentmihalyi M. Flow. New York: Harper Perennial 1990.

DRV – Deutsche Rentenversicherung Bund. Reha-Therapiestandards Depressive Störungen. Berlin: DRV 2011.

DRV – Deutsche Rentenversicherung Bund. E-Bericht. Berlin: DRV 2016.

Elbing U, Oster J. Kunsttherapie-Forschung im Spannungsfeld zwischen Gegenstandsangemessenheit und Wirkungsnachweis. In: von Spreti F, Martius Ph, Steger F (Hrsg.). KunstTherapie. Stuttgart: Schattauer 2018, S. 411–418.

Flaherty AW. Brain illness and creativity: Mechanisms and treatment risks. Can J Psychiatry 2011; 56: 132–143.

Grawe K. Psychologische Therapie. 2. A. Göttingen: Hogrefe 2000.

Kächele H. Forschung in der Kunsttherapie – wie Hund und Katz? In: von Spreti F, Martius Ph, Förstl H (Hrsg.). Kunsttherapie bei psychischen Störungen. München: Elsevier Urban & Fischer 2005, S. 23–29.

Kowatari Y, Lee SH, Yamamura H, et al. Neural networks involved in artistic creativity. Hum Brain Mapp 2009; 30: 1678–1690.

Linden M, Baron A. Mini-ICF. Bern: Huber 2005.

Martius Ph. Psychosomatische Rehabilitation. Stuttgart: Kohlhammer 2015.

Martius Ph, von Spreti. Reiz und Responsivität. In: Rössler W, Matter B (Hrsg.). Kunst- und Ausdruckstherapien. Stuttgart: Kohlhammer 2013, S. 94–100.

Martius Ph, von Spreti F, Henningsen P (Hrsg.). Kunsttherapie bei psychosomatischen Störungen. 2. A. München: Elsevier Urban & Fischer 2019.

Petersen P, Gruber H, Tüpker R. Forschungsmethoden künstlerischer Therapien. Wiesbaden: Reichert 2011.

Prinzhorn H. Bildnerei der Geisteskranken. Wien, New York: Springer 1922 / 1997.

Reuter M, Roth S, Holve K, Hennig J. Identification of first candidate genes for creativity: A pilot study. Brain Res 2006; 1069: 190–197.

Ruddy R, Milnes D. Art therapy for schizophrenia or schizophrenia-like illnesses. Cochrane Database Syst Rev 2005; 4: CD003728.

Schubert C. Bewusstwerdung als Heilung – die Wirkung künstlerischen Tuns auf das Immunsystem. In: von Spreti F, Martius Ph, Steger F (Hrsg.) (2018), S. 43–128.

Schulze C. Zur forschungsmethodischen Orientierung in der Kunsttherapie. In: von Spreti F, Martius Ph, Steger F (Hrsg.) (2018), S. 401–410.

Shamay-Tsoory SG, Adler N, Aharon-Peretz J, et al. The origins of originality: The neural bases of creative thinking and originality. Neuropsychologia 2011; 49: 178–185.

Strauß B. Forschung in der Kunsttherapie – The facts are friendly. In: Martius Ph, von Spreti F, Henningsen P. (Hrsg.) (2019), S. 9–14.

von Engelhardt D. Zur therapeutischen Wirkung schöpferischer Prozesse aus historischer Sicht. In: von Spreti, Martius Ph, Förstl H (Hrsg.). Kunsttherapie bei psychischen Störungen. 1. A. München: Elsevier Urban & Fischer, S. 3–8.

von Spreti F, Marten D. Hand-Werk Kunsttherapie. In: von Spreti F, Martius Ph, Steger F (Hrsg.) (2018), S. 527–570.

von Spreti F, Martius Ph, Förstl H (Hrsg.) (2012). Kunsttherapie bei psychischen Störungen. 2. A. München: Elsevier Urban & Fischer.

von Spreti F, Martius Ph, Steger F (Hrsg.) (2018). Kunst-Therapie. Stuttgart: Schattauer.

4.8 Sport- und Bewegungstherapie in der psychosomatischen Rehabilitation

Thomas Fischer und Michael Dick

Zur Orientierung

- Die Sport- und Bewegungstherapie ist eine nachhaltige Ergänzung zu den bestehenden Therapien der psychosomatischen Rehabilitation. Einerseits erfolgt ein moderates und

4

konstruktives Heranführen an Bewegung und Sport, andererseits werden neue Inhalte vermittelt und Bekanntes wird aufgefrischt.
- Zudem gelingt es, Patienten mit gezielten Reflexionen und fundiertem Wissen nachhaltig für einen aktiveren Lebensstil zu begeistern. Neben der Vermittlung von Vergnügen und Freude an der Bewegung dient die aktive Therapie vorrangig der sozialen Interaktion. An dieser Stelle gewinnt die Wirkung der Sporttherapie ihre psychotherapeutische Dimension in den Bereichen Selbst- und Fremdwahrnehmung, Kommunikation, Gefühlsregulation und Körperlichkeit. Ferner ist die Verbesserung der körperlichen Konstitution zur Optimierung der Teilnahme am Leben ein wesentlicher Faktor.
- Die Sport- und Bewegungstherapie nimmt einen entscheidenden Stellenwert in der Rehabilitation von psychosomatischen Erkrankungen ein.

Die Sport- und Bewegungstherapie ist als fester Bestandteil der psychosomatischen Rehabilitation zu betrachten. Zur Kompensation und Regeneration gestörter körperlicher, psychischer und sozialer Funktionen bedient sie sich in Anlehnung an den Deutschen Verband für Gesundheitssport und Sporttherapie (DVGS) geeigneter Mittel des Sports. Zudem soll parallel weiteren Schädigungen vorgebeugt und ein gesundheitsorientiertes Verhalten gefördert werden. Unter Berücksichtigung der individuellen Voraussetzungen des Patienten muss diese Therapieform zusätzlich zu anderen Bausteinen der psychosomatischen Rehabilitation implementiert werden. Weiterführende Informationen finden sich bei Schüle und Huber (2012).

Laut Empfehlung der Bundeszentrale für gesundheitliche Aufklärung (BzgA) sollten Erwachsene mindestens 150 min / Woche ausdauerorientierte Bewegung betreiben (BzgA, Sonderheft 3). Darauf basierend müsste im Therapieverlauf auf die Gestaltung und die zeitlichen Umfänge der Sport- und Bewegungstherapie geachtet werden.

Das wesentliche Ziel aller Maßnahmen dieser Therapieform ist die lebenslange Bindung des Einzelnen an die Bewegung und die damit verbundene aktivere Lebensgestaltung (Barz und Huonker 2010; Knöchel et al. 2016).

Die Grundlage für jegliche therapeutische Arbeit bildet das biopsychosoziale Modell der ICF. Dabei veranschaulicht die WHO nicht nur die Funktions- und Strukturstörung als Maßstab für den Therapieprozess. Vielmehr etikettiert sie den Teilhabeaspekt des Patienten an den Aktivitäten des täglichen Lebens (ATLs) als maßgeblichen Faktor jeglicher rehabilitativen Therapieformen (Nellessen-Martens et al. 2015).

4.8.1 Wirkmechanismen der Sport- und Bewegungstherapie

Das Erleben der Bewegung in freier Natur, die gruppendynamischen Prozesse im Rahmen verschiedener bewegungstherapeutischer Maßnahmen, die individuelle Schulung motorischer Fähigkeiten und die Sensibilisierung des Patienten in Bezug zu seiner eigenen körperlichen Leistungsfähigkeit umschreiben nur einige positive Komponenten der Bewegungstherapie.

Die Sport- und Bewegungstherapie hat darüber hinaus eine Vielzahl an Wirkmechanismen, deren Effekte sich wie folgt zusammenfassen lassen. Während sich die biologischen Wirkungen exemplarisch durch kardiovaskuläre, metabolische und neurobiologische Effekte auszeichnen, zählen zu den psychologischen und sozialen Resultaten nicht zuletzt die Beeinflussung des Selbstwertgefühls und die verbesserte soziale Interaktion (Knöchel et al. 2016).

! MERKE

Die Sport- und Bewegungstherapie ist wichtiger Bestandteil der komplexen psychotherapeutischen Behandlung im stationären oder ganztägig ambulanten Setting und beeinflusst Strukturdimensionen wie Selbst- und Objektwahrnehmung, Kommunikation, Körperbezug oder Gefühlsregulation. Günstig wirkt sich dabei die enge Abstimmung der sport- und bewegungstherapeutischen Zielstellung mit dem individuellen Gesamtbehandlungsplan der psychosomatischen Rehabilitation für den einzelnen Patienten aus.

4.8.2 Individuelle und gruppentherapeutische Aspekte der Sport- und Bewegungstherapie

Im Mittelpunkt jeder therapeutischen Maßnahme muss der zu behandelnde Patient stehen. Dabei ist die permanente Interaktion zwischen den beteiligten Disziplinen aus psychosomatischer Medizin und Psychotherapie sowie Physio-, Sport- und Ergotherapie unverzichtbar. Erst diese Strategie des Zusammenspiels ermöglicht dem Patienten eine nachhaltige und vor allem multidimensionale Behandlung. Jedoch stellt der Patient selbst den maßgebenden Faktor für den Erfolg seiner Therapie dar. Im Sinne eines therapeutischen Fundaments ist eine ausführliche bewegungstherapeutische Anamnese obligatorisch. Damit kann es gelingen, auf die individuellen sportlichen Neigungen und Bewegungserfahrungen des Einzelnen einzugehen und eine langfristige aktivitätsorientierte Tagesstruktur zu fördern (Nellessen-Martens et al. 2015).

Im Kontext von bewegungstherapeutischen Inhalten sollten zudem die gruppendynamischen Wirkmechanismen berücksichtigt werden. Innerhalb einer Gruppe gibt es sowohl erfahrene als auch weniger erfahrene Patienten. Die sensible soziale Interaktion und der respektvolle Umgang miteinander sind folglich ein bedeutsames Therapieziel (Knöchel et al. 2016). Die Moderation und Vermittlung innerhalb der Bewegungstherapie ermöglichen die Gestaltung des Raumes für eine strukturierte und lösungsorientierte Kommunikation. Unerlässlich hierfür ist ein konstruktives Therapeut-Patient-Verhältnis. Derweil beschreiben Nellessen-Martens et al. (2015) das „Coaching" als eines der Behandlungsprinzipien des Bewegungstherapeuten. Mit diesem Werkzeug gelingt es, therapeutisch Hilfe zur Selbsthilfe zu leisten und den Patienten zu eigenständigem Handeln und Denken zu animieren.

Am Therapieende kann die individuelle Einschätzung im Rahmen des sporttherapeutischen Abschlussgesprächs unterstützend auf den Patienten wirken und ihn in seinem Bewegungsverhalten nach der Therapie motivierend beeinflussen. Hinweise zur ambulanten Weiterbehandlung können dabei inhaltlich thematisiert werden. Beispielsweise kann die jeweilige Krankenkasse als Hilfe- und Leistungsanbieter für einen dauerhaft aktiveren Lebensstil genannt werden.

Nach dem stationären Aufenthalt ist das Gruppenerleben jedoch teilweise schwierig fortzusetzen (Brooks 2015). Patienten finden möglicherweise keine geeigneten Sportgruppen oder sonstigen gemeinschaftlichen Anschluss; diesbezüglich können Interessen und die individuelle psychische Verfassung eine Rolle spielen. Deshalb ist das regelmäßige Training unabhängig von einer Sportgruppe essenziell. Idealerweise sollte jeder Patient über ein eigenes sportliches Repertoire verfügen, um individuell und unabhängig von der Gruppe trainieren zu können.

4.8.3 Schwerpunkte, Praxis und Ziele der Sport- und Bewegungstherapie

In der psychosomatischen Rehabilitation sollten neben den allgemeinen Zielen der Sporttherapie folgende Schwerpunkte besonders hervorgehoben werden:

- Da sich das Herz-Kreislauf-System unter kontinuierlicher Belastung rasch verbessert, lassen sich konditionelle Aspekte auch für den Patienten gut spürbar positiv beeinflussen (Froböse 2015).
- Daneben sind die psychosozialen Fähigkeiten mit dem Fokus auf den Spannungs- und Angstabbau wichtige Ziele der Sport- und Bewegungstherapie im klinischen Alltag.

Im Folgenden werden die wesentlichen Inhalte beschrieben, die sich maßgeblich an der sporttherapeutischen Arbeit des Erstautors in einer psychosomatischen Reha-Klinik in Mecklenburg-Vorpommern orientieren.

Für einen moderaten Einstieg in die Aktivität bietet sich das **Ergometertraining** an. Es eignet sich vorrangig für Patienten, die über einen längeren Zeitraum inaktiv waren. Neben der gut zu steuernden Belastungsintensität ist zudem die sitzende Tätigkeit optimal. Aufbauend auf das ergometrische Training kann das **Fahrradtraining** im Terrain im Verlauf angeboten werden. So werden obendrein Fertigkeiten optimiert, die für das tägliche Leben nützlich sind. **Nordic Walking und Walken** sind beliebte Varianten zur Erlangung einer Intensitätssteigerung. Ähnliches wird im modifizierten **Laufkurs,** einem Intervalltraining aus abwechselndem 2-minütigem Laufen und 2-minütigem Gehen, erreicht. Da sich Nordic Walking und Laufen gesellschaftlich als weit verbreitete und beliebte ausdauerorientierte Bewegungsformen etabliert haben, sind die Rehabilitanden auch nach der Reha oft gut motiviert, langfristig in der Gruppe oder allein aktiv zu sein.

! MERKE

Die verschiedenen Inhalte des Sports fördern das Selbstvertrauen des Einzelnen.

Körpererleben und **Körperbewusstsein** können mit den Mitteln der Sporttherapie vortrefflich geschult werden. Inaktive Patienten gewinnen wieder Zutrauen zu ihrem Körper und fühlen sich entsprechend leistungsfähiger. Es trotz bestehender Krankheitssymptomatik „geschafft zu haben" kann eine nachhaltige Wirkung für den Patienten hervorrufen. Zu diesem Zweck eignet sich u. a. ein moderates Krafttraining im Bereich der **medizinischen Trainingstherapie (MTT).** Ein weiteres Mittel zur Selbsthilfe stellt in diesem Zusammenhang das Behandlungskonzept der **Rückenschule** dar. Die gezielte Vermittlung von Wissen und Methoden sowie deren Anwendung bedingen, dass sich der Patient als Experte für seine bestehenden Defizite sieht. Das Erlernte befähigt ihn, seinen Alltag i. S. der Aktivierung fundierter und strukturierter zu gestalten. Komplexe Bewegungsabläufe wie das **Bogenschießen** fördern das Vertrauen in den eigenen Körper. Das schnelle Begreifen und Lösen komplexer Aufgaben kann zu kleinen Erfolgen führen. Selbst das Mittelpunktgeschehen, allein vor einer Gruppe zu stehen, kann Ängste abbauen und Zutrauen fördern.

Die **Körperwahrnehmung** übernimmt eine weitere elementare Funktion zur Verbesserung des Zugangs zum eigenen Körper. Wiederkehrende Fragestellungen zur physischen Befindlichkeit sollten wiederholt thematisiert werden, um die individuelle Sensibilität zu fördern. Inhaltlich sind hier exemplarisch ein **Wahrnehmungsspaziergang** sowie ein **hochintensives Intervalltraining (HIIT)** nennen. Durch das Erreichen der individuellen physischen Belastungsgrenzen kann das maximal belastungsintensive Training im Bewegungsbad oder Terrain Zutrauen in die eigene Leistungsfähigkeit geben. Während des Spaziergangs oder einer Fantasiereise bewegt sich der Patient unter vorgegebener Fragestellung durch ein bekanntes oder unbekanntes Umfeld. Die Ausformulierung etablierter Wahrnehmungsprotokolle unterstützt dabei, die verschiedenen Sinne anzusprechen und zu reflektieren.

Das Pendant zum Spannungsaufbau findet sich in der Bewegungstherapie im erlernten Spannungsabbau. Für diesen Prozess kann die Methode der **Entspannung nach Jacobson** angeboten werden. Dabei soll über die gezielte An- und Entspannung einzelner Muskelgruppen eine positive Wirkung auf den Anspannungszustand erzielt werden. In diesem Zusammenhang könnte auch das Bogenschießen als sporttherapeutisches Mittel wirken.

Zusätzlich bieten sich in ausgewählten Fällen sporttherapeutische Einzelbehandlungen an. Ein Beispiel ist das **sporttherapeutische Boxen.** Aufgrund des Auslösens oftmals hochemotionaler Befindlichkeiten muss das Boxtraining jedoch im Vorfeld gewissenhaft begleitend psychotherapeutisch vorbereitet und psychologisch moderiert werden. Mit dieser Sportart ist eine Verbesserung der Impulskontrolle oder des Umgangs mit aggressiven Emotionen möglich. Die sporttherapeutische Einzelbehandlung kann auch zum Abbau von Ängsten eingesetzt werden. So kann das Erlernen des **Schwimmens** bei ängstlichen Patienten negative Empfindungen gegenüber Wasser abbauen und den Umgang mit Wasser positiv konditionieren. Gleichzeitig kommt es zur Selbstwertstabilisierung.

Die Strukturierung des Tagesablaufs stellt für viele Patienten ein großes Problem dar. Den Tag am Morgen zu beginnen erweist sich für manche Patienten oftmals als enorm schwierig. Morgendliche Termine im klinischen Alltag können in diesem Zusammenhang Strukturen bilden und fördern. Für einen moderaten und doch konstruktiv aktiven Start in den Tag lassen sich beim **Frühsport** leichte kognitive und koordinative Inhalte platzieren.

Wie bereits erwähnt, spielt das Gruppenerleben im Rahmen der Bewegungstherapie eine erhebliche Rolle. Im **Drachenbootsport** kann vermehrt auf das Gruppengeschehen Einfluss genommen werden. Die Abstimmung der Koordination untereinander ist maßgeblich für den Erfolg im Drachenbootsport verantwortlich. Die Gruppe steht im Mittelpunkt. Der Einzelne muss sich an der Gruppe orientieren und entsprechend unterordnen. Er erlebt auf der anderen Seite intensiv, Teil eines starken Ganzen zu sein.

Abschließend ist zu erwähnen, dass die Inhalte der Sport- und Bewegungstherapie auch eine Art **Genusstraining** darstellen können. Das Erleben in der Natur, sich bewusst im Freien zu beschäftigen und dabei zu aktivieren, wird i. d. R. als positiv empfunden. Durch diesen Trigger gelingt es, dem Patienten die Natur als Umfeld für Sport und Bewegung näherzubringen. Das ermöglicht es wiederum, die Langfristigkeit des Sporttreibens positiv zu beeinflussen. Aufgrund dessen versteht sich die Sport- und Bewegungstherapie als wesentlicher Therapiebaustein, der neben anderen Komplementärtherapien als Multiplikator der psychosomatischen Rehabilitation fungiert.

LITERATUR

Barz M, Huonker M. Sporttherapie – Theoretische Grundlagen und praktische Anwendung. SportOrthoTrauma 2010; 26: 209–215.

Brooks A. Sport bei psychischen Erkrankungen. In: Reimers CD et al. (Hrsg.). Therapie und Prävention durch Sport. Bd. 2: Neurologie, Psychiatrie / Psychosomatik, Schmerzsyndrome München: Elsevier Urban & Fischer 2015, S. 307–313.

BZgA – Bundeszentrale für gesundheitliche Aufklärung, Sonderheft 3. Nationale Empfehlung für Bewegung und Bewegungsförderung; www.bundesgesundheitsministerium.de/fileadmin/Dateien/5_Publikationen/Praevention/Broschueren/Bewegungsempfehlungen_BZgA-Fachheft_3.pdf (letzter Zugriff: 23.4.2020).

Nellessen-Martens G, Froböse I, Fiehn R. Therapie – gemeinsames Handeln. In: Froböse I, Wilke C (Hrsg.). Training in der Therapie – Grundlagen. München: Elsevier Urban & Fischer 2015, S. 1–21.

Oertel-Knöchel V, Mehler P, Hänsel F. Effekte von Sporttraining bei psychischen Störungen. In: Oertel-Knöchel V, Hänsel F (Hrsg.). Aktiv für die Psyche – Sport und Bewegungsinterventionen bei psychisch kranken Menschen. Berlin: Springer 2016, S. 11–26.

Schüle K, Huber G (Hrsg.). Grundlagen der Sport- und Bewegungstherapie. Köln: Deutscher Ärzteverlag 2012.

4.9 Physiotherapie

Wolfram Franke und Sabine Hahm

Zur Orientierung

- Physiotherapie ist ein traditioneller Bestandteil der psychosomatischen Rehabilitation. Zur Anwendung kommen vor allem aktivierende Verfahren, klassische Physiotherapie und Krankengymnastik, Atemtherapie und passive Anwendungen.
- Klassische Physiotherapie ist vor allem bei (orthopädischer) Komorbidität indiziert.
- Atemtherapie hat wegen der intensiven Wechselwirkungen zwischen Atmung und Emotionen einen hohen Stellenwert.
- Physikalische Anwendungen können – wenn sie unkritisch verordnet werden – passive Krankheitsverarbeitung fördern. Sinnvoll eingesetzt können sie aber z. B. bei traumatisierten Patienten positives Körpererleben fördern und eine Brücke zur aktiven Entspannung bauen. Sie haben deshalb ebenfalls einen festen Platz im Leistungsspektrum einer psychosomatischen Reha-Klinik.

4.9.1 Einführung

Physiotherapie – ein traditioneller Bestandteil der psychosomatischen Rehabilitation der gesetzlichen Rentenversicherung

Erste allgemeine Behandlungsstandards für die medizinische Rehabilitation einschließlich des psychosomatischen Fachgebiets gehen auf eine Initiative der Deutschen Rentenversicherung (DRV) zurück. Dabei wurden auch physiotherapeutische Standards gesetzt. Die vom Verband Deutscher Rentenversicherungsträger (VDR) bestellte Kommission zur Weiterentwicklung der Rehabilitation in der gesetzlichen Rentenversicherung unterschied in ihrem 1991 vorgelegten Rahmenkonzept zwischen **aktivierenden und passiven physiotherapeutischen Methoden.** Als aktivierend wurden Behandlungsformen wie Bewegungstherapie und Krankengymnastik aufgefasst, als passiv Verfahren der Balneologie und der Elektrotherapie. Definiert wurden auch die beteiligten Berufsgruppen: Bewegungstherapeuten, Diplom-Sportlehrer, Sporttherapeuten, Gymnastiklehrer, Krankengymnasten, Masseure und Bademeister (Reha-Kommission 1991).

Die Bundesversicherungsanstalt für Angestellte (BfA) stellte in ihrer Schriftenreihe anlässlich des Rehabilitationsforums 1993 erstmals quantifizierte Therapiestandards vor. Für die Rehabilitation bei psychischen und psychosomatischen Erkrankungen wurde der Physiotherapie – aufgeführt unter der Überschrift Physikalische Therapie – eine wesentliche Bedeutung zugeordnet. Empfohlen wurden anhand von Mustertherapieplänen wöchentlich 3- bis 5-mal bewegungstherapeutische Gymnastik- und Sportgruppen über eine Dauer von 20–60 min und mit einer Teilnehmerzahl von 15–20 Personen (BfA 1993).

Physiotherapie im Rahmen moderner Klassifikationssysteme

In der medizinischen Rehabilitation der gesetzlichen Rentenversicherung werden therapeutische Prozesse seit 1997 mit der **Klassifikation therapeutischer Leistungen** (KTL) dokumentiert. Physiotherapeutische Leistungen sind unter den Überschriften

Physiotherapie, Information, Motivation, Schulung sowie physikalische Therapie erfasst. Gesondert aufgeführt werden – methodisch eng damit zusammenhängend – die Sport- und Bewegungstherapie (➤ Kap. 4.8) sowie die Rekreationstherapie. Die beständig aktualisierten KTL-Vorgaben wurden in einem wissenschaftlichen Projekt unter Einbezug von Experten erstellt und listen detailliert die Vorgaben für die an der jeweiligen Leistung beteiligten Berufsgruppen auf: etwaige erforderliche Zusatzqualifikationen, die Indikation für die spezifische Leistung, das Therapieziel des verwendeten Verfahrens, Mindestdauer, Frequenz und – bei Vermittlung in der Gruppe – die maximale Teilnehmerzahl (DRV Bund 2015).

Die psychosomatische Dimension der Physiotherapie

Komorbidität, also das gleichzeitige Auftreten mehrerer Erkrankungen bei einer Person, ist in der medizinischen Rehabilitation ausgesprochen häufig. Eine Vielzahl von Studien beschäftigt sich mit der psychischen Komorbidität bei körperlichen Erkrankungen. Umgekehrt ist bei primär psychischen Gesundheitsstörungen mit einer erhöhten Quote somatischer Komorbidität zu rechnen. Dies gilt auch für den Bereich der muskuloskelettalen Krankheiten. Insofern ergibt sich im Kontext der psychosomatischen Rehabilitation bei orthopädischer oder rheumatologischer Komorbidität häufig die Indikationsstellung für physiotherapeutische Behandlungsmaßnahmen.

Physiotherapie hat aber nicht nur die primär intendierten Effekte auf den Haltungs- und Bewegungsapparat. Darüber hinaus sind auch **psychische Auswirkungen** physiotherapeutischer Behandlungsformen zu berücksichtigen. Allgemeine psychische Effekte physiotherapeutischer und physikalischer Methoden betreffen Antrieb, Eigeninitiative und Aktivität. Traditionell wird dabei zwischen aktivierenden und passiven Verfahren unterschieden.

Die Art der psychosomatischen Erkrankung und die individuelle Persönlichkeit des Rehabilitanden lassen aber auch ganz spezifische psychische Folgen physiotherapeutischer Maßnahmen erwarten. So ist z. B. bei Patienten mit Agoraphobie im Falle einer orthopädisch indizierten physiotherapeutischen Gruppenbehandlung mit phobischen Attacken oder bei sexuell traumatisierten Menschen nach klassischen Massagen mit Empfindungen bedrohlicher Sexualisierung zu rechnen.

! MERKE

Physikalische und Physiotherapie haben allgemeine psychische Auswirkungen auf das Aktivitätsniveau. Spezielle Effekte hängen von der Persönlichkeit des Rehabilitanden und von der Art seiner psychischen Störung ab.

4.9.2 Aktivierende Verfahren

Neben der Sport- und Bewegungstherapie wird auch der klassischen Krankengymnastik, sowohl im Hinblick auf gruppen- als auch auf einzeltherapeutische Verfahren, eine aktivierende Wirkung zugeordnet. Verfahren wie die aktive Rückenschule oder die standardisierte Schulung bei entzündlichen und nichtentzündlichen Krankheiten des Haltungs- und Bewegungsapparats sind geeignet, die Eigeninitiative und die persönliche Aktivität zu fördern. Anzunehmen sind dabei aber auch psychotherapeutische Effekte im Hinblick auf das Erleben von Selbstwirksamkeit, die Stärkung von Selbstbewusstsein und, gerade bei Aktivitäten in der Gruppe, eine Verbesserung von sozialer Kompetenz, Kontakt- und Kommunikationsfähigkeit.

Aktivierende physiotherapeutische Methoden können somit zum wichtigsten allgemeinen Anliegen der medizinischen Rehabilitation beitragen: zur Verbesserung der Fähigkeit zur selbstbestimmten Teilhabe an allen sozial relevanten Bereichen. Sie sind allerdings auch nicht frei von Risiken: Überlastender Wettbewerbsdruck und Insuffizienzerleben bei Gruppenverfahren, Unfallgefahr besonders bei Tendenzen zur Selbstüberforderung, Gewichtsverlust bei Magersüchtigen oder Empfinden von Bedrohung und übergriffiger Grenzüberschreitung bei Einzeltherapien sind nur einige Beispiele.

! MERKE

Aktivierende physiotherapeutische Verfahren fördern Selbstwertgefühl und soziale Kompetenz. Risiken sind Verletzungsgefahr, Selbstüberforderung, überlastend erlebter Wettbewerbsdruck oder bedrohlich und übergriffig erlebte Einzeltherapie.

4.9.3 Klassische Physiotherapie

Physiotherapeutische Behandlungen (Kapitel B der KTL) wie manuelle Therapie, manuelle Lymphdrainage, propriozeptive neuromuskuläre Fazilitation (PNF), medizinische Trainingstherapie, klassische Krankengymnastik, Atemtherapie und Elektrotherapie haben einen hohen Stellenwert in der Psychosomatik. Je nach Indikation kann hiermit eine mit der psychischen Erkrankung interagierende Komorbidität behandelt oder direkt auf die psychosomatische Erkrankung Einfluss genommen werden. Beispiele hierfür sind die Atemtherapie bei einer Angststörung mit Neigung zur Hyperventilation oder physiotherapeutische Techniken zur Lösung eines lokalisierten Muskelhartspanns. Eine genaue Darstellung der physiotherapeutischen Techniken und ihrer Indikation würde den Rahmen dieses Kapitels sprengen.

Fallbeispiel

Fall 1: Traumatische Radiusfraktur

Frau R. (55) kommt mit einer PTBS und einer depressiven Episode als Folge eines Arbeitsunfalls vor 5 Monaten zur Reha. Bei diesem Unfall war es auch zu einer proximalen Radiusfraktur rechts gekommen. Zu Hause hatte sie bisher 12-mal Physiotherapie erhalten, trotzdem war das Handgelenk noch schmerzhaft, was wiederum Intrusionen in Bezug auf den Unfall auslöste.

Physiotherapeutischer Befund Re. Hand Lymphödem, Weichteilödem Handgelenk, Beweglichkeit des Handgelenks in allen Ebenen eingeschränkt, Druckschmerz distaler Radius bis Tabatière, Faustschluss noch nicht vollständig möglich, ausgeprägtes Entlastungsverhalten mit Fehlhaltung der re. Schulter, muskuläre Dysbalance Schulter- / Nackenmuskulatur.

Therapie Beratung und Bewegungsübungen der re. Hand, manuelle Lymphdrainage und manuelle Therapie mit den Zielen: Förderung der Beweglichkeit, Entstauung, Aktivierung, Selbstfürsorge und Verbesserung der Körperwahrnehmung. Im Verlauf kam es zu einer deutlichen Schmerzreduktion und einer Verbesserung der Beweglichkeit, was sich auch auf die psychische Gesamtsituation positiv auswirkte (weniger Triggerung von Intrusionen durch den Rückgang der Beschwerden am Handgelenk).

Fall 2: Orthopädische Komorbidität bei Fibromyalgiesyndrom

Herr T. (46) leidet unter einer Somatisierungsstörung mit generalisierten Schmerzen i. S. eines Fibromyalgiesyndroms sowie unter einer schmerzhaften Bewegungseinschränkung der li. Schulter seit 1 Jahr. Ambulant osteopathisch und physiotherapeutisch vorbehandelt.

Physiotherapeutischer Befund Li. Schulter in Anteversion und Abduktion über Elevation ab 90° in einem schmerzhaften Bogen, Außenrotation gegen Widerstand schmerzhaft, Druckschmerz distal der Bizepssehne, die Schulter- / Nackenmuskulatur deutlich hyperton, passive Beweglichkeit in alle Richtungen frei.

Therapie Manuelle Therapie, Krankengymnastik, Elektrotherapie, Ultraschalltherapie, Übungsprogramm, Aufklärung, Haltungsschulung. Therapieziele waren: Wiederherstellung der Beweglichkeit, Schmerzlinderung, Eigenfürsorge, positive Körperwahrnehmung erlernen.

Im Verlauf kam es zu einer deutlichen Besserung der lokalisierten Schmerzen und des Analgetikakonsums. Die Funktionsfähigkeit der Schulter konnte deutlich verbessert werden.

4.9.4 Atemtherapie

Atmung besteht nicht nur darin, die Lungen mit Luft zu befüllen. Atmung ist ein komplexes Zusammenspiel von Mund, Nase, Kehlkopf, Rachen, Brust- und Bauchraum sowie Zwerchfell.

Grundsätzlich wird in der Atemtherapie zwischen der Therapie der Atmung, der klinisch ärztlichen Atemtherapie und der Therapie mit dem Atem unterschieden:

- Die **klinische Atemtherapie** befasst sich mit Funktionsstörungen von Lunge und Stimme, die prophylaktisch und / oder nachbehandelt durchgeführt wird. Der Abbau von Fehlatembewegungen mit Ventilationsstörungen, die Kräftigung der Atemmuskulatur und eine Leistungssteigerung stehen im Vordergrund.
- Die **Arbeit mit dem Atem** besteht in einer kognitiven Aufarbeitung der Wahrnehmungsveränderung auf der psychophysischen Ebene. Jeder

kleinste Reiz, von außen oder innen kommend, verändert die Atmung, beeinflusst die Bewusstseinsebene des Menschen und damit sein Empfindungs- und Gefühlsleben.

Ziele

Atemtherapie ist ein zentraler therapeutischer Bereich der Physio- und Bewegungstherapie. Sie umfasst Übungen und Techniken, die dem Patienten die Atmung erleichtern und seine bewusste Körperwahrnehmung fördern sollen. Eine effektive Therapie löst atemhemmende Widerstände, baut Fehlatmung ab, fördert Sekretlösung und Ventilationsregulation, kräftigt die Atemmuskulatur, fördert Entspannung, reguliert Stoffwechselfunktionen und bewirkt somit eine Leistungssteigerung. In der Psychosomatik verfolgt die Atemtherapie meist folgende Ziele:

1. Behandlung komorbider somatischer Erkrankungen (z. B. Asthma, COPD)
2. Atemberuhigung bei Neigung zur Hyperventilation (vor allem bei Angststörungen)
3. Verbesserung der Spannungsregulation (z. B. bei chronischen Schmerzen)
4. Auflösen innerer Blockaden – also ein aufdeckendes, emotionsaktivierendes Arbeiten

Hinzu kommen die Aufklärung über Funktion und Mechanik der Atmung, Erkennen des Zusammenhangs zwischen Atem, Bewegung, Haltung und Emotionen / Stimmung, das Erlernen von Strategien zur Selbstregulation sowie Reflektieren und Verbalisieren der eigenen Erfahrungen. Atemtherapie hat also auch einen psychoedukativen Anteil.

Methoden

Die genaue Beobachtung der Atmung des Patienten lässt nicht nur auf organische Funktionsstörungen, sondern auch auf seine Persönlichkeit und sein seelisches Befinden schließen. Müdigkeit, Erschöpfung, Erregung, Bedrücktheit, Schmerz, Angst, Trauer und Wut lassen sich an seiner Körperhaltung und an seiner Art zu atmen ablesen.

In der Physiotherapie als Einzel- und Gruppentherapie bei funktionell-organischen Erkrankungen wird vor allem mit folgenden Methoden gearbeitet:

- Stimmgebende Atemtherapie
- Funktionelle Atemschulung
- Reflektorische Atemtherapie
- Atemmassage
- Atemgymnastik
- Apparatives Atemtraining

Bei psychosomatisch konditionierter Atmung finden Methoden aus den Bereichen der Körpertherapie Anwendung, z. B. (➤ Kap. 4.4.4):

- Atemarbeit nach Cornelis Veening
- Atemarbeit nach Herta Richter
- Atem- und Leibtherapie nach Graf Dürckheim
- Erfahrbarer Atem nach Ilse Middendorf
- Der bewusste zugelassene Atem nach Erika Kemmann
- Psychotonik nach Volkmar Glaser
- Eutonie nach Gerda Alexander
- Integratives Atmen
- Pranayama (Yoga)
- Qigong

Der Erfahrbare Atem nach Ilse Middendorf, die Eutonie nach Gerda Alexaner, die Atemarbeit nach Herta Richter sowie Atemübungen aus dem Qigong und dem Yoga sind die am meisten verwendeten Körper- und Atemtherapievarianten, die in Einzel- und Gruppentherapien eingesetzt werden. Zumeist finden Mischformen Anwendung, je nach Ausbildung und Erfahrung des Therapeuten.

Eine Einzel- und / oder Gruppentherapie passt sich in ihrer Methodenauswahl immer dem Patienten an. In der Gruppentherapie ist eine Gruppengröße von 8–10 Patienten sinnvoll, um dem Einzelnen genug Aufmerksamkeit widmen zu können. Die Frequenz sollte bei ein- bis zweimal pro Woche liegen, die Dauer bei 60 Minuten.

Inhalt der Atemtherapie

Atem, Bewegung und Körpererfahrung bilden eine Einheit. Jede Bewegung, äußere (raumgreifende Bewegung) wie innere (Wut, Angst, Freude, Trauer), wirkt auf den Atem, genauso wie die Atmung die Bewegung und gleichermaßen die Fähigkeit, sensorische Informationen wahrzunehmen, beeinflusst. Die Arbeit mit dem Atem basiert auf der Entwicklung der Körperwahrnehmung in Ruhe und Bewegung. Übungsanleitungen als Anregung zum Dehnen, Lockern und

Stimulieren angespannter Muskeln geben Impulse für die Atemerfahrung. Die Entdeckung des Eigenen in der individuellen Interpretation der Übungsvorgaben wie auch die Akzeptanz körperlicher Dysbalancen und ihr Veränderungspotenzial bereichern diese Erfahrung. Dazu gehört die Bereitschaft, sich Zeit zu nehmen, Ruhe zu gönnen, aufmerksam zu werden.

! MERKE

Die spannungslösende Kraft des Atems ermöglicht im Laufe des Übungsprozesses die Stärkung der Selbstregulation des Körpers.

Bedeutung der Atemtherapie für die Psychosomatik

Atemtherapie kann im Rahmen sowohl der Physiotherapie als auch der Psychotherapie (meist codiert im F-Kapitel der KTL) stattfinden.

In der **Einzeltherapie** stehen in der Atemarbeit die Funktionalität und die Mobilisierung im Vordergrund. Innere Anspannung kann die Vollendung von Atembewegung behindern. Verspannungen können unterdrückte Gefühle zum Ausdruck bringen. So kann z. B. eine angespannte Bauchmuskulatur (Gefühle werden „weggedrückt") das Zwerchfell in seiner Funktion nicht arbeiten lassen. Atemtherapie kann hier auch aufdeckend wirken: Durch das Lösen der Verspannung können Affekte spürbar werden und aufbrechen. Teilweise intensive emotionale Reaktionen können die Folge sein, die in der parallel laufenden Psychotherapie aufgefangen und bearbeitet werden müssen.

Bei einer stark strukturierten, übungsorientierten **Gruppentherapie** sind die Verbesserung der Körperorientierung / -wahrnehmung und die Empfindungsfähigkeit das Ziel. Differenzierte Erfahrungen des Atemgeschehens, das Zulassen und das Erlangen von Vertrauen in den eigenen Körper und das eigene innere Erleben stehen im Vordergrund. Verantwortung für die eigene Gesundheit soll aus dem Zutrauen und Wohlgefühl entstehen, die aus einer kontinuierlichen Arbeit mit dem Atem erwachsen.

Atemtherapie bedeutet auch Achtsamkeit (für Patient und Therapeuten), Innehalten, Bewusstwerden als Basis für ein Weitergehen und ein Sich-weiter-Entwickeln. Therapie bedeutet – auch beim Umgang mit dem Atem – Lernen für den Alltag und die Lebensführung. Eine verbesserte Wahrnehmung des eigenen Körpers, das Wahrnehmen von Signalen als Botschaft deuten, adäquat darauf reagieren und Einfluss nehmen zu können sind wichtige Bestandteile.

! MERKE

Atemtherapie kann fundamental zu körperlich-geistig-seelischer Gesundheit beitragen.

Um eine erfolgreiche Atemtherapie zu ermöglichen, ist aufseiten des zuweisenden Arztes oder Psychotherapeuten eine intensive Einfühlung in die Problematik und Persönlichkeit des Patienten erforderlich. Dies geht über die normale medizinische Diagnostik hinaus. Die Indikation ist meist weniger ein typisches Krankheitsbild, sondern eher der bedürftige Mensch in seinem Leid.

Fallbeispiel

Fall 3: Atemtherapie bei innerer Anspannung und Panikanfällen

Herr D. (55), von Beruf Kraftfahrer. Diagnose: Zwanghaftigkeit und Panikstörung, übergewichtig, hohe muskuläre Anspannung, nichtfunktionelle Hypertonie, Panikattacken mit Brustenge. In der ersten Atemstunde verspürte er wenig, war zornig darüber, in der zweiten Stunde äußerte er Rücken- und Brustschmerzen, bemerkte, dass seine Atmung in den Bauchraum kaum spürbar war. Weitere Sitzungen verbesserten die Bauchatmung und lösten Spannungen der Atemhilfsmuskeln und des Unterkiefers; seine Autoaggressionen lösten sich. In der psychotherapeutischen Einzeltherapie konnten innere Spannungsfelder eröffnet und bearbeitet werden. Insgesamt schilderte der Patient, mehr Gelassenheit durch seine nun physiologische, unbeschwerte Atmung zu erleben.

Fall 4: Lösung von Emotionen durch Atemtherapie

Frau R. (48) litt an einer chronischen Double Depression (aktuell mittelgradige depressive Episode). Sie war bei Aufnahme kaum schwingungsfähig, neigte zu sozialem Rückzug und bei der Arbeit zu dysfunktionalen Durchhaltemustern. In den ersten Einheiten der Atemtherapie konnte sie sich auf die Übungen kaum einlassen. Ihre Konzentration ließ schnell nach, was zu Wut und noch mehr innerer Anspannung führte. In einer Therapieeinheit mit vertiefter Atmung begann sie plötzlich zu weinen; lange aufgestaute Emotionen brachen aus ihr heraus, was in der Einzelpsychotherapie bearbeitet werden konnte. Von der Physiotherapeutin und den anderen Gruppenmitgliedern wurde sie mit ihren Gefühlen gut aufgenommen und aufgefangen, was eine korrigierende Erfahrung zu früheren belastenden Situationen darstellte. Im Verlauf besserte sich ihre Konfrontation, und sie konnte sich auch auf Partnerübungen einlassen. Frau R. genoss ihre in der Folge befreite und bewusstere Atmung, ihre Stimmung hellte auf, und sie fühlte sich wieder leistungsfähiger. ▮▮

4.9.5 Passive Verfahren

Als passive Verfahren innerhalb des physiotherapeutischen Behandlungsspektrums werden i. d. R. Maßnahmen der **physikalischen Therapie** aufgefasst. Diese sind traditionell fester Bestandteil der klassischen Kurortmedizin, bei der Mehrzahl der Rehabilitanden beliebt und von Rehabilitationsmedizinern manchmal auch skeptisch bewertet. Beispiele sind hydro- und balneotherapeutische Anwendungen, Elektrotherapie, hydrogalvanische Anwendungen, klassische Massagen, Hydrojet-Massagen, aber auch Lymphdrainagebehandlungen und Bestrahlungen.

In Bezug auf den psychotherapeutischen Prozess ist in diesem Zusammenhang zu berücksichtigen, dass diese physikalischen Anwendungen eine passive Erwartungshaltung bedienen können.

CAVE

Nach Auffassung vieler Psychotherapeuten – evidenzbasierte Studienergebnisse liegen hierzu kaum vor – muss damit gerechnet werden, dass bei den betroffenen Patienten anstelle einer therapeutisch wünschenswerten Stärkung der rehabilitativen Eigeninitiative konträre regressive Bedürfnisse nach Versorgung und Verwöhnung induziert oder vertieft werden.

Eine derartige regressive Reaktion kann dem geplanten psychotherapeutischen Ziel entgegenstehen. Die Verordnung passiver physikalischer Leistungen wie z. B. klassische Handmassagen sollte deshalb anhand objektiver indikativer Kriterien unter Berücksichtigung aller Reha-Ziele erfolgen und nicht pauschal oder *ad libitum* mit aus psychotherapeutischer Sicht möglicherweise nachteiligen Effekten. Die sich hieraus manchmal ergebende Auseinandersetzung mit den Patienten mag unbequem sein, für den psychotherapeutischen Prozess und die Arzt-Patient-Beziehung ist eine gezielte Verordnung nach rationalen und für die Patienten transparenten Kriterien aber förderlicher als eine Verschreibung nach dem Laissez-faire-Prinzip.

▮▮ Fallbeispiel

Fall 5: Passive Verfahren vs. Eigenaktivität

Frau S. (45), Kassiererin in einem Supermarkt, bekanntes metabolisches Syndrom mit Adipositas und Typ-2-Diabetes mellitus, kommt wegen einer chronischen Schmerzstörung mit psychischen und somatischen Faktoren zur psychosomatischen Rehabilitation. Bei der ärztlichen Aufnahme wird ein durchgängig passiver Umgang mit ihren Krankheiten erkennbar. Sie erwartet primär Massagen und balneologische Anwendungen. Es fällt ihr schwer, die Bedeutung eigener Aktivitäten für den rehabilitativen Prozess zu erkennen. ▮▮

Passive Therapien laufen dem allgemeinen Reha-Ziel einer Förderung der aktiven Teilhabefähigkeit aber nicht grundsätzlich zuwider. Gerade die Behandlung **stressassoziierter psychischer Erkrankungen** erfordert oft zumindest phasenweise eine „Entschleunigung" und eine angemessene Berücksichtigung therapeutisch nachvollziehbarer regressiver Bedürfnisse (➤ Kap. 8.3). Massagen, balneologische und hydrotherapeutische Anwendungen werden vielfach auch auf einer psychischen Ebene als lang entbehrte Zuwendung und als tröstliches Angenommenwerden erlebt. Sie können in diesem Sinne wichtige Wirkfaktoren in einem individuell abgestimmten psychosomatischen Reha-Plan sein. Hinzu kommt, dass einige „passive Maßnahmen" wie Wärmeanwendungen oder Bäder von den Patienten als Teil der Selbstfürsorge sehr wohl aktiv in ihren Alltag zu Hause übernommen werden können, besonders wenn dies in der Psychotherapie angebahnt wird.

Fallbeispiel

Fall 6: Massagen und Hydrojet als Brücke zur aktiven Entspannung

Herr M. (51), Anlageberater bei einer Großbank: chronisches Lumbalsyndrom, wird von seinem Hausarzt wegen Burnout und V. a. mittelgradige depressive Episode zur psychosomatischen Rehabilitation geschickt. Im ärztlichen Aufnahmegespräch erzählt er von regelmäßigen Freizeitaktivitäten als Leistungssportler und äußert den Wunsch nach zusätzlichen Verordnungen zur maximalen körperlichen Leistungssteigerung. Eigene körperliche und psychische Belastungsgrenzen kann er bei sich weder wahrnehmen noch akzeptieren. Auf aktive Entspannung (PMR) kann er sich zunächst nicht einlassen. Über Massagen und Hydrojet-Anwendungen gelingt es aber, seinen sehr hohen Muskeltonus langsam zu reduzieren, und er lernt allmählich, zwischen Graden unterschiedlicher Anspannung zu differenzieren und Entspannung als angenehm zu erleben. Schließlich kann er sich auf Qigong (meditative Bewegungstherapie; ➤ Kap. 4.6.3) als Methode der aktiven Spannungsregulation einlassen.

Fall 7: Positive Erfahrung des Körpers ermöglichen

Frau Z. (42), Servicekraft in einer Spielhalle, alleinerziehend, hat sich aus einer langjährigen, von häuslicher Gewalt geprägten Beziehung gelöst. In ihrer Kindheit und Jugend finden sich langjährige sexuelle Traumatisierung und Vernachlässigung. Sie leidet an einer chronischen Depression und einer somatoformen Schmerzstörung. Ihren Körper kennt sie seit Jahrzehnten nur noch als Quelle von Schmerz. In einer mit sanften Berührungen arbeitenden Massagebehandlung durch eine Therapeutin gelingt es ihr erstmals wieder, positive Körperempfindungen wahrzunehmen und Berührung als angenehm zu erleben, was einerseits tiefe Trauer und Sehnsucht auslöst, andererseits aber Ressourcen weckt und Impulse für den psychotherapeutischen Prozess gibt.

! MERKE

Passive physikalische Therapien können regressive Tendenzen verstärken. Vor der Verordnung sollte bedacht werden, ob dieser Effekt mit dem psychotherapeutischen Therapieziel vereinbar ist.

Indikationen zu Massagen und physikalischer Therapie in der psychosomatischen Rehabilitation sind in ➤ Tab. 4.4 aufgeführt.

4.9.6 Vorgehen bei der Verordnung physiotherapeutischer und physikalischer Leistungen

Die differenzielle Indikationsstellung physiotherapeutischer Maßnahmen in der psychosomatischen Rehabilitation erfordert weit mehr als die Kenntnis der funktionsbezogenen Diagnose, der einzelnen Verfahren und ihrer physikalischen und physiologischen Auswirkungen. Zu beachten sind im psychosomatischen Zusammenhang die psychischen Beeinträchtigungen und die sich speziell daraus ergebenden Behandlungsbedingungen. Beispiele sind das besondere Schutz- und Sicherheitsbedürfnis traumatisierter Menschen, die pathogene Selbstverausgabungstendenz anorektischer Patienten oder das oft zu unterstützende Regressionsbedürfnis bei arbeitsbedingt schwerer Erschöpfung.

Eine nicht zu unterschätzende Fehlerquelle ist die mangelnde Abstimmung der Gesamtheit aller verordneten Therapieleistungen. Nicht selten ergeben sich auch bei Nutzung elektronischer Planungssysteme kontraproduktive Abfolgen wie etwa eine gruppenphysiotherapeutische Verordnung im direkten Anschluss an den Frühsport. Eine weitere Gefahr besteht in einer überzogenen Therapiedichte ohne sinnvolle Pausen, oft den Pauschalanforderungen an klinikbezogene Leistungskataloge geschuldet. Derartige Planungsfehler können durch regelmäßige Team-Konferenzen unter Einschluss aller am Reha-Prozess Beteiligten weitgehend vermieden werden. Unverzichtbar ist dabei die Teilnahme des physiotherapeutischen Teams, das von Anbeginn der Rehabilitation in die Planung einbezogen werden sollte.

! MERKE

Physikalische und Physiotherapie sollten eng mit der Psychotherapie abgestimmt sein. Unverzichtbar sind multiprofessionelle Konferenzen während des gesamten Reha-Prozesses.

4

Tab. 4.4 Indikationen zu Massagen und physikalischer Therapie in der psychosomatischen Rehabilitation

Problemkonstellation	Beispieldiagnose	Behandlungsziel	Geeignete Behandlungsform, Bemerkungen**
Erhöhte muskuläre Spannung; aktive Maßnahmen (z. B. PMR) haben keinen ausreichenden Effekt	Spannungskopfschmerz, chronischer unspezifischer Kreuzschmerz	Regulation von muskulärer Dysfunktion	Wärmetherapie* Bäder Hydrojet Elektrotherapie Massage
Wenig Erfahrung mit positivem Körpergefühl bzw. negative Körpererfahrung (Z. n. chronischer früher Traumatisierung oder häuslicher Gewalt, chronischer Schmerz)	Somatoforme Schmerzstörung, komplexe PTBS	Positive Körpererfahrung, positive Erfahrung mit Berührung, bessere Wahrnehmung eigener körperlicher Bedürfnisse	Primär Massage (Erfahrung von Berührung) **Cave:** Bei Z. n. sexueller Traumatisierung und schwerer Gewalterfahrung kann Berührung im Rahmen einer Massage ggf. als bedrohlich erlebt werden, hier wären Bäder und Hydrojet eine Alternative.
Fehlende oder stark reduzierte Fähigkeit zur Selbstfürsorge	Burnout-Syndrom, komplexe PTBS, zwanghafte Persönlichkeitsstörung	Ausprobieren von Möglichkeiten zur Selbstfürsorge und Transfer in den Alltag	Medizinische Bäder (z. B. Melisse) Wärmebehandlungen Anleitung zu Selbstmassage und Igelball
Reduzierte Fähigkeit zu positivem Körpergefühl oder zur Körperwahrnehmung	z. B. schwere depressive Episode, Anorexia nervosa, Adipositas Grad III	Ermöglichen von positivem Körpergefühl und Körperwahrnehmung	Massage HHP-Liege Medizinische Bäder
Orthostatische Dysregulation, reduzierter Muskeltonus	Trainingsmangel bei Angststörungen, Depression und somatoformen Störungen	Verbesserte Kreislaufregulation und Aktivierung	Kneipp-Anwendungen Bürstenanwendungen (als Ergänzung zu aerobem Training)
Verlust von Vertrauen in den eigenen Körper, Vermeidung von Körpererfahrungen	Angststörungen, chronische körperliche Erkrankung	Ausprobieren neuer Körpererfahrungen	Kneipp-Anwendungen Bäder Igelball
Ausgeprägtes Kontrollbedürfnis	Zwanghafte Persönlichkeitsakzentuierung oder -störung	Entspannungsfähigkeit fördern, Kontrolle abgeben	Massage
Negatives Körperbild	Dysmorphophobie, Adipositas Grad III	Expositionstraining, korrigierende Erfahrungen machen	Bäder, Sauna, Massage

* Je nach Indikation: Kirschkernsäckchen, Wärmflasche, heiße Rolle, Infrarot-Wärmekabine, Sauna, Moorpackung, Sole- und Thermalbäder

** Wenn eine Indikation besteht, ist eine Durchführung mindestens 2 ×/Woche sinnvoll.

4.9.7 Physiotherapeutische Behandlungsstandards bei der Rehabilitation depressiver Störungen

Seit 1998 hat die DRV die Entwicklung einer Reihe evidenzbasierter Therapiestandards gefördert. Für das psychosomatische Fachgebiet wurden Therapiemodule (ETM) für depressive Störungen erstellt (DRV Bund 2016). Die unter der Überschrift Bewegungstherapie aufgeführten evidenzbasierten Therapiemodule beinhalten mit einer Mindestdauer von wöchentlich 210 Minuten und einer wöchentlichen Mindesthäufigkeit von drei Terminen Leistungen aus folgenden Bereichen:

- Sport- und Bewegungstherapie
- Physiotherapie

- Individual- und Mannschaftssportarten, Bewegungsspiele, sonstige Bewegung und Sport in der Freizeit

Erwartet wird ein Mindestanteil der entsprechend zu behandelnden Rehabilitanden von 80 %. Diese Zahlen illustrieren die hohe Bedeutung, die das bei der Formulierung dieser Standards hinzugezogene Expertengremium dem physiotherapeutischen Bereich bei der Rehabilitation depressiver Störungen beimisst.

LITERATUR

BfA – Bundesversicherungsanstalt für Angestellte. Rehabilitation 1993. Vorträge zum Rehabilitationsforum der BfA vom 29. bis 30. April 1993 in Berlin. In: BfA aktuell 1993, S. 129–174.

DRV Bund – Deutsche Rentenversicherung Bund. KTL – Klassifikation therapeutischer Leistungen in der medizinischen Rehabilitation. 6. A. Berlin 2015; www.deutsche-rentenversicherung.de/DRV/DE/Experten/Infos-fuer-Reha-Einrichtungen/Klassifikationen-und-Dokumentationshilfen/klassifikationen_dokumentationshilfen.html (letzter Zugriff: 23.4.2020).

DRV Bund – Deutsche Rentenversicherung Bund. Reha-Therapiestandards Depressive Störungen für die medizinische Rehabilitation der Deutschen Rentenversicherung. Berlin 2016; www.deutsche-rentenversicherung.de/DRV/DE/Experten/Infos-fuer-Reha-Einrichtungen/Grundlagen-und-Anforderungen/Reha-Qualitaetssicherung/rts.html (letzter Zugriff: 23.4.2020).

Reha-Kommission – Kommission zur Weiterentwicklung der Rehabilitation in der gesetzlichen Rentenversicherung. Abschlussberichte – Bd. III: Arbeitsbereich „Rehabilitationskonzepte". Verband Deutscher Rentenversicherungsträger (VDR). Darmstadt: Dissertationsdruck 1991.

4.10 Ergotherapie in der psychosomatischen Rehabilitation

Michael Linden

Zur Orientierung

- Ergotherapie ist zeitlich und personell eine der wichtigen Säulen der Therapie in Rehabilitationskliniken.
- Ergotherapeuten können in Ergänzung zu den verbalen Therapieformen über handlungsorientierte Interventionen auf wichtige Therapieziele bzgl. Aktivitätsniveau, Durchhaltevermögen, Kreativität oder Sozialverhalten hinarbeiten.
- Bezugstherapeuten müssen Patienten die Ziele der Ergotherapie verständlich machen und mit den Ergotherapeuten in der Behandlungsdurchführung wie der sozialmedizinischen Beurteilung eng zusammenarbeiten.

4.10.1 Definition von Ergotherapie

Ergotherapie ist eine Behandlungsmethode, die sich mit der Förderung von Gesundheit und Wohlbefinden durch Betätigung („occupation") befasst, um dem Menschen eine größtmögliche Handlungsfähigkeit im Alltag, gute Lebensqualität und unbeeinträchtigte gesellschaftliche Partizipation zu ermöglichen (WFOT 2019; DVE 2019). Sie ist daher auch ein wichtiger und unverzichtbarer Baustein in einem mehrdimensionalen und interdisziplinären Rehabilitationsprozess. Dementsprechend hält auch die Klassifikation therapeutischer Leistungen, KTL der Rentenversicherung (DRV Bund 2015), eine umfangreiche Liste diagnostischer und therapeutischer Maßnahmen der Ergotherapie vor, mit den Oberkapiteln Arbeitstherapie, Arbeitsplatztraining, arbeitsbezogene Leistungsbeurteilung, interne oder externe Belastungserprobung, psychisch-funktionelle und psychosoziale Behandlung, sensomotorisch-perzeptive und motorisch-funktionelle Behandlung, Training der Aktivitäten des täglichen Lebens und Hilfsmittelanpassung, -beratung und -training. Bei psychischen Erkrankungen kann Ergotherapie wesentlich auch als eine co-psychotherapeutische Intervention verstanden werden und stellt mit ihrem handwerklichen Ansatz eine wichtige Ergänzung zu den rein verbalen Psychotherapieformen dar (Linden und Gehrke 2013).

Die Tätigkeit der Ergotherapeuten ist in den Gesamtbehandlungsplan einzuordnen und nicht nur ein randständiges Angebot, um Patienten „zu beschäftigen", damit sie sich nicht langweilen.

! MERKE

Wenn das große Potenzial der Ergotherapie zum Nutzen der Patienten und des Reha-Prozesses voll ausgeschöpft werden soll, dann müssen die Ergotherapeuten genau über die Krankheit und den Befund des einzelnen Patienten informiert sein, sie müssen wissen, was welcher Therapeut tut und plant und wie sie sich in den laufenden Therapieprozess einbringen können. Sie müssen über ihre Beobachtungen und Ergebnisse wiederum fortlaufend Rückmeldung an die anderen Therapeuten geben und spielen eine große Rolle bei der abschließenden Ergebnisbeschreibung und insbesondere der sozialmedizinischen Befundung.

4.10.2 Therapieziele und therapeutische Interventionen

Therapiebündnis

Patienten haben kein Vorwissen bzgl. der Aufgaben und Ziele der Ergotherapie. Es ist zunächst einmal eine Aufgabe der ärztlichen oder psychologischen Bezugstherapeuten, dem Patienten zu erläutern, worin die Indikation für eine ergotherapeutische Behandlung besteht und was davon erwartet wird. Im nächsten Schritt müssen die Ergotherapeuten selbst mit den Patienten klären, was ansteht. Hierfür kann die Checkliste in ➢ Tab. 4.5 dienen, auf der die Patienten ihre eigenen Therapieziele benennen können, die dann im Gespräch mit dem Ergotherapeuten zu erweitern und zu präzisieren sind (Linden und Gehrke 2013).

Nach einer eigenen empirischen Untersuchung im Rahmen der psychosomatischen Rehabilitation sehen Patienten den größten Verbesserungsbedarf mit 62 % hinsichtlich der Fähigkeit zur Distanzierung, gefolgt von Frustrationstoleranz / Gelassenheit mit 51 %, von dem Wunsch nach verbesserter Konzentration mit 50 % und einem besseren Aktivitätsniveau mit 40,2 % (Linden und Gehrke 2013).

Aktivitätsaufbau

Psychische Erkrankungen führen regelhaft zu einer Reduktion im Aktivitätsniveau von Patienten. Gleich-

Tab. 4.5 Therapiezielnennungen von Patienten für die Ergotherapie nach Linden und Gehrke (2013)

Ich möchte verbessern bzw. optimieren …	Ich bin zufrieden	Geringer Verbesserungsbedarf	Großer Verbesserungsbedarf
mein Aktivitätsniveau meinen Leistungsumfang			
mein Durchhaltevermögen meine Ausdauer			
meine Frustrationstoleranz meine Gelassenheit			
meine Konzentration meine Genauigkeit			
meine Sorgfalt meine Arbeitsqualität			
meine Zeiteinteilung meine Arbeitsplanung			
meine kreativen Aktivitäten meine Selbstverwirklichung			
meine Selbsteinschätzung mein Selbstbewusstsein			
meine Kontaktfähigkeit meinen Umgang mit anderen Menschen			
mein Erscheinungsbild meine Ausstrahlung			
meine Fähigkeit zur Entspannung meine Fähigkeit zur Distanzierung, z. B. von Sorgen			
Sonstiges			

zeitig können Aktivitäten bei vielen psychischen Störungen therapeutisch wirksam werden und tragen signifikant zur Lebenszufriedenheit bei (Hu et al. 2007; Nimrod 2007). Zu unterscheiden sind die alltäglichen Basisaktivitäten („activities of daily living" [ADL] und „instrumental activities of daily living" [IADL]) wie Selbstversorgung, Einkaufen usw., die im Zusammenhang mit Depression, Demenz und Pflegebedürftigkeit relevant sind (Nygård 2003). Daneben gibt es die Freizeitaktivitäten („pleasant events", „recreational activities of daily living" [RADL]), die einen wesentlichen Teil der Lebensqualität ausmachen, mit Bereichen wie „Kulturelle Aktivitäten" (z. B. Musikhören), „Sportliche Aktivitäten" (z. B. Joggen), „Soziale Aktivitäten" (z. B. Familienaktivitäten), „Hobbys" (z. B. Fotografieren), „Häusliche Aktivitäten" (z. B. Kochen) (Linden et al. 2009). Sie können mit der **ICF-RADL-27-Skala** erfasst werden (➢ Tab. 4.6).

Zum Aktivitätsaufbau und zur Förderung rekreativer Aktivitäten werden die Bedeutung und Auswirkung rekreativer Aktivitäten für die Psychohygiene erarbeitet. Die eigene Situation wird unter Nutzung der ICF-RADL-27-Skala beleuchtet, und es wird nach Optimierungsmöglichkeiten gesucht. Ein zentraler Punkt ist der Transfer in den persönlichen Alltag. Gewünschte Aktivitäten sollen so konkret wie möglich geplant werden. Notwendige Schritte wie z. B. die Anmeldung zu einem Volkshochschulkurs oder bei einem Sportverein erfolgen im Idealfall bereits während des Aufenthalts. Behindernde Faktoren werden im Vorfeld herausgearbeitet, und es werden mit dem Patienten kompensierende Strategien entworfen. Ein Hilfsmittel ist das Internet, um Informationen über Kursangebote oder Vereine am Heimatort herauszufinden.

! MERKE

Unterstützend und stabilisierend wirken dabei die Einbettung der Aktivität in einen sozialen Kontext, die realitätsnahe zeitliche Planung und das Beginnen der Aktivität bereits vor der Heimreise.

Tab. 4.6 ICF-RADL-27-Skala nach Linden et al. (2009)

Nr. (ICF)	Aktivität	Eine solche Aktivität mag ich:	Eine solche Aktivität habe ich im letzten Jahr ausgeübt:	Wenn ich ehrlich zu mir bin, dann werde ich diese Aktivität im kommenden Jahr ausüben:
		1 = sehr gern 2 = gern 3 = neutral 4 = nicht sehr gern 5 = gar nicht gern	1 = täglich 2 = wöchentlich 3 = monatlich 4 = jährlich 5 = nie	1 = täglich 2 = wöchentlich 3 = monatlich 4 = jährlich 5 = nie
1. (d9200)	Karten-, Brett-, Gesellschafts- u. a. Spiele			
2. (d9202)	Kino, Theater, Kunst- und Kulturveranstaltungen			
3. (d9202)	Fernsehen			
4. (d9203)	Handarbeiten oder handwerkliche Aktivitäten			
5. (d6505)	Gärtnern (Innen- oder Außenpflanzen pflegen)			
6. (d6506)	Sich um Tiere kümmern (Haustiere, Reitpferde o. Ä.)			
7. (d9204)	Sammeln (Briefmarken o. a.)			
8. (d920)	Musizieren			
9. (d9100)	Vereins-, Klub- oder Gruppenaktivitäten			
10. d950	Politische Aktivitäten (Bürgerinitiative, Parteiarbeit o. Ä.)			

Tab. 4.6 ICF-RADL-27-Skala nach Linden et al. (2009) *(Forts.)*

Nr. (ICF)	Aktivität	Eine solche Aktivität mag ich:	Eine solche Aktivität habe ich im letzten Jahr ausgeübt:	Wenn ich ehrlich zu mir bin, dann werde ich diese Aktivität im kommenden Jahr ausüben:
11. (d9101)	Formelle Vereinigungen (berufliche Fachgruppen o. Ä.)			
12. (d9205)	Private Geselligkeit (Freunde treffen o. a.)			
13. (d9102)	Feierlichkeiten und besondere Feste (Geburtstagsfeiern, Hochzeiten o. Ä.)			
14. (d760)	Verwandtschaftskontakte pflegen (Besuche, Telefonate o. Ä.)			
15. (d760)	Familienaktivitäten (mit den Kindern spielen, mit dem Partner etwas unternehmen o. Ä.)			
16. (d7500)	Freundschaftsbeziehungen pflegen (gegenseitige Besuche, gemeinsame Unternehmungen o. Ä.)			
17. (d9300)	Organisierte Religion (Gemeindearbeit, Gottesdienstbesuche o. a.)			
18. (d9301)	Private Spiritualität (meditieren o. a.)			
19. (d6600)	Anderen bei der Selbstversorgung helfen			
20. (d855)	Ehrenamtliche oder karitative Arbeiten			
21. (d810)	Sich fortbilden (Volkshochschule, Sprachen lernen o. Ä.)			
22. (d9201)	Sport und körperliches Training			
23. (d510–599)	Selbst- und Körperpflege (Zeit nehmen für Gesundheitspflege, Kleidung o. Ä.)			
24. (d550, d560)	Essen und Genuss (sich Zeit nehmen für spezielle Mahlzeiten, Weinverkostung o. Ä.)			
25. (d6409)	Hausarbeiten erledigen			
26. (d6200)	Einkäufe erledigen, Shoppen			
27.	Sonstiges (bitte notieren)			

Ausdauer und Durchhaltefähigkeit

Durchhaltevermögen und Ausdauer bezeichnen die Fähigkeit, an einer Sache zu bleiben und dies insbesondere dann, wenn das eigene Befinden eigentlich dafür spricht, frühzeitig aufzugeben. Dazu gehört die Förderung von Frustrationstoleranz, Widerstandsfähigkeit, Resistenz gegen äußere Anforderungen oder Hardiness / Härte (Kobasa et al. 1985; Kaluza 2004). Dabei geht es darum zu lernen, sich nicht zu sehr von Befindlichkeiten in seiner Verhaltenssteuerung behindern zu lassen, sondern Vorhaben so wie vorgenommen durchzuhalten und „bei der Sache zu bleiben“. In der Ergotherapie können dem Patienten Aufgaben gestellt werden, deren Erledigung eine gewisse Frustrationstoleranz erfordert.

Konzentrationstraining, Arbeitssorgfalt und Arbeitsplanung

Ein **Konzentrationstraining** (Lauth 2015) kann als Einzel- oder Gruppenbehandlung durchgeführt werden. Neben der Konzentration werden gleichzeitig auch weitere alltagsrelevante kognitive Fähigkeiten trainiert, z. B. Merkfähigkeit, Reaktionsgeschwindigkeit, geteilte Aufmerksamkeit, Auffassungsgabe, sprachliches Verständnis, Rechnen und Logik. Patienten können auch mit sonstigen Aufgaben betraut werden, die sie zugleich an Arbeiten aus dem Berufsalltag heranführen.

Gerade bei den letztgenannten Aktivitäten kann auch der Aspekt der **Sorgfalt und Arbeitsqualität** zum Thema gemacht werden. Sorgfalt kann als ungenügend oder aber auch als zu hoch und hinderlich in der Aufgabenerreichung erlebt werden. Es gibt eine Reihe von Handwerken, die eine gewisse Sorgfalt erfordern, etwa Scherenschnitte, Peddigrohrarbeiten, Näharbeiten u. a.

Ein weiterer Aspekt der Arbeitsgenauigkeit sind **Arbeitsplanung und Zeiteinteilung** (Seiwert 2007). Dies betrifft die Planung einzelner Aufgaben, aber auch des Tages oder der Woche. Auch dies kann durch Aktivitätsplanungen in der Ergotherapie unterstützt werden.

Hierbei kann zugleich auch einer verzerrten **Selbstwahrnehmung und Selbsteinschätzung** entgegengetreten und die Selbstwirksamkeit (Barysch 2016) verbessert werden. Handwerkliche Tätigkeiten bieten eine Möglichkeit, Erfahrungen von Selbstwirksamkeit zu machen und zu positiven Selbstbeurteilungen zu kommen, indem in erster Linie das Werk und sein Schöpfer nur mittelbar beurteilt werden. Auch Dritte können eine Person gefahrlos loben und stolz machen, indem sie das Produkt loben.

Förderung von Kreativität und Lebensqualität

Kreativität ist eine Form des Selbstausdrucks und der Selbstverwirklichung mit unmittelbarem Bezug zu subjektivem Wohlbefinden und Lebensqualität (Sonnentag 2015; Richards 2018). In der Ergotherapie steht eine breite Palette kreativer Techniken zur Verfügung, z. B. Malen, die Herstellung von Figuren u. a. Patienten können in der Ergotherapie alte Hobbys wiederbeleben oder neue finden, die sie dann auch in ihren Alltag übernehmen.

Verwandt damit sind auch Aktivitäten zur Förderung der Lebensqualität. Therapeutisch kann dies durch Gruppen unter dem Titel **Lebensart und Genusstraining** gefördert werden. Dabei kann an die Genussregeln nach Koppenhöfer (2018) angeknüpft werden. Ein beispielhaftes Erprobungsfeld ist das Essen. Es umfasst das bewusste Schmecken und Riechen von trockenem Brot oder Schokolade und endet beim stilvollen Herrichten eines Tisches einschließlich einer Mahlzeit mit Genuss und Ruhe in sozialer Runde.

Sozialer Kontakt und First Impression Formation

Von besonderer Bedeutung ist die Förderung von Sozialkontakten und sozialer Interaktion. Soziale Kontakte ergeben sich nahezu beiläufig. Patienten können sich gegenseitig Hilfe anbieten, Gemeinschaftsaufgaben durchführen oder schlicht ins Plaudern kommen, während sie mit den Händen aktiv sind.

Psychische Störungen führen auch häufiger zu einer Vernachlässigung der Selbstpflege und des Äußeren. Dies hat unmittelbare Auswirkungen auf das Selbsterleben wie auch auf die soziale Wahrnehmung durch Dritte. Man spricht von „Impression Formation“ (Linden et al 2016; Hüttner und Linden 2017). Ein Ziel der Ergotherapie ist, mit den Patienten aktiv daran zu arbeiten, das eigene Lebensgefühl und die Selbstsicherheit durch bewusstes Auftreten zu stärken. Es kann mit Schminken, gezieltem Einsatz von Kleidung, der Frisur und Accessoires oder Übungen zur Körpersprache geübt werden, wie der eigene Ausdruck so geändert werden kann, dass andere positiv reagieren.

Entspannung und Distanzierung von Problemen

Die Fähigkeit zur Distanzierung von Problemen, Sorgen oder Schmerzen ist eine wichtige Fähigkeit, die gerade bei psychischen Störungen von zentraler Bedeutung ist. Klassische Entspannungsmethoden sind oft nicht hilfreich, da Patienten in der damit verbundenen Inaktivität oft noch unruhiger werden. Eine Alternative bietet die Ergotherapie mit entspannenden und ablenkenden Aktivitäten. Beispiele sind Teezeremonien, Paraffinbäder, Collagen, die Beschäftigung mit Hobbys oder auch Spaziergänge. Es geht darum, dass sich die Patienten mit Dingen beschäftigen, die nicht problembeladen sind, bei denen man „die Seele baumeln lassen" kann.

4.10.3 Sozialmedizinische Beurteilung

Die Arbeitsfähigkeit eines Patienten hängt nicht von der Art der psychischen Störung oder der Intensität der Krankheitssymptome ab, sondern von den Fähigkeitseinschränkungen. Die Ergotherapeuten können das Leistungsverhalten und Leistungsvermögen der Patienten unmittelbar beobachten. Ihnen kommt damit eine wesentliche Rolle in der Beurteilung der Arbeits- und Erwerbsfähigkeit zu. Bei psychischen Störungen können relevante Fähigkeitseinschränkungen mit dem Mini-ICF-APP erfasst und quantifiziert werden (Linden et al. 2014). Dieses Instrument kann auch von Ergotherapeuten eingesetzt und dann mit den Einschätzungen der sonstigen Therapeuten abgeglichen werden.

4.10.4 Nebenwirkungen

So wie alle wirksamen Behandlungen hat auch die Ergotherapie Nebenwirkungen. In einer empirischen Erhebung klagten 88,9 % der Patienten über irgendeine Form von Belastungserleben durch die Ergotherapie bzw. immer noch 28,9 % über als „stark belastend" bzw. „extrem belastend" erlebte Nebenwirkungen (Flöge et al. 2016). Als Ursache von Belastungen bzw. Nebenwirkungen insgesamt bzw. schweren Nebenwirkungen werden genannt die Raumsituation (71,1 bzw. 8,9 %), die Inhalte (71,1 vs. 11,1 %), die Gruppenerfahrung an sich (51,1 vs. 17,8 %), die anderen Teilnehmer (42,2 vs. 6,7 %), Befürchtungen wegen Gruppennachwirkungen (40,0 vs. 8,9 %) und die Therapeuten (20,0 vs. 6,7 %).

4.10.5 Qualitätssicherung und Wirksamkeit

In der Ergotherapie muss wie in der Psychotherapie sichergestellt werden, dass die Behandlung fachgerecht umgesetzt wird. Es gibt allerdings nur wenige Therapiemanuale, an denen sich Therapeuten orientieren können.

Zu unterscheiden ist zwischen der Therapeutenkompetenz einerseits und der Therapeutenadhärenz andererseits, d. h. das Ausmaß, in dem der Therapeut gebotene Interventionen sachgerecht umsetzt und inadäquate minimiert. In einer eigenen Studie wurden Ergotherapeuten in zwei Interventionsansätzen geschult, d. h. einmal in einer regenerationsorientierten Therapie und zum anderen in einer resistenzorientierten Therapie. Es konnte gezeigt werden, dass Ergotherapeuten in der Lage sind, manualgetreu unterschiedliche Therapien zur Anwendung zu bringen, und dass dies auch unterschiedliche Wirkungen hat (Otto und Linden 2017; Hufenreuther et al. 2018). Derartige Manuale sind eine wichtige Voraussetzung nicht nur für die Qualitätssicherung im klinischen Alltag, sondern auch für empirische Wirksamkeitsnachweise.

Bislang gibt es trotz des umfangreichen Einsatzes der Ergotherapie nur wenige Wirksamkeitsnachweise (Dooley und Hinojosa 2004; Graff et al. 2008; Hogan et al. 2004), bei Depression (Blackwell et al. 2012) oder bei diagnosegemischten psychiatrischen Patienten (Reuster 2006).

LITERATUR

Barysch KN. Selbstwirksamkeit. In: Frey D (Hrsg.). Psychologie der Werte. Berlin: Springer 2016, S. 201–211.

Blackwell B, Edel MA, Armgart C et al. Antidepressive Wirksamkeit von Ergotherapie als Add-On-Behandlung der majoren Depression. 2012, www.lwl.org/psychiatrieverbund-download/pdf/Poster_Blackwell.pdf (letzter Zugriff: 23.4.2020).

Dooley NR, Hinojosa J. Improving quality of life for persons with Alzheimer's disease and their family caregivers: Brief occupational therapy intervention. Am J Occup Ther 2004; 58: 561–569.

DRV – Deutsche Rentenversicherung Bund (Hrsg.). Klassifikation therapeutischer Leistungen in der medizinischen Rehabilitation. Berlin 2009.

DVE – Deutscher Verband der Ergotherapeuten. Definition Ergotherapie. 2019; https://dve.info/ergotherapie/definition (letzter Zugriff: 23.4.2020).

Flöge B, Fay D, Jöbges M et al. Nebenwirkungen von Ergotherapiegruppen. Fortschr Neurol Psychiatr 2016; 84: 729–732.

Graff MJL, Adang EMM, Vernooij-Dassen MJM, et al. Community occupational therapy for older patients with dementia and their care givers: Cost effectiveness study. BMJ 2008; 336: 134–138.

Hogan VM, Lisy ED, Savannah RL, et al. Role change experienced by family caregivers of adults with Alzheimer's disease: Implications for occupational therapy. Phys Occup Ther Geriatr 2004; 22: 21–43.

Hu G, Tuomilehto J, Borodulin K, Jousilahti P. The joint associations of occupational, commuting, and leisure time physical activity, and the Framingham risk score on the 10-year risk of coronary heart disease. Eur Heart J 2007; 28: 492–498.

Hüttner S-M, Linden M. Modification of first impression and interpersonal attractiveness by manipulating outer appearance. Psychopathology 2017; 50(2): 141–145.

Hufenreuther J, Otto J, Linden M. Quality assurance in psychiatric occupational therapy by treatment manuals: Patients' perceptions of resistance- and regeneration-specific occupational therapy. Global Psychiatry 2018; 1: 1–23.

Kaluza G. Stressbewältigung. Trainingsmanual zur psychologischen Gesundheitsförderung. Berlin: Springer 2004.

Kobasa S, Maddi SR, Puccetti MC, Zola MA. Effectiveness of hardiness, exercise and social support as resources against illness. J Psychosom Res 1985; 29: 525–533.

Koppenhöfer E. Genußverfahren. Weinheim: Beltz 2018.

Lauth GW. Konzentrations- / Aufmerksamkeitstraining. In: Linden M, Hautzinger M (Hrsg.). Verhaltenstherapie-Manual. Berlin: Springer 2015, S. 363–367.

Linden M, Gehrke G. Therapieziele und Therapieoptionen einer verhaltenstherapeutisch orientierten Ergotherapie. Verhaltenstherapie 2013; 23: 6–11.

Linden M, Gehrke G, Geiselmann B. Profiles of Recreational Acitivities of Daily Living (RADL) in patients with mental disorders. Psychiatr Danub 2009; 21: 490–496.

Linden M, Baron S, Muschalla B, Ostholt-Corsten M. Fähigkeitsbeeinträchtigungen bei psychischen Erkrankungen. Diagnostik, Therapie und sozialmedizinische Beurteilung in Anlehnung an das Mini-ICF-APP. Bern: Huber 2014.

Linden M, Walter M, Fritz K, Muschalla B. Häufigkeiten und Spektrum von unerwünschten Therapiewirkungen bei verhaltenstherapeutischer Gruppentherapie. Nervenarzt 2015; 86: 1371–1382.

Linden M, Dymke T, Hüttner SM, Schnaubelt S. Der „allgemeine Eindruck (Impression Formation)" in der Diagnostik und Therapie psychischer Störungen. Psychother Psychosom Med Psychother 2016; 66: 221–226.

Nimrod G. Expanding, reducing, concentrating and diffusing: Post retirement leisure behavior and life satisfaction. Leisure Sci 2007; 29: 91–111.

Nygård L. Instrumental activities of daily living: A stepping stone towards Alzheimer's disease diagnosis in subjects with mild cognitive impairment? Acta Neurol Scand 2003; 107: 42–46.

Otto J, Linden M. Regeneration orientation is better than resistance orientation in behaviour activation. Results from an intervention study with psychosomatic patients. Psychiatr Danub 2017; 29(2): 201–206.

Reuster T. Effektivität der Ergotherapie im psychiatrischen Krankenhaus: Mit einer Synopse zu Geschichte, Stand und aktueller Entwicklung der psychiatrischen Ergotherapie Darmstadt: Steinkopff 2006.

Richards R. Everyday Creativity and the Healthy Mind. Dynamic New Paths for Self and Society. New York: Springer 2018.

Seiwert L. Das neue 1 × 1 des Zeitmanagements. München: Gräfe & Unzer 2007.

Sonnentag S. Dynamics of well-being. Annu Rev Oran Psychol Organ Behav 2015; 2: 261–293.

WFOT – World Federation of Occupational Therapists. About occupational therapy. 2019; www.wfot.org/about-occupational-therapy (letzter Zugriff: 23.4.2020).

4

4.11 Soziale Arbeit

Eleonore Anton und Tobias Knoop

Zur Orientierung

- Im Face-to-face-Kontakt oder im Gruppensetting geht die Arbeit von Sozialarbeitern insofern über die reine Informationsvermittlung hinaus, als zusätzlich Probleme erkannt, Ressourcen erschlossen und selbstbestimmt Wege zur Bearbeitung der Probleme gefunden werden.
- Aufgrund ihres besonderen Wissens um den Alltag der Rehabilitanden und ihrer sozialrechtlichen Kompetenz hat die Soziale Arbeit einen großen Anteil an der Umsetzung bedarfs- und berufsorientierter psychosomatischer Rehabilitation.
- Für die Steuerung des Zugangs liegen in der psychosomatischen Rehabilitation teilweise standardisierte Screeninginstrumente vor. Hier und in den weiteren Handlungsfeldern hat die Soziale Arbeit jedoch noch einen Nachholbedarf bei der wissenschaftlichen Beschreibung ihrer Kompetenzen.

4.11.1 Einleitung

Psychosomatische Rehabilitanden stehen häufig vor, während und nach der medizinischen Rehabilitation vor Herausforderungen in ihrer sozialen und insbesondere ihrer beruflichen Teilhabe. Die Aufgabe gesundheitsbezogener Sozialer Arbeit ist zum einen die Ergründung von sozialen Determinanten gesundheitlicher Beeinträchtigungen und zum anderen die systematische Einschätzung der sozialen, persönlichen, beruflichen und wirtschaftlichen Belastungen infolge einer gesundheitlichen Beeinträchtigung. Ihr Ziel ist die Abwendung sozialer Probleme bzw. die Überwindung und Abmilderung von deren Folgen.

Soziale Arbeit in der medizinischen Rehabilitation leitet ihre Interventionen theoretisch aus dem Person-in-Environment-Konzept und der Lebensweltorientierung, d. h. der umfassenden Betrachtung des Lebensumfelds der Rehabilitanden, ab (Dettmers 2018). Eine gesundheitliche Beeinträchtigung / Behinderung kann zu interpersonellen Konflikten und einer gestörten Anpassung zwischen der Person und ihrer Umwelt führen. Die Soziale Arbeit beschäftigt sich deshalb sozialtherapeutisch mit den Beziehungen im sozialen Netzwerk der gesundheitlich beeinträchtigten Personen. Die genaue Kenntnis der lebensweltlichen Situation ermöglicht Sozialarbeitern, potenzielle Rollenkonflikte z. B. in der Familie oder am Arbeitsplatz zu erkennen und zu thematisieren. Sozialarbeiter verfügen damit über ein besonderes Wissen über den Alltag der Rehabilitanden und arbeiten an der Schnittstelle zum sozialen Netzwerk. Deshalb und wegen ihrer hohen sozialrechtlichen Kompetenz hat die Soziale Arbeit als Profession ideale Voraussetzungen, i. S. der ICF Beeinträchtigungen der Aktivitäten und Teilhabe zu thematisieren sowie relevante Kontextfaktoren zu berücksichtigen. Im Sinne partizipativer Entscheidungsfindung interveniert die Soziale Arbeit in enger Abstimmung mit den Rehabilitanden primär auf der Ebene der persönlichen Faktoren sowie der Umweltfaktoren.

Die Leistungen der Sozialen Arbeit im Rahmen der medizinischen Rehabilitation leiten sich aus dem gesetzlichen Auftrag gem. § 42 Abs. 3 Nr. 1–7 SGB IX ab und folgen dem globalen Ziel einer Verbesserung der sozialen Teilhabe gem. § 1 SGB IX. Die Aufgabenstellung der Sozialen Arbeit wird in § 3 der Gemeinsamen Empfehlung der Bundesarbeitsgemeinschaft für Rehabilitation (BAR) dahingehend konkretisiert, dass sie über die Information und Beratung hinaus Unterstützung für den betroffenen Menschen im umfassenden Sinne der Inklusion, insbesondere bei der Bewältigung der Folgen von Krankheit und Behinderung (BAR 2015) leistet.

! MERKE

Unabdingbare Voraussetzung zur Umsetzung des Rechts auf selbstbestimmte und gleichberechtigte Teilhabe sowie einer sektorenübergreifenden Organisation von Leistungen und Hilfen ist eine qualifizierte teilhabeorientierte Beratung, welche die Angebote der unterschiedlichen Leistungssysteme bündelt und von den individuellen Bedürfnissen der betroffenen Menschen ausgeht.

Ihren Auftrag erhält die Soziale Arbeit in der medizinischen Rehabilitation jedoch nicht allein durch die Betroffenen; vielmehr muss die Soziale Arbeit in ihrem Handeln genauso die Interessen der Gesellschaft („Reha vor Rente“), Vorgaben der Institution („Loyalitätspflicht“) sowie berufsethische Vorgaben („Inklusion“) berücksichtigen (Röh 2006).

Die Sozialarbeiter sind als fester Bestandteil des multiprofessionellen Reha-Teams in das gesamte Behandlungs- und Rehabilitationskonzept eingebunden und damit ebenfalls Teil der Qualitätssicherung der DRV (Reha-QS). Daraus leiten sich folgende Vorgaben für die Praxis ab:

- Die Anforderungen der DRV zur Strukturqualität von Reha-Einrichtungen sehen für die psychosomatische Rehabilitation 1,2 Vollzeitstellen Sozialarbeiter / Sozialpädagogen, Dipl., BA, MA auf 100 Rehabilitanden vor.
- Die Leistungen der „Klinischen Sozialarbeit, Sozialtherapie“ sind Teil der Klassifikation therapeutischer Leistungen (KTL) und werden überwiegend in Kapitel D aufgeführt.
- Alle Reha-Therapiestandards (RTS) enthalten evidenzbasierte Therapiemodule (ETM) mit Leistungen, die von Sozialarbeitern erbracht werden können. Wenngleich noch keine Evidenz für Leistungen der Sozialen Arbeit während einer medizinischen Rehabilitation aus qualitativ hochwertigen Studien vorliegt, sind entsprechende Interventionen integraler Bestandteil aller RTS. Die Entscheidung für die Aufnahme der Leistungen ist auf die Bedeutung des gesetzlichen Auftrags an die Rehabilitationsträger zurückzuführen. Die darin formulierte Förderung der Selbstbestimmung und gleichberechtigten Teilhabe am Leben in der Gesellschaft von erwerbsgeminderten oder davon bedrohten Menschen (§ 1 SGB IX i. V. m. § 9 SGB IX) macht die Beteiligung der Sozialen Arbeit an der medi-

zinischen Rehabilitation notwendig (Volke und Brüggemann 2010).

- Durch die Entwicklungen im Rahmen der medizinisch-beruflich orientierten Rehabilitation (MBOR) hat sich die Bedeutung der Sozialen Arbeit ebenfalls positiv verändert. Im Anforderungsprofil zur Durchführung der MBOR im Auftrag der DRV sind die Aufgaben der Sozialen Arbeit umfangreich beschrieben (DRV Bund 2015). Sie beinhalten die berufsorientierte Diagnostik und die Vermittlung von sozialrechtlichen Informationen im Einzelfall oder in Gruppen. Die Anforderungen enthalten zudem den Auftrag an die Soziale Arbeit, für die Organisation der nachgehenden Leistungen eng mit externen Handelnden (z. B. Arbeitgeber, Integrationsfachdienst u. a.) zur Unterstützung der beruflichen Teilhabe zusammenzuarbeiten.

4.11.2 Zugang, Screening, Soziale Diagnostik

Die **Deutsche Vereinigung für Soziale Arbeit im Gesundheitswesen e. V.** (DVSG) hat gemeinsam mit der DRV Westfalen und der DRV Bund online 240 Sozialarbeiter aus Reha-Einrichtungen zu den Zugangswegen zum Sozialdienst und standardisierten Verfahren der Steuerung des Zugangs befragt (Streibelt et al. 2018). Die Autoren der Studie haben die Daten von 76 Sozialarbeitern aus Einrichtungen mit psychosomatischem Schwerpunkt für dieses Buchkapitel zur Verfügung gestellt. 42,1 % der Teilnehmer gaben an, dass in ihren Einrichtungen häufig oder sehr häufig die Soziale Arbeit direkt an der Zuweisung der Rehabilitanden beteiligt ist. Deutlich häufiger gaben die befragten Sozialarbeiter an, dass die Zuweisung häufig oder sehr häufig über andere Berufsgruppen (z. B. Psychologen [61,8 %] oder Ärzte [71,0 %]) läuft. Insgesamt stimmten 87,2 % der Befragten eher oder voll der Aussage zu, dass die Zuweisung zum Sozialdienst in ihrer Einrichtung systematisch und standardisiert abläuft. Von spezifischen Kriterien zur Zuweisung zum Sozialdienst berichteten 59,2 %.

In der MBOR sind sämtliche Zuweisungsinstrumente relevant, die Rehabilitanden mit besonderen beruflichen Problemlagen (BBPL) identifizieren (Simbo-C, SIBAR, Würzburger Screening). Sie dienen einer schnelleren Zuweisung zur Sozialberatung und geben erste Hinweise auf BBPL. Der Zugang kann zudem mittels arbeitsbezogener Verhaltens- und Erlebensmuster (AVEM) erfolgen. Hierbei wird bei einem ausgeprägten dysfunktionalen A- oder B-Muster den Rehabilitanden in der Praxis ebenfalls eine Sozialberatung oder Gruppenintervention verordnet. Zur Stärkung der Autonomie muss es für Rehabilitanden, die einen eigenen Beratungsbedarf erkennen, niedrigschwellig möglich sein, selbstständig den Sozialdienst aufzusuchen. Dieser Anforderung werden Sozialarbeiter gerecht, indem sie Sprechstunden anbieten.

Sozialarbeiter bestätigen oder ergänzen durch eine eigene berufsorientierte soziale Diagnostik (Dhom-Zimmermann 2014) die Einschätzung des Reha-Teams bzgl. eines MBOR-Falls.

Auch bei nicht berufsspezifischen Themen nutzt die Soziale Arbeit standardisierte Instrumente, u. a. den MINI-ICF-P zur Beurteilung von Funktionsstörungen und deren Folgen bei psychosomatischen Rehabilitanden. Für die Soziale Arbeit ergeben sich durch die Identifizierung von Barrieren und Ressourcen in den einzelnen Dimensionen Anknüpfungspunkte bei der Planung von Interventionen zur Teilhabe.

Ebenso wichtig ist die Beurteilung der sozialen Unterstützung im unmittelbaren oder mittelbaren Nahbereich der Rehabilitanden. Mittels einer Netzwerkkarte oder Inklusions-Charts schätzen Sozialarbeiter gemeinsam mit den Rehabilitanden vorhandene informelle und formelle Ressourcen ein, auf die Interventionen aufgebaut werden (Pantucek 2005).

4.11.3 Interventionsformen der Sozialen Arbeit

Interventionen der Sozialen Arbeit werden in eine klassische Methodentrias unterteilt. Neben der Gemeinwesenarbeit, die in der medizinischen Rehabilitation keine Anwendung findet, handelt es sich weiterhin um die Interventionsformen:

- **Einzelfallhilfe:** Nur Sozialarbeiter und Klienten sind Protagonisten des Teilhabeprozesses; und
- **Gruppenarbeit:** Die Soziale Arbeit nutzt im Hilfeprozess den Einfluss von Gruppenmitgliedern auf Motivation und Unterstützung.

! MERKE

Die Produkt- und Leistungsbeschreibung der DVSG (2015) formuliert professionelle Standards für die Soziale Arbeit zur Dokumentation und gibt einen umfangreichen Überblick über die Leistungen einer gesundheitsbezogenen Sozialen Arbeit.

Der Aufbau einer Beziehung der Sozialarbeiter zu den Rehabilitanden bekommt durch den häufig 5-wöchigen Aufenthalt in der psychosomatischen Rehabilitation eine besondere Bedeutung. Menschen mit gesundheitlichen Einschränkungen und / oder (drohender) Behinderung profitieren von der Erfahrung sozialer Unterstützung bei der Krankheitsbewältigung. Wenn Rehabilitanden die soziale Unterstützung fehlt oder diese nicht ausreicht, übernimmt die Soziale Arbeit die evaluative Funktion der sozialen Unterstützung. Sozialarbeiter kompensieren damit die fehlende Hilfe bei der Bewertung oder Einschätzung neuer Erfahrungen durch eine Erkrankung / Behinderung (Pauls 2004).

Teilhabeorientierte Einzel-Sozialberatung

! MERKE

Professionelle teilhabeorientierte Beratung geht über eine reine Weitergabe von Informationen hinaus. Sie dient der Klärung und Lösung von gesundheits- und betroffenenbezogenen Problemkonstellationen, ist prozessorientiert und versteht sich als motivierende und unterstützende Begleitung.

Wesentliche Aspekte sind die Zielformulierung, die Bedarfsfeststellung und die Leistungserschließung aus der Perspektive des betroffenen Menschen (➤ Box 4.3). Aus diesen Informationen wird in enger Kooperation mit den Rehabilitanden ein Handlungs- und Bewältigungsplan entworfen, der die Rehabilitanden den gesamten Reha-Prozess über begleitet und die Zeit nach der Rehabilitation vorbereitet (vgl. Fallbeispiel zur Beratung im MBOR-Praxishandbuch [DRV 2012, S. 158 ff.]). In der psychosomatischen Rehabilitation befinden sich etwa 50 % der Rehabilitanden mit psychischen Störungen in beruflichen Problemlagen. Aus der Reflexion und Interpretation der Probleme werden materielle und soziale Ressourcen erschlossen. Die Sozialberatung befähigt Rehabilitanden, Entscheidungen informiert und selbstbestimmt zu treffen.

BOX 4.3

Patientenbezogene Aufgaben in der Einzelsozialberatung

- Erstellung einer Sozial- und Arbeitsplatzanamnese
- Unterstützung der Rehabilitanden bei der Bewältigung von psychosozialen Problemen, die in Zusammenhang mit der Erkrankung oder deren Folgen stehen
- Beratung und Unterstützung bei der Inanspruchnahme der Rehabilitanden in sozialen und sozialrechtlichen Fragen:
  - Schwerbehindertengesetz und Gleichstellung
  - Berufliche Rehabilitation: Leistungen zur Teilhabe am Arbeitsleben
  - Stufenweise Wiedereingliederung
  - Hilfestellung bei der Vorbereitung eines betrieblichen Eingliederungsmanagements (BEM) nach § 167 Abs. 2 SGB IX
  - Arbeits- und Belastungserprobung
  - Erwerbsminderungsrente, Altersrente
  - Wirtschaftliche Sicherung: z. B. Krankengeld / Übergangsgeld / ALG II
  - Scheidungs- und Sorgerechtsfragen
  - Betreuung und / oder Pflege von Familienangehörigen
- Sicherung der Nachsorge durch Vermittlung von Angeboten im ambulanten, teilstationären und stationären Bereich, Koordination der Hilfen zwischen den Mitwirkenden inner- und außerhalb der Reha-Klinik
- Mitwirkung bei der Einleitung von Maßnahmen nach dem Betreuungsrecht
- Organisation weiterführender Maßnahmen: Vermittlung zu Selbsthilfegruppen am Heimatort, begleitenden Diensten im Arbeitsleben, Beratungsstellen am Heimatort (Schuldnerberatung, Familienberatung usw.)

Soziale Gruppenarbeit

Für die Weitergabe von rehabilitationsspezifischen und / oder sozialrechtlichen Informationen bietet sich die Organisation von Vorträgen an. Berufsrelevante Themen können im Rahmen von psychoedukativen Gruppen aufgegriffen werden (z. B. Umgang mit Arbeitslosigkeit, Training sozialer Kompetenzen, Bewerbungstraining, Motivationsförderung, Berufsfindung und -orientierung). Die MBOR-Gruppenangebote werden teilweise ergänzend zur Einzelsozialberatung angeboten und reichen von Vorträgen zu sozialrechtlichen Grundlagen wie z. B. das Schwerbehindertenrecht vor Großgruppen bis hin zu spezifischen Kleingruppen oder Schulungen mit maximal 5 Teilnehmenden (z. B. Umgang mit Konflikten am Arbeitsplatz). Sowohl die DVSG (2014) als auch die DRV Bund (2013, 2014) bieten Manuale / Curricula für sozialarbeitsspezifische Gruppen / Schulungen in der MBOR an.

Organisation nachgehender Leistungen

Die besondere Bedeutung der Nachsorge kommt seit der Aktualisierung der RTS in den Anforderungen an die medizinische Rehabilitation zum Ausdruck. Die Verstetigung der Effekte einer medizinischen Rehabilitation ist abhängig von der Organisation der nachsorgenden Leistungen. Die Soziale Arbeit ist als Expertin für den Alltag der Rehabilitanden und durch ihre Einschätzung der vorhandenen sozialen Unterstützung prädestinierte Profession für die Organisation der Nachsorge. Die RTS berücksichtigen diese wichtige Rolle, da der Großteil der Leistungen im Nachsorgemodul, das für 80 % der Rehabilitanden vorgesehen ist, zu einem großen Teil von Sozialarbeitern erbracht werden kann. Die Wirksamkeit telefonischer Nachsorgeinterventionen durch Soziale Arbeit konnte bei orthopädischen Rehabilitanden bereits gezeigt werden (Vogel et al. 2017). Bei der Vorbereitung nachsorgender Maßnahmen gilt es, die verschiedenen Interessen aller Beteiligten zu berücksichtigen. Das Fallmanagement hat sich aufgrund dieser Herausforderung an die Planung und Durchführung weitergehender Maßnahmen zu einer etablierten Interventionsform in der Sozialen Arbeit entwickelt (Dettmers 2018).

Beispielhaft ist das Fallmanagement der DRV Rheinland-Pfalz, das Rehabilitanden mit beruflichen Herausforderungen im Hinblick auf die Zeit nach dem Aufenthalt während einer stufenweisen Wiedereingliederung begleitet. Hierdurch wird das Angebot der Nachsorge für Versicherte der DRV Rheinland-Pfalz um persönliche (telefonische) Beratungen oder / und auf Wunsch aller Beteiligten auch um Beratungstermine am Arbeitsplatz erweitert. Während der Rehabilitation können eine mögliche stufenweise Wiedereingliederung in einem persönlichen Gespräch im Betrieb vorbereitet oder ein BEM-Gespräch am Arbeitsplatz terminiert und evtl. begleitet werden. In einzelnen Fällen kommt es während des Aufenthalts zu einer Arbeitserprobung am Arbeitsplatz (Anton 2018).

Nicht fallbezogene Tätigkeiten

Neben der Fallarbeit werden in der psychosomatischen Rehabilitation folgende Aufgaben von der Sozialen Arbeit zusätzlich geleistet:

- Professionsinterne und -übergreifende Vernetzung, Teilnahme an externen berufs- und fachspezifischen Arbeitskreisen
- Kontaktpflege mit externen Einrichtungen (Integrationsfachdienst, Tagesstätte psychisch Kranke, Beratungsstellen vor Ort etc.)
- Schulungen, Fortbildungen der Kollegen des Reha-Teams
- Teilnahme an internen und externen Fortbildungen
- Dokumentation im Rahmen der Reha-QS, Nutzung des Dokumentationssystems als Mittel zur lückenlosen, gezielten und transparenten Informations- und Datenerfassung und Weitergabe unter Einhaltung des Datenschutzes
- Ansprechpartner für Selbsthilfegruppen (z. B. im Rahmen des „Netzwerk Selbsthilfefreundlichkeit und Patientenorientierung im Gesundheitswesen“)

4.11.4 Ausblick

Soziale Arbeit sichert im Zusammenwirken mit dem Reha-Team die umfassende Berücksichtigung der Rehabilitanden in ihrer individuellen Lebens- und Krankheitssituation und fördert eine reibungslose und passgenaue Anschlussversorgung als Voraussetzung für eine dauerhafte berufliche und soziale Teilhabe.

Die zeitnahe Zugangssteuerung der Rehabilitanden mit einem Beratungsbedarf zum Sozialdienst ist aus unserer Sicht für den Erfolg der Sozialen Arbeit eine notwendige Voraussetzung. Der Beratungsbedarf der Rehabilitanden ergibt sich häufig – auch in der psychosomatischen Rehabilitation durch Multiproblemlagen (Deimel 2018), in denen sich die Rehabilitanden befinden. Sozialarbeiter müssen deshalb Zeit für die Fallarbeit erhalten. Das Fallmanagement dieser Rehabilitanden mit z. B. drohender Erwerbsminderung und stark beeinträchtigter sozialer Teilhabe auch nach dem Aufenthalt wird an Bedeutung für die DRV zunehmen. Die Soziale Arbeit bringt als Expertin für den Alltag der Rehabilitanden eine Expertise mit, die Struktur eines Fallmanagements zu gestalten, und sollte eine tragende Rolle bei der Entwicklung dieser Strukturen spielen. Beispiele dafür sind verschiedene Nachsorgeprogramme mit Beteiligung von Sozialarbeitern (Vogel et al. 2017; Anton 2018). Eine Ausweitung der Angebote in Form einer Etablierung regionaler Reha-Kompetenzzentren würde das individuelle Fallmanagement unterstützen, vorhandene Kräfte bündeln und mit der Zeit gewachsene Kooperationen verstetigen. Gesundheitsbezogene Sozialarbeit kann von der Prävention über die Intervention bis zur Nachsorge Substanzielles beitragen (Dettmers 2018).

Derzeit fehlen der Sozialen Arbeit allerdings noch die notwendige Forschungstradition und damit empirische Ergebnisse, um ihre Effekte nachzuweisen (Knoop et al. 2019). Das Konzept der Evidenzbasierung wird aktuell in der Sozialarbeitswissenschaft diskutiert (Deimel 2018), und die DVSG unterstützt als Fachverband die Weiterentwicklung der Sozialen Arbeit im Gesundheitswesen und die Verbesserung der Qualität. Beispielhaft für die Anstrengungen ist hier der Expertenstandard „Psychosoziale Erstberatung onkologischer Patienten durch Soziale Arbeit in der stationären Versorgung“ (PEOPSA) zu nennen.

LITERATUR

Anton E. Die Rückkehr an den Arbeitsplatz optimal vorbereiten und begleiten durch Soziale Arbeit in der medizinischen berufsorientierten Rehabilitation. In: Praxis Klin Verhaltensmed Rehab 2018; 102: 76–82.

BAR – Bundesarbeitsgemeinschaft für Rehabilitation. Gemeinsame Empfehlung nach § 13 Abs. 2 Nr. 10 SGB IX über die Zusammenarbeit mit Sozialdiensten und vergleichbaren Stellen. Frankfurt/Main: BAR e.V. 2016.

Deimel D. Evidenzbasierte Klinische Sozialarbeit: Gegenstand und Perspektiven. Gesundheitswesen 2018; 81: 570–574.

Dettmers S. Gesundheitsbezogene Soziale Arbeit und soziale Teilhabe. RP Reha 2018; 5(1): 5–10.

Dhom-Zimmermann S. Für eine strukturiertere Anamnese. Leitfaden für Soziale Diagnose in der medizinisch-beruflich orientierten Rehabilitation. FORUM sozialarbeit + gesundheit 2014; 1: 21–23.

DRV – Deutsche Rentenversicherung Bund. Arbeits- und berufsbezogene Orientierung in der medizinischen Rehabilitation. Praxishandbuch Teil 1–3. Unter Mitarbeit von S. Löffler, C. Gerlich, M. Lukasczik, H. Vogel, H.-D. Wolf und S. Neuderth. 3. A. Berlin: Eigenverlag 2012.

DRV – Deutsche Rentenversicherung Bund. Curricula Soziale Arbeit in der medizinischen Rehabilitation. Unter Mitarbeit von M. Labahn und D. Hain. Berlin: Eigenverlag 2013/14.

DVSG – Deutsche Vereinigung für Soziale Arbeit im Gesundheitswesen e.V. MBOR soG. Manual I-IV. Medizinisch-berufsorientierte sozialarbeitsspezifische Gruppen. Unter Mitarbeit von E. Anton. Berlin: Eigenverlag 2014.

DVSG – Deutsche Vereinigung für Soziale Arbeit im Gesundheitswesen e.V. Produkt- und Leistungsbeschreibung der Klinischen Sozialarbeit. 3. A. Berlin: Eigenverlag 2015.

Knoop T, Dettmers S, Meyer T. Soziale Arbeit in der medizinischen Rehabilitation. Eine Literaturrecherche des aktuellen Forschungsstands. Rehabilitation 2019; 58: 89–95.

Pantucek P. Soziale Diagnostik: Verfahren für die Praxis Sozialer Arbeit. Wien, Köln, Weimar: Böhlau 2005.

Pauls H. Klinische Sozialarbeit: Grundlagen und Methoden psycho-sozialer Behandlung. 3. A. Weinheim, Basel: Beltz Juventa 2013.

Röh D. Die Mandate der Sozialen Arbeit. In wessen Auftrag arbeiten wir? Soziale Arbeit 2006; 55(12): 442–449.

Streibel M, Gödecker-Geenen N, Adolph H, Keßler C. Zugang zum Sozialdienst in Reha-Einrichtungen. Ergebnisse der DVSG Mitgliederbefragung 2017 (Teil II). FORUM sozialarbeit + gesundheit 2018; 3: 33–37.

Vogel M, Walther AL, Deck R. Telefonische sozialdienstliche Nachsorge zur Verbesserung der beruflichen Reintegration nach stationärer medizinischer Rehabilitation. Rehabilitation 2017; 56(6): 379–388.

Volke E, Brüggemann S. Reha-Therapiestandards sichern Qualität. Welchen Anteil hat die Soziale Arbeit und wie kann sie dies dokumentieren? FORUM sozialarbeit + gesundheit 2010; 1: 32–34.

4.12 Pflege in der psychosomatischen Rehabilitation

Helga Looft, Anja Bandmann und Volker Köllner

Zur Orientierung

- Mehr als in anderen Bereichen ist Pflege in der psychosomatischen Rehabilitation „Hilfe zur Selbsthilfe“.
- Das Aufgabenspektrum der Pflege in der psychosomatischen Rehabilitation unterscheidet sich deutlich von den somatischen Fachgebieten. Dies macht eine besondere Qualifikation

bis hin zur Fachpflege Psychosomatische Medizin sowie die Einbeziehung in die klinikinterne Supervision sinnvoll und notwendig.
- Das Pflegeteam prägt in besonderer Weise das therapeutische Milieu einer Rehabilitationsklinik.
- Sowohl bei der Festlegung des therapeutischen Fokus als auch bei der sozialmedizinischen Beurteilung sollte die Wahrnehmung der Patienten durch das Pflegeteam systematisch einbezogen werden.

4.12.1 Pflege als Hilfe zur Selbsthilfe

„Darüber hinaus ist die Pflege eine die Reife fördernde Kraft und ein edukatives Instrument. Mittels einer wirkungsvollen Pflege kann einzelnen und sozialen Gruppen geholfen werden, ihre Fähigkeiten einzusetzen, um ihr Leben in einem erstrebenswerten Sinn zu verändern. Sehr wahrscheinlich ist der Pflegeprozess therapeutisch und edukativ, wenn die Pflegekraft und der Patient dahin gelangen, einander kennen zu lernen und zu respektieren, und zwar als Person, die gleich und dennoch verschieden sind als Person, die sich gemeinsam an der Lösung der Probleme beteiligen."

Peplau (2009)

Rehabilitation soll immer Hilfe zur Selbsthilfe sein. Dieser Maxime folgt in besonderem Maße die Pflege in der psychosomatischen Rehabilitation. Dies schlägt sich auch in einem Stellenschlüssel von 8,5 Gesundheits- und Krankenpflegerinnen pro 100 Rehabilitanden nieder (Strukturanforderungen DRV 2014), der Maßnahmen der Grund- und Behandlungspflege nur in Ausnahmefällen zulässt. Hier besteht ein deutlicher Unterschied zu psychosomatischen Krankenhausabteilungen, die auch stärker pflegebedürftige Patienten aufnehmen und daher einen entsprechend höheren Stellenschlüssel haben.

Dementsprechend sind auch die Leistungen der psychosomatischen Pflege in der Rehabilitation in der Klassifikation therapeutischer Leistungen (KTL, Ausgabe 2015) definiert:

„Im Mittelpunkt … steht die möglichst individuelle Befähigung der Rehabilitanden in der Bewältigung des alltäglichen Lebens. Im ersten Teil des Kapitels sind Leistungen aufgeführt, die auf die Anleitung von Rehabilitanden mit dem Ziel der Steigerung von Eigenverantwortung und Selbständigkeit ausgerichtet gerichtet sind. Anschließend folgende Leistungen, deren Schwerpunkt das Training spezifischer Fähigkeiten darstellt."

Daher sind als KTL-Ziffern z. B. nicht die Kontrolle medizinischer Parameter durch das Pflegepersonal, sondern die Anleitung der Patienten zur Blutdruckkontrolle, Peak-Flow-Messungen, Blutzuckerkontrolle IDC definiert.

4.12.2 Aufgaben der Pflege im multiprofessionellen Reha-Team

Als Aufgabenbereiche des Pflegeteams in der psychosomatischen Rehabilitation werden in Anlehnung an Bergers (2015) beschrieben:
- Entwicklung und Ausgestaltung eines sozial strukturierenden therapeutischen Milieus (➤ Kap. 5.1)
- Gestaltung des Stationsalltags und Einhaltung der Regeln
- Supportive und strukturierende Gruppengespräche
- Supportive Einzelgespräche, auch als Krisenintervention
- Einbringen der Wahrnehmung der Rehabilitanden aus pflegerischer Sicht in das Reha-Team
- Je nach Klinikkonzept co-therapeutische Tätigkeit (z. B. Begleitung von Expositionsübungen)
- Im Bedarfsfall Medikamentenausgabe und Überwachung
- Im Bedarfsfall somatische Gesundheit und Krankenpflege (nur in Ausnahmefällen wie akuten Erkrankungen möglich)
- Pflegedokumentation und Administration
- Notfallmanagement
- Hygienemanagement

Dem Pflegeteam kommt in der Rehabilitation eine besondere Bedeutung für die Gestaltung und Aufrechterhaltung des therapeutischen Milieus (➤ Kap. 5.1) zu. Abgesehen vom Empfang sind die Gesundheits- und Krankenpfleger i. d. R. die Ersten, die Kontakt mit den neu aufgenommenen Rehabilitanden aufnehmen,

4

und prägen damit deren ersten Eindruck von der Klinik. Während des Aufnahmegesprächs werden die Hilfsbedürftigkeit und die Befindlichkeit des Patienten erkannt, und dem Patienten wird Unterstützung angeboten. Termine werden vergeben, bereits jetzt kann sich abzeichnen, ob seitens des Patienten ein Vertrauensverhältnis entstehen kann. Es können bereits hier Gemeinsamkeiten mit alten, möglicherweise noch nicht bearbeiteten Erlebnissen und Identifikationen zutage treten, die beim Patienten dysfunktionale Schemata und Reaktionsmuster aktivieren.

! MERKE

Gerade in dieser initialen Phase ist es daher wichtig, dass das Pflegeteam auf eine nicht wertende Weise beobachtet und diese Beobachtungen in die erste Teamsitzung, in der der therapeutische Fokus erarbeitet wird, einbringt. Als grundlegende Arbeit der Pflegekraft sehen wir hier den respektvollen Umgang mit dem Patienten, ebenso das Interesse und die Akzeptanz, Patienten so zu begegnen und sie dort abzuholen, wo sie gerade stehen.

4

Das Pflegepersonal ist erster Ansprechpartner sowohl bei körperlichen Symptomen als auch bei psychischen Problemen bis hin zur Krisenintervention. In seinen Verantwortungsbereich fallen die Einhaltung der Hausordnung und die Gestaltung des Stationsablaufs. Das Pflegeteam prägt somit in besonderer Weise die Atmosphäre auf einer Station.

Als in der 5. Auflage der Klassifikation therapeutischer Leistungen (KTL 2007) erstmals auch pflegerische Leistungen definiert wurden, enthielt die Pflege auch gemeinsam mit Klinikvertreterinnen erarbeitete Ziffern für die Psychosomatik, die bis heute Gültigkeit haben und im Folgenden näher beschrieben werden.

Stationsablauf- und alltagsstrukturierende Gruppe (H730)

In diesem Gruppenformat lassen sich auch komplexe Informationen schnell an die Rehabilitanden weitergeben und die Stimmung unter den Rehabilitanden gut erfassen. Häufig finden sie als Morgen- oder Mittagsrunden an 2–3 Tagen in der Woche über 20–30 min statt. Manche Kliniken führen auch tägliche kürzere Morgenrunden durch. Die KTL erlaubt diesbezüglich genügend Flexibilität, um die Gruppen dem Klinikkonzept entsprechend zu gestalten. Gerade wenn die therapeutische Gemeinschaft ein zentrales Element ist, haben diese Gruppen einen nicht zu unterschätzenden Stellenwert. Hier können die Rehabilitanden dazu ermuntert werden, Freizeitaktivitäten – insbesondere am Wochenende – gemeinsam zu planen. Dabei sollte darauf geachtet werden, dass möglichst alle Rehabilitanden, die dies möchten, einbezogen werden. Da in diesen Gruppen häufig konfliktreiche Themen angesprochen werden, sind sie bei den Rehabilitanden wie auch im Pflegeteam nicht unbedingt beliebt. Umso wichtiger ist es, das Pflegeteam bei der Gestaltung dieser Gruppe nicht allein zu lassen.

Da Gesundheits- und Krankenpflegerinnen primär nicht für das Leiten von Gruppen ausgebildet werden, kann ein spezielles Training (auch klinikintern durchgeführt) sinnvoll sein und entlastend wirken. Wichtig ist, dass sie auf eine vorbereitete Struktur und Themen für die Runden zurückgreifen können, da nicht unbedingt damit zu rechnen ist, dass die Rehabilitanden von sich aus Themen einbringen. Wenn zwischen den Rehabilitanden besondere Konflikte zu klären sind oder in der Klinik aus irgendwelchen Gründen große Verunsicherung herrscht, kann es sinnvoll sein, dass Bezugstherapeuten oder Vertreter der Klinikleitung die Stationsrunden begleiten. Stimmung und Inhalte der Stationsrunden sowie das Verhalten einzelner Rehabilitanden dort sollten in den Teamsitzungen reflektiert werden, damit keine wertvollen Informationen verloren gehen.

Fallbeispiel

Einige Patienten hatten damit angefangen, im Raucherpavillon Katzen aus der Nachbarschaft zu füttern. Nach und nach fanden sich dort immer größere Mengen Katzenfutter und auch ein Katzenkörbchen, und die Lage wurde hygienisch bedenklich. Immer wenn die Sachen entsorgt wurden, tauchten schnell wieder neue auf. Als das Thema in den Stationsrunden vom Pflegeteam angesprochen wurde, kochten die Emotionen schnell hoch – einige Patienten setzten sich vehement für die angeblich heimatlosen und hungernden Katzen ein und warfen der Klinikleitung und dem Pflegeteam Kaltherzigkeit vor. In der Lokalzeitung erschien ein kleiner Artikel, die Therapiekatzen der Klinik seien bedroht. Erst als die Bezugstherapeuten mit in die Stationsrunden gingen und das Thema auch in den Psychotherapiegruppen aufgriffen, kam es zur Deeskalation, weil reflektiert werden konnte, wofür die Katzen jeweils im individuellen Kontext standen und was es so schwer machte wahrzunehmen, dass die Katzen eigentlich ein Heim hatten und gut versorgt waren. ■

Supportives Gespräch (H740)

Die Gesundheits- und Krankenpflegerinnen sind i. d. R. die Ersten, die von den Rehabilitanden in Krisensituationen oder bei sonstigem akutem Gesprächsbedarf erreicht werden können. Häufig hilft bereits eine kurze freundliche Ansprache, oft ist aber auch ein Krisengespräch i. e. S. von etwa 15-minütiger Dauer notwendig. Wichtig ist, dass hierfür ein geschützter Raum zur Verfügung steht. Das Krisengespräch sollte nicht in einem Pflegestützpunkt durchgeführt werden müssen, in dem gleichzeitig Publikumsverkehr herrscht. Die Möglichkeit solcher Gespräche stellt für die Rehabilitanden ein wichtiges, haltgebendes Element dar, gerade wenn in der Psychotherapie belastende Themen bearbeitet werden. Auch hier ist es wichtig, dass diese Gespräche den Bezugstherapeuten kommuniziert werden, damit keine wertvollen Informationen verloren gehen und um möglichen Spaltungstendenzen auf Patientenseite entgegenzuwirken.

Umsetzung von Verhaltensmodifikation im Alltag einzeln (H780)

Der psychotherapeutische Personalschlüssel in Reha-Kliniken erlaubt leider keine umfangreiche Einzelpsychotherapie im engeren Sinne. Auch in verhaltenstherapeutischen Kliniken ist daher eine begleitete Exposition in vivo nur in Ausnahmefällen möglich. Eine Option ist es daher, die Exposition in der Einzel- oder Gruppenpsychotherapie vorzubereiten und dann pflegerisch angeleitet durchzuführen. Da allerdings auch hier die Personalressourcen begrenzt sind, können auch Expositionsübungen, Verhaltensexperimente oder Rollenspiele in Kleingruppen unter pflegerischer Anleitung sinnvoll sein, wenn diese entsprechend angeleitet und supervidiert werden. Auch bei Rehabilitanden mit Essstörungen kann Begleitung durch die Pflege in kritischen Situationen sehr hilfreich sein.

Personelle und räumliche Voraussetzungen

Zur Erfüllung dieser Aufgaben ist es sinnvoll, dass Pflegestützpunkte in der Nähe der Rehabilitanden eingerichtet werden. Hierdurch wird auch eine Bereichspflege (die aufgrund der Personalressourcen in der Rehabilitation allerdings nur eingeschränkt möglich ist) erleichtert. Große zentral gelegene Pflegestützpunkte lassen hingegen schnell ein Gefühl der Anonymität entstehen, besonders wenn mehrere Klinikabteilungen mit unterschiedlichen Indikationen von einem Pflegestützpunkt gemeinsam betreut werden. Außerdem ist es deutlich schwerer, die Einhaltung der Hausregeln und die Stimmung auf den Stationen von einem zentralen Pflegestützpunkt aus im Blick zu behalten.

Während aus krankenhausökonomischer Sicht eine abteilungsübergreifende pflegerische Versorgung gewünscht wird, ist aus fachlich psychosomatischer Sicht ein eignes Pflegeteam der Psychosomatik deutlich zu bevorzugen. Ein wesentlicher Grund hierfür ist, dass sich Alltag und Aufgabenprofil der Pflege in der Psychosomatik deutlich von dem der somatischen Indikationen unterscheiden. Ein weiteres Problem ist, dass in gemischten Teams der psychosomatische Anteil der Arbeit nicht selten abgewertet und im schlimmsten Fall nachrangig oder gar nicht erledigt wird („Das Reden muss halt warten, jetzt müssen erst mal die wirklich Kranken versorgt werden!"). Hinzu kommt, dass das Pflegeteam der Psychosomatik unbedingt in die Teambesprechung sowie in die klinikinterne und ggf. auch externe Supervision einbezogen werden sollte.

Psychosomatische Inhalte werden im Rahmen der Pflegeausbildung kaum vermittelt. Deshalb bilden sich die Gesundheits- und Krankenpflegerinnen der Psychosomatik i. d. R. intensiv fachspezifisch fort, was bisher meist durch hausinterne Schulungen erfolgt. Im Bereich der Krankenhauspsychosomatik gibt es aber eine zunehmende Entwicklung hin zu einer Fachpflege für Psychosomatische Medizin und Psychotherapie mit entsprechenden Ausbildungscurricula, die auch für die psychosomatische Rehabilitation sehr sinnvoll sind. In einigen Reha-Kliniken wird das Pflegepersonal auch „co-therapeutisch“ eingesetzt, z. B. bei der Angstexposition in vivo oder bei Rollenspielen und Verhaltensexperimenten. Dies setzt eine spezifische Ausbildung voraus, die von einigen verhaltenstherapeutischen Weiterbildungsinstituten angeboten wird. Eine besondere Herausforderung ist es auch, Kolleginnen und Kollegen, die viele Jahre in der somatischen Pflege gearbeitet haben und teilweise aus gesundheitlichen Gründen in die Psychosomatik versetzt werden, in das Pflegeteam zu integrieren und diese beim Einfinden in die für sie oft neue Rollendefinition des Pflegeberufs in der Psychosomatik zu unterstützen.

4

Fallbeispiel

Frau S. (47) ist Gesundheits- und Krankenpflegerin und hat 17 Jahre auf einer internistischen Krankenhausstation gearbeitet. Aus orthopädischen Gründen kann sie die Arbeit dort nicht mehr verrichten und ist in die psychosomatische Rehabilitation gewechselt. Am Anfang neigte sie dazu, sehr knapp und direktiv mit den Patienten zu sprechen. Sie vermisste medizinische Pflegestandards und ärztliche Anordnungen, die bisher ihren Arbeitsalltag strukturiert hatten. Als der Stationsleitung dies auffiel, suchte sie das Gespräch mit Frau S. und fragte, warum sie sich nicht mehr Zeit für das Gespräch mit den Patienten nehme. Frau S. meinte daraufhin, sie sei es überhaupt nicht gewohnt, hierfür Zeit zu haben, und habe schnell ein schlechtes Gewissen, ihre Arbeit nicht zu schaffen, wenn sie lange mit Patienten rede. Mithilfe von Supervision und kollegialem Coaching konnte sie schließlich erkennen, dass sie nun mehr Zeit für Gespräche hatte, und dies als zentralen Teil ihrer Aufgabe verstehen. Sie nahm sich nun auch die Zeit, Patienten anzuleiten, anstatt ihnen aus Zeitgründen Aufgaben einfach abzunehmen. Umgekehrt half sie dem Team, den Blick auf somatische Probleme der Patienten zu schärfen.

Integration in den diagnostisch-therapeutischen Prozess und in die sozialmedizinische Beurteilung

Die Perspektive des Pflegeteams ist sowohl für die Diagnose als auch für die sozialmedizinische Beurteilung von erheblicher Bedeutung. Behandelnder Arzt und Bezugstherapeut sehen die Patienten i. d. R. nur für einen begrenzten Zeitraum von 30–60 min / Woche. Viele Patienten verhalten sich in dieser Situation auch sozial angepasst und rollenkonform. Problematische Verhaltensmuster werden deutlich häufiger gegenüber dem Pflegepersonal gezeigt, das mit seinen Beobachtungen eine andere Perspektive in das Gesamtbild des Rehabilitanden einbringen kann. Gerade bei einem nahe bei den Patienten gelegenen Pflegestützpunkt und auch in den Stationsrunden beobachtet das Pflegeteam die Rehabilitanden regelmäßig bei der Interaktion sowohl mit dem Pflegepersonal als auch untereinander und kann somit ein wesentlich alltagsnäheres Bild gewinnen.

Sowohl für die Diagnostik als auch für die sozialmedizinische Beurteilung ist es von entscheidender Bedeutung, diese Beobachtungen strukturiert in Teamsitzungen und Supervision einzubeziehen. Für die Pflege ist es wichtig, die eigene Rolle im multiprofessionellen Team zu reflektieren und Kommunikation als grundlegendes Instrument anzusehen. Hilfe und Weiterentwicklung ermöglichen z. B. Selbsterfahrung und auch Supervision.

Fallbeispiel

Fall 1

Herr B. (54) ist leitender Angestellter, der sowohl seinem männlichen Bezugstherapeuten als auch den Ärzten psychisch unauffällig erscheint. Bei ihm kam es immer wieder zu schweren Arbeitsplatzkonflikten, für die sich kein therapeutischer Fokus finden ließ, bis aus dem Pflegeteam folgende Rückmeldung kam: Insbesondere den Schwestern gegenüber war er immer wieder sehr herablassend und forderte Schmerzmittel z. B. mit dem Satz ein: „Tja, Schwesterlein, dann werde ich wohl mal mit dem Chefarzt sprechen müssen …“. Im Gespräch mit dem Chefarzt machte er dies aber nicht zum Thema und lobte sowohl die Klinik als auch das Schwesternteam. In der Folge konnte herausgearbeitet werden, dass er sich aufgrund einer narzisstischen Grundstruktur immer wieder manipulativ und spaltend verhielt.

Fall 2

Frau M., eine 52-jährige Gesundheits- und Krankenpflegerin, ist wegen einer rezidivierenden depressiven

Störung und chronischer Schmerzen in der Reha. Bei der sozialmedizinischen Besprechung im Reha-Team kam es zu einem heftigen Konflikt, da sich die Pflegekräfte sehr für eine Berentung einsetzten, während das übrige Team noch ein vollschichtiges Leistungsvermögen sah. Die nachfolgende Supervision erbrachte, dass es im Pflegeteam zu einer starken Identifikation mit der Kollegin gekommen war, die tatsächlich unter sehr schwierigen Bedingungen arbeiten musste. Als der Bezugstherapeut diesen Aspekt der Überlastung am aktuellen Arbeitsplatz dann stärker aufgriff und wertschätzte, konnte Frau M. die Einschätzung des noch bestehenden vollschichtigen Leistungsvermögens besser annehmen. ❚❚

LITERATUR

Bergers K. Gesundheits- und Krankenpflege. In: Schmidt-Ott G, Wiegand-Grefe S, Jacobi C et al. (Hrsg.). Psychosomatische Rehabilitation. Stuttgart: Schattauer 2015, S. 276–278.

DRV – Deutsche Rentenversicherung (Hrsg.). KTL Klassifikation therapeutischer Leistungen in der medizinischen Rehabilitation. 5. A. Berlin: DRV 2007.

DRV – Deutsche Rentenversicherung (Hrsg.). Strukturqualität von Reha-Einrichtungen – Anforderungen der Deutschen Rentenversicherung. 2. A. Berlin: DRV 2014.

DRV – Deutsche Rentenversicherung (Hrsg.). KTL Klassifikation therapeutischer Leistungen in der medizinischen Rehabilitation. 6. A. Berlin: DRV 2015.

Peplau HE. Interpersonale Beziehungen in der Pflege. 2. A. Bern: Huber 2009.

4.13 Klinikseelsorge in der psychosomatischen Rehabilitation

Gabriele Lipka-Stöhr und Benno Scheidt

Zur Orientierung

- Vor dem Hintergrund, dass religiöse Erfahrungen als eine zutiefst menschliche Dimension betrachtet werden können und in der modernen Gesellschaft der Gegenwart eine „Renaissance der religiösen Sehnsucht" laut Safranski beobachtbar ist, zudem Psychotherapie an ihre Grenzen stößt, wenn es um existenzielle Fragen geht, ist es sinnvoll, im Rahmen der psychosomatischen Rehabilitation einen Raum für religiöse Themen zu schaffen.
- Aus umfangreichem Studienmaterial wird deutlich, dass eine religiöse Sicht als individuelle Ressource und effektiver Copingmechanismus angesehen werden kann und Resilienz fördert.
- Ein Forum, um oft tabu- und schambesetzte religiöse Themen im Rahmen der psychosomatischen Rehabilitation anzusprechen und zu bearbeiten, bietet eine zusätzliche interdisziplinäre Gruppenpsychotherapie mit dem Arbeitstitel „Gesprächskreis Psychotherapie und Religion".
- Anhand eines Fallbeispiels wird die Effektivität, eine religiöse Thematik in das Rehabilitationssetting zu integrieren, veranschaulicht.

„Eine authentische Religion erzieht zur Ehrfurcht vor der Unerklärlichkeit der Welt. Im Lichte des Glaubens wird die Welt ‚größer', denn sie behält ihr Geheimnis und der Mensch versteht sich als Teil davon. Er bleibt sich selbst ungewiss."

Religiöse Erfahrung ist eine,

„…die im Leben und im Sein insgesamt ein letztlich unauflösbares Geheimnis und einen unerschöpflichen Reichtum sieht – und die von diesem Umgreifenden angerührt ist. Diese Erfahrung gibt es in unterschiedlichen Graden von Intensität. Größere Intensität bedeutet: die Berührung mit dem Umgreifenden wird zu einem Energiezentrum im eigenen Selbst; …"

Safranski R. Religiöse Sehnsucht – Sehnsucht nach Religion. In: Ruff W (Hrsg.), 2002: 18–20

Klinikseelsorge wird in Deutschland bis heute überwiegend von den beiden großen christlichen Kirchen bereitgestellt, die Klinikpfarrstellen errichten und sie mit eigens dafür qualifizierten Diakonen oder Pfarrern besetzen. Vonseiten der Klinikleitung werden geeignete Räume zugewiesen, in denen Gottesdienstfeiern, Gesprächskreise, Kontemplations- oder Achtsamkeitsübungen stattfinden können.

Wie Domäne **d930 der ICF** zeigt, ist Klinikseelsorge außer in Akutkrankenhäusern auch in Reha-Einrichtungen sinnvoll und nötig. So nahmen 2017 z. B. über 50 Personen wöchentlich an den Veranstaltungen des Autors teil, Seelsorgegespräche unter vier Augen nicht eingerechnet.

Internationale Klassifikation der Funktionsfähigkeit, Behinderung und Gesundheit (ICF), Stand: Oktober 2005

d930 Religion und Spiritualität: *„sich an religiösen und spirituellen Aktivitäten, Organisationen oder Praktiken zur Selbsterfüllung, Bedeutungsfindung, für religiöse und spirituelle Werte sowie zur Bildung von Beziehung zu einer göttlichen Macht zu beteiligen, wie an religiösen Diensten in einer Kirche, einem Tempel, einer Moschee oder Synagoge teilnehmen, aus religiösen Gründen beten und singen; spirituelle Kontemplation ..."*

4

Im Positionspapier der DGPPN erfahren diese Begriffe eine inhaltliche Füllung.

Positionspapier DGPPN von 2017

„Unter Religion wird in diesem Papier eine Gemeinschaft verstanden, die Traditionen, Rituale, Texte teilt (Christentum, Judentum, Islam, Buddhismus, Hinduismus u. a.). Religiosität meint über die institutionelle Religionszugehörigkeit hinaus eine persönliche Gestaltung und Lebenspraxis von Religion. Spiritualität wird in den Gesundheitswissenschaften allgemein als Containerbegriff verstanden, der die persönliche Suche nach dem Heiligen, nach Verbundenheit oder Selbsttranszendenz meint und ausdrücklich auch Weltanschauungen außerhalb der institutionalisierten Religionen mit einschließt (...) Existenziell werden (Grenz-)Erfahrungen genannt, die mit Sinn-Krisen einhergehen, insbesondere im Kontext von Krankheit und Tod [...]."

Spiritual Care 2017: 6(1): 141

Religiöse wie spirituelle Überzeugungen sind dem Bereich der **Werte** zuzuordnen. Diese besitzen eine *„hohe Enttäuschungsfestigkeit" (Rösing und Petzold 1992: 441)* und fördern psychische Widerstandsfähigkeit bzw. **Resilienz.**

Gespräch, Gebet, Gesang, Ritual und Kontemplation kommen in diesem Zusammenhang als **Ressourcen** in den Blick und helfen, Glaubens- wie Sinnkrisen zu überstehen und neue Perspektiven zu gewinnen. Eine Zusammenschau zahlreicher Studien zu Patienten mit chronischen Schmerzen und Fibromyalgie ergab nicht nur, dass diesen Patienten häufig Religiosität und Spiritualität wichtig sind und **religiöse Copingstrategien** sehr häufig komplementär eingesetzt werden, sondern auch, dass Religiosität / Spiritualität bei diesen Patienten mit einem ausgeprägteren Gefühl des Wohlbefindens, positiven Affekten und reduzierten depressiven und Angstsymptomen einhergeht (Moreira-Almeida et al. 2008).

Von Bedeutung ist in diesem Zusammenhang, dass die religiöse Sicht diesen Patienten die Möglichkeit einer Einordnung und Bewertung ihrer Belastungssituation und ein Empfinden der Sinnhaftigkeit ihres Leidens ermöglicht und ihnen somit ein effektiver Copingmechanismus zur Verfügung steht (Murken 2010). Hier muss allerdings zwischen Copingstrategien vom positiven Typ (die Gottesbeziehung wird als unterstützend, liebevoll erlebt) oder negativen Typ (Vorstellungen von göttlicher Bestrafung oder satanischem Einwirken) differenziert werden. Bei eingesetzten negativen Copingstrategien konnten in einer Studie bei älteren Patienten eine höhere Mortalität und eine schlechtere psychische Verfassung beobachtet werden (Moreira-Almeida et al. 2008). In einer vergleichenden Studie (Appel et al. 2010) zwischen Patienten mit chronischen Schmerzerkrankungen und Patientinnen mit Brustkrebs konnte gezeigt werden, dass Letztere im Hinblick auf die erlebte Lebensbedrohung Religiosität noch stärker als Hilfsstrategie einsetzen. Frühere psychoimmunoendokrinologische Untersuchungen fanden bei religiösen älteren Erwachsenen eine positive Korrelation zu niedrigeren Interleukin-6-Werten (ein Parameter für ein besser funktionierendes Immunsystem) sowie bei religiösen Fibromyalgie-Patientinnen einen günstigeren Kortisoltagesrhythmus als bei nichtreligiösen (Moreira-Almeida et al. 2008).

Im Zusammenhang mit der Krankheitsbewältigung ist es des Weiteren wichtig, eine Möglichkeit zu finden, einen Fokus außerhalb des Krankheitserlebens wahrzunehmen und positive Lebensaspekte zu sehen. In diesem Zusammenhang zeigte eine Studie an Patienten mit MS und depressiven sowie anderen psychiatrischen Erkrankungen, dass das Empfinden von Dankbarkeit und Ehrfurcht i. S. einer Würdigung positiver Lebensaspekte trotz Krankheitssymptomen bei religiösen Patienten deutlich ausgeprägter ist als bei nichtreligiösen (Büssing et al. 2014). Stärker als in Deutschland wird der Einfluss von Religiosität und Spiritualität als Komponente der gesundheitsbezogenen Lebensqualität im angloamerikanischen

Raum berücksichtigt. Mittlerweile liegen Assessmentinstrumente zur Beurteilung der Bedeutung von Religiosität / Spiritualität im Kontext der gesundheitsbezogenen Lebensqualität vor, inzwischen auch deutschsprachige Adaptationen und Eigenentwicklungen (Fragebogen zum religiösen Erleben – FRE, Skala Transpersonales Vertrauen – TPV). Gemeinsam ist diesen Instrumenten, dass nicht die Intensität des persönlichen Glaubens, sondern die Funktion des Glaubens als Hilfe bei Krisen und Krankheitsbewältigung im Vordergrund steht (Zwingemann 2005).

Im Rahmen der psychosomatischen Rehabilitation leiten Autorin und Autor gemeinsam eine 90-minütige interdisziplinäre Veranstaltung mit dem Arbeitstitel **„Gesprächskreis Psychotherapie und Religion"**.

Im Anamnesebogen wird unter: „4. Allgemeine Sozialanamnese" gefragt: „Welche Bedeutung haben Glauben / Religion für Sie?" Auf einer 10er-Skala von: „keine – etwas – viel" kann eine individuelle Einschätzung angegeben werden, die Rückschlüsse auf mögliche Ressourcen oder Belastungsfaktoren zulässt.

Regelmäßig werden Neuangereiste bei ihrer „Einführung in die psychosomatische Rehabilitation" über dieses Gruppentherapieangebot informiert. Gezielt können dort Anliegen bearbeitet werden, die sich als Schnittmengen medizinisch-therapeutischer wie spirituell-religiöser Themen umschreiben lassen.

Insbesondere handelt es sich um Erfahrungen und Fragen, die den Sinn des Lebens bzw. der Existenz betreffen, und um solche, die sich mit Endlichkeit, Tod, Trauer und der Angst vorm Sterben beschäftigen. Eine dritte Schnittmenge bilden Gewissenskonflikte, also Fragen und Erfahrungen, die mit „schuldig werden" und „vergeben können" zu tun haben. Eine vierte bilden Gefühle von Hoffnung, Verzweiflung und Suizidgedanken. Eine fünfte wird in Glaubens- und Gottesbildern gesehen, die je nach Sozialisation für den Rehabilitationsprozess ebenso förderlich wie hinderlich sein oder werden können. Disponiert wird eine Teilnahme nur auf ausdrücklichen Wunsch.

Zu Beginn des Gruppenprozesses scheuen sich viele Teilnehmende, näher auf ihre Überzeugungen und Zweifel einzugehen, mehr noch, wenn es sich um Erfahrungen wie Nahtoderlebnisse, Erscheinungen oder Präkognitionen handelt. Auch der Ausdruck von Trauer oder Wut fällt den meisten schwer und ist schambesetzt – erst recht, wenn dies mit Ängsten vor weiteren „göttlichen Sanktionen" einhergeht. Sehr zurückhaltend sind viele auch bei dem, was ihre Ansichten und Erfahrungen mit esoterischen Praktiken wie Channeling, Kontakten zu vermeintlich medial begabten Personen u. a. m. anbelangt. In diesen Zusammenhängen spielt der Seelenbegriff eine wichtige Rolle, mithin Vorstellungen von Himmel und Hölle, Ganztod, Auferstehung oder Reinkarnation.

Etliche fürchten, belächelt zu werden oder in den Augen der Therapeuten- und Ärzteschaft als gestört zu gelten.

Mit dem „Gesprächskreis Psychotherapie und Religion" ist ein Forum geschaffen, in dem sich die häufig tabu- und schambehaftete *„Sehnsucht nach Religion" (Safranski in Ruff 2002: 11)* in einem geschützten Rahmen äußern, und in den Grenzen des Reha-Settings bearbeitet werden kann. Die Anliegen der Teilnehmenden und der Gruppenprozess werden unter medizinisch-therapeutischen wie religiös-spirituellen Aspekten betrachtet und analysiert.

Bewusstseinsarbeit – nach Petzold (1993: 178) der *„erste Weg der Heilung"* – steht im Vordergrund. Neben dem Finden von Sinn geht es auch um das Finden von Sprache und Ausdrucksmöglichkeiten für das, was einem i. S. von Paul Tillich (1987: 247) *„unbedingt angeht"*.

Bei der Bearbeitung einzelner Anliegen werden nach Möglichkeit biblische wie außerbiblische Geschichten und Texte herangezogen, die weitere Impulse zur Klärung und Bewältigung geben können.

Den Leitungspersonen ist daran gelegen, zusammen mit allen Beteiligten Sorge für eine geschützte Atmosphäre in wechselseitigem Respekt zu tragen. Einzelne werden ermutigt, von ihren Erfahrungen, Überzeugungen oder Zweifeln zu reden und sich zu trauen, auch Gefühle wie Trauer oder Wut in konstruktiver Weise auszudrücken.

Die Gruppe bildet eine Art Resonanzraum, aus dem weitere Anregungen, Feedback und Sharing kommen. Den Einzelnen wird spürbar, dass sie mit ihren spirituellen, religiösen oder esoterischen Anliegen, Vorstellungen und Erfahrungen i. d. R. nicht allein sind, sondern Unterstützung erfahren. Mithin wachsen Mut und Bereitschaft, sich in der Gruppe zu öffnen, auszusprechen und zu bearbeiten, was bei anderen Begegnungen bislang lieber für sich behalten wurde. Das folgende Fallbeispiel mag dies veranschaulichen.

Fallbeispiel

Frau B. (73) berichtete bei der Exploration, dass sie seit mehreren Monaten niedergeschlagen sei; sie fühle sich völlig erschöpft und gleichzeitig ständig innerlich unruhig und getrieben. Sie grüble viel, es fehle ihr der Antrieb, wenn es um die eigene Person gehe. Sie habe zudem Schlafstörungen und ziehe sich aus sozialen Kontakten fast gänzlich zurück. Die erste depressive Phase, auch mit Suizidalität einhergehend, sei 2011 nach ihrer zweiten Ehescheidung aufgetreten. Seit Jahren und nochmals verstärkt seit ihrer Berentung leide sie unter immer wiederkehrenden depressiven Phasen. Die aktuelle Symptomatik stehe im Zusammenhang mit einer bereits länger andauernden Überforderungs- und Belastungssituation. Die Pat., die immer in Vollzeit gearbeitet habe, sei nach der Berentung in ein „tiefes Loch gefallen". Sie habe sich dann aus Eigeninitiative um eine 450-Euro-Tätigkeit als private Pflegekraft bei einer wohlhabenden, körperlich behinderten 90-Jährigen bemüht. Diese habe sie dann 7 Tage die Woche von 19:00 Uhr bis 12:00 Uhr am folgenden Tag betreut, sei jedoch von ihr häufig nicht gut behandelt, kritisiert und unter Druck gesetzt worden, was zur Folge hatte, dass sie sich immer mehr bemühte und verausgabte.

Diagnose

Mittelgradig depressive Episode bei rezidivierender depressiver Störung, Z. n. Myokardinfarkt 2001.

Biografischer Hintergrund

Die Pat. sei als älteste von drei Schwestern zur Welt gekommen und immer „unerwünscht" gewesen. Die Eltern hätten einen landwirtschaftlichen Betrieb gehabt, in dem die Kinder schon in jungen Jahren hätten mithelfen müssen. Die Mutter der Pat. sei eine streng religiös ausgerichtete, bescheidene, schwer arbeitende Frau gewesen, die sich dem Vater untergeordnet habe. Dieser sei aggressiv und gewalttätig gewesen, habe insbesondere die Pat. geschlagen und zur Strafe tagelang in den Schweinestall gesperrt. Die Pat. habe oft das Gefühl vermittelt bekommen, schuld zu sein, und auch immer wieder z. B. für ihre Geschwister die Schuld auf sich genommen.

Frau B. habe den Beruf der Altenpflegerin erlernt und bis zu ihrer Berentung in diesem Beruf gearbeitet. Sie sei zweimal verheiratet gewesen und jeweils von ihren Ehemännern trotz großer Aufopferungsbereitschaft verlassen worden. Zwei Kinder aus beiden Ehen habe sie weitgehend allein großgezogen, weshalb sie sich rückblickend Vorwürfe mache, da diese ohne Vater hätten aufwachsen müssen. In ihrem Leben sei Frau B. sehr in ihrem katholischen Glauben durch ihre Mutter geprägt gewesen, insbesondere in Krisensituationen sei ihr dies wichtig gewesen und habe ihr Halt gegeben. Nach ihren Ehescheidungen sei es allerdings zu einer schweren Erschütterung dieser Ressource gekommen. So sei sie von ihrem Ortspfarrer heftig kritisiert worden und habe in diesem Zusammenhang auch nicht mehr an der Kommunion teilnehmen dürfen. Seit dieser Zeit habe sie sich nun auch schuldig vor Gott gefühlt. Nicht zuletzt, um Schuld abzutragen, habe sie ständig gearbeitet und sich keine Zeit zur Ruhe und für sich selbst gegönnt.

Psychodynamische / bedingungsanalytische Überlegungen

Vor dem Hintergrund gravierender emotionaler Defizite an Zuwendung, Wertschätzung und emotionaler Spiegelung vonseiten der Eltern sowie zusätzlicher Gewalt- und Entwertungserfahrung konnte Frau B. kein stabiles Selbstwertgefühl entwickeln. Sie lernte nicht, eigene Bedürfnisse als berechtigt wahrzunehmen, und erlebt bis heute die Regung eigener Impulse als schuldhaft. In diesem Kontext entwickelte sie kompensatorisch eine perfektionistische Leistungs- und Tüchtigkeitshaltung. Deutlich akzentuiert wurde das Schuldempfinden der Pat. durch den Ausschluss von der Kommunion infolge ihrer Scheidung und der folgenden standesamtlichen Wiederverheiratung. Um in ihrer Vorstellung Wiedergutmachung – auch vor Gott – zu erreichen, zeigte sie das Verhaltensmuster einer ständigen Selbstüberforderung bis hin zur Selbstaufopferung. Besonders deutlich wurde dies in ihrem Verhaltensmuster nach ihrer Berentung, wo sie freiwillig zu nicht haltbaren Konditionen an 7 Tagen in der Woche eine täglich 17-stündige Pflegetätigkeit übernahm. Aufgrund chronischer Selbstüberforderung dekompensierte die Pat. im depressiven Verarbeitungsmodus.

Therapieverlauf

Die Pat. nahm an einer verhaltenstherapeutisch orientierten Basisgruppe teil, in der biografische Zusammenhänge und dysfunktionale Verhaltensmuster thematisiert wurden und ein Schwerpunkt auf Selbstfürsorge und Achtsamkeit gelegt wurde. In der indikativen Gruppe Depression arbeitete sie an den Themen Abgrenzungs- und Durchsetzungsstrategien sowie Ressourcenaktivierung. Auf eigenen Wunsch besuchte die Pat. zusätzlich den Gesprächskreis Psychotherapie und Religion. Hier fand sie Raum, über ihre große und auch sehr schambesetzte Enttäuschung gegenüber der Kirche, der sie angehörte, zu berichten. Sie konnte ihre Trauer über die hier seit Jahren erlebten Ausgrenzungserfahrungen zum Ausdruck bringen, und es wurde ihr deutlich, dass der ihr ursprünglich viel Halt gebende Glaube in den Hintergrund getreten war. Ferner sah sie ihre Gottesvorstellung mit einer weiteren Akzentuierung von Schuldgefühlen belastet. In den begleitenden psychotherapeutischen Einzelgesprächen war es für die Pat. sehr wichtig, lebensgeschichtliche Themen, bei denen sie sich teilweise sehr große Selbstvorwürfe machte, anzusprechen und dabei von einem mitschwingenden Gegenüber Resonanz zu bekommen. Auch in den zusätzlichen Einzelgesprächen mit dem Klinikseelsorger konnte die Pat. ihre religiöse Thematik offen ansprechen und auf der konkreten Handlungsebene ein künftiges Vorgehen mit dem Pfarrer ihrer Heimatgemeinde entwickeln.

Epikrise

Die depressive Symptomatik und auch die Schlafstörungen bildeten sich bei Frau B. deutlich zurück, und sie fand mehr innere Ruhe. Sie bemerkte, dass ihr Selbstwertgefühl sich verbessert hatte, und so fand sie den Mut, ihrer Arbeitgeberin und deren Tochter mitzuteilen, dass sie die Pflegetätigkeit nicht mehr weiterführen werde; auch plante sie in naher Zukunft einen längeren Aufenthalt bei ihrer Enkeltochter in Hamburg, um Abstand von den hiesigen Lebensbedingungen zu finden. Sie konnte neue Perspektiven und Ideen entwickeln, wie etwa die Aufnahme einer ehrenamtlichen Tätigkeit unter flexibler Gestaltung des eigenen (Zeit-)Engagements. Durch die Möglichkeit, ihre religiöse Thematik sowohl im Gesprächskreis Psychotherapie und Religion als auch in Einzelgesprächen mit dem Klinikseelsorger zu besprechen, fühlte sie sich sehr erleichtert. Sie konnte ihren Glauben wieder mehr als Ressource erleben und nahm sich vor, nach vielen Jahren wieder das Gespräch mit dem inzwischen neuen Ortspfarrer zu suchen. Im Falle einer erneuten negativen Resonanz zog sie nun auch die Möglichkeit eines Konfessionswechsels in Betracht. Besondere Bedeutung hatte für sie der Satz aus dem Neuen Testament gewonnen „Liebe deinen Nächsten wie dich selbst“. Die Pat. war bei Entlassung zufrieden und blickte optimistisch in ihre Zukunft. ▮

LITERATUR

Appel C, Müller C, Murken S. Subjektive Belastung und Religiosität bei chronischen Schmerzen und Brustkrebs. Ein Stichprobenvergleich. Schmerz 2010; 24: 449–457.

Bucher AA. Psychologie der Spiritualität. Weinheim Basel: Beltz 2007.

Büssing A, Wirth AG, Reiser F, et al. Experience of gratitude, awe and beauty in life among patients with multiple sclerosis and psychiatric disorders. Health Qual Life Outcomes 2014; 12: 63.

Frick E, Roser T. Spiritualität und Medizin. 2. A. Stuttgart: Kohlhammer 2011.

Frick E, Ohls I, Stotz-Ingelath G, Utsch M. Fallbuch Spiritualität in Psychotherapie und Psychiatrie. Göttingen: Vandenhoeck & Ruprecht 2018.

Koenig AH. Spiritualität in den Gesundheitsberufen. Stuttgart: Kohlhammer 2015.

Moreira-Almeida A, König HG. Religiousness and spirituality in fibromyalgia and chronic pain patients. Curr Pain Headache Rep 2008; 12: 327–332.

Murken S. Schmerz und Glaube zur schmerzregulierenden Bedeutung mentaler Prozesse. Schmerz 2010; 24: 439–440.

Nauer D. Spiritual Care statt Seelsorge? Stuttgart: Kohlhammer 2015.

Petzold HG. Integrative Therapie. Band 1–3. Paderborn: Junfermann 1993.

Petzold HG, Sieper J, Orth I. Psychotherapie und „spirituelle Interventionen"? Polyloge. Materialien aus der Europäischen Akademie für psychosoziale Gesundheit. Eine Internetzeitschrift für „Integrative Therapie" 2010; 21(4): 13–22.

Rösing I, Petzold H. Die Begleitung Sterbender. 2. A. Paderborn: Junfermann 1992.

Ruff W (Hrsg.). Religiöses Erleben verstehen. Göttingen: Vandenhoeck & Ruprecht 2002.

Tillich P. Systematische Theologie. Band I/II. 8. A. Berlin: de Gruyter: 1987.

Tillich P. Der Mut zum Sein. Berlin: de Gruyter 1991.

Utsch M, Bonelli RM, Pfeifer S. Psychotherapie und Spiritualität. Berlin, Heidelberg: Springer 2014.

Utsch M, Anderssen-Reuster U, Frick E, et al. Empfehlungen zum Umgang mit Religiosität und Spiritualität in Psychiatrie und Psychotherapie. Positionspapier der DGPPN. Spiritual Care 2017; 6(1): 141–146.

Utsch M. Religiöse Fragen in der Psychotherapie. Stuttgart: Kohlhammer 2005.

Zwingemann C. Erfassung von Spiritualität/Religiosität im Kontext der gesundheitsbezogenen Lebensqualität. Psychother Psychosom Med Psychol 2005; 55: 241–246.

Ulrich Adam-Keßler, Markus Bassler, Maren Baumjohann, Dörte Bernhard, Volker Köllner, Wolfgang Kupsch, Peter Langner, Thorsten Meyer, Matthias Rudolph, Timo Specht und Margret Xyländer

KAPITEL 5

Der Prozess der psychosomatischen Rehabilitation

5.1 Therapeutisches Milieu

Volker Köllner und Markus Bassler

Zur Orientierung

- Das therapeutische Milieu ist ein wahrscheinlich unterschätzter und zu wenig erforschter Wirkfaktor der psychosomatischen Rehabilitation.
- Die räumliche und organisatorische Gestaltung einer Klinik sollte bewusst so konzipiert sein, dass hierdurch eine Umgebung geschaffen wird, die es den Patienten erleichtert, ihre therapeutischen Ziele zu erreichen.
- Hierzu gehört auch ein therapeutisch reflektierter und konsequenter Umgang mit Regelverstößen.

5.1.1 Einleitung

! MERKE

Unter „Milieu" versteht man die natürliche und sozial bedingte Umgebung, die Zeitverhältnisse und die Lebensumstände eines Menschen.

Menschen, die sich zur Behandlung in eine Klinik begeben, verlassen ihr häusliches Milieu und wechseln in ein therapeutisches Milieu, in dem eine bewusste Strukturierung der Umwelt vorgenommen wird, um jene zu verändern, die sich in sie hineinbegeben (Clark 1977).

Seit dem ausgehenden 18. Jahrhundert beschäftigte man sich in wechselnder Intensität mit der Bedeutung und bewussten Ausgestaltung des therapeutischen Milieus. In Deutschland geschah dies besonders intensiv im Zeitalter der Romantik. Hier wurde vor allem der positive Einfluss der Natur auf die Gesundheit betont – ein Ansatz, der gerade wieder an Aktualität gewinnt und auch Gegenstand empirischer Forschung ist. Ein führender Vertreter war **Carl Gustav Carus,** der nicht nur Gynäkologe, Anatom und Pathologe war, sondern mit seiner ganzheitlichen Sichtweise auch als Wegbereiter der psychosomatischen Medizin gilt (Felber 2009; Scholz und Schneck 2009). Therapeutisch erwies sich Carus als Vordenker psychosomatisch-rehabilitativer Ansätze: Er empfahl seinen Patienten u. a., durch Ausübung kreativer Tätigkeiten wie Malen und Musizieren die Krankheit zu bewältigen. Dabei zielte er auf die Heilkraft der Naturbetrachtung ab mit dem Ziel, die „Selbstheilung" zu fördern. Diese Tradition hatte auch Anteil daran, dass psychiatrische Landeskrankenhäuser im ausgehenden 19. Jahrhundert meist naturnah angesiedelt wurden. Auch die örtliche Lage zahlreicher Heilbäder und in der Folge auch von psychosomatischen Reha-Kliniken ist in dieser Tradition zu sehen.

Therapeutische Milieus werden entsprechend den Anforderungen an die dort behandelten Patienten und Problemstellungen gestaltet. So unterscheidet sich die Gestaltung einer Intensivstation deutlich von der einer Reha-Klinik (Linden et al. 2006; Linden 2017). Oft folgt die Gestaltung des therapeutischen Milieus gerade in einer Reha-Klinik jedoch eher Kostenerwägungen als bewusster Gestaltung eines „healing environment". In einer Phase sinkenden Bedarfs in der somatischen Rehabilitation und steigender Bettenzahlen in der Psychosomatik geschah es häufig, dass Kliniken, die für körperlich Kranke konzipiert waren, in psychosomatische Kliniken umgewandelt wurden, ohne dass bauliche Veränderungen vorgenommen wurden. Große Rehabilitationsklinikträger bevorzugen oft Konzepte, nach denen Patienten nicht nach Indikationen getrennt, sondern gemischt im ganzen Haus untergebracht sind, weil dies die Möglichkeit der Bettenauslastung erhöht.

! MERKE

Jede Klinikumwelt übt aber einen – positiven oder negativen – Einfluss aus: Sie kann sich also unterstützend oder behindernd auf die Therapiebereitschaft und den Therapieverlauf auswirken (Linden et al. 2006). Vor diesem Hintergrund wirkt eine rein ökonomisch getriebene Gestaltung therapeutischer Milieus als vertane Chance in der psychosomatischen Rehabilitation.

Hilfreich ist hier der aus der Didaktik bekannte Begriff des **„Hidden Curriculum"** (Giroux und Penna 1983). Damit ist alles gemeint, was außerhalb des „offiziellen" Curriculums gelehrt oder vermittelt wird – auch über beiläufige Bemerkungen, nonverbales Verhalten oder Zeit- und Raumpläne. Wenn eine Lehrveranstaltung also z. B. in einem suboptimal ausgestatteten Raum oder zeitlich in einer Randlage angeboten wird, vermittelt dies indirekt die Botschaft, dass deren Lerninhalte weniger wichtig sind. Im günstigsten Fall ergänzen sich beide: Was in den Lehrinhalten vermittelt wird, spiegelt sich auch im Verhalten des Teams und der Gestaltung der Institution wider. Im ungünstigen Fall widersprechen sich beide. Beispiele aus dem Klinikalltag hierfür sind:

- Als ein wichtiges Reha-Ziel wird Nikotinfreiheit propagiert; für die Patienten ist aber offensichtlich, dass viele Teammitglieder in den Pausen rauchen.
- Die Klinik ist offiziell alkoholfrei, am klinikeigenen Kiosk wird aber Alkohol verkauft.
- Dem Patienten wird Selbstfürsorge vermittelt, es ist aber deutlich, dass die Mehrzahl der Mitarbeiter kurz vor dem Burnout steht und sich offensichtlich permanent selbst überfordert.
- In den Therapiegruppen wird die Bedeutung von Kontaktaufnahme und sozialer Unterstützung vermittelt; es gibt in der Klinik aber kaum Raum für Begegnung. Die Patientenzimmer liegen auf langen, wenig einladenden Fluren, dafür sind sie aber mit großen Fernsehern und kostenfreiem WLAN ausgestattet.

! MERKE

Stimmen offizielles und verstecktes Curriculum nicht überein, werden die therapeutischen Inhalte oft als nicht glaubwürdig wahrgenommen, was den therapeutischen Effekt verringern kann. Sowohl in der räumlichen Gestaltung der Klinik als auch in der Organisation und den Regeln (z. B. Hausordnung) sollten sich daher die wesentlichen therapeutischen Ziele widerspiegeln.

Ziel dieses Kapitels ist es daher, Möglichkeiten darzustellen, wie durch gezielte Gestaltung unterschiedlicher Facetten des therapeutischen Milieus eine Umgebung geschaffen werden kann, die es Patienten erleichtert, ihre Reha-Ziele zu erreichen.

5.1.2 Bauliche Voraussetzungen

Gespräche brauchen angemessenen Raum

Das Gespräch gehört zu den Hauptwirkfaktoren der psychosomatischen Rehabilitation. Hierzu gehören zum einen die psychotherapeutischen Einzel- und Gruppengespräche, die ärztlichen Gespräche und die Gespräche mit Spezialtherapeuten, zum anderen aber auch die Gespräche der Patienten untereinander. Diese brauchen einen geschützten, ruhigen und ansprechenden Raum.

In den letzten Jahrzehnten ist in den Kliniken ein Trend zu einer überwiegend von ökonomischen Gesichtspunkten bestimmten Raumplanung zu beobachten. Dies betrifft sowohl Akut- als auch Reha-Kliniken. Diesem Denken fielen viele Arzt- und Therapeutenzimmer zum Opfer, die entweder in Patientenzimmer oder in Räume für apparative Diagnostik umgewandelt wurden. Wenn sich jedoch mehrere Kollegen ein Zimmer teilen müssen, ist ein angemessenes Gespräch mit den Patienten dort nicht mehr möglich. Teilweise wurde versucht, dies mit eigenen Therapieräumen auszugleichen, die nach Bedarf für verschiedene Therapeuten disponiert werden können. Abgesehen vom organisatorischen Aufwand des „Umherwanderns" verhindert dies, dass die Patienten den Raum des Therapeuten als vertrauten, geschützten und auch persönlich gestalteten Raum erleben können – was für den Aufbau der therapeutischen Beziehung ungünstig ist. Das Gleiche gilt für Gruppen- und Aufenthaltsräume für Patienten. Auch der Abbau von Schwesternzimmern auf den Stationen zugunsten eines einzigen, häufig sogar von mehreren Kliniken gemeinsam genutzten Pflegestützpunktes ist unter diesem Aspekt sehr kritisch zu sehen.

Um ein psychosomatisches Konzept räumlich umsetzen zu können, sind folgende Voraussetzungen notwendig:

- Ein **eigener Raum pro Arzt/Therapeut:** Angesichts des zunehmenden Trends zur Teilzeitarbeit sollten dabei mehr Räume als Vollzeitstellen vorgehalten werden. Die Räume sollten groß genug sein, um z. B. auch einmal ein Paargespräch durchführen zu können, und sie sollten so schallisoliert sein, dass vertrauliche Gesprächsinhalte nicht nach außen dringen.
- Wenn **Bezugspflege** angestrebt wird, sind dezentrale Schwesternzimmer günstiger als ein Pflegestützpunkt, der 100 und mehr Patienten zu betreuen hat.
- Auch die Spezialtherapeuten benötigen **Räume für Einzelgespräche.** Sozialtherapeuten und Ernährungsberater sind eine erhebliche Zeit des Tages mit Einzelberatung beschäftigt, während Bewegungs- und künstlerische Therapeuten überwiegend im Gruppensetting arbeiten, aber z. B. für Vor- und Abschlussgespräche einen Zugriff auf entsprechende Räume benötigen.
- Hinzu kommt eine ausreichende Zahl an **Räumen für Psychotherapiegruppen** und größeren Räumen für Seminare und Vorträge.
- **Ergotherapie, Künstlerische Therapie und Sport- und Bewegungstherapie** benötigen jeweils entsprechend ausgestaltete Räume. Hierbei ist zu beachten, dass unterschiedliche Therapieformen (also z. B. Tanz- vs. Kunsttherapie) unterschiedlich große und ausgestaltete Räume benötigen. Spezialtherapien benötigen i. d. R. für die gleiche Teilnehmerzahl mehr Raum als Psychotherapiegruppen.

Ruhige, ansprechende und schallgeschützte Räume sind keine Luxusforderung. Sie sind für die Psychosomatik eine Notwendigkeit, fachgerecht zu arbeiten – so wie es die Möglichkeit, unter sterilen Bedingungen zu arbeiten, für die Chirurgie ist.

Ein wesentlicher Wirkfaktor der stationären Rehabilitation ist der **Kontakt der Patienten untereinander**. Im optimalen Fall werden Selbsthilferessourcen aktiviert, Modelllernen ermöglicht und das Überwinden der gerade bei Rehabilitanden mit depressiven Störungen häufigen sozialen Isolation erleichtert. Dies kann durch ein entsprechend gestaltetes therapeutisches Milieu unterstützt werden. Ungünstig sind hier lange Flure mit Einzelzimmern, die weit weg von Gruppen- und Begegnungsräumen liegen. Leider wird gerade dieses Konzept durch die ökonomisch gewünschte Trennung in einen flexibel nutzbaren Hotel- und einen Behandlungstrakt propagiert.

! MERKE

Aus ärztlich-therapeutischer Sicht ist allerdings eine andere bauliche Konzeption zur Förderung des Kontakts der Rehabilitanden untereinander sinnvoll, und zwar **überschaubare Einheiten mit jeweils 20–40**

Patientenzimmern, die einen gemeinsamen **Aufenthaltsraum** haben. Dieser Raum kann sozusagen die Bühne sein, auf der interaktionelle Konflikte entstehen und bearbeitet werden können. Hierzu ist es sinnvoll, dass die Patienten einer Wohneinheit zumindest einen Teil des gruppentherapeutischen Angebots gemeinsam haben.

Bei der **Gestaltung der Patientenzimmer** ist eine helle, ansprechende Ausstattung sinnvoll. Auch für die gesamte Klinik sollte eine Farbgestaltung gewählt werden, die Wohlbefinden und Genesung förderlich ist. Vermieden werden sollte nach Möglichkeit die Benachteiligung einzelner Patienten durch eine besonders lärmexponierte Lage einzelner Zimmer – z. B. über dem Anlieferungsbereich der Küche. Dies führt erfahrungsgemäß zu Unzufriedenheit und zu vermeidbaren Patientenbeschwerden. Bilder und andere Gestaltungselemente sollten nach den Bedürfnissen der Patienten und weniger nach dem Geschmack der Klinikbetreiber ausgesucht werden – Kliniken sind keine Museen. Angesichts der Aufenthaltsdauer von mindestens 5 Wochen sollte den Patienten die Möglichkeit gegeben werden, die Atmosphäre im Zimmer mit zu gestalten, z. B. durch Pinnwände, Wechselrahmen und die Möglichkeit, persönliche Gegenstände aufzustellen. In diesem Zusammenhang kann die etwas aus der Mode gekommene Visite auf dem Patientenzimmer wertvolle diagnostische Einblicke bieten.

5.1.3 Zugang zur Natur

In den letzten Jahren zeigten Studien, dass sich in der Natur verbrachte Zeit auf die Gesundheit allgemein (Abraham et al. 2010; Annerstedt und Währborg 2011) und speziell auf die seelische Gesundheit (Pretty et al. 2005; Bratman et al. 2015) positiv auswirken kann. Für die psychosomatische Rehabilitation konnte nachgewiesen werden, dass ein in der Natur durchgeführtes Ausdauertraining gegenüber einem Ausdauertraining im geschlossenen Raum hinsichtlich Reduktion der Körperbeschwerden und des negativen Affekts zumindest kurzfristig überlegen war (Boßlet 2017). Dies spricht dafür, Naturerleben – wann immer möglich – in Ausdauertraining, Körpertherapie oder Achtsamkeitstraining einzubeziehen. Wie intensiv dies möglich ist, hängt natürlich von den örtlichen Gegebenheiten der Klinik ab. Aber auch bei teilstationären Einrichtungen in Ballungsräumen ist oft ein Park in erreichbarer Nähe. Nach Möglichkeit sollte dies bei der Standortauswahl für psychosomatische Einrichtungen berücksichtigt werden.

5.1.4 Organisation des Ankommens und des Alltags

Ein wesentlicher Wirkfaktor der stationären Rehabilitation ist die **therapeutische Gemeinschaft**. Diese entsteht jedoch nicht von selbst. Gerade Patienten mit depressiven Störungen, sozialen Ängsten oder Selbstwertproblematik haben es schwer, spontan auf andere Menschen zuzugehen. Daher ist es wichtig, die Bildung der therapeutischen Gemeinschaft gezielt zu fördern. Neben den oben erwähnten baulichen Voraussetzungen gibt es hierfür folgende organisatorische Möglichkeiten:

- Ein **Patensystem**, bei dem jeweils ältere Patienten die neu Angereisten in den Klinikalltag einführen, die Hausführung übernehmen und für Fragen zur Verfügung stehen, hat sich als sehr effektiv erwiesen. Ein positiver Nebeneffekt ist, dass es für Patienten in der dritten oder vierten Woche eine die Selbstwirksamkeit fördernde Erfahrung ist, in die Patenrolle zu wechseln.
- Regelmäßige **Stationsgruppen** (z. B. nach KTL-Ziffer H73), in denen die Patienten in überschaubaren Einheiten zusammengefasst sind, fördern ebenfalls die Bildung der therapeutischen Gemeinschaft. Sinnvoll ist es, Konflikte zwischen den Patienten („Wer hat den Kühlschrank im Aufenthaltsraum so dreckig hinterlassen?") hier anzusprechen, zu klären und therapeutisch nutzbar zu machen.
- In den Stationsrunden können auch Anregungen zur **gemeinsamen Freizeitgestaltung** gegeben werden. Hierbei ist es wichtig, darauf zu achten, dass möglichst alle Patienten, die dies wünschen, auch integriert werden.
- Als positiv wird von den meisten Patienten auch ein **Ritual zur Verabschiedung** erlebt.

5.1.5 Regeln des Zusammenlebens

Eine nicht zu unterschätzende Bedeutung hat die **Hausordnung** einer Klinik, die sozusagen als Verfassung die Grundlagen des Zusammenlebens regelt. Auch hier ist es wichtig, dass sich der therapeutische Geist der Klinik in den Regeln wiederfindet. So verträgt sich z. B. ein Fokus auf Autonomieförderung schlecht mit streng regulierten Ausgangszeiten. Die Regeln der Hausordnung sollten mit Augenmaß formuliert sein, sodass sie konsequent eingehalten werden können. Für die Mehrzahl der Patienten ist es demotivierend, wenn sie erleben müssen, dass Regeln von einer Minderheit immer wieder gebrochen werden, ohne dass dies Konsequenzen hat (z. B. heimlicher Alkohol- oder Nikotinkonsum).

Einige Punkte sollen im Folgenden exemplarisch diskutiert werden.

Nikotinfreiheit

Krankenhäuser und auch Reha-Kliniken sind heute gesetzlich zur Nikotinfreiheit im Klinikgebäude verpflichtet. Dies ist sehr hilfreich, um Patienten auf dem Weg zum Rauchstopp zu unterstützen. Offen ist die Frage, ob es auf dem Klinikgelände einen Platz für Raucher geben soll. Dafür spricht, dass sich ansonsten inoffizielle Raucherplätze herausbilden, was zu einer starken Belästigung der Anlieger rings um eine Klinik führen kann. Dagegen spricht, dass mit einer „Raucherecke" i. d. R. ein starker sozialer Verstärker für das Rauchen etabliert wird. Alternative Angebote wie ein „Nichtraucher-Treff", der mit Getränken oder frischem Obst ausgestattet ist, haben leider meist eine geringere Attraktivität.

Wichtig ist, dass eine Raucherecke weit genug vom Klinikgebäude entfernt ist, um den Griff zur Zigarette zu „entautomatisieren". Der Weg dorthin ist auch eine Chance zu reflektieren, ob man jetzt wirklich rauchen will, und es ist eine letzte Chance, auf alternative Verhaltensmuster umzusteigen.

Wesentlich ist auch, dass das Rauchen nicht nur verboten wird, sondern zugleich evidenzbasierte **Angebote zur Unterstützung der Nikotinfreiheit** vorgehalten werden. Hierzu gehört verhaltenstherapeutisches Nichtrauchertraining ebenso wie das Angebot von Nikotinersatztherapie für nikotinabhängige Raucher.

TIPP

Ausdrücklich sei an dieser Stelle darauf hingewiesen, dass das Ziel der Nikotinfreiheit nicht im Widerspruch zu anderen therapeutischen Zielen wie z. B. Depressionsbewältigung steht. In das Rahmenkonzept „Selbstfürsorge fördern" passt es sehr gut, Patienten dabei zu unterstützen, Wege zu finden, sich eine Pause zu gönnen oder Stress abzubauen, ohne sich dabei zu vergiften (Kraft und Köllner 2012).

Es konnte nachgewiesen werden, dass Patienten, die es schaffen, rauchfrei zu werden, auch ihre übrigen therapeutischen Ziele mit höherer Wahrscheinlichkeit erreichen. Patienten, die es schaffen, in der Rehabilitation mit dem Rauchen aufzuhören, können hierdurch 5–10 gesunde Lebensjahre gewinnen.

! MERKE

Nichtrauchertraining gehört somit zu den wirksamsten Bausteinen des multimodalen Reha-Konzepts und sollte entsprechend ernst genommen werden.

Ein Teil des versteckten Curriculums unserer Klinik ist, dass die Einführungsvorträge zur Nikotinfreiheit ausschließlich von den Chef- und Oberärzten gehalten werden, um zu signalisieren, wie wichtig uns dieses Thema ist.

Alkoholfreiheit

Während in Kliniken, die Abhängigkeitserkrankungen behandeln, absolute Alkoholfreiheit in der Klinik und Abstinenz während des Aufenthalts selbstverständlich sind, wird dies in psychosomatischen Kliniken immer wieder diskutiert. Weitgehender Konsens herrscht darüber, dass sich Alkohol auf den Stationen nicht mit einer therapeutischen Atmosphäre vereinbaren lässt. Hier ist auch der Schutz der von alkoholkranken Angehörigen traumatisierten Mitpatientinnen zu bedenken.

Ein großer Teil der Kliniken vertritt das Konzept der absoluten Abstinenz während des gesamten Reha-Aufenthalts mit dem Ziel, Emotionsregulationsstrategien ohne Einsatz von Alltagsdrogen erproben zu können. Eine wahrscheinlich ähnlich große Gruppe vertritt das Konzept, die Rehabilitation unter alltagsnahen Bedingungen stattfinden zu lassen, und gestattet Alkoholkonsum außerhalb des Klinikgeländes, sofern hierdurch der Reha-Verlauf nicht beeinträchtigt wird. Bei V. a. problematischen Alkoholkonsum und bei Medikamentenumstellung wird je nach Bedarf absolute Alkoholkarenz vereinbart und dann auch kontrolliert. Für dieses Vorgehen spricht, dass Patienten, die ihren Alkoholkonsum nur schlecht einschätzen oder kontrollieren können, dann in der Klinik auffällig werden, sodass dies problematisiert und in den therapeutischen Fokus gerückt werden kann.

Als ungünstig ist der Alkoholverkauf in der Klinik zu bewerten. Selbst wenn dieser durch einen externen Betreiber erfolgt, wird er doch mit der Klinik in Zusammenhang gebracht und untergräbt deren Glaubwürdigkeit nach dem Motto: „Einerseits predigen sie Abstinenz und andererseits verdienen sie am Alkohol."

Wichtig ist, dass transparente Kriterien festgelegt werden, ab wann ein Alkoholkonsum als problematisch eingestuft wird, sodass z. B. weitere sporadische Kontrollen erfolgen, ab wann eine Verwarnung und ab wann bei wiederholten Verstößen eine disziplinarische Entlassung erfolgen muss. Eine konsequente Kommunikation und Einhaltung dieser Regeln ist das beste Argument gegen den Vorwurf: „Wieso wollen Sie mich denn kontrollieren? Vertrauen Sie mir etwa nicht?"

! MERKE

Therapeutisch ist es von erheblicher Bedeutung, dass eine Alkoholproblematik nicht stillschweigend geduldet, sondern im ärztlichen Gespräch offen thematisiert, diagnostiziert und entsprechend auch im Entlassbericht dokumentiert wird (Schlöffel et al. 2016).

Sexuelle Grenzverletzungen

Ebenso wichtig ist ein klarer Umgang mit sexuellen Grenzverletzungen, seien sie verbaler (anzügliche oder abwertende Bemerkungen) oder tätlicher (ungewolltes Umarmen oder Berühren) Natur. Solche Vorfälle bedürfen schneller Aufklärung und Thematisierung auch wegen der Fürsorgepflicht gegenüber den betroffenen Patientinnen oder Mitarbeiterinnen. Hier ist es wichtig, die Einhaltung der Umgangsregeln bei Bedarf auch mit disziplinarischen Entlassungen konsequent durchzusetzen und es nicht zuzulassen, dass in der Klinik eine sexualisierte Stimmung entsteht oder „machohaftes" Gehabe den Umgangston dominiert.

Mediennutzung

Zunehmende Bedeutung erlangt das Thema Mediennutzung in den Kliniken. Um störungsfreie Räume für die Therapie zu gewährleisten, sind klare Regeln hinsichtlich der Handybenutzung erforderlich, die meist auch von den Patienten eingefordert werden.

! MERKE

In Studien konnte inzwischen nachgewiesen werden, dass sich exzessive Nutzung sozialer Netzwerke (> 2 h/Tag) chronifizierend auf eine Depression und beeinträchtigend auf den Reha-Erfolg auswirkt (Brailovskaia et al. 2019).

Insofern ist es sinnvoll, auch hier kein Laissez-faire zu betreiben. Diskutiert wird in diesem Zusammenhang die Frage, ob auf den Patientenzimmern kostenfreies WLAN angeboten werden soll. Dies begünstigt Rückzugstendenzen in hohem Maße. Andererseits wird oft angeführt, dass die Bewertung der Klinikqualität leiden würde, wenn es ein solches Angebot nicht gäbe.

In unserer Klinik haben wir bewusst auf WLAN in den Patientenzimmern verzichtet, obwohl die technischen Voraussetzungen gegeben wären. Wir erklären den Patienten dies offensiv und haben bisher nicht den Eindruck, dass unsere Bewertung hierdurch beeinträchtigt wird.

Umgang mit Regelverstößen

Es ist hilfreich, den Patienten klar zu kommunizieren, welche Konsequenzen ein Regelverstoß haben wird. In unserer Klinik hat sich ein dreistufiges System bewährt:

- Verwarnung mit Eintrag in die Akte, die vom Bezugstherapeuten ausgesprochen wird
- Gelbe Karte mit Eintrag in die Akte und Androhung der disziplinarischen Entlassung, die durch den Chef- oder Oberarzt ausgesprochen wird
- Rote Karte = sofortige disziplinarische Entlassung bei wiederholten oder schweren Verstößen

Dieses dreistufige System gibt genügend Flexibilität, um Regelverstöße ernst zu nehmen und gleichzeitig therapeutisch thematisieren zu können. Dies ist von Bedeutung, weil in einzelnen Fällen Patienten auch aus einem inneren Widerstand gegen die Bearbeitung eines konfliktbesetzten Themas oder einem negativen Selbstkonzept folgend die disziplinarische Entlassung zu erzwingen versuchen. Die Auseinandersetzung mit Regeln aktualisiert bei nicht wenigen Patienten therapeutisch relevante Themen und stellt dadurch eine wichtige Ressource im Therapieprozess dar. Auch deshalb sollten Regelverstöße von Patienten nicht stillschweigend geduldet, sondern im therapeutischen Team besprochen werden.

Fallbeispiel

Fall 1

Frau A. (34), eine Patientin mit komplexer posttraumatischer Belastungsstörung und einer von Brüchen und Abbrüchen geprägten (Erwerbs-)Biografie, begeht immer wieder Regelverstöße wie Rauchen an unerlaubten Orten und lautes Musikhören auf dem Zimmer. In der Therapie arbeitet sie aber sehr engagiert mit. Als sie wegen einer gelben Karte zum Chefarzt gerufen wird, reagiert sie zunächst provozierend („Schmeißen Sie mich doch raus, ist mir doch egal …"). Auf den Einwand, dass sie damit das bewirken würde, was sie aus ihrem Leben kennt, beginnt sie zu weinen und kann über ihre Sehnsucht sprechen, einmal etwas zu Ende zu bringen. Es wird ein Kompromiss gefunden, der die Fortsetzung des Aufenthalts ermöglicht. Für die Patientin ist es eine wichtige korrigierende Erfahrung, dass es eine Alternative zu ihrem bisherigen Muster der Abbrüche gibt. Regelverstöße kommen ab diesem Zeitpunkt nicht mehr vor.

Fall 2

Herr B. (52) hat eine narzisstische Persönlichkeitsstörung. Immer wieder äußert er sich Mitpatientinnen und Klinikmitarbeiterinnen gegenüber sexuell anzüglich und abwertend, was bald zu zahlreichen Beschwerden führt. Im Gespräch mit dem Bezugstherapeuten versucht er dies zunächst zu bagatellisieren, kann aber schließlich doch einen Bezug dazu herstellen, dass er im Beruf Konflikte nach dem gleichen Strickmuster hat und es ihm nicht gelingt, eine stabile Partnerschaft aufzubauen. Auf diese Erkenntnis reagiert er sehr betroffen und ändert daraufhin sein Verhalten, mit dem er, wie er selbst merkt, seine Unsicherheit zu kaschieren versucht. Er entschuldigt sich auf angemessene Weise. Nach anfänglicher Skepsis wird er im weiteren Verlauf des Aufenthalts auch von den weiblichen Mitgliedern seiner Bezugsgruppe deutlich besser aufgenommen, was das neue Verhaltensmuster wirksam verstärkt.

Fall 3

Herr C. (47) hat ebenfalls eine narzisstische Persönlichkeitsstörung und verhält sich sexuell übergriffig. Auch er zeigt sich im Gespräch mit der Bezugstherapeutin zunächst betroffen. In der Folge ändert er aber sein Verhalten nicht, und es entsteht der Eindruck, dass seine Einsicht gespielt und manipulativ war. In der folgenden Woche kommt es nach einem erneuten Vorfall zur disziplinarischen Entlassung.

Aus langjähriger Erfahrung in der psychosomatischen Rehabilitation lässt sich sagen, dass klare Regeln und deren konsequente Einhaltung bei den Patienten sehr positiv konnotiert sind. Im Alltag mag gelegentlich der gegenteilige Eindruck entstehen, weil die Patienten, die Probleme mit den Regeln haben, sich am lautesten beschweren und daher eher auffallen und im Gedächtnis bleiben. Ein fauler Kompromiss an dieser Stelle gefährdet aber die Glaubwürdigkeit gegenüber der deutlich größeren Gruppe der motivierten Patienten, die sich zwar nicht spontan zu Wort melden, aber nachvollziehbar enttäuscht reagieren.

5.1.6 Atmosphäre im Haus

Wichtig für die Patientenzufriedenheit, aber wahrscheinlich auch für den Behandlungserfolg, ist ein freundlicher und respektvoller Umgang mit den Patienten. Gerade dem Empfang und der Rezeption, aber auch dem Personal im Speisesaal und den Reinigungskräften kommt hier eine nicht unerhebliche Bedeutung zu. Die im Rahmen der Qualitätssicherung sowohl von der DRV Bund als auch in den Kliniken intern erhobenen Daten zeigen deutlich, dass die Patienten gut zwischen Behandlungsqualität und Hotelqualität einer Klinik unterscheiden können und hierbei letztlich der Behandlung das größere Gewicht beimessen. Eine unfreundliche oder sogar respektlose Behandlung wird aber im ungünstigsten Fall auch den Behandlungserfolg konterkarieren.

In den meisten Kliniken wird heute im Rahmen des internen Qualitätsmanagements auch die Zufriedenheit der Patienten mit diesen Bereichen erfasst. Sollten dabei Probleme zutage treten, wären entsprechende Mitarbeiterschulungen oder Supervision geeignete Maßnahmen, um die Situation zu verbessern. Wichtig ist, dass sich alle in einer Klinik arbeitenden Berufsgruppen als Teil des therapeutischen Teams erleben und auch entsprechende Wertschätzung erfahren. Dies ist allerdings problematisch, wenn wesentliche Bereiche der Klinik wie Reinigung, Küche und Speisesaal sowie teilweise auch die Sport- und Bewegungstherapie an externe Betreiber outgesourct wurden.

Eine nicht zu unterschätzende Bedeutung kommt der **Therapiedisposition** zu. Diese erfolgt heute i. d. R. elektronisch, es ergibt sich aber immer wieder die Notwendigkeit zum manuellen Nachjustieren, z. B. wenn unmittelbar im Anschluss an eine Entspannungsübung Muskelaufbautraining angesetzt ist. Um dies angemessen durchführen zu können, muss die Therapiedisposition ausreichend personell besetzt sein. Wichtig ist in diesem Zusammenhang auch, dass eine zuverlässige **Rückmeldung** an die Bezugstherapeuten erfolgt, wenn Patienten verordneten therapeutischen Anwendungen fernbleiben. Ebenso wichtig ist, dass dies von den Bezugstherapeuten nicht kommentarlos hingenommen, sondern im nächsten Gespräch thematisiert wird. Oft verbirgt sich hinter einem solchen Verhalten der Patienten angstbedingtes Vermeidungsverhalten, eine depressive Antriebsstörung oder innerer Widerstand gegen die Rehabilitation oder die Reha-Ziele. Sicherlich ist es der bequemere Weg, dies schweigend hinzunehmen, allerdings würde so eine therapeutische Chance vertan. Außerdem verdeutlicht ein konsequentes Ansprechen von Fehlzeiten den Patienten, dass jede Anwendung ein sinnvoller Bestandteil des multimodalen Konzepts der Rehabilitation ist.

! MERKE

Auch wenn die klinische Erfahrung dafür spricht, dass den hier aufgeführten Komponenten des therapeutischen Milieus eine hohe Bedeutung für den Behandlungserfolg zukommt, fehlen hierzu empirische Daten. Insofern besteht für diesen Wirkfaktor der stationären Rehabilitation noch ein erheblicher Forschungsbedarf.

LITERATUR

Abraham A, Sommerhalder K, Abel T. Landscape and well-being: A scoping study on the health-promoting impact of outdoor environments. Int J Public Health 2010; 55: 59–69.

Annerstedt M, Währborg P. Nature-assisted therapy: systematic review of controlled and observational studies. Scand J Public Health 2011; 39: 371–388.

Boßlet EA. Natur als Ressource der psychosomatischen Rehabilitation. Dissertation der Medizinischen Fakultät der Universität des Saarlandes 2017.

Brailovskaia J, Rohmann E, Bierhoff HW, et al. Relationships between addictive Facebook use, depressiveness, insomnia, and positive mental health in an inpatient sample: A German longitudinal study. J Behav Addict 2019; 8: 703–713.

Bratman GN, Hamilton JP, Hahn KS, et al. Nature experience reduces rumination and subgenual prefrontal cortex activation. Proc Natl Acad Sci U S A 2015; 112: 8567–8572.

Clark DH. The therapeutic community. Br J Psychiatry 1977; 131: 553–564.

Felber W. Carl Gustav Carus 1829/1830 Vorlesung über Psychologie, gehalten im Winter 1929/30 zu Dresden. Leipzig: Fleischer, 1831. In: Carl Gustav Carus, Natur und Idee. Katalog. Berlin, München: Deutscher Kunstverlag 2009, S. 247.

Giroux H, Penna A. Social education in the classroom: The dynamics of the hidden curriculum. In: Giroux H, Purpel D (eds.). The Hidden Curriculum and Moral Education. Berkeley, CA: McCutchan 1983, pp. 100–121.

Kraft D, Köllner V. Tabakabhängigkeit: Die unbeachtete Sucht – eine Aufgabe für PsychotherapeutInnen? PiD 2012; 4: 28–32.

Linden M. Das stationäre Setting in der Behandlung psychischer Störungen – Healing Environment und therapeutisches Milieu. Berlin: Medizinisch Wissenschaftliche Verlagsgesellschaft 2017.

Linden M, Baudisch F, Popien C, Golombek J. Das ökologisch-therapeutische Milieu in der stationären Behandlung. Psychother Psychosom Med Psychol 2006; 56: 390–396.

Pretty J, Peacock J, Sellens M, Griffin M. The mental and physical health outcomes of green exercise. Int J Environ Health Res 2005; 15(5): 319–337.

Schlöffel M, Mittag O, Funke W et al. Praxisempfehlungen für den Umgang mit komorbiden Suchtproblemen in der somatischen und psychosomatischen Rehabilitation (Langfassung). Berlin: DRV Bund 2016; www.deutsche-rentenversicherung.de/SharedDocs/Downloads/DE/Experten/infos_reha_einrichtungen/konzepte_systemfragen/konzepte/komorbide_suchtprobleme.html (letzter Zugriff: 21.3.2020).

Scholz A, Schneck P. Medizin und Heilkunde. In: Carl Gustav Carus, Natur und Idee. Katalog. Berlin, München: Deutscher Kunstverlag 2009, S. 239 ff.

5.2 Therapeutische Beziehung

Matthias Rudolph

Zur Orientierung

- Nur etwa 15 % der Wirkung von Psychotherapie sind der Technik geschuldet, aber 85 % sind auf Beziehungsvariablen zurückzuführen.
- In der psychosomatischen Rehabilitation stellt es für die Therapeuten eine besondere Herausforderung dar, die therapeutische Allianz in kürzester Zeit zu gestalten.
- Dabei gilt es vor allem auf die unterschiedliche Motivationslage der Rehabilitanden zu achten.

Der Einfluss der therapeutischen Beziehung auf den Therapieerfolg ist der am besten empirisch bestätigte Wirkfaktor in der Psychotherapieforschung (Orlinsky et al. 2004). Jede Untersuchung der Natur der therapeutischen Beziehung führt früher oder später zu dem Diktum von Carl Rogers:

„Es ist die Beziehung, die heilt!"

Andere Überlegungen sind demgegenüber durchaus nachrangig, z. B.:
- die therapeutische Orientierung des Behandlers,
- der tatsächliche Inhalt der Stunde oder
- die verwendeten Techniken.

Die therapeutische Beziehung stellt nach Grawe (2000) einen der Hauptwirkfaktoren jeder Psychotherapie dar. Die Art und die Qualität der Beziehung hängen wiederum ganz zentral vom Kontext ab, in dem die Beziehungsbildung stattfindet.

5.2.1 Rahmenbedingungen

Aufgrund des gesetzlichen Auftrags (§ 9 SGB VI) zur Wiederherstellung der Leistungsfähigkeit im Erwerbsleben und der in diesem Zusammenhang erforderlichen sozialmedizinischen Begutachtung ist die Beziehungsgestaltung nicht ausreichend frei, sodass der Begriff „Psychotherapeut" besser durch den Begriff „Bezugstherapeut" ersetzt wird. Durch die bewusste Wortwahl kommen folgende Aspekte zum Ausdruck:

1. Im Begriff des Bezugstherapeuten als „Beziehungstherapeut" wird bereits die besondere Bedeutung der „therapeutischen Beziehung" im Reha-Setting deutlich.
2. Von der Qualifikation ist es ein ärztlicher oder psychologischer Psychotherapeut, der psychotherapeutische Module und Techniken anwendet. Allerdings lassen die Rahmenbedingungen eine umfassende Psychotherapie mit der notwendigen Freiheit in der Wahl der Mittel und des Ziels nicht immer vollumfänglich zu.
3. Neben der von ihm durchgeführten Therapie führt der Bezugstherapeut den Rehabilitanden als „Lotse" oder „Fallmanager" durch die gesamte Reha und steuert das multimodale Reha-Programm und die multiprofessionell durchgeführte Therapie.
4. Der Bezugstherapeut hat auch die Rolle des sozialmedizinischen Gutachters, der am Ende des Aufenthalts eine sozialmedizinische Begutachtung abgeben muss, von der ggf. die materielle Existenz des Rehabilitanden abhängt.

Analog dazu sprechen wir nicht vom Patienten, sondern vom Rehabilitanden, der nicht nur „behandelt", sondern auch „rehabilitiert" und „begutachtet" wird.

Fallbeispiel

Herausforderung der Therapeuten

Eine junge Psychologin kommt aufgelöst und den Tränen nahe zu mir. Sie hält ein fünfseitiges Schreiben in der Hand, in dem eine ehemalige Rehabilitandin sich beim Träger über die Reha im Allgemeinen und die junge Psychologin im Besonderen ausführlich beschwert. Die Kollegin ist verletzt und versteht die Beschwerde nicht. Im Gespräch berichtet sie von einer „eigentlich guten Beziehung"; die Rehabilitandin sei sehr ansprüchlich gewesen und habe deutlich mehr an Zuwendung erhalten als die meisten anderen. Deshalb sei die Therapeutin aber auch der festen Überzeugung gewesen, es habe sich um eine gute therapeutische Beziehung gehandelt. Trotzdem beschwert die ehemalige Rehabilitandin sich jetzt, dass sie zu wenig Therapie bekommen habe und von der Psychologin nicht verstanden worden sei.

Liest man die Beschwerde bis zum Schluss, wird deutlich, dass insbesondere der Dissens in der sozialmedizinischen Beurteilung bei der ehemaligen Rehabilitandin zu einer tiefen Unzufriedenheit und damit auch zu einer Beziehungsstörung geführt hat. ■

Psychosomatische Rehabilitation ist nicht einfach stationäre Psychotherapie. Stationäre psychosomatische Rehabilitation bedeutet, wenn sie zulasten der Rentenversicherungsträger stattfindet: psychologische bzw. psychotherapeutische Interventionen (Worringen et al. 2015) im Spannungsfeld mit der notwendigen sozialmedizinischen Begutachtung.

5.2.2 Die unterschiedlichen Rollen des Bezugstherapeuten

Die professionelle Neutralität, die von einem Gutachter erwartet wird, steht im Spannungsfeld mit der ebenfalls professionellen Parteilichkeit des Psychotherapeuten. Von diesem wird eine radikale Akzeptanz seines Patienten gefordert, während der Bezugstherapeut seinem Rehabilitanden durchaus ein kritisches Misstrauen in Bezug auf Aggravation oder Simulation im Gutachtenkontext entgegenbringen muss.

Gleichzeitig trägt der Bezugstherapeut eine Verantwortung für die Belegung der Klinik, die u. a. auch an der Zufriedenheit der Rehabilitanden orientiert ist, d. h., er muss den Rehabilitanden „zufriedenstellen“, damit dieser im Nachgang zur Rehabilitation die Klinik positiv bewertet. Das bedeutet für den therapeutischen Prozess i. e. S., dass der Bezugstherapeut sich gut wird überlegen müssen, ob er den Rehabilitanden konfrontiert und damit ggf. eine Missstimmung erzeugt. Auch ein Dissens in der sozialmedizinischen Beurteilung muss ggf. vermieden werden, um die Zufriedenheit nicht zu gefährden.

Unter diesen Rahmenbedingungen eine gute therapeutische Beziehung aufzubauen und über die gesamte Reha-Dauer aufrechtzuerhalten, stellt eine große Herausforderung dar.

5.2.3 Zugang zur Reha und Auswirkungen auf Erwartungshaltung und Motivation der Rehabilitanden

Die Therapeuten sind oft im ambulanten Setting eines Ausbildungsinstituts sozialisiert. Dorthin kommen die Patienten freiwillig und in gewissem Maße auch motiviert, wenn auch nicht immer zur Veränderung bereit. Damit ist aber zumindest schon einmal eine Basis für den Aufbau einer therapeutischen Beziehung gelegt.

Dagegen führt der Weg in die psychosomatische Rehabilitation zwar über einen vom Versicherten aktiv und selbst gestellten Antrag, allerdings erfolgt dieser oft auf Initiative Dritter, z. B.

- die Gesetzliche Krankenversicherung über § 51 SGB V (mit drohendem Wegfall des Krankengeldes, sollte kein Reha-Antrag gestellt werden),
- die Bundesagentur für Arbeit, § 125 SGB III (mit drohendem Wegfall des Arbeitslosengeldes, sollte kein Reha-Antrag gestellt werden),
- die Rentenversicherung über das Verfahren „Rehabilitation vor Rente“, z. B. im laufenden Rentenverfahren § 8 Abs. 2 SGB IX, oder
- auf Anregung des behandelnden Arztes / Therapeuten.

Zumindest bei den Rehabilitanden, die den Reha-Antrag auf Aufforderung eines Sozialleistungsträgers gestellt haben, fehlt es häufig nicht nur an Motivation, sondern sie kommen auch mehr oder weniger im passiv-aggressiven Widerstand und erleben sich als „geschickt“ oder gar „gezwungen“. Das ist keine ideale Ausgangslange für den Aufbau einer tragfähigen therapeutischen Beziehung.

CAVE

Doch selbst wenn die Rehabilitanden mit einer gewissen Motivation in die Reha kommen, werden sie oft enttäuscht, da sie aufgrund falscher Informationen häufig eine „fehlgeleitete“ Erwartungshaltung mitbringen.

Die häufigsten **Erwartungshaltungen,** die bei der zu erwartenden Enttäuschung schon zu Beginn den Aufbau einer tragfähigen therapeutischen Beziehung erschweren oder sogar unmöglich machen, sind:

A) Erwartungshaltung: *Kur und Erholung*
   Noch immer kommen Patienten mit der Vorstellung in die Reha, sich wie in einer Kur mal so richtig erholen zu können und verwöhnt zu werden. In Verkennung sowohl des therapeutischen Ansatzes mit dem Ziel, das aktive Selbstmanagement und das eigene Tun zu fördern, als auch der Hilfe zur Selbsthilfe werden die „Fango- und Tango-Erwartungen“ enttäuscht.

B) Erwartungshaltung: *intensive, stationäre Einzelpsychotherapie*

Wenn die Initiative z. B. vom Psychotherapeuten ausgeht, der im Rahmen der eigenen Ausbildung nie in der Reha tätig war, hören die Patienten wohl Sätze wie: „Ich empfehle Ihnen die Reha als intensive stationäre Einzelpsychotherapie." Der vorherrschende Gruppentherapie-Ansatz wird ausgeblendet, aus Unkenntnis nicht erwähnt oder vom Patienten nicht wahrgenommen. In der Folge ist er nach der Aufnahme in die Klinik und der Vorstellung des auf Gruppenangeboten basierenden Angebots enttäuscht.

C) Erwartungshaltung: *medizinische Runderneuerung*
Eine weitere Gruppe von Patienten mit diffusen psychosomatischen Beschwerden kommt mit der Erwartung in die Reha-Klinik, dass dort „endlich mal gründlich und vollumfänglich" auf sie eingegangen wird. Sie erhoffen sich dort mehr Massagen und Krankengymnastik zu erhalten, als ihnen vom Hausarzt im Quartal verordnet werden darf. Sie erwarten, dass alle notwendigen Therapien in hoher Frequenz durch das multiprofessionelle Team durchgeführt und alle Maßnahmen ganzheitlich aufeinander abgestimmt werden, die Polypharmakotherapie mit diversen internistischen Medikamenten, Analgetika, Psychopharmaka etc. optimiert wird usw. Deutet der Stationsarzt bei der Eingangsuntersuchung dann vorsichtig an, dass er sich sehr gern körpermedizinisch um den Rehabilitanden kümmert, der Schwerpunkt der Reha aber auf den psychotherapeutischen Interventionen liegt, kommt Enttäuschung beim frisch angereisten Rehabilitanden auf.

D) Erwartungshaltung: *umfassende medizinische Diagnostik*
Ähnlich sieht es mit notwendigen Abklärungen beim Facharzt und teuren diagnostischen Maßnahmen aus. Der Rehabilitand kommt mit der Erwartung, dass alle Beschwerden, unter denen er schon seit Jahren leidet, nicht nur ernst genommen, sondern vor allem umfangreich medizinisch abgeklärt werden, inkl. Vorstellung bei den entsprechenden Fachärzten und umfassender Bildgebung. Stellt der Stationsarzt bei der Eingangsuntersuchung dann klar, dass die Reha am Ende der Versorgungskette steht und die notwendigen diagnostischen Maßnahmen eigentlich im ambulanten Rahmen durchgeführt worden sein müssten, droht Enttäuschung beim Rehabilitanden.

E) Erwartungshaltung: *psychosomatische Reha als „Tor" zur Erwerbsminderungsrente* (EM-Rente)
Bei einigen Rehabilitanden hat sich herumgesprochen, dass die psychosomatische Reha „das Tor zur EM-Rente" sei. Einen Herzinfarkt, Bandscheibenvorfall oder Schlaganfall kann man nachweisen, aber eine Depression? Manch ein Rehabilitand bringt dann vom Haus- / Facharzt und / oder Psychologen eine Bescheinigung mit, aus der klar hervorgeht, dass er nicht mehr arbeiten kann und berentet werden muss. Sobald der Bezugstherapeut andeutet, dass die sozialmedizinische Beurteilung etwas differenzierter ausfällt und Einschränkungen zwar gesehen und dokumentiert werden, diese aber einer „leichten Tätigkeit auf dem allgemeinen Arbeitsmarkt" nicht entgegenstehen und damit auch keine EM-Rente erwartet werden kann, lässt sich die therapeutische Beziehung nur noch schwer aufrechterhalten. Auch beim Langzeitarbeitslosen, der arbeitsunfähig in die Reha kommt und entsprechend der aktuellen Arbeitsunfähigkeits-Richtlinie des G-BA arbeitsfähig entlassen wird, leidet deshalb oft die therapeutische Beziehung.

Fallbeispiel

Einfluss der Motivation einer Rehabilitandin auf die therapeutische Beziehung

52-jährige Rehabilitandin, vor über 20 Jahren aus der ehemaligen Sowjetunion eingewandert. Im Heimatland Diplomingenieurin, arbeitet sie in Deutschland lange Jahre als angelernte Kraft (Stepperin) in der Lederwarenindustrie, da ihr Abschluss nicht anerkannt wurde. Nach der Schließung des Betriebs vor 1 Jahr verliert sie ihre Arbeit und subjektiv auch ihre Würde und ihre berufliche Perspektive. Mit einer AU-Dauer von über 1 Jahr wegen längerer depressiver Reaktion kommt sie auf Veranlassung der Krankenkasse über § 51 SGB V in die Reha. Ihr Ehemann (57) sei aufgrund eines Herzinfarkts bereits „Frührentner". Sie sieht für sich auf dem regionalen Arbeitsmarkt keine Chance mehr und fürchtet, in „Hartz IV abzurutschen". Sie ist auf den Gedanken fixiert, nach der Reha einen Antrag auf Erwerbsminderung zu stellen. Hier droht für die therapeutische Beziehung die Gefahr, dass die Rehabilitandin, sobald sie ihr Ziel der EM-Berentung ernsthaft gefährdet sieht, keinen

Therapiefortschritt mehr zeigt / zeigen darf und ihre Beschwerden aggraviert.
Der Bezugstherapeut wird als Bedrohung bzw. als Stellvertreter der Institution erlebt, die eine als zustehend erlebte Sozialleistung (EM-Rente) „ungerechtfertigt verweigert". ▮

5.2.4 Zusammenhang zwischen Therapiebeziehung und Therapieergebnis

Dabei ist der Zusammenhang zwischen Therapiebeziehung und -ergebnis in vielen Untersuchungen klar belegt und letztlich unabdingbar. So kamen z. B. Lambert und Barley (2001), die die Anteile am Gesamttherapieergebnis untersuchten, zu folgendem Ergebnis:

- 40 % Faktoren außerhalb der Therapie
- 30 % unspezifische Faktoren inkl. therapeutischer Beziehung
- 15 % Erwartungen (Placeboeffekt)
- 15 % spezifische therapeutische Techniken

An diesen Zahlen wird deutlich, wie groß der Einfluss der therapeutischen Beziehung auf das Therapieergebnis ist. Also muss auch in der psychosomatischen Rehabilitation besonderer Wert auf eine gute, tragfähige Beziehung gelegt werden, wenn die Reha erfolgreich sein soll (Norcross und Lambert 2011).

Lambert und Barley (2001) leiten daraus praktische Konsequenzen für die Therapeuten ab und postulieren als Grundregel:

> **! MERKE**
> Die Beziehung ist wichtiger für das Ergebnis als die Anwendung der neuesten Techniken.

Sie empfehlen deshalb explizit ein Therapeutentraining in Beziehungsgestaltung bei kontinuierlicher Weiterbildung und Supervision, mit dem Fokus auf der Beziehungsgestaltung / -qualität, wobei speziell in der stationären psychosomatischen Rehabilitation folgende drei Hauptwirkfaktoren (Paar und Grohmann 2008) beschrieben sind:

1. die Distanz von zu Hause mit der Entpflichtung von Verantwortung und der Herausnahme aus problematischen Beziehungen,
2. das Leben in der therapeutischen Gemeinschaft und dann erst
3. das multimodale Reha-Programm.

Das relativiert die Bedeutung des Bezugstherapeuten zwar etwas, aber er ist der Mittler zwischen Rehabilitand und Klinik und gestaltet nicht nur die personale, direkte Beziehung zwischen sich und dem Rehabilitanden, sondern auch zwischen Behandlerteam / Gesamtklinik und Rehabilitanden.

Also gelten die Grundregeln für eine gute Therapiebeziehung auch und gerade für den Bezugstherapeuten. Er muss es schaffen, in kürzester Zeit (möglichst schon im Erstgespräch) eine emotionale Bindung zum Rehabilitanden aufzubauen, die dann die 5–7 Wochen unter der Vorgabe der Wiederherstellung der Leistungsfähigkeit im Erwerbsleben eine sehr fokussierte Therapie trägt.

> **! MERKE**
> Der Rehabilitand muss sich emotional angenommen, verstanden und akzeptiert fühlen. Dies stellt die Basis für das Einlassen auf Veränderungsprozesse dar. Der Bezugstherapeut sollte die wesentlichen Bedürfnisse des Rehabilitanden erkennen und i. S. der komplementären (= motivorientierten) Beziehungsgestaltung angemessen befriedigen (Grawe und Grawe-Gerber 1999).

5.2.5 Die Faktoren der therapeutischen Beziehung in der Rehabilitation

Die therapeutische Beziehung lässt sich in vier einzelne Faktoren aufteilen (Holm-Hadulla 2007):

1. **Arbeitsbeziehung:** Rollenklärung, Formulierung der Ziele, Definition der Aufgaben
2. **Basiskompetenzen:** Empathie, Echtheit, Wertschätzung und fachliche Kompetenz
3. **Komplementäre Beziehungsgestaltung:** Orientierung an Bedürfnissen und Motiven des Patienten
4. **Beziehungsbearbeitung:** Beziehungsgestaltung, insb. bei Beziehungstests und zur Vermeidung von Beziehungsabbrüchen

Bezugstherapeuten in der psychosomatischen Rehabilitation sollten sich der vier Faktoren bewusst sein und ihre Kompetenzen gezielt erweitern. Die Kliniken wiederum sollten die „Beziehungskompetenzen" ihrer Bezugstherapeuten bewusst durch entsprechende Weiterbildungen und Supervision fördern.

Die Psychotherapie im Rahmen der stationären Rehabilitation ist geprägt von einem hohen Grad an Standardisierung (Brüggemann et al. 2008). Es gibt die Vorgabe der Erfüllung von Reha-Therapiestandards (RTS) und der Erbringung einer ausreichend hohen Zahl an therapeutischen Leistungen. Damit ist eine maximale Transparenz der gesamten Therapie gegeben. Gleichzeitig ist der Bezugstherapeut auf der individuellen Ebene gefordert, die Therapie an die persönlichen Bedürfnisse des Rehabilitanden anzupassen, um die therapeutische Beziehung aufrechtzuerhalten.

Zusammenfassend lässt sich festhalten, dass der therapeutischen Beziehung im Rahmen der stationären psychosomatischen Rehabilitation die gleiche hohe Bedeutung zukommt wie im ambulanten Setting, sie aber unter ungleich schwierigeren Rahmenbedingungen aufzubauen und zu erhalten ist.

5

LITERATUR

Brüggemann S, Haaf H-G, Sewöster D. Evidenzbasierte Rehabilitation: zwischen Standardisierung und Individualisierung. Physiotherapie med 2008; 4: 9–16.

Grawe K. Psychologische Therapie. 2., korr. A. Göttingen: Hogrefe 2000.

Holm-Hadulla RM. Die Therapeutische Beziehung. In: Senf W et al. (Hrsg.). Praxis der Psychotherapie. Ein integratives Lehrbuch. 4., akt. A. Stuttgart: Thieme 2007, S. 97–103.

Lambert M J, Barley DE. Research summary on the therapeutic relationship and psychotherapy outcome. Psychotherapy 2001; 38(4): 357–361.

Norcross JC, Lambert MJ. Psychotherapy relationships that work. II. Psychotherapy 2011; 48(1): 4–8.

Orlinsky D, Rønnestad MH, Willutzki U. Fifty years of process-outcome research: Continuity and change. In: Lambert MJ (ed.). Bergin and Garfield's Handbook of Psychotherapy and Behavior. 5th edn. New York: Wiley 2004, pp. 307–390.

Paar GH, Grohmann S. Stationäre Psychosomatische Rehabilitation. In: Schmid-Ott G, Wiegand-Grefe S, Jacobi C et al. (Hrsg.). Rehabilitation in der Psychosomatik. Stuttgart: Schattauer 2008, S. 55–63.

Worringen U, Muschalla B, Hoppe A. Psychologische Aufgaben in der medizinischen Rehabilitation. In: DRV Bund (Hrsg.). Reader Psychologie; www.deutsche-rentenversicherung.de/Bund/de/Inhalt/2_Rente_Reha/02_reha/05_fachinformationen/03_infos_fuer_reha_einrichtungen/_downloads/konzepte/psychologie/Reader.pdf?__blob = publicationFile&v = 11 (letzter Zugriff: 6.6.2019).

5.3 Nebeneinander oder Zusammenspiel? Zur Bedeutung von Teamarbeit in Reha-Einrichtungen

Margret Xyländer und Thorsten Meyer

Zur Orientierung

- Die Arbeit in der Reha-Klinik ist gekennzeichnet durch die Notwendigkeit der interdisziplinären Zusammenarbeit, die sich an gemeinsamen Zielen ausrichtet.
- Die Qualität der Zusammenarbeit stellt dabei einen zentralen Einflussfaktor für den patientenseitigen Reha-Erfolg dar.
- Für eine erfolgreiche professionsübergreifende Zusammenarbeit bedarf es eines gemeinsamen Austausches zwischen den multiprofessionellen Mitarbeitern der Reha-Einrichtung, die Anerkennung und Verständnis für die professionsspezifischen Handlungslogiken der jeweils anderen Akteursgruppe(n) ermöglichen.
- Die Entwicklung der Teamarbeit kann als Teil einer Organisationsentwicklung und wesentlicher Beitrag zur Weiterentwicklung der Versorgungsqualität verstanden werden.

Die Praxis der Rehabilitation zeichnet sich dadurch aus, dass sehr unterschiedliche Gesundheitsfachberufe arbeitsteilig kooperieren müssen. Das interdisziplinäre Reha-Team ist entsprechend im Rahmenkonzept der medizinischen Rehabilitation als zentraler Bestandteil fest verankert (DRV 2009: 25). Damit ist zugleich eine der bedeutsamsten Herausforderungen der Rehabilitationspraxis gekennzeichnet: die **interdisziplinäre Zusammenarbeit**[1] zwischen den unterschiedlichen Akteuren. Diese erfordert ein berufsgruppenübergreifendes, die verschiedenen Professionen integrierendes Handeln und Denken, was mit wechselseitigem Verstehen und Verständnis füreinander ver-

[1] In der Literatur wird z. T. explizit zwischen *multi-* und *inter*disziplinärer Zusammenarbeit unterschieden, wobei der erste Begriff für das Vorhandensein unterschiedlicher Berufsgruppen oder Disziplinen im Team steht (also durchaus für ein *Nebeneinander*) und der zweite auch die Qualität der Zusammenarbeit – das Zusammenspiel – kennzeichnet (vgl. z. B. Momsen et al. 2012).

knüpft ist: Unterschiedliche Perspektiven, z. B. auch im Hinblick auf professionsbezogene Haltungen und Hierarchiepositionen, müssen zusammengedacht werden. Ärzte, Pflegende, Psychologen, Therapeuten (Physio-, Bewegungs-, Ergotherapie, Logopädie), Sozialarbeitende u. a. m. müssen sich in ihren Aktivitäten abstimmen und / oder beratend interagieren. Sie bilden ein **multiprofessionelles Behandlungsteam,** das ein übergeordnetes **gemeinsames Ziel** verbindet: die Behandlung des Rehabilitanden im Hinblick auf das jeweilige individuelle Rehabilitationsziel. Jedoch verfolgt auch jede Berufsgruppe eigene professionsgebundene Ziele mit Blick auf den Rehabilitanden. Folglich werden hohe Anforderungen bzgl. **Kommunikation und Kooperation** an die verschiedenen Akteure eines Reha-Teams gestellt. Hinzu kommen nicht zuletzt Anspruch und Notwendigkeit, auch den Rehabilitanden substanziell in Behandlungsentscheidungen einzubinden.

! MERKE

Teamarbeit im Reha-Kontext bezieht sich also immer sowohl auf berufsgruppenübergreifende Zusammenarbeit als auch – mehr oder weniger – auf patientenorientierte Beteiligung, die bis hin zu Modellen der Integration des Rehabilitanden in das Reha-Team reichen kann.

Insbesondere bei Unvorhersehbarkeiten und außerhalb von standardisierten Routineabläufen stellen sich die Arbeitsprozesse nochmals komplexer dar und erfordern netzwerkartige Strukturen der Zusammenarbeit. Vor dem Hintergrund sich verändernder Rahmenbedingungen im Gesundheitssystem – z. B. der frühere Übergang vom Akut- in den Rehabilitationsbereich, Herausforderungen infolge von Ökonomisierungstendenzen, Fachkräftemangel, kulturelle Diversität aufseiten der Patienten und Mitarbeitenden – kann die Bedeutung einer erfolgreichen Teamarbeit für Mitarbeiter wie Patienten in der Rehabilitation nicht hoch genug geschätzt werden.

5.3.1 Teamleistung und Behandlungserfolg

! MERKE

Teamkultur gilt als ein zentraler Einflussfaktor für den Reha-Erfolg. Gut eingespielte Teams weisen eine höhere Patientenzufriedenheit sowie größere Patientenerfolge auf.

Es liegen mittlerweile verschiedene Belege für die Bedeutung der interdisziplinären Zusammenarbeit für den Reha-Erfolg vor (Strasser et al. 2010, 2014; Momsen et al. 2012; Körner und Becker 2017; Schott und Kockert 2014). Nationale und internationale Studien können Zusammenhänge zwischen Aspekten der Qualität von Teamarbeit mit höheren Patientenerfolgen aufzeigen und so Teamkultur als zentralen Einflussfaktor für den Reha-Erfolg identifizieren (Strasser et al. 2010, 2014; Smits et al. 2014)[2]. Aus der psychiatrischen Literatur sind positive Zusammenhänge von der Stationsatmosphäre und dem Behandlungserfolg beschrieben (z. B. Eklund und Hansson 1997).

Das von der DRV Bund finanzierte Forschungsprojekt **„Merkmale einer erfolgreichen Reha-Einrichtung" (MeeR)** kann darüber hinaus – mittels eines qualitativ-komparativen Studiendesigns und vertiefender Fallanalysen – zeigen, dass erfolgreichere Kliniken eher die Zusammenarbeit in Reha-Teams fördern. Die einzelnen Mitarbeiter erfahren als Teil des Reha-Teams in erfolgreichen Reha-Einrichtungen eine höhere Wertschätzung. Dies drückt sich u. a. in der Form der Beteiligung der unterschiedlichen Professionen an den Teamsitzungen aus: Teambesprechungen, in denen alle am Reha-Prozess beteiligten Berufsgruppen in gleichem Maß teilnehmen, werden von den Akteuren effektiver genutzt als Teambesprechungen, in denen hauptsächlich Ärzte involviert und weitere Berufsgruppen teilweise nur über Stellvertreter vertreten sind. Dies setzt sich im Ausmaß der wechselseitigen Interaktion zwischen den unterschiedlichen Professionen weiter fort: In erfolgreicheren Einrichtungen beteiligen sich alle Berufsgruppen – auch ohne Aufforderung – an Diskussionen in Teambesprechungen und können z. B. differierende Einschätzungen offen ansprechen. In weniger erfolgreichen Einrichtungen werden Teamsitzungen eher von ärztlicher Seite dominiert. In diesen Institutionen lassen sich dann auch insgesamt Hinweise auf stärker ausgeprägte hierarchische Kommunikationsstrukturen finden.

[2] Die Forschungsgruppe um Dale Strasser beschäftigt sich seit 20 Jahren mit dem Einfluss von Führungskräftetrainings auf die Teamzusammenarbeit und den Patientenerfolg. Teamarbeit gilt als ursächlich für Patientenoutcomes, u. a. gemessen an geringerer Aufenthaltsdauer.

5

„Die Ergebnisse dieser Arbeit legen nahe, dass die Wertschätzung und Gestaltung von Teamsitzungen, die Intensität der Wechselseitigkeit interdisziplinärer Kontakte sowie der Umgang mit Hierarchie-Strukturen Ansatzpunkte […] sein können", um interdisziplinäre Zusammenarbeit zu optimieren *(Kleineke et al. 2015: 271)*. Das MeeR-Projekt verweist somit auf die Qualitätsunterschiede verschiedener Reha-Einrichtungen, die sich u. a. darin begründen, dass Einrichtungen **interdisziplinäre Zusammenarbeit unterschiedlich definieren und ausgestalten.**

5.3.2 Kommunikation und Austausch

> **! MERKE**
> Die Grundlage für eine erfolgreiche professionsübergreifende Zusammenarbeit ist Kommunikation bzw. ein Austausch zwischen den multiprofessionellen Mitarbeitern der Reha-Einrichtung, die als Kernelement teamorientierter Behandlung gelten können. Sie stellen den wesentlichen Ansatzpunkt für die (Weiter-)Entwicklung von Teamkultur dar. Es muss eine Basis geschaffen werden, die das gegenseitige (An-)Erkennen der jeweils anderen Akteursgruppe(n) und ihrer professionsspezifischen Handlungslogiken ermöglicht.

Während die genannten Ergebnisse aus dem großen Feld der medizinischen Rehabilitation stammen, weist die Teamarbeit in der Psychosomatik in Form der *therapeutischen Teams* eine eigene Entwicklungslinie auf, die zusätzliche Anforderungen an das Reha-Team stellen. Das therapeutische Team hat sich aus dem monopolaren Modell der intimen Therapie zwischen Therapeut und Patient unabhängig vom weiteren Klinikmilieu, über das bipolare Organisationsmodell, in dem die psychologischen Therapeuten und die (hier i. d. R. der Pflege zugeordneten) Professionellen unterschiedliche therapeutische Aufgaben wahrnehmen, hin zum integrativen Modell entwickelt, das als Reaktion auf grundlegende Probleme des bipolaren Organisationsmodells verstanden werden kann.

Multidisziplinäre Teamarbeit in diesem Sinne ist nicht nur notwendige Voraussetzung für eine patientenorientierte Versorgung, sie ist vielmehr das Kernelement psychotherapeutischer Arbeit, die sich zeitlich und räumlich in der Klinikorganisation abbilden muss. Voraussetzungen dafür sind eine kompetente Führung des therapeutischen Teams, die Professionalität der Teammitglieder sowie ihre Ausdrucks- und Kooperationsfähigkeiten (Bardé 1993). Die psychotherapeutische Behandlung findet somit in einem multipersonalen therapeutischen Beziehungssystem statt, in dem zeitlich parallel vielfältige bewusste und unbewusste Interaktionsaspekte i. S. von Übertragungen eine Rolle spielen, die durch geeignete Kooperationsformen wieder zusammengeführt werden müssen. In psychodynamischen Behandlungskonzepten gehört die Erfassung dieser multidimensionalen Übertragungsgestalt zur zentralen Aufgabe des Reha-Teams (Jannsen 2004), entfaltet aber nachvollziehbarerweise ihre Relevanz auch in anderen therapeutischen Kontexten.

Eine wichtige Unterstützung der Teamarbeit stellen Formen der externen und internen Supervision dar. **Supervision** kann dabei sowohl innerhalb einer Berufsgruppe als auch im Reha-Team / therapeutischen Team erfolgen. Die Supervision sollte sich dadurch auszeichnen, dass sie nicht nur patienten- bzw. fallorientiert mit einer Betonung auf intrapsychischen Themen oder interaktionsbezogen z. B. mit der Reflexion von Übertragungsmechanismen vorgeht, sondern vielmehr auch aus systemischer Perspektive Merkmale und Mechanismen der Organisation reflektiert und Bezug auf gesellschaftliche Rahmenbedingungen und Aufträge nimmt (Hedlund 2003). Entsprechende Supervisionen sollten regelmäßig, d. h. im Abstand von 1–2 Wochen, und, wenn möglich, entweder durch einen externen Supervisor oder durch eine festangestellte interne Spezialistin mit Fortbildung im Bereich Supervision erfolgen. Eine Supervision durch Vorgesetzte könne über eine Fallbesprechung i. d. R. nicht substanziell hinausgehen und somit das Potenzial der Supervision nicht entfalten (Hedlund 2003).

5.3.3 Einrichtungskultur

Die für das o. g. MeeR-Projekt beschriebenen sog. *weichen Merkmale* einer Reha-Einrichtung sind demnach wichtiger Teil einer notwendig zu gestaltenden Einrichtungskultur. Obwohl sie als wesentliche Einflussfaktoren für Teamleistungen – und damit für patientenorientierten Behandlungserfolg – gelten können, findet ein Nachdenken über die Relevanz und das **Potenzial erfolgreicher Zusammenarbeit** zwischen den Berufsgruppen erst langsam Eingang in die Rehabilitationspraxis. Interdisziplinäre Zusammenarbeit erfordert **praxisnahe Konzepte,** um ein wechselseitiges Verständnis der beteiligten Berufsgruppen füreinander und für ihre professionellen Sicht- und Arbeitsweisen zu schaffen. Diesen Zusammenhang zwischen Teamentwicklung und Qualitätssicherung nehmen Körner et al. (2016a, b) und Körner und Becker (2017) zum Anlass, Ansätze der **Organisationsentwicklung im Gesundheitswesen** auf den Bereich der medizinischen Rehabilitation anzuwenden.

Die Freiburger Forschergruppe hat mit dem *Manual zur patientenorientierten Teamentwicklung speziell in der Rehabilitation* (Körner et al. 2016a) das erste deutschsprachige Teamentwicklungskonzept für den Reha-Kontext entwickelt. Die für die Praxis – und insbesondere leitende Mitarbeiter – entwickelte standardisierte Handreichung soll die professionsübergreifende Organisation und Zusammenarbeit im rehabilitativen Kontext verbessern und u. a. dazu beitragen, die Zusammenführung des Wissens und der Kompetenzen der verschiedenen an Rehabilitation beteiligten Berufsgruppen (als ein Aspekt von Teamarbeit) zu stärken. Es zielt im Wesentlichen darauf, einrichtungsspezifische Problemlagen zu erkennen und unter Einbeziehung aller Teammitglieder Problemlösungen zu erarbeiten. Dabei nehmen die Teamleiter eine wichtige Rolle im multiprofessionellen Reha-Team ein, um Teamarbeit mittels Teamcoachingmaßnahmen zu verbessern. Bei der Anwendung des Manuals werden **vier Phasen** durchlaufen:

1. Auftragsklärung und Zielfindung mit der Klinikleitung
2. Zielfindung im Team
3. Lösungsentwicklung
4. Evaluation

Mit der Darstellung konkret einzusetzender Methoden und Arbeitsmaterialien leitet das Manual detailliert die Umsetzung eines Teamentwicklungsprozesses in Reha-Einrichtungen an.

Teamentwicklungsmaßnahmen – i. S. von Interventionen – stellen auch einen Ansatz dar, um die besonderen **Arbeitsbedingungen im Reha-Kontext** und das Wohlbefinden von Mitarbeitern in Reha-Kliniken genauer in den Blick zu nehmen. Dieser Zusammenhang zwischen Teamarbeit und Wohlbefinden wurde aktuell von Becker et al. (2018: 275) für deutsche Reha-Kliniken untersucht. Dabei zeigten sich die Aspekte **Teamorganisation** und **Zusammenhalt** als bedeutsam, um Wohlbefinden vorherzusagen:

„Die Befunde zum Zusammenhalt implizieren, eine personenorientierte Arbeitsweise zu fördern, welche durch ein Wir-Gefühl und Gruppenkohäsion gekennzeichnet sind. So kann möglicherweise emotionaler Erschöpfung vorgebeugt und das Wohlbefinden gesteigert werden.“

! MERKE

Gerade die Psychosomatik stellt ein besonderes Lernfeld für die Mitarbeitenden dar, das durch die gleichwertige Wertschätzung der unterschiedlichen Teammitglieder und die Identitätsarbeit des Teams unter kompetenter Leitung unterstützt werden kann.

LITERATUR

Bardé B. Die psychotherapeutische Behandlung der Patienten durch ein therapeutisches Team. In: Bardé B, Mattke D (Hrsg.). Therapeutische Teams: Theorie – Empirie – Klinik. Göttingen: Vandenhoeck & Ruprecht 1993, S. 51–108.

Becker S, Konrad A, Zimmermann L et al. Einfluss von Teamarbeit auf Wohlbefinden und emotionale Erschöpfung von Mitarbeitern in der medizinischen Rehabilitation. Gesundheitswesen 2018; 80: 270–277.

DRV – Deutsche Rentenversicherung Bund. Rahmenkonzept zur medizinischen Rehabilitation in der gesetzlichen Rentenversicherung. GB Sozialmedizin und Rehabilitationswissenschaften. Bereich Reha-Wissenschaften. 3. A. Berlin: DRV 2009.

Eklund M, Hansson L. Relationships between characteristics of the ward atmosphere and treatment outcome in a psychiatric day-care unit based on occupational therapy. Acta Psychiatr Scand 1997; 95(4): 329–335.

Hedlund S. Zur Bedeutung der Supervision bei stationärer Psychotherapie am Beispiel von psychosomatischen Kliniken. Organisationsberatung – Supervision – Coaching 2003; 2: 145–153.

Janssen PL. Berufsgruppen- und methodenintegrierende Teamarbeit in der stationären psychodynamischen Psychotherapie. Psychotherapeut 2004; 49: 217–226.

Kleineke V, Stamer M, Zeisberger M et al. Interdisziplinäre Zusammenarbeit als ein Merkmal erfolgreicher Rehabilitationseinrichtungen – Ergebnisse aus dem MeeR-Projekt. Rehabilitation 2015; 54(4): 266–272.

Körner M, Becker S. Reha-Team und Interprofessionalität. Rehabilitation 2017; 56: 361–365.

Körner M, Dinius J, Becker S et al. Manual zur Patientenorientierten Teamentwicklung in der Rehabilitation. Medizinische Psychologie und Medizinische Soziologie Universität Freiburg 2016a; www.forschung-patientenorientierung.de/files/uni_broschuere_manual_a4_cmyk_web.pdf (letzter Zugriff: 5.6.2019).

Körner M, Luzay L, Becker S et al. Teamentwicklung in der medizinischen Rehabilitation. Konzept und Evaluation einer Teamintervention. Rehabilitation 2016b; 55(2): 74–80.
Momsen A-M, Rasmussen JO, Nielsen CV, et al. Multidisciplinary team care in rehabilitation: An overview of reviews. J Rehabil Med 2012; 44: 901–912.
Schott T, Kockert S. Leistungssteigerung durch zielgerichtete Organisationsentwicklung von Reha-Einrichtungen – Folgestudie. Bielefeld: Universität Bielefeld 2014.
Smits SJ, Bowden D, Falconer JA, Strasser DC. Improving medical leadership and teamwork: An iterative process. Leadersh Health Serv 2014; 27(4): 299–315.
Strasser DC, Burridge AB, Falconer JA, et al. Measuring team process for quality improvement. Top Stroke Rehabil 2010; 17 (4): 282–293.
Strasser DC, Burridge AB, Falconer JA, et al. Toward spanning the quality chasm: An examination of team functioning measures. Arch Phys Med Rehabil 2014; 95: 2220–2223.

5

5.4 Reha-Zielvereinbarung

Timo Specht und Dörte Bernhard

Zur Orientierung

- Das „Herstellen einer gemeinsamen Wirklichkeit" mit den Patienten zu dem, was eine Reha leisten und woran sich ihr Erfolg („konkret und realistisch") messen lassen soll, ist ein wesentliches Qualitätsmerkmal.
- Gelingende Reha-Zielvereinbarung nimmt die Patienten mit in die Verantwortung und unterstützt die „Wendung ins Aktive" als grundlegende Voraussetzung für langfristige Veränderung.
- Dieses Kapitel liefert zunächst einen Einblick in die Strukturierung und Konzeptualisierung von Reha-Zielvereinbarung, um dann ihre Nutzung im Reha-Prozess zu erläutern und konkret auf die praktische Umsetzung einzugehen.

5.4.1 Zielvereinbarung als Dreh- und Angelpunkt in der Reha-Medizin

Mit den Patienten die Ziele von Behandlung gemeinsam abzustecken ist eigentlich eine Selbstverständlichkeit in der Medizin. Anders als in der Akutmedizin hat die Zielvereinbarung in der Rehabilitationsmedizin aber besondere und zentrale Bedeutung – und das aus gutem Grund: Wenn es darauf ankommt, dass Menschen im Zuge des Rehabilitationsprozesses aktiviert und befähigt werden, sodass sich dies günstig auf ihre Teilhabe auswirkt, dann wird dies nur gelingen, wenn sie das Gefühl haben, dass ihre persönlichen Vorstellungen und Erfahrungen in die Behandlung einbezogen werden. Ärztliches und therapeutisches Spezialwissen auf der einen Seite und subjektive Überzeugungen und Unsicherheiten der Patienten auf der anderen sollen zu einer „gemeinsamen Wirklichkeit" zusammenfinden und sich in einer ganzheitlichen Therapieplanung und einer gemeinsamen Beurteilung des Behandlungserfolgs niederschlagen. Dieses Prinzip gilt nicht nur in der psychosomatischen Rehabilitation, sondern grundsätzlich in allen Feldern der Rehabilitation. Zielvereinbarung als Aushandlungsprozess zwischen Behandlern und Rehabilitanden und die Überprüfung des tatsächlich Erreichten folgen dabei einem standardisierten und evidenzbasierten Vorgehen.

Zielvereinbarung allgemein

Das systematische Entwickeln von Zielen und die Kontrolle der Zielerreichung spielen nicht nur in der Medizin, sondern in vielen Feldern eine wichtige Rolle, z. B. in der Qualitätssicherung oder der Personalführung. Ein klassischer Zugang ist z. B. die SMART-Methode, nach der Ziele **s**pezifisch, **m**essbar, erreichbar (**a**chievable), **r**elevant und zeitlich begrenzt (**t**ime-bound) sein sollen. Sich zu überlegen, zu welchen konkreten Verbesserungen eine Entwicklung führen soll, aber auch was realistischerweise in einer bestimmten Zeit und bei begrenzten Ressourcen möglich ist, erhöht nicht nur die Erfolgsaussichten, sondern auch das Selbstwirksamkeitserleben der Beteiligten. In der Medizin hat die Patientenautonomie mit den Merkmalen Mitentscheidung und Mitgestaltung trotz der gegebenen Abhängigkeiten einen hohen Stellenwert (Meyer et al. 2009). Behandlungsziele sollen also nicht einseitig ärztlich, sondern gemeinsam auf Augenhöhe festgelegt werden. Das beinhaltet auch das Einbeziehen biografischer Aspekte und die Reflexion von Werten und Grundhaltungen. Ein frühes Verfahren zur Erarbeitung von Behandlungszielen bei psychischen Störungen ist

z. B. das *Goal Attainment Scaling* nach Kiresuk und Sherman (1968). Ziele können ganz unterschiedliche Dimensionen haben: kurz- vs. langfristige Ziele, unspezifische vs. spezifische Ziele, symptomorientierte vs. Funktionsziele, medizinische vs. lebensweltliche Ziele, Klärungs- vs. Ergebnisziele (ParZivar II: Dibbelt et al. 2012: 18 f.). Im Rahmen des Projekts ParZivar II sind Arbeitsblätter zur Bearbeitung von Zielen entstanden (www.reha-ziele.de).

5.4.2 Kernaspekte der Reha-Zielvereinbarung

Die systematische Übersicht der Aspekte, die in eine gelungene Reha-Zielverarbeitung einfließen sollen, verdeutlicht, warum sie ein Herzstück im gesamten Reha-Prozess ist (➤ Box 5.1). Reha-Medizin versteht sich auch als **Befähigungsmedizin,** die auf langfristige Veränderung abzielt. Sie funktioniert dann, wenn Rehabilitanden erkennen, dass sie auch selbst Verantwortung für ihre Gesundheit übernehmen, an selbstfürsorglichen Kompetenzen hinzugewinnen und diese in ihren Alltag überführen müssen, um sie dort auf lange Sicht aufrechtzuerhalten. Das werden sie nur tun, wenn sie sich in ihren persönlichen Zielen verstanden und abgeholt fühlen und spürbar geworden ist, dass sich diese Anstrengung lohnt. Am Anfang einer Reha muss also für die Patienten deutlich werden, dass sie eigenständige und eigenverantwortliche Subjekte in einem therapeutischen Prozess sind, der sich an ihren Zielvorstellungen orientiert und für den sie auch motivational gewonnen werden sollen. Therapeutische Entscheidungen bedürfen damit zwangsläufig einer **partizipativen Entscheidungsfindung** und Therapiezielvereinbarungen immer auch einer edukativen Ebene, die langfristige Befähigung in den Fokus nimmt.

BOX 5.1

Grundpfeiler der Reha-Zielvereinbarung

- **Partizipative Entscheidungsfindung & Autonomie:** Menschen einzubeziehen stärkt Motivation und Eigenverantwortung.
- **Kommunikation & vertrauensvolle therapeutische Arbeitsbeziehung:** Reha-Medizin ist Beziehungsmedizin – Zielvereinbarung braucht und fördert Vertrauen.
- **Ganzheitlichkeit:** Reha-Medizin fokussiert nicht einzelne Organe oder Störungen, sondern ist integrierte Medizin, die einem biopsychosozialen Modell folgt.
- **Teilhabeorientierung & Edukation:** Reha-Medizin ist Befähigungsmedizin – Zielvereinbarung muss also auch Dazulernen und Alltagsbewältigung in den Blick nehmen.
- **Prozesshaftigkeit & Überprüfbarkeit:** Ziele können im Verlauf angepasst werden – am Ende ermöglichen sie die Beurteilung und einen Austausch über das Erreichte.

Ein weiterer wichtiger gemeinsamer „Markenkern" von psychosomatischer und rehabilitativer Medizin ist das **biopsychosoziale Modell** (➤ Kap. 1), also die Vorstellung, dass man Erkrankungen – besser: erkrankte Menschen – nur verstehen kann, wenn man körperliche, seelische und Kontextfaktoren gemeinsam und in ihren Wechselbeziehungen betrachtet. Dieser Gedanke hat seinen Weg in die Reha-Medizin über die Verankerung der ICF und der **Teilhabeorientierung** im Sozialgesetzbuch bzw. im Teilhabegesetz gefunden (➤ Kap. 2.4): Rehabilitation ist also nur dann erfolgreich, wenn sie die Teilhabe stärkt. Das kann sie aber nur, wenn sie alle dafür relevanten körperlichen, seelischen und kontextbezogenen Einflussfaktoren entsprechend ihrer Bedeutung für Fähigkeiten und Funktionen berücksichtigt. Was dabei relevant ist, hängt aber eben auch von der **subjektiven Sicht der Betroffenen** ab:

! MERKE

Zielvereinbarung muss also auch die ganz persönlichen, individuell wichtigen Teilhabeziele in den Blick nehmen.

Psychosomatische Medizin ist in ihrem Kern **Beziehungsmedizin** – gelingende Beziehung ist ein entscheidender Wirkfaktor und die Grundlage von Veränderung und Entwicklung in einem therapeutischen Prozess. Die Folgen einer veränderten gesundheitlichen Situation und die Ziele einer Intervention werden am besten in einer von Akzeptanz, Ermutigung, Wertschätzung und Vertrauen getragenen therapeutischen Arbeitsbeziehung besprochen. Eine solche Beziehung ist aber nicht nur Voraussetzung für gelingende Zielvereinbarung und Bringschuld des Patienten. Gute Zielvereinbarung selbst trägt zur Stärkung des Arbeitsbündnisses bei durch einen Aushandlungsprozess, der auf Transparenz, Information und ein mündiges Gegenüber setzt, bei der die Patienten sich gesehen, verstanden und ernst genommen fühlen, sondern kann umgekehrt auch viel zu deren Stärkung beitragen. Beide Partner tragen Verantwortung, aber auf unterschiedliche Weise: Der Behandler strukturiert, informiert, klärt auf – der Patient muss sein Anliegen formulieren und seine Krankengeschichte darlegen. Gemeinsam müssen sie eine realistische Zielvorstellung entwickeln, Maßnahmen festlegen und die Behandlung steuern (Ullrich et al. 2015).

Die Formulierung individueller Behandlungsziele ist die Grundlage für die Ausgestaltung des **konkreten Therapieplans** (z. B. in Edukation, Physiotherapie oder Berufsorientierung). Für die Praxis bedeutet das, Standardisierung (Leitlinien, Trägervorgaben, Therapiepfade) und Individualisierung von Therapie bei begrenzten Ressourcen in ein sinnvolles Gleichgewicht zu bringen – der Zielvereinbarung kommt dabei vor allem im Hinblick auf die **Individualisierung** große Bedeutung zu.

Dass es in der Reha über die reine Besserung von Symptomen hinaus auch um Befähigung, Ganzheitlichkeit, Teilhabe und Nachhaltigkeit geht, sollte sich auch in der Zielformulierung niederschlagen, die dadurch auch selbst **edukativen Charakter** bekommt. Idealerweise sollten die vereinbarten Reha-Ziele nicht nur schriftlich festgehalten, sondern auch dem Patienten in Kopie mitgegeben werden – verbunden mit dem Auftrag, sich im Verlauf wiederholt daran zu orientieren.

Eine erfolgreiche Rehabilitation hängt zu einem guten Teil von einem funktionierenden **Reha-Team** (> Kap. 5.3) und damit auch von einer guten **Kommunikation** der beteiligten Berufsgruppen untereinander ab. Gute Zielvereinbarung muss also auch gut im Team kommuniziert sein, sodass alle gemeinsam an den gleichen Zielen arbeiten können und jeder ggf. mit seiner eigenen Fachlichkeit an der Ausdifferenzierung mitwirken kann.

Zielvereinbarung ist nicht statisch, sondern ebenso **prozesshaft** wie die Rehabilitation insgesamt, sodass man Phasen unterscheiden kann (> Tab. 5.1). Therapieziele können sich in Abhängigkeit von gewonnenen neuen Einsichten oder einem vertieften Verständnis verändern, im Zuge der Beteiligung unterschiedlicher Professionen ausdifferenzieren oder sich orientiert am Verlauf weiterentwickeln. Team und Patienten sollen das gemeinsam im Blick behalten.

Schließlich bietet eine individuelle Zielvereinbarung auch die Möglichkeit, am Ende der Behandlung gemeinsam mit dem Patienten den Erfolg der Maßnahme zu beurteilen und den Grad der **Zielerreichung zu überprüfen** (Meyer et al. 2009). Dieser Moment ist zugleich Ausgangspunkt für die Planung der Zeit nach der Reha, in der das Gelernte in den Alltag integriert und aufrechterhalten werden muss. Die Reflexion des Erreichten und des noch Möglichen hilft dabei, Motivation und Selbstwirksamkeitserwartung zu stärken.

Tab. 5.1 Phasen im Zielvereinbarungsprozess

Phase 1	*Prästationär:*	Zielvorstellungen abfragen und Reflexion darüber im prästationären Frage- und Anamnesebogen anregen.
Phase 2	*Ärztliches und psychotherapeutisches Aufnahmegespräch:*	Bedeutung der Zielvereinbarung erläutern, individuelle Ziele klären, unrealistische Erwartungen korrigieren, gemeinsam konkrete und realistische (bis zum Ende der Reha erreichbare) Ziele festlegen, Eigenverantwortung und eigene Handlungsoptionen aufzeigen, gemeinsam Therapieplan ableiten.
Phase 3	*Anpassung im Verlauf:*	Erfahrungen mit den Therapiebausteinen, erkennbaren Therapieeffekten und Zugewinn an Verständnis für die zugrunde liegende Problematik können zu Veränderungen der Ziele und des Therapieplans führen.
Phase 4	*Vor dem Abschlussgespräch:*	Die übliche Fragebogendiagnostik am Ende der Reha kann auch für die Reflexion der Zielerreichung genutzt werden.
Phase 5	*Ärztliches und psychotherapeutisches Abschlussgespräch:*	Neben „objektiven" Fragebogeninventaren erlaubt die Reflexion der individuellen Zielerreichung eine Einschätzung von subjektivem Erfolg, Befähigung, Motivation und Beziehungsaspekten und davon abgeleitet unmittelbar Überlegungen zur Aufrechterhaltung der Effekte nach der Reha.
Phase 6	*Katamnese:*	Auch bei der Beurteilung längerfristiger Therapieeffekte nach Reha-Ende können individuelle Ziele (bei angepasstem Zeithorizont) einen Beitrag leisten.

5.4.3 Zielvereinbarung in der klinischen Praxis

Typischerweise werden die Behandlungsziele erst am Ende des Aufnahme- bzw. des Erstgesprächs thematisiert. Zunächst müssen die Patienten bei ihren Beschwerden „abgeholt" werden, muss eine „gemeinsame Wirklichkeit" zu den häufig komplexen Problemstellungen hergestellt und nicht zuletzt eine belastbare Arbeitsbeziehung aufgebaut werden, auch wenn die Frage, was die Rehabilitanden sich von der Reha erhoffen, durchaus auch schon zu Beginn gestellt werden kann (typische Probleme ➤ Tab. 5.2).

Reha-Ziele sollen **konkret und realistisch** formuliert sein, damit ein Erfolg möglich und sichtbar werden kann. Dabei ist es wichtig zu unterscheiden zwischen dem, was die Patienten grundsätzlich erreichen möchten, und dem, was sie realistischerweise bis zum Ende der Reha tatsächlich erreichen können, denn nur daran sollen sich Reha-Ziel und Behandlungsfokus orientieren. Reha-Ziele sollten grundsätzlich auch das biopsychosoziale Modell und die Teilhabeorientierung berücksichtigen. Das lässt sich z. B. lösen, indem Ziele auf vier Ebenen formuliert werden: körperbezogene, seelenbezogene, edukative und Teilhabeziele. Exemplarisch ist dies in der **Fallvignette** dargestellt, bei der Reha-Ziele mithilfe eines strukturierten Instruments, dem Aukruger Dokumentationsbogen zur **P**atienten- und **I**CF-orientierten **E**valuation von **T**herapiezielen (**PIET**; Specht und Feddersen 2012), festgehalten wurden.

Fallbeispiel

Zielvereinbarung auf vier Ebenen mit PIET

47-jähriger Garten- und Landschaftsbauer mit depressiver Störung, chronisch-obstruktiver Lungenerkrankung, Fumatorium und chronischem Rückenschmerz,

Tab. 5.2 Typische Schwierigkeiten bei der Zielvereinbarung in der klinischen Praxis

Problem	Maßnahme / Vorgehensweise
Wenig Zeit	Gute Zielvereinbarung vor dem Hintergrund knapper Ressourcen ist eine Herausforderung. Was hilft sind Übung und Routine, Vorstrukturierung (z. B. mit einem Doku-Instrument, vgl. Fallbeispiel), die Einsicht in die Unverzichtbarkeit und die Erfahrung, dass sie nützlich ist für Arbeitsbeziehung, Therapieplanung und Reha-Erfolg.
Rentenwunsch, Resignation und fehlende Motivation	Zielvereinbarung ist schwierig, wenn von vornherein kein wirklicher Behandlungswunsch besteht. Dies gilt es offen und transparent zu thematisieren, Unterstützungsmöglichkeiten und Grenzen sollten aufgezeigt werden. Gelingt es, Vertrauen herzustellen, lassen sich oft auch sinnvolle Ziele ableiten. In schwierigen Fällen hilft eine Leitungsvisite mit verteilten Rollen bei der Klärung.
Unterschiedliche Vorstellungen und unrealistische Ziele	„Mir hilft nur Massage" oder „Ich will in 4 Wochen gesund und schmerzfrei werden" erschwert das Herstellen einer gemeinsamen Wirklichkeit – tatsächlich ist die Klärung gerade in diesen Fällen aber besonders wichtig, weil Unzufriedenheit und ausbleibender Erfolg sonst vorprogrammiert sind.
Schlechte Arbeitsbeziehung, Misstrauen und ungenügende Passung	Eine belastbare und vertrauensvolle therapeutische Beziehung und eine gute Passung sind wesentliche Prädiktoren einer erfolgreichen Psychotherapie – ihr Fehlen wird auch beim Versuch der Zielvereinbarung deutlich und erschwert diese erheblich, ebenso wie das Gelingen der Reha insgesamt. In diesen Fällen muss der Fokus darum auch zunächst auf der Beziehung liegen. Hilfreich sind Wertschätzung, Supervision, differenzielle Indikationsstellung und ggf. auch einmal ein Therapeutenwechsel, weil sich nicht jede Passungsproblematik lösen lässt.
„Ich kann nicht"	Manchmal entwickelt sich eine Dynamik mit einem aktiven Therapeuten, der Lösungen aufzuzeigen versucht, und einem passiven Patienten, der deutlich macht, warum es nicht klappen kann – ein Hemmnis auch für die Zielvereinbarung. Hier helfen z. B. der Versuch, den Patienten in die Verantwortung zu nehmen, und Supervision.
Schwierig und ungewohnt	Für Ärzte und Therapeuten ist die Reflexion von Behandlungszielen und -optionen selbstverständlich – Patienten tun sich damit nicht selten schwer, denn sie haben weder das Hintergrundwissen noch die Erfahrung. Hier kommt es auf eine verständliche Informationsvermittlung und auf innerhalb eines individuell nachvollziehbaren Erlebnishorizonts formulierte Ziele an – gern mit den eigenen Worten des Patienten.

arbeitsunfähig seit 7 Monaten, Arbeitsverhältnis besteht, geschieden, zwei Kinder.
Wesentliche Funktionseinschränkungen: eingeschränkte körperliche Leistungsfähigkeit durch Erschöpfung, Schmerzen im unteren Rücken beim Heben und Bücken, Trainingsmangel und Husten sowie eingeschränkte psychische, kognitive und interaktionelle Leistungsfähigkeit durch innere Anspannung, sozialen Rückzug und aufbrausendes Verhalten, Antriebs-, Konzentrations- und Schlafstörungen.

1. **Körperbezogene Ziele** („Bei welcher körperlichen Problematik wollen Sie eine Verbesserung erreichen?") – konkret und realistisch: *Weniger Rückenschmerzen und weniger Husten*
2. **Psychosoziale Ziele** („Bei welcher seelischen Problematik wollen Sie eine Verbesserung erreichen?") – konkret und realistisch: *Wieder lachen können*
3. **Edukative Ziele** („Was möchten Sie dazulernen im Hinblick auf die Zeit nach der Reha?") – konkret und realistisch: *Besser entspannen können und nicht mehr rauchen*
4. **Ziele für Beruf und Teilhabe** („Welche alltäglichen und beruflichen Anforderungen wollen Sie besser bewältigen können?") – konkret und realistisch: *Wieder arbeiten können*

Am Ende der Reha wurde die Zielerreichung gemeinsam (Pat., Ärztin, Psychotherapeut) für jede der vier Ebenen anhand von „Schulnoten" zwischen 1 („sehr gut") und 6 („ungenügend") eingeschätzt: Körper 2, psychosozial 1, edukativ 3, Teilhabe 1.
Die Entlassung erfolgte im Einvernehmen arbeits- und leistungsfähig. ■

Im Zielvereinbarungsgespräch mit den Rehabilitanden ist es wichtig, unrealistische Vorstellungen (z. B. „schmerzfrei" oder „gesund") zu korrigieren, Eigenverantwortung und eigene Handlungsoptionen aufzuzeigen (z. B. aktive Beteiligung an Gruppenangeboten) und herauszuarbeiten, woran der gewünschte Erfolg konkret erkannt werden könnte (z. B. „dass ich mich wieder auf etwas freuen kann", „dass ich meine Arbeit wieder schaffe", „dass ich meine Schnürsenkel wieder selbst binden kann").

! MERKE

Die Rehabilitanden sollen sich ernst, aber auch in die Verantwortung genommen fühlen. Sie werden nur dann den Eindruck haben, in die Behandlungsplanung einbezogen zu sein, wenn sie darin auch ihre **persönlichen Zielvorstellungen wiederfinden** können.

Von hoher praktischer Relevanz ist auch der Umgang mit Rehabilitanden mit sog. **Besonderer Beruflicher Problemlage** (BBPL), bei denen die berufliche Reintegration besonders im Fokus steht (vgl. MBOR, ➤ Kap. 9.2). Hier kommt es sehr auf die sorgfältige Erarbeitung einer gemeinsamen und realistischen Sicht auf die beruflichen Teilhabeziele und auf die verständliche Vermittlung der davon abgeleiteten Interventionen an.

Besteht eine ausgeprägte **passive Behandlungserwartung** oder ein deutliches Hilflosigkeitserleben, soll bereits zu Beginn an einer Wendung ins Aktive gearbeitet werden, indem aufgezeigt wird, welche Möglichkeiten der Einflussnahme dem Rehabilitanden zur Verfügung stehen und was er selbst zum Erfolg beitragen kann.

5.4.4 Bewirkt eine gute Reha-Zielvereinbarung einen Unterschied beim Reha-Erfolg?

Es besteht ein breiter Konsens darüber, dass der Einbezug der Rehabilitanden in den Reha-Prozess ein Qualitätsmerkmal ist und dass Zielvereinbarung i. S. partizipativer Entscheidungsfindung sich günstig auf den Reha-Erfolg auswirkt. Die Datenlage zur Evidenz ist dabei aber noch begrenzt (Buchholz und Kohlmann 2013), abgesehen von einem klaren Zusammenhang zwischen Zielvereinbarung und Patientenzufriedenheit (Richter et al. 2011). Eine deutschlandweite systematische Bestandsaufnahme zeigt, dass noch eine deutliche Diskrepanz zwischen formalem Anspruch und tatsächlicher Umsetzung in der klinischen Praxis besteht – Verbesserungspotenziale werden in Patienten-, Team- und Prozessorientierung und damit letztlich in allen Bereichen gesehen (Glattacker et al. 2016). Zur Unterstützung stehen nur wenige Instrumente zur Verfügung, einen Goldstandard gibt es nicht und der Fokus liegt überwiegend auf somatischen und psychosomatischen, weniger auf berufs- und teilhabebezogenen Zielen. So kann auch die Zielvereinbarung sich noch ein paar Ziele für die Zukunft stecken.

„Das Ziel weicht ständig vor uns zurück. Genugtuung liegt im Einsatz, nicht im Erreichen. Ganzer Einsatz ist ganzer Erfolg.“

Mahatma Gandhi

LITERATUR

Arbeitsbuch Reha-Ziele der Deutschen Rentenversicherung; www.reha-ziele.de (letzter Zugriff: 7.6.2019).

Buchholz I, Kohlmann T. Ziele von Patienten in der medizinischen Rehabilitation. Eine Übersicht zum Forschungsstand in Deutschland. Rehabilitation 2013; 52: 75–85.

Dibbelt S, Freund S, Greiteman B et al. ParZivar II. Partizipative Zielvereinbarung in der Rehabilitation. Manual. Anlage zum Abschlussbericht des Institutes für Rehabilitationsforschung Norderney e.V. (IfR). 2012; www.imbi.uni-freiburg.de/dateien/SEVERA/Projekte/parzivar2/parzivar-ii-manual-2014-12-10-komplett.pdf (letzter Zugriff: 11.5.20).

Doering TJ, Kobelt A, Petrosa G. Patienten – Partner im medizinischen Entscheidungsprozess in der psychosomatischen Rehabilitation. Prävention und Rehabilitation 2018; 30(1): 24–29.

Glattacker M, Quaschnig, Bredehorst M et al. Reha-Zielvereinbarungen in der medizinischen Rehabilitation: Eine bundesweite Bestandsaufnahme. Rehabilitation 2016; 55: 143–149.

Kiresuk TJ, Sherman RE. Goal Attainment Scaling: A general method for evaluating comprehensive community mental health programs. Community Health J 1968; 4(6): 443–453.

Meyer T, Pohontsch N, Raspe H. Zielfestlegungen in der stationären somatischen Rehabilitation – die Herausforderung bleibt. Rehabilitation 2009; 48: 128–134.

Richter M, Schmid-Ott G, Muthny FA. Ziele, Zielerreichung und Patientenzufriedenheit in der psychosomatischen Rehabilitation. Z Psychosom Med Psychother 2011; 57: 91–99.

Specht T, Feddersen D. PIET: Aukruger Dokumentationsbogen zur Patienten- und ICF-orientierten Evaluation von Therapiezielen; 2012. Bogen und Manual können kostenfrei unter info@fachklinik-aukrug.de angefordert werden.

Ullrich A, Mittag O, Garbrecht M et al. Partizipative Zielvereinbarung in der Rehabilitation (ParZivar II): Evaluation einer Intervention bei Patienten mit chronischen Rückenschmerzen. Rehabilitation 2015; 54: 317–324.

5.5 Strukturierung des Reha-Prozesses: Behandlungsplan (Musterplan)

Wolfgang Kupsch

Zur Orientierung

- Strukturierung des Reha-Prozesses heißt zum einen, den individuellen Behandlungsbedarf des einzelnen Patienten vor dem Hintergrund der allgemeinen Behandlungsgrundsätze (ICF, KTL, RTS) mit den Mitteln der in der Klinik zur Verfügung stehenden Behandlungsangebote in einem passenden Behandlungsplan zu decken.
- Zur Konzeptualisierung einer Reha-Maßnahme kann auch die Zeitgestalt des Prozesses dienen: In geeigneter Form erfolgt die Begleitung des Patienten im Vorfeld über die eigentliche Behandlung bis hin zu den nachfolgenden Maßnahmen.
- Schließlich kann in psychotherapeutischer Perspektive das Verstehen des Patienten und seiner Symptomatik helfen, den Reha-Prozess zu strukturieren.

5.5.1 Einleitung

Jeder Mensch ist einzigartig, und keine Erkrankung gleicht der anderen. Jede Behandlung muss sich daher an den individuellen Bedürfnissen des einzelnen Patienten ausrichten. Andererseits: Jede Behandlung muss sich rechtfertigen gegenüber den Normen und Grundregeln der wissenschaftlichen Medizin. Die individuelle Behandlung hat entsprechend allgemeinen Leitlinien zu erfolgen, um den Einzelnen vor Willkür und Schaden zu bewahren.

Die Strukturierung des Reha-Prozesses soll helfen, beides zu verbinden: eine an den individuellen Bedürfnissen orientierte Behandlung zu ermöglichen und dabei gleichermaßen die allgemeinen Regeln der ärztlich-therapeutischen Kunst zu beachten.

In diesem Kapitel werden drei Gesichtspunkte diskutiert, die zur Strukturierung einer Rehabilitationsbehandlung geeignet sind. Es sind drei unterschiedliche Blickwinkel, unter denen jede individuelle Reha-Maßnahme betrachtet werden kann: Die Aspekte der Behandlung, der Begleitung und des Verstehens. Jeder Aspekt ist einer Betrachtungsweise verpflichtet:

- die **Behandlung** folgt einer funktionellen biopsychosozialen Diagnose,
- die **Begleitung** beachtet einen Rehabilitationsprozess,
- das **Verstehen** beruht auf einem psychotherapeutischen Zugang.

Exemplarisch wird uns in diesem Kapitel **Frau A.** begleiten.

Fallbeispiel

Frau A. (52) arbeitet seit vielen Jahren als Angestellte in der Verwaltung einer westdeutschen Großstadt, früher in Teilzeit, nach dem Auszug der Tochter (23) vor 2 Jahren wieder vollzeitig. Zusammen mit ihrem Mann (54), einem Industriemeister, und dem Sohn (20) lebt sie im eigenen Haus am Stadtrand.

Wegen eines Uterus myomatosus unterzog sich Frau A. im Frühjahr einer Hysterektomie. Eine Wundheilungsstörung führte zu einer verzögerten Rekonvaleszenz. Schließlich entwickelte Frau A. eine depressive Symptomatik, was zur Vorstellung bei einer Psychiaterin und der Diagnose einer mittelgradigen depressiven Episode führte. Ein Behandlungsversuch mit einem Antidepressivum brachte keine Besserung, aber eine weitere Gewichtszunahme, sodass das Medikament mit ausdrücklichem Wunsch der Patientin wieder abgesetzt wurde. Mittlerweile 8 Monate arbeitsunfähig krankgeschrieben, hat Frau A. bei einer Psychologischen Psychotherapeutin über die Terminservicestelle einen Sprechstundentermin. Die Psychotherapeutin empfiehlt eine medizinische Reha-Maßnahme der Indikation Psychosomatik.

5.5.2 Behandlung

ICF und Konzeptualisierung der Behandlung

Die Internationale Klassifikation der Krankheiten (ICD) ist eine Systematik vor dem Hintergrund des biomedizinischen Modells von Gesundheit, die eine international anerkannte und einheitliche Sprache für die Profession bereitstellt. Sie findet ihre Grenze dort, wo nicht über Krankheiten selbst, sondern über die funktionellen Einschränkungen und negativen Auswirkungen von Krankheiten auf das Leben eines individuell Betroffenen gesprochen werden soll. Für diese Bedürfnisse wurde die Internationale Klassifikation der Funktionsfähigkeit, Behinderung und Gesundheit (ICF) entwickelt. Sie bietet die Möglichkeit, den individuellen Krankheitsfall in einer allgemeinen Systematik abzubilden (DRV 2012).

Innerhalb des Theorieschemas der ICF lassen sich auch leicht die therapeutischen Ansatzpunkte verorten und miteinander in Beziehung setzen (Gerdes und Weis 2000; ➤ Abb. 5.1).

Für das konkrete praktische Vorgehen bedeutet dies, dass für jeden Patienten am Beginn der Reha-Maßnahme Folgendes zu leisten ist:

1. Erfassen aller Diagnosen nach ICD
2. Ordnen der Diagnosen nach Relevanz für die Reha-Maßnahme
3. Erfassen der Einschränkungen in Funktion, Aktivität und Partizipation
4. Erfassen der person- und umweltbezogenen Kontextfaktoren
5. Festlegen der Rehabilitationsziele (Fokus der Reha-Maßnahme)

Im Fall von **Frau A.** ergibt sich folgendes Bild.

Fallbeispiel

Forts.

In der Aufnahmephase in der Klinik werden nach Sichtung der Vorbefunde und eigener Befunderhebung folgende **Diagnosen nach ICD-10** gestellt:

1. Mittelgradige depressive Episode (ICD-10 F32.1)
2. Adipositas Grad 1 (ICD-10 E66.01)
3. Beckenbodenschwäche bei Z. n. Hysterektomie bei Uterus myomatosus (ICD 10 N99.3)
4. Degeneratives BWS- und LWS-Syndrom bei Z. n. Bandscheibenvorfall L5 / S1 (ICD-10 M53.8)

Die **biopsychosoziale Diagnostik** ergibt folgende weitere Zusammenhänge:

1. **Biologisch:** Vor 10 Jahren hat Frau A. einen Bandscheibenvorfall L5 / S1 erlitten, seitdem ist sie mit chronischen Rückenschmerzen regelmäßig in fachorthopädischer Mitbehandlung; alimentär bedingt besteht eine Adipositas Grad 1.

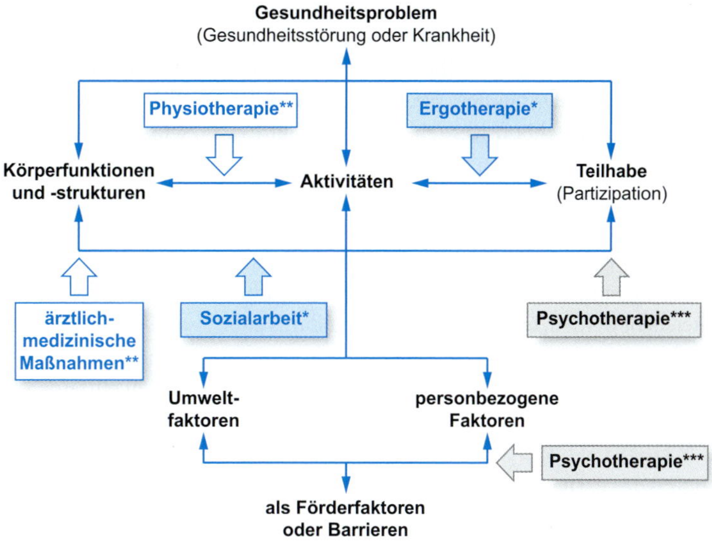

Abb. 5.1 ICF-Modell und Orte der therapeutischen Intervention. * = sozial; ** = biologisch; *** = psychisch [W826-1]

2. **Psychisch:** Eine psychische Symptomatik oder einen entsprechenden professionellen Kontakt hat es im Leben von Frau A. bislang nicht gegeben. Frau A. beschreibt sich aber als „eher ängstlich", schon seit der Kindheit, etwa in der Schule. Psychometrisch fällt im Screening ein hoher Score in den Dimensionen Ängstlichkeit und phobische Ängste auf. Nachdem sie vor 2 Jahren wieder auf Vollzeitarbeit umgestellt hat, kam es vermehrt und zunehmend zu Spannungen mit der direkten Vorgesetzten.
3. **Sozial:** In den letzten 2 Jahren kam es zu sozialen Veränderungen: Die Tochter zog mit ihrem Freund zusammen; der Sohn ist als Elektrotechniker mit einem dualen Studium in der Familie deutlich weniger präsent. Frau A. hat während der Vollzeittätigkeit soziale Freizeitaktivitäten vernachlässigt und sich in der Phase der Krankschreibung zunehmend zurückgezogen.

Behandlungsplanung entsprechend ICF:

1. **Biologisch:**
   - Bei depressiver Störung: sportliche Aktivitäten, Gymnastik, physikalische Maßnahmen (Massage, Kneipp-Anwendungen)
   - Bei Adipositas: Ernährungsberatung und Psychoedukation, Lehrküche, sportliche Aktivitäten, Körperwahrnehmung
   - Bei Z. n. gynäkologischer OP mit Beckenbodenschwäche: Beckenbodengymnastik, ärztliche Beratung
   - Bei Z. n. Bandscheibenvorfall mit degenerativem Wirbelsäulensyndrom: Rückenschule, Wirbelsäulengymnastik, MTT, physikalische Maßnahmen (Massage, Kneipp-Anwendungen)
2. **Psychisch:**
   - Bei depressiver Störung: Orientierung an RTS für Depressive Störungen
   - Bei ängstlicher Störungskomponente: Einzeltherapeutisch achten auf Vermeidungshaltung, sozialen Rückzug, Erarbeiten der Zusammenhänge (ängstliche Vermeidung, sozialer Rückzug und Entwickeln einer depressiven Symptomatik vor dem Hintergrund des aktuellen Konflikts mit der Vorgesetzten)
3. **Sozial:**
   - Bei depressiver Störung mit ängstlicher Komponente und sozialem Rückzug bei Arbeitsplatzkonflikt in einer besonderen Lebensphase (Kinder verlassen das Haus) und längerer Arbeitsunfähigkeit: Fördern des Kontakts zu Mitpatienten im therapeutischen Milieu, Sozialberatung, Einleitung einer stufenweisen Wiedereingliederung an den Arbeitsplatz ■

Die KTL als Checkliste

Die Klassifikation therapeutischer Leistungen (KTL) ist eine wichtige Grundlage für die Qualitätssicherung der Deutschen Rentenversicherung. Sie erfasst alle im Rahmen einer Reha-Maßnahme möglichen Leistungen und stellt damit den Thesaurus aller rehabilitativer Angebote dar, aus dem für einen individuellen Therapieplan geschöpft werden kann (DRV 2015). Zum Zweck der Konzeptualisierung der Reha-Maßnahme kann die KTL damit auch als Checkliste bei der Zusammenstellung eines individuellen Therapieplans verwendet werden. Mithilfe EDV-gestützter Assistenzsysteme kann der erstellte Therapieplan daraufhin untersucht werden, ob er den Qualitätsstandards entspricht.

RTS Depressive Störungen zur Behandlungsplanung

Medizinische Leitlinien im Gesundheitswesen sind definiert als systematisch entwickelte Entscheidungshilfen für ein angemessenes Vorgehen beim Vorliegen bestimmter gesundheitlicher Probleme. Sie können damit Handlungsempfehlungen für individuelle Krankheitsfälle, z. B. mittels Therapiealgorithmen, geben. Die Reha-Therapiestandards der DRV unterscheiden sich davon, da nicht der einzelne Patient mit seiner individuellen Problemkonstellation im Fokus der Betrachtung steht, sondern die Gesamtheit aller Rehabilitanden einer Indikation in einer Reha-Einrichtung. Die RTS Depressive Störungen dienen nicht der Behandlungsentscheidung im Einzelfall, sondern sind ein Instrument der Qualitätssicherung (DRV 2016).

Dennoch kann auch für eine individuelle Reha-Maßnahme anhand des RTS-Schemas, z. B. mit EDV-gestützten Assistenzsystemen, überprüft werden, inwieweit diese den Gruppenvorgaben entspricht. Abweichungen machen dann die Besonderheiten des Falles deutlich oder können Anlass zum Nachjustieren sein.

Der Wochenstundenplan von Frau A. sieht dann wie in ➢ Tab. 5.3 aus.

5.5.3 Begleitung

Die Konzeptualisierung einer Reha-Maßnahme kann sich auch an der Zeitgestalt orientieren. Die Behandlung in einer Reha-Einrichtung ist ein Prozess, der regelhaft in Phasen abläuft. Von der ersten Idee einer solchen Maßnahme und der Antragstellung im Vorfeld über die Aufnahme in die Einrichtung und die Phase der Behandlung dort bis zur Phase des Abschieds und dem „Danach“, möglicherweise mit einer Reha-Nachsorgemaßnahme oder einer Leistung zur Teilhabe am Arbeitsleben (LTA). Die Aufgabe des Reha-Teams kann in dieser Perspektive als Begleitung verstanden werden. Dem Patienten soll ermöglicht werden, die Aufgaben jeder Phase zu bewältigen und die jeweils damit verbundene Chance für sich zu nutzen.

Den einzelnen Phasen können die jeweils zu leistenden Aufgaben wie folgt zugeordnet werden:

1. **Vorfeld:**
   - Sichten der Unterlagen (Überprüfen der Diagnosen und Indikation)
   - Vorbereiten des Rehabilitanden (Informationen über Klinik und Behandlung, Abklärung von Besonderheiten wie spezielle Hilfsmittel, Medikamente, Behandlungsumstände, Begleitpersonen etc.)
   - Diagnostik im Vorfeld (klinikeigene Fragebögen, Rücksprache mit Vorbehandlern etc.)
   - Vorbereiten der Klinik (Zimmerausstattung, spezielle Heil- und Hilfsmittel etc.)
   - Behandlungsplanung im Vorfeld (Einteilung in Gruppen, Zuweisen eines fallführenden Arztes / Therapeuten, Planung klinikexterner Angebote etc.)
2. Phase des **Ankommens** – Behandlungsbeginn:
   - Aufnahme durch Verwaltung, Pflege und fallführenden Arzt / Therapeut
   - Zielvereinbarung und Behandlungsplanung
   - Kennenlernen der Klinik und Einführungsveranstaltungen
   - Integration in Gruppen und Klinikabläufe
3. Phase der **Behandlung i. e. S.** – Leben in der Klinik:
   - Durcharbeiten / Bearbeiten
   - Informieren und Lernen
   - Üben
   - Gruppenleben
4. Phase der Beendigung – **Abschied:**
   - Abschiednehmen (einzeln und aus Gruppen)
   - Fazit (Zielerreichung, ärztlicher Entlassungsbericht, abschließende sozialmedizinische Leistungsbeurteilung)

Tab. 5.3 Wochenstundenplan Frau A. (in Anlehnung an ➤ Abb. 5.1: * = sozial; ** = biologisch; *** = psychisch)

Uhrzeit	Montag	Dienstag	Mittwoch	Donnerstag	Freitag	Samstag
07:00						
	Kneipp-Therapie (K571) **		Kneipp-Therapie (K571) **			
08:00	**Frühstück**					
						Tagesausflug (L560 *
09:00	Psychotherapie: Gruppe „Depression" (G582) ***	Projektgruppe (E720) *	Psychotherapie: Gruppe „Depression" (G582) ***	Projektgruppe (E720) *	Psychotherapie: Körpertherapiegruppe (G572) ***	
10:00		Gruppenspiele (A590) *				
11:00				Vortrag (C59X) *	Wassergymnastik (B603) **	
	Lehrküche (M621) *	MTT (A561) **	Sozialberatung (D562) *			
12:00	**Mittagspause**					
13:00		Rückenschule (C651) **		Rückenschule (C651) **		
14:00	Nordic Walking (A552) **	Psychotherapie: Einzeltherapie (G561) ***		Psychotherapie: Einzeltherapie (G561) ***	Schulung bei Adipositas (C696) *	
15:00						
			Kunsttherapiegruppe (F703) ***		Vollbad (K581) **	
16:00	Vollbad (K581) **			Nordic Walking (A552) **	Massage (K620) **	
	Massage (K620) **					
17:00		Wassergymnastik (B603) **			MTT (A561) **	
	Beckenbodentraining (B569) **		Wirbelsäulengymnastik (B573) **	Beckenbodentraining (B569) **	Wirbelsäulengymnastik (B573) **	
	Abendessen					
19:00		PME (F612) ***		PME (F612) ***		
20:00						

PME = progressive Muskelentspannung; MTT = medizinische Trainingstherapie

- Vorbereitung für danach (Planung und Vorbereitung der weiteren Behandlung, Nachsorge, beruflich rehabilitative Maßnahmen, Einleitung einer stufenweisen Wiedereingliederung ins Arbeitsleben etc.)

5. Phase **„Danach"**:

- Ankommen / Wiedereingliedern in den Alltag (Arbeitsaufnahme, stufenweise Wiedereingliederung etc.)
- Rehabilitationsnachsorge
- LTA
- Aufnahme geplanter Behandlungen
- Umsetzen geplanter Entscheidungen / Maßnahmen

Die Phase der Beendigung sieht bei **Frau A.** folgendermaßen aus:

Fallbeispiel

Forts.

Bei Behandlungsende ist die depressive Symptomatik deutlich gebessert. Testpsychologisch werden die Kriterien für eine leichte depressive Störung erfüllt. Frau A. nennt als wesentliche Verbesserungen, dass sie nun wieder gut schlafe, sich morgens „fit" fühle und sich zutraue, wieder mit der Arbeit zu beginnen. Sie hat mit ihrem Arbeitgeber eine stufenweise Wiedereingliederung über 4 Wochen vereinbart.

Im Rückblick auf den stationären Aufenthalt hält sie für besonders wichtig:

- den Sport, den sie für sich wiederentdeckt habe,
- das Zusammensein mit zwei Mitpatientinnen, mit denen sie auch weiterhin Kontakt halten möchte,
- die Gespräche mit ihrer Einzeltherapeutin, nach denen sie sich immer „gestärkt" gefühlt habe,
- die Gruppenpsychotherapien, die ihr geholfen hätten, nicht mehr so ängstlich zu sein und ihre Meinung zu vertreten,
- die Sozialarbeiterin, ohne die sie sich nicht getraut hätte, mit ihrem Arbeitgeber in Kontakt zu treten und die stufenweise Wiedereingliederung zu vereinbaren.

Frau A. erfüllt bei Behandlungsende noch die Kriterien für eine Adipositas 1. Grades, hat jedoch deutlich an Gewicht verloren. Über Rückenschmerzen klagte sie im letzten Drittel des Aufenthalts nicht mehr.

Sie verlässt die Klinik ohne Medikation und möchte bei der Psychologischen Psychotherapeutin, welche die Reha-Maßnahme empfohlen hatte, nun eine ambulante Psychotherapie beginnen. Sie wird in der Folgewoche eine stufenweise Wiedereingliederung ins Arbeitsleben beginnen.

5.5.4 Verstehen

Psychosomatische Rehabilitation und Psychotherapie

Voraussetzung für die Zuweisung in eine psychosomatische Reha-Einrichtung ist das Vorliegen einer Problematik aus dem psychiatrisch-psychotherapeutischen Fachgebiet, i. d. R. eine Diagnose aus dem F-Kapitel (Psychische Störungen) der ICD (Internationale Klassifikation der Krankheiten), mit maßgeblicher Relevanz für das Krankheitsgeschehen (DRV 2014a). Bei einem überwiegenden Teil des Diagnosespektrums stellt nach den Behandlungsleitlinien die Psychotherapie eine wichtige indizierte Behandlungsmaßnahme dar. Dem nachkommend verlangt das Anforderungsprofil für eine psychosomatische Rehabilitation (DRV-Anforderungsprofil 2014b) das Vorhalten entsprechender psychotherapeutischer Kompetenz. Ausdrücklich wird auf die berufs- und sozialrechtlich anerkannten Verfahren verwiesen. Dieser Standard bildet zum einen die Grundlage für die Qualität der psychotherapeutischen Arbeit im Reha-Team, zum anderen schafft er die Voraussetzung für den professionellen Austausch mit Vor- und Nachbehandelnden sowie für Indikationsstellung und Planung der psychotherapeutischen Behandlung im Anschluss an die Reha-Maßnahme.

Nur erwähnt werden kann an dieser Stelle die große Bedeutung psychosomatischer Reha-Einrichtungen für die Aus-, Weiter- und Fortbildung in ärztlicher und psychologischer Psychotherapie. Gerade die ganztägig ambulante und stationäre psychosomatische Rehabilitation bietet durch den Gruppenbezug und die Verhaltensbeobachtung im therapeutischen Milieu wichtige Felder der Erfahrung, die der Entwicklung von psychotherapeutischer Professionalität dienen können (z. B. Janssen 2012).

Der psychotherapeutische Zugang als Strukturierungshilfe

Üblicherweise ist der fallführende Arzt oder Psychologische Psychotherapeut (Bezugstherapeut) für die Einzelpsychotherapie seines Patienten zuständig. Die mit der Aufnahme eines neuen Patienten sich entwickelnde therapeutische Beziehung kann damit als

Strukturierungshilfe für die Reha-Behandlung dienen. Dabei wird als Zugang die dem jeweiligen psychotherapeutischen Verfahren eigene Methode des Verstehens verwendet:

- die Beachtung der Übertragungs- / Gegenübertragungsentwicklung in den psychoanalytisch begründeten Verfahren
- die Verhaltensanalyse in der Verhaltenstherapie

Mit den Erkenntnismitteln des psychotherapeutischen Verfahrens kann unter Beachtung des Beziehungsgeschehens ein erstes Verständnis der psychischen Problematik des Patienten erreicht werden. Mit diesem Verständnis als Fokus können dann in den folgenden einzeltherapeutischen Sitzungen die Erzählungen des Patienten eingeordnet und geeignete therapeutische Interventionen entwickelt werden.

Im Fall von **Frau A.** zeigt sich folgender Verlauf der Einzeltherapie:

Fallbeispiel

Forts.

Zur fallführenden jüngeren Psychologischen Psychotherapeutin, die gleichzeitig die Therapeutin in der Körperpsychotherapie-Gruppe ist, gewinnt Frau A. im Einzelkontakt schnell Zugang. Es etabliert sich eine vertrauensvolle therapeutische Beziehung, gerade auch, wie Frau A. betont, weil die Therapeutin ihrer Tochter so ähnlich sei. Im Verlauf können Erfahrungen aus der Gruppentherapie genutzt werden, um erste Einsichten in die Zusammenhänge von ängstlichem Rückzug und depressiver Reaktion zu gewinnen. Als biografischer Hintergrund findet sich die Position der Pat. zwischen einer 2 Jahre älteren und einer 3 Jahre jüngeren Schwester bei strenger, halbtags berufstätiger Mutter. Der Psychotherapeutin wird deutlich, wie der aktuelle Konflikt mit der Vorgesetzten dem Muster der Mutterbeziehung folgt und wie die therapeutische Beziehung den Konstellationen zur jüngeren Schwester in der Vergangenheit und zur Tochter in der Gegenwart ähnelt. Die Psychologische Psychotherapeutin versteht damit das affektive Geschehen in der Einzeltherapie so: Wie es der Pat. damals im Verhältnis zur strengen, dominanten Mutter half, ihr Eigenes mittels des guten Verhältnisses zur jüngeren Schwester in Abgrenzung von der Mutter zu bewahren, so nutzt Frau A. nun die Therapeutin, um Denk- und Handlungsspielraum in Abgrenzung zur übergriffigen Vorgesetzten zu gewinnen. Ohne diese Verhältnisse als solche zu thematisieren, nutzt die Therapeutin ihre Position, um die Angst der Pat. vor der Vorgesetzten zu mindern, den Wunsch nach Anerkennung zu erfüllen und sie in ihrem Schritt zurück an den Arbeitsplatz zu unterstützen. Konkret erarbeitet die Therapeutin mit Frau A. einen Plan für die stufenweise Wiedereingliederung an den Arbeitsplatz. Frau A. schickt den ausgearbeiteten Plan an den Arbeitgeber und genießt den Erfolg, als die Genehmigung wenig später eintrifft.

LITERATUR

DRV – Deutsche Rentenversicherung Bund (Hrsg.). Leitlinie Sozialmedizinische Beurteilung bei psychischen und Verhaltensstörungen. Berlin 2012; www.deutsche-rentenversicherung.de/Allgemein/de/Inhalt/3_Infos_fuer_Experten/01_sozialmedizin_forschung/downloads/sozmed/begutachtung/leitlinien_rehabeduerftigkeit_psychische_stoerungen_pdf.html (letzter Zugriff: 8.6.2019).

DRV – Deutsche Rentenversicherung (Hrsg.). Positionspapier der Deutschen Rentenversicherung zur Bedeutung psychischer Erkrankungen in der Rehabilitation und bei Erwerbsminderung. Berlin 2014a; www.deutsche-rentenversicherung.de/Allgemein/de/Inhalt/3_Infos_fuer_Experten/01_sozialmedizin_forschung/downloads/konzepte_systemfragen/positionspapiere/pospap_psych_Erkrankung.html (letzter Zugriff: 8.6.2019).

DRV – Deutsche Rentenversicherung Bund (Hrsg.). Strukturqualität von Reha-Einrichtungen. Anforderungen der Deutschen Rentenversicherung. Berlin 2014b; www.deutsche-rentenversicherung.de/Allgemein/de/Inhalt/3_Infos_fuer_Experten/01_sozialmedizin_forschung/downloads/quali_strukturqualitaet/Broschuere_Strukturanforderungen.html (letzter Zugriff: 8.6.2019).

DRV – Deutsche Rentenversicherung Bund (Hrsg.). Klassifikation therapeutischer Leistungen in der medizinischen Rehabilitation. Berlin 2015; www.deutsche-rentenversicherung.de/Allgemein/de/Navigation/3_Infos_fuer_Experten/01_Sozialmedizin_Forschung/02_reha_qualitaetssicherung/ktl_node.html (letzter Zugriff: 8.6.2019).

DRV – Deutsche Rentenversicherung Bund (Hrsg.). Reha-Therapiestandards Depressive Störungen. Berlin 2016; www.deutsche-rentenversicherung.de/Allgemein/de/Inhalt/3_Infos_fuer_Experten/01_sozialmedizin_forschung/downloads/quali_rehatherapiestandards/Depression/rts_depression_download.pdf?__blob = publicationFile&v = 15 (letzter Zugriff: 8.6.2019).

DRV – Deutsche Rentenversicherung Bund (Hrsg.). Anforderungsprofil für eine stationäre Einrichtung zur medizinischen Rehabilitation von Erwachsenen mit psychosomatischen und psychischen Störungen. Berlin 2018; www.deutsche-rentenversicherung.de/cae/servlet/contentblob/226540/publicationFile/16425/med_reha_erwachsene_psycho.pdf (letzter Zugriff: 8.6.2019).

Gerdes N, Weis J. Zur Theorie der Rehabilitation. In: Bengel J, Koch U (Hrsg.). Grundlagen der Rehabilitationswissenschaften. Berlin: Springer 2000, S. 41–68.

Janssen PL. Zur Theorie und Praxis psychoanalytisch begründeter stationärer Psychotherapie. Forum Psychoanal 2012; 28: 337–358.

5.6 Notfälle und Krisen

Peter Langner

Zur Orientierung

- Umgang mit Suizidalität und suizidalen Krisen.
- Strategien für den Umgang mit Patienten in Angst- und Panikzuständen.
- Management von Erregungs-, Anspannungs- und dissoziativen Zuständen sowie von weiteren möglichen psychischen Krisen innerhalb des Reha-Settings.

In der psychosomatischen Rehabilitation finden sich, etwa im Vergleich zur Akutpsychiatrie, deutlich weniger Akut- oder Notfälle. Das ist zum einen dadurch zu erklären, dass in der Reha vor allem schon seit Längerem bestehende Erkrankungen bzw. bereits chronifizierte psychische Erkrankungen behandelt werden, bei denen seltener eine Akutsituation auftritt. Zum anderen sind die notfallträchtigeren Erkrankungen wie solche aus dem schizophrenen Formenkreis, die emotional instabile Persönlichkeitsstörung sowie die bipolare affektive Störung in der psychosomatischen Rehabilitation vergleichsweise selten anzutreffen. Auch Patienten mit schweren depressiven Episoden sind deutlich seltener in psychosomatischer Rehabilitations- als in psychiatrischer oder akutpsychosomatischer Behandlung. Auch der Zugang zur Rehabilitation mit Antragsverfahren und eine teilweise längerer Anreise haben einen Selektionseffekt.

Der folgende Abschnitt soll der Darstellung dennoch möglicher Akutsituationen in der psychosomatischen Rehabilitation dienen und die Vorgehensweisen bei solchen kurz skizzieren.

5.6.1 Suizidalität

Suizidalität ist ein Phänomen, das vor allem bei Depressionen, aber auch bei vielen anderen Erkrankungen auftreten kann, z. B. bei bipolaren Erkrankungen, Schizophrenien oder Persönlichkeitsstörungen – insbesondere bei Patienten mit emotional instabiler Persönlichkeitsstörung vom Borderline-Typ. Am häufigsten suizidieren sich depressive sowie alkoholkranke Menschen (Bertolote et al. 2010). Aber auch bei Anpassungsstörungen und in Lebenskrisen ist die Suizidalität erhöht (Schroth und Köllner 2018).

Zu unterscheiden sind:

- akute Suizidalität,
- chronische Suizidalität und
- eine als mögliche Option in der Zukunft beschriebene Suizidalität.

Personen mit Selbsttötungsabsichten wollen sehr häufig nicht eigentlich den Tod, sondern Entlastung von ihrer gegenwärtigen Situation bzw. unter ihren derzeitigen Lebensbedingungen nicht weiterleben. 80–90 % der vorübergehend suizidalen Patienten bewerten ihr Leben nach überstandener suizidaler Krise zudem später anders; vielfach wird sogar bereut, an Suizid gedacht zu haben.

! MERKE

Bei fehlendem Wirkungsnachweis von Antisuizidpakten in der empirischen Literatur und fehlenden kontrollierten Studien ist vor allem bei Patienten mit Realitätsverlust im Rahmen ihrer psychischen Erkrankung oder bei Patienten mit mangelhafter Impulskontrolle und zugleich hohem autoaggressivem Potenzial mit gefährlichen suizidalen Handlungen in der Vorgeschichte eher ein Behandlungsvertrag zu empfehlen, der auch einen Passus über das Verhalten bei möglicherweise sich entwickelnder Suizidgefährdung beinhaltet. Solch ein Vertrag sollte zeitlich begrenzt sein, in regelmäßigen Abständen evaluiert und ggf. den neuen Gegebenheiten des Therapieverlaufs angepasst werden (Bronisch 2007).

Ein offener Umgang auch des Patienten mit Autoaggression, Trauer, Angst und Verzweiflung sollte grundsätzlich ja eher gefördert werden, weshalb sich häufig eine eher nicht indizierte und vorschnelle Verlegung in die Psychiatrie bei Thematisierung des Patienten von eigener Suizidalität kontraproduktiv auswirken könnte. Andererseits darf eine große Suizidgefahr, die im psychosomatischen Reha-Rahmen nicht akut zu bewältigen ist, nicht übersehen werden. Daher muss im akuten Krisenfall geklärt werden, wie hoch das Risiko eines Suizids einzuschätzen ist (➤ Box 5.2).

BOX 5.2

Relevante Risikofaktoren für Suizid (Wolfersdorf und Hegerl 2018)

- Frühere Suizidversuche und Hoffnungslosigkeit → **Hochrisikofaktoren!**
- Konkrete Suizidvorbereitungen
- Psychische Erkrankungen mit hohem Risiko (Depression, bipolare Störung, Schizophrenie, Alkoholabhängigkeit)
- Suizide in der Familienanamnese und andere Modelle
- Gewalterfahrungen (z. B. sexueller Missbrauch) in Kindheit und Jugend
- Wahnsymptome (z. B. hypochondrischer Wahn, Schuldwahn)
- Life-Events (z. B. Arbeitsplatzverlust, existenzielle Krisen, Trennung vom Partner)
- Männliches Geschlecht
- Höheres Lebensalter
- Schwere körperliche Erkrankung, unerträglicher Schmerz
- Persönlichkeitsakzentuierungen, insbesondere hohe Kränkbarkeit und / oder hohes Aggressionspotenzial bzw. Impulsivität, paranoide Züge
- Starke innere Unruhe; ausgeprägte, als quälend erlebte Schlafstörungen
- Non-Compliance mit Therapiemaßnahmen

Präsuizidales Syndrom nach Ringel

Die im Rahmen des von ihm beschriebenen **präsuizidalen Syndroms** dargestellten Merkmale gehen nach E. Ringel regelmäßig einer Suizidhandlung voraus, sind als ernst zu nehmende Warnzeichen einzuordnen und deshalb bei der Einschätzung von Suizidalität hilfreich:

- *Einengung:* Wahlmöglichkeiten im Leben werden immer weiter eingeengt, bis nur Suizid bleibt. Diese Einengung kann im Denken und Verhalten des Betroffenen begründet sein (Depression, Kontaktstörung), aber auch in der Realität (Isolation, Vereinsamung, Arbeitslosigkeit, Verluste, Krankheit).
- *Aggressionsumkehr:* verstärkte und gleichzeitig gehemmte Aggression, die sich früher oder später gegen den Betroffenen selbst richtet.
- *Suizidfantasien:* Gefühl, der Realität nicht gewachsen zu sein, führt zur Flucht in die Irrealität. Der Betroffene baut sich eine Scheinwelt auf, in der Gedanken an den Tod und schließlich an Suizid eine immer größere Rolle spielen.

Das diagnostische Vorgehen bei V. a. Suizidalität ist ➤ Tab. 5.4 zu entnehmen.

Bei akuter Suizidgefährdung und fehlender Absprachefähigkeit bis zum nächsten vereinbarten Termin sollen die Patienten unter Berücksichtigung der individuell erforderlichen Sicherheitskautelen notfallmäßig in eine psychiatrische Behandlung überwiesen werden (S3-Leitlinie Unipolare Depression, Empfehlungsgrad A). In der psychiatrischen Klinik kann dann entschieden werden, ob eine offen- oder geschlossen-stationäre Behandlung erfolgen sollte.

Stellt der Patient sich hingegen absprachefähig dar und erscheint steuerungsfähig, so ist von der Verlegung in eine psychiatrische Klinik nach Möglichkeit

Tab. 5.4 Diagnostisches Vorgehen bei Suizidalität (Bronisch 2007)

Diagnostische Ebene	Diagnostische Ziele
Anamnese	Erfassen der Symptomatik und ihrer chronologischen Entwicklung. Information über Vorerkrankungen (insb. Suizidversuche) und Lebenssituation
Exploration	Erkennen psychiatrischer Erkrankungen, insb. depressiver Syndrome; Verstehen auslösender Konfliktsituationen Beurteilung der aktuellen Suizidgefährdung: • Aktive vs. passive Gedanken • Konkrete Planung vs. ungerichtete Absichten • Häufige, drängende vs. seltene Gedanken • Gefährlichkeit einer geplanten oder schon einmal ausgeführten suizidalen Handlung • Art des Suizidmotivs • s. a. Fragen bei akuter Suizidgefahr, S3-Leitlinien unipolare Depression
Körperliche Untersuchung	Erfassen therapierelevanter körperlicher Begleiterkrankungen
Fremdanamnese	Ergänzung und Überprüfung der Angaben des Patienten (besonders bei Bagatellisierungstendenzen; möglichst mit dem Einverständnis des Betroffenen!)

vorerst abzusehen. So kann eine unnötige Belastung der therapeutischen Beziehung verhindert und vermieden werden, dass die Hoffnungslosigkeit des Patienten noch unterstrichen wird. Wichtig sind in der Krisensituation ein guter, engmaschiger Kontakt, eine effiziente Pharmakotherapie, ein Ernstnehmen der Symptome des Patienten sowie verbindliche Absprachen und ein hoffnungsvolles, optimistisches und vertrauendes Verhältnis. Der Patient muss spüren, dass er verstanden wird; ressourcenorientierte Ansätze sollten verfolgt werden, und es sollte nicht defizit-, sondern mehr fähigkeitsorientiert gearbeitet werden. Gründe, die ein Weiterleben sinnvoll machen, sowie Schutzfaktoren sollten erarbeitet werden. Beste Einflussfaktoren zur Suizidverhinderung sind:

- ein optimistischer Therapeut,
- eine enge therapeutische Beziehung sowie
- eine Intensivierung des Kontaktangebots und
- psychotherapeutische Unterstützung.

Klassische Säulen der Krisenintervention / notfallpsychiatrischen Intervention (adaptiert n. Bronisch 2007):

- Aufbau einer tragfähigen Beziehung
- Diagnostik von Suizidalität und Handlungsdruck (einschl. Diagnostik psychischer Erkrankungen und Risikopathologie)
- Akzeptieren des suizidalen Verhaltens als Notsignal
- Verstehen der Bedeutung und subjektiven Notwendigkeit dieses Notsignals
- Bearbeitung der gescheiterten Bewältigungsversuche
- Gemeinsame Entwicklung alternativer Problemlösungen für die aktuelle Krise
- Management der aktuellen Situation unter sichernd-fürsorglichen und kommunikativ-kontrollierenden Gesichtspunkten
- Wiederherstellung der wichtigsten Beziehungen
- Suizidpräventiv unterstützende Medikation (meist sedierend-anxiolytische Psychopharmaka) gemeinsam mit der spezifischen Basistherapie
- Langzeitpsychotherapie und -psychopharmakotherapie bei einer uni- oder bipolaren Depression (in Verbindung mit einer Phasenprophylaxe z. B. mit Lithium oder einem Stimmungsstabilisierer) bzw. Langzeitbehandlung z. B. von schizophrenen Patienten und deren Suizidalität
- Gemeinsame Entwicklung alternativer Problemlösungen für künftige Krisen
- Kontaktangebote als Hilfe zur Selbsthilfe
- Einbeziehung von Angehörigen (unter Berücksichtigung der individuellen Situation)

Fallbeispiel

Patienten mit suizidalen Krisen

Fall 1

Beschreibung Patient (56) mit vorbeschriebener Depression, die nach 4 Wochen Aufenthalt in Besserung begriffen ist, gibt an, dass es keine Perspektive mehr für ihn gebe und er nicht mehr leben wolle. Zuvor hatte er die Nachricht erhalten, dass seine Ehefrau sich nun endgültig von ihm trennen werde.

Verlauf Der Therapeut wird am frühen Nachmittag von den Schwestern, an die sich der Patient gewandt hatte, hinzugezogen. Er vermittelt in einem längeren Gespräch Verständnis für die Verzweiflung des Patienten, um dann auch die Frage zu stellen, ob konkrete Selbstmordabsichten bestünden. Der Patient gibt an, sich vorstellen zu können, vor die S-Bahn zu springen. Diese Gedanken seien jedoch nicht drängend, zuvor habe es auch noch nie konkrete Handlungsabsichten oder -pläne bzw. -versuche gegeben. Aber er wisse nicht mehr, wofür es sich eigentlich noch zu leben lohne. Er kann klar zusagen, sich bis zum nächsten Kontakt mit dem Therapeuten sicher nichts anzutun. In der therapeutischen Arbeit am selben Tag sowie an den folgenden Tagen wird u. a. im sokratischen Dialog und unter Bezugnahme auch auf während der Reha gemachte Erfahrungenüber positive Lebensaspekte und Dinge, die das Leben weiterhin lebenswert machen, und weitere Ziele im Leben gesprochen. Der Patient stabilisiert sich darüber, sagt wiederholt zu, sich nicht umbringen zu wollen, und die Suizidalität verschwindet schließlich gänzlich. Eine Verlegung in eine psychiatrische Klinik war zu keinem Zeitpunkt erforderlich, die antidepressive Medikation wurde weiter aufdosiert; bei trotz kurzfristiger Gabe eines niedrigpotenten Neuroleptikums fortbestehenden Schlafstörungen wurde nach Prüfung der KI die medikamentöse Behandlung erfolgreich mit Mirtazapin z. N. ergänzt.

Fall 2

Beschreibung Die Patientin (46), die erst einige Tage in der Klinik ist, äußert gegenüber der Therapeutin, dass sie nicht dafür garantieren könne, sich bis zum nächsten Kontakt nicht das Leben zu nehmen. Vorher war es bei weiterhin schwerer depressiver Symptomatik sowie ausgeprägtem Insuffizienz- und Minderwertigkeitserleben zu einem Kränkungserleben im Rahmen einer Interaktion mit einem Mitpatienten gekommen, was die Selbstmordabsichten verstärkt habe. Die Patientin gibt an, dass sie bereits im ambulanten Rahmen intensiviert darüber nachgedacht habe, ihr Leben aktiv zu beenden; auch privat sei sie allein und habe kein stabilisierendes Umfeld. Vor Jahren habe sie bereits einmal versucht, sich das Leben zu nehmen, wobei sie bis heute bedauere, dass der Versuch damals nicht gelungen sei.

Verlauf Aufgrund der klar bekundeten Suizidabsichten, von denen sich die Patientin nicht distanzieren kann, der noch deutlich depressiven Symptomatik und der insgesamt erhöhten Risikokonstellation war die Verlegung in die bezirklich zuständige psychiatrische Klinik erfolgt. Hier wurde eine engmaschige Betreuung im zunächst geschlossenen, dann offenen stationären Rahmen vollzogen und eine Optimierung der psychopharmakologischen Behandlung vorgenommen. Aufgrund der schon in der Reha-Klinik fraglich erscheinenden und in der psychiatrischen Klinik sich als nicht gegeben darstellenden Reha-Fähigkeit wurde die weitere Rehabilitationsbehandlung ausgesetzt mit der Option, ggf. zu einem späteren Zeitpunkt eine solche erneut aufzunehmen.

Fall 3

Beschreibung Eine Patientin berichtet ihrem Therapeuten, dass ein 37 Jahre alter Mitpatient mit narzisstischer Grundstruktur und ggw. depressiver Episode ihr gegenüber geäußert habe, sich das Leben nehmen zu wollen.

Verlauf In einem Gespräch, das unmittelbar auf die sofortige Weiterleitung dieser Information an den zuständigen Therapeuten erfolgte, beschrieb der betreffende Patient, dass er immer wieder mal daran denke, sich das Leben zu nehmen. Gegenwärtig sehe er nach seinem Jobverlust und seiner vor dem Scheitern stehenden Beziehung keinen anderen Ausweg mehr, als das eigene Leben zu beenden. Er beschrieb die konkrete Idee, sich auf die Gleise der kliniknah verkehrenden S-Bahn legen zu wollen; zuvor habe er noch nie einen Suizidversuch unternommen. Zum einen wisse er, dass es noch lebenswerte Aspekte in seinem Dasein für ihn gäbe, die Frustration sowie Enttäuschung machten es ihm derzeit jedoch unmöglich, sich auch emotional dadurch positiv berühren zu lassen. Er wisse einfach nicht, ob er die konkrete Selbsttötungsabsicht nicht doch bis zum nächsten Therapietermin umsetzen werde. Es wurde die Verlegung in die bezirklich der Reha-Klinik zugeordnete Psychiatrie (der Wohnort des Patienten war sehr weit entfernt) veranlasst. Nach Entaktualisierung und wiederholt glaubhaft formulierter Distanzierung von Suizidabsichten konnten die Rückübernahme und eine weitere psychosomatische Rehabilitationsbehandlung erfolgen.

Fall 4

Beschreibung Eine Patientin (28) mit depressiver Symptomatik und emotional instabilen Anteilen, die im Vorfeld bereits selbstverletzendes Verhalten gezeigt hatte, beklagt eine zunehmende innere Anspannung und den Wunsch, nicht mehr leben zu wollen. Sie stellt sich nach Selbstverletzungen beim Pflegepersonal vor (Schnitte am Unterarm).

Verlauf Im Kontakt mit dem diensthabenden Arzt lässt sich bei zwar bestehenden chronischen Suizidgedanken der Patientin klar herausarbeiten, dass die Schnittverletzungen nicht aus Selbstmorderwägungen geschehen sind, sondern „lediglich" der Spannungsabfuhr bei krisenhaft erlebter Interaktion mit einem Mitpatienten dienten. Die Patientin konnte im Gespräch entlastet werden. Ein Gespräch mit dem zuständigen Therapeuten war gemäß dem mit ihr vereinbarten Therapievertrag erst 24 Stunden nach der Selbstverletzung geplant. Die Patientin wurde daran erinnert, für die nächste reguläre Therapiesitzung gemäß Therapievertrag eine Verhaltensanalyse aufzuschreiben. ❚❚

In allen Fällen wurde im Entlassungsbrief deutlich auf die (zwischenzeitliche) Suizidalität verwiesen bzw. mit dem Nachbehandler vor Entlassung persönlich Kontakt aufgenommen, da in solchen Fällen auch nach der Entlassung aus stationärer Therapie das Suizidrisiko erhöht bleiben kann. Zudem wäre es hilfreich – nach Einholung einer Schweigepflichtsentbindung seitens der Patienten –, spätestens vor Entlassung ein Gespräch mit dem Ehepartner oder anderen nahen Angehörigen zu führen, um deren Einschätzung zu erfahren, Unsicherheiten zu reduzieren, Notfallstrategien zu besprechen etc.

Im letztgenannten Fallbeispiel kommt die Besonderheit zum Tragen, dass es sich um eine Patientin mit vorrangig emotional instabiler Persönlichkeitsstörung handelt. Bei einer solchen Konstellation ist es ratsam, spezielle Behandlungsverträge zu erstellen, auf die sich im Krisenfall bezogen werden kann. Zudem ist grundsätzlich zu sagen, dass Informationen über Patienten, bei denen der V. a. mögliche zeitnahe krisenhafte Zuspitzungen besteht, an den diensthabenden Arzt weitergegeben werden.

Ein Problem anderer Art ist die **ausbleibende Rückkehr eines Patienten aus dem Ausgang.** Zunächst sollte in einem solchen Fall versucht werden, denjenigen telefonisch zu kontaktieren. In einem Telefonat sollte dann der Grund der weiteren Abwesenheit kurz geklärt werden. Im Vorfeld ist – im Nachtdienst durch den diensthabenden Arzt – zu klären, ob eine Gefährdungslage des Patienten besteht. Dies sollte den möglichst für Pflegekräfte, Therapeuten und Ärzte gut zugänglichen Akten entnehmbar bzw. durch die behandelnden Therapeuten dem Dienstarzt übergeben worden sein. Sollte sich im Zuge des Telefonats oder aus der Sichtung der Vorbefunde die begründete Sorge einer möglichen akuten Suizidalität ergeben, muss diese am Telefon abgeklärt und der Patient dazu bewogen werden, zur weiteren Klärung in die Reha-Klinik zurückzukehren. Ist der Betroffene bei V. a. akute Suizidalität nicht erreichbar, sollte bei den Angehörigen – insofern deren Nummer vom Patienten hinterlegt ist und eine Schweigepflichtsentbindung besteht – nachgefragt werden. Ist weiterhin keine Klärung über den Verbleib des Patienten und seine ggw. psychische Situation möglich, ist die Polizei zu verständigen und eine Fahndung zu veranlassen.

5.6.2 Angst- und Panikattacken

Fallbeispiel

Patientin mit Angst

Beschreibung Eine Patientin (34) fällt im Speiseraum dadurch auf, dass sie immer tiefer und schneller atmet, dabei ängstlich wirkt und sich schließlich ihre Finger und Hände zu verkrampfen beginnen.

Verlauf Die hinzugezogene diensthabende Ärztin stellt eine Hyperventilationstetanie fest, spricht beruhigend auf die Patientin ein und gibt Instruktionen für eine ruhige und gleichmäßige Atmung. Die Hyperventilation sistierte, und die Symptomatik bildete sich zurück. Die Patientin beschreibt, dies immer wieder mal zu haben, in der Vergangenheit zunehmend. Es ereile sie vor allem in engen Räumen bzw. bei Anwesenheit vieler Menschen; eine Angsterkrankung sei vorbeschrieben. Es wurde kurz abgewogen, wie die körperlichen Symptome einzuordnen sind, und erläutert, dass diese ein Ausdruck physiologischer Vorgänge im Rahmen der Angst und kein Hinweis auf eine tatsächliche Bedrohung seien. Die so beruhigte Patientin kam auch über Nacht ohne Medikamente aus und wurde auf die weitere Behandlung mit dem Bezugstherapeuten an den Folgetagen verwiesen, auch zum Erlernen von hilfreichen Strategien (ruhigeres Atmen bei derartigen Zuständen, Mitnahme eines Plastikbeutels, in den zurückgeatmet werden kann, etc.).

Angst- und Panikattacken können ebenfalls dramatisch anmuten und sind im klinischen Alltag der psychosomatischen Rehabilitation, zumal bei erfolgender (Expositions-)Behandlung, ein relativ häufig auftretendes Phänomen. Nahezu immer ist es ausreichend, mit dem Patienten ein **beruhigendes Gespräch** zu führen (selbst bei schweren Panikattacken mit Hyperventilation). Oft sind bereits eine therapeutische Aufklärung über die Symptome und eine Entängstigung dahingehend, dass diese kein Hinweis auf eine tatsächliche Bedrohung sind und vorbeigehen werden, hilfreich. Da Panikanfälle mit Hyperventilation für die Umstehenden ebenfalls recht dramatisch und gefährlich anmuten können, ist es – wie in der o. g. Situation im Speisesaal – hilfreich, auch sie darüber zu informieren, dass die Beschwerden nicht gefährlich sind.

Benzodiazepine sollten nach Möglichkeit nicht zum Einsatz kommen, da diese eine sekundäre Abhängigkeit nach sich ziehen könnten. Indiziert wäre deren Gabe lediglich, wenn die Angst im Rahmen einer psychotischen Episode oder einer schweren depressiven Verstimmung besteht. Sollte eine langfristig angelegte medikamentöse Behandlung sinnvoll erscheinen, sind für die Dauerbehandlung **SSRIs** Mittel der 1. Wahl. Eine Wirksamkeit wurde für alle verfügbaren SSRIs gezeigt; auch Venlafaxin erscheint gegenüber Placebo überlegen.

Bei einem erstmaligen Ereignis ist es wichtig, sich einen Eindruck von den vegetativen und körperlichen

Komponenten zu machen: blasse oder eher gerötete Haut, begleitende körperliche Beschwerden (Brustschmerz oder -enge, beschleunigter oder unregelmäßiger Herzschlag, Luftnot etc.). Dies dient dazu, u. a. mögliche primär körperliche Ursachen für die Symptomatik differenzialdiagnostisch nicht zu übersehen. Je nach Symptomatik können in kardiologischer Hinsicht hierbei Angina pectoris, Myokardinfarkt, Herzinsuffizienz, Herzrhythmusstörungen, Hypertonie oder eine Herzklappenerkrankung zu erwägen sein. Pulmologisch sollte an Asthma oder COPD (meist vorbeschrieben), Pneumothorax, Lungenembolie oder Lungenödem gedacht werden. Endokrinologisch wären ggf. eine Hyperthyreose, eine Hypoglykämie, ein Karzinoid, ein Insulinom, ein Morbus Cushing, ein Phäochromozytom sowie Elektrolytveränderungen oder eine akute intermittierende Porphyrie zu bedenken. Auch neurologische Erkrankungen können Angstsymptome hervorrufen (MS, zerebrale Raumforderung, vor allem vom Temporallappen ausgehende Krampfanfälle, vestibuläre Störungen oder ein Morbus Wilson etc.). Neben einer körperlichen Untersuchung sollten zudem laborchemische und apparative Diagnostikschritte erfolgen (EKG, Fieber, Blutdruck, Herzfrequenz, Blutbild, Entzündungsparameter, Elektrolyte, Transaminasen, Kreatinin, Glukose, Drogen).

Nach Rückgang der Panikattacke bleibt es im Rahmen der klassischen Angstbehandlung therapeutischerseits sinnvoll, die Symptomatik sowie die Situation, in der sie aufgetreten ist, genau zu erfragen. Auch Gedanken, die vor und beim Auftreten des Angstzustands bestanden haben, sollten exploriert werden: Treten die Angstzustände ohne Auslöser oder unter bestimmten Voraussetzungen auf, erfolgen sie episodenartig etc.? Hinsichtlich der Diagnostik und Behandlung von Angsterkrankungen wird auch an dieser Stelle auf die entsprechende S3-Leitlinie verwiesen.

5.6.3 Erregungs- und Anspannungszustände, Dissoziation

Erregung oder Anspannung

Im Falle von außergewöhnlicher **Erregung oder Anspannung** ist es wichtig, für den Patienten einen ruhigen Schutzraum zu gewährleisten. Es sollte geklärt werden, ob solche Zustände vorbekannt sind, bzw. diagnostisch abgewogen werden, woher diese rühren ([agitierte] Depression, Manie, psychotisches Erleben, akute Krise ggf. bei Persönlichkeitsstörung). Je nach Einschätzung sollte der Patient ermutigt werden, sich nach Möglichkeit auf bereits zur Verfügung stehende Strategien bzw. Skills zu besinnen und diese anzuwenden. Gegebenenfalls kann, vor allem bei agitiert-depressiven Zuständen oder psychotisch bedingter übermäßiger Erregung, eine Behandlung mit Lorazepam (Tavor®), in anderen Fällen z. B. mit Promethazin erwogen werden. Je nach Verlauf ist auch eine akutpsychiatrische Behandlung zu erwägen.

Dissoziative Zustände

Im Falle von **dissoziativen Zuständen** ist es wichtig, dass der Therapeut selbst ruhig bleibt in dem Wissen, dass es sich bei der Symptomatik nicht um etwas Gefährliches handelt. Auch ist es hilfreich, dem Patienten zu vermitteln, dass Dissoziation i. S. eines Schutzmechanismus oder als Ausdruck einer kurzfristig verminderten geistigen Verarbeitungskapazität bei starken Emotionen und physiologischen Reaktionen verstanden werden kann. Dennoch brauchen die Betroffenen langfristig Strategien zur Dissoziationskontrolle. Kurzfristig ist in der Akutsituation therapeutischerseits eine ruhige (die Patienten sind oft sehr verängstigt), klare Ansprache mit Aktivierung der Wahrnehmung von Sinneseindrücken von außen („Betrachten Sie das Bild an der Wand, die Blume in der Vase", „Orientieren Sie sich wieder im Raum", „Hören Sie auf das Geräusch der Autos auf der Straße" etc.) erforderlich. Auch intensive körperliche Sensationen sind hilfreich, z. B. eine Stresshocke (die Patientin nimmt „sitzende" Position mit an die Wand gepresstem Rücken ein, jedoch ohne Stuhl) etc. Je nach Vorgeschichte sind auch als vom Patienten persönlich hilfreich erlebte Reize indiziert (Ammoniakflasche, Schnippenlassen eines Gummibands am Handgelenk etc.).

Dissoziative Anfälle

Dissoziative Anfälle stellen eine Sonderform der Dissoziation dar und können in vielfältiger Ausprägung auftreten (Bewusstseinsstörung, hypermotorische Anfälle, rhythmische Bewegungen von Kopf oder Rumpf, Versteifungen der Muskulatur etc.). Dissoziative Anfälle unterliegen keiner bewussten Kontrolle und sind am ehesten als Antwort auf emotionale Belastungen zu werten. In 90 % der Fälle besteht eine psychiatrische Komorbidität (vor allem somatoforme Störungen, PTBS, Depressionen, Angst- und Persönlichkeitsstörungen) sowie in 10 % der Fälle begleitend eine Epilepsie. Die wichtigsten Differenzialdiagnosen sind epileptische Anfälle und Synkopen. Neben der körperlichen Untersuchung und dem Erstellen eines psychopathologischen Befunds mit Exploration chronischer und aktueller Belastungsfaktoren ist das Herausarbeiten spezifischer Trigger für die Anfallsauslösung sehr wichtig. In einer prospektiven Studie (Syed et al. 2011) konnten sechs Anfallsmerkmale identifiziert werden, die dissoziative von epileptischen Anfällen unterscheiden:

- Merkmale für dissoziative Anfälle: erhaltenes Bewusstsein während des Anfalls (bei Frontallappenepilepsien jedoch auch möglich!), Augenflattern und die Möglichkeit von Dabeistehenden, die Intensität des Anfalls zu beeinflussen
- Merkmale für epileptische Anfälle: abrupter Beginn, geöffnete oder erweiterte Augenlider und Schlaf oder Verwirrung nach dem Anfall

Neben einer gründlichen neurologischen, psychiatrischen und internistischen Abklärung ist es wichtig, den Patienten ernst zu nehmen und die Anfälle als dissoziative Anfälle – und nicht als epileptische – zu benennen. Dass psychotherapeutische – vor allem kognitiv-behaviorale – Ansätze dabei helfen können, Anfälle deutlich zu reduzieren, oder sie durch Behandlung ggf. perspektivisch auch sistieren können, ist eine wichtige Information für die Betroffenen. Psychoedukation, das Erarbeiten von Frühwarnzeichen, Erhöhung der Kontrolle über Dissoziationen durch Aufmerksamkeitslenkung auf starke Sinnesreize (s. o.) etc. sind in der weiteren Behandlung wichtige Aspekte. Die komorbiden psychischen Erkrankungen gilt es begleitend mit zu therapieren, ggf. auch psychopharmakologisch unterstützt.

Für den Akutfall ist es wichtig, ruhig mit dem Betroffenen zu sprechen, um ihn zu beruhigen; ggf. lässt sich der Anfall damit auch verkürzen. Um die Verletzungsgefahr zu reduzieren, sollte der Betroffene nicht festgehalten und gefährliche Gegenstände sollten aus seiner Umgebung entfernt werden. Ein Kissen unter dem Kopf kann das Verletzungsrisiko zudem reduzieren helfen.

5.6.4 Krisen

Allgemein ist zu Krisen anzumerken, dass echte Krisen wie z. B. das Bewältigen von Arbeitslosigkeit, der Verlust wichtiger Bezugspersonen etc. häufig zur Entwicklung einer zu einer psychosomatischen Rehabilitation führenden psychischen Beeinträchtigung beitragen und in der Reha gut aufgearbeitet bzw. geklärt werden können. Patienten mit bereits im Vorfeld bekannten, immer wieder auftretenden krisenhaften Zuständen (z. B. bei ausgeprägt emotional instabiler Persönlichkeit, starker Kränkbarkeit im Rahmen einer narzisstischen Persönlichkeitsstörung oder anderen Persönlichkeits- bzw. Interaktionsstörungen) können die Möglichkeiten einer psychosomatischen Rehabilitation hingegen durchaus auch überfordern. Hier gilt es zu erwägen, ob nicht ein geeigneteres, störungsspezifischeres Kliniksetting für die Betroffenen hilfreicher wäre. Auftrag an die ggf. dann auch zu verkürzende Reha-Maßnahme könnte dann die Anbahnung und Vorbereitung einer solchen Maßnahme sein. Ein derartiges Vorgehen ist auch immer vor dem Hintergrund der Abwägung zu prüfen, inwieweit z. B. in den Gruppentherapien viele andere Patienten unter der Problematik eines Einzelnen leiden und dadurch deutlich weniger von der Rehabilitation profitieren, als es möglich wäre, wenn der Betroffene in einem seiner Erkrankung angemesseneren Therapierahmen (meist psychosomatische oder psychiatrische Krankenhausbehandlung) behandelt würde.

! MERKE

Eine Reha sollte dann erfolgen bzw. fortgesetzt werden, wenn der Patient den Rahmen für sich nutzen kann, ohne dass andere Patienten durch seine Anwesenheit in ihrem therapeutischen Fortkommen behindert werden. Sollte Letzteres der Fall sein, ist nach eingehendem Gespräch mit dem Patienten über seine Ziele und wie er diesen nachkommen kann, aber auch ob er die dafür erforderlichen Regeln in der Reha einhalten kann, ggf. auch eine Entlassung zu erwägen. Wäre der Patient klar in einem spezifischeren Behandlungssetting besser zu therapieren, sollte die entsprechende Behandlung mit ihm gemeinsam vorbereitet werden.

Fallbeispiel

Der aggressive Patient

Beschreibung Ein 34 Jahre alter Patient beschreibt wiederholt in der Gruppe, dass er eine derartige Wut auf andere verspüre, dass er sich durchaus vorstellen könne, mal jemanden körperlich anzugehen bzw. auch schwer zu verletzen. Gegenüber dem Pflegepersonal tritt er immer wieder sehr fordernd und verbal aggressiv auf.

Verlauf Es wurde mit dem Patienten erörtert, dass seine Wut und seine Anspannung vor dem Hintergrund seiner persönlichen Situation durchaus verständlich seien, aber die Art und Weise, wie er diese nach außen artikuliere, anderen Angst mache bzw. deren Vorankommen in den Therapien sehr erschwere. Dies sei einerseits so, weil er sehr dominant Raum einnehme, andererseits trauten sich die anderen auch nicht mehr, sich in seiner Gegenwart zu äußern. Der Patient konnte dies zwar annehmen, schaffte es jedoch nicht, sein Verhalten in ausreichendem Umfang zu variieren.

Nach mehrmaliger Ermahnung unter Verweis darauf, dass seine Problematik zwar verständlich sei, in ihrer Ausgestaltung den psychosomatischen Rahmen jedoch sprenge, nach Etablierung von Notfallstrategien für den Fall einer zu heftigen ärgerlichen Erregung (Methoden zum „Abkühlen", Vorstellen beim durch den Therapeuten vor Entlassung nochmal kontaktierten ambulanten Psychiater, Vorstellung in der EH des bezirklich zuständigen psychiatrischen Klinikums etc.) und Begleitung des Patienten bei der Suche nach einem ambulanten Therapeuten wurde die Reha-Maßnahme vorzeitig beendet.

LITERATUR

AWMF. S3-Leitlinie Behandlung von Angststörungen; www.awmf.org/uploads/tx_szleitlinien/051-028l_S3_Angststörungen_2014-05_2.pdf (letzter Zugriff: 8.6.2019).

AWMF. S3-Leitlinie/Nationale VersorgungsLeitlinie „Unipolare Depression"; www.leitlinien.de/mdb/downloads/nvl/depression/depression-2aufl-vers5-lang.pdf (letzter Zugriff: 8.6.2019).

Bertolote J, Fleischmann A, De Leo D. Repetition of suicide attempts. Data from emergency care settings in five culturally different low- and middle-income countries participating in the WHO SUPRE-MISS Study. Crisis 2010; 31: 194–201.

Bronisch T. Krisenintervention und Suizidalität. Psychotherapie 2007; 12(2): 234–240.

Geiser F, Köllner V. Die neue S3-Leitlinie zur Behandlung von Angststörungen. PiD 2015; 15(2): 27–31.

Leitlinien der Europäischen Psychiatric Association; www.europsy.net/wp-content/uploads/2013/11/wasserman.pdf (letzter Zugriff: 8.6.2019).

Schroth S, Köllner V. Anpassungsstörungen: eine schwierige Diagnose. PSYCH up2date 2018; 12: 399–409.

Syed T, LaFrance W, Kahriman E, et al. Can semiology predict psychogenic nonepileptic seizures? A prospective study. Ann Neurol 2011; 69: 997–1004.

Wolfersdorf M, Hegerl U. Suizid und Suizidprävention. In: Voderholzer U, Hohagen F (Hrsg.). Therapie psychischer Erkrankungen. State of the Art. München: Elsevier Urban & Fischer 2018, S. 487–492.

5.7 Entlassung und Reha-Nachsorge

Markus Bassler

Zur Orientierung

- Wie zahlreiche Studien belegen, ist der Erfolg von stationärer Rehabilitation nur dann nachhaltig zu sichern, wenn die meisten Rehabilitanden eine sich möglichst nahtlos an die Reha anschließende Betreuung erhalten, wobei diese je nach Indiktion eine ambulante Psychotherapie oder verschiedene Angebote der Reha-Nachsorge beinhalten kann.
- Um für die Rehabilitanden die individuell auf ihre Bedürfnisse zugeschnittenen Betreuungsangebote herauszufinden, bedarf es schon während der stationären Rehabilitation einer sorgfältigen Abklärung der jeweiligen Indikationskriterien sowie der gezielten motivationalen Vorbereitung auf die vorgesehenen Nachsorgeangebote.
- Für die ambulante Nachsorge von psychosomatischen Rehabilitanden wurde neben multimodalen Angeboten wie IRENA insbesondere das gruppentherapeutische Angebot „Psy-RENA" entwickelt, das wesentlich auf Probleme von Teilhabe und Aktivitäten in konkreten berufsbezogenen Settings unter Nutzung schulenübergreifender Interventionsstrategien fokussiert.

Der Erfolg von psychosomatischer Rehabilitation ist empirisch gut belegt, wobei aber auch deutlich wurde, dass die im stationären Rahmen erzielten positiven Effekte sich in der postrehabilitativen Phase bei vielen Patienten wieder abschwächen, wenn keine ambulanten Nachsorgeangebote wahrgenommen werden. Mehrere Katamnesestudien sprechen dafür, dass ein nachhaltiger Reha-Erfolg nur erreichbar ist, wenn ein effizient organisiertes Entlass- und Fallmanagement erfolgt sowie eine möglichst nahtlos anschließende ambulante Betreuung stattfindet, wofür in den letzten Jahren vielfältige Angebote von ambulanter Reha-Nachsorge entwickelt wurden.

Wie sich in der Praxis jedoch zeigte, werden Empfehlungen zu nachsorgenden Aktivitäten noch immer zu wenig umgesetzt (Deck und Raspe 2004). Ein wesentlicher Grund dafür könnte sein, dass die Rehabilitanden während der stationären Behandlung nicht nachhaltig genug für diese Angebote motiviert werden. Allerdings zeigen Studien zur Umsetzung von nachsorgenden Aktivitäten, dass neben Motivationsproblemen häufig auch kontextuelle Faktoren (Person oder Umfeld des Rehabilitanden) i. S. der ICF Hinderungsgründe sein können. Umso wichtiger ist es daher, dass bei den therapeutenseitigen Empfehlungen ein besonderes Augenmerk darauf gerichtet wird, dass sich die Angebote der Reha-Nachsorge mit den konkreten psychosozialen Lebensumständen des Rehabilitanden in Einklang bringen lassen.

5.7.1 Konzepte der Reha-Nachsorge

Wie empirische Daten zeigen, sind bei über 90 % der psychosomatischen Rehabilitanden postrehabilitative Nachsorgeangebote zweckmäßig (Harfst et al. 2002). Etwa 70 % von ihnen erhalten seitens der Reha-Einrichtung zudem die Empfehlung, eine bereits begonnene ambulante Psychotherapie fortzusetzen bzw. neu anzufangen. Im letzteren Fall ergibt sich jedoch häufig die Schwierigkeit, dass keine ambulanten Therapieplätze zeitnah zur Verfügung stehen, was für die Betroffenen das große Risiko birgt, die während der stationären Reha-Behandlung erreichten Fortschritte wieder zu verlieren. Umso mehr ist es daher gerade für diese Patienten erforderlich, dass sie zumindest überbrückungsweise alternative Behandlungsmöglichkeiten zur ambulanten Psychotherapie wahrnehmen können, wofür insbesondere die seitens der Rentenversicherung finanzierte Reha-Nachsorge in Betracht kommt (DRV 2015).

! MERKE

Dabei ist hervorzuheben, dass die psychosomatische Nachsorge eine indizierte Richtlinien-Psychotherapie nach SGB V nicht ersetzen soll, sie aber in vielfältiger Weise um die Teilhabeperspektive ergänzen kann, was in der ambulanten Psychotherapie noch immer zu wenig berücksichtigt wird.

Seitens der Arbeitgeber wird zunehmend erwartet, dass verstärkt berufsspezifische und arbeitsplatzproblemorientierte Behandlungsmodule in die psychosomatische Rehabilitation implementiert werden sowie eine verbesserte prä- und postrehabilitative Kooperation mit den Firmen erfolgt (Hesse et al. 2008). In jüngerer Zeit wurden deshalb z. B. kurzfristige (stationäre) Präventionsangebote entwickelt, die in der Praxis bereits von einigen Reha-Einrichtungen umgesetzt werden. Betreffs der postrehabilitativen Betreuung ist ein dringendes Anliegen der Arbeitgeber, dass die Rehabilitanden nach Rückkehr an den Arbeitsplatz bei aufkommenden Problemen rasche Hilfe bis hin zur akuten Krisenintervention erhalten, insbesondere wenn für die Betroffenen eine ambulante Psychotherapie nicht kurzfristig verfügbar ist. In diesem Zusammenhang ist noch zu erwähnen, dass für Rehabilitanden, die bei Abschluss der stationären Rehabilitation weiterhin nur eingeschränkt leistungsfähig sind, die Option der stufenweisen Wiedereingliederung in den Arbeitsprozess besteht, die bereits im Rahmen der stationären Rehabilitation in enger Abstimmung zwischen der Reha-Einrichtung, Arbeitgeber und Rentenversicherung eingeleitet werden kann und idealerweise durch ergänzende Reha-Nachsorgeangebote flankierend unterstützt werden sollte (BAR 2004).

Für die Inanspruchnahme von Leistungen zur Reha-Nachsorge müssen die Rehabilitanden eine entsprechende Bedürftigkeit sowie die Fähigkeit aufweisen, die therapeutischen Angebote auch wahrzunehmen; zudem muss eine positive Prognose über den Erfolg der Reha-Nachsorge gegeben sein (Kobelt et al. 2011). Bedürftigkeit besteht, wenn der Rehabilitand in seinem Alltag noch zeitlich begrenzt gefördert und begleitet werden muss, um den erzielten Reha-

Erfolg aufrechterhalten bzw. das in der Rehabilitation Erlernte dauerhaft in den Alltag umsetzen zu können. Die Prognose ist insbesondere vom bisherigen Rehabilitationsverlauf und der Motivation des Rehabilitanden abhängig, des Weiteren von seinen persönlichen Ressourcen sowie von der psychosozialen Unterstützung, die er aus seinem persönlichen und beruflichen Umfeld erhält.

Reha-Nachsorge „Psy-RENA"

Das Kernangebot zur Reha-Nachsorge nach psychosomatischer Rehabilitation ist in den letzten Jahren bedarfsorientiert ausdifferenziert worden. Multimodale Nachsorgeleistungen nach dem IRENA-Konzept umfassen Elemente aus verschiedenen Therapierichtungen, die im interdisziplinären Rahmen von mehreren Berufsgruppen angeboten werden. Bei unimodalen Nachsorgeleistungen wie Psy-RENA ist nur eine Berufsgruppe beteiligt, wobei die therapeutische Zielrichtung maßgeblich auf berufsbezogene Probleme fokussiert. Psy-RENA kann bei Vorliegen einer F-Diagnose nach ICD-10-GM im Anschluss an eine Leistung zur medizinischen Rehabilitation empfohlen werden. Bei einer psychischen Komorbidität muss die F-Diagnose nicht Erstdiagnose sein.

Psy-RENA muss spätestens innerhalb von 3 Monaten nach Ende der medizinischen Rehabilitation beginnen und spätestens innerhalb von 12 Monaten nach Ende der vorangegangenen medizinischen Rehabilitation abgeschlossen sein. Psy-RENA wird grundsätzlich in der Gruppe in Gesprächsform durchgeführt. Sie umfasst 25 wöchentliche Gruppengespräche, die in einer geschlossenen oder halboffenen Gruppe mit einer Gruppengröße von 8–10 Personen stattfinden. Die Dauer der Therapieeinheiten beträgt 90 min. Ergänzend zu den Gruppengesprächen finden für jeden Versicherten ein Aufnahme- und ein Abschlussgespräch in Form eines Einzelgesprächs à 50 min statt.

Kriseninterventionen, Angehörigengespräche und über das Gruppenangebot hinausgehende Bemühungen können bei Bedarf bis zu maximal 5 Einheiten à 20 min ergänzend erbracht werden (ausführliche Darstellung in ➤ Kap. 12).

5.7.2 Vorbereitung von Reha-Nachsorge

In der Schlussphase der stationären Rehabilitation empfiehlt es sich, mit dem Rehabilitanden eingehend über mögliche Nachsorgeangebote zu sprechen. Die Fragestellungen „Was?", „Wann?", „Wo?", „Wie?", „Mit wem?" sollten gemeinsam durchgegangen und erörtert werden. In diesem Zusammenhang ist es wichtig, die Selbstwirksamkeitserwartungen des Rehabilitanden in den Blick zu nehmen. Dazu gehören Fragen wie „Glaube ich, dass ich das neue Verhalten durchhalten kann?" oder Überlegungen zur Umsetzung neuer Verhaltensstrategien („Wie könnte ich das neu Erlernte in meinem beruflichen und persönlichen Umfeld konkret umsetzen?"). Die beabsichtigten Verhaltensänderungen können noch effektiver unterstützt werden, wenn zusätzlich zu Handlungsplänen auch Bewältigungspläne erstellt werden (Kessemeier et al. 2018).

Umsetzungshindernisse und Widerstände werden i. S. des biopsychosozialen Ansatzes der ICF angesprochen und damit vorweggenommen. Fragen wie „Welche inneren Barrieren (z. B. fehlender eigener Antrieb) oder äußeren Hindernisse (z. B. berufliche Stresssituationen) könnten mein Zielverhalten zum Abbruch bringen?" werden erörtert und gemeinsam entsprechende Bewältigungsstrategien entwickelt. Dabei ist wichtig zu beachten, dass sich Rehabilitanden in unterschiedlichen motivationalen Stadien befinden können und hierfür spezielle Therapieangebote benötigen (Kuhl 2001; Prochaska und Velicer 1997).

Liegt ein Bedarf an Reha-Nachsorge vor, sollten zwischen Rehabilitand, Arzt und Therapeuten die bestehenden Notwendigkeiten und Möglichkeiten der Reha-Nachsorge eingehend besprochen werden. Folgende Punkte sollten hierbei besonders thematisiert werden:

- Der Anteil an erforderlichen Eigenaktivitäten des Rehabilitanden sowie der Bedarf an Angeboten der Reha-Nachsorge ist deutlich herauszuarbeiten.
- Die Umsetzungsmöglichkeiten und -hindernisse im beruflichen und persönlichen Umfeld des Rehabilitanden sollten prospektiv abgeklärt werden.
- Flankierende Maßnahmen zur Umsetzung nachsorgender Aktivitäten sollten ggf. seitens der Reha-Einrichtung eingeleitet werden.

Rehabilitanden benötigen vor allem in der Entlassungsphase noch einmal Impulse und Orientierungspunkte für den Wechsel in ihr privates und berufliches Umfeld. Zu diesem Zweck sollte es in den Reha-Einrichtungen einen festen Ansprechpartner – i. d. R. im Bereich Sozialarbeit – geben, der die Möglichkeiten der Reha-Nachsorge vor Ort recherchiert und dem Rehabilitanden im Rahmen der Informationsweitergabe konkrete Adressen, Kurse oder lokale Ansprechpartner nennt. Darüber hinaus kann der Rehabilitand auch auf Internetforen zum Informationsaustausch mit gleich betroffenen Menschen oder Internetseiten speziell zu seinem Krankheitsbild hingewiesen werden. In manchen Reha-Einrichtungen erhält der Rehabilitand bei Entlassung zudem in schriftlicher Form einen „Nachsorgeplan", in dem das mit ihm Besprochene zu nachsorgenden Angeboten übersichtlich dokumentiert ist.

5.7.3 Entlassmanagement für Rehabilitanden der GKV

Seitens verschiedener Leistungserbringer und der GKV wurde für Rehabilitanden, deren Behandlung von den Krankenkassen bezahlt wird, ein sektorenübergreifendes Entlassmanagement vereinbart, das ab dem 1. Februar 2019 vertraglich wirksam ist. Das Entlassmanagement und die Auswahl der erforderlichen Bestandteile erfolgen dabei personenzentriert, wodurch dem individuellen Unterstützungsbedarf und den eigenen Handlungsmöglichkeiten des Rehabilitanden möglichst umfassend Rechnung getragen werden soll. Das Entlassmanagement sowie die dazu erforderliche Erhebung, Verarbeitung und Nutzung der personenbezogenen Daten bedürfen der vorherigen Einwilligung des Rehabilitanden. Die Reha-Einrichtung informiert ihn zuvor schriftlich über die Ziele und die Durchführung des Entlassmanagements. Die Einwilligung dazu wird nur wirksam, wenn sie auf der freien Entscheidung des Rehabilitanden beruht.

5.7.4 Ansprechpartner für die postrehabilitative Phase

Zur Sicherung der Umsetzung der dem Rehabilitanden empfohlenen Angebote der Reha-Nachsorge ist ein ambulant erreichbarer Ansprechpartner zweckmäßig, der ihn in seiner bestehenden Motivation fördert und die notwendigen Informationen zur Verfügung stellen kann. Insbesondere der weiterbehandelnde Arzt sowie ggf. der Betriebsarzt übernehmen hier eine entscheidende Rolle. Diese sollten deshalb – unter Beachtung der datenschutzrechtlichen Regelungen – über Art, Inhalt und Umfang der aus Sicht der Reha-Einrichtung erforderlichen Nachsorgeleistungen informiert sein und so in die Lage versetzt werden, das weitere Vorgehen mit ihrem Patienten zu besprechen. Diese Aufgabe kann auch vom Fallmanager, Sachbearbeiter oder Reha-Fachberater des jeweiligen Trägers flankierend unterstützt werden, wobei diese Berufsgruppen in jüngerer Zeit für diese Tätigkeit zunehmend qualifizierte Weiterbildungen erhalten. Es besteht des Weiteren die Möglichkeit der Beteiligung von Integrationsfachdiensten nach §§ 109 ff. SGB IX. Eine zusätzliche Möglichkeit bietet – mit Einverständnis des Rehabilitanden – die Einbindung der Gemeinsamen Servicestelle am Wohnort. Sie kann den Rehabilitanden bei der weiteren Suche nach passenden Nachsorgeleistungen unterstützen.

LITERATUR

BAR – Bundesarbeitsgemeinschaft für Rehabilitation (Hrsg.). Arbeitshilfe für die stufenweise Wiedereingliederung in den Arbeitsprozess. Schriftenreihe der BAR Heft 5. Frankfurt/M.: 2004.

Deck R, Raspe H. Nachsorgeempfehlungen und ihre Umsetzung im Anschluss an die Rehabilitation. In: Deck R, Glaser-Möller N, Mittag O (Hrsg.). Rehabilitation und Nachsorge. Bedarf und Umsetzung. Lage: Jacobs 2004, S. 55–70.

DRV – Deutsche Rentenversicherung Bund. Rahmenkonzept zur Nachsorge. Berlin: DRV 2015.

Harfst T, Koch U, Schulz H. Nachsorgeempfehlungen in der psychosomatischen Rehabilitation – Empirische Analysen auf der Basis des einheitlichen Entlassungsberichts der Rentenversicherungsträger. Rehabilitation 2002; 41: 407–414.

Hesse B, Heuer J, Gebauer E. Rehabilitation aus der Sicht kleiner und mittlerer Unternehmen: Wissen, Wertschätzung und Kooperationsmöglichkeiten – Ergebnisse des KoRB-Projektes. Rehabilitation 2008; 47: 324–333.

Kessemeier F, Petermann F, Stöckler C et al. Förderung berufsbezogener Ziele in der psychosomatischen Rehabilitation durch Mentales Kontrastieren und Wenn-Dann-Pläne. Zschr Klin Psychol Psychother 2018; 7: 89–100.

Kobelt A, Winkler M, Petermann F. Vorbereitung und Nachbereitung der medizinischen Rehabilitation am Beispiel der psychosomatischen Rehabilitation. Bundesgesundheitsblatt 2011; 54(4): 451–457.

Kuhl J. Motivation und Persönlichkeit. Göttingen: Hogrefe 2001.

Prochaska JO, Velicer WF. The transtheoretical model of health behavior change. Am J Health Promot 1997; 12: 38–48.

5.8 Der ärztliche Reha-Entlassungsbericht

Maren Baumjohann und Ulrich Adam-Keßler

Zur Orientierung

- Der ärztliche Reha-Entlassungsbericht dient der kurzen und präzisen Zusammenfassung des gesamten klinischen Verlaufes sowie des Reha-Ergebnisses besonders unter Berücksichtigung sozialmedizinischer Kriterien.
- Fortbestehende funktionale Beeinträchtigungen, die die Erwerbfähigkeit mindern, stehen dabei im Fokus. Daher ist der Bericht unter anderem auch eine Grundlage für sozialrechtliche Feststellungsverfahren, die z. B. ausschlaggebend sind für eine Erwerbsminderungsrente oder Leistungen zur Teilhabe am Arbeitsleben etc.
- Weiterbehandlungen, Reha-Nachsorge und die Einschätzung der beruflichen Belastbarkeit des Rehabilitanden sollten so dargestellt sein, dass keine weiteren unnötigen Doppeluntersuchungen oder erneute Begutachtungen nötig werden. Hier spielt auch die zeitnahe Fertig- und Bereitstellung des Berichts eine wichtige Rolle.
- Die Struktur des ärztlichen Reha-Entlassungsberichts ermöglicht den Nachbehandlern eine leichte Orientierung zum Fall und stellt die vorhandenen Diagnosen in der Reihenfolge der Relevanz dar.
- Um Beschwerden oder Widersprüche seitens der Patienten und Patientinnen zu minimieren, ist ein gemeinsames Besprechen des Berichts noch in der Rehabilitationszeit ratsam. In der sozialmedizinischen Leistungsbeurteilung soll sich zudem die Position des Rehabilitanden widerspiegeln, die durchaus entgegengesetzt zu der des Reha-Teams sein kann.

5.8.1 Einführung

„Der Reha-Entlassungsbericht dient der Darstellung des klinischen Verlaufs und des unmittelbaren Reha-Erfolges.“

DRV (2015)

Insofern unterscheidet sich ein Reha-Entlassungsbericht damit zunächst einmal nicht von einem gewöhnlichen Arztbrief, wie er für akutstationäre Behandlungen angefertigt wird. Bei genauerer Betrachtung ergeben sich allerdings erhebliche Unterschiede, die im Folgenden herausgearbeitet werden sollen. Hierbei verweisen die Autoren auf den *Leitfaden zum einheitlichen Entlassungsbericht in der medizinischen Rehabilitation der gesetzlichen Rentenversicherung 2015* (DRV 2015), der diesem Kapitel zugrunde liegt. Er stellt die verbindliche Grundlage zur Erstellung eines Reha-Entlassungsberichts für alle Reha-Kliniken in Deutschland dar. Im Leitfaden heißt es weiter:

„Über die spezifischen Nachsorgeempfehlungen hinaus interessiert das im Reha-Entlassungsbericht festgehaltene Behandlungsergebnis insbesondere aus sozialmedizinischer Sicht. Das heißt, der Umfang der möglicherweise nach der Rehabilitation fortbestehenden funktionalen Beeinträchtigungen der Rehabilitanden mit ihrem Einfluss auf das Leistungsvermögen im Erwerbsleben muss klar beschrieben werden. Mit dieser Aufgabe bekommt der Reha-Entlassungsbericht den Charakter eines sozialmedizinischen Gutachtens und gilt damit im sozialrechtlichen Feststellungsverfahren als Beweismittel. Das Dokument bildet eine wesentliche Entscheidungsgrundlage bei der Frage, ob die persönlichen Voraussetzungen für beantragte Sozialleistungen – sei es z. B. zur Teilhabe am Arbeitsleben oder eine Rente wegen Erwerbsminderung – gegeben sind.“

Hiermit wird die besondere Bedeutung des Entlassungsberichts für sozialmedizinische Fragestellungen herausgehoben.

Ein beträchtlicher Vorteil des ärztlichen Reha-Entlassungsberichts liegt einerseits in der vorgegebenen Strukturierung, durch die bestimmte Informationen standardisiert erfasst werden und nicht verloren gehen, wie es in einem frei formulierten Arztbrief möglich wäre, andererseits sind auch viele der Angaben bereits so gestaltet, dass sie mittels elektronischer Datenverarbeitung einfach für Statistiken, z. B. im Rahmen der Qualitätssicherung, genutzt werden können. Die vorgegebene Struktur mit Bezug auf den Sozialraum, den Beruf und die subjektiv erlebten Beeinträchtigungen im Alltags- und Berufsleben führt den Verfasser unweigerlich zu einer ICF-Orientierung mit entsprechender Berücksichtigung von Aktivität und Teilhabe.

Im Reha-Entlassungsbericht spiegelt sich auch die **Multiprofessionalität des Reha-Teams** wider: So sind i. d. R. Ärzte, Psychologen, Sozialdienst, Bewegungstherapeuten, Ergotherapeuten und Psychologisch-technische Assistenten an der Erstellung des Berichts unter Federführung und Verantwortung des jeweiligen Bezugstherapeuten beteiligt. Damit ist es möglich, die verschiedenen Perspektiven, aus denen ein Rehabilitand erlebt wurde, auch im Entlassungsbericht wiederzugeben.

5.8.2 Funktion und Bedeutung

Der Reha-Entlassungsbericht dient der **Informationsweitergabe,** als **sozialmedizinisches Gutachten,** zur **Vernetzung** verschiedener Akteure des Gesundheits- und Sozialwesens, als **Qualitätsindikator** wie auch als Baustein für die **Planung der rehabilitativen Versorgung.** Er dokumentiert einen qualifizierten Reha-Prozess und gibt Rehabilitanden, Behandlern und Sozialleistungsträgern klare Hinweise für **Weiterbehandlung, Reha-Nachsorge** und **berufliche Belastbarkeit.**

Gute Berichte erleichtern den Übergang von der Rehabilitation zur Weiterbehandlung. Sie ersparen den Versicherten unnötige Doppeluntersuchungen und Begutachtungen und schonen damit auch finanzielle Ressourcen der Solidargemeinschaft. Sie sollten klar, schlüssig und prägnant formuliert sowie zeitnah (d. h. innerhalb von 2 Wochen) nach Entlassung des Rehabilitanden aus der Einrichtung fertiggestellt werden. Sie zeichnen sich durch fachliche Korrektheit aus und lassen die Individualität der Rehabilitanden in ihrer jeweiligen alltäglichen Umgebung erkennen. Der Reha-Entlassungsbericht soll dabei, unter Einhaltung der vorgegebenen Gliederung des Leitfadens, so kurz wie möglich gehalten werden.

! MERKE

Zu den **Qualitätsmerkmalen** des Reha-Entlassungsberichts zählen:
- Personenorientierte Darstellung
- Medizinische und sozialmedizinische Korrektheit
- Nutzerorientierung
- Sozialmedizinische Nutzbarkeit

5.8.3 Bedeutung des Reha-Entlassungsberichts für die Reha-Qualitätssicherung

Durch die Dokumentation relevanter Daten wird der Reha-Entlassungsbericht in vielfältiger Weise im Rahmen der Reha-Qualitätssicherung genutzt:

So werden hier dokumentierte Patientenvariablen im Rahmen der **Rehabilitandenbefragung** zur Adjustierung genutzt. Die Bewertung von Reha-Prozessen wird in einem **Peer-Review-Verfahren** anhand einer Stichprobe von Reha-Entlassungsberichten durchgeführt.

Ebenso können durch die Dokumentation der therapeutischen Leistungen mittels KTL der **Qualitätsstandard** hinsichtlich Menge, Dauer und Diversität überprüft und die Einhaltung von **Reha-Therapiestandards,** wie sie in der Psychosomatik für depressive Störungen definiert sind, gesichert werden.

Zusammen mit anderen Routinedaten der Deutschen Rentenversicherung werden Daten von Blatt 1 und 1a zur Darstellung von **sozialmedizinischen Verläufen** 2 Jahre nach der Rehabilitation genutzt. Damit kann u. a. die Effektivität der medizinischen Rehabilitation belegt werden.

Weiterhin ergeben sich aus den Daten wichtige Erkenntnisse zur **Rehabilitandenstruktur** (z. B. Diagnosen, Leistungsfähigkeit und soziodemografische Daten). Hier wird auch auf ➤ Kap. 7 (Qualitätssicherung in der Rehabilitation) verwiesen.

5.8.4 Gliederung des Reha-Entlassungsberichts

Der Reha-Entlassungsbericht wird durch die verschiedenen Formblätter strukturiert. So enthält **Blatt 1** Basisinformationen (➤ Abb. 5.2), **Blatt 1a** die sozialmedizinische Leistungsbeurteilung und **Blatt 2** den eigentlichen Reha-Bericht in Freitextform bei vorgegebener Gliederung. Ein vollständiger Reha-Entlassungsbericht ist vorgesehen für:
- den jeweiligen Rentenversicherungsträger,
- die behandelnden Ärzte,
- die Reha-Einrichtung und
- auf Wunsch auch für die Rehabilitanden.

Durch die Trennung der einzelnen Formblätter ist es möglich, die Privatsphäre des Patienten zu wahren.

Deutsche Rentenversicherung

Ärztlicher Entlassungsbericht **Ausfertigung für den RV-Träger -** Bereich **EDV Bl. 1**

Versicherungsnummer | Kennzeichen | MSAT / MSNR

Patient (Name, Vorname) | Rehabilitationseinrichtung

Geb.-Datum, sofern nicht in o.a. VSNR enthalten

Straße, Hausnummer

Postleitzahl | Wohnort | Abteilung

Versicherter (Name, Vorname), falls nicht mit Patient identisch | IK - NR | Abt.-NR

Aufnahmedatum | Entlassungsdatum

Art der Durchführung
1- stationär
2 - ganztägig ambulant
3 - ambulant

Besondere Behandlungsformen
0 - keine
1 - MBOR
2 - VMO
3 - VOR
9 - Sonstige

Diagnosen

1.
2.
3.
4.
5.
6.

Diagnosenschlüssel ICD-10-GM | Seiten-lokali. | Diagn. Sicherh. | Beh. Ergebn.

Seitenlokalisation
R = rechts
L = links
B = beidseitig

Diagnosesicherheit
A = Ausgeschl. Diagn.
V = Verdachtsdiagn.
Z = Zustand nach
G = Gesicherte Diagn.

Behandlungsergebnis
0 = 1 - 3 trifft nicht zu
1 = gebessert
2 = unverändert
3 = verschlechtert

Hinweis zu 6: Weitere Diagnosen ohne Verschlüsselung

Krankheitsursache
0 = 1 - 5 trifft nicht zu
1 = Arbeitsunfall einschl. Wegeunfall
2 = Berufskrankheit
3 = Schädigungsfolge durch Einwirken Dritter, z.B. Unfallfolge
4 = Folge von Kriegs-, Zivil- oder Wehrdienst
5 = Meldepflichtige Erkrankung

Entlassungsform
1 = regulär
2 = vorzeitig auf ärztl. Veranlassung
3 = vorzeitig mit ärztl. Einverständnis
4 = vorzeitig ohne ärztl. Einverständnis
5 = disziplinarisch
6 = verlegt
7 = Wechsel zu ambulanter, ganztägig ambulanter, stationärer Reha
9 = gestorben

Arbeitsfähigkeit
0 = Maßn. nicht ordnungsgemäß abgeschlossen, gestorben
1 = arbeitsfähig
3 = arbeitsunfähig
4 = Kinder-Reha
5 = Hausfrau/Hausmann
9 = Beurteilung nicht erforderlich (Altersrentner, Angehöriger)

Arbeitsunfähigkeitszeiten innerhalb der letzten 12 Monate vor Aufnahme
0 = keine
1 = bis unter 3 Monate
2 = 3 bis unter 6 Monate
3 = 6 und mehr Monate
9 = nicht erwerbstätig

AU bei Aufnahme
1- ja
2- -nein

Weitere Empfehlungen oder Weiterbehandlung: Zutreffendes bitte ankreuzen (X), Mehrfachnennungen sind möglich

Weiterbehandelnde Ärzte / Psychologen
- Diagnostische Klärung
- Kontrolle Laborwerte / Medikamente
- Stationäre Behandlung/OP
- Suchtberatung
- Psychol. Beratung/ Psychotherapie
- Heil- und Hilfsmittel inkl. Physiotherapie und Ergotherapie

Rentenversicherung
- stufenweise Wiedereingliederung
- Leistungen zur Teilhabe am Arbeitsleben prüfen
- Rehabilitationssport
- Funktionstraining
- Reha-Nachsorge

Patienten
- Selbsthilfegruppe
- Sonstige Empfehlunge

Erläuterungen und gegebenenfalls weitere Empfehlungen:

Unterschriftsdatum | Ort

Die Unterschriften haben Geltung für Blatt 1 bis 2 ff. | Versions-Nr 0 4

Leitende Ärztin / Leitender Arzt | Ärztin / Arzt

Abb. 5.2 Ärztlicher Entlassungsbericht Blatt 1 (Muster) [W983]

So kann die Krankenkasse auf besondere Anforderung nur Blatt 1 des Entlassungsberichts erhalten, nicht aber den Freitext von Blatt 2, der ggf. viele persönliche, für Verwaltungszwecke aber irrelevante Informationen enthält.

Blatt 1: Basisinformationen

Blatt 1 enthält die wichtigsten Basisinformationen. Hierzu gehören Patientendaten (Name, Geburtsdatum, Anschrift und Sozialversicherungsnummer), Angaben zur Reha-Einrichtung, Aufnahme- und Entlassungsdatum, Form der Durchführung (stationär, ganztägig ambulant), besondere Behandlungsformen, Diagnosen mit ICD-10-Verschlüsselung (s. u.), Krankheitsursache, Entlassungsform, Arbeitsfähigkeit bei Entlassung, Arbeitsunfähigkeitszeiten in den letzten 12 Monaten vor Aufnahme, Arbeitsunfähigkeit bei Aufnahme sowie weitere Empfehlungen wie z. B. diagnostische Klärung, Einleitung einer Psychotherapie, Kontrolle von Laborwerten / Medikamenten, stufenweise Wiedereingliederung, Reha-Nachsorge und Selbsthilfegruppen. Mindestens die Unterschrift des leitenden Arztes mit Gültigkeit für die nachfolgenden Blätter ist notwendig.

Diagnosen

Die Diagnosen werden in der Reihenfolge ihrer Wichtigkeit vergeben: Die Diagnose mit den stärksten Einschränkungen der Funktionsfähigkeit und Auswirkungen auf die sozialmedizinische Beurteilung steht an erster Stelle.

Da in der sozialmedizinischen Beurteilung die Folgen von Krankheit und Behinderung für Aktivitäten und Teilhabe maßgeblicher sind als die Diagnose selbst, soll sich dies auch im Diagnosetext widerspiegeln. Gefordert wird hier, von klinischen Diagnosen weg und hin zu Funktionsdiagnosen zu kommen. Beispielsweise wird dann aus der klinischen Diagnose „Bipolare Störung, ggw. leichte depressive Episode“ die Funktionsdiagnose „Medikamentös gut eingestellte bipolare Störung, aktuell leichte depressive Episode ohne Einschränkungen in den alltäglichen Aktivitäten“.

Blatt 1a: Sozialmedizinische Leistungsbeurteilung und Epikrise

Das Blatt 1a ist in drei Teile untergliedert (➤ Abb. 5.3):

A) Letzte sozialversicherungspflichtige Tätigkeit
B) Positives und negatives Leistungsvermögen (allgemeiner Arbeitsmarkt)
C) Sozialmedizinische Epikrise

Blatt 1a ist eine Kombination aus Formular- und Freitextfeldern. Unter Punkt A wird die zuletzt vor der Rehabilitation ausgeübte **sozialversicherungspflichtige Tätigkeit** angegeben. Ein ggf. zu setzendes Kreuz markiert, ob diese Beschäftigung aktuell noch besteht. Das **quantitative Leistungsvermögen** wird entsprechend der Einschätzung angekreuzt: 6 Stunden und mehr, 3 bis unter 6 Stunden oder unter 3 Stunden.

Im **positiven und negativen Leistungsvermögen** (Punkt B), das sich auf den allgemeinen Arbeitsmarkt bezieht, folgen Einschätzungen der körperlichen Arbeitsschwere, zur Arbeitshaltung sowie Einschränkungen in psychomentalen, Sinnes-, bewegungsbezogenen oder kardiopulmonalen Funktionen, zudem kann auf relevante Gefährdungs- und Belastungsfaktoren hingewiesen werden.

In der **sozialmedizinischen Epikrise** (Punkt C) folgt dann ein Freitext, der die Leistungsbeurteilung begründet. Darin sollte immer Stellung genommen werden zur sozialmedizinischen Situation bei Aufnahme, zur Arbeitsfähigkeit bei Entlassung, zum quantitativen Leistungsvermögen in der letzten sozialversicherungspflichtigen Tätigkeit und auf dem allgemeinen Arbeitsmarkt sowie zu etwaigen qualitativen Einschränkungen (➤ Kap. 6).

Blatt 1b: Dokumentation der therapeutischen Leistungen

Die therapeutischen Leistungen werden am Ende des Aufenthalts i. d. R. aus dem elektronischen Therapieplanungsprogramm übernommen. Hier aufgeführt werden die in der Klassifikation therapeutischer Leistungen (KTL; DRV 2015) hinterlegten Therapieangebote mit Bezeichnung, KTL-Code, Dauer und Anzahl. Diese Daten werden u. a. später für Zwecke der Qualitätssicherung genutzt (➤ Kap. 5.8.3). Sie machen für Zuweiser, Nachbehandler und nicht zuletzt für die Rehabilitanden selbst transparent und nachvollziehbar, welche Leistungen in der Klinik erbracht wurden.

Deutsche Rentenversicherung

Ärztlicher Entlassungsbericht **Ausfertigung für den RV-Träger -**

Bereich | EDV | Bl. 1a

Patientin / Patient (Name, Vorname)	Geburtsdatum

Sozialmedizinische Leistungsbeurteilung und Epikrise

A. Letzte sozialversicherungspflichtige Tätigkeit

Bezeichnung der Tätigkeit (weitere Ausführungen auf Blatt 2, Ziffer 3.2.4)	Beschäftigung besteht
Beurteilung des zeitlichen Umfangs, in dem die letzte sozialversicherungspflichtige Tätigkeit ausgeübt werden kann.	6 Stunden und mehr · 3 bis unter 6 Stunden · unter 3 Stunden

B. Positives und negatives Leistungsvermögen (allgemeiner Arbeitsmarkt)
Zutreffendes bitte ankreuzen (X), Mehrfachnennungen sind möglich

1. **Positives** Leistungsvermögen: Folgende Arbeiten können verrichtet

Körperliche Arbeitsschwere	schwere Arbeiten	mittelschwere	leichte bis mittelschwere	leichte

Arbeitshaltung im Stehen			im Gehen			im Sitzen		
ständig	überwiegend	zeitweise	ständig	überwiegend	zeitweise	ständig	überwiegend	zeitweise

Arbeitsorganisation	Tagesschicht	Früh-/ Spätschicht	Nachtschicht

2. **Negatives** Leistungsvermögen: Einschränkungen beziehen sich auf: (Art und Ausmaß müssen differenziert unter **Abschnitt C** beschrieben werden)

- psychomentale Funktionen
- Sinnesfunktionen
- bewegungsbezogene Funktionen
- kardio - pulmonale Funktionen
- relevante Gefährdungs- und Belastungsfaktoren
- sonstige

3. Beurteilung des zeitlichen Umfangs, in dem eine Tätigkeit entsprechend dem positiven und negativen Leistungsbild ausgeübt werden kann. | 6 Stunden und mehr · 3 bis unter 6 Stunden · unter 3 Stunden

C. Sozialmedizinische Epikrise (Begründung der Leistungsbeurteilung)

G0811 - 2015 - 1A-1

Versions-Nr. 0 3

Abb. 5.3 Ärztlicher Entlassungsbericht Blatt 1a-1 (Muster) [W983]

Blatt 2: Textteil in freier Form nach vorgegebener Gliederung

Blatt 2 entspricht einem Freitext mit einer für alle Reha-Indikationen vorgegebenen verbindlichen Gliederung:

- Anamnese
- Jetzige Beschwerden
- Bisheriger Verlauf der Reha-relevanten Beeinträchtigung(en)
- Weitere Reha-relevante Erkrankungen / Operationen / Unfälle
- Biografische Anamnese (bei psychischen Störungen)
- Vegetative Anamnese
- Sozialmedizinische Anamnese
- Sozialanamnese mit Kontextfaktoren
- Arbeitsanamnese mit Kontextfaktoren
- Subjektive Beeinträchtigung der Aktivitäten und Teilhabe
- Aufnahmebefund, Diagnostik während Rehabilitation
- Allgemeiner körperlicher Befund
- Allgemeiner psychischer Befund
- Fachspezifischer Befund
- Diagnostik
- Reha-Prozess und -Ergebnis
- Individuelle Reha-Ziele
- Besonderheiten des Reha-Verlaufs
- Abschlussbefundung und Reha-Ergebnis
- Empfehlungen für weiterführende Maßnahmen

5

1. Anamnese

1.1 Jetzige Beschwerden Am Anfang steht immer die Schilderung der aktuellen Beschwerden aus Patientensicht und der Funktionseinschränkungen, die zur Rehabilitation geführt haben. Hierzu zählen alle psychischen und körperlichen Symptome mit Erhebung des Beginns, der Beeinflussbarkeit, der dadurch bedingten Einschränkungen sowie der Intensität der Beschwerden. Zum Abschluss der Reha-Behandlung dienen sie als Bezugspunkt für die Beurteilung des Behandlungserfolgs.

1.2 Bisheriger Verlauf der Reha-relevanten Beeinträchtigung(en) Hier wird der Verlauf der Beeinträchtigungen auf der Zeitachse beschrieben, d. h.: Wann traten welche Beschwerden erstmalig auf, und wie haben sie sich über die Zeit entwickelt? Gab es symptomfreie Intervalle oder besondere Lebensereignisse, die die Symptome verstärkt oder verbessert haben? Gerade bei depressiven Störungen ist die Psychopathologie auf der Zeitachse eine grundlegende Voraussetzung, um z. B. eine rezidivierende depressive Störung zu erkennen. Sind z. B. andere Beschwerden hinzugekommen, und welche Behandlungen sind diesbezüglich schon erfolgt? Waren diese hilfreich? Gibt es dadurch fortbestehende Schwierigkeiten in Bezug auf die Alltagsbewältigung oder die Funktionsfähigkeit im Beruf?

1.3 Weitere Reha-relevante Erkrankungen/Operationen/Unfälle Nützlich ist hier eine kurze Auflistung der körperlichen Erkrankungen, Operationen, Arbeitsunfälle, aber auch der Berufskrankheiten, die Reha-relevant und für eine sozialmedizinische Einschätzung notwendig sind. Hierzu gehören auch bisher erfolgte Untersuchungen, Therapien und Krankenhausaufenthalte mit ihrem jeweiligen Verlauf, z. B. ob es einen organpathologischen Befund für eine vom Patienten angegebene Beeinträchtigung gibt. Auch medikamentöse Vorbehandlungen und die aktuelle Medikation werden hier aufgeführt.

1.4 Biografische Anamnese (bei psychischen Störungen) Die Biografie spielt eine wichtige Rolle bei Patienten mit psychischen Störungen. Oft lassen sich hier Zusammenhänge zwischen Belastungen in der Kindheit, in der Jugend sowie im Erwachsenenalter (**„life events“**) finden, die im **Zusammenhang mit der aktuellen psychischen Situation** stehen. Die biografischen Zusammenhänge erschließen dem Therapeuten somit auch ein besseres Krankheitsverständnis. Erfragt wird auch das Krankheitsverständnis aufseiten des Patienten: Was hat seiner Meinung nach zu seiner Erkrankung geführt? Hier können wir auch die Sichtweise des Patienten auf sein Leben, die Bewertung von Lebensereignissen und die subjektive Einschätzung der Ursache für seine Erkrankung sehen.

1.5 Vegetative Anamnese Hier werden Reha-relevante vegetative Funktionen wie z. B. Schlafstörungen (Ein- und Durchschlafstörungen, Früherwachen, Schnarchen, Tagesmüdigkeit etc.), Gewichtsveränderungen (Heißhungerattacken, Fasten, Konsum von

Laxanzien etc.), Inappetenz, Stuhlgang und Miktion beschrieben.

2. Sozialmedizinische Anamnese

Die sozialmedizinische Anamnese beschreibt die schulische und berufliche Entwicklung, berufliche Umorientierungen, Arbeitsplatzwechsel und das derzeitige berufliche und soziale Umfeld des Rehabilitanden vor allem unter Berücksichtigung sozialmedizinisch bedeutsamer Themen. Genannt werden hier auch Störfaktoren und Einflüsse, welche die Teilhabe am Arbeitsleben bzw. an den Aktivitäten im Leben beeinflussen.

2.1 Sozialanamnese mit Kontextfaktoren Hier wird das soziale Umfeld dargestellt, z. B. familiäre und partnerschaftliche Situation, Freizeitverhalten, finanzielle und Wohnsituation. Diese Kontextfaktoren können sich sowohl negativ als auch positiv auf die Psyche und das Leistungsvermögen auswirken.

2.2 Arbeitsanamnese mit Kontextfaktoren Zu beschreiben ist der berufliche Werdegang mit den entsprechenden Schulabschlüssen, der Berufsausbildung und der weiteren Erwerbsbiografie mit evtl. Berufswechseln oder Umschulungen. Besonders ausführlich ist die letzte berufliche Tätigkeit bzw. der aktuelle Arbeitsplatz zu beschreiben und was dort für Anforderungen an den Rehabilitanden gestellt werden. Gibt es z. B. Gefährdungsbereiche, eine betriebliche Gesundheitsförderung etc.? Das ist insofern wichtig, als zum Abschluss der Reha-Behandlung das Anforderungsprofil der Tätigkeit mit dem Fähigkeitsprofil des Rehabilitanden verglichen werden muss, um eine Einschätzung treffen zu können, ob der Rehabilitand für diese Tätigkeit noch voll leistungsfähig ist. Zu nennen sind hier auch Arbeitsunfähigkeitszeiten der letzten 12 Monate, bereits gestellte LTA- oder Erwerbsminderungsrentenanträge sowie ein vorhandener GdB.

2.3 Subjektive Beeinträchtigung der Aktivitäten und Teilhabe Hier werden vom Rehabilitanden die subjektiven gesundheitlichen Beeinträchtigungen bezogen auf die beruflichen sowie die Alltagsanforderungen beschrieben, z. B.: Was kann er nicht mehr, was fällt ihm schwer, und warum fällt es ihm schwer? Hierzu zählen alle Beeinträchtigungen, die für den Reha-Prozess und für die sozialmedizinische Einschätzung des Leistungsvermögens relevant sind. Bestehen z. B. Einschränkungen in der Mobilität, in der Interaktion etc.?

3. Aufnahmebefund, Diagnostik während Rehabilitation

3.1 Allgemeiner körperlicher Befund Hier ist die körperliche Allgemeinuntersuchung darzustellen (Größe, Gewicht, Blutdruck, Motorik, internistisch-neurologischer Status etc.).

3.2 Allgemeiner psychischer Befund Hier wird der psychopathologische Befund erhoben und dargestellt. Dazu gehören üblicherweise Angaben zu Orientierung, Aufmerksamkeit und Gedächtnis, Affektivität, Schwingungsfähigkeit, Antrieb, Ängstlichkeit und insbesondere Suizidalität.

3.3 Fachspezifischer Befund Dieser entspricht in der Psychosomatik Punkt 3.2.

3.4 Diagnostik Die Diagnostik dient vorrangig der Erkennung von Funktionsstörungen und Beeinträchtigungen, die für die Leistungsbeurteilung notwendig sind. Gemeint ist: „So viel wie nötig und so wenig wie möglich." Hier besteht die Möglichkeit, störungsspezifische Testverfahren einzusetzen, z. B. das BDI-II (Beck-Depressions-Inventar), den HAF (bei herzbezogenen Angststörungen), den Health-49 (Hamburger Module zur Erfassung allgemeiner Aspekte psychosozialer Gesundheit), die IES-R (Impact of Event Scale, erfasst die Häufigkeit posttraumatischer Symptome) oder den AVEM (erfasst arbeitsbezogene Verhaltens- und Erlebensmuster) (s. auch ➤ Kap. 3.3 und ➤ Kap. 3.4). Die Testverfahren dienen auch der Objektivierung und Einschätzung der Ausprägung der Symptomatik.

! MERKE

In einer verhaltenstherapeutisch geprägten Abteilung ist hier ein Modell zur Entstehung und Aufrechterhaltung der Symptomatik sinnvoll, analog dazu in tiefenpsychologisch arbeitenden Kliniken eine Beschreibung der Psychodynamik nach OPS. Des Weiteren können differenzialdiagnostische Überlegungen diskutiert werden, die ggf. den diagnostischen Prozess im Reha-Team widerspiegeln.

4. Reha-Prozess und -Ergebnis

4.1 Individuelle Reha-Ziele Die Reha-Ziele werden gemeinsam mit dem Rehabilitanden formuliert. Sie sollten realistisch und in einem adäquaten Zeitraum erreichbar und zudem spezifisch und so konkret wie möglich formuliert sein. Diskrepanzen zwischen den Zielvorstellungen des Reha-Teams und den Rehabilitanden müssen benannt und diskutiert werden.

4.2 Besonderheiten des Reha-Verlaufs Besonderheiten des Reha-Verlaufs wie z. B. Motivation oder Kooperation des Rehabilitanden, Krankheitsbewältigung, Beeinflussbarkeit von Beeinträchtigungen der Fähigkeiten, während des Reha-Prozesses aufgetretene Probleme, Gründe für eine etwaige Verlängerung oder Verkürzung der Rehabilitation werden dargestellt und in Zusammenhang mit den Reha-Zielen gebracht.

4.3 Abschlussbefundung und Reha-Ergebnis Hier wird der Reha-Verlauf zusammenfassend dokumentiert und abschließend bewertet. Die erreichten psychischen und körperlichen Veränderungen werden beschrieben und in Zusammenhang mit den Reha-Zielen gesetzt. Die Eingangssymptomatik wird mit der aktuellen Symptomatik verglichen, jeweils aus Sicht der Behandler sowie des Rehabilitanden. Hilfreich für eine objektive Einschätzung des Verlaufs und Ergebnisses ist auch die Testdiagnostik zum Aufnahme- und Entlassungszeitpunkt. Wichtig ist auch hier die Selbsteinschätzung des Rehabilitanden zu den erreichten Therapiezielen und seiner zukünftigen Leistungsfähigkeit. Etwaige Diskrepanzen sind wiederum zu diskutieren.

5. Empfehlungen für weiterführende Maßnahmen

Adressaten der Empfehlungen sind vor allem die weiterbehandelnden Ärzte, Psychotherapeuten sowie der Rehabilitand selbst. Hier werden Empfehlungen ausgesprochen in Bezug auf eine psychotherapeutische Anbindung und Weiterbehandlung, eine Reha-Nachsorge wie z. B. Psy-RENA, eine Weiterbehandlung im medizinischen Bereich oder Empfehlungen zur weiteren Diagnostik bzw. medizinischen Behandlung (Schlaflabor), zur weiteren Medikamentenanpassung, Teilnahme an Selbsthilfegruppen (Trauergruppe, Suchtgruppen etc.), aber auch Empfehlungen für Leistungen zur Teilhabe am Arbeitsleben und stufenweiser Wiedereingliederung.

5.8.5 Patientenrechte und Datenschutz

Rehabilitanden erhalten auf Wunsch den Entlassungsbericht ausgehändigt. Sie werden vor der Entlassung gefragt, ob sie den Bericht schriftlich an ihre private Anschrift erhalten möchten. In Einzelfällen bevorzugen Patienten es auch, dass der Brief nur an ambulante Behandler versandt wird, damit dieser nicht in die Hände anderer Haushaltsangehöriger gelangt.

In jedem Fall erhält der Rentenversicherungsträger eine Ausfertigung, was im Rahmen der datenschutzrechtlichen Vorschriften auch ohne erneute Einwilligung der Rehabilitanden zulässig ist.

In die Übermittlung an behandelnde Ärzte müssen die Rehabilitanden auf dem Formblatt G820 schriftlich einwilligen. Gesetzliche Krankenkassen haben nur das Recht, auf besondere Anforderung und mit Einwilligung der Betroffenen Blatt 1 des Entlassungsberichts zu erhalten, nie jedoch den vollständigen Entlassungsbericht. Der Medizinische Dienst der Krankenkassen (MDK) kann einen vollständigen Reha-Entlassungsbericht erhalten. Die Übermittlung an private Krankenversicherungen ist nach Vorlage einer Einwilligungserklärung des Rehabilitanden zulässig.

5.8.6 Umgang mit Beschwerden und Widersprüchen

Der Reha-Entlassungsbericht ist in der Psychosomatik einer der häufigsten Gründe für Beschwerden des Rehabilitanden. Meist betrifft dies die sozialmedizinische Beurteilung, gelegentlich aber auch nicht korrekt erfasste Angaben in der Anamnese sowie missverstandene Formulierungen. Abhilfe kann hier das gemeinsame Besprechen des Entlassungsberichts noch während der Rehabilitation schaffen: Offene Fragen können mit den Patienten thematisiert und die sozialmedizinische Leistungsbeurteilung in ihrem Wortlaut transparent nachvollzogen werden. Ohnehin soll die sozialmedizinische Leistungsbeurteilung immer auch das Votum des Patienten enthalten, das mit dem des Reha-Teams übereinstimmen, sich aber auch diskrepant darstellen kann.

LITERATUR

DRV – Deutsche Rentenversicherung Bund (Hrsg.). Der ärztliche Reha-Entlassungsbericht. Leitfaden zum einheitlichen Entlassungsbericht in der medizinischen Rehabilitation der gesetzlichen Rentenversicherung 2015. Berlin 2014; www.deutsche-rentenversicherung.de/SharedDocs/Downloads/DE/Experten/infos_reha_einrichtungen/quali_allgemein/download_leitfaden_einheitl_e_bericht.html (letzter Zugriff: 28.4.2020).

DRV – Deutsche Rentenversicherung Bund (Hrsg.). KTL. Klassifikation therapeutischer Leistungen in der medizinischen Rehabilitation Ausgabe 2015. Berlin: DRV 2015.

DRV – Deutsche Rentenversicherung Bund (Hrsg.). Peer Review – Psychosomatik und Sucht. Manual mit Checkliste. Stationäre und ganztägig ambulante Rehabilitation. Berlin: DRV 2016.

5

KAPITEL

6

Susanne Weinbrenner, Karen Hemmrich und Barbara Guldin

Sozialmedizinische Beurteilung

Zur Orientierung

- Anlass der Begutachtung und ihre Rahmenbedingungen
- Teilhabe und Leistung
- Die Rolle des Gutachters
- Spezifische Gesichtspunkte der psychosomatischen Begutachtung

6.1 Prozesse der Beurteilung

Fallbeispiel

Die 48-jährige Gesundheits- und Kinderkrankenpflegerin Frau M., im Drei-Schicht-System vollschichtig tätig, berichtet von einem Bandscheibenvorfall im Bereich der LWS im 35. Lebensjahr und seither bestehenden Rückenschmerzen. Sie werde regelmäßig medikamentös und physiotherapeutisch behandelt. Vor 4 Jahren nach Auffahrunfall zusätzlich HWS-Distorsion, seitdem immer wieder blitzartig einschießende Schmerzen in der HWS und jetzt auch LWS. Zusätzlich seit rund 1 Jahr wiederholt auftretender Spannungskopfschmerz. Seit 8 Monaten bestehe Arbeitsunfähigkeit. Im Weiteren erwähnt sie, dass vor ca. 1½ Jahren ihre frühere Stationsleitung aus Altersgründen ausgeschieden sei und nun eine jüngere Kollegin diese Position innehabe.

6.1.1 Warum begutachten? Und nach welcher Systematik?

Die gesundheitlichen Störungen der Gesundheits- und Kinderkrankenpflegerin aus unserem Beispiel sind durch entsprechende ICD-Diagnosen erfasst. Doch sagen sie etwas darüber aus, was die Rückenschmerzen für ihre Berufstätigkeit oder familiären Aufgaben bedeuten? Kann daraus abgeleitet werden, ob es andere Möglichkeiten der Unterstützung und Förderung als die bisher genutzten gibt? Und kann letztlich das gesellschaftlich definierte Ziel der umfassenden Teilhabe damit erreicht werden?

Der Begriff der Teilhabe

Bleiben wir einen Augenblick bei diesem wichtigen Begriff. Bereits das Grundgesetz legt fest, dass in Deutschland niemand wegen einer Behinderung benachteiligt werden darf. Es besteht also ein Recht auf Teilhabe (Partizipation), und zwar für alle Bereiche des Lebens, sei es Beruf, Familie oder Gesellschaft. Um dies sicherzustellen, gibt es ein umfangreiches Netz verschiedener Leistungen zur Teilhabe. Sie lassen sich einteilen in Leistungen zur medizinischen Rehabilitation, zur Teilhabe am Arbeitsleben, zur Sicherung des Unterhalts und zu sozialer Teilhabe, um nur einige zu nennen.

6

Unterschiedliche Versicherungen und Träger sind für diese Leistungen zuständig. Das bedeutet aber auch, dass alle, die zur Entscheidung über diese Leistungen beitragen, dieses System kennen und mit ihm umgehen können müssen. Nur dann ist sichergestellt, dass diejenigen, die dieser Leistungen bedürfen, sie auch bekommen, und zwar im erforderlichen Umfang und mit Augenmerk auf die im System vorhandenen Ressourcen.

! MERKE

Der Erfolg der Leistungen ist umso sicherer, je früher sie eingeleitet werden (Bundesministerium für Arbeit und Soziales 2018). Das Ziel besteht nicht nur darin, Behinderungen auszugleichen, sondern noch viel eher darin, sie gar nicht erst eintreten zu lassen. Ein Bedarf an Leistungen muss also so früh wie möglich erkannt und die Versorgung eingeleitet werden.

Bedeutung der ICF

Wenn wir über Teilhabe und möglicherweise erforderliche Leistungen nachdenken, wird deutlich, dass die ICD hier nicht mehr ausreicht; denn sie sagt nichts aus über die Auswirkungen von Gesundheitsstörungen auf die Funktionsfähigkeit eines Menschen. Deshalb hat die WHO 2001 eine Klassifikation eingeführt, die auf der Basis des biopsychosozialen Modells von Gesundheit und Krankheit neben der Gesundheitsstörung auch die Fähigkeiten einer Person berücksichtigt: die *International Classification of Functioning, Disability and Health* (ICF, ➤ Kap. 2.3).

Das Konzept der ICF und ihr Begriffssystem haben bereits 2001 in Deutschland Eingang ins Sozialgesetzbuch (SGB) IX „Rehabilitation und Teilhabe behinderter Menschen" und darüber hinaus auch in die Arbeit der Sozialversicherungsträger gefunden (DRV 2012a). Dennoch ist es erforderlich, die ICF noch stärker in allen Bereichen zu verankern – weniger, um danach zu codieren, als vielmehr, um danach zu beschreiben und vorhandene Fähigkeiten ebenso benennen zu können wie bestehende Ressourcen und ggf. erforderlichen Förderbedarf.

Für die Beurteilung im Bereich Psychiatrie und Psychosomatik wurde die ICF ergänzt durch ICF-konforme Erhebungsinstrumente wie das Mini-ICF-Rating für Aktivitäts- und Partizipationsbeeinträchtigung bei psychischen Erkrankungen (Mini-ICF-APP, Linden et al. 2009, 2015a, b) oder auch Fragebögen für die Selbstbeurteilung von Aktivitäten und Teilhabe bei psychischen Störungen (ICF AT 50-Psych, Nosper 2008; Mini-ICF-APP-S, Linden et al. 2018).

6.1.2 Indikation zur sozialmedizinischen Beurteilung und deren Zielsetzung

Die Indikation zur sozialmedizinischen Beurteilung besteht zunächst immer dann, wenn Versicherte Anträge bei einem der Sozialversicherungsträger stellen. Im Bereich der Deutschen Rentenversicherung (DRV) können dies **Anträge auf Leistungen** zur Gewährung einer medizinischen Rehabilitation, zur Teilhabe am Arbeitsleben bzw. zur Gewährung berufsfördernder Leistungen oder auch auf Rente wegen teilweiser oder voller Erwerbsminderung sein. In jedem dieser Fälle ist als Erstes zu prüfen, ob eine erhebliche Gefährdung oder eine Minderung der Leistungsfähigkeit vorliegt. Dann muss anhand der bestehenden Erkrankungen, der daraus resultierenden Funktionseinschränkungen und des voraussichtlichen Verlaufs entschieden werden, ob und ggf. welche Leistungen erforderlich und geeignet sind.

Eine weitere Indikation zur sozialmedizinischen Beurteilung ergibt sich zum **Abschluss einer Leistung** zur Teilhabe. Hier muss, ausgehend vom Zustand bei Leistungsbeginn, eingeschätzt werden, ob und in welchem Umfang es zu einer Veränderung gekommen ist. Daraus ist eine Prognose über die künftige Teilhabemöglichkeit abzuleiten. Für die DRV bedeutet das beispielsweise: Ist der Versicherte wieder einsetzbar in seinem alten Beruf? Sind weitere Leistungen zur Teilhabe erforderlich, oder besteht ein aufgehobenes Leistungsvermögen (d. h. ein Leistungsvermögen von weniger als 3 Stunden pro Tag auf dem allgemeinen Arbeitsmarkt) mit resultierendem Rentenanspruch? Davon hängt das weitere Vorgehen ab.

6.1.3 Praktischer Ablauf der Beurteilung

II Fallbeispiel

Forts.

Frau M. ist seit 8 Monaten arbeitsunfähig; die bisherige Behandlung mit Medikamenten und Physiotherapie hat keine dauerhafte Besserung gebracht. Sie stellt nun einen Antrag auf medizinische Rehabilitation und reicht dazu einen Befundbericht des behandelnden Arztes ein. **II**

Beim Leistungsträger

Grundlage der Beurteilung sind die übersandten Vorbefunde. In unserem Beispiel wäre das der Befundbericht (➤ Kap. 3.2.2). Bei Aktenbegutachtungen durch die Beratungsärzte der DRV im Vorfeld einer Rehabilitation bildet dieser oft die einzige Informationsquelle. Wenn eine Entscheidung auf dem Boden vorhandener Unterlagen nicht möglich ist, muss der Antragsteller zusätzlich begutachtet werden. In dem geschilderten Beispiel stellt sich angesichts des Verlaufs die Frage, ob neben somatischen Ursachen der Symptomatik auch eine psychische Störung vorliegen könnte. Zur Klärung wird die Versicherte entweder durch den gutachterlich tätigen Beratungsarzt oder einen externen Gutachter untersucht. Aufgabe des Gutachters ist es, alle bestehenden Gesundheitsstörungen festzustellen, in die Systematik der ICF zu übertragen und einzuschätzen, ob und in welchem Maß die Leistungsfähigkeit und damit die Teilhabe gefährdet oder eingeschränkt ist.

Aus der Einschätzung des Gutachters, die zusammen mit allen übrigen Unterlagen dem Sozialmedizinischen Dienst (SMD) des Leistungsträgers zur Verfügung steht, kann die Entscheidung über das weitere Vorgehen getroffen werden.

In der Reha-Einrichtung

Im Rahmen einer psychosomatischen Rehabilitation stützt sich die Beurteilung des Leistungsvermögens auf zusätzliche Instrumente, darunter die Verlaufsbeobachtung, wie die Auflistung in ➤ Box 6.1 zeigt.

BOX 6.1

Instrumente zur Beurteilung des Leistungsvermögens

- Anamnestische Angaben der Rehabilitanden
- Befunde der körperlichen Untersuchung
- Psychopathologischer Befund
- Ergebnisse etwaiger Zwischenuntersuchungen
- Ergebnisse der testpsychologischen Untersuchung
- Verhaltensbeobachtung während der Rehabilitation
- Die Möglichkeit,
  - während der Rehabilitation ein Arbeitsbündnis aufzubauen
  - ein biopsychosoziales Modell der Störung zu erarbeiten
  - einen Veränderungsprozess einzuleiten

Alle genannten Informationen werden zusammengetragen und vom verantwortlichen, sozialmedizinisch weitergebildeten Arzt bei der Leistungsbeurteilung berücksichtigt. Besondere Aufmerksamkeit ist in diesem Prozess auf die Einschätzung der Glaubwürdigkeit der Angaben der Rehabilitanden, etwaige Diskrepanzen zwischen Befinden und Befund bzw. zwischen Beschwerdeschilderung und Verhaltensbeobachtung zu legen (➤ Kap. 3.5). Auch ist der Einfluss motivationaler Prozesse bei der Schilderung von Tagesablauf, Arbeits- und Freizeitverhalten sowie bei deren Beobachtung bedeutsam.

Werden abschließend der bisherige Krankheitsverlauf, die Diagnose und die Prognose der Erkrankung gemeinsam mit den bestehenden Behandlungsmöglichkeiten betrachtet, können sowohl aktuell vorhandene als auch in Zukunft voraussichtlich weiterbestehende Funktionseinschränkungen von Aktivitäten und Teilhabe unter Berücksichtigung von Ressourcen und Barrieren beschrieben werden.

> **! MERKE**
> Ausschlaggebend sind hierbei die bestehenden Funktionseinschränkungen, jedoch sollte die Bedeutung der korrekten Diagnose aufgrund der damit vorhandenen Informationen zur Prognose der Erkrankung, der indizierten Behandlung und deren Erfolgsaussichten nicht unterschätzt werden.

Besonders wertvoll ist die Zusammenarbeit im Team und die Möglichkeit, die Befunde aus den jeweiligen Therapieangeboten (psychotherapeutische Einzel- und Gruppenarbeit, Ergotherapie, Soziotherapie, Sporttherapie u. v. m.) zusammenzutragen. Bei der Erstellung des Leistungsbildes kann die Beziehungsgestaltung der Rehabilitanden mit den Angehörigen der beteiligten Berufsgruppen einfließen, gleichzeitig ergeben sich auch Hinweise auf motivationale Einflüsse durch die Verhaltensbeobachtung in unterschiedlichen Situationen und bei verschiedenen Tätigkeiten. Die Möglichkeit der Informationsgewinnung in den spezifischen therapeutischen Angeboten und durch die verschiedenen Personengruppen erlaubt zumeist die Erstellung eines umfassenden und differenzierten Leistungsbildes der Rehabilitanden. Hierbei muss insbesondere die Konsistenz der geschilderten Beschwerden mit den erhobenen Befunden und der Verhaltensbeobachtung Berücksichtigung finden.

6.2 Kriterien der Beurteilung

6.2.1 Teilhabe und ihre Formen

Der Teilhabebegriff umfasst alle Aspekte des Lebens. Teilhabe wird von verschiedenen Sozialversicherungsträgern durch entsprechende Leistungen gefördert. Die Rentenversicherung konzentriert sich dabei auf die Leistungs- bzw. Erwerbsfähigkeit. Dazu bietet sie Leistungen zur medizinischen Rehabilitation und zur Teilhabe am Arbeitsleben an. Beide haben das Ziel, die Erwerbsfähigkeit eines Versicherten zu erhalten, zu verbessern oder überhaupt wiederherzustellen. Wie sieht der Leistungsumfang aus?

Leistungen zur medizinischen Rehabilitation

Die medizinische Rehabilitation dient der Behandlung von Gesundheits- und Funktionsstörungen und soll den Versicherten in die Lage versetzen, so schnell wie möglich wieder in das Berufsleben zurückzukehren. Eine medizinische Rehabilitation kann ambulant oder stationär erfolgen. Für diese Leistungen steht eine Vielzahl an speziellen Einrichtungen aller medizinischen Fachrichtungen zur Verfügung. Die Dauer der Rehabilitation ist indikationsabhängig.

Ob die Rehabilitation ambulant oder stationär erfolgt, hängt von der Wahl des Versicherten, vom vorhandenen Angebot der erforderlichen Leistungen in Wohnortnähe und von den Erfolgsaussichten bei ambulanter oder stationärer Rehabilitation ab.

Leistungen zur Teilhabe am Arbeitsleben (LTA)

Leistungen zur Teilhabe am Arbeitsleben haben das Ziel, einen bestehenden Arbeitsplatz zu erhalten oder neue Berufschancen zu eröffnen. Sie können ergänzend zu einer medizinischen Rehabilitation erfolgen oder unabhängig davon als Einzelmaßnahme beantragt werden. Zur Verfügung stehen die in ➤ Abb. 6.1 aufgeführten Leistungen.

Die Auswahl einer Leistung erfolgt individuell nach den Kriterien Eignung, Neigung und bisherige Tätigkeit und orientiert sich an der aktuellen Lage am Arbeitsmarkt. LTA werden nach Möglichkeit wohnortnah durchgeführt und umfassen einen Zeitraum von maximal 2 Jahren (bei ganztägiger Weiterbildung).

6.2.2 Bezugspunkt der Leistungsbeurteilung

Bei der sozialmedizinischen Beurteilung der Rehabilitanden muss zwischen den Kriterien zur Feststellung einer Arbeitsunfähigkeit in der gesetzlichen

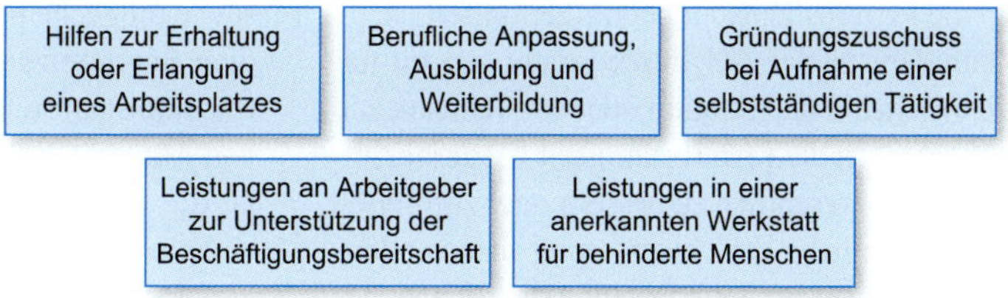

Abb. 6.1 Leistungen zur Teilhabe am Arbeitsleben [L231]

Krankenversicherung (SGB V) und den Kriterien zur Beurteilung der Leistungsfähigkeit unterschieden werden. Für die Beurteilung der Arbeitsunfähigkeit im Bereich der GKV ist bei vorhandenem Arbeitsplatz der konkrete letzte Arbeitsplatz maßgeblich, d. h. die zeitlichen, örtlichen, räumlichen und personellen Bedingungen dieses Arbeitsplatzes mit seinen spezifischen Aufgaben.

Demgegenüber sind bei der Beurteilung der Leistungsfähigkeit für die gesetzliche Rentenversicherung (SGB VI) der Bezugsberuf und der allgemeine Arbeitsmarkt in abstrakter Weise zu betrachten: Im Fokus stehen bei der Beurteilung der Leistungsfähigkeit im Bezugsberuf die berufstypischen Anforderungen, nicht aber Aspekte wie der Weg zu einem konkreten Arbeitsplatz, besondere Aufgaben in einem bestimmten Arbeitsverhältnis oder aber interaktionelle Schwierigkeiten mit Kollegen, Mitarbeitern und Vorgesetzten.

6.2.3 Instrumente der Beurteilung

II Fallbeispiel

Forts.

Im Fall von Frau M. erscheinen die berufstypischen Anforderungen klar: körperlich belastende Tätigkeit, wechselnde Arbeitszeiten, hohes Maß an Verantwortung, Anwendung der fachlichen Kompetenz, besondere Anforderungen an die Entscheidungs- und Urteilsfähigkeit sowie die Teamfähigkeit und die Kontaktfähigkeit zu Patienten und Angehörigen, an die Umstellungs- und Anpassungsfähigkeit, hohes Maß an Planung und Strukturierung von Aufgaben und Durchhaltefähigkeit. Der Befundbericht wird durch ein aussagekräftiges fachärztliches Gutachten ergänzt und im sozialmedizinischen Dienst der Rentenversicherung geprüft. Für den Beratungsarzt stellt sich anhand der vorliegenden Informationen die Frage, ob es sich bei der Erkrankung um eine überwiegend orthopädische Erkrankung handelt oder ob nicht auch psychische Faktoren die Symptomatik deutlich beeinflussen und daher eine medizinische Rehabilitation in einer Klinik für Psychosomatik indiziert ist. Die veranlasste Begutachtung bestätigt die vermutete Indikation für eine psychosomatische Rehabilitation bei gleichzeitig bestehender Anpassungsstörung mit längerer depressiver Reaktion. **II**

Beim Träger

Grundlage für die Entscheidung, Leistungen zur Teilhabe zu gewähren, ist für die gesetzliche Rentenversicherung die sozialmedizinische Beurteilung des Leistungsvermögens im Erwerbsleben. Dabei ist nicht allein das Vorhandensein von Krankheiten und Behinderungen mit ihren Auswirkungen auf körperliche und seelische Funktionen ein Kriterium, sondern auch deren Dauer. Relevant sind Störungen, die den Versicherten über einen längeren Zeitraum oder auf Dauer, d. h. konkret mehr als 6 Monate, in seiner Erwerbsfähigkeit beeinträchtigen. Das gilt auch für psychische Störungen: Art, Umfang und Dauer der Symptomatik und die Auswirkung auf die Leistungsfähigkeit im Erwerbsleben sind ausschlaggebend für eine Entscheidung. Die Diagnose oder Feststellungen aus anderen Rechtsgebieten, z. B. ein Grad der Behinderung (GdB), sind nicht maßgebend.

Sozialmedizinisch ist also zunächst zu klären, ob die Erwerbsfähigkeit wegen Krankheit bzw. wegen körperlicher, geistiger oder seelischer Behinderung erheblich gefährdet oder gemindert ist (§ 10 SGB VI, „persönliche Voraussetzungen"). In den nächsten Schritten muss festgestellt werden,

- ob eine Gefährdung sich durch Leistungen zur medizinischen Rehabilitation oder zur Teilhabe am Arbeitsleben abwenden lässt;

- ob die Erwerbsfähigkeit bereits gemindert ist, denn dann ist das Ziel, durch Leistungen zur medizinischen Rehabilitation oder zur Teilhabe am Arbeitsleben die Erwerbsfähigkeit wiederherzustellen, sie wesentlich zu bessern oder zumindest eine wesentliche Verschlechterung abzuwenden;
- ob Leistungen zur Teilhabe am Arbeitsleben gewährt werden können, selbst wenn keine Aussicht besteht, eine teilweise Erwerbsminderung zu verbessern; dann nämlich, wenn dadurch zumindest der bisherige Arbeitsplatz erhalten oder ein anderer in Aussicht stehender Arbeitsplatz erlangt werden kann.

Wie lässt sich das Leistungsvermögen sozialmedizinisch beurteilen?

Der Sozialmediziner unterscheidet hier die qualitative von der quantitativen Komponente, bezogen auf den erlernten Beruf bzw. die zuletzt ausgeübte Tätigkeit und in einem weiteren Schritt auf den allgemeinen Arbeitsmarkt:

- Der **qualitative Teil** beschreibt, was der Versicherte zu tun vermag – im positiven wie im negativen Sinn. Positives Leistungsvermögen ist bestimmt durch die zumutbare Arbeitsschwere, Arbeitshaltung und Arbeitsorganisation. Das negative Leistungsvermögen umfasst alle Fähigkeiten, die aufgrund von Krankheit, Behinderung oder einer drohenden Verschlimmerung beeinträchtigt oder sogar aufgehoben sind.
- Der **quantitative Teil** definiert den zeitlichen Umfang für jeden Arbeitstag, in dem eine Erwerbstätigkeit gemäß dem beschriebenen qualitativen Leistungsvermögen ausgeübt werden kann. Die hier gesetzlich vorgegebene Einteilung in die drei Kategorien „6 Stunden und mehr", „3 bis unter 6 Stunden" und „unter 3 Stunden" ermöglicht ggf. die Feststellung eines Anspruchs auf eine Rente wegen Erwerbsminderung.

Wann ist ein fachärztliches Gutachten erforderlich?

Versicherte mit psychosomatischen Störungen sozialmedizinisch zu beurteilen ist eine komplexe Aufgabe. Der Schweregrad der Störung, das Ausmaß einer bereits eingetretenen Chronifizierung, Komorbidität sowie mögliche persönliche und soziale Ressourcen oder Barrieren sollten zu einer differenzierten Betrachtung ganz unterschiedlicher Beeinträchtigungen von Aktivitäten und Teilhabe führen. Grundsätzlich ist die Berücksichtigung dieser Aspekte Aufgabe eines jeden sozialmedizinisch geschulten Beratungsarztes der Rentenversicherung oder externen Gutachters. Er bezieht Angaben aus Befunden und ärztlichen Stellungnahmen zur Leistungsfähigkeit für den Bezugsberuf und Tätigkeit auf dem allgemeinen Arbeitsmarkt in seine Einschätzung ein und erstellt ein entsprechendes Votum. Bestehen Zweifel oder Unsicherheiten bezüglich der konkreten Anforderungen eines Arbeitsplatzes oder Bezugsberufs, sind Informationen des berufskundlichen Dienstes beim Leistungsträger oder des zuständigen Betriebsmediziners erforderlich. Die reine Berufsbezeichnung lässt die tatsächlichen Bedingungen am Arbeitsplatz bzw. die Anforderungen des Bezugsberufs nämlich nicht immer erkennen und kann zu einem ungenauen oder falschen sozialmedizinischen Votum führen.

Eine zusätzliche Beurteilung durch einen Facharzt für Psychosomatische Medizin und Psychotherapie oder Psychiatrie und Psychotherapie oder einen nervenärztlichen Gutachter kann darüber hinaus erforderlich werden, wenn

- sich im Rahmen einer allgemeinärztlichen oder sonstigen fachärztlichen Untersuchung Auffälligkeiten im Erscheinungsbild, Verhalten oder in der Ausdrucksweise zeigen, Aufmerksamkeit oder Gedächtnis auffällig beeinträchtigt erscheinen oder deutliche psychopathologische Veränderungen festzustellen sind;
- der Versicherte anamnestisch von einer stationären Behandlung wegen einer psychischen Störung innerhalb der letzten 2 Jahre berichtet oder fortlaufend mit Psychopharmaka behandelt wird;
- fremdanamnestisch Hinweise auf Selbst- oder Fremdgefährdung, ausgeprägte Stimmungsschwankungen, sozialen Rückzug u. Ä. vorliegen.

In der Reha-Einrichtung

Auch Ärzte in der Reha-Einrichtung nehmen sozialmedizinische Einschätzungen vor; das gilt für die Behandlung ihrer Patienten ebenso wie für die Abschlusseinschätzung bei Entlassung. Für die Beur-

teilung während und am Ende der Rehabilitation herangezogen werden selbstverständlich
- die übersandten medizinischen Unterlagen,
- sofern erforderlich, zusätzlich während der Rehabilitation angeforderte Unterlagen insbesondere über stationäre Aufenthalte in Akutkliniken oder Reha-Einrichtungen,
- Befunde fachärztlicher Untersuchungen und Behandlungen sowie durchgeführter apparativer Untersuchungen,
- Befunde der körperlichen Untersuchung in der Reha-Klinik,
- der in der Klinik erhobene psychopathologische Befund,
- die Ergebnisse der testpsychologischen Untersuchungen sowie
- die Verhaltensbeobachtung und Interaktion der Rehabilitanden mit allen Mitarbeitern des Reha-Teams.

Spezifische Instrumente in der Psychosomatik: testpsychologische Untersuchung

Besonderes Augenmerk ist auf die Durchführung der testpsychologischen Untersuchung zu richten. Für den Bereich der Psychotherapie und Psychosomatik gibt es eine Fülle testpsychologischer Verfahren (Übersicht z. B. in Bassler et al. 2012). Diese sind in Selbst- und Fremdbeurteilungsverfahren zu unterscheiden. Die **Selbstbeurteilungsverfahren** sind zahlreich und können zeitökonomisch eingesetzt werden. Viele der Verfahren erfüllen die Testgütekriterien der Validität, Reliabilität, Objektivität und Normierung hervorragend. Die meisten Reha-Kliniken verfügen über entsprechende zweckmäßig zusammengestellte Fragebogenpakete zur Abbildung der globalen Belastung der Rehabilitanden durch die vorliegende psychische Störung und zur Abbildung in der Psychosomatik behandelter Krankheitsbilder. Beim Einsatz von Selbstbeurteilungsverfahren muss jedoch immer berücksichtigt werden, dass eine Korrektur für Antworttendenzen des Patienten bei der Testdurchführung nicht möglich ist, d. h., Simulation und Dissimulation beeinflussen die Testergebnisse direkt. Dies trifft sowohl für krankheitsbedingte Antwortverzerrungen bei z. B. affektiven Störungen als auch für Antwortverzerrungen aufgrund motivationaler Faktoren zu. Weiterhin müssen sich die Anwender dieser Testverfahren bewusst darüber sein, dass die entsprechenden Testverfahren für die Diagnostik und die Verlaufs- und Erfolgsmessung von Therapien konzipiert wurden. Die Verfahren sind nicht für den Begutachtungsprozess entwickelt, und es liegen für die Begutachtungssituation auch keine Angaben zu den Testgütekriterien vor.

Die wesentlich zeitaufwendigeren **Fremdbeurteilungsverfahren** können hier nur bedingt weiterhelfen, denn auch die Untersuchung durch die Mitarbeiter der Klinik ist nicht frei von motivationalen Einflüssen der Rehabilitanden. Der große Einfluss von Simulation und Dissimulation ist ebenfalls ein großes und bekanntes Problem in der Diagnostik von Persönlichkeitsstilen und -störungen. Ein bedeutender Einfluss von Simulation und Dissimulation in Abhängigkeit von krankheitsimmanenten Faktoren und motivationalen Faktoren besteht auch bei der Leistungsdiagnostik.

Ein möglicher Ausweg kann hier die zusätzliche Verwendung von Testverfahren zur Bestimmung von Aspekten der Motivation, der Belastungs- und Krankheitsverarbeitung sein sowie das Einfügen von spezifischen Zusatzskalen zur Messung der Einstellung zum Test und zum Testverhalten wie z. B. die Skala „Offenheit" im *Freiburger Persönlichkeitsinventar* (FPI-R, Fahrenberg et al. 2000) oder die Skalen des *Minnesota Multiphasic Personality Inventory* (MMPI-2, Hathaway et al. 2000) zur Antworttendenz i. S. der sozialen Erwünschtheit, des defensiven Antwortstils, der Konsistenz der Antworten, des Auslassungsindex oder der Tendenz zu seltenen, ungewöhnlichen oder unwahrscheinlichen Antworten bzw. Symptomen, gemessen an Normalpersonen und an Personen mit einer psychischen Störung. Eine ausführliche Darstellung zum Einsatz sowie zu den Vor- und Nachteilen des Einsatzes testpsychologischer Messungen im Rahmen der Begutachtung findet sich bei Dohrenbusch et al. (2016). In demselben Buch haben Merten und Dohrenbusch (2016) Möglichkeiten der Beschwerdevalidierung und der hierzu verwendbaren Methoden dargestellt (s. auch ➤ Kap. 3.5).

Eine besondere Bedeutung im Rahmen der testpsychologischen Untersuchung in der psychosomatischen Rehabilitation hat das *Arbeitsbezogene Verhaltens- und Erlebensmuster* (AVEM) von Schaarschmidt und Fischer (2008). Dieser Test erlaubt die Identifikation gesundheitsförderlicher und risikobehafteter arbeitsbezogener Einstellungsmuster und kann die Reflexion des Arbeitsstils mit den Rehabilitanden anregen.

Einer eigenen Erwähnung bedarf auch das *Mini-ICF-APP* (Linden et al. 2009). Mit diesem Testverfahren (Fremdbeurteilungsverfahren) gelingt gut die Übersetzung beobachteter Funktionseinschränkungen aufgrund psychischer Erkrankungen in eine Beschreibung der Fähigkeiten und Teilhabemöglichkeiten bzw. deren Beeinträchtigungen i. S. der ICF. Das entsprechende Selbstbeurteilungsverfahren ist der *ICF AT-50 Psych* von Nosper (2008). Im Mini-ICF-APP werden die in ➤ Box 6.2 aufgeführten Beurteilungsdimensionen unterschieden.

BOX 6.2

Fähigkeitsdimensionen nach dem Mini-ICF-APP

1. Fähigkeit zur Planung und Strukturierung von Aufgaben
2. Fähigkeit zur Anpassung an Regeln und Routinen
3. Flexibilität und Umstellungsfähigkeit
4. Fähigkeit zur Anwendung fachlicher Kompetenzen
5. Entscheidungs- und Urteilsfähigkeit
6. Durchhaltefähigkeit
7. Selbstbehauptungsfähigkeit
8. Kontaktfähigkeit zu Dritten
9. Gruppenfähigkeit
10. Fähigkeit zu familiären bzw. intimen Beziehungen
11. Fähigkeit zu außerberuflichen Aktivitäten
12. Fähigkeit zur Selbstpflege
13. Verkehrs- und Wegefähigkeit

Fallbeispiel

Forts.

Bei Frau M. wurden während der psychosomatischen Rehabilitation folgende Befunde erhoben: Ergänzend zu den beschriebenen orthopädischen Erkrankungen bei weitgehend unauffälligem körperlichem Untersuchungsbefund (bei bereits seit 10 Monaten bestehender Arbeitsunfähigkeit) konnte mit der Rehabilitandin ein biopsychosoziales Störungsmodell zum Auftreten von Schmerzen und deren Verstärkung in Situationen besonderer emotionaler Belastung oder bei erhöhten Anforderungen am Arbeitsplatz erarbeitet werden. Der Zusammenhang zwischen negativen Bewertungen von Arbeitsstress, auftretenden Gefühlen von Unzulänglichkeit und Überforderung und gleichzeitig zunehmender körperlicher Anspannung wurde der Rehabilitandin zunehmend bewusst. Sie erlebte diese Zusammenhänge auch in emotional belastenden oder interaktionell herausfordernden Situationen in der Gruppentherapie oder der gemeinsamen Freizeit mit Mitrehabilitanden. Testpsychologisch bildete sich eine gering ausgeprägte depressive Symptomatik und im AVEM ein Risikomuster Typ A mit hoher Bedeutsamkeit der Arbeit und Verausgabungsbereitschaft, verminderter Distanzierungsfähigkeit und Ausgeglichenheit bei gleichzeitig stark ausgeprägtem Perfektionsstreben ab. In der Terminologie der ICF wurden zum Zeitpunkt der Entlassung anhand des Mini-ICF-APP Einschränkungen in den Bereichen Flexibilität und Umstellungsfähigkeit, Selbstbehauptungs- sowie Gruppenfähigkeit beschrieben.

Die testpsychologischen Ergebnisse des Mini-ICF-APP können z. B. im nächsten Schritt der Erstellung der sozialmedizinischen Leistungsbeurteilung zur Beschreibung der Bereiche Tagesstrukturierung und Selbstversorgung, soziales Funktionsvermögen und Bewältigungskompetenzen / Ressourcen verwendet werden (z. B. in der Indikatorenliste IREPRO, s. u.). Ebenso zeigen sie wie alle Testverfahren den Interventionsbedarf für die psychotherapeutische Fallkonzeptualisierung und Behandlungsplanung auf.

Integration der Befunde bei der sozialmedizinischen Beurteilung

Als hilfreich bei der sozialmedizinischen Beurteilung können sich Checklisten erweisen wie z. B. die Indikatorenliste zur sozialmedizinischen Bewertung der Reintegrationsprognose und der Rehabilitationsbedürftigkeit bei Rentenantragstellern mit psychischen Störungen (IREPRO, Hesse und Gebauer 2005) oder die *Gelderländer Checkliste* (Paar et al. 2015). Die Checklisten stellen sicher, dass auch alle relevanten Bereiche bei der Begutachtung mitberücksichtigt werden.

Die *Indikatorenliste zur sozialmedizinischen Bewertung der Reintegrationsprognose* (**IREPRO**) wurde ursprünglich für die prognostische Einschätzung der Erfolgsaussichten bei Begutachtung im laufenden Rentenverfahren entwickelt („Reha vor Rente"). Als Checkliste eignet sie sich jedoch genauso gut für die Erstellung der sozialmedizinischen Beurteilung am Ende der Rehabilitation, da sie gut und umfassend die relevanten Bereiche benennt – ebenso wie die

Gelderländer Checkliste. Die IREPRO beinhaltet die in ➤ Box 6.3 aufgeführten Bereiche.

BOX 6.3

Auszüge aus der Indikatorenliste zur sozialmedizinischen Bewertung der Reintegrationsprognose (IREPRO)

A-4 Körperliches Funktionsvermögen
- Kardiopulmonales Funktionsvermögen
- Motorik und Beweglichkeit
- Kraft
- Sinneswahrnehmung

B-1 Krankheitsverlauf
- Dauer der Symptomatik
- Verlauf bzw. Dynamik der Erkrankung

B-2 Behandlungsperspektive
- Bisherige Behandlungserfolge
- Verbesserung des Behandlungserfolgs durch Intensivierung oder Änderung der Behandlung möglich?

C-1 Lern- und Erwerbsbiografie
- Bildungsverlauf
- Verlauf der Erwerbstätigkeit

C-2 Reintegrationsmotivation
- Erwartung des Rehabilitanden betreffend den weiteren Verlauf der Erkrankung
- Wert / Bedeutung beruflicher Tätigkeit

C-3 Bewältigungskompetenzen

C-4 Fördernde und hemmende Kontextfaktoren
- Unterstützung durch die Familie
- Arbeitendes Umfeld
- Haltung der ambulant behandelnden Ärzte und Therapeuten
- Kulturelle Faktoren
- Zum Arbeitsleben konkurrierende Anforderungen des Umfelds wie pflegebedürftige Angehörige
- Finanzielle Situation
- Problematische Familienverhältnisse
- Unterstützung durch die Familie

Hinweise zu den zu berücksichtigenden Angaben, Befunden und Lebensbereichen finden sich auch in den AWMF-Begutachtungsleitlinien (AWMF 2012, 2018) und den Arbeitshilfen der Deutschen Rentenversicherung (DRV 2011, 2012a, b).

Behandlungsteam

Die Basis für die Diagnostik und Behandlung in der Psychosomatik ist die Auseinandersetzung mit subjektiven Faktoren des Patienten und deren Verständnis seitens des Behandlers. Die Interaktion zwischen Patient und Therapeut in der Arbeitsbeziehung stellt hierbei eine bedeutsame Informationsquelle dar, und zwar nicht nur im Rahmen einer psychotherapeutischen Behandlung, sondern auch im Rahmen der Begutachtung bei psychosomatischen Erkrankungen, da die Möglichkeit des Aufbaus einer therapeutischen Arbeitsbeziehung und damit die Möglichkeit einer therapeutischen Beeinflussbarkeit der bestehenden Erkrankung und daraus resultierenden Funktionseinschränkungen einen wichtigen prognostischen Hinweis für den möglichen Behandlungserfolg und weiteren Krankheitsverlauf darstellt.

Zusammenfassend erfolgt eine Beschreibung der subjektiven Beschwerden und der möglichst objektiv erhobenen Befunde, Fähigkeiten und Funktionseinschränkungen im Quer- und Längsschnitt unter Berücksichtigung aller verfügbaren Informationen.

Fallbeispiel

Forts.

Während der Rehabilitation wurde deutlich, wie belastend Auseinandersetzungen zwischen Mitrehabilitanden für Frau M. waren. Sie zeigte im Kontakt mit anderen ausgeprägte Schwierigkeiten bei der Durchsetzung eigener Interessen und berichtete im Rahmen der Gruppentherapie von Auseinandersetzungen mit der neuen jungen Stationsleitung und ihrer Schwierigkeit, die von der neuen Vorgesetzten angestoßenen Veränderungen mitzutragen und umzusetzen. Sie nahm an therapeutischen Gruppen zur Verbesserung der sozialen Kompetenz und der Fähigkeit zur Konfliktlösung teil. In der Therapie wurde zusätzlich auf Strategien zum Umgang mit Veränderung fokussiert, hier insbesondere in Bezug auf den beruflichen Kontext und die neue jüngere Vorgesetzte.
Gegen Ende der medizinischen Rehabilitation sah sich die 48-Jährige in der Lage, im Rahmen einer stufenweisen Wiedereingliederung an ihren Arbeitsplatz zurückzukehren, die daraufhin im Einvernehmen mit dem Arbeitgeber eingeleitet wurde. Ein Telefonat mit der Stationsleitung wurde mit der Rehabilitandin vorbereitet, ebenso ein erstes Gespräch zu Beginn der stufenweisen Wiedereingliederung.

6.3 Herausforderungen der Beurteilung

6.3.1 Anforderungen an den Beratungsarzt

Aufgabe der Ärzte im Sozialmedizinischen Dienst eines Leistungsträgers ist es festzustellen, ob die Voraussetzungen für eine Teilhabeleistung – Rehabilitationsbedarf, -fähigkeit und positive Reha-Prognose – vorliegen, und eine entsprechende Empfehlung abzugeben. Dabei sind sie als Angestellte einer Versichertengemeinschaft dieser verpflichtet. Alle Versicherten, die Beiträge zur Versicherung leisten, haben ein Anrecht darauf, im Versicherungsfall adäquate Leistungen zu beziehen. Der beratende Arzt muss die Entscheidung so vorbereiten, dass die vorhandenen Ressourcen sinnvoll eingesetzt werden können.

6.3.2 Rolle des Gutachters

Für die adäquate Bearbeitung eines Gutachtenauftrags müssen Ärzte über ihre medizinische Qualifikation hinaus über (sozial-)rechtliche Kenntnisse verfügen, um verstehen und beantworten zu können, welche Informationen der Auftraggeber für eine Entscheidung benötigt. Die Aufgaben des Gutachters werden im Medizinstudium nicht und in der Facharztweiterbildung nur in geringem Umfang vermittelt. Eine Möglichkeit, eine entsprechende Qualifikation zu erwerben, besteht in der Weiterbildung zum Sozialmediziner; alternativ können Grundlagen der Begutachtung in Kursen vieler Ärztekammern in Deutschland erlernt werden. Die Deutsche Gesellschaft für Psychosomatische Medizin (DGPM) bietet ein entsprechendes fachspezifisches Curriculum an.

! MERKE

Grundgebot für jeden medizinischen Sachverständigen ist die Wahrung der eigenen Unparteilichkeit beiden Seiten gegenüber: dem Versicherten ebenso wie dem Auftraggeber.

In dieser Situation ist der Arzt eben nicht der Sachwalter eines Patienten (deshalb ist dieser Ausdruck hier auch obsolet), und er ist auch nicht Interessenvertreter des Auftraggebers. Idealerweise ist er neutral und unabhängig, kennt die relevante Literatur zum jeweiligen Krankheitsbild und zu den daraus resultierenden Funktionsstörungen und Behandlungsoptionen, den Stand der wissenschaftlichen Erkenntnis sowie alle relevanten Gesetzestexte, Leitlinien und Arbeitshilfen. Dennoch gibt es selbst im Fall dieses idealen Gutachters im Rahmen des diagnostischen Interviews bei einer ambulanten Begutachtung und auch bei einer stationären Begutachtung während der Rehabilitation einen Entscheidungs- und Bewertungsspielraum, der in Einzelfällen untersucherabhängig zu abweichenden Beurteilungen führen kann (Schneider et al. 2016).

Der Gutachter ermittelt den medizinischen Sachverhalt und bringt ihn in eine für alle Beteiligten verständliche Form. Anteilnahme und Fürsorge, die Ärzte mit der Behandlung von Patienten verbinden, würden eine objektive Beurteilung erschweren und damit einen der Frage angemessenen Entschluss bzw. Bescheid.

6.3.3 Doppelrolle als Gutachter und Psychotherapeut

Die Begutachtung während der psychosomatischen Rehabilitation stellt auch Herausforderungen für die Rehabilitanden und die Mitarbeiter der Reha-Kliniken dar und beinhaltet damit neben Chancen auch Risiken.

Für die Rehabilitanden kann es schwierig sein, eine vertrauensvolle und offene Arbeitsbeziehung mit einem ärztlichen oder psychologischen Psychotherapeuten einzugehen, von dem sie wissen, dass er gleichzeitig auch gutachterlich tätig ist. Dies trifft insbesondere für die Gruppe der Rehabilitanden zu, bei denen ein deutlicher innerer Zielkonflikt zwischen dem Wunsch nach Besserung der gesundheitlichen Einschränkungen und dem Wunsch nach Gewährung von Leistungen einer Sozialversicherung besteht. Dies kann auch bei Patienten mit Persönlichkeitsstilen oder -störungen mit erhöhtem Bedürfnis nach Autonomie und Kontrolle zu Schwierigkeiten im Beziehungsaufbau führen. In der psychotherapeutischen Arbeit mit diesen Patienten muss der mögliche ungünstige Einfluss der Begutachtung auf die therapeutische Arbeitsbeziehung beachtet werden.

Die Ärzte ebenso wie alle anderen Mitarbeiter des therapeutischen Bereichs finden sich in der Rehabilitation in der Doppelrolle als Therapeuten und Gutachter wieder. Für die Begutachtung des Leistungsvermögens besteht durch den relativ langen Beobachtungszeitraum während der Rehabilitation und die genaue Kenntnis der Patienten die Chance für eine zutreffende Einschätzung des Leistungsvermögens unter Berücksichtigung von Ressourcen der Patienten und gegebenen Einschränkungen. Gleichzeitig birgt die Behandlungszeit während der Rehabilitation durch die Entwicklung einer therapeutischen Arbeitsbeziehung ein Risiko für eine Parteinahme der Gutachter, die sich in dieser Doppelrolle befinden. Ärzte und Psychotherapeuten versuchen, ihre Patienten dabei zu unterstützen, ein selbstbestimmtes Leben in möglichst bester Gesundheit und Zufriedenheit zu führen. Sie bieten hierfür im therapeutischen Prozess aktiv eine empathische, wertschätzende, verständnisvolle, offene und vertrauensvolle therapeutische Beziehung an. Die Gewährleistung der Vereinbarkeit der beiden Rollen als einerseits interessenneutraler Gutachter und andererseits im Zweifelsfall als parteiischer Anwalt des Patienten, der dem Patienten hilft, für eigene gesundheitliche Belange einzustehen, bedarf besonderer Aufmerksamkeit und Anstrengungen.

Es gibt verschiedene Möglichkeiten, mit diesen Herausforderungen umzugehen. Hier sind insbesondere Transparenz des gutachterlichen Vorgehens gegenüber den Rehabilitanden und offenes Ansprechen der Doppelfunktion als Gutachter und Therapeut zu benennen.

! MERKE

Dem Rehabilitanden kann die Differenzierung zwischen dem psychotherapeutischen Prozess und dem Prozess der Begutachtung gelingen, wenn er hierin durch Aufklärung und ein transparentes Vorgehen unterstützt wird. Gleichzeitig bietet das offene Ansprechen des Auftrags zur Begutachtung und des Prozesses der Begutachtung auch die Basis für die Benennung evtl. vorhandener innerer Zielkonflikte und deren Bearbeitung.

Für die Ärzte und alle weiteren therapeutischen Mitarbeiter der Reha-Klinik stellt die therapeutische Arbeitsbeziehung einen Risikofaktor für eine interessenneutrale Begutachtung dar. Die Integration der beiden Aufgaben als Gutachter und behandelnder Psychotherapeut ist schwierig und verlangt von Ärzten und Therapeuten in einer Reha-Klinik die ständige Reflexion des eigenen Erlebens, der Wahrnehmung der Rehabilitanden und der eigenen Einstellungen.

! MERKE

Wichtig sind im Umgang mit dieser Doppelfunktion die eindeutige Benennung dieser beiden Aufgaben innerhalb des Reha-Teams und eine Analyse des eigenen Erlebens und Verhaltens und dessen motivationaler Grundlagen, um sich hierdurch dem unerreichbaren Idealbild eines neutralen Gutachters möglichst weit anzunähern.

Hilfreich kann die klare personelle Trennung zwischen dem Bezugstherapeuten als Behandler und dem für die eigentliche Begutachtung zuständigen Ober- oder Chefarzt in einer eigenen Sozialmedizin-Visite oder -Sprechstunde sein.

Unter Berücksichtigung der genannten Punkte gelingt die Erfüllung der therapeutischen wie auch gutachterlicher Aufgaben.

6.3.4 Motivierung des zu Beurteilenden zur Mitarbeit

Aufgabe eines jeden Gutachters ist es, eine valide Begutachtung durchzuführen. In der Begutachtung **bei Antragstellung** auf Gewährung einer Leistung kommt es gerade in der Psychosomatik nicht selten zu Vorbehalten des Versicherten gegenüber der Begutachtung. Hier ist der Gutachter gefordert, eine Situation zu erzeugen, die dem Versicherten ein Mitwirken ermöglicht, um Art und Ausmaß der Störungen entsprechend beurteilen zu können. Dass dies bei ambulanter Begutachtung im Rahmen nur eines, wenn auch längeren Explorations- und Untersuchungstermins geschehen muss, macht die Aufgabe keinesfalls leichter.

Im Rahmen der medizinischen Rehabilitation zeigen insbesondere Rehabilitanden, deren Antragstellung aufgrund einer Aufforderung durch einen Sozialleistungsträger erfolgte, zum Teil wenig Interesse an psychotherapeutischer Arbeit. In diesen Fällen kann die Begutachtung im Vordergrund stehen oder auch alleiniger Arbeitsauftrag sein, da im Dreiecksverhältnis zwischen ärztlichen und therapeutischen Mitarbeitern der Reha-Klinik, der Rentenversicherung als Leistungsträger und dem Rehabilitanden als Leistungsempfänger vonseiten des Rehabilitanden kein psychotherapeutischer Arbeitsauftrag an die Behandler gegeben wird.

6.3.5 Bedeutung von Kontextfaktoren

Es gibt eine Reihe von Kontextfaktoren, die das Ergebnis der psychosomatischen Rehabilitation und auch der Begutachtung beeinflussen.

Hier spielen vor allem die Faktoren **Bildung und Wohnort** eine entscheidende Rolle, z. B. bei der Frage der Verfügbarkeit von ambulanter Psychotherapie am Wohnort und dementsprechend völlig unterschiedlicher Ausgangslage bei Rehabilitanden mit vergleichbaren Krankheitsbildern, bedingt durch deren psychotherapeutische Vorerfahrung und damit einhergehend bereits erarbeiteten Störungsmodellen, bestehenden Einsichten in psychosomatische Zusammenhänge etc. An dieser Stelle sind auch persönliche Überzeugungen („health beliefs") der Rehabilitanden zur Verursachung einer Erkrankung und deren Behandlungsmöglichkeiten zu nennen.

Insbesondere in der psychotherapeutischen Behandlung und Begutachtung von Migranten kann es über bestehende Sprachbarrieren hinaus auch erhebliche Barrieren in der psychotherapeutischen Behandlung bei unterschiedlichem **kulturellem Hintergrund** von Behandlern und Rehabilitanden mit entsprechend unterschiedlichen Krankheitskonzepten geben. In einigen Fällen besteht dann eine unüberwindbare Barriere zwischen dem Angebot einer westlich geprägten Psychotherapie mit der Betonung des Individuums, angeboten von überwiegend weiblichen Ärzten und Therapeuten in der Reha-Klinik, und dem Krankheitsverständnis, dem Menschenbild, der Lebenserfahrung und Lebenswirklichkeit von Rehabilitanden mit anderem kulturellem Hintergrund bei gleichzeitig zusätzlicher Belastung durch die mit der Migration verbundenen Erfahrungen. Für dieses Dilemma können kulturspezifische bzw. transkulturelle Angebote für Migranten mit muttersprachlichen oder teilweise muttersprachlichen Therapien in spezialisierten Reha-Kliniken eine Lösung sein. Im Bereich der psychosomatischen Rehabilitation ist die Behandlung mit Psychotherapie unserer westlichen Ausrichtung für einen Teil der Rehabilitanden nicht angemessen, sodass insbesondere bei Rehabilitation nach Aufforderung durch einen Leistungsträger oftmals nur der Begutachtungsauftrag erfüllt werden kann.

LITERATUR

AWMF. Sk2-Leitlinie zur Begutachtung psychischer und psychosomatischer Erkrankungen. AWF-Registernummer 051-029, Stand: 31.12.2019; www.awmf.org/leitlinien/detail/ll/051-029.html (letzter Zugriff: 27. 7. 2020).

AWMF. Sk2-Leitlinie für die ärztliche Begutachtung von Menschen mit chronischen Schmerzen. AWMF-Registernummer 094-003, Stand: 11.1.2018; www.awmf.org/uploads/tx_szleitlinien/094-003l_S2k_Schmerzbegutachtung_2018-01.pdf (letzter Zugriff: 3.8.2019).

Bassler M, Watzke B, Köllner V. Diagnostik in der psychosomatischen Rehabilitation. PiD 2012; 1(13): 72–76.

Bundesministerium für Arbeit und Soziales. Rehabilitation und Teilhabe; Stand: 2018; www.bmas.de/DE/Themen/Teilhabe-Inklusion/Rehabilitation-und-Teilhabe/reha-und-teilhabe.html (letzter Zugriff: 3.8.2019).

Dohrenbusch R, Schneider W, Merten T. Zur Bedeutung der Testpsychologie bei ICF-orientierter Begutachtung. In: Schneider W, et al. (Hrsg.). Begutachtung bei psychischen und psychosomatischen Erkrankungen. Bern: Hogrefe 2016, S. 57–115.

DRV – Deutsche Rentenversicherung. Sozialmedizinische Begutachtung für die gesetzliche Rentenversicherung. Heidelberg: Springer 2011.

DRV – Deutsche Rentenversicherung. Leitlinien für die sozialmedizinische Begutachtung. Sozialmedizinische Beurteilung bei psychischen und Verhaltensstörungen. Berlin: DRV 2012a.

DRV – Deutsche Rentenversicherung. Qualitätssicherung der sozialmedizinischen Begutachtung. Berlin: DRV 2012b.

Fahrenberg J, Hampel R, Selg H. Freiburger Persönlichkeitsinventar (FPI-R) Göttingen: Hogrefe 2001.

Hathaway SR, McKinley JC. MMPI-2 Minnesota Multiphasic Personality Inventory – 2. dt. Bearbeitung von R Engel. Göttingen: Hogrefe 2000.

Hesse B, Gebauer E. Entwicklung einer Indikatorenliste zur sozialmedizinischen Beurteilung der Reintegrationsprognose und des Rehabilitationsbedarfs bei Rentenantragstellern mit psychischen Erkrankungen (IREPRO). Münster: Institut für Rehabilitationsforschung Norderney 2005.

Linden M, Baron S, Muschalla B. Mini-ICF Rating für psychische Störungen (Mini-ICF-P). Ein Kurzinstrument zur Beurteilung von Fähigkeits- bzw. Kapazitätsstörungen bei psychischen Störungen. Bern: Huber 2009.

Linden M, Baron S, Schaller B. Mini-ICF-Rating für Aktivitäts- und Partizipationsbeeinträchtigung bei psychischen Erkrankungen. Ein Kurzinstrument zur Fremdbeurteilung von Aktivitäts- und Partizipationsstörungen bei psy-

chischen Erkrankungen in Anlehnung an die Internationale Klassifikation der Funktionsfähigkeit, Behinderung und Gesundheit der WHO. Bern: Hogrefe 2015a.
Linden M, Baron S, Muschalla B, Ostholt-Corsten M. Fähigkeitsbeeinträchtigungen bei psychischen Erkrankungen. Diagnostik, Therapie und sozialmedizinische Beurteilung in Anlehnung an das Mini-ICF-APP. Bern: Huber 2015b.
Linden M, Keller L, Noack N, Muschalla B. Die Selbstbeurteilung von Fähigkeiten und Fähigkeitsbeeinträchtigungen im Kontext psychischer Erkrankungen. Das „Mini-ICF-APP-S". Praxis Klin Verhaltensmed Rehabil 2018; 31: 14–22.
Merten T, Dohrenbusch R. Psychologische Methoden der Beschwerdevalidierung. In: Schneider W, et al. (Hrsg.). Begutachtung bei psychischen und psychosomatischen Erkrankungen. Bern: Hogrefe 2016, S. 152–208.
Nosper M. ICF AT-50 Psych. Entwicklung eines ICF-konformen Fragebogens für die Selbstbeurteilung von Aktivitäten und Teilhabe bei psychischen Störungen. DRV-Schriften Bd. 77. Berlin: DRV 2008, S. 127–128.
Paar GH, Bückers R, Kriebel R. Sozialmedizin. In: Schmidt-Ott G, et al. (Hrsg.). Rehabilitation in der Psychosomatik. Stuttgart: Schattauer 2015, S. 407–440.
Schaarschmidt U, Fischer AW. Arbeitsbezogenes Verhaltens- und Erlebnismuster (AVEM). Göttingen: Hogrefe 2008.
Schneider W, Fabra M, Dohrenbusch R. Das diagnostische Interview. In: Schneider W, et al. (Hrsg.). Begutachtung bei psychischen und psychosomatischen Erkrankungen. Bern: Hogrefe 2016, S. 45–52.

KAPITEL

7

Margarete Ostholt-Corsten

Reha-Qualitätssicherung

Zur Orientierung

- Eine qualitativ hochwertige Rehabilitation, die an einer dauerhaften Teilhabe am Arbeitsleben und an Integration ausgerichtet ist, liegt im besonderen Interesse der Deutschen Rentenversicherung (DRV).
- Daher hat die DRV bereits vor über 20 Jahren eine externe Qualitätssicherung eingeführt und in den zurückliegenden Jahren kontinuierlich weiterentwickelt. Mit unterschiedlichen Verfahren wurden Qualitätsindikatoren zur Struktur-, Prozess- und Ergebnisqualität entwickelt.
- Dieser Beitrag gibt einen Überblick über die Reha-Qualitätssicherung der DRV in der medizinischen Rehabilitation. Etablierte Qualitätsindikatoren, die eine qualitätsgesicherte Rehabilitation gewährleisten sollen, werden dargestellt.

7.1 Einleitung

Die DRV führt pro Jahr gut 1 Mio. medizinische Rehabilitationsleistungen stationär und ambulant durch. Ziel der Rehabilitation der DRV ist nach § 9 SGB VI der Erhalt der Erwerbsfähigkeit bzw. die berufliche Integration der Versicherten und damit die Vermeidung oder Beseitigung einer krankheits- oder behinderungsbedingten Erwerbsminderung. Um dieses Ziel zu erreichen, hat die DRV bereits 1992 begonnen, eine umfassende Qualitätssicherung aufzubauen (VDR 1992). Dabei orientierte sich die DRV an der von Donabedian (1966) begründeten Einteilung in Struktur-, Prozess- und Ergebnisqualität.

Alle rentenversicherungseigenen sowie von der DRV federführend belegten Reha-Fachabteilungen nehmen verpflichtend an der Reha-Qualitätssicherung der DRV teil. Mit der Einführung des Sozialgesetzbuches Neuntes Buch (SGB IX) im Jahr 2001 wurden Qualitätssicherung und Qualitätsmanagement in der Rehabilitation schließlich auch gesetzlich verankert (§ 37 SGB IX). Die Rehabilitationsträger wurden u. a. verpflichtet, vergleichende Qualitätsanalysen durchzuführen.

7.2 Qualitätssicherung der medizinischen Rehabilitation

Das Prinzip der Qualitätssicherung beruht auf der Datenerhebung, -auswertung und der Ergebnisrückmeldung zu Qualitätsindikatoren. Daten werden sowohl aus Routinedaten der DRV als auch in speziellen Erhebungen (z. B. Rehabilitandenbefragung, Peer-Review-Verfahren) gewonnen. Die Datenerhebung wird von den 16 Rentenversicherungsträgern der DRV durchgeführt, die Auswertung und Ergebnisrückmeldung erfolgt durch den Grundsatz- und Querschnittsbereich – Bereich Reha-Qualitätssicherung, Epidemiologie und Statistik – der DRV (VDR 2000; Egner et al. 2006). Die Ergebnisse zu den jeweiligen Indikatoren werden den Fachabteilungen und dem federführenden Rentenversicherungsträger als Qualitätsbericht zur Verfügung gestellt. Dabei sind die Berichte vergleichend aufgebaut, d. h., neben den Ergebnissen der Fachabteilung werden auch die Ergebnisse der indikationsspezifischen Vergleichsgruppe dargestellt. Um die Ergebnisse für die Nutzer übersichtlich und aussagekräftig zu gestalten, erfolgt eine differenzierte Aufbereitung, die mit allgemeinen, zusammenfassenden Ergebnissen beginnt und im Folgenden detailliert Einzelergebnisse darstellt.

Mit dem Konzept einer einheitlichen Bewertung der Qualität von Rehabilitationseinrichtungen (BQR) existiert in der DRV bereits seit 2009 ein Bewertungssystem für Qualitätsergebnisse der Rehabilitandenbefragung, der Reha-Therapiestandards (RTS), der Klassifikation therapeutischer Leistungen (KTL) und des Peer-Reviews. Grundlage der BQR ist, die Ergebnisse der jeweiligen Indikatoren in Qualitätspunkte umzurechnen, wobei 100 Qualitätspunkte das Maximum sind. Mit den Qualitätspunkten steht eine hoch verdichtete Darstellungsform für Qualitätsergebnisse zur Verfügung.

Gemeinsam mit Experten aus Praxis und Wissenschaft hat die DRV unterschiedliche Instrumente zur Erfassung der Struktur-, Prozess- und Ergebnisqualität entwickelt (➤ Abb. 7.1). Die Qualitätsindikatoren sind das Ergebnis einer langjährigen Tradition der Kommunikation zwischen allen wichtigen Beteiligten. Die Instrumente werden regelmäßig unter wissenschaftlicher Begleitung und unter Einbezug von Experten aktualisiert und weiterentwickelt.

7

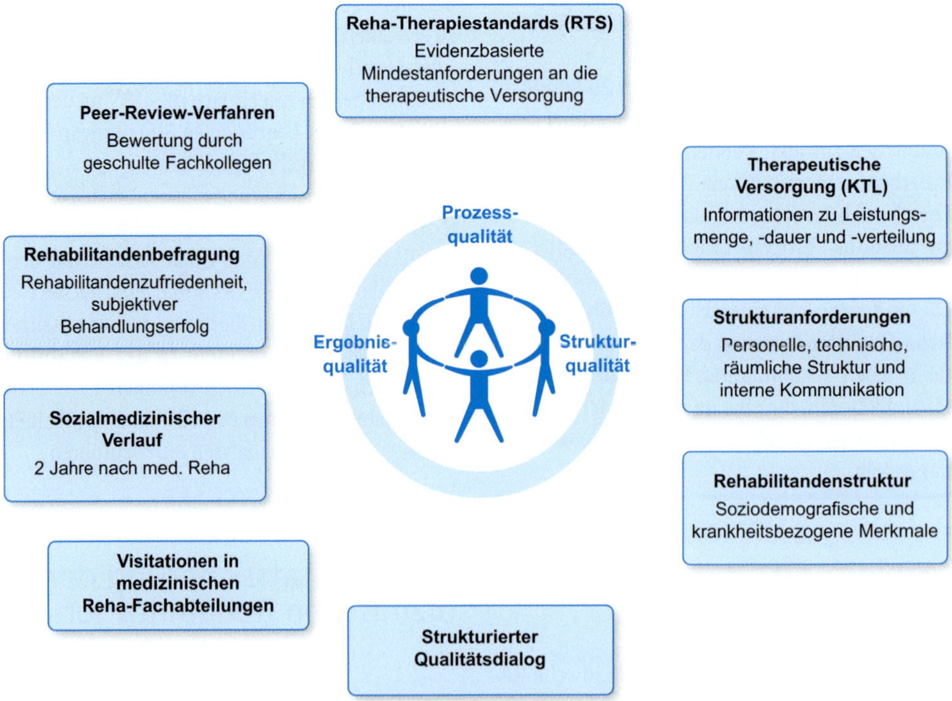

Abb. 7.1 Instrumente und Verfahren der Reha-Qualitätssicherung [L231]

7.2.1 Strukturqualität

Strukturanforderungen

Zur Sicherung der Strukturqualität wurden Anforderungen an die Struktur der Reha-Fachabteilungen, d. h. an die räumliche und technische Ausstattung, definiert sowie Mindestanforderungen an die personelle Besetzung festgelegt (DRV Bund 2014a). Diese werden mittels Fragebögen (Strukturerhebung) erfasst und überprüft. Die Verstetigung der Strukturerhebung wird zurzeit im Rahmen einer Projektgruppe vorbereitet. Eine regelmäßige Überprüfung der Strukturanforderungen findet auch im Rahmen der Visitationen der Einrichtungen statt.

7.2.2 Prozessqualität

Die Prozessqualität wird über die durchgeführten therapeutischen Leistungen, die Erfüllung der Reha-Therapiestandards und das ärztliche Peer-Review-Verfahren erfasst.

Klassifikation therapeutischer Leistungen

Die Klassifikation therapeutischer Leistungen (KTL) wurde von der DRV für die medizinische Rehabilitation entwickelt. Sie wird seit 1997 in der Routine der Reha-Qualitätssicherung der Rentenversicherung eingesetzt, um das therapeutische Leistungsspektrum der Rehabilitationseinrichtungen zu dokumentieren, zu bewerten und auch unter inhaltlichen Gesichtspunkten zu analysieren. Die therapeutischen Leistungen sind mit Indikationsstellung, Therapiezielen, Mindestdauer und Anforderungen an die Qualifikation des Personals in der KTL beschrieben. Die KTL wird seit 1997 in der Routine der Reha-Qualitätssicherung eingesetzt und wurde wiederholt aktualisiert. Zurzeit ist die KTL 2015 gültig (DRV Bund 2014b).

Reha-Therapiestandards

Seit 2005 werden Reha-Therapiestandards (RTS) für den Geltungsbereich verschiedener häufig vorkommender Erkrankungen entwickelt. Diese werden unter Berücksichtigung der Forschungsergebnisse sowie unter Mitwirkung von Praktikern erstellt. Bislang gibt es acht RTS für Erkrankungen von Erwachsenen und drei für Erkrankungen von Kindern und Jugendlichen. Mit den RTS werden die Therapien der Rehabilitanden auf eine wissenschaftliche, evidenzbasierte Grundlage gestellt. Die RTS definieren in Therapiemodulen Mindestanforderungen an die therapeutische Versorgung, die sich auf alle Rehabilitanden eines entsprechenden Geltungsbereichs in einer Fachabteilung beziehen. Basis sind die KTL-Leistungen. Im Rahmen der Reha-Qualitätssicherung der DRV wird überprüft, in welchem Ausmaß die RTS erfüllt werden. 2015 erfolgte eine Überarbeitung und Aktualisierung aller RTS (DRV Bund 2016a). Seit Einführung der RTS haben sich die Erfüllungsgrade der einzelnen Therapiemodule deutlich verbessert.

Peer-Review

Im Peer-Review-Verfahren der DRV wird seit 1999 die Qualität sowohl des Reha-Prozesses als auch des Reha-Ergebnisses von erfahrenen Rehabilitationsmedizinern des jeweiligen Fachgebiets (Peers) bewertet. Dazu werden etwa 20 zufällig ausgewählte, anonymisierte Reha-Entlassungsberichte und Therapiepläne mithilfe von standardisierten Checklisten und auf Grundlage eines Manuals geprüft. Für somatische und psychosomatische bzw. Suchtindikationen wurden getrennte Checklisten und Manuale entwickelt. Checklisten und Manuale orientieren sich im Aufbau am einheitlichen Reha-Entlassungsbericht der DRV.

> **! MERKE**
> Dabei bestehen leichte Abweichungen zum Leitfaden für den Reha-Entlassungsbericht; z. B. wird das Krankheitsverständnis des Rehabilitanden als eigenes Prozessmerkmal aufgeführt. Dieser Punkt ist besonders in der psychosomatischen und Suchtrehabilitation von großer Bedeutung, sodass er als Prozessmerkmal in die Checklisten aufgenommen wurde.

Broschüren zum Peer-Review mit Manual und Checkliste stehen im Internet zum Download zur Verfügung (DRV Bund 2016b, 2017a).

Um eine einheitliche Bewertungspraxis zu erreichen, werden die Peers zusätzlich geschult. Das Peer-Review verursacht einen hohen Aufwand bei allen Beteiligten, ist aber dennoch für die Zielsetzung, Qualitätsmängel zu erkennen und zu beseitigen, ein sehr gut geeignetes Instrument. Wegen des hohen Aufwands erfolgt die Durchführung des Peer-Review-Verfahrens für somatische und psychosomatische bzw. Suchtindikationen im Wechsel in ca. 2-jährigen Intervallen. Auch das Peer-Review-Verfahren wird regelmäßig überarbeitet.

7.2.3 Ergebnisqualität

Die Ergebnisqualität der Rehabilitationsleistung wird einerseits als **Patient Reported Outcome (PRO)** vom Rehabilitanden selbst erfragt. Zum anderen wird der sozialmedizinische Verlauf der Rehabilitanden aus den Versichertendaten erhoben, um das Erreichen des gesetzlichen Auftrags der DRV, die Wiederherstellung der Erwerbsfähigkeit und die berufliche Integration, zu erfassen. Auch das Peer-Review bildet, wie beschrieben, Ergebnisqualität aus Sicht erfahrener Rehabilitationsmediziner ab.

7

Subjektiver Behandlungserfolg aus der Rehabilitandenbefragung

Eine qualitätsorientierte Befragung von Patienten als **Patient Reported Outcome Measure (PROM)** ist im Gesundheitswesen ein weitverbreitetes und akzeptiertes Instrument der Qualitätssicherung.

! MERKE

Die Wahrnehmung des Rehabilitanden ist von entscheidender Bedeutung für den weiteren Verlauf, für die Bewältigung bzw. den konstruktiven Umgang mit der Erkrankung sowie für die berufliche Integration und damit für das Reha-Outcome.

Die DRV führt seit 1997 eine schriftliche Rehabilitandenbefragung 8–12 Wochen nach Ende der Rehabilitation durch, in welcher der Rehabilitand als Experte seiner Gesundheit den Erfolg der Rehabilitation bewertet. Pro Monat und Fachabteilung werden hierzu 20 Rehabilitanden zufällig ausgewählt. Ein häufiger Kritikpunkt an der Rehabilitandenbefragung war anfangs, dass Fachabteilungen mit eher „schwieriger" Klientel bei der Befragung systematisch benachteiligt würden. Um faire Vergleiche zwischen den Fachabteilungen zu ermöglichen, werden daher seit 2009 bei somatischen und seit 2011 bei psychosomatischen bzw. Suchtindikationen der Einfluss rehabilitandenseitiger Merkmale und deren unterschiedliche Verteilung (z. B. in Hinblick auf Rentenantragsteller, Langzeitarbeitslose, Rehabilitanden mit langen AU-Zeiten) auf die Fachabteilungen mit der Methode der Adjustierung berücksichtigt.

Sozialmedizinischer Verlauf

Mit dem sozialmedizinischen Verlauf wird ein Überblick über den Erwerbsverlauf von pflichtversicherten Rehabilitanden der DRV in den 2 Jahren nach Abschluss einer Rehabilitation gegeben. So wird ausgewertet, wie viele Rehabilitanden auch 2 Jahre nach der Rehabilitation im Erwerbsleben verblieben und wie viele z. B. aufgrund einer Erwerbsminderungsrente ausgeschieden sind. Bisher wird der sozialmedizinische Verlauf zwar an die Einrichtungen zurückgemeldet, aber nicht als Qualitätsindikator eingesetzt, weil noch keine fairen Vergleiche zwischen den Abteilungen dargestellt werden können. Um dies zu ermöglichen, wäre eine Adjustierung erforderlich: Die Ergebnisdaten der Einrichtungen müssen um Effekte korrigiert werden, welche die Reha-Ergebnisse beeinflussen können, die jedoch nicht den Einrichtungen zuzuschreiben sind, z. B. regionaler Arbeitsmarkt, Alter, Geschlecht oder Diagnose. Ein wissenschaftlich begleitetes Projekt zur Entwicklung eines Adjustierungsmodells ist in Vorbereitung, bei dem die wesentlichen Einflussfaktoren für die berufliche Integration des Rehabilitanden Berücksichtigung finden.

7.2.4 Übergreifende Instrumente

Rehabilitandenzufriedenheit aus der Rehabilitandenbefragung

Übergreifend über alle Qualitätsdimensionen werden die Rehabilitanden im Rahmen der Rehabilitandenbefragung neben dem subjektiven Behandlungserfolg auch zu ihrer Zufriedenheit mit der Rehabilitation befragt.

Visitationen

Visitationen vor Ort durch die Rentenversicherungsträger ermöglichen einen unmittelbaren, zusammenfassenden und aktuellen Einblick der Fachabteilung. Sie werden durch ein geschultes Visitationsteam durchgeführt, das i. d. R. aus einem Arzt und einem Mitarbeiter der Verwaltung besteht. Ergebnisse der Reha-Qualitätssicherung unterstützen bei der Vorbereitung und sind z. T. auch Anlass für Visitationen. Die Visitationen umfassen einen Rundgang durch die Reha-Einrichtung, Gespräche mit der Klinikleitung, den Mitarbeitern und den Rehabilitanden sowie die Überprüfung der Einhaltung der strukturellen, organisatorischen und personellen Anforderungen der DRV.

Seit 2013 steht ein rentenversicherungsweit abgestimmtes Instrumentarium für Visitationen zur Verfügung, das neben allgemeinen Ausführungen zur Visitation einen manualisierten Dokumentationsbogen umfasst, mit dem die Visitationsergebnisse festgehalten werden (DRV Bund 2014c). Die Rückmeldung der Ergebnisse zu den Visitationen ist bisher Aufgabe des Visitationsteams des jeweiligen Rentenversicherungsträgers. Hier steht noch ein trägerübergreifend abgestimmtes Verfahren der Bewertung der Ergebnisse aus.

Rehabilitandenstruktur

Umfassende und detaillierte Informationen zur Rehabilitandenstruktur stellen für die Rehabilitationsträger und die Fachabteilungen wichtige Zusatzinformationen bereit. So werden das Indikationsspektrum der Rehabilitanden, aber auch soziodemografische und krankheitsbezogene Merkmale für die Fachabteilungen und für die Vergleichsgruppe detailliert dargestellt. Diese Informationen tragen auch dazu bei, die erzielten Ergebnisse zu Qualitätsindikatoren differenziert zu interpretieren.

Strukturierter Qualitätsdialog

Als jüngstes Instrument hat die DRV 2018 den Strukturierten Dialog eingeführt (Weinbrenner et al. 2017). Auch wenn bereits viele Fachabteilungen gute und sehr gute Ergebnisse in den Qualitätsindikatoren erzielen, zeigen sich doch auch erhebliche Varianzen zwischen den Fachabteilungen, die nicht durch Unterschiede in der Rehabilitandenstruktur zu erklären sind. Für auffällig unterdurchschnittliche Qualitätsergebnisse gab es bisher kein etabliertes Vorgehen. Mit dem Strukturierten Qualitätsdialog steht nun ein rentenversicherungsweit abgestimmtes Instrument für den einheitlichen Umgang mit Qualitätsergebnissen zur Verfügung.

Ausgangspunkt des Strukturierten Qualitätsdialogs sind auffällige Ergebnisse zu Qualitätsindikatoren der Reha-Qualitätssicherung der DRV. Es wurden zunächst fünf Qualitätsindikatoren festgelegt: die Behandlungszufriedenheit und der subjektive Behandlungserfolg der Rehabilitandenbefragung, die therapeutische Versorgung (KTL), die Reha-Therapiestandards (RTS) sowie das Peer-Review. Für diese Indikatoren liegen Qualitätspunkte nach dem Konzept zur Bewertung der Qualität von Rehabilitationseinrichtungen (BQR) vor, sodass Vergleichbarkeit gegeben ist. Es wurden ein absoluter Schwellenwert (50 Qualitätspunkte) und ein relativer Schwellenwert (die untersten 10 % der Vergleichsgruppe) festgelegt, deren Unterschreitung als handlungsleitende Auffälligkeit gilt (> Abb. 7.2).

! MERKE

Ziel des Strukturierten Qualitätsdialogs ist es, dass Reha-Einrichtung und Rentenversicherungsträger gemeinsam die Ursachen für eine Unterschreitung identifizieren sowie Schritte zur Qualitätsverbesserung einleiten. Im Mittelpunkt stehen der Austausch und die Unterstützung.

Gemeinsam wird ein Zeitraum vereinbart, innerhalb dessen sich die Qualität nachweislich bessern muss. Wird das Ziel der Qualitätsverbesserung wiederholt verfehlt, sind Konsequenzen in Hinblick auf die weitere Inanspruchnahme zu ziehen (DRV Bund 2017b).

7

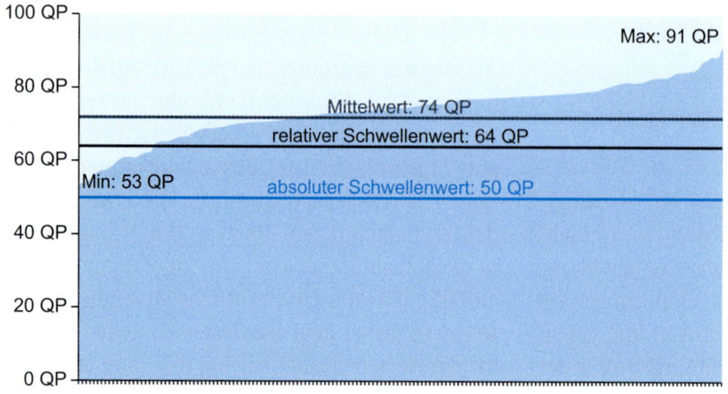

Abb. 7.2 Übersicht über Ergebnisse zum Peer-Review psychosomatischer Fachabteilungen (n = 174) mit Schwellenwerten (Bericht 2017; Max = Maximum; Min = Minimum; QP = Qualitätspunkte) [W983]

7.3 Fazit und Ausblick

Die DRV hat sich bereits vor mehr als 20 Jahren dazu entschlossen, in der medizinischen Rehabilitation eine hohe Transparenz der Leistungserbringung zu realisieren. Damit besteht für diesen Versorgungsbereich die Möglichkeit einer umfassenden und differenzierten Abbildung und Bewertung des Versorgungsgeschehens. Die Stärke der Reha-Qualitätssicherung liegt im Einbeziehen mehrerer qualitätsrelevanter Aspekte. Die Zusammenschau der Ergebnisse zu den Qualitätsindikatoren ermöglicht ein klares Bild über die Fachabteilungen.

Die Rehabilitation hat sich im Verlauf stark gewandelt, profiliert und professionalisiert. Dazu hat auch die Reha-Qualitätssicherung beigetragen. Die Qualitätsergebnisse dokumentieren an vielen Stellen eine positive Situation und Entwicklung, sie sind aber noch von einer nicht geringen Einrichtungsvarianz geprägt. Die Notwendigkeit der Qualitätssicherung bleibt also weiterhin bestehen. Zukünftig werden Qualitätsergebnisse eine noch bedeutendere Rolle spielen, da die Einrichtungsauswahl der DRV qualitätsorientiert erfolgen wird. Damit setzt die DRV ein klares Signal für einen qualitätsorientieren Wettbewerb.

Die Rehabilitation ist aber nicht nur auf den Aufenthalt in einer Reha-Einrichtung beschränkt. Dieser ist als integraler Bestandteil im Langzeitmanagement von Menschen mit chronischen Krankheiten zu verstehen. Sowohl vorausgehende als auch nachgelagerte Leistungen haben wesentlichen Einfluss auf das Ergebnis i. S. einer anhaltenden Erwerbsfähigkeit. Ihrer Bedeutung entsprechend werden mittelfristig auch die Prävention und die Nachsorge der DRV sowohl bezüglich der Aspekte wie Inanspruchnahme und Umfang als auch inhaltlich bezüglich Indikationsstellung und Ausgestaltung in die Reha-Qualitätssicherung einbezogen werden.

Weiterhin ist die Zusammenarbeit mit anderen Rehabilitationsträgern fortzuführen, um gemeinsame Qualitätsstandards dort zu entwickeln, wo sie unter Berücksichtigung der unterschiedlichen gesetzlichen Aufträge und Klientel sinnvoll umzusetzen sind.

LITERATUR

Donabedian A. Evaluating the quality of medical care. Milbank Mem Fund Q 1966; 44(3): 166–206.

DRV – Deutsche Rentenversicherung Bund (Hrsg.). Strukturqualität von Reha-Einrichtungen – Anforderungen der Deutschen Rentenversicherung, 2. überarb. u. erw. A. Berlin: DRV 2014a.

DRV – Deutsche Rentenversicherung Bund (Hrsg.). KTL – Klassifikation therapeutischer Leistungen in der medizinischen Rehabilitation. 6. A. Berlin: DRV 2014b.

DRV – Deutsche Rentenversicherung Bund (Hrsg.). Visitationen in medizinischen Reha-Einrichtungen. Berlin: DRV 2014c.

DRV – Deutsche Rentenversicherung Bund (Hrsg.). Reha-Therapiestandards. Berlin 2016a; www.deutsche-rentenversicherung.de/Allgemein/de/Navigation/3_Infos_fuer_Experten/01_Sozialmedizin_Forschung/02_reha_qualitaetssicherung/reha_therapiestandards_index_node.html (letzter Zugriff: 6.6.2019).

DRV – Deutsche Rentenversicherung Bund (Hrsg.). Peer Review – Psychosomatik und Sucht. 12. A. Berlin 2016b; www.deutsche-rentenversicherung.de/Allgemein/de/Inhalt/3_Infos_fuer_Experten/01_sozialmedizin_forschung/downloads/quali_peer_review/PRV_2015_

Checkliste_Manual_Psych_Sucht.html (letzter Zugriff: 6.6.2019).
DRV – Deutsche Rentenversicherung Bund (Hrsg.). Peer Review – Somatische Indikationen. 9. A. Berlin 2017a; www.deutsche-rentenversicherung.de/Allgemein/de/Inhalt/3_Infos_fuer_Experten/01_sozialmedizin_forschung/downloads/quali_peer_review/PRV_2015_Checkliste_Manual_Somatisch_Indikation.html (letzter Zugriff: 6.6.2019).
DRV – Deutsche Rentenversicherung Bund (Hrsg.). Strukturierter Qualitätsdialog, 2. überarb. A. Berlin 2017b; www.deutsche-rentenversicherung.de/Allgemein/de/Inhalt/3_Infos_fuer_Experten/01_sozialmedizin_forschung/downloads/quali_allgemein/SQD-Broschuere.html (letzter Zugriff: 6.6.2019).
Egner U, Gerwinn H, Buschmann-Steinhage R. Stand der Qualitätssicherung in der Rehabilitation der gesetzlichen Rentenversicherung. Rehabilitation 2006; 45(4): 221–231.
VDR – Verband Deutscher Rentenversicherungsträger (Hrsg.). Bericht der Reha-Kommission des Verbandes Deutscher Rentenversicherungsträger – Empfehlungen zur Weiterentwicklung der medizinischen Rehabilitation in der gesetzlichen Rentenversicherung. Frankfurt / M.: VDR 1992.
VDR – Verband Deutscher Rentenversicherungsträger (Hrsg.). Das Qualitätssicherungsprogramm der gesetzlichen Rentenversicherung in der medizinischen Rehabilitation, Instrumente und Verfahren. DRV-Schriften Bd. 18. Bad Homburg: VDR 2000.
Weinbrenner S, Ostholt-Corsten M, Mitschele A. Der Strukturierte Qualitätsdialog. KU Gesundheitsmanagement 2017; 5: 72–75.

Ulrich Adam-Keßler, Pia Aigner, Markus Bassler, Thomas Fischer, Claudia Frese, Anne-Kathrin Kissig, Volker Köllner, Sigrid R.-M. Krause, Alexa Kupferschmitt, Wolfgang Kupsch, Matthias Rudolph, Petra Schuhler, Bernd Sobottka, Timo Specht, Monika Vogelgesang und Burkhard Zentgraf

KAPITEL

8 Störungsbilder in der psychosomatischen Rehabilitation: die ICD-Perspektive

8.1 Affektive Störungen

Ulrich Adam-Keßler

Zur Orientierung

- Depressive Störungen sind weltweit der zweitgrößte Verursacher gesundheitsbedingter Einschränkungen. Die 12-Monats-Prävalenz depressiver Störungen in Deutschland liegt bei knapp 15 %, d. h., etwa jeder Siebte wird im Laufe eines Jahres betroffen sein.
- Es handelt sich um eine Erkrankung mit einem hohen Rezidiv- und Chronifizierungsrisiko. Mehr als jede 5. Episode dauert > 1 Jahr. Dies ist auch bei der sozialmedizinischen Beurteilung zu beachten. Eine depressive Episode ist keineswegs selbstterminierend!
- In den letzten Jahren wurden gerade für die Rehabilitation vielversprechende neue psychotherapeutische Konzepte entwickelt (u. a. CBASP, Verhaltensaktivierung, ACT), was psychosomatischen Reha-Kliniken eine hohe therapeutische Kompetenz und ständige Weiterentwicklung abverlangt.
- Das therapeutische Milieu einer Reha-Klinik wirkt durch Alltagsstrukturierung sowie Aktivierung und Förderung sozialer Kontakte bereits antidepressiv. Hinzu kommt neben dem Effekt der Psychotherapie und einer Medikationsoptimierung regelmäßiges Ausdauertraining, was einen sehr guten eigenen antidepressiven Effekt hat.

8.1.1 Häufigkeit und Bedeutung

Affektive Störungen gehören sowohl zu den häufigsten psychischen Störungen als auch zu den häufigsten Erkrankungen überhaupt. In Deutschland liegt die **Lebenszeitprävalenz** für eine depressive Episode bei 12 % für Männer und etwa 20 % für Frauen. Die **1-Jahres-Prävalenz** bei den 18- bis 65-Jährigen in Deutschland liegt für eine **depressive Episode bei 8,8 %**, für die **Dysthymia bei 4,5 %** und für eine Episode bei **bipolarer Störung bei 1,3 %**. Damit sind in Deutschland in einem Zeitraum von 12 Monaten 6,2 Mio. Betroffene an einer unipolaren Depression erkrankt. Nicht erfasst sind hierbei Anpassungsstörungen mit depressiver Symptomatik und unterschwellige Krankheitsbilder, die nicht die ICD-10-Kriterien erfüllen, wohl aber häufig zur Inanspruchnahme von medizinischen Leistungen führen.

Das **Erkrankungsrisiko ist bei der unipolaren Depression für Frauen etwa doppelt so hoch** wie für Männer; bipolare Störungen haben ein ausgeglichenes Geschlechterverhältnis. Das **Alter der Erstmanifestation** einer depressiven Episode liegt für Frauen bei 31,7 und für Männer bei 33 Jahren. Die höchsten Prävalenzraten liegen jenseits des 65. Lebensjahres. **Etwa zwei Drittel der Fälle verlaufen phasenweise oder chronisch**, bei einem Drittel der Betroffenen bleibt es bei einer einmaligen Episode oder Anpassungsstörung. Die **Anzahl von Krankheitsepisoden** bei rezidivierendem Verlauf beträgt durchschnittlich 5,7 für die gesamte Lebenszeit bei höchst variabler Episodendauer. Unter angemessener medikamentöser oder psychotherapeutischer Behandlung verkürzt sich die Episodendauer deutlich. In den letzten Jahren kam es durch konsequente Therapie zu einer deutlichen Reduktion der Suizide. Dennoch versterben immer noch etwa 10 % der Patienten mit einer rezidivierenden depressiven Störung durch **Suizid** (DGPPN et al. 2015). Hinzu kommt die sozialmedizinische Bedeutung des Krankheitsbilds. Im Jahr 2008 verursachten psychische Störungen **763.000 verlorene Erwerbstätigkeitsjahre**. Dabei ist fast ein Drittel auf die Gruppe der Depressionen zurückzuführen (Statistisches Bundesamt 2013).

Depressive Störungen verschlechtern nicht nur die Lebensqualität der Betroffenen ähnlich stark wie schwere chronische körperliche Erkrankungen, sie sind auch mit einer **erhöhten Mortalität** verbunden. Hierfür ist weniger die Suizidgefahr verantwortlich als der deutlich schlechtere Verlauf körperlicher Erkrankungen und ein schlechteres Gesundheitsverhalten.

Trotz der Relevanz dieses Krankheitsbildes wird in Deutschland **nur etwa die Hälfte aller Patienten mit depressiven Störungen überhaupt behandelt**; hiervon erhält wiederum nur der kleinere Teil eine nach evidenzbasierten Kriterien wirksame Therapie (DGPPN et al. 2015). Dieser Befund wirkt sich auch auf die Rehabilitation aus: Nicht selten liegt bei Behandlungsbeginn bereits ein **hoher Chronifizierungsgrad mit langer AU-Dauer** aufgrund unspezifischer Diagnosen vor.

! MERKE

Eine Rehabilitation kann auch in einer frühen Phase der Behandlung sinnvoll sein, sofern es das Ziel ist, die Erwerbsfähigkeit zu erhalten oder wiederherzustellen, da sich gerade die sozialmedizinische Prognose mit zunehmender AU-Dauer deutlich verschlechtert.

8.1.2 Somatische Komorbiditäten und Wechselwirkungen

Depressive Störungen sind mit einem erhöhten Risiko verbunden, an körperlichen Erkrankungen zu leiden und teilweise auch an ihnen zu versterben. Dies ist besonders gut belegt für **Herz-Kreislauf-Erkrankungen.** Zugrunde liegende psychobiologische Mechanismen sind Veränderungen des autonomen Nervensystems sowie des endokrinen und inflammatorischen Systems. Als verhaltenswirksame Mechanismen kommen infrage: ein ungünstiges Profil bei Ernährung und körperlicher Aktivität sowie eine Reihe selbstschädigender Verhaltensweisen wie vermehrter Tabak- und Alkoholkonsum (Ladwig et al. 2014).

8.1.3 Ursachen und aufrechterhaltende Faktoren

Die Heterogenität der Symptome depressiver Störungen macht es unwahrscheinlich, dass ein Faktor allein für die Entstehung einer Depression verantwortlich ist. Daher werden von der Mehrzahl der Experten **multifaktorielle Erklärungskonzepte** angenommen, die von einem biopsychosozialen Modell ausgehen. Die Bedeutung der verschiedenen Faktoren kann von Patient zu Patient erheblich variieren (DGPPN et al. 2015). Für die Entwicklung einer Depression spielen **genetische, neurobiologische, psychologische, soziale und Verhaltensfaktoren** eine Rolle (➤ Box 8.1).

BOX 8.1

Vulnerabilitäts- und Risikofaktoren

Folgende Vulnerabilitäts- und Risikofaktoren gelten heute als empirisch gesichert (DGPPN et al. 2015):

- Weibliches Geschlecht
- Genetische Vulnerabilität
- Stressreaktion bzw. Stressbewältigung, z. B. als unkontrollierbar erlebte Stressoren (Paradigma der erlernten Hilflosigkeit)
- Schwerer chronischer Stress
- Trennungserfahrungen oder schwere Gefährdung der maßgeblichen beschützenden Beziehung in der Kindheit und im Jugendalter
- Verstärkerverlust, z. B. durch Trennung, körperliche Erkrankung, soziale Isolation oder Armut
- Dysfunktionale Kognitionsstile (z. B. Neigung zur Selbstabwertung)
- Angsterkrankungen
- Abhängigkeit von psychotropen Substanzen

Aufrechterhaltend ist die Neigung, sich aus sozialen Kontakten zurückzuziehen, Aktivitäten zu reduzieren und bei Schlafstörungen und Erschöpfung Schlaf am Tag nachzuholen. So entsteht ein Teufelskreis aus depressiven Symptomen, Rückzugs- und Schonverhalten und ein Verstärkerverlust, der wiederum zu einer Verstärkung der depressiven Symptome führt.

8.1.4 Symptome und Verlaufsformen

Die Symptome sind vielgestaltig und äußern sich auf den Ebenen des Verhaltens, der Gefühle, der Gedanken und des Körpers. Typisch für Depressionen ist die von A. T. Beck beschriebene **Triade kognitiver Verzerrungen:** negative Sicht von sich selbst, der Welt und der Zukunft (Beck et al. 1979. Die wichtigsten Symptome sind in ➤ Box 8.2 dargestellt.

BOX 8.2

Symptome und diagnostische Kriterien der Depression nach ICD-10 (Dilling et al. 2011)

- Hauptsymptome:
  - Gedrückte, depressive Stimmung
  - Interessen-/Freudlosigkeit auch bei sonst angenehmen Tätigkeiten
  - Antriebsmangel, erhöhte Ermüdbarkeit
- Zusatzsymptome:
  - Konzentrationsstörungen
  - Vermindertes Selbstwertgefühl
  - Schuldgefühle oder Gefühle der Wertlosigkeit
  - Pessimistische Zukunftsperspektiven
  - Suizidgedanken/-handlungen
  - Schlafstörungen
  - Verminderter Appetit
- **Symptome des somatischen Syndroms:**
  - Interessenverlust oder Verlust der Freude an normalerweise angenehmen Aktivitäten
  - Mangelnde Fähigkeit, auf eine freundliche Umgebung oder freudige Ereignisse emotional zu reagieren
  - Frühmorgendliches Erwachen, 2 oder mehr Stunden vor der gewohnten Zeit
  - Morgentief
  - Objektiver Befund einer psychomotorischen Hemmung oder Agitiertheit
  - Deutlicher Appetitverlust
  - Gewichtsverlust
  - Deutlicher Libidoverlust

Die Schwere der depressiven Episode wird anhand der erfüllten Symptomkriterien bestimmt (siehe ICD-10).

Formen der Depression

In der Klinik sind die im Folgenden beschriebenen Formen der Depression am häufigsten:

- Bei einer **depressiven Episode** (ICD-10: F32) treten die depressiven Symptome erstmalig, als einzelne Episode und akut auf. Je nach Anzahl und Schwere der Symptome wird zwischen leichten, mittelgradigen und schweren Episoden unterschieden. Bei Letzterer können auch psychotische Symptome (z. B. depressiver Wahn) hinzukommen.
- Als **rezidivierende depressive Störung** (ICD-10: F33) bezeichnet man ein akutes Krankheitsbild, das durch wiederholte depressive Episoden in der Vergangenheit gekennzeichnet ist. Wenn zusätzlich manische Episoden auftreten, spricht man von einer **bipolaren affektiven Störung** (F31).

8

- Die **Dysthymia** (ICD-10: F34.1) zählt zu den anhaltenden affektiven Störungen. Hier besteht eine chronische, mehrere Jahre bestehende depressive Verstimmung, die im Vergleich zu einer leichten depressiven Episode milder ausgeprägt ist.
- Tritt eine depressive Verstimmung eindeutig als Reaktion auf ein belastendes oder herausragendes Ereignis ein, so kann dies als **Anpassungsstörung** (ICD-10: F43.2) klassifiziert werden – sofern sie nicht durch die Symptome einer depressiven Episode besser beschrieben wird. Die Anpassungsstörung liegt in der Symptomausprägung unterhalb einer leichten depressiven Episode. Da dieses Störungsbild häufig als Reaktion auf berufliche Problemlagen auftritt und in eine depressive Störung übergehen kann, ist es für die Rehabilitation ebenfalls relevant (Schroth und Köllner 2018; ➤ Kap. 8.3.2).

Depressionen und bipolare Störungen

Depressive Episoden können auch im Verlauf von bipolaren Störungen auftreten – hier im Wechsel mit manischen oder hypomanischen Episoden.

Bipolar-I-Störungen (mit voll ausgeprägten manischen Phasen, 1–2 % der Bevölkerung) oder **Bipolar-II-Störungen** (mit leichter ausgeprägten hypomanischen Phasen, etwa 4 % der Bevölkerung) stellen für die Rehabilitation eine besondere Herausforderung dar: Sie haben insgesamt und auch sozialmedizinisch einen ungünstigeren Verlauf. Die Betroffenen profitieren sowohl in der akuten Phase als auch zur Rezidivprophylaxe besonders von einer medikamentösen Behandlung. Gleichzeitig kommt es darauf an, ihnen in der Patientenschulung Warnhinweise auf eine beginnende manische Episode und dann zu ergreifende Gegenstrategien zu vermitteln. Die Reha-Ziele und die notwendigen Behandlungsmaßnahmen unterscheiden sich hier also erheblich von denen bei einer unipolaren Depression. Oft wird eine bipolare Störung erst in der Rehabilitation diagnostiziert – was eine hohe diagnostische Kompetenz im Reha-Team voraussetzt (Köllner 2016).

! MERKE

Es gibt sehr unterschiedliche Verlaufsformen depressiver Störungen, von der situativ ausgelösten einzelnen Episode bis hin zur eher biologisch determinierten rezidivierenden oder bipolaren Störung. Aus der Diagnosegruppe allein kann nicht sogleich auf das Reha-Programm geschlossen werden.

Chronifizierung depressiver Störungen

Die **mittlere Episodendauer** behandelter unipolarer depressiver Störungen wird auf 16 Wochen geschätzt (Kessler et al. 2003). Eine einzelne depressive Episode ist gut behandelbar und hat eine gute Prognose – dennoch darf nicht übersehen werden, dass die Erkrankung zu einem rezidivierenden Verlauf neigt und auch einzelne Episoden ein nicht zu unterschätzendes **Chronifizierungsrisiko** haben: In einer deutschen Studie waren 5 Jahre nach der Erkrankung 42 % der unipolar depressiven und nur 30 % der bipolaren Patienten rückfallfrei. In einer Langzeitstudie wiesen nach 2 Jahren noch 21 % der Patienten, obwohl sie nach wie vor adäquat behandelt wurden, die Symptomatik einer depressiven Episode auf. Nach 5 Jahren bei teilweiser Weiterbehandlung waren es noch 12 % und nach 10 Jahren immerhin noch 7 %. Insofern ist der Begriff „Episode" problematisch, da eine einzelne Episode nicht selten trotz adäquater Behandlung über Jahre anhalten kann. Hinzu kommen primär chronische Verläufe wie die Dysthymia oder die Kombination aus einer Dysthymia mit depressiven Episoden (**Double Depression**).

8.1.5 Diagnostik depressiver Störungen

Beim Verdacht auf eine depressive Störung empfiehlt die **NVL Unipolare Depression** (DGPPN et al. 2015) das in ➤ Box 8.3 beschriebene diagnostische Vorgehen.

BOX 8.3

Diagnostisches Vorgehen bei Verdacht auf eine depressive Störung

1. Liegt eine Veränderung der Stimmung und/oder des Antriebs vor (**Hauptsymptome**)?
2. Ist diese Veränderung in Stimmung und/oder Antrieb eher einer depressiven Symptomatik oder einer ande-

ren psychischen Störung zuzuordnen (**Differenzialdiagnostik**)?
3. Kann eine somatische, insbesondere eine **hirnorganische Ursache** bzw. eine Verursachung durch Gebrauch oder **Missbrauch psychotroper Substanzen** ausgeschlossen werden?
4. Sind diese Ursachen ausgeschlossen, so ist die Diagnose der depressiven Störung durch genaue Erhebung des psychopathologischen Befunds (**Zusatzsymptome**) und des bisherigen Verlaufs zu stellen.

Differenzialdiagnostik in der Reha-Praxis

Obwohl sie eigentlich vor der Rehabilitation abgeschlossen sein sollte, zeigt sich in der Praxis immer wieder, dass weitere Diagnostik sowohl für die Therapie als auch für die sozialmedizinische Beurteilung relevant ist. Infolge der 5-wöchigen kontinuierlichen **Beobachtung durch das multiprofessionelle Reha-Team** in der psychosomatischen Rehabilitation eröffnen sich neue diagnostische Perspektiven. So findet sich nicht selten eine **Suchterkrankung**, eine beginnende **Demenz** oder ein **Schlafapnoe-Syndrom** als Ursache einer depressiven Symptomatik. Differenzialdiagnostisch muss eine Depression auch vom physiologischen Gefühl der Trauer unterschieden werden (➤ Kap. 3.3, ➤ Kap. 3.4).

Wechselwirkungen zwischen depressiven Störungen und Arbeitswelt

Depressive Erkrankungen haben erhebliche sozialmedizinische Konsequenzen: Bei insgesamt sinkendem Krankenstand nahmen die **AU-Tage wegen depressiver Störungen** von 2000 bis 2004 um 42 % zu. Die depressive Episode steht bei den AU-begründenden Diagnosen an dritter Stelle (3,1 %). Bei Nachuntersuchungen von Patienten mit depressiven Störungen nach 1 Jahr finden sich noch 3 AU-Tage im vorangehenden Monat im Vergleich zu 1,5 Tagen bei Patienten mit körperlichen Erkrankungen. Die „Global-Burden-of-Disease"-Studie ergab, dass Depressionen hinsichtlich der **gesamtgesellschaftlichen Kosten** nach den Herz-Kreislauf-Erkrankungen weltweit Platz 2 einnehmen. Die WHO geht davon aus, dass sich dieses Verhältnis ab 2020 umkehren wird (Köllner 2016).

Arbeitsunfähigkeit

Der hohe Anteil depressiver Störungen am vorzeitigen Ausscheiden aus dem Erwerbsleben und auch an den AU-Zeiten verdeutlicht die Wechselwirkungen zwischen depressiven Störungen und der Arbeitswelt. Einerseits entstehen den Unternehmen **Produktivitätsverluste** und höhere Kosten durch **krankheitsbedingte Ausfallzeiten** sowie durch Mitarbeiter, die trotz Erkrankung zur Arbeit kommen und deshalb nur eine geringe Leistungsfähigkeit haben (**Präsentismus**). Auch der **Verlust von Fachkräften** durch vorzeitiges Ausscheiden aus dem Erwerbsleben spielt eine Rolle. Andererseits können die Arbeitsbedingungen ihrerseits zur Entstehung und Aufrechterhaltung einer Depression beitragen.

Arbeitsplatzbedingungen

Sowohl für **Arbeitslose** als auch für Mitarbeiter, die nach einem Personalabbau im Betrieb verbleiben, konnte eine erhöhte Prävalenz depressiver Störungen nachgewiesen werden. Dies gilt auch für Personen, die ihren Arbeitsplatz als unsicher erleben und von Arbeitslosigkeit bedroht sind. Darüber hinaus sind Arbeitsbedingungen als potenziell depressiogen einzuschätzen, wenn sie bei hohen Anforderungen wenig Selbstkontrolle zulassen oder trotz hohen Engagements wenig materielle oder ideelle Anerkennung der eigenen Leistung vermitteln (**Gratifikationskrise**).

Mobbingsituationen stellen für die Betroffenen meist eine substanzielle Bedrohung der sozialen Bindung im beruflichen Bereich dar und sind mit wiederholten Kränkungserlebnissen und einer Bedrohung des Selbstwertgefühls verbunden (Köllner 2017; ➤ Kap. 9.1.3). Als Folge entwickelt die Mehrzahl der Betroffenen eine depressive Anpassungsstörung oder Episode.

Häufig führen erst noch **zusätzliche Belastungen** wie ein Partnerschaftskonflikt, finanzielle Probleme oder die plötzliche Pflegebedürftigkeit eines Elternteils zur Dekompensation. Möglich ist auch eine **Fehlattribution** auf die Arbeit: Bei unveränderten Arbeitsbedingungen gerät ein Patient mit einer rezidivierenden depressiven Störung in eine neue Episode und erlebt plötzlich die Arbeit als nicht mehr bewältigbar; er ist von Insuffizienzgefühlen und Selbstzweifeln geplagt.

Eine **Krankschreibung** schafft in einer solchen Situation zwar kurzfristig Entlastung, ist mit zunehmender Dauer aber gerade bei depressiven Patienten mit erheblichen Nebenwirkungen belastet: Fehlende Sozialkontakte, Verlust der Tagesstruktur, mehr Zeit für dysfunktionales Grübeln und mit zunehmender AU-Dauer wachsende Arbeitsplatzängste sind häufig.

! MERKE

Die Vor- und Nachteile einer Arbeitsunfähigkeit müssen also sorgfältig gegeneinander abgewogen werden. Arbeitsunfähigkeit ohne therapeutisches Konzept ist häufig ein wesentlicher Chronifizierungsfaktor.

Wenn der Patient als Folge einer Langzeit-AU seinen Arbeitsplatz verloren hat, ist die Prognose deutlich verschlechtert. Bei einer AU-Dauer von mehr als 6 Wochen sollte deshalb ein Plan zum beruflichen Wiedereinstieg (z. B. als stufenweise Wiedereingliederung) erarbeitet und die Indikation zur stationären Rehabilitation geprüft werden.

Burnout

Auch lang anhaltende berufliche Verausgabung erhöht das Risiko einer Depression erheblich, was von den Betroffenen nicht selten als Burnout erlebt wird. **Burnout ist keine ICD-10-Diagnose und auch keine hinreichende Reha-Indikation.** Burnout beschreibt aber das chronifizierte Scheitern beim Umgang mit Krisen, seien dies Belastungen im Beruf oder bei außerberuflichem Engagement, was zu einer Depression führen kann. In der psychosomatischen Rehabilitation ist es daher notwendig, sich mit diesem Begriff auseinanderzusetzen, besonders wenn ihn Patienten zur Selbstbeschreibung benutzen (➤ Kap. 9.1.2).

8.1.6 Reha-Therapiestandards depressive Störungen

Aufgrund der Häufigkeit und der sozialmedizinischen Bedeutung des Störungsbildes gibt es im Bereich der Deutschen Rentenversicherung eigene Reha-Therapiestandards (RTS) für depressive Störungen. 2016 erschien die aktuell gültige 2. Fassung (DRV Bund 2016). Die dazugehörigen Therapiemodule sind in ➤ Tab. 8.1 dargestellt.

Tab. 8.1 Therapiemodule der Reha-Therapiestandards depressive Störungen in der revidierten Fassung von 2015 (DRV Bund 2015)

ETM	Bezeichnung	Mindestdauer	Mindestanteil*
01	Einzelpsychotherapie	30 Minuten/ Woche	90 %
02	Gruppenpsychotherapie	210 Minuten/ Woche	90 %
03	Aktivitätsaufbau	60 Minuten/ Woche	20 %
04	Entspannungsverfahren	30 Minuten/ Woche	60 %
05	Bewegungstherapie	210 Minuten/ Woche 3-mal/Woche	80 %
06	Gesundheitsbildung und Psychoedukation	150 Minuten pro Reha	90 %
07	Ernährungstherapeutische Leistungen	45 Minuten pro Reha	30 %
08	Gestalterische Ergotherapie und künstlerische Therapien	90 Minuten/ Woche	40 %
09	Funktionelle und arbeitsweltbezogene Therapien	50 Minuten/ Woche	40 %
10	Leistungen zur sozialen und beruflichen Integration	45 Minuten pro Reha	70 %
11	Vorbereitung nachgehender Leistungen	15 Minuten pro Reha	80 %

ETM: evidenzbasiertes Therapiemodul
* Mindestanteil der Rehabilitanden mit depressiven Störungen, die das entsprechende ETM erhalten sollen

8.1.7 Psychotherapie

Wirksamkeit

! MERKE

Psychotherapie stellt die wichtigste Säule in der Rehabilitation der Depression dar.

Zwar tritt die Wirkung im Vergleich zur medikamentösen Behandlung später ein, dafür ist aber nach Therapieende und im Langzeitverlauf mit einem nachhaltigeren Behandlungseffekt zu rechnen. Bei depressiven Störungen gibt es eine gute Evidenz für kürzere gruppentherapeutische Interventionen (DGPPN et al. 2015), die sich gut in die psychosomatische Rehabilitation integrieren lassen.

Methoden und Kombinationen

Als evidenzbasierte Therapieverfahren gelten bei depressiven Störungen die **kognitive Verhaltenstherapie** (KVT) sowie die **psychodynamische Therapie** und die hieraus entwickelte **Interpersonelle Therapie der Depression (IPT)** als gleichermaßen wirksam. Die NVL Unipolare Depression empfiehlt daher beide therapeutischen Orientierungen (Empfehlungsgrad A) bei mittelschweren und schweren Episoden, bei Dysthymia sowie bei leichten Episoden, wenn sich hier „watchful waiting" bzw. psychosomatische Grundversorgung als nicht wirksam erwiesen hat.

In der psychosomatischen Rehabilitation können depressive Störungen also in Kliniken mit beiden Grundorientierungen erfolgreich behandelt werden – wobei die ICF-Orientierung häufig zu einem Methodenmix führt–, also z. B. psychodynamisch-interaktionelle Therapie kombiniert mit verhaltenstherapeutischem Training sozialer Kompetenz oder Aktivitätsaufbau. Wichtig ist allerdings, dass hier keine Polypragmasie, sondern die **Methodenkombination auf einer rationalen Grundlage** betrieben wird. Als theoretischer Rahmen bietet sich das evidenzbasierte Wirkfaktorenmodell der Psychotherapie nach Grawe an (2004).

In den letzten Jahren sind sowohl schulenübergreifend als auch im Bereich der Verhaltenstherapie einige für die Rehabilitation bei depressiven Störungen relevante neue Ansätze entwickelt und erfolgreich überprüft worden:

- **CBASP** *(Cognitive Behavioral Analysis System of Psychotherapy)* ist ein empirisch gut belegter schulenübergreifender Ansatz, der speziell für die Behandlung der chronischen Depression entwickelt wurde und daher für die Rehabilitation besonders relevant ist. **Kombiniert werden behaviorale, kognitive, interpersonelle und analytische Strategien** wie die strukturierte Analyse früher prägender Beziehungserfahrungen, das Formulieren einer Übertragungshypothese, das diszipliniert-persönliche Einlassen des Therapeuten sowie Situationsanalysen. Empirische Wirksamkeitsnachweise liegen auch für den stationären Bereich vor, wobei eine Adaptation an das Reha-Setting erforderlich ist.
- Zur Behandlung der unipolaren Depression sind **verhaltensaktivierende Ansätze** eine wirksame Alternative zur Standardbehandlung mittels KVT. Im Rahmen neuerer Ansätze werden v. a. die **Funktionalität von Verhalten und eine individuelle Anpassung an die Werte und Ziele des Patienten** betont. So sind in kurzer Zeit und in verschiedenen Therapiesettings gute Erfolge auf ökonomische Weise erzielbar und empirisch gut belegt. Eine Integration in das Reha-Setting erscheint gut möglich und wird derzeit in laufenden Studien (Stand: Sommer 2019) geprüft.
- Die **Akzeptanz- und Commitment-Therapie (ACT)** wurde von Hayes als diagnoseunabhängiges Verfahren mit einem besonderen Fokus auf der **Akzeptanz von psychischen Prozessen** sowie der **Orientierung auf die eigenen Werte** entwickelt (Hayes et al. 2007). Die Grundannahme ist, dass Einschränkungen in Aktivität und Teilhabe zu einem erheblichen Teil nicht durch die Krankheitssymptome selbst, sondern durch den frustranen Kampf gegen diese Symptome verursacht werden. Dabei werden sechs Prozesse postuliert, auf denen die Entwicklung psychischer Inflexibilität und damit psychischer Störungen basiert: Erlebnisvermeidung, Mangel an Achtsamkeit, kognitive Fusion (eigene Gedanken als Tatsachen ansehen sowie gedankliche Einengung), erstarrtes bzw. instabiles Selbsterleben, Unklarheit eigener Werte und Ziele sowie Mangel an engagiertem, wertebezogenem Handeln.
- **Achtsamkeit** findet eine besondere Beachtung sowohl in der **achtsamkeitsbasierten Stressreduktion** (Mindfulness-Based Stress Reduction, **MBSR**) (Kabat-Zinn 1999) als auch in der **achtsamkeitsbasierten kognitiven Therapie** (Mindfulness-Based Cognitive Therapy, **MBCT**) (Segal et al. 2018), wobei Letztere insbesondere für die **Reduktion von Rückfällen bei depressiven**

Patienten entwickelt wurde. Beiden Programmen ist gemeinsam, dass Achtsamkeit zumeist in Gruppen über sog. formale Übungen (u. a. Atemmeditation, Body-Scan, Yoga) erlernt und über informelle Übungen (u. a. achtsames Gehen, achtsames Trinken einer Tasse Kaffee) in den Alltag übertragen wird. Die empirische Absicherung ist gut (Gotink et al. 2015). Aber nicht nur deshalb ist MBSR bzw. MBCT für die Rehabilitation depressiver Störungen geeignet, sondern auch, weil sie dem multimodalen Konzept der Rehabilitation entgegenkommt und gerade bei chronischen Patienten gute Ergebnisse aufweist.

8.1.8 Ärztliche Behandlung

Besondere Bedeutung kommt der Arzt-Patient-Beziehung zu. Depressive Patienten sind aufgrund ihres verminderten Selbstwertgefühls besonders vulnerabel. Eine wesentliche ärztliche Aufgabe bei der Rehabilitation depressiver Störungen ist die Optimierung der antidepressiven Medikation. Ein erheblicher Teil der Rehabilitanden ist bei Aufnahme in die Reha-Klinik nicht leitliniengerecht behandelt. Häufige Behandlungsfehler sind:

- Unterdosierung oder zu frühes Absetzen von Antidepressiva,
- Einstellung auf nicht indizierte Präparate wie Benzodiazepine oder nicht evidenzbasierte Kombinationstherapien,
- trotz Indikation keine Augmentation oder Phasenprophylaxe,
- Weiterverschreiben einer nicht wirksamen Medikation teilweise über Jahre mit leistungseinschränkenden Nebenwirkungen.

Grundsätzlich gilt, dass bei einer leichten oder mittelschweren depressiven Episode zunächst gemeinsam mit dem Patienten eine **Entscheidung entweder für Psycho- oder für Pharmakotherapie** indiziert ist. Nur bei einer schweren depressiven Episode wird primär eine Kombinationsbehandlung empfohlen (DGPPN et al. 2015). Ist die Standarddosis erreicht, muss die **Wirklatenz von 3–4 Wochen** abgewartet werden, dann sollte zusammen mit dem Patienten eine Evaluation der Wirksamkeit erfolgen: Eine unzureichend wirksame Medikation über diesen Zeitraum sollte nicht unverändert fortgeführt werden. Es handelt sich dabei um Antidepressiva, bei denen ausreichend Belege für den Zusammenhang eines als therapeutisch angesehenen Serumspiegels und der klinischen Wirksamkeit bestehen. Falls im Laufe der Medikation eine Non-Response auftritt, so ist es ratsam, zunächst eine Serumspiegelbestimmung und ggf. eine Dosisadaptation durchzuführen.

Medikation

> ! MERKE
> Eine **Dosis-Wirkungs-Beziehung** fand sich nur für **trizyklische Antidepressiva** (TZA), den irreversiblen MAO-Hemmer **Tranylcypromin** und **Venlafaxin**, sodass hier eine Hochdosisbehandlung durchaus ein rationaler nächster Behandlungsschritt sein kann.

Verschiedene Studien zeigen hingegen übereinstimmend, dass eine **Hochdosisbehandlung bei SSRIs keinen zusätzlichen Nutzen** hat, sondern lediglich zu mehr Nebenwirkungen führt.

Bei fehlender Wirksamkeit der Monotherapie ist die **Kombination** eines Wiederaufnahmehemmers (SSRI oder TZA) mit einem Blocker des präsynaptischen Autorezeptors (Mianserin, Mirtazapin oder Trazodon) eine empirisch gut belegte Option. Darüber hinaus kommt die **Augmentation** mit Lithium oder einem Neuroleptikum infrage.

Gerade die Situation in der Reha-Klinik bietet gute Voraussetzungen sowohl für eine **Neueinstellung** als auch für einen **Absetzversuch** unter geschützten Bedingungen. Entscheidend für den Behandlungserfolg ist es, mit dem Patienten über mögliche **Vorbehalte gegenüber Psychopharmaka** zu sprechen und ihn sowohl über den verzögerten Wirkungseintritt (nach etwa 2–4 Wochen) als auch über die häufigen Nebenwirkungen und ihre meist harmlose oder vorübergehende Natur zu informieren. Andernfalls besteht ein hohes Risiko für Noncompliance.

Zu beachten ist bei der medikamentösen Behandlung, dass die Zielsetzung bei der Rehabilitation stärker zwischen dem Behandlungseffekt und langfristigen Nebenwirkungen (z. B. kognitive Beeinträchtigung, Tagesmüdigkeit) abwägen muss als die Akutbehandlung. **Bei vielen Medikamenten fehlen Studien über die langfristigen (> 1 Jahr) Effekte.**

Linden hat daher den Begriff der Reha-Psychopharmakotherapie geprägt (Linden und Müller 2005). Rationale Algorithmen der Arzneimitteltherapie sind hier nur in Ansätzen bekannt, was die ärztliche Aufgabe bei der Rehabilitation depressiver Störungen besonders anspruchsvoll macht und zugleich erheblichen Forschungsbedarf aufzeigt.

Nichtmedikamentöse Behandlungen

Ärztliche Aufgaben sind neben der Diagnostik auch die Indikationsstellung und Durchführung von nichtmedikamentösen Behandlungsformen wie Schlafentzug oder Lichttherapie sowie die **Behandlung der häufig vorliegenden somatischen Komorbidität**. Das Setting der stationären Rehabilitation erleichtert es den Patienten, einen **Schlafentzug** auszuprobieren. Hierfür hat es sich als günstig erwiesen, Kleingruppen von 3–4 Patienten zusammenzufassen, die dann die Nacht gemeinsam „durchmachen" und aufeinander aufpassen, um auch am nächsten Tag nicht vorzeitig einzuschlafen. Nicht selten kann ein chronifizierter depressiver Affekt hierdurch aufgelockert und somit Spielraum für weitere Fortschritte geschaffen werden.

Die **Lichttherapie** ist v. a. bei saisonaler Depression effektiv und stellt eine nebenwirkungsarme Möglichkeit zur Selbstbehandlung dar. Diese Möglichkeit sollte in der Psychoedukation vorgestellt werden, und es ist günstig, den Patienten die Gelegenheit zu geben, deren Wirksamkeit in der Klinik unter Anleitung z. B. durch das Pflegepersonal zu erproben.

8.1.9 Weitere Therapieverfahren

Sport- und Bewegungstherapie

Der Arbeitsgruppe um Blumenthal gelang es schon früh, in kontrollierten Studien nachzuweisen, dass **Ausdauertraining auch bei der Behandlung der Major Depression einen ähnlich starken Effekt hat wie Antidepressiva**, dies sowohl kurz- als auch langfristig. Ebenso positiv in ihrer Bewertung sind Dinas et al. (2011), die die **Wirkung von körperlicher Aktivität der von Psychopharmaka und Psychotherapie gleichsetzen**. Eine Zusammenfassung der aktuell vorliegenden Datenlage in einem Cochrane-Review konnte eindeutig einen positiven Effekt der Bewegungsprogramme auf Depressivität nachweisen (Rimer et al. 2012; Huber und Köllner 2013; ➤ Kap. 4.8).

Ergotherapie

Ergotherapie ist bei der Rehabilitation depressiver Störungen unverzichtbar (Köllner 2014; DGPPN et al. 2015; ➤ Kap. 4.10). Vor allem folgende Einsatzgebiete sind relevant:

- **Aktivitätsaufbau** und Vermitteln von Erfolgserlebnissen
- **Kognitives Training**
- **Projektgruppenarbeit** zur Identifizierung und Verbesserung von interaktionellen und motivationalen Problemen
- Training spezieller Fertigkeiten
- Unterstützung bei **Alltagsstrukturierung** und **Freizeitkompetenz**

Künstlerische Therapien

Künstlerische Therapien bieten einen wichtigen Erfahrungsraum, der die verbal orientierten Therapien unterstützen kann. Dies gilt auch für den Einsatz in MBOR-Konzepten bei depressiven Störungen. Nicht alle Patienten mit depressiven Störungen lassen sich gut mit verbal orientierten Psychotherapieverfahren erreichen. Gelegentlich werden dysfunktionale Grübelmuster hierdurch sogar verstärkt. Hier können künstlerische Therapien einen **Zugang zu neuen Erfahrungen und Bewältigungsmöglichkeiten** eröffnen.

Sozialtherapie

Gerade Patienten mit einer chronifizierten Depression sind bei der **Organisation des beruflichen Wiedereinstiegs** häufig überfordert. Nicht selten liegen besondere Problemlagen wie Langzeitarbeitslosigkeit vor, oder der bisherige Beruf kann wegen der Störung nicht mehr ausgeübt werden. Hier haben fachkundige Beratung und oft auch aktive Unterstützung durch Sozialarbeiter eine entscheidende Bedeutung für die erfolgreiche Reintegration in das Erwerbsleben (Köllner 2014; DGPPN et al. 2015).

LITERATUR

Beck AT, Rush AJ, Shaw BF, Emery G. Cognitive Therapy of Depression. New York: Guilford Press 1979.

DGPPN, BÄK, KBV, AWMF (Hrsg.) für die Leitliniengruppe Unipolare Depression. S3-Leitlinie/Nationale Versorgungs-Leitlinie Unipolare Depression – Langfassung, 2. Auflage, Version 5. 2015; www.leitlinien.de/nvl/depression (letzter Zugriff: 24.4.2020).

Dilling H, Mombour W, Schmidt MH. Weltgesundheitsorganisation – Internationale Klassifikation psychischer Störungen. ICD-10, Kapitel V (F) Klinisch-diagnostische Leitlinien. 8. A. Bern: Huber 2011.

Dinas PC, Koutedakis Y, Flouris AD. Effects of exercise and physical activity on depression. Ir J Med Sci 2011; 180: 319–325.

DRV – Deutsche Rentenversicherung Bund. Reha-Therapiestandards Depressive Störungen. Aktualisierte Fassung. Berlin 2016; www.deutsche-rentenversicherung.de/SharedDocs/Downloads/DE/Experten/infos_reha_einrichtungen/quali_rehatherapiestandards/Depression/rts_depression_download.pdf?__blob_publicationFile&v=1 (letzter Zugriff: 28.4.2020).

Gotink RA, Chu P, Buschbach JJ, et al. Standardised mindfulness-based interventions in healthcare: An overview of systematic reviews and meta-analyses of RCTs. PloS One 2015; 10: e0124344.

Grawe K. Neuropsychotherapie. Göttingen: Hogrefe 2004.

Hayes SC, Strosahl KD, Wilson KD. Akzeptanz- und Commitment-Therapie. 2. A. München: CIP-Medien 2007.

Huber G, Köllner V. Bewegung und Ausdauertraining. In: Senf W, Broda M, Wilms B (Hrsg.). Techniken der Psychotherapie. Stuttgart: Thieme 2013, S. 202–206.

Kabat-Zinn J. Stressbewältigung durch die Praxis der Achtsamkeit. Freiburg: Arbor 1999.

Kessler RC, Berglund P, Demler O, et al. The epidemiology of major depressive disorder: Results form the National Comorbidity Survey Replication (NCS-R). JAMA 2003; 289(23): 3095–3105.

Köllner V. Psychosomatische Rehabilitation. Psychotherapeut 2014; 59: 485–502.

Köllner V. Rehabilitation bei depressiven Störungen. Rehabilitation 2016; 55: 395–410.

Köllner V. Mobbing am Arbeitsplatz. In: Badura B, Ducki A, Schröder H et al. (Hrsg.). Fehlzeiten-Report 2017: Krise und Gesundheit – Ursachen, Prävention, Bewältigung. Heidelberg: Springer 2017, S. 121–130.

Ladwig KH, Lederbogen F, Albus C, et al. Position paper on the importance of psychosocial factors in cardiology: Update 2013. Ger Med Sci 2014 May 7; 12: Doc09.

Linden M, Müller WE (Hrsg.). Rehabilitations-Psychopharmakotherapie. Köln: Deutscher Ärzte-Verlag 2005.

Rimer J, Dwan K, Lawlor DA, et al. Exercise for depression. Cochrane Database Syst Rev 2012; 11: CD004366.

Schroth S, Köllner V. Anpassungsstörungen: eine schwierige Diagnose. PSYCH up2date 2018; 12(5): 399–409.

Segal Z, Williams M, Teasdale J. Mindfulness-Based Cognitive Therapy for Depression. New York: Guilford Press 2018.

Statistisches Bundesamt. Verlorene Erwerbstätigkeitsjahre 2013; www.gbe-bund.de (Stand: 20.11.2013).

8

8.2 Angststörungen

Markus Bassler

Zur Orientierung

- Ängste gehören zum basalen Verhaltensrepertoire des Menschen. Bei Angststörungen verliert die Angst ihre ursprüngliche Warnfunktion in bedrohlichen Situationen und wird hinsichtlich Intensität und Dauer dysfunktional.
- Es lassen sich „gerichtete" Ängste (Phobien) und „ungerichtete" Ängste (z. B. Panikstörung) unterscheiden, des Weiteren kurz dauernde phasische Angstreaktionen (Panikattacken) vs. überdauernde tonische Angstreaktionen (wie bei der generalisierten Angst).
- Es liegen differenzierte neurobiologische und psychologische Erklärungsmodelle für Entstehung und Verlauf der verschiedenen Angststörungen vor.
- Abgestimmt auf Diagnose, Dauer der Angststörung und Komorbidität steht heute eine differenzierte Auswahl erfolgversprechender Therapieverfahren zur Verfügung.
- Angststörungen führen v. a. wegen des Vermeidungsverhaltens häufig zu Teilhabestörungen, die sich allerdings gut behandeln lassen. Sie sind daher ein effektiver Ansatzpunkt für psychotherapeutische Strategien in der Rehabilitation.

8.2.1 Formen der Angst

Angst aktiviert ein angeborenes Reaktionsmuster, das beim Menschen auf drei Reaktionsebenen abläuft: der motorischen, der physiologischen und der subjektiv-psychologischen. Der Angstaffekt kann dabei verschiedene Ausprägungen aufweisen:

- So tritt die **„Panikangst"** als mehr oder weniger intensive Reaktion auf akut bedrohliche Stimuli

auf. Sie dient der unmittelbaren Gefahrenabwehr, indem in diesem Zustand eine Mobilisierung aller Kräfte erfolgt, mit Muskelanspannung, Herzschlagerhöhung, Kortisol- und Endorphinausschüttung sowie kognitiver Einengung auf den Bedrohungsstimulus. Diese Variante der Angst steht bei Agoraphobien, Panikerkrankungen und posttraumatischen Stresserkrankungen im Vordergrund.
- Eine andere Variante der Angst sind **„Sorgen"**, womit vorausschauende antizipatorische Kognitionen zur Vorbeugung möglicher Gefahren gemeint sind. Wenn diese Art der vorausschauenden Problemvermeidung überhandnimmt und die Betroffenen überall nur noch Gefahren sehen, dann ist diese kognitive Einstellung typisch für die generalisierte Angsterkrankung.
- Eine dritte Form der Angst betrifft **negative Überzeugungen bzgl. der eigenen Selbstwirksamkeit.** Diese Art von Angst findet sich in verstärkter Form bei abhängigen und selbstunsicheren Persönlichkeiten.

8.2.2 Neurobiologie der Angst

Panikreaktionen können über klassische und instrumentelle Konditionierung gelernt werden. Während Angst vor allem eine unspezifische physiologische sowie auch zentralnervöse Überaktivierung in Gang setzt, initiiert Furcht als unmittelbare Folge einer Gefahrwahrnehmung spezifische motorische, physiologische und subjektive Reaktionen, die eine adäquate Bewältigung der Bedrohung ermöglichen sollen (z. B. Vermeidungs- und Fluchtverhalten, Aktivierung von Verhaltenshemmsystem und Kampf-Flucht-System). Speziell für die rasche Auslösung der **Furchtreaktion** ist ein neuronaler „Kurzschluss" zwischen Thalamus und Amygdala nachgewiesen (Strian 1986), bevor die höheren neokortikalen Zentren involviert sind – was deutlich Reaktionszeit spart und von daher auch einen Überlebensvorteil darstellt.

Panikreaktionen können durch umschriebene abnorme Aktivitäten in limbischen Strukturen, insbesondere in Amygdala und Hippokampus, ausgelöst werden. Amygdala und Hippokampus verfügen über ausgedehnte, meist bilaterale Nervenbahnen zu Hirnrinde wie auch Hirnstamm und besitzen somit eine Schnittstellenfunktion bei der Verarbeitung von umweltexternen und organismusinternen Informationen, wobei sie auch vom „handlungsbestimmenden" präfrontalen Kortex beeinflusst werden. Damit ist auf neurobiologischer Grundlage die Hypothese gestützt, dass bei der Angstentstehung (wie auch bei anderen Affekten) maßgeblich auch kognitiv-bewertende Funktionen beteiligt sind.

Pathologische Angst ist in diesem neurophysiologischen Verständnis die Folge einer Fehleinschätzung von eigentlich „neutralen Informationen" aus dem Körperinnern bzw. eigentlich ungefährlichen äußeren Situationen oder Objekten.

Wie Neuroimaging-Studien belegen, zeigen sich bei Angststörungen spezifisch veränderte Aktivitätsmuster im präfrontalen Kortex (Berkowitz et al. 2007), wobei hier Unterschiede zwischen zwei verschiedenen Angsttypen zu bestehen scheinen. Bei intensiver Angst und Panik (Panikstörung, PTBS und Phobien) kommt es offenbar durch eine Unterfunktion des präfrontalen Kortex zur Enthemmung der Amygdala. Störungen wie die generalisierte Angststörung und die Zwangsstörung, die „Sich-Sorgen" und „Grübeln" beinhalten, scheinen demgegenüber durch eine Überaktivität des präfrontalen Kortex charakterisiert zu sein.

Eine **genetische Disposition** mit unterschiedlicher Penetranz für die einzelnen Subtypen von Angststörungen gilt als gesichert. Sie nimmt Einfluss auf die phänotypische Ausgestaltung der jeweiligen spezifischen Angststörung, wie sie sich z. B. unter Einwirkung von äußeren psychosozialen bzw. intrapsychischen Stressoren entwickeln kann.

8.2.3 Psychologische Erklärungsmodelle der Angst

Jede Angststörung hat ihre eigene Entwicklung, Phänomenologie, psychologischen Prozesse und damit auch unterschiedliche Therapieerfordernisse. Dennoch gibt es störungsübergreifend einige gemeinsame Aspekte, die im Folgenden kurz darzustellen sind.

Konditionierungsprozesse

Konditionierungsprozesse sind die phylogenetisch ältesten Formen des Angstlernens. Hier sind vor allem „unbedingte Reize" bedeutsam, die unmittelbar Panikreaktionen auslösen. In der Folge kommt es zu Konditionierungsprozessen, bei denen nicht nur der ursprüngliche Reiz, sondern auch zeitlich damit assoziierte Stimuli angstauslösend werden, was schließlich i. S. einer Generalisierung dazu führen kann, dass die Angst zunehmend schon durch geringfügige Stimuli getriggert und dadurch mehr und mehr dysfunktional wird. Das Zwei-Faktoren-Modell nach Mowrer beschreibt, dass Angststörungen initial durch klassische Konditionierung entstehen und dann durch operante Verstärkung des Vermeidungsverhaltens aufrechterhalten und verfestigt werden.

Kognitionen

Bei jeder Art von Angst spielen aktuelle Situationsbewertungen in Form von vorbewussten, sehr rasch einschießenden „Attributionen" eine zentrale Rolle, weshalb diese auch als „automatische Gedanken" bezeichnet werden. Wie Situationen interpretiert werden, hängt von kognitiven Schemata bzw. kognitiven Grundannahmen ab, d. h. weitgehend stabilen Bewertungen und Glaubenssätzen, die in Gedächtnisstrukturen abgespeichert sind (Beck et al. 2005). Sie sind nicht richtig oder falsch, sondern können je nach Kontext zielführend und positiv oder eben auch dysfunktional sein.

8

Teufelskreis der Angst

Angst hat eine sich selbst verstärkende Komponente i. S. eines Circulus vitiosus. Sie führt zu einer Wahrnehmungseinengung auf die Gefahr sowie einer Aufmerksamkeitslenkung auf potenzielle weitere Bedrohung, wodurch neue Angstwahrnehmungen begünstigt werden. Im Weiteren kommt es zu einer Aktivierung angstbezogener Gedächtnisinhalte und körperlichen Angstsymptomen, was wiederum Hilflosigkeit und schließlich Fluchtverhalten mit anschließendem Vermeidungsverhalten mit zunehmender Angstgeneralisierung induziert.

Das Teufelskreis-Modell der Angst (Margraf und Schneider 1991) ist in der Patientenschulung sehr gut geeignet, Patienten den Zugang zu einem biopsychosozialen Krankheitsverständnis zu eröffnen, da es zunächst die subjektiv erlebten körperlichen Symptome der Angst aufnimmt und hieraus die psychologischen Faktoren und therapeutischen Ansatzpunkte entwickelt.

Sicherheitsverhalten und Coping

Unsicherheit und unzureichende Coping-Kompetenzen lösen Angst aus. Da gelingendes Coping und Angst sich gegenseitig ausschließen, ist eine regelhafte Reaktion auf Angst, zunächst das eigene Coping-Repertoire zu aktivieren, das sich insbesondere an Sicherheitsverhalten orientiert (Salkovskis 1991). Übertriebenes Sicherungsverhalten kann aber auch die Angst über den Mechanismus des bereits angesprochenen Vermeidungslernens verstärken (Becker 2018).

Psychodynamische Aspekte der Angst

Freud als Begründer der Psychoanalyse, von der sich die psychodynamische Psychotherapie herleitet, befasste sich intensiv mit der psychologischen Deutung von Angst, die für ihn ein Kernproblem in der Pathogenese psychischer Störungen darstellte. In „Hemmung, Symptom und Angst" interpretierte Freud (1926) dabei erstmals die Funktion des Angstaffekts als eine Art Warnsignal, das vom Ich bei Wahrnehmung einer Gefahrensituation bzw. Bedrohung ausgelöst wird. Die Angst hat hierbei vor allem den Zweck, adaptive psychophysische Reaktionen zu initiieren, um der Gefahr besser begegnen zu können. Handelt es sich dabei z. B. um eine lebensbedrohliche Gefahr, ist die dadurch ausgelöste Todesangst durchaus angemessen, d. h. „realistisch".

Bei der **neurotischen Angst** dagegen besteht ein deutliches Missverhältnis zwischen realer Bedrohung und dabei empfundener Angst. Dieses Missverhältnis ist besonders bei Phobien zu beobachten. Freud erklärte sich die phobische Angst dadurch, dass die bewusst wahrgenommene äußere Bedrohung in Wahrheit in einer assoziativ-symbolischen Beziehung zu einer intrapsychischen Gefahrenquelle (z. B. bedrohlicher Konflikt) steht, was dem Ich jedoch nicht bewusst ist. Aus psychodynamischer Sicht setzt das Ich zunächst den unbewussten Abwehrmechanismus der „Verschiebung" ein, wodurch die ursprünglich innere Angstquelle, die sich letztlich aus der unbewussten bedrohlichen Konfliktdynamik speist, in eine vermeintlich äußere Bedrohung transformiert wird, die man vergleichsweise leicht vermeiden kann und somit der Angst entgeht. Die dadurch ermöglichte Angstfreiheit muss zwar dauerhaft um den Preis der phobischen Vermeidung erkauft werden, was aber für das Ich gewissermaßen das „kleinere Übel" darstellt, als sich mit den eigentlich ängstigenden unbewussten intrapsychischen Konflikten auseinanderzusetzen.

Bindungsverhalten

Der Mensch hat ein angeborenes „Bindungsverhalten", dessen zugrunde liegende Reaktionsmuster sich maßgeblich über die Erfahrung sozialer Interaktionen ausdifferenzieren. So wird z. B. bei drohendem Verlust von Bindung Angst als Affekt mobilisiert, um dadurch das Bindungssystem des Interaktionspartners zu aktivieren, wodurch bei ihm ein verstärktes Fürsorgeverhalten bewirkt werden soll. Dieses Verhaltensmuster findet sich nicht selten bei Angstpatienten, die befürchten, dass sie von ihrem Partner verlassen werden könnten, und ihn unbewusst durch ihre Angstsymptomatik enger an sich binden möchten.

8.2.4 Agoraphobie/Panikstörung

Diagnostische Kriterien

Die Agoraphobie ist charakterisiert durch die Furcht vor oder Vermeidung von Menschenmengen, öffentlichen Plätzen, öffentlichen Verkehrsmitteln oder vollen Kaufhäusern. Die Art und der Umfang der angstauslösenden Situationen sind individuell sehr unterschiedlich ausgeprägt. Bei Annäherung oder auch nur in Gedanken an die gefürchteten Situationen treten mehr oder weniger intensiv panikähnliche Symptome auf, d. h. Herzklopfen, Zittern, Anspannung, Atemnot oder Angst vor Kontrollverlust und in jedem Fall ein starker Vermeidungsimpuls. Sofern die gefürchtete Situation vermieden werden kann, ist der Patient symptomfrei.

Mit der Agoraphobie eng verwandt ist die sog. Panikstörung. Sie ist definiert durch wiederholte Panikattacken, die nicht auf offensichtliche äußere Situationen oder Objekte bezogen sind und im Erleben des Patienten spontan und unerklärt auftreten. Bei genauerer Ablaufanalyse ist aber regelhaft auch bei Panikanfällen vergleichbar wie bei der Agoraphobie eine „Stimulusgebundenheit" zu sehen. Die Auslöser sind in diesem Fall aber nicht externe Stimuli, sondern intrapsychische Trigger wie z. B. enterozeptive Stimuli oder automatische Gedanken. Da die Patienten sich dies meist nicht erklären können, kommt es zu einem Aufschaukelungsprozess von symptombezogenen Ängsten, weshalb sie sich selbst zu Hause nicht mehr sicher fühlen und zunehmend an „Angst vor der Angst" leiden.

Epidemiologie und Verlauf

Agoraphobie Bei der amerikanischen ECA-Studie wie bei der Münchener Follow-up-Studie lagen die 6-Monats-Prävalenzraten für die Agoraphobie mit/ohne Panikstörung zwischen 2,7 und 5,5 % bzw. die Lebenszeitprävalenz zwischen 3,4 und 9 % bei einem Geschlechterverhältnis zwischen 3–4 : 1 zugunsten der Frauen (Myers et al. 1984; Wittchen et al. 1988). Der Verlauf der unbehandelten Erkrankung ist ungünstig. Bei der Münchener Follow-up-Studie wiesen auch nach 7 Jahren noch ca. 90 % der untersuchten Patienten weiterhin eine agoraphobe Symptomatik auf.

Panikstörung Für die Panikstörung ergab sich in der ECA-Studie eine Lebenszeitprävalenz von 1,5 % (Eaton et al. 1991), in der Münchener Follow-up-Studie von Wittchen et al. (1988) 2,4 %. Der Verlauf der unbehandelten Erkrankung ist chronisch, aber eher schwankend, in einigen Fällen tritt die Störung episodisch auf mit dazwischenliegenden Jahren der Remission. Wahrscheinlich besteht eine bimodale Verteilung mit einem Gipfel in der späten Adoleszenz und einem weiteren niedrigeren Gipfel Mitte 30. Eine überwiegend biologische Verursachung, wie z. B. von Klein (1981) postuliert, gilt zwischenzeitlich als widerlegt, eine genetische Disposition ist wahrscheinlich (Crowe et al. 1983).

Therapeutische Strategien

Psychotherapie

Bei allen Angststörungen ist Psychotherapie als erste Behandlungsoption anzusehen. In den meisten Fällen sollte eine ambulante Therapie ausreichend sein, sofern der Patient nicht unter zu starken Ängsten leidet, die ihm initial nur im geschützten Rahmen einer stationären Behandlung angehbar erscheinen. Bevor eine Psychotherapie begonnen wird, sollte zunächst eine sorgfältige somatische Abklärung erfolgen, um unerkannte körperliche Erkrankungen (z. B. Hyperthyreose) auszuschließen, bei denen Angst bzw. angstähnliche Symptome auftreten können.

Folgende Prinzipien haben sich im therapeutischen Vorgehen bewährt:

- **Verhaltensanalyse:** Grundsätzlich sollte stets eine eingehende Verhaltensanalyse durchgeführt werden, welche die auslösenden Stimuli erfasst, des Weiteren die dabei automatisch einschießenden Kognitionen, d. h. insbesondere Situationsbewertungen sowie die darauf folgenden somatischen und psychischen Reaktionen. Ergänzend sollte eine Analyse des unmittelbaren Verhaltens und Sicherheitsverhaltens einschließlich der Änderungen im eigenen Erleben nach Anwendung des Sicherheitsverhaltens erfolgen.
- **Symptomprovokation und Exposition:** Die Klärung der „Ursachen" erfordert, dass der Patient die Symptomatik zumindest ein Mal zulässt. Es geht dabei explizit um die Klärung der eigenen Reaktionstendenz. Dies kann zunächst in der Vorstellung (kognitives Rehearsal) vorbereitet werden. Unverzichtbar für den Erfolg ist aber, dass der Patient sich schließlich selbst in die kritischen Situationen hineinbegibt und vor Ort prüft, was abläuft. Nach der Exploration der Befürchtungen und spezifischer Vermeidungsstrategien werden Verhaltensexperimente geplant (Clark 1997). Dabei ist besonderes Augenmerk darauf zu legen, welches Sicherheits- und Vermeidungsverhalten eingesetzt wird. Davon abzugrenzen sind Maßnahmen zur Reaktionsverhinderung und Angstmanagementstrategien. Sicherheitsverhalten bezieht sich auf die Veränderung äußerer Bedingungen, Reaktionsverhinderung und Angstmanagement auf Selbstkontrolle bzw. Exposition-Reaktions-Management.
- **Symptomtoleranz:** Eine Strategie zum Erlernen von Reaktionsmanagement ist, bestimmte Situationen isoliert experimentell zu provozieren. Dies kann z. B. mithilfe von Hyperventilationsübungen geschehen oder durch Laufen mit geschlossenen Augen oder Stand auf einer wackligen Unterlage. Da die dabei auftretenden Reaktionen bewusst herbeigeführt werden, ermöglichen sie ein Erkennen und Lernen, dass sie zwar belastend, aber durchaus beherrschbar sind. Hierüber erfolgt eine Reattribution der angstauslösenden Reaktionen als ungefährlich.

Alle Übungen sind so zu planen und durchzuführen, dass die bedrohungsrelevanten internen und externen Stimuli auch tatsächlich auftreten und sämtliche Sicherheitsverhaltensweisen vom Patienten aktiv unterbunden werden. Es geht um „Verhaltensexperimente".

> **! MERKE**
> Dies betont im Gegensatz zu früheren verhaltenstherapeutischen Termini wie „Reizkonfrontation" oder „Reizüberflutung" die gründlich vorbereitete kognitive Auseinandersetzung mit den Bedrohungshypothesen im Verlauf der Übungen. Patienten sollen aktiv ihre Hypothesen überprüfen, indem sie ausprobieren, wo Gefahr droht und wo nicht. Während bei der Agoraphobie und der spezifischen Phobie klassische Konfrontationstherapie nach wie vor die Methode der Wahl ist, haben sich bei der sozialen Phobie Verhaltensexperimente besonders bewährt.

Während bei den spezifischen Phobien und der Agoraphobie Konfrontationstherapie (vor allem als missive Exposition) besonders effektiv ist, sind bei der sozialen Phobie Verhaltensexperimente die Methode der Wahl, u. a. weil sich die als peinlich erlebte Situation bei der sozialen Phobie oft nicht lange genug aufrechterhalten lässt, um eine Habituation zu erreichen.

Psychodynamische Aspekte

Soweit der Patient die oben skizzierten Übungsstrategien nachhaltig für sich weiterzuführen imstande ist, kann es je nach Vorliegen ursächlich angstauslösender intrapsychischer Konflikte zielführend sein, diese im Rahmen einer psychodynamisch orientierten Einzel- oder Gruppentherapie aufzugreifen und vertiefend zu thematisieren. Sehr häufig wird dies nach der ersten Stabilisierung in der Rehabilitation im Rahmen einer anschließenden ambulanten Psychotherapie erfolgen.

Pharmakotherapie

Soweit möglich, sollte auf eine ergänzende Psychopharmakotherapie verzichtet werden, damit der Patient seine Therapiefortschritte vor allem seinem eigenen Vermögen zuzuschreiben lernt. In Einzelfällen kann es aber wegen des hohen vegetativen Arousals zweckmäßig sein, vorübergehend ein Antidepressivum (z. B. Serotonin-Wiederaufnahmehemmer) zu geben. Auf den Einsatz von Benzodiazepinen sollte aufgrund des hohen Abhängigkeitspotenzials verzichtet werden. Eine Konfrontationstherapie unter Benzodiazepin-Medikation ist wirkungslos, sodass ggf. zunächst ein Ausschleichen der Benzodiazepine erfolgen muss.

8.2.5 Soziale Phobie

Diagnostische Kriterien

Bei der sozialen Phobie besteht eine ausgeprägte und anhaltende Angst davor, im Zentrum der Aufmerksamkeit zu stehen und sich zu blamieren. Gleichzeitig werden die möglichen Folgen einer solchen Blamage katastrophisierend überbewertet. Diese Ängste treten bevorzugt in sozialen Situationen auf wie Essen oder Sprechen in der Öffentlichkeit, Begegnung mit Bekannten in der Öffentlichkeit, Hinzukommen zu oder Teilhaben an kleinen Gruppen (z. B. bei Partys, Konferenzen oder in Klassenräumen). Die Patienten haben, anders als jene mit Agoraphobie, keine Probleme mit einem vollen Fußballstadion, wo sie in der Anonymität untertauchen können. Menschen mit sozialer Phobie haben Probleme, angesehen zu werden, sie haben aber auch Probleme, Blickkontakt zu halten. Diese Blickphobie kann von multiplen Symptomen begleitet werden, z. B. Erröten, Zittern, Angst aufzufallen, Miktions- oder Defäkationsdrang (bzw. Angst davor). Meist kommt es zu einem ausgeprägten und anhaltenden Vermeidungsverhalten, wobei Einsicht besteht, dass diese Symptome oder Befürchtungen übertrieben und unvernünftig sind. Differenzialdiagnostisch ist insbesondere auszuschließen, dass eine wahnhafte (paranoide) Störung bzw. eine Störung aus dem schizophrenen Formenkreis vorliegt.

Epidemiologie und Verlauf

In der ECA-Studie (Davidson et al. 1983) wird eine 6-Monats-Prävalenz von 2,7 % und eine Lebenszeitprävalenz von 3,8 % berichtet. Andere Studien geben bis zu 13 % an, wobei die erhebliche prozentuale Schwankungsbreite wahrscheinlich durch unterschiedliche Schwellenwerte und eine unterschiedliche differenzialdiagnostische Differenzierung bedingt ist. Während bei den klinischen Stichproben das Geschlechterverhältnis entweder gleich ist oder eher die Männer überwiegen, scheinen die vorliegenden epidemiologischen Studien eher auf ein Überwiegen von Frauen hinzuweisen.

Die Symptomatik kann akut nach einem belastenden Ereignis auftreten oder aber auch schleichend sein und bleibt dann häufig lebenslang unverändert bestehen. Jedoch sind bevorzugt in der Adoleszenz auch Spontanremissionen, aber auch weitere Verschlimmerungen beobachtet worden.

Therapeutische Strategien

Verhaltenstherapie

Wie bei allen Angsterkrankungen spielen auch bei der sozialen Phobie **Expositionsübungen** eine wesentliche Rolle, bei denen es vor allem um ein verbessertes Reaktionsmanagement geht. Hierbei sollen die Patienten insbesondere sozial schwierige Situationen aufsuchen, um ihren eigenen Reaktionsstil kennenzulernen. Sie können mit der „Gefährlichkeit der Situation spielen", sich also z. B. nach eigenem Erleben auch gezielt „blamabel" zu verhalten. Derlei Verhaltensexperimente sind darauf angelegt, dem Patienten ein Gefühl von Kontrolle über sich und die Situation zu geben und damit zugleich auch das Gefühl von Selbsteffizienz, was mit Selbstunsicherheit inkompatibel ist. Sofern die sozialen Ängste besonders ausgeprägt sind, können diese Übungen vorteilhaft im stationären Setting der psychosomatischen Rehabilitation durchgeführt werden.

Soziale Ängste aufgrund **sozialer Fertigkeitsdefizite** können mit Expositionsübungen nicht erfolgreich behandelt werden. Objektiv ungünstige Formen sozialen Verhaltens müssen individuell herausgearbeitet und modifiziert werden. Klassische Selbstsicherheitstrainings scheinen nach den vorliegenden Befunden eher ungünstig zu sein. Passender sind **Verhaltenstrainings**, die konkrete, auf die spezifischen Defizite der Betroffenen zugeschnittene Übungen bieten (Fydrich 2017).

Bei den sozialen Ängsten spielen **kognitive Faktoren** eine entscheidende Rolle, weshalb ausschließ-

8

lich angewandte Expositions- bzw. Habituationstechniken keinen zufriedenstellenden Therapieerfolg erreichen konnten und die o. g. Verhaltensexperimente hier eine besondere Bedeutung haben. Die in verhaltenstherapeutischen Therapiestudien untersuchten Kognitionen waren überwiegend bewusste bzw. bewusstseinsnahe Fantasien.

Psychodynamische Aspekte sozialer Ängste

Aus psychodynamischer Sicht sind es häufig gerade die unbewussten Motiv- und Konfliktkonstellationen, die der soziophoben Symptomatik für den Patienten erst ihre eigentliche Dynamik (und Bedrohlichkeit) verleihen. Pathogenetisch bedeutsam sind hier insbesondere frühe negative Beziehungserfahrungen, die ein negatives Selbstbild bedingen, das von Selbstzweifel bzw. Selbstunsicherheit geprägt ist – die ihrerseits Versagensängste in sozialen Situationen triggern. Dieses negative Selbstbild wird zudem stark von Beschämungsängsten geprägt. Wurmser (2013) führt die Art und Intensität des Schamaffekts vor allem auf konkrete Beschämungserlebnisse in der Kindheit zurück. Traumatisierend ist, wenn ein Kind, das ein von seinen Eltern missbilligtes Verhalten zeigt, von ihnen nicht nur wegen des missbilligten Verhaltens, sondern gleich als ganze Person durch entwertenden Spott bloßgestellt wird. Diese frühen negativen Erfahrungen verfestigen die Erwartungsangst hinsichtlich eigenen Versagens und Beschämung in sozialen Situationen.

! MERKE

Umso wichtiger ist es, speziell in gruppentherapeutischen Angeboten der stationären Rehabilitation korrigierende emotionale Erfahrungen bzgl. Selbstvertrauen und befürchteter Beschämung durch andere zu machen.

8.2.6 Generalisierte Angststörung (GAS)

Diagnostische Kriterien

Das wesentliche Symptom sind das ständige Besorgtsein oder Befürchtungen in Bezug auf alltägliche Ereignisse und Probleme, wobei diese Kognitionen durchaus katastrophisierende Ausmaße annehmen können. Die Patienten erleben ihre Sorgen häufig nicht als irrationale Angst, sondern als durchaus berechtigt und nachvollziehbar. Pathologisch sind also nicht die Inhalte der Sorgen als solche, sondern die Zeit, die mit Sorgen und Rückversicherungsverhalten verbracht wird (meist mehrere Stunden pro Tag). Dies führt zu einem andauernden Hyperarousal und schließlich zu Erschöpfung, sodass Patienten mit einer GAS den Arzt häufig primär wegen körperlicher Symptome (chronische Schmerzsyndrome, Schlafstörungen, arterielle Hypertonie) oder wegen Burnout aufsuchen. Die GAS wird dann häufig übersehen, wenn nicht gezielt nach dem Ausmaß der Sorgen gefragt wird (Terber et al. 2012).

Sorgen sind abzugrenzen von Grübeln oder frei flottierender Angst (z. B. bei Depression), Insuffizienzerleben (z. B. selbstunsichere Persönlichkeitsstörung), Intrusionen (z. B. bei PTBS), Zwangsgedanken (Zwangserkrankungen), Gedankeneingebung (Schizophrenie), Gedankendrängen (Manie), überwertigen Ideen (Persönlichkeitsstörung), Panikerleben (Panik, Agoraphobie).

Epidemiologie und Verlauf

Für eine Teilstichprobe der ECA-Studie (Myers et al. 1984) wurden ca. 4 % Lebenszeitprävalenz für die Gesamtbevölkerung ermittelt. Der Verlauf ist chronisch, eine stärkere erbliche Disposition gilt als wahrscheinlich. In der primärärztlichen Versorgung wurden Prävalenzraten von bis zu 10 % festgestellt. Etwa zwei Drittel dieser Patienten sind Frauen (Weisberg 2009).

Therapeutische Strategien

In der psychosomatischen Rehabilitation wird man generalisierte Angst selten als Hauptsymptomatik des Patienten zu sehen bekommen, sondern häufig in Verbindung mit anderen Angststörungen bzw. Depression. Nicht selten können auch symptomatische Überschneidungen mit Hypochondrie oder einer Somatisierungsstörung bestehen.

Da bei vielen dieser Patienten das ständige Besorgtsein im Vordergrund steht, kann durch bewusste Konfrontation mit Sorgen i. S. einer **Sorgenexposition** geübt werden. Ebenso kann die Einführung in **Entspannungsverfahren** helfen. Letztere sollten immer eingesetzt werden, sobald man im Alltag Angst empfindet. Das Ziel besteht darin, einen Entspannungszustand im gegenwärtigen Erleben zu erreichen.

Es hat sich als zweckmäßig erwiesen, vor allem die aufrechterhaltenden Faktoren des Sorgenprozesses in den Blick zu nehmen, statt zu sehr auf die Vielzahl spezifischer Sorgen zu fokussieren. Insbesondere sollen sich die Patienten damit auseinandersetzen, was bei ihnen dazu beiträgt, dass das Sich-Sorgen zur Belastung wird, und wie dies dann abgemildert werden kann.

Aus **psychodynamischer Sicht** ist bei generalisierten Ängsten auch zu überprüfen, ob bzw. wie ausgeprägt eine ich-strukturelle Schwäche und insofern auch ein **Mangel an angstbewältigenden Ressourcen vorliegt**. Des Weiteren bedarf es einer sorgfältigen Abklärung, ob die generalisierten Ängste im Zusammenhang mit einer (oder ggf. einer kombinierten) Persönlichkeitsstörung stehen.

CAVE

Ein verfrühtes konfliktaufdeckendes Vorgehen ist bei ich-strukturell schwerer gestörten Patienten kontraindiziert, da bei deren ohnehin geringer Angsttoleranz eine akute psychische Dekompensation provoziert werden kann.

Erst nach ausreichender struktureller Stabilisierung des Patienten kommt eine konfliktaufdeckende Psychotherapie in Betracht, was bevorzugt dann im ambulanten Rahmen mit längerer Behandlungsperspektive erfolgen sollte.

Wenn ausgeprägte körperbezogene Ängste mit hohem Leidensdruck bestehen, kann ergänzend eine Pharmakotherapie mit einem Antidepressivum zweckmäßig sein (z. B. mit einem Serotonin-Wiederaufnahmehemmer).

8.2.7 Hypochondrie

Diagnostische Kriterien

Vorherrschendes Kennzeichen ist eine beharrliche Beschäftigung mit der Möglichkeit, an einer oder mehreren schweren und fortschreitenden körperlichen Krankheiten zu leiden. Die Patienten manifestieren anhaltende körperliche Beschwerden oder anhaltende Beschäftigung mit ihren körperlichen Phänomenen. Depression und Angst finden sich häufig als komorbide psychische Störungen.

Epidemiologie und Verlauf

Für die Hypochondrie werden Prävalenzraten von 0,02 % (Kirmayer und Looper 2001) bis 7,5 % (Noyes et al. 1999) angegeben, wobei dieser große Unterschied vermutlich auf unterschiedliche Gewichtung der diagnostischen Kriterien zurückzuführen ist. Bleichhardt und Hiller (2007) berichten 0,4 % nach DSM-IV-Kriterien sowie 6 % für subklinische Krankheitsangst. Männer und Frauen sind gleich häufig betroffen. Es besteht eine hohe Komorbidität mit Depression (ca. 50 %) sowie Angststörungen (ca. 33 %). Der Verlauf ist überwiegend chronisch (Bleichhardt und Weck 2019).

Therapeutische Strategien im Rahmen von psychosomatischer Rehabilitation

In der psychosomatischen Rehabilitation finden sich gehäuft Patienten mit hypochondrischen Ängsten, meist als komorbide Störung mit weiteren Symptomen aus dem depressiv-ängstlichen Formenkreis. In der Regel erfordern hypochondrische Ängste eine länger dauernde ambulante Psychotherapie, während im stationären Setting vor allem akute Exazerbationen hypochondrischer Ängste behandelt werden.

Ein Schwerpunkt der Behandlung zielt darauf ab, die **Wahrnehmung der körperlichen Missempfindungen** zu verändern, die fehlinterpretiert eine schwere Angst auslösen. Um dies zu erreichen, werden alternative Erklärungen für die Missempfindungen erarbeitet. Zusätzlich wird die Verbindung zwischen Angst oder Panikattacken und auslösenden (Stress-)Faktoren bei der Hypochondrie aufgedeckt.

Ein zweiter therapeutischer Ansatzpunkt ist das **Reduzieren des sog. sicherheitssuchenden Verhaltens**, das vor allem durch häufiges Untersuchen des eigenen Körpers, ständiges Verlangen nach Rückversicherung sowie Vermeiden von Gesundheitsthemen und -orten wie Krankenhäusern geprägt ist. Diese Verhaltensmuster geben dem Hypochonder zwar kurzfristig Erleichterung. Da der Patient sie aber ständig wiederholen muss, um sich sicher zu fühlen, wird sein Leben deutlich beeinträchtigt.

Sinnvoll kann auch die **direkte Konfrontation mit angstauslösenden Situationen** sein, denen der hypochondrische Patient üblicherweise ausweicht. Manche Hypochonder vermeiden es z. B., fremden Personen die Hand zu geben – aus Angst, sich mit Krankheitserregern anzustecken. Die Konfrontation mit einer solchen angstbesetzten Situation kann zunächst nur in Gedanken erfolgen, indem sich der Patient das Szenario vorstellt, diese Vorstellung gedanklich weiterverfolgt und sie aushält. Im nächsten Schritt erfolgt dann diese Konfrontation in der Realität. Der Patient soll dabei versuchen, die Situationen ohne die von ihm sonst angewendeten Schutzreaktionen auszuhalten. Dabei können auch bestimmte Auslösesituationen besprochen und analysiert werden.

8.2.8 Sozialmedizinische Bedeutung

Angststörungen haben eine hohe sozialmedizinische Bedeutung. So sind bei ihnen die AU-Zeiten massiv erhöht und liegen deutlich über denen bei chronischen körperlichen Erkrankungen wie z. B. Diabetes (Wittchen und Jacobi 2004). Hierbei erfolgt die Krankschreibung allerdings meist wegen anderer Diagnosen. Das ausgeprägte Vermeidungsverhalten vieler Angstpatienten ist nicht selten mit einem Rentenbegehren assoziiert. Dessen Erfüllung ist jedoch prognostisch ungünstig, weil hierdurch das Vermeidungsverhalten massiv verstärkt würde.

Während die Agoraphobie vor allem die Wegefähigkeit bedroht, führt die soziale Phobie in einer Arbeitswelt, in der es zunehmend auf Kundenkontakt und Selbstdarstellung ankommt, zu Problemen. Die GAS ist hingegen eine oft lange übersehene Ursache bei chronischen Schmerzsyndromen, Erschöpfung und Burnout (Köllner und Gillmann 2015).

8

! MERKE

Nach wie vor sind die gut evidenzbasierten Behandlungsmöglichkeiten bei einem erheblichen Anteil der Patienten nicht ausgeschöpft. Angststörungen sind daher ein effektives Ziel der Psychotherapie in der Rehabilitation, um Aktivität und Teilhabe zu verbessern. Eine dauerhafte Einschränkung des Leistungsvermögens ist wegen der guten Behandlungsmöglichkeiten eher selten zu erwarten.

LITERATUR

Beck AT, Emery G, Greenberg RL. Anxiety Disorders and Phobias: A Cognitive Perspective. 15th edn. New York: Basic Books 2005.

Becker E. Generalisierte Angststörung. In: Margraf J, Schneider S (Hrsg.). Lehrbuch der Verhaltenstherapie, Bd. 2. Berlin: Springer 2018, S. 87–104.

Berkowitz RL, Coplan JD, Reddy DP, et al. The human dimension: How the prefrontal cortex modulates the subcortical fear response. Rev Neurosci 2007; 18: 191–207.

Bleichhardt G, Hiller W. Hypochondriasis and health anxiety in the German population. Br J Health Psychol 2007; 12(Pt 4): 511–523.

Bleichhardt G, Weck F. Grundlagen zum Störungsbild. In: Bleichhardt G, Weck F (Hrsg.). Kognitive Verhaltenstherapie bei Hypochondrie und Krankheitsangst. Psychotherapie: Praxis. Berlin: Springer 2019, S. 5–36.

Clark DM. Panic disorder and social phobia. In: Clark DM, Fairburn CF (eds.). Science and Practice of Cognitive Behaviour Therapy. Oxford: Oxford University Press 1997, pp. 119–153.

Crowe RR, Noyes R, Pauls DL, Slymen DJ. A family study of panic disorder. Arch Gen Psychiatry 1983; 36: 652–653.

Davidson JRT, Hughes DL, George LK, Blazer DG. The epidemiology of social phobia: Findings from the Duke Epidemiological Catchment Area Study. Psychol Med 1993; 23: 709–718.

Eaton WW, Dryman A, Weissman MM. Panic and phobia. In: Robins LN, Regier DA (eds.). Psychiatric Disorders in America. New York: The Free Press 1991, pp. 413–420.

Freud S. Hemmung, Symptom, Angst. GW, Bd.XIV (1926). Frankfurt/M.: Fischer 1975, S. 113–205.

Fydrich T. Sozialphobie. In: Margraf J, Schneider S (Hrsg.). Verhaltenstherapie Bd. 2 – Störungen des Erwachsenenalters. 3. A. Berlin: Springer 2017, S. 135–150.

Kirmayer LJ, Looper, KJ. Hypochondriasis in primary care. In: Starcevic V, Lipsitt DR (eds.). Hypochondriasis: Modern Perspectives on an Ancient Malady. New York: Oxford University Press 2001, pp. 155–180.

Klein DF. Anxiety reconceptualized. In: Klein DF, Rabkin J (eds.). Anxiety: New Research and Changing Concepts. New York: Raven Press 1981, pp. 235–264.

Köllner V, Gillmann R. Sozialmedizinische Bedeutung und Rehabilitation bei Angststörungen. PiD 2015; 15(2): 66–71.

Margraf J, Schneider S. Panik. Heidelberg: Springer 1991.

Myers JK, Weissmann MM, Tischler GL, et al. Six-month prevalence of psychiatric disorders in three communities. Arch Gen Psychiatry 1984; 41: 959–967.

Noyes R. The relationship of hypochondriasis to anxiety disorders. Gen Hosp Psychiatry 1999; 21(1): 8–17.

Salkovskis PM. The importance of behaviour in the maintenance of anxiety and panic: A cognitive account. Behav Psychother 1991; 19: 6–19.

Strian F. Psychophysiologische Differenzierung von Angst und Depression. In: Helmchen H, Linden M (Hrsg.). Die Differenzierung von Angst und Depression. Heidelberg, Berlin: Springer 1986, S. 135–150.

Terber S, Untersinger I, Köllner V. Wer findet was? Vergleich von klinischer Diagnostik und strukturiertem Interview bei Angst- und Anpassungsstörungen. PiD 2012; 13: 26–29.

Weisberg RB. Overview of generalized anxiety disorder: Epidemiology, presentation, and course. J Clin Psychiatry 2009; 70 (Suppl 2): 4–9.

Wells A. Cognitive Therapy of Anxiety Disorders. A Practice Manual and Conceptual Guide. Chichester: Wiley 1997.
Wittchen H-U. Natural course and spontaneous remissions of untreated anxiety disorders: Results of the Munich Follow-up Study (MFS). In: Hand I, Wittchen H-U (Hrsg.). Panic and Phobias – 2. Berlin: Springer 1988, pp. 3–17.
Wittchen H-U, Jacobi F. Angststörungen. Gesundheitsberichterstattung des Bundes, Heft 21. Berlin: Robert Koch-Institut 2004.
Wurmser L. Die Maske der Scham. Die Psychoanalyse von Schamaffekten und Schamkonflikten. Berlin, Heidelberg: Springer 2013.

8.3 Stressassoziierte Erkrankungen

Alexa Kupferschmitt und Volker Köllner

Zur Orientierung

- Im Gesamtbehandlungsplan von Traumafolgestörungen stellt die psychosomatische Rehabilitation eine wertvolle Ressource dar.
- Der optimale Zeitpunkt liegt hierbei meist nach der Akutbehandlung, wenn es um die berufliche und gesellschaftliche Reintegration geht.
- Nicht selten können Patienten jedoch erst im geschützten Rahmen der Reha-Klinik erstmals über ihre Traumatisierung sprechen, sodass die Diagnose einer komplexen PTBS erst hier gestellt und eine längerfristig angelegte Therapie gebahnt werden kann.

8.3.1 Einführung

Traumafolgestörungen sind eher häufige Störungsbilder, die auch für die psychosomatische Rehabilitation eine hohe Relevanz haben. Epidemiologische Studien nach den neuen ICD-11-Kriterien fanden für die posttraumatische Belastungsstörung (PTBS) in Deutschland in der Allgemeinbevölkerung eine 1-Monats-Prävalenz von 1,5 %, für die komplexe PTBS eine Lebenszeitprävalenz von 1,8 % und für die Anpassungsstörung mit relevanter Beeinträchtigung von 0,9 % (Punktprävalenz). In den Statistiken der DRV Bund zur Rehabilitandenstruktur und zur Rehabilitandenbefragung stellen die „Reaktionen auf schwere Belastungen und Anpassungsstörungen“ (ICD-10 F43.x) mit einem Anteil von 15 % nach den affektiven Störungen in den letzten Jahren kontinuierlich die zweitgrößte Diagnosegruppe dar. Hierbei überwiegen die Anpassungsstörungen deutlich. Während akute posttraumatische Belastungsstörungen v. a. eine Indikation für ambulante Konfrontationstherapie oder Krankenhausbehandlung darstellen, sind für die Rehabilitation chronische Verläufe mit Auswirkungen auf die Teilhabe am Erwerbsleben relevant. Zu beachten ist die hohe Komorbiditätsrate bei Patienten mit Traumafolgestörungen. Patienten kommen nicht selten mit einer anderen Erstdiagnose (z. B. Depression oder chronischer Schmerz; ➤ Kap. 8.6) in die Rehabilitation.

In der ICD-11 ergeben sich für die bisherige Diagnosegruppe F43 einige auch für die Rehabilitation relevante Veränderungen. Die neu eingeführte Kategorie **„Spezifisch belastungsbezogene Störungen“** („disorders related to stress“) ermöglicht es erstmalig, verschiedene Erkrankungen zu beschreiben, die als kausale Reaktion auf das Erleben verschiedener Arten von Belastungen entstehen können (Lotzin et al. 2019; Augsburger und Maerker 2018).

! MERKE

Die grundlegenden Neuerungen im Rahmen der Verabschiedung der **ICD-11** durch die Weltgesundheitsorganisation (WHO) beinhalten u. a. die Aufnahme zwei neuer Diagnosen, der **komplexen posttraumatischen Belastungsstörung** (kPTBS, Kap. 8.3.3) und der **anhaltenden (prolongierten) Trauer** (Kap. 8.3.4). Zudem wurde die **Anpassungsstörung,** die bislang aufgrund fehlender diagnostischer Positivkriterien als „Verlegenheitsdiagnose“ genutzt wurde, mit eigenen Symptomkriterien neu definiert.

Des Weiteren werden dieser Diagnosegruppe nun auch die „reaktive Bindungsstörung“ und die „Beziehungsstörung mit Enthemmung“ zugeordnet, die in der Kindheit als Reaktion auf wiederholte oder andauernde Vernachlässigung oder Missbrauch durch Fürsorgepersonen auftreten können und die nur für die Rehabilitation bei Kindern relevant sind.

Daten aus der psychosomatischen Rehabilitation bestätigen die Häufigkeit und Relevanz trauma- und stressassoziierter Störungen; 88 % der Studienpopulation gaben an, mindestens eine traumatische Erfahrung selbst oder als Zeuge erlebt zu haben

(Brenner et al. 2018, 2019). Die für die Rehabilitation relevanten Störungsbilder werden im Folgenden kurz vorgestellt.

8.3.2 Anpassungsstörung

Unter dem Begriff der Anpassungsstörung wurden im DSM-IV und in der ICD-10 bisher Symptome zusammengefasst, die in zeitlich-ursächlichem Zusammenhang mit einem belastenden Lebensereignis stehen, jedoch von der Symptombelastung weder die Diagnose einer depressiven, Angst- oder sonstigen psychischen Störung rechtfertigen. Demnach handelte es sich bisher nicht um eine auf spezifischen Symptomkriterien beruhende Diagnose, sondern vielmehr um eine Diagnose per Ausschluss anderer psychischer Störungen. Im Gegensatz zur PTBS ist das auslösende Ereignis bei der Anpassungsstörung weder von außergewöhnlicher noch von traumatischer Qualität, sondern vielmehr eine Belastung, mit der viele Menschen im Laufe ihres Lebens konfrontiert werden (z. B. Scheidung, Trennung, Trauerfall, akute Erkrankung oder medizinischer Eingriff, berufsbezogene Belastungen).

Die Anpassungsstörung wurde bisher als passagerer Zustand verstanden, diagnostisch vorrangig im Ausschlussverfahren von Depression oder Angststörungen gestellt und aufgrund ihrer bisher fraglichen Validität und klinischen Reproduzierbarkeit als Residualkategorie in den Kreis der „subsyndromalen Störungsbilder“ eingeordnet. Auch impliziert der relativ hohe Anteil an Spontanremissionen, dass es sich bei der Anpassungsstörung um eine leichte Diagnose handelt. Demgegenüber steht die Tatsache, dass ein bis zu 12-fach erhöhtes Suizidrisiko besteht (Gradus et al. 2010) und der sozialmedizinische Verlauf ähnlich beeinträchtigt ist wie bei einer depressiven Störung (Köllner et al. 2018). Dies lässt den Schluss zu, dass es sich gerade aufgrund der Bagatellisierungsgefahr bei den von einer Anpassungsstörung Betroffenen (insbesondere mit Berufsbezug) um eine Risikopopulation handelt.

Diagnostik

In der ICD-11 orientiert sich das Konzept der Anpassungsstörung hauptsächlich an dem von Horowitz für die Erklärung von PTBS entwickelten Modell und ergänzt die ICD-10-Definition von „Reaktionen auf ein identifizierbares belastendes Ereignis, die innerhalb eines Monats nach dem Ereignis auftreten“ mit den zwei neu eingeführten Kernsymptomen der **Präokkupation** und der **Fehlanpassung.** Im Gegensatz zur ICD-10 werden keine Subtypen mehr bestimmt, dafür jedoch akzessorische Symptome beschrieben, die Angst, Depression, Vermeidung oder Störung des Sozialverhaltens einschließen. Die aktuellen diagnostischen ICD-11-Kriterien sind in ➤ Box 8.4 aufgeführt (zit. nach Bachem et al. 2019).

BOX 8.4

Diagnosekriterien der Anpassungsstörung nach ICD-11

A) Maladaptive Reaktion auf einen einzelnen oder mehrere psychosoziale Stressoren, die innerhalb eines Monats auftritt.
B) Präokkupation mit dem Stressor oder seiner Konsequenzen (z. B. gedankliches Verhaftetsein, exzessives Grübeln, intrusives Erleben, Rumination).
C) Fehlanpassung (z. B. Schlaf- und Konzentrationsprobleme, Rückzugsverhalten, verringerter Selbstwert).
D) Signifikante Beeinträchtigung in wichtigen Funktionsbereichen (z. B. Arbeitswelt, Partnerschaft und sonstige private Beziehungen).
E) Die Symptome erfüllen nicht die Kriterien einer anderen psychischen Störung. Die Symptome bestehen üblicherweise nicht länger als 6 Monate nach Ende der Belastung oder ihrer Folgen.

Mit Blick auf Aktivität und Teilhabe der Betroffenen sowohl am Sozial- als auch am Arbeitsleben ist die Vermeidung besonders relevant. So versuchen Betroffene, sich aufdrängende Gedanken und Gefühle dadurch zu vermeiden, dass sie nicht mehr über das Ereignis sprechen oder assoziierte Personen, Orte oder Tätigkeiten meiden. Dieser dysfunktionale Bewältigungsversuch misslingt zumeist. Der Lebens- und Gestaltungsraum schränkt sich dadurch ein, und die Betroffenen verspüren häufig starke Traurigkeit, Angst oder erhöhte Reizbarkeit und damit einhergehende heftige Gefühlsausbrüche, die wiederum zu Konflikten mit der Umgebung führen können.

Hinsichtlich der Prävalenzrate lassen sich Zahlen von 0,9 % in der Allgemeinbevölkerung über 2,3 % bei älteren Menschen (Maercker et al. 2012) bis hin zu 5–20 % bei ambulant psychiatrisch oder psychotherapeutisch behandelten Patienten feststellen. Auch treten Anpassungsstörungen häufig komorbid mit Substanzmissbrauch oder Persönlichkeitsstörungen auf (Schroth und Köllner 2018). Steht das Thema Arbeit im Fokus, so können stetig wachsende Leistungsforderungen, steigende Komplexität der Tätigkeiten, Schnelllebigkeit, Flexibilitätsforderungen zu häufigen Konflikten am Arbeitsplatz führen, die eskalieren und in Mobbing münden (Schwickerath und Holz 2012; ➤ Kap. 9.1.3).

Die Subgruppe der **berufsbezogenen Anpassungsstörungen** ist nach Daten einer Reha-Klinik bei 23 von 100 konsekutiv aufgenommenen Patienten einer Spezialstation für arbeitsbezogene Störungen zu diagnostizieren (Köllner et al. 2018). Auslösesituationen waren vor allem berufliche Kränkungserlebnisse, Mobbing, Teamkonflikte und realer oder drohender Arbeitsplatzverlust. Mit Blick auf Symptombelastung, Sozialmedizin sowie Aktivität und Partizipation bei Patienten mit berufsbezogener Anpassungsstörung (z. B. nach Arbeitsplatzkonflikt/-verlust, Mobbing, Burnout) sprechen die Daten dafür, dass Patienten mit Anpassungsstörung zwar eine geringere Symptomausprägung aufweisen als Patienten mit einer depressiven Störung, sich hinsichtlich Arbeitsunfähigkeit und weiterer sozialmedizinischer Aspekte sowie in Aktivität und Teilhabe jedoch vergleichbar dramatische Belastungen feststellen lassen (Köllner et al. 2018).

! MERKE

Besonders zu beachten sind hierbei mögliche langfristige Folgen der berufsbezogenen Anpassungsstörung auf die qualitative Leistungsfähigkeit, und zwar dergestalt, dass bei entsprechender Ausprägung und Dauer der Symptomatik langfristige Einbußen in für das Arbeitsleben entscheidenden Bereichen (Flexibilität, Umstellungs-, Entscheidungs- und Urteilsfähigkeit, Durchhalte- und Konzentrationsvermögen, Kontakt- und Gruppenfähigkeit) drohen.

Therapie

Die wenigen vorhandenen Studienergebnisse, welche die Anpassungsstörung in den Fokus ihrer Betrachtung rücken, zeigen allgemein positive Effekte bezüglich der spezifischen Symptome (z. B. Rumination, soziale Fehlanpassung). Als hilfreich haben sich bisher Therapieansätze erwiesen, die bereits zur Behandlung von PTBS, Angststörungen oder Depressionen validierte Ansätze integrieren (Bachem und Maercker 2016). Übungen, die auf die Hauptsymptome von Anpassungsstörungen abzielen sollen, also Präokkupation und Fehlanpassung, sollen dabei helfen, den Auslöser der Anpassungsstörung (z. B. Arbeitsplatzkonflikt) in die Lebensgeschichte zu integrieren und zu einer lösungsorientierten Haltung und entsprechendem Verhalten zurückzufinden.

Bei starkem innerem Widerstand der Betroffenen, die Auslösesituation anzunehmen, hat sich die **Akzeptanz- und Commitment-Therapie** (ACT) als hilfreich erwiesen (Moran 2015); bei sehr negativ gefärbten Gedanken erscheinen klassische **KVT**-Ansätze wie kognitive Umstrukturierung sinnvoll (Simmen-Janevska und Maercker 2011). Reschke et al. (2011) bieten mit dem Therapieprogramm **TAPS** einen vielversprechenden Ansatz, um die Problemlösekompetenzen der Betroffenen zu stärken, hierüber Angst und Wut zu reduzieren und die Stimmung zu stabilisieren. Auch internetbasierte Behandlungsprogramme haben erste vielversprechende Befunde ergeben (Bachem und Casey 2017).

Erste Studien zum Einsatz von **EMDR** *(Eye Movement Desensitization and Reprocessing)* zeigen bereits Erfolge (Lotzin et al. 2019). Bei Patienten, die das auf die Hauptsymptome der Anpassungsstörung fokussierende Behandlungsangebot durchliefen, konnten positive Effekte auf Präokkupation und auf posttraumatische Stresssymptome festgestellt werden.

Autoren, die mehr den arbeitsbezogenen Aspekt in den Fokus nehmen, befassen sich v. a. mit der Frage, inwiefern Langzeiterkrankte aufgrund von beruflichem Stress wieder in die Arbeitswelt integriert werden können oder mit welchen Mitteln sich ein psychisch bedingter Arbeitsausfall vermeiden lässt (Arends et al. 2012; Blonk et al. 2006; Dalgaard et al. 2017). Lagerveld et al. (2010) untersuchten u. a. den förderlichen Einfluss von Selbstwirksamkeit und therapeutischen Herangehensweisen, die auf Arbeitsplatzthemen fokussieren. Auch die jüngste Untersuchung von Köllner et al. (2018) bestätigt die günstige Prognose bei einer entsprechenden Behandlung. So profitierten Patienten mit berufsbezogener Anpassungsstörung vergleichbar gut und nachhaltig von einer berufsbezogenen psychosomatischen Rehabilitation wie Patienten mit einer depressiven Störung. Aus dem Bereich der KVT haben sich insbesondere Problemlösetrainings als effektiv erwiesen, in denen der Therapieprozess klar in die Bereiche „Realisieren des Problems", „Akzeptanz der Situation", „konkrete Planung des Problemlöseprozesses" und „Realisierung der Lösungsstrategie" gegliedert ist. In ersten Validierungsstudien waren eine Verbesserung der allgemeinen Befindlichkeit und Reduktion von Angst und Ärger nachweisbar (Reschke et al. 2011).

Fallbeispiel

Ein 57-jähriger Disponent und Tourenplaner eines großen Logistikunternehmens kommt mit Erschöpfung, Antriebs-/Leistungsminderung, Existenz- und Zukunftsängsten, Reizbarkeit und starken Stimmungsschwankungen in die Reha. Eine Abmahnung mit dem Vorwurf der Unzuverlässigkeit habe für den pflichtbewussten, seit Jahrzehnten in der Firma zuverlässig tätigen Patienten „das Fass zum Überlaufen gebracht". Neben den seit Jahren vorhandenen Schmerzen habe er die aufgekommene Verbitterung mit dem Konsum von Alkohol gedämpft, dann jedoch Ängste vor einer Abhängigkeit und einhergehenden negativen Konsequenzen für seine berufliche Leistungsfähigkeit entwickelt. Nach 30 Jahren Betriebszugehörigkeit und 16 Jahren verlässlicher, engagierter Arbeit ohne längere AU-Zeiten erlebt er die Abmahnung als massive Kränkung und als einen Loyalitätsbruch. In den Therapiegesprächen betont er immer wieder, dass er zwar „über der Sache stehe", aber dennoch „nie mehr einen Fuß da reinsetzen werde", und verbittet sich zunächst die gedankliche Konfrontation mit beruflichen Aspekten. Aufgestaute Aggressionen brechen sich gleich zu Reha-Beginn im Rahmen eines Volleyballspiels Bahn, als der Patient aufgrund eines Treffers des gegnerischen Teams so fest auf den Ball einschlägt, dass er eine Mitpatientin im Gesicht trifft. Intrusive Erinnerungsbilder an einen aggressiven Durchbruch gegenüber seiner Frau kurz nach Erhalt der Abmahnung überfluten ihn und Scham und Schuldgefühle werden virulent, zugleich bröckelt seine Abwehr, sodass er für die therapeutische Arbeit an der bisher bagatellisierten Kränkung und der zugrunde liegenden Traurigkeit zugänglich wird. Neben dem Aufbau sinnstiftender Aktivitäten und der Vermittlung von Entspannungsverfahren zwecks Anspannungsregulation werden mit kognitiven Techniken dysfunktionale Einstellungen und Interpretationen identifiziert und umstrukturiert. Die intensive Auseinandersetzung mit der beruflichen Belastungssituation und der erlittenen Kränkung erfolgt über imaginative Konfrontation, wobei zudem auf zentrale Elemente aus der ACT und der Weisheitstherapie zurückgegriffen wird.

Langsam kann der Patient von seiner Lageorientierung zu mehr Zukunftsorientierung finden. Gegen Ende der Reha identifizierte er als „Königsweg" und „ideale Genugtuung" die demonstrativ gelassene Rückkehr an den alten Arbeitsplatz. Hierfür wurde eine berufliche Wiedereingliederung mit dem Arbeitgeber vereinbart, die ca. 4 Wochen nach Entlassung erfolgte.

8.3.3 Einfache und komplexe posttraumatische Belastungsstörung

Die posttraumatische Belastungsstörung (PTBS) tritt als Reaktion auf ein Ereignis von extrem bedrohlicher oder entsetzlicher Natur auf (Traumakriterium), wobei hierunter auch die Summierung von Einzelereignissen zu extremer Todesbedrohung oder Verletzung fällt (z. B. Hunger, Nähe zu fortbestehenden Kriegshandlungen). Diese Traumata können von längerer oder kürzerer Dauer sein, wie z. B. Gewaltverbrechen, Naturkatastrophen oder schwere Unfälle. Die Betroffenen erleben dabei Gefühle von existenzieller Angst oder Schutzlosigkeit und empfinden in Ermangelung ihrer subjektiven Bewältigungsmöglichkeiten Hilflosigkeit und Kontrollverlust.

Für die Diagnose einer PTBS nach ICD-11 müssen neben dem Traumakriterium die Symptomkriterien in ➤ Box 8.5 vorliegen.

BOX 8.5

Kernsymptome der PTBS nach ICD-11 (zit. nach Lotzin et al. 2019)

- Wiedererleben in der Gegenwart (Die Ereignisse werden nicht nur erinnert, sondern sinnlich als noch einmal geschehend erfahren, dies mit Hier-und-Jetzt-Qualität oder in Albträumen.)
- Vermeidung von Gedanken oder Aktivitäten, die an das Ereignis erinnern (und die wahrscheinlich zu einem Wiedererleben der traumatischen Erfahrungen in Gedanken/Gefühlen und Situationen führen)
- Übererregung in Form von erhöhter Wachsamkeit oder gesteigerter Schreckreaktion durch das anhaltende Gefühl/die subjektive Wahrnehmung einer erhöhten Bedrohung

Die PTBS tritt als verzögerte psychische Reaktion auf ein extrem belastendes Ereignis auf, bei dem die Betroffenen in Ermangelung ihrer subjektiven Bewältigungsmöglichkeiten Gefühle von emotionaler Überwältigung, Angst, Hilflosigkeit, absolutem Kontrollverlust und Schutzlosigkeit erleben. Das Gegenstück zu den sogenannten Symptomen des Wiedererlebens sind die Vermeidungssymptome, die meist parallel auftreten: aktive Vermeidung von Aktivitäten oder Situationen, die mit der traumatischen Erfahrung verbunden sind, Gleichgültigkeit und Teilnahmslosigkeit an der Umgebung und anderen Menschen, emotionale Stumpfheit. Zudem ist ein Zustand vegetativer Übererregung in Form von Schlafstörungen, Konzentrationsschwierigkeiten, Reizbarkeit, Schreckhaftigkeit sowie Hypervigilanz kennzeichnend. Die Komorbidität von PTBS und anderen psychischen Störungen ist hoch. Über 50 % der Patienten leiden meist auch an einer depressiven Störung, 33–50 % an Substanzmissbrauch und über 30 % an Angststörungen; das Suizidrisiko ist 15-fach höher als in der Allgemeinbevölkerung (Schäfer et al. 2019).

Die **komplexe posttraumatische Belastungsstörung (kPTBS)** wurde als „Schwesterdiagnose" der bereits etablierten PTBS eingeführt, um eine genauere und differenziertere Diagnosestellung als bislang zu erreichen (Maercker et al. 2018). Mit dieser Diagnose sollen die komplexeren klinischen Symptome beschrieben werden, die nach besonders schwerwiegenden und andauernden – meist interpersonalen – Belastungen auftreten und durch die Diagnosekriterien der PTBS nur unzureichend abgedeckt werden.

Für die Diagnose der kPTBS wird ein extrem bedrohliches oder entsetzliches Ereignis bzw. eine Serie von Ereignissen vorausgesetzt. Charakteristisch sind lang andauernde oder sich wiederholende Ereignisse, aus denen ein Entkommen schwierig oder unmöglich ist, wie z. B. Folter, Zwangsarbeit oder Völkermord, aber auch andauernder sexueller Missbrauch oder körperliche Misshandlung in der Kindheit (WHO 2018). Damit unterscheiden sich die Traumakriterien der PTBS und der kPTBS in Hinblick auf die Dauer und Häufigkeit der Traumaexposition voneinander. Bezüglich der Symptomkriterien, die für die Diagnose der drei Kernsymptombereiche der PTBS vorliegen müssen (➤ Box 8.5), bestehen hingegen keine Unterschiede zwischen einer einfachen und einer komplexen PTBS. Um die Diagnosekriterien der kPTBS zu erfüllen, müssen jedoch zusätzliche Schwierigkeiten vorhanden sein (➤ Box 8.6).

BOX 8.6

Zusätzliche anhaltende Störungen bei einer komplexen PTBS

Zusätzliche Schwierigkeiten müssen in folgenden Bereichen auftreten:

- Emotionsregulation: Emotionen und Impulse werden als wenig steuerbar wahrgenommen, und selbstschädigende Verhaltensweisen wie Selbstverletzung und Substanzkonsum dienen häufig der Emotionsregulation.
- persönliche Grundüberzeugungen: anhaltend negative Prägung, z. B. Überzeugung, selbst schwach, dauerhaft beschädigt und wertlos zu sein.
- Beziehungsfähigkeit: anhaltende Gefühle von Scham und Schuld oder Ekel vor dem eigenen Körper, v. a. nach sexuellem Missbrauch, ziehen Beeinträchtigungen in der zwischenmenschlichen Interaktion, insb. in Paarbeziehungen, nach sich. Andere Menschen werden als wenig vertrauenswürdig und missbrauchend wahrgenommen, sodass Schwierigkeiten, soziale Beziehungen einzugehen oder aufrechtzuerhalten, entstehen.

Ein systematisches Screening bei 622 Patienten einer psychosomatischen Reha-Klinik ergab in 13,5 % der Patienten einen begründeten Verdacht auf eine kPTBS. Diese war als klinische Diagnose nicht gestellt worden, weil die entsprechenden Diagnosekriterien in Deutschland noch keine Gültigkeit haben und viele Patienten aufgrund des störungsimmanenten Vermeidungsverhaltens nicht spontan über ihre Traumatisierung berichteten. Die Betroffenen stellten aber entsprechend dem Konzept der kPTBS hinsichtlich der Symptombelastung und der Komorbiditäten eine besonders hoch belastete Subgruppe dar. Im AVEM hatten kPTBS-Patienten ein spezifisches Muster mit stark ausgeprägter Resignationstendenz (Härtter et al. 2019).

! MERKE

Die sozialmedizinischen Auswirkungen sind mit einer im Vergleich zu Patienten ohne Traumafolgestörung sechsmal häufigeren Einschätzung eines aufgehobenen Leistungsvermögens gravierend. Um die Erwerbsfähigkeit dieser sozialmedizinischen Hochrisikogruppe zu erhalten, ist eine Kombination aus psychotherapeutischen Maßnahmen und längerfristig angelegten Interventionen (z. B. Case Management) dringlich indiziert (Brenner et al. 2018, 2019).

Therapie

Eine umfassende, angemessene Behandlung ist bei Belastungsstörungen überaus wichtig, wobei die Behandlung und Therapieergebnisse von Trauma zu Trauma stets mit der Schwere der Traumatisierung und der individuellen Konstitution der Betroffenen variieren. Die PTBS wird häufig als Störung des Gedächtnisses beschrieben (van Marle 2015), wobei die charakteristischen unwillkürlich auftretenden, unkontrollierbar erscheinenden belastenden Erinnerungen an das traumatische Ereignis starke Beeinträchtigungen im Alltag verursachen.

Die Evidenz zeigt, dass insbesondere die **traumafokussierte kognitive Verhaltenstherapie** (t-KVT) die Symptomlast deutlich mildern kann (Kliem und Kröger 2013). Die Behandlung erstreckt sich über vier Phasen (Psychoedukation, Angstmanagement, Exposition, kognitive Umstrukturierung). Mittels Exposition *in sensu* hat die t-KVT zum Ziel, Angstreaktionen zu reduzieren und die traumatische Gedächtnisstruktur zu reorganisieren. Gemäß der kognitiven Therapie nach Ehlers et al. (2005) werden dysfunktionale Annahmen und Interpretationen des Traumas identifiziert, bearbeitet und neu bewertet. Ziel ist hierbei, die speziell auf das Trauma und seine Konsequenzen bezogenen dysfunktionalen Einstellungen zu verändern, die Identifikation mit dem Intrusionsauslöser zu reduzieren und dysfunktionale kognitive und verhaltensbezogene Vermeidung abzubauen. Zur Veränderung dysfunktionaler Einstellungen werden in der kognitiven Therapie (Ehlers et al. 2005) im Rahmen einer Exposition *in sensu* besonders belastende Momente („hot spots") identifiziert und mit klassischen Techniken der KVT wie dem sokratischen Dialog oder mit Imaginary-Methoden bearbeitet und positiv verändert. Ein kohärentes Traumanarrativ, das schriftlich fixiert und im Rahmen von Schreibkonfrontation genutzt werden kann, dient der Einbettung des Traumas in die Erinnerungsspur und in die Biografie des Traumatisierten.

EMDR ist eine spezifisch für Belastungsstörungen entwickelte konfrontative Behandlungsmethode, die manualisiert zur Bearbeitung von traumaassoziierten Symptomen, vornehmlich bei PTBS, inzwischen jedoch auch bei weiteren Störungen mit Traumabezug eingesetzt wird. Die im EMDR intermittierenden Expositionsphasen sind, abweichend von der klassischen verhaltenstherapeutischen Expositionsbehandlung, mit 30–90 Sekunden nur kurz und werden von bilateraler Stimulation (alternierende Augenbewegungen, Berührungsreize oder wechselseitige auditive Stimuli) begleitet (Hofmann 2014). Der Studienlage nach ist EMDR ein bewährtes und empirisch validiertes Verfahren mit hoher Erfolgsquote (79,8 % Remission bei PTBS) und großen Effektstärken (Cohens $d = 1{,}96$; Bereich 1,67–2,24) für die Behandlung von PTBS und kPTBS (Sack und Stingl 2019).

Ein weiteres hinsichtlich seiner Wirksamkeit gut belegtes Therapieverfahren ist die **Cognititve Processing Therapy (CPT),** die neben den durch das Trauma ausgelösten dysfunktionalen Kognitionen auch die Relevanz von vorbestehenden Überzeugungen betont und die misslungene Integration des traumatischen Ereignisses in bestehende kognitive Schemata anstrebt (Resick und Schnicke 1993).

8.3.4 Prolongierte Trauer

Die komplizierte Trauer wird nach Parker et al. (2015) von anderen Trauerreaktionen (normal, fehlend, verzögert) unterschieden und ist v. a. durch eine starke Sehnsucht oder Suche nach der verstorbenen Person gekennzeichnet. Zudem fällt es den Betroffenen meist schwer, den Verlust zu akzeptieren, sodass auch Jahrzehnte danach noch starke Trauerreaktionen auftreten können. Ähnlich wie bei PTBS und Depression finden sich sowohl Einsamkeits- und Sinnlosigkeitsgefühle, emotionale Taubheit und Starre, Probleme, anderen Menschen zu vertrauen, als auch Vermeidungsverhalten. Allgemein haben die Betroffenen Probleme, mit dem Leben voranzukommen, das durch den Verlust, Schuldgefühle und die erschwerte Trauer verkompliziert wurde (Wagner 2013).

Grundsätzlich ist Trauer weniger als pathologisch, sondern vielmehr als pathogen zu betrachten, da die Bewältigung des erlittenen Verlusts viel Energie verbraucht und so das Erkrankungsrisiko für psychische Erkrankungen, v. a. Depression und Angstzustände, deutlich erhöht (ca. 25–30 %). Sehr häufig treten zudem somatische Symptome und Störungen auf (z. B. Herzerkrankungen), was wiederum das Mortalitätsrisiko ansteigen lässt (Wagner 2013).

Dass die sozial- und arbeitsrechtliche Bedeutung von Belastungen durch Trauerfälle unterschätzt wird, zeigt die Diskrepanz zwischen gesetzlichen Regelungen (z. B. nach § 52 [1b] BAT 2 Tage Freistellung vom Dienst beim Tod eines Ehegatten, Kindes oder Elternteils) und dem Anstieg von Krankheitsfällen und Suizidrisiko. Im Vergleich zu Nichttrauernden sind Trauernde im ersten Trauerjahr ca. 6–12 Tage länger krankgeschrieben, das Suizidrisiko steigt im ersten ½ Jahr um ca. 300 %, die Suizidquote um 500 % (Stroebe et al. 2015; Lammer 2014; Wagner 2013). Wenn eine prolongierte Trauer in eine Depression mit Langzeit-AU einhergeht, sind oft sowohl die Teilhabe am Erwerbsleben als auch am gesellschaftlichen Leben bedroht. Einige Reha-Kliniken tragen dem mit spezifischen Gruppenangeboten für Trauernde Rechnung.

8.3.5 Möglichkeiten und Grenzen der Rehabilitation

Die wirksamsten Maßnahmen bei der Behandlung der PTBS – traumafokussierte kognitive Verhaltenstherapie oder EMDR (Schäfer et al. 2015; Sopp et al. 2019) – lassen sich in einer Reha-Klinik im Allgemeinen nicht durchführen, da die notwendigen Kapazitäten für Einzeltherapie (1–3 Stunden/Woche) nicht zur Verfügung stehen und der Zeitrahmen mit 5 bis maximal ca. 8 Wochen begrenzt ist. Traumakonfrontation lässt sich i. d. R. gut im ambulanten Setting oder – wenn dies nicht möglich ist – im Rahmen einer spezialisierten Krankenhausbehandlung durchführen (Reddemann et al. 2020). Eine Ausnahme stellt allenfalls eine unkomplizierte Typ-I-Traumatisierung z. B. nach einem Arbeitsunfall oder im Rahmen einer körperlichen Erkrankung dar. Hier bietet sich wegen der kürzeren Behandlungsdauer EMDR besonders als Therapiemethode an.

Stärken der Reha-Kliniken sind das multimodale Behandlungsteam mit hoher Kompetenz, auch in den Bereichen Sozial-, Ergo- und Sporttherapie, die Erfahrung des ärztlich-psychotherapeutischen Teams mit komplexen und chronischen Krankheitsbildern und die klare Fokussierung auf berufliche und/oder gesellschaftliche Wiedereingliederung. Die am Ende der Reha erfolgende sozialmedizinische Beurteilung kann Weichen für eine Rückkehr ins Erwerbsleben oder eine temporäre Entlastung bei schwer ausgeprägten Störungsbildern stellen, und es können weitere Leistungen z. B. zur beruflichen Rehabilitation vorbereitet und eingeleitet werden. Bei besonderen Problemkonstellationen wie z. B. Traumatisierung durch häusliche Gewalt oder Stalking kann die heimatferne Durchführung der Rehabilitation eine wichtige Entlastung darstellen (Broda et al. 2013; Wilms et al. 2014).

8.3.6 Wann ist der richtige Zeitpunkt für eine Rehabilitation?

Aus den obigen Ausführungen ergeben sich folgende Zeitpunkte, zu denen eine Rehabilitation im Gesamtverlauf einer Traumatherapie sinnvoll sein kann (Broda et al. 2013; Wilms et al. 2014):

- Initial zum Aufbau von Therapiemotivation und zur Vorbereitung einer Konfrontationstherapie, wenn dies im ambulanten Setting nicht erreichbar ist
- Zur Unterstützung während einer längeren Konfrontationsbehandlung und zur Behandlung von Komorbidität bei chronisch-komplexer Traumafolgestörung, ggf. auch als Intervalltherapie
- Zur Rehabilitation komorbider Störungen (z. B. chronischer Schmerz, Depression, Verbitterung)
- Nach erfolgreicher Konfrontationstherapie zur beruflichen Wiedereingliederung oder bei ausgeprägter Restsymptomatik zur Verbesserung der Teilhabe an der Gesellschaft (soziale Reintegration) und zur sozialmedizinischen Klärung

Nicht selten ist es den Betroffenen erst im geschützten Rahmen einer Reha-Klinik möglich, über ihre Traumatisierung zu sprechen. Hierbei sind Symptomshifts von einer vorher bestehenden depressiven Symptomatik oder chronischen Schmerzen hin zu verstärkten Intrusionen möglich, sodass nach der Rehabilitation eine Traumatherapie erforderlich wird. Aufgaben der Reha-Klinik sind in diesem Fall die diagnostische Klärung, der Aufbau eines entsprechenden Krankheitsverständnisses und Unterstützung bei der Organisation der Nachbehandlung. Auch wenn die Rehabilitation in einem solchen Fall zu einer vorübergehenden Symptomverschlechterung und Arbeitsunfähigkeit führen kann, stellt sie doch einen sinnvollen Bestandteil im Rahmen eines langfristigen und nachhaltigen Behandlungskonzepts dar.

Fallbeispiel

Eine 39-jährige Altenpflegerin (Stationsleitung) kommt wegen „Burnout", chronischer Schmerzen und Schlafstörungen in die Reha-Klinik. Aufgrund ihres ausgeprägten Pflichtbewusstseins entwickelte sie einen Analgetika- und Hypnotikaabusus, um Krankschreibungen zu vermeiden. Sie springt häufig ein und verzichtet auf freie Tage, um Personalengpässe auszugleichen. In der Aufnahmewoche beschwert sie sich immer wieder, dass sie in der Reha-Klinik zu viel Leerlauf habe, und kann Ruhephasen kaum aushalten. Im Entspannungstraining kommt es schließlich zur Dekompensation mit Panikanfall, und sie berichtet erstmals über intrusive Erinnerungsbilder und Schuldgefühle bezüglich sexueller Misshandlung durch den Stiefvater. Bisher hatte sie sich hiervon durch Arbeit bis zur Erschöpfung immer wieder ablenken können. In der Reha-Klinik erfolgten nach der Klärung des Zusammenhangs zwischen Traumatisierung und Erschöpfung zunächst eine Stabilisierung, Psychoedukation, die Vermittlung von Strategien zur Schmerzbewältigung und ein Absetzen der Analgetika und Hypnotika.

Nach einer aus der Reha eingeleiteten ambulanten Verhaltenstherapie mit Traumakonfrontation war nach ca. 4 Monaten die erfolgreiche berufliche Wiedereingliederung möglich, ohne dass es wieder zu Selbstüberforderung oder Medikamentenabusus kam.

8

LITERATUR

Arends I, Bruinvels D, Rebergen D, et al. Interventions to facilitate return to work in adults with adjustment disorders. Cochrane Database Syst Rev 2012; 12: CD006389.

Bachem R, Casey P. Adjustment disorder: A diagnosis whose time has come. J Affect Disord 2017; 227: 243–253.

Bachem R, Lorenz L, Köllner V. Kleine Traumata und das neue Konzept der Anpassungsstörung. PiD 2019; 20(2): 37–41.

Bachem R, Maercker A. Self-help interventions for adjustment disorder problems: A randomized waiting-list controlled study in a sample of burglary victims. Cogn Behav Ther 2016; 45(5): 397–413.

Bisson JI, Roberts NP, Andrew M, et al. Psychological therapies for chronic post-traumatic stress disorder (PTSD) in adults. Cochrane Database Syst Rev 2013; 12: CD003388.

Blonk RWB, Brenninkmeijer V, Lagerveld SE, Houtman ILD. Treatment of work-related psychological complaints: A randomised field experiment among self-employed. Work & Stress 2006; 20: 129–144.

Brenner L, Wagner B, Köllner V. Komplexe posttraumatische Belastungsstörung (kPTBS) – Prävalenz, komorbide Diagnosen und Symptombelastung in der psychosomatischen Rehabilitation. 27. Rehawissenschaftliches Kolloquium – Rehabilitation bewegt! DRV-Schriften Bd. 111. Berlin: DRV 2018, S. 437–438.

Brenner L, Köllner V, Bachem R. Symptom burden and work-related impairment among patients with PTSD and complex PTSD. Eur J Psychotraumatol 2019; 10(1): 1694766.

Broda M, Hildebrand G, Köllner V. Versorgungsstrukturen und Schnittstellen psychotherapeutischer Versorgung. In: Senf W, Broda M, Wilms B. (Hrsg.). Techniken der Psychotherapie. Stuttgart: Thieme 2013, S. 312–320.

Dalgaard VL, Aschbacher K, Andersen JH, et al. Return to work after work-related stress: A randomized controlled trial of a work-focused cognitive behavioral intervention. Scand J Work Environ Health 2017; 43(5): 436–446.

Ehlers A, Clark DM, Hackman A, et al. Cognitive therapy for post-traumatic stress disorder: Development and evaluation. Behav Res Ther 2005; 43(4): 413–431.

Gradus JL, Qin P, Lincoln AK, et al. The association between adjustment disorder diagnosed at psychiatric treatment facilities and completed suicide. Clin Epidemiol 2010; 2: 23–28.

Härtter C, Wagner B, Köllner V. Komplexe Posttraumatische Belastungsstörung und arbeitsbezogene Verhaltens- und Erlebensmuster. In: Rehabilitation – Shaping Healthcare for the Future. DRV-Schriften Bd. 117. Berlin: DRV 2019, S. 364–365.

Kliem S, Kröger C. Prevention of chronic PTSD with early cognitive behavioral therapy. A meta-analysis using mixed-effects modeling. Behav Res Ther 2013; 51(11): 753–761.

Köllner V, Tauchnitz D, Neu R, Käfer M. Unterscheiden sich Rehabilitanden mit berufsbezogenen Anpassungsstörungen und depressiven Störungen im Verlauf der medizinisch-beruflich orientierten psychosomatischen Rehabilitation? Prax Klin Verhaltensmed Rehab 2018; 31: 48–56.

Lagerveld SE, Bultmann U, Franche RL, et al. Factors 14 associated with work participation and work functioning in depressed workers: A systematic review. J Occup Rehabil 2010; 20: 275–292.

Lammer K. Trauer verstehen. Heidelberg: Springer 2014.

Lotzin A, Mauer JL, Köllner V. Diagnostik von Traumafolgestörungen – was ändert sich mit der ICD-11? PiD 2019; 20(2): 32–36.

Maercker A. Die neuen Trauma- und Belastungsdiagnosen des ICD-11: Konsequenzen für das Diagnostizieren und Therapieren. 2015; www.dgtd.de/fileadmin/user_upload/issd/tagung_2015/nachlese/dgtd_dresden-2015_workshop_maercker.pdf (letzter Zugriff: 8.5.2020).

Maercker A, Forstmeier S, Pielmaier L, et al. Adjustment disorders: Prevalence in a representative nationwide survey in Germany. Soc Psychiatry Psychiatr Epidemiol 2012; 47: 1745–1752.

Maercker A, Hecker T, Augsburger M, Kliem S. ICD-11 prevalence rates of posttraumatic stress disorder and complex posttraumatic stress disorder in a German nationwide sample. J Nerv Ment Dis 2018; 206: 270–276.
Moran DJ. Acceptance and Commitment Training in the workplace. Curr Opin Psychol 2015; 2: 26–31.
Parker G, McCraw S, Paterson A. Clinical features distinguishing grief from depressive episodes: A qualitative analysis. J Affect Disord 2015; 176: 43–47.
Reddemann O, Schellong J, Lueger-Schuster B et al. Versorgungkonzepte und Versorgungsrealität bei Menschen mit Posttraumatischer Belastungsstörung. Trauma & Gewalt 2020; 14(2): 144–157.
Reschke K, Kusel A. TAPS – Therapieprogramm für Anpassungsstörungen: Ein Programm für kognitiv-behaviorale Intervention bei Anpassungsstörungen und nach kritischen Lebensereignissen (Berichte aus der Psychologie). Aachen: Shaker 2011.
Resick PA, Schnicke M. Cognitive Processing Therapy for Rape Victims: A Treatment Manual. London: Sage 1993.
Sack M, Stingl M. Traumakonfrontative Behandlung mit EMDR – neue Entwicklungen und Studienergebnisse. Psychotherapie im Dialog 2019; 20: 61–65.
Schäfer I, Gast U, Hofmann A et al. S3-Leitlinie Posttraumatische Belastungsstörung. Berlin: Springer 2019.
Schroth S, Köllner V. Anpassungsstörungen: eine schwierige Diagnose. PSYCH up2date 2018; 12: 399–409.
Schwickerath J, Holz M. Mobbing am Arbeitsplatz: Trainingsmanual für Psychotherapie und Beratung. Weinheim: Beltz 2012.
Sopp MR, Schäfer SK, Michael T. Trauma in der Erinnerung heilen. Traumafokussierte kognitive Verhaltenstherapie bei Posttraumatischer Belastungsstörung. PiD 2019; 20(2): 14–19.
Stroebe M, Stroebe W, Abakoumkin G. The broken heart: Suicidal ideation in bereavement. Am J Psychiatry 2005; 162: 2178–2180.
Wagner B. Komplizierte Trauer. Berlin, Heidelberg: Springer 2013.
WHO – World Health Organization. ICD-11 Beta Draft – Joint Linearization for Mortality and Morbidity Statistics 2018; https://icd.who.int (letzter Zugriff: 24.4.2020).
Wilms B, Broda M, Dinger-Broda A, Köllner V. Zur Versorgung von Menschen mit psychischen Störungen nach sexueller Traumatisierung. PiD 2014; 14(1): 70–77.

8.4 Persönlichkeitsstörungen und dysfunktionale Persönlichkeitszüge

Monika Vogelgesang und Petra Schuhler

8.4.1 Definitionen

Zur Orientierung

- Persönlichkeitsstörungen führen über Veränderungen des Wahrnehmens, Denkens, Fühlens und Verhaltens zu deutlichen Abweichungen von der gegebenen soziokulturellen Norm, sodass die soziale Funktionsfähigkeit beeinträchtigt ist und rehabilitationsrelevante Einschränkungen von Aktivität und Teilhabe resultieren.
- In der somatischen Rehabilitation können die unflexiblen Persönlichkeitszüge zu den verschiedensten Schwierigkeiten z. B. hinsichtlich der Compliance führen. Hier ist es wichtig, die Ursache der interaktionellen Probleme richtig zuzuordnen und adäquat zu reagieren.
- In der psychosomatischen und Suchtrehabilitation ist das Ziel die Veränderung des Denkens, Fühlens und Handelns der Patienten mit Persönlichkeitsstörungen und damit die Verbesserung der Bewältigung von Lebensaufgaben in den Bereichen Aktivitäten und Teilhabe.
- Bewährt hat sich die psychoedukative Vermittlung einer dimensionalen Sichtweise, in der die pathologischen Aspekte der Persönlichkeit als Übermaß eigentlich sinnvoller Charakterzüge eingestuft werden. Auf der Grundlage dieser eher annehmenden, nicht stigmatisierenden Sichtweise können spezifische psychotherapeutische Vorgehensweisen eingesetzt werden.

Allgemeine Charakteristika

Die Symptome der Persönlichkeitsstörungen unterscheiden sich von anderen psychischen Erkrankungen dadurch, dass sie zeitüberdauernd den Grundcharakter einer Person seit ihrer Kindheit und Jugend entscheidend prägen.

! MERKE

Wahrnehmen, Denken, Fühlen und Verhalten weichen zeitüberdauernd in wesentlichen Bereichen von der gegebenen soziokulturellen Norm ab. Die soziale Funktionsfähigkeit ist immer beeinträchtigt.

Hieraus ergeben sich auch rehabilitationsrelevante Einschränkungen von Aktivitäten und Teilhabe. Dadurch bedingtes Leiden wird von den Betroffenen jedoch selten richtig zugeordnet.

Die Diagnose einer Persönlichkeitsstörung darf nicht gestellt werden, wenn andere seelische Erkrankungen oder hirnorganische Auffälligkeiten die Symptome verursacht haben könnten. In jedem Fall sind eine eingehende anamnestische Exploration und eine sorgfältige psychopathologische Befunderhebung erforderlich. Menschen mit Persönlichkeitsstörungen leiden besonders häufig unter weiteren psychischen Erkrankungen, die ihrerseits negative Auswirkungen auf Aktivitäten und Teilhabe haben.

Spezifische Persönlichkeitsstörungen

Ängstlich-vermeidende (selbstunsichere) Persönlichkeit (F60.8) Hier dominiert ein anhaltendes Gefühl der eigenen Minderwertigkeit. Angst vor negativer Kritik führt zu Anspannung, Besorgtheit und Vermeidungsverhalten. Hierdurch kommt es zu Einschränkungen von Aktivitäten und sozialer Teilhabe und nicht selten zu beruflichem Underachievement.

Anankastische (zwanghafte) Persönlichkeit (F60.5) Die Beachtung von Regeln steht im Mittelpunkt des Denkens, Fühlens und Verhaltens der von dieser Störung betroffenen Menschen. Übertriebener und vollkommen unangebrachter Perfektionismus mit einem Sich-in-Details-Verlieren führt zu Langsamkeit und Übertretung zeitlicher Limitierungen bei freizeitlichen und beruflichen Aktivitäten sowie zur Vernachlässigung zwischenmenschlicher Beziehungen mit mangelnder sozialer Teilhabe.

Abhängige (dependente) Persönlichkeit (F60.7) Im Mittelpunkt des Erlebens steht die Angst, das Leben allein nicht meistern zu können. Deshalb wird anderen Verfügungsgewalt über sich eingeräumt, Entscheidungen werden anderen überlassen, und es wird alles dafür getan, von diesen Personen nicht verlassen zu werden. Das geht so weit, dass sich der Betroffene auch bei seelischer Grausamkeit und körperlichen Misshandlungen nicht von der Bezugsperson trennen kann. Eigenständige Aktivitäten und gleichberechtigte soziale Teilhabe sind eingeschränkt.

Narzisstische Persönlichkeit In der ICD-10 wird dieser Störungstyp nicht spezifisch definiert und muss unter den „sonstigen spezifischen Persönlichkeitsstörungen" (F60.8) verschlüsselt werden. Die folgende Beschreibung orientiert sich am DSM-5 (2016).

Es liegen ein übertriebenes Selbstwertgefühl, Anspruchsdenken und eine erhöhte Kränkbarkeit vor. Bei einem Mangel an echter Empathie neigen Betroffene dazu, andere für ihre eigenen Interessen auszunutzen. Die Überschätzung der eigenen Fähigkeiten kann zu Überforderung, Fehlentscheidungen und beruflichen bzw. sozialen Misserfolgen führen. Mangelnde Frustrationstoleranz diesbezüglich kann depressive Dekompensationen mit dem Aufgeben von Aktivitäten und Teilhabe bedingen.

Emotional instabile Persönlichkeit Hier fällt eine Instabilität der Stimmung in Verbindung mit einer kaum beherrschbaren Impulsivität auf. Diesbezügliche negative Konsequenzen werden nicht beachtet. Die Fähigkeit zur zielgerichteten Durchführung von geplanten Handlungen ist eingeschränkt. Hierdurch kann es zu erheblichen Einschränkungen von Aktivitäten und Teilhabe kommen. In der Vergangenheit finden sich sehr häufig Traumatisierungen.

- Der **impulsive Typ (F60.30)** ist darüber hinaus durch gewalttätiges Verhalten gekennzeichnet.
- Der **Borderline-Typ (F60.31)** zeigt unbeständige Beziehungen, selbstschädigendes Verhalten und leidet unter innerer Leere sowie einer Störung des Selbstbildes, der Ziele sowie der inneren Präferenzen.

Histrionische Persönlichkeit (F60.4) Hier dominiert der Wunsch nach besonderer Aufmerksamkeit und Bewunderung das Erleben. Expressionistischer Sprachstil, Dramatisierungen, Manipulationen, Oberflächlichkeit sowie ein Mangel an Echtheit prägen das Verhalten. Depressive Dekompensationen können erfolgen, wenn die gewünschte Bewunderung ausbleibt bzw. negative Konsequenzen des Verhaltens zu tragen sind.

Während ein expressiver Ausdruck in darstellenden Berufen hilfreich sein kann, führen Oberflächlichkeit und mangelnde Zuverlässigkeit oft zu Mängeln hinsichtlich der beruflichen Leistung. Dies kann bis zur Kündigung mit aufgehobener beruflicher Teilhabe führen.

Paranoide Persönlichkeit (F60.0) Misstrauen, Rechthaberei, Streitsucht und Groll fallen bei den Betroffenen auf. Sie hegen die Befürchtung, dass andere etwas gegen die eigene Person haben oder gar etwas gegen sie im Schilde führen könnten. Dies führt zu vermeidenden und inadäquaten sozialen Verhaltensweisen und reduziert die Teilhabe erheblich. Die Schwelle zum Vorliegen eines manifesten Wahnerlebens wird jedoch nicht überschritten.

Kombinierte Persönlichkeitsstörungen (F61.0) Falls die Symptome mehrerer Persönlichkeitsstörungen gegeben sind, jedoch jeweils unter der Diagnoseschwelle jeder einzelnen infrage kommenden Störung liegen und die Schwere der Gesamtbeeinträchtigung dem Vollbild einer Persönlichkeitsstörung entspricht, wird eine kombinierte Persönlichkeitsstörung diagnostiziert mit einer Präzisierung um die vorliegenden Anteile. Beispiel: kombinierte Persönlichkeit mit narzisstischen und histrionischen Anteilen.

8.4.2 Entstehungsbedingungen

Ethologische Theorien

Denk- und Verhaltensmuster, die sich in unterschiedlichen Konstellationen in der Geschichte unserer Vorfahren als erfolgreich erwiesen haben, bilden unser evolutionäres Erbe, aus dem die Entwicklung unserer Persönlichkeitszüge hervorgegangen ist (Vogelgesang 2009). Vor diesem Hintergrund ist es erklärbar, warum sich bei jedem Menschen in geringerer Ausprägung Charakterzüge finden, die auch die Persönlichkeitsstörungen prägen. Diese kann man sich als pathologische Extrempole von Kontinua vorstellen, die in dimensionaler Weise den Ausprägungsgrad diverser Charaktereigenschaften abbilden.

Eine besondere Betonung bestimmter Verhaltensweisen geht mit einer geringeren Verfügbarkeit alternativer Muster einher; hieraus erklären sich übergroße Rigidität und mangelnde Flexibilität.

Soziokulturelle Einflüsse

Hinsichtlich des Ausmaßes, in dem die individuell vorliegende genetische Matrix aktiviert bzw. modifiziert wird, spielen die vorliegenden Umweltbedingungen üblicherweise eine besondere Rolle. Verstärkt werden dabei Handlungen, die in die Vorstellungswelt der sozialen Umgebung passen. Bei diesem Prozess der Verhaltensformung kommt primär der Familie, dann aber auch den professionellen Bezugspersonen, der Peergroup und den Medien eine herausragende Bedeutung zu, nicht zuletzt auch durch ein Lernen am Modell.

Interdependente Gen-Umwelt-Interaktionen führen insbesondere dann zu Extremvarianten, wenn sowohl die genetische Matrix als auch die soziokulturellen Verstärkerbedingungen eine mangelnde Varianz aufweisen und auf ähnliche Eigenschaften abzielen. Dann bestehen auch bei Erfolglosigkeit des Verhaltens kaum Möglichkeiten, Alternativen zu entwickeln.

Übergeordnete Schemata

In der Kindheit gelerntes Verhalten ist besonders löschungsresistent. Dies gilt auch für übergeordnete Einstellungen und handlungsleitende Denkschemata, die das gesamte Fühlen, Denken und Verhalten einer Person prägen. Beck et al. (2016) haben die Bedeutung dieser Schemata für die Entwicklung von Persönlichkeitsstörungen herausgearbeitet: Sie werden dysfunktional, wenn sie so aufdringlich im Vordergrund stehen, dass sie auch bei unpassenden Gelegenheiten aktiviert und bei Misserfolg nicht relativiert werden können. Sie führen zu dysfunktionalem Denken, inadäquaten Affekten und fehlangepassten Handlungen.

8.4.3 Rehabilitative Therapie

Somatische Rehabilitation

In der somatischen Rehabilitation bildet die Persönlichkeitsstörung i. d. R. eine begleitende psychische Auffälligkeit, die in keinem ursächlichen oder konsekutiven Zusammenhang mit der Haupterkrankung steht und meist nicht diagnostiziert wird. Ihre Symptome wie z. B. ängstliche Vermeidung, emotionale Instabilität, mangelnde Zuverlässigkeit, Übertreibungen und Rechthaberei können Verlauf und Therapie des Reha-Leidens jedoch negativ beeinflussen. Selbst wenn diese „schwierigen" Patienten deshalb psychologische Gespräche in der somatischen Rehabilitation erhalten, so wird man hier i. d. R. lediglich Beratungen durchführen können mit dem Ziel einer positiven Einflussnahme auf die Faktoren, welche die somatische Rehabilitation stören. Eine grundlegende Einflussnahme auf die Persönlichkeitsstörung kann wegen der Limitierungen durch das Setting und die zeitlichen Gegebenheiten kaum erfolgen.

Psychosomatische Rehabilitation und Suchtrehabilitation

Eine fundierte rehabilitative Therapie von Menschen mit Persönlichkeitsstörungen kann jedoch in der psychosomatischen Rehabilitation sowie in der Suchtrehabilitation stattfinden. Häufig steht hier ein anderes psychisches Leiden, z. B. eine Störung aus dem depressiven Formenkreis, im Vordergrund. Die Persönlichkeitsstörung bildet jedoch oft einen wesentlichen ursächlichen und/oder aufrechterhaltenden Faktor, und es ist davon auszugehen, dass ihre Symptome die Behandlung des Hauptleidens erheblich erschweren werden. Weiterhin reduziert sie auch ihrerseits Aktivitäten und Teilhabe (➤ Kap. 8.4.1). Aus diesen Gründen ist es erforderlich, auch den Persönlichkeitsstörungen eine fundierte Reha-Behandlung zukommen zu lassen.

Aufbau von Veränderungsmotivation

Wie oben erwähnt, werden die Symptome der Persönlichkeitsstörungen häufig als ich-synton erlebt, sodass diesbezüglich in vielen Fällen weder Krankheitseinsicht noch Veränderungsmotivation bestehen. In der Bedingungsanalyse des Hauptrehaleidens, für dessen Behandlung i. d. R. eine ausreichende Motivation besteht, können vorsichtig Bezüge zu den überspitzten Charakteristika der Persönlichkeit hergestellt werden, und so lässt sich schrittweise ein Verständnis für ihre dysfunktionalen Folgen erarbeiten. Hierdurch kann ein Bezug zum aktuellen Leidensdruck der Betroffenen hergestellt und eine Veränderungsmotivation aufgebaut werden.

Psychoedukation

Früher war es üblich, dem Patienten die Diagnose einer Persönlichkeitsstörung nicht mitzuteilen, da man davon ausgehen konnte, dass der Betroffene diese als Abwertung seiner Person empfinden würde. Deshalb sowie auch aus der Befürchtung, den Betroffenen durch eine entsprechende Etikettierung zu stigmatisieren, wird z. T. auch heute noch auf eine entsprechende Diagnose verzichtet. Andererseits wird man durch eine Negierung der Störung der vorliegenden Problematik des Patienten nicht gerecht.

Dieses Dilemma kann durch die psychoedukative Vermittlung eines **dimensionalen, kompetenzorientierten Erklärungsmodells** gelöst werden. Persönlichkeitsstörungen werden hier als Extreme von Persönlichkeitsstilen verortet, die in milderer, nicht pathologischer Ausprägung durch das Vorherrschen bestimmter Eigenschaften charakterisiert sind. Diese Eigenschaften werden positiv konnotiert. Die pathologische Wertigkeit der Störung wird lediglich durch die dysfunktional übersteigerte Ausprägung der Eigenschaft erklärt. So entsteht z. B. aus dem anhänglichen Stil in seiner pathologischen Ausprägung die abhängige Persönlichkeit oder aus dem vorsichtigen Stil die ängstlich-vermeidende.

! MERKE

Dadurch dass Persönlichkeitsstörungen mit einem „Zuviel des Guten" erklärt werden, wird die Krankheitsakzeptanz bei den Betroffenen ganz erheblich erhöht. Somit wird eine Grundlage dafür geschaffen, die entsprechende Diagnose offen und vorurteilsfrei zu kommunizieren und daran zu arbeiten.

Das **Psychoedukative Gruppentherapieprogramm Persönlichkeitsstile** (Schuhler 2016) vermittelt die oben dargestellten Lerninhalte mithilfe manualisierter Materialien und lässt dabei genügend Freiräume für Fragen und Diskussionen. Beispielhaft wird dabei auf die Charakteristika eingegangen, welche die häufigsten Persönlichkeitsstörungen prägen. Die

8

Patienten erkennen durch Transferleistungen ihre eigene Problematik, entwickeln eine wertschätzende Krankheitsannahme und gewinnen Einsichten in therapeutische Maßnahmen.

Therapiezielvereinbarung

Therapie der Persönlichkeitsstörung bedeutet nach dem kompetenzorientierten Modell keine grundlegende Veränderung des eigenen Ichs, sondern eine Reduktion des Übermaßes bestimmter Eigenschaften, die in geringerer Ausprägung durchaus sinnvoll sind. Ziel sollte es sein, dass nicht immer nur das gleiche Verhalten zum Einsatz kommen muss, sondern je nach Erfordernis auch anders gehandelt werden kann.

Nicht Beschneidung und Verzicht, sondern die Eroberung von Freiheitsgraden und die Erweiterung von Verhaltensspielräumen sowie die Eröffnung von Perspektiven zur persönlichen Weiterentwicklung und Reifung sollten die übergeordneten Ziele bei der Therapie der Persönlichkeitsstörungen sein.

> **! MERKE**
> Konkret geht es dabei um Veränderungen des Denkens, Fühlens und Handelns und damit auch um die Befähigung zur Bewältigung von Lebensaufgaben aus den Bereichen Aktivitäten und Teilhabe.

Wie bei der Behandlung anderer Störungen ist es unabdingbar, die Betroffenen in den Zielvereinbarungsprozess einzubeziehen. Erst wenn die Patienten den Sinn eines Ziels verstehen, werden sie die Motivation zur Mitarbeit bei Maßnahmen aufbringen, die der Erreichung dieses Ziels dienen.

Förderliches therapeutisches Interaktionsverhalten

Die Symptome der Persönlichkeitsstörungen zeigen sich immer auch in der therapeutischen Beziehung. Nicht unbeachtet soll dabei bleiben, dass auch der Therapeut seinen eigenen Persönlichkeitsstil einbringt, der mit den Verhaltensweisen des Patienten interagiert. Deshalb ist es unerlässlich, dass Therapeuten ihre eigenen Denk- und Verhaltensmuster kennen, kritisch reflektieren und ggf. modulieren können. Von wesentlicher Bedeutung ist, dass eine kritische Evaluation des Störungsverhaltens durch den Therapeuten nur in Verbindung mit einer grundlegenden empathischen Akzeptanz des Patienten Aussicht auf Erfolg hat.

Identifikation und Modifikation überwertiger Schemata, Erarbeitung von Alternativen

Multimodaler Kontext

Wie aggressiv oder zurückhaltend ist das Sozialverhalten während der Sporttherapie? Traut sich der Patient neue Projekte in der Ergotherapie zu, oder vermeidet er diese? Braucht er übermäßig lange, weil er Anweisungen übertrieben perfektionistisch ausführt? Möchte er andere belehren und von seinen Regeln überzeugen? Neigt der Patient dazu, andere auszunutzen und für eigene Interessen einzuspannen? Aus dem Verhalten der Patienten während der verschiedenen Bausteine der Rehabilitation können wesentliche Rückschlüsse auf die Symptome einer Persönlichkeitsstörung gezogen werden.

Anhand von Verhaltensbeispielen aus dem facettenreichen und sozial dichten Kontext der psychosomatischen Rehabilitation können dem Patienten Problemkonstellationen verdeutlicht werden, deren eigene Anteile ihm vor der entsprechenden Analyse nicht evident waren.

> **! MERKE**
> Interaktionell brisante Situationen aus begleitenden Therapien und der Freizeit können dazu genutzt werden, damit einhergehende dysfunktionale Überzeugungen und zugrunde liegende überwertige Schemata zu identifizieren und Alternativen des Denkens, Fühlens und Verhaltens zu finden, zu erproben und zu sichern.

Die interaktionell-problemlösungsorientierte Gruppentherapie

Hierzu bietet das Setting der interaktionell-problemlösungsorientierten Gruppentherapie der psychosomatischen Rehabilitation verschiedene Vorteile: Unter der Voraussetzung des schützenden und modulierenden Einflusses des Gruppentherapeuten können die Patienten erfahren, welche Reaktionen sie im Denken, Fühlen und Handeln bei anderen hervorrufen und umgekehrt.

Die eigenen Schemata können auf Stimmigkeit in der Vergangenheit im Vergleich zur Gegenwart überprüft und es kann analysiert werden, welches Verhalten in der Gegenwart eher zweckdienlich zur Erreichung des intendierten Zieles gewesen wäre. Dabei ist zu klären, welche Gedanken dem adäquaten Verhalten entgegenstehen und wie neues Denken lauten könnte.

! MERKE
Im Spiegel der anderen Gruppenmitglieder kann das dysfunktionale Verhalten der Persönlichkeitsstörungen leichter identifiziert werden als bei der eigenen Person, und Alternativen können anderen gut aufgezeigt werden.

Spezialisierte Gruppentherapieprogramme

Über das oben erwähnte Gruppentherapieprogramm „Persönlichkeitsstile" hinausgehend gibt es in der psychosomatischen Rehabilitation auch Gruppentherapieangebote, die spezialisiert auf jeweils eine bestimmte Persönlichkeitsstörung ausgerichtet sind, so z. B. auf ängstlich-vermeidende, dependente (Vogelgesang 2009) oder zwanghafte Patienten.

Nachsorge und ggf. ambulante Psychotherapie

Die Sicherung des Therapieerfolgs unter Alltagsbedingungen und den Belastungen des beruflichen Umfelds ist gerade bei Persönlichkeitsstörungen von besonderer Wichtigkeit. Deshalb sollte eine Reha-Nachsorge eingeleitet werden. Falls weitere grundlegende psychotherapeutische Arbeit erforderlich ist (z. B. Traumatherapie bei Borderline-Persönlichkeitsstörungen), sollte ambulante Psychotherapie in die Wege geleitet werden.

8.4.4 Sozialmedizinische Beurteilung

Bezüglich der quantitativen und qualitativen Beurteilung der Leistungsfähigkeit im letzten Beruf sowie auf dem allgemeinen Arbeitsmarkt können auch Einschränkungen relevant werden, die sich aus den Symptomen der Persönlichkeitsstörung ergeben. So kann z. B. impulsives, emotional instabiles Verhalten Erziehungstätigkeiten unmöglich machen.

LITERATUR

APA – American Psychiatric Association. Diagnostic and Statistical Manual of Mental Disorders (DSM-5). Washington, DC: APA Press 2016.

Beck A, Davis D, Freeman A. Cognitive Therapy of Personality Disorders. 3rd edn. New York: Guilford Publications 2016.

Schuhler P. Psychotherapie bei Suchterkrankung mit komorbider Persönlichkeitsstörung. In: Vogelgesang M, Schuhler P (Hrsg.). Psychotherapie der Sucht. Lengerich: Pabst, S. 443–463.

Vogelgesang M. Psychotherapie für Frauen. Ein Lehrbuch für weibliche und männliche Psychotherapeuten. Lengerich: Pabst 2009.

8.5 Funktionelle Körperbeschwerden

Wolfgang Kupsch

Zur Orientierung

- Funktionelle Körperbeschwerden sind häufig (20–50 % der hausärztlichen Patienten) und oft komorbid mit anderen Störungen.
- In einer vertrauensvollen therapeutischen Beziehung sollte eine funktionelle Diagnose (nach ICF) gestellt und in einem multimodalen Behandlungsplan sollten die biologischen, psychischen und sozialen Aspekte berücksichtigt werden.
- Im Behandlungsverlauf ist die therapeutische Beziehung besonders zu beachten und oft ein sprachlicher, verstehender Zugang zur Problematik erst zu entwickeln.
- Die Rehabilitationsmaßnahme kann als Teil eines Gesamtbehandlungsplans verstanden werden, sodass der Vernetzung mit Vor- und Nachbehandlung ein hoher Stellenwert zukommt.

8.5.1 Diagnose

Eine **somatoforme Störung** liegt nach ICD-10 dann vor, wenn eine oder mehrere Körperbeschwerden, für die keine hinreichende somatische Krankheitsursache gefunden wird, über mindestens ½ Jahr persistieren und zu einer relevanten Beeinträchtigung der Funktionsfähigkeit im Alltag führen. Zusätzlich aufgeführte Charakteristika sind die wiederholte Darbietung körperlicher Symptome in Verbindung mit hartnäckigen Forderungen nach medizinischen Untersuchungen trotz wiederholter negativer Ergebnisse (Lahmann et al. 2010).

! MERKE

Die aktuelle diagnostische Kategorie für somatoforme Störungen gilt jedoch als wenig valide und schlecht praktikabel. Eine grundlegende Revision in der ICD-11 ist vorgesehen (Kapfhammer 2007, 2008).

Wie in der 2018 revidierten S3-Leitlinie wird auch in diesem Kapitel für diese Störungsgruppe die Überschrift „Funktionelle Körperbeschwerden" gewählt (AWMF 2018).

8.5.2 Epidemiologie

Funktionelle Körperbeschwerden sind häufig (AWMF 2018).

- Im Überblick sind etwa 20–50 % der Patienten hausärztlicher Praxen betroffen.
- In spezielleren klinischen Kontexten (z. B. Rheuma-, Schmerz- oder gynäkologische Ambulanzen) muss von einem noch höheren Anteil (bis 66 %) ausgegangen werden.
- Bei Patienten in der psychosomatischen, psychiatrischen und psychotherapeutischen Versorgung sind funktionelle bzw. somatoforme Körperbeschwerden extrem häufig (bis > 70 %), als Hauptdiagnosen (zugunsten von Depressionen oder Angst-, Ess- und Persönlichkeitsstörungen) aber eher unterrepräsentiert.

Folgende **differenzialdiagnostisch** relevante, aber auch häufig **komorbide psychische Störungsbilder** sollten beachtet werden:

- Depression
- Angst
- Sucht
- Posttraumatische Belastungsstörung (PTBS)

Auf Risikofaktoren für **Suizidalität** sollte geachtet werden.

Fallbeispiel

Frau A. (25) lebt seit 5 Monaten wieder bei ihren Eltern. Sie hat ihr duales BWL-Studium unterbrochen und ist seit mehreren Monaten arbeitsunfähig. Morgens fühlt sie sich müde und schlapp, steht gegen 10 Uhr auf, ist schnell wieder erschöpft, sodass sie sich über Mittag wieder hinlegen muss. Nachmittags versucht sie etwas zu arbeiten oder unternimmt in Begleitung der Mutter kleine Ausflüge.

8.5.3 Rehabilitation von funktionellen Körperbeschwerden

Stationäre Reha-Maßnahmen sollten in Kliniken mit multimodalem Therapiekonzept durchgeführt werden (Hoffmann und Ruf-Ballauf 2007). Grundsätzlich gilt für die stationäre medizinische Rehabilitation, was in ➤ Kap. 5.5 zum Muster-Therapieplan ausgeführt wurde. Der Behandlungsablauf gliedert sich wie folgt:

Etablieren einer vertrauensvollen Beziehung

In besonderem Maße gilt für Patienten mit funktionellen Körperbeschwerden, dass eine vertrauensvolle Beziehung als Grundlage für ein Arbeitsbündnis über das Gelingen oder Scheitern der Behandlung entscheiden kann. Bei nicht wenigen Patienten kann dies eine Aufgabe sein, die über den gesamten Aufenthalt in der Einrichtung verfolgt werden muss und nicht abgeschlossen werden kann. Es kann zunächst ein wesentliches Ziel des Aufenthalts sein, dem Patienten – möglicherweise erstmalig – die Erfahrung zu vermitteln, sich mit seinen Anliegen vertrauensvoll einlassen zu können.

Stellen einer funktionellen Diagnose

Eine biopsychosoziale Diagnose entsprechend der ICF-Systematik zu stellen ist bei funktionellen Körperbeschwerden in besonderer Weise nützlich. Zum einen entlastet es die therapeutische Beziehung, wenn die ätiologische Klärung der Beschwerden offenbleiben kann. Zum anderen gilt für diese Patienten:

! MERKE

In der Regel liegen **mehrere Diagnosen** vor, und die körperliche Belastung ist Teil eines **komplexen Störungsmusters,** sodass eine **multimodale, multidisziplinäre** Herangehensweise in einem **modular zusammengestellten Behandlungsplan** mit dem Ziel der **Verbesserung von Funktion und Teilhabe** und nicht die „Heilung einer Krankheit" **mit dem Patienten** in einer **partizipativen Entscheidungsfindung vereinbart** werden sollte.

Erarbeiten und Vereinbaren von Therapiezielen

Zu empfehlen ist ein Vorgehen, das auf der Basis einer vertrauensvollen Beziehung ein Arbeitsbündnis etabliert. Dabei sollte beachtet werden, dass eine Reha-Maßnahme immer eine Episode in einem Gesamtbehandlungsplan darstellt: Der Patient kommt aus einem bestimmten Behandlungskontext und wird in einen veränderten Behandlungskontext wieder entlassen. Eine erste Orientierung können folgende Fragen geben:

! MERKE

Welche Ziele lassen sich mit welchen **hier und jetzt** zur Verfügung stehenden Mitteln und Maßnahmen, die im vorliegenden Fall **indiziert, notwendig** und **angemessen** sind, in der **begrenzten Zeit** des Aufenthalts und in der **aktuellen psychosozialen Situation** des Patienten erreichen?

Erstellen eines Behandlungsplans

Ausgehend von der funktionellen Diagnose wird gemeinsam mit dem Patienten auf der Grundlage der besprochenen Ziele der Behandlungsplan vereinbart, wobei die aktuelle Symptomatik, das Vorliegen von Mehrfachdiagnosen und das psychosoziale Funktionsniveau zu beachten sind. Die funktionellen Körperbeschwerden können dabei zum Fokus der Behandlung werden, müssen es aber nicht. Nicht selten hat eine andere Problematik oder eine andere Diagnose Vorrang in der Rehabilitation, z. B.:

- eine besondere berufliche Problemlage,
- eine ausgeprägte Depression,
- eine Persönlichkeitsstörung,
- eine posttraumatische Störung,
- eine komplexe partnerschaftliche oder familiäre Konfliktlage.

Spezifische Therapiemaßnahmen

Die indizierten Behandlungsmaßnahmen können unter drei Kategorien gefasst werden.

Biologische Dimension

Da die Körperbeschwerden regelhaft im Zentrum der Sorgen der Patienten stehen, ist eine vertrauensvolle therapeutische Beziehung eine Grundvoraussetzung für das Gelingen der Behandlung. In einem Teil der Fälle ist es hilfreich, wenn ärztliche und psychotherapeutische Aufgabe bei einer Person liegen. Es gibt jedoch Konstellationen, in denen der Patient sehr von einer Trennung dieser Funktionen profitiert oder dies, wie etwa in manchen Fällen mit Missbrauchserfahrungen in der Lebensgeschichte, dringend anzuraten ist.

Der Arzt sollte die allgemeinen Hinweise zur Behandlung dieser Patientengruppe beachten (AWMF 2018). Die psychopharmakologische Behandlung richtet sich nach dem Vorliegen weiterer psychischer Störungen (z. B. Depression, Angststörung oder Persönlichkeitsstörung). Lediglich bei schmerzdominanten Verlaufsformen erweist sich auch ohne ein begleitendes depressives Syndrom eine antidepressive Medikation als moderat wirksam. Werden Medikamente symptomatisch eingesetzt, etwa bei Schlafstörungen, Abdominalbeschwerden oder Schwindel, kann die Verordnung auch für die Gestaltung der Arzt-Patient-Beziehung genutzt werden.

Physikalische, physio- und sporttherapeutische Verfahren bieten dem Patienten vielfältige Möglichkeiten, sich als Subjekt über seinen Körper in neuer Weise, differenzierter und lustvoller zu erleben. Beunruhigende Körperwahrnehmungen oder Befindlichkeitsstörungen können so in neue Erfahrungszusammenhänge gebracht werden. Im Sinne eines Lernens durch Erfahrung gewinnt der Patient ein besseres Verständnis für sich und seine Körperfunktionen. Gleiches gilt für den Umgang mit der Ernährung und der den Stoffwechsel begleitenden körperlichen Vorgänge. Beachtenswert ist auch der stabilisierende regelmäßige Rhythmus von Essens- und Ruhezeiten in der Klinik.

> **! MERKE**
> Die genannten körpermedizinischen Maßnahmen haben ferner auf physiologischer Ebene eine stabilisierende Wirkung auf das Vegetativum, dienen der körperlichen Kräftigung und fördern die Regulation funktioneller Abläufe.

Hingewiesen werden soll an dieser Stelle darauf, dass sich viele Reha-Kliniken in schönen Landschaften befinden. Dadurch unterstützt, kann auch ein neuer Bezug zu Umwelt und Natur hergestellt werden.

Psychische/psychotherapeutische Dimension

Für die psychotherapeutische Arbeit i. e. S. kann es sinnvoll sein, den Fokus gerade nicht auf die körperliche Symptomatik zu legen. Bei nicht wenigen Patienten gelingt es, im einzelpsychotherapeutischen Kontakt ohne Bezugnahme auf die Körpersymptomatik in wenigen Sitzungen einen bedeutsamen Konflikt oder ein dysfunktionales Verhaltensmuster zu markieren und die psychotherapeutische Arbeit daran zu beginnen. So wird ein psychogenetisches Verständnis der Problematik eröffnet und die Motivation gestärkt, nach dem stationären Aufenthalt eine ambulante Richtlinien-Psychotherapie zu beginnen.

> **! MERKE**
> In dem Maße, in dem es gelingt, eine psychotherapeutische Arbeit im eigentlichen Sinne zu initiieren, verliert die körperliche Symptomatik an Bedeutung.

Aus verschiedenen Gründen können sich Patienten auf der Ebene des Gesprächs und des verbalen Zugangs zu Anfang jedoch schwer erreichbar zeigen. Hier kann es nützlich sein, den Patienten zu ermuntern, nonverbale psychotherapeutische Angebote zunächst einmal auszuprobieren und sich spielerisch auf Neues einzulassen. Über den Weg des Spiels und des kreativen Gestaltens kann es gelingen, eine Problematik aus dem affektiven Erleben heraus zu erfassen und dann zur Sprache zu bringen.

Wird der therapeutische Zugang über die körperlichen Symptome gewählt, bieten sich kognitive und psychoedukative Methoden an. Unter Nutzung wissenschaftlich fundierter Erkenntnisse und mit gängigen Erklärungsmustern auf dem Boden der Autorität einer naturwissenschaftlich-technischen Weltanschauung wird dem Patienten geholfen, Distanz zu ängstigendem und überwältigendem Körpererleben zu gewinnen. Unterstützt wird dieser Zugang durch Entspannungsmethoden und systematische Verfahren, die der differenzierenden Wahrnehmung von Körper und Umwelt dienen.

Manualisierte Gruppentherapien bündeln die wirksamen Verfahren zu einem praktikablen Vorgehen in dem begrenzt zur Verfügung stehenden Zeitraum. Im individuellen Reha-Behandlungsplan können die für den einzelnen Patienten geeigneten Angebote modulartig zusammengestellt werden.

Soziale Dimension

Nicht selten befinden sich Patienten in einer Lebenskrise oder haben zumindest Probleme im sozialen wie beruflichen Bereich. Öfter zeigen sich auch besondere berufliche Problemlagen, die MBOR-Maßnahmen (➤ Kap. 9.2) erforderlich machen. Modular sollte der Behandlungsplan dann um die entsprechenden Therapiemaßnahmen ergänzt werden. Eine zusätzliche Beratung oder Begleitung durch einen Sozialarbeiter kann eine entscheidende Hilfe sein.

Die Effekte des Zusammenlebens in der Reha-Klinik, der Begegnung in der Gruppe der Mitpatienten außerhalb definierter Therapiesettings und der Erfahrung bedeutsamer Beziehungen zu einzelnen Mitpatienten sind wenig untersucht, haben aber nach dem klinischen Eindruck gerade bei diesen Patienten oft entscheidenden Einfluss auf das Gelingen einer Reha-Maßnahme.

Abschluss der Behandlung: Resümee und Besprechen des E-Berichts

Das Durcharbeiten des Abschieds und das Abschiednehmen aus der Klinik entscheiden nicht selten darüber, ob und wie die Reha-Maßnahme für die Weiterentwicklung genutzt werden kann. Öfters durchlebt gerade der Patient mit funktionellen Körperbeschwerden in der Endphase der Behandlung eine Zeit, in der die Symptome in vollem Ausmaß wiederkehren und er an der Sinnhaftigkeit seines Aufenthalts in der Klinik zweifelt.

! MERKE

Entscheidend ist dann, diese Reaktion im Rahmen des Abschiednehmens zu verstehen und anzuerkennen, dass wesentliche Schwierigkeiten für den Patienten noch nicht gelöst sind, vielmehr nach der Reha-Maßnahme oft große Herausforderungen und entscheidende Aufgaben vor ihm liegen.

Erinnerungen an gute Zeiten in der Klinik können dann bei einer gewachsenen vertrauensvollen Beziehung zu einer ehrlichen und offenen Bilanzierung des Aufenthalts führen. Das Besprechen des Entlassungsberichts kann zu einem weiteren wichtigen therapeutischen Moment werden.

Empfehlungen für die Weiterbehandlung und Planung weiterer Maßnahmen

Die Reha-Maßnahme stellt eine Episode in einem Gesamtbehandlungsplan dar. Entsprechend wichtig ist die Kooperation mit den nachfolgenden Behandlern. Ferner sind Nachsorgemaßnahmen (IRENA, ASP etc.), eine stufenweise Wiedereingliederung an den Arbeitsplatz oder beruflich-rehabilitative Maßnahmen wie Leistungen zur Teilhabe am Arbeitsleben (LTA) zu planen.

8

Fallbeispiel

Forts.: Behandlung, Begleitung und Verstehen

Im Behandlungsplan von Frau A. wird ein erlebniszentrierter, konfliktaufdeckender Schwerpunkt gewählt mit Kunsttherapie und konzentrativer Bewegungstherapie (KBT). Daneben erhält Frau A. ein abgestimmtes physikalisches, physiotherapeutisches und sporttherapeutisches Behandlungsprogramm.
Einen Wendepunkt nimmt die Behandlung in der dritten Woche. Die Beschäftigung mit den Themen „Hexe" und „Vulkan" in der Kunsttherapie sowie Übungen zu Nähe und Distanz in der KBT labilisieren die Patientin sichtbar. Sie wird traurig, erlaubt es sich, in der Kunsttherapiegruppe zu weinen, und erfährt aus ihrer Peergruppe Zuspruch und Unterstützung. Der Besuch der Eltern am folgenden Wochenende gipfelt in einem heftigen Streit der Pat. mit ihrer Mutter, sodass die Eltern vorzeitig nach Hause fahren.
In den beiden folgenden Wochen beschäftigt sich Frau A. dann affektiv im Wechsel zwischen ärgerlich-wütend und traurig-bedürftig mit ihrer Kindheitsgeschichte. Zentral wird die Familienatmosphäre mit dem 2 Jahre jüngeren Bruder: Mit einem Herzfehler geboren, war er das „Sorgenkind". Die Pat. war im Kontrast zum Bruder immer die „Unproblematische", die sich selbstgenügsam und bedürfnislos zeigte. Übungen zum Thema „Abhängigkeit" konfrontieren sie zusätzlich mit ihren Ängsten vor einer Position des Hilflos-ausgeliefert-Seins. In dem Maße, wie auf diese Weise ein Einstieg in eine tiefenpsychologisch fundierte Psychotherapie gelingt, verlieren sich die Klagen über schnelle Ermüdbarkeit und Erschöpfung vollständig.
Die Pat. verlässt die Klinik mit dem festen Entschluss, eine Richtlinien-Psychotherapie zu beginnen, wird bei den Eltern ausziehen und im nächsten Semester ihr Studium fortsetzen.

LITERATUR

AWMF. S3-Leitlinie „Funktionelle Körperbeschwerden" (051/001): Langfassung. Stand: 2018; www.awmf.org/uploads/tx_szleitlinien/051-001l_S3_Funktionelle_Koerperbeschwerden_2018-11.pdf (letzter Zugriff: 24.4.2020).

Hoffmann C, Ruf-Ballauf W. Stationäre psychosomatische Rehabilitation bei Patienten mit somatoformen Störungen sowie Patienten mit sozialmedizinisch relevanten Problemen: Ergebnisse einer Zweijahreskatamnese. Rehabilitation 2007; 46: 283–295.

Kapfhammer HP. Konzept, ätiologische Perspektive und Diagnostik somatoformer Störungen. Psychosom Konsiliarpsychiatr 2007; 1: 87–98.

Kapfhammer HP. Somatoforme Störungen. Konzept, Klinik, Ätiopathogenese und Therapie. Nervenarzt 2008; 79: 99–117.

Lahmann C, Henningsen P, Dinkel A. Somatoforme und funktionelle Störungen. Nervenarzt 2010; 81: 1383–1396.

8.6 Chronische Schmerzsyndrome

Burkhard Zentgraf

Zur Orientierung

- Patienten mit (somatoformen) chronischen Schmerzsyndromen haben oft eine jahrelange Leidensgeschichte mit häufigen Misserfolgserfahrungen hinter sich und weisen daher eine entsprechend hohe Empfindsamkeit für Zurückweisung bzw. Ausgrenzung auf.
- Unter Patienten mit chronischen somatoformen Schmerzstörungen finden sich im Vergleich mit der Normalbevölkerung gehäuft unsichere Bindungsmuster, was bei der Gestaltung der Therapeut-Patient-Beziehung zu berücksichtigen ist:
  - Respektieren des subjektiven somatischen Krankheitsverständnisses
  - Verständnisvoller Umgang mit der Ausgestaltung der Symptomdarbietung (Verdeutlichungstendenz des Patienten)
- Therapeutischer Zugang über frühe Einleitung einer Behandlung der chronischen Schmerzen durch Physio- und Bewegungs-/Sporttherapie
- Sorgfältige biografische Anamnese hinsichtlich des Vorliegens früher Stresserfahrungen in der Kindheit (ELS) als Hinweis auf erhöhte Stress- und Schmerzvulnerabilität und unsichere Bindungsmuster
- Differenzierung der Schmerzsyndrome in Subgruppen nach Entstehungsmechanismen
- Behandlungsgrundsätze in der psychosomatischen Rehabilitation:
  - Kritische Prüfung der Analgetikatherapie (ggf. Opioidentzug)
  - Psychoedukation: Vermittlung neurobiologischer und entwicklungspsychologischer Zusammenhänge zwischen Stress und Schmerz (Erläuterung eines biopsychosozialen Krankheitsmodells)
  - Psychotherapie:
    - Einzeltherapie: u. a. Herausarbeitung der individuellen biopsychosozialen Ursachen der Schmerzstörung, Klarifizierung dysfunktionaler Einstellungen und Verhaltensmuster für die individuelle Stress- und Schmerzverarbeitung (Formulierung der Therapieziele)
    - Gruppentherapie nach Subgruppenindikation: Schmerzbewältigungstraining; interaktionelle Gruppentherapie; störungsspezifische Gruppentherapie bei komorbiden psychischen Störungen
  - Multimodale Schmerztherapie an Subgruppen orientieren
  - Berufsgruppenübergreifende Kompetenzen/Zusatzqualifikationen des Reha-Teams sind für die Behandlung und für die sozialmedizinische Beurteilung chronischer Schmerzsyndrome essenziell.
- Das Konzept der Schmerzsyndrome nach Subgruppen wie o. g. erfordert ein Angebot an heterogenen Therapiegruppen. Erfahrungsgemäß ist eine Abteilungsgröße ab 35–40 Betten erforderlich.

8.6.1 Einleitung

In der psychosomatischen Rehabilitation gelten Patienten mit chronischen Schmerzen als therapeutische Herausforderung. Die Schmerzen werden von den Betroffenen meist auf eine körperliche Krankheit zurückgeführt, bei Schmerzen des Muskel-Skelett-Systems vor allem auf orthopädische, rheumatologische oder neurologische Erkrankungen, bei Schmerzsyndromen des Abdomens auf eine internistische bzw. gastroenterologische Erkrankung und/oder z. B. auf Allergien. Dies hat wesentlich mit der weitverbreiteten Vorstellung zu tun, dass Schmerzen Folge einer Gewebeschädigung sein müssen.

Den chronischen Schmerzstörungen in der psychosomatischen Rehabilitation liegen aber **heterogene Entstehungsmechanismen** zugrunde. Zwar finden sich auch somatopsychische Schmerzsyndrome, d. h., eine körperliche Erkrankung hat aufgrund der sozialen Folgen und der psychischen Auswirkungen zu einer eigenständigen, das Schmerzsyndrom begleitenden psychischen Erkrankung geführt. In den überwiegenden Fällen handelt es sich aber um **somatoforme bzw. funktionelle Schmerzsyndrome.** Das heißt, die Symptome und Beschwerden sind gar nicht oder nicht hinreichend durch pathologische Organbefunde oder spezifische Laborbefunde zu erklären, und es imponiert meist eine erhebliche Diskrepanz zwischen dem Ausmaß der objektiven Befunde und den subjektiven Beschwerden des Patienten.

Somatoformen Schmerzsyndromen können verschiedene Faktoren zugrunde liegen. Eine ganz wesentliche Rolle spielt die Einwirkung durch Stress in Form von körperlicher, psychischer und/oder sozialer Belastung, meist vor dem Hintergrund einer biografisch determinierten Stressvulnerabilität aufgrund frühkindlicher Stressbelastungen (Gewalterfahrung, emotionale Vernachlässigung, frühe Überforderung). Insofern ist der von Fink und Schröder (2010) vorgeschlagene Begriff „bodily distress syndrome" für die somatoforme Störung aufgrund der Betonung der Dimension Stress sehr geeignet und auch für Patienten verständlich.

Subgruppendifferenzierung chronischer Schmerzsyndrome nach zugrunde liegenden Entstehungsmechanismen

Die zur Entwicklung eines chronischen Schmerzsyndroms beitragenden unterschiedlichen Mechanismen und Faktoren erfordern spezifische Behandlungsansätze. Daher ist für die Planung und Durchführung der Behandlung eine Differenzierung der Schmerzsyndrome nach den jeweiligen Entstehungsmechanismen angezeigt (Egle und Zentgraf 2009). Die Klassifikation der chronischen Schmerzstörungen nach der ICD-10 ist dafür nur bedingt geeignet, da die Schmerzsyndrome dort rein deskriptiv kategorisiert sind und der Entstehungsmechanismus nicht berücksichtigt wird. Erhebliche Relevanz für die Schmerzentwicklung und -verarbeitung haben Stressbelastung und individuelle Stressverarbeitung.

8.6.2 Das Konzept der stressinduzierten Hyperalgesie (SIH)

Die Erkenntnisse aus der neurobiologischen Grundlagenforschung der letzten Jahre über pathophysiologische Zusammenhänge zwischen Stressbelastung und Schmerzentstehung haben zu dem Begriff „stressinduzierte Hyperalgesie" (SIH) geführt (Olango und Finn 2014). Stress- und Schmerzverarbeitung überlappen in gemeinsamen Hirnarealen und sind über neurobiologische Mechanismen verknüpft, u. a. über das endogene Opioidsystem, die Kortisol- und Oxytocinsysteme sowie über neuroinflammatorische Prozesse (Xhantos und Sandkühler 2014).

Der Begriff **SIH** kennzeichnet ein pathogenetisches Modell für chronische Schmerzsyndrome, bei denen Disstress über neuronale Reizverstärkung (Perzeption) als wesentlicher pathogenetischer und/oder aufrechterhaltender Faktor eines erhöhten Schmerzempfindens wirkt („Stress als pathophysiologischer Nährboden der Schmerzerkrankung", Egloff et al. 2016), während Gewebe- oder Nervenläsionen nicht nachweisbar oder nicht erklärend sind.

Als wesentlicher **Risikofaktor für die Disposition für eine SIH** gelten negative Umwelteinwirkungen durch massiven Disstress in der frühen Kindheit (**ELS** = „early life stress"; ➤ Box 8.7). Diese Faktoren können in der Phase der Ausreifung des genetisch determinierten Stressverarbeitungssystems über epigenetische Einflüsse zu Sensitivierungsprozessen des Stress- und damit auch des Schmerzverarbeitungssystems führen und so eine lebenslange Vulnerabilität („Dünnhäutigkeit") der Betroffenen für Stress und Schmerz zur Folge haben: Unter anderem können frühe und wiederholte Traumata und emotionale Deprivation zur Entwicklung eines unsicheren Bindungstyps führen, was wiederum mit einer Neigung zu Ängstlichkeit, Katastrophisierung und Somatisierung und mit einer erhöhter Schmerzvulnerabilität verbunden ist (Waller und Scheidt 2017). Das Erkrankungsrisiko verringert sich, wenn kompensatorische biografische Faktoren als positiver Ausgleich zur Verfügung standen oder stehen, wie z. B. soziale und emotionale Unterstützung durch eine kontinuierlich verfügbare, verlässliche Bezugsperson (biografische Resilienzfaktoren).

Die bei Patienten mit somatoformen Störungen häufiger als in der Normalbevölkerung zu findenden unsicheren Bindungsmuster (vermeidend, ambivalent, „verstrickt") erklären z. T., warum diese Rehabilitanden als „schwierig" gelten.

BOX 8.7

Beispiele früher Kindheitsbelastungen (ELS = „Early Life Stress") als Risikofaktoren für die Entwicklung einer SIH

- Körperliche Gewalt, sexueller Missbrauch, häufig beobachtete Gewalt
- Massive Schmerzerfahrungen (Erkrankungen, Unfälle, Operationen)
- Psychische Traumata wie längere Trennung oder emotionale Vernachlässigung
- Soziale Ausgrenzung
- Frühe Rollenübernahme (Parentifizierung) ohne soziale Unterstützung und Wertschätzung

Eine SIH ist nicht grundsätzlich an das Vorliegen der o. g. frühkindlichen negativen Umwelteinflüsse gebunden. So können auch massive biologische Belastungen im Erwachsenenalter (z. B. schwere Erkrankungen, Unfälle) oder traumatisch erlebte psychosoziale Belastungen, die anhaltende Hilf- und Hoffnungslosigkeit und Auslieferungserleben auslösen, zu einer SIH führen (➤ Box 8.8).

BOX 8.8

Beispiele typischer Stressoren als Auslöser bei Patienten mit SIH

- Physische Gewalt (Familie, Partnerschaft, Beruf)
- Emotionale Gewalt (Auslieferungserleben, Demütigung, Kränkung)
- Verlusterleben, Trennungen
- Soziale Ausgrenzung beruflich oder privat („Mobbing"; Familienstreit wie z. B. Nachlassstreitigkeiten)
- Ambivalenzkonflikte (z. B. im Rahmen der Pflege eines Elternteils)
- Erschöpfung, Burnout im Rahmen von Altruismus, Präsentismus und Selbstverausgabungstendenz
- Schweres Unfallereignis, schwere Krankheit
- Kriegserleben, Verfolgung, Vertreibung

Im Folgenden wird die differenzialdiagnostische Subgruppenzuordnung chronischer Nichttumorschmerzsyndrome unter Berücksichtigung biologischer, psychischer und sozialer Pathomechanismen erläutert.

Differenzierung chronischer Schmerzen (Nichttumorschmerz) nach den Entstehungsmechanismen

Nach dem Pathomechanismus chronischer Schmerzen lassen sich unterscheiden (Egloff et al. 2016):

- Schmerzen als Folge peripherer Gewebeläsion (mit/ohne psychische Komorbidität)
- Stressinduzierte Hyperalgesie (SIH)
  - Disstress als Schmerzverstärker
  - Disstress als Schmerzauslöser

Schmerzen als Folge peripherer Gewebeläsion (mit/ohne psychische Komorbidität)

Hier liegt eine klinisch und diagnostisch nachweisbare Organschädigung peripherer Strukturen zugrunde, z. B.:

- Nozizeptive Läsion (Gewebeschädigung z. B. Arthrose, Arthritis)
- Neuropathische Läsion (Nervenschädigung durch mechanische Läsion, z. B. Nervenwurzelkompression, oder durch infektiöse [z. B. Zoster-Neuralgie]) oder metabolische Prozesse [z. B. Polyneuropathie, PNP])

Der Verlauf somatisch begründeter Schmerzen kann ungünstig beeinflusst werden durch psychologische Faktoren und Verhaltensfaktoren wie z. B. Krankheitsängste (Katastrophisieren) oder durch emotionale Belastungen sowie einen ausgeprägten sekundären Krankheitsgewinn oder durch ein inadäquates Schmerzverhalten. Häufige psychische Komorbiditäten somatischer Schmerzerkrankungen sind z. B. Angststörung/Phobie, Depression, Suchterkrankung.

Stressinduzierte Hyperalgesie (SIH): Disstress als Schmerzverstärker

Hierbei werden die Schmerzen bei einer geringfügigen peripheren Läsion wesentlich durch zentralnervöse Mechanismen (Perzeption) verstärkt.

Hintergrund ist eine schmerzinduzierende Funktionsstörung eines Organs oder Organsystems, bei der die Schwere und das Ausmaß der Schmerzen durch die klinische Untersuchung und die Diagnostik nicht zu erklären sind („altersentsprechende" oder „geringfügige" Veränderungen), z. B.:

- Funktionelle reaktive Muskelschmerzen (z. B. stressinduzierte Myogelosen/Verspannungen wie z. B. unspezifischer Kreuzschmerz, funktioneller Nacken-Schultergürtel-Schmerz)
- Zentralisierter somatogener Schmerz (z. B. Postnukleotomie-Syndrom)

Häufig beklagt werden chronische Schmerzen des muskuloskelettalen Systems, vor allem im Schulter-Nacken-Bereich und im Bereich des unteren Rückens (unspezifischer Kreuzschmerz).

Die Schmerzen sind meist Folge chronischer muskulärer Verspannungen, oft werden zusätzlich Spannungskopfschmerz und Bruxismus berichtet. Hierunter fallen auch Schmerzsyndrome, die über eine somatische Ursache hinaus fortbestehen (Z. n. Bandscheiben-OP oder traumatischer Fraktur).

Viele Patienten dieser Subgruppe zeigen eine Tendenz zur Überaktivität und zu zwanghaftem Durchhalten („Durchhaltementalität"). Sie vermeiden das Aufsuchen von Ärzten, eine medizinische Versorgung und Krankschreibung und nehmen wenig Rücksicht auf die eigenen Belastungsgrenzen (Präsentismus, s. Aaronsson und Gustafsson 2005).

Ursachen sind oft ein ausgeprägter Leistungsbezug und die permanente Anstrengung, die Erwartungen anderer bzw. den eigenen Leistungsanspruch zu erfüllen (Selbstwertbildung über Leistung). Entsprechend finden sich bei einem Teil dieser Subgruppe anankastische Persönlichkeitsakzentuierungen (seltener auch Zwangsstörungen) mit Hang zu übertriebener Kontrolle und Perfektionismus, häufig ist auch Angst zu versagen oder negativ aufzufallen (Angst vor Ausgrenzung oder vor Arbeitsplatzverlust).

! MERKE

Da Angst- und Zwangssymptome oft schambesetzt sind und nicht frei berichtet werden, ist konkretes Explorieren erforderlich. Fragebögen reichen nicht aus.

Die Beeinträchtigungen durch die Schmerzen auf die Selbstwirksamkeit, auf das Funktionsniveau und auf die soziale Teilhabe sind bei den Betroffenen vom Durchhaltetyp meist nicht so ausgeprägt und anhaltend wie in der folgenden Gruppe.

Stressinduzierte Hyperalgesie (SIH): Disstress als Schmerzauslöser

Es liegt keine erkennbare periphere Läsion vor; die Schmerzen sind primär zentral durch Perzeption bedingt, z. B.:

- Anhaltende somatoforme Schmerzstörung
- Affektiv bedingte Schmerzen (z. B. bei anhaltender Hilf- und Ausweglosigkeit) im Rahmen einer (generalisierten) Angststörung (GAS) oder Depression (GAS/Depression mit Leitsymptom Schmerz)
- Mnestisch bedingte Schmerzen (z. B. „pain flashbacks" bei PTBS)

Anamnestisch und pathogenetisch handelt es sich um eine zentrale Schmerzgenese ohne Nachweis einer peripheren Läsion. Der Beginn oder eine wesentliche Verstärkung der Schmerzen stehen in enger zeitlicher Beziehung zu einem die Anpassungsfähigkeit überschreitenden Ereignis. Typische Auslöser sind psychosoziale oder körperliche Belastungen (Disstress) beruflicher oder privater Art, die zu tief greifenden Konflikten oder zu emotionalen Krisen führen und damit in der frühen Biografie erlebte Hilflosigkeit und Auslieferungserleben reaktivieren (➤ Box 8.8).

Fast immer ergibt die biografische Anamnese Hinweise auf eine erhöhte Stress- und Schmerzvulnerabilität als Folge früher negativer Umwelteinflüsse (ELS). Betroffene Organe sind auch in dieser Gruppe vor allem das muskuloskelettale System; häufig findet sich eine Komorbidität mit einem Fibromyalgiesyndrom (FMS; ➤ Kap. 8.6.3).

Neben Schmerzen des Bewegungsapparats werden häufig zusätzliche chronische schmerzhafte Beschwerden des Gastrointestinaltrakts wie Magen- oder Darmschmerzen (Reizmagen, Reizdarm) beklagt, bei Frauen auch Unterleibsschmerzen bzw. urogenitale Beschwerden. Sind zwei oder mehr Organsysteme betroffen, wird nach ICD eine Somatisierungsstörung F45.0 (mit Leitsymptom Schmerz) diagnostiziert.

Nach ICD-10 fallen in diese Untergruppe die anhaltende somatoforme Schmerzstörung F45.40 sowie psychische Störungen wie Angst- (vor allem GAS) und depressive Störungen, bei denen Schmerz als Leitsymptom besteht. Die Schmerzen lösen hohen Leidensdruck aus. Über die Angst vor Schmerzverstärkung kommt es zur Vernachlässigung von Bewegung und zu Inaktivität und Rückzug (Vermeidertyp).

Die zunehmende Einschränkung der Gestaltungs- und Erlebensfähigkeit und die Reduktion auf die Krankenrolle führen schließlich zu einer deutlichen Einschränkung der sozialen Teilhabe (u. U. reduziert auf eine Schmerz-Selbsthilfegruppe). Meist bestehen Langzeitkrankschreibung oder -Arbeitslosigkeit oder auch ein Rentenantrag.

SIH in der psychosomatischen Rehabilitation

In der psychosomatischen Rehabilitation sind unter den Patienten mit einem chronischen Schmerzsyndrom die beiden Subgruppen mit einer SIH am häufigsten vertreten. Die Übergänge sind fließend. Frauen im mittleren Alter überwiegen in den Schmerzabteilungen psychosomatischer Reha-Kliniken (in der eigenen Schmerzabteilung liegt der Frauenanteil bei ca. 75 % mit einem Altersdurchschnitt von 47 Jahren). Die meisten Betroffenen haben frühe biografische Stressbelastungen erlebt und mit hoher Anpassungsleistung über eine lange Zeitspanne ihre Rollenanforderungen erfüllt.

Häufig besteht bei allen Subgruppen eine Komorbidität mit einer affektiven Störung (vor allem Depression), Angststörung, Phobie und seltener auch mit einer Zwangsstörung. Subgruppenübergreifend finden sich auch Patienten mit einem Verbitterungssyndrom (Baumann und Linden 2008) als Folge eines nachhaltigen Kränkungserlebens, erlebter anhaltender Benachteiligung oder Ausgrenzung. ➤ Abb. 8.1 fasst die Subgruppendifferenzierung zusammen, mit Beispielen für eine Codierung nach ICD-10.

Aufnahmeuntersuchungen und Behandlungsplanung

Die Aufnahmesituation

Werden Patienten nach nicht selten jahrelanger Odyssee (im Schnitt 7 Jahre) mit diversen ergebnislosen fachspezifischen Abklärungen einer psychosomatischen bzw. psychotherapeutischen Behandlung zugewiesen, kann dies zu einer doppelten

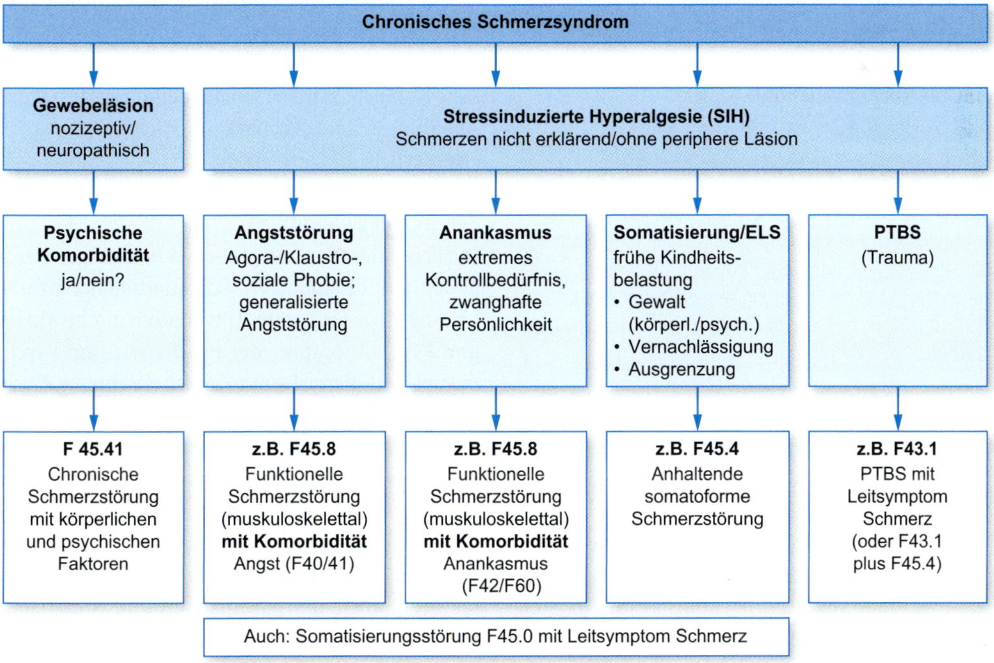

Abb. 8.1 Biopsychosoziale Differenzierung chronischer Schmerzsyndrome (Nichttumorschmerz) (nach Egle und Zentgraf 2017) [G874]

8

Frustration führen: Das Ausbleiben einer erhofften somatischen Erklärung mit entsprechender Behandlung des Schmerzleidens einerseits und der Verweis auf eine psychische Ursache andererseits führen zu Enttäuschung, Hilflosigkeit oder Kränkungswut über die vermeintliche Stigmatisierung („Ich bilde mir die Schmerzen doch nicht ein – ich bin doch kein Simulant!") und damit zu einer Verstärkung des Leidensdrucks. Kommt es dann zu einer stationären Reha-Maßnahme, dominieren im Erstkontakt oft Skepsis und Misstrauen gegenüber der Psychosomatik („Ich wollte eigentlich in eine orthopädische Klinik …"). Das Reha-Team der Schmerzabteilung einer psychosomatischen Fachklinik muss auf diese Dynamik vorbereitet und im Umgang damit geschult sein, und zwar schon im Aufnahmeprozess.

Zu Beginn der psychosomatischen Rehabilitation sollte bewusst auf ein Problematisieren des individuellen somatischen Krankheitsverständnisses verzichtet werden, um keine negativen Überzeugungen und Widerstände hervorzurufen bzw. bestehende nicht zu verstärken. Gut gemeinte beiläufige Bemerkungen bei der Erstuntersuchung wie „Glücklicherweise haben Sie ja körperlich nichts Ernstes …" sind ebenso zu vermeiden wie die Infragestellung eines primär somatischen Ursachenverständnisses („In Ihren Unterlagen finden sich aber keine auffälligen Untersuchungsbefunde …").

TIPP

Es ist Ausdruck des Respekts für den Patienten und erleichtert die Entwicklung einer therapeutischen Arbeitsbeziehung, wenn das gesamte Reha-Team eine neutrale Haltung einnimmt und dem Patienten als wesentliches gemeinsames Ziel die Linderung seines schmerzbedingten Leidensdrucks vermittelt, unabhängig von den möglichen Ursachen.

So ist es z. B. klinisch wie auch als vertrauensbildende Maßnahme hilfreich, schon relativ früh nach Aufnahme Behandlungsmodule zur Linderung der Schmerzen zu veranlassen (Physiotherapie, Bewegungstherapie). Diese müssen nicht im Widerspruch zu einer späteren psychotherapeutischen Gewichtung der Behandlungsmodule stehen. Dass eine vorliegende Organpathologie wie z. B. geringfügige degenerative Veränderungen der Wirbelsäule die Schmerzsymptomatik z. B. bei funktionellen Rückenschmerzen nicht erklären, sollte durch Befunde belegt sein, die dem Stationsarzt bei der Aufnahme vorliegen müssen – auch um ggf. zu einem späteren Zeitpunkt der Reha denjenigen Patienten, die hartnäckig auf einer somatischen Ursachenerklärung bestehen, die Befundlage erläutern zu können.

Aufnahmeuntersuchungen

Eine sorgfältige Anamnese und die Abklärung der biologischen, psychologischen und sozialen Einfluss-Faktoren der chronischen Schmerzstörung erfolgen in den Aufnahmeuntersuchungen durch die jeweiligen Berufsgruppen des Reha-Teams der Schmerzabteilung (➤ Abb. 8.2). Die Aufteilung der Anamnese auf die verschiedenen Berufsgruppen ermöglicht eine umfassende Erhebung der oft komplexen biopsychosozialen Faktoren bei chronischen Schmerzstörungen. Dies ist für das Reha-Team nicht nur erforderlich hinsichtlich einer gemeinsamen Theorie des Entstehungsmechanismus der Schmerzstörung und relevant für die Planung der Behandlung. Es gilt auch, alle relevanten Faktoren für die am Ende der Reha anstehenden gutachterlichen Einschätzung nach dem **ICF-Modell** zu erfassen (➤ Kap. 2.4, ➤ Kap. 3.4).

Um somatische von somatoformen bzw. funktionellen Schmerzanteilen zu differenzieren, ist in psychosomatischen Schmerzabteilungen eine ärztliche Kompetenz in Person des Stationsarztes und des Abteilungsleiters (Facharzt und Schmerztherapeut) erforderlich.

Behandlungsplanung

Die Ergebnisse der Aufnahmeuntersuchungen werden in der multidisziplinären Indikationskonferenz unter Leitung eines Facharztes (Psychosomatische Medizin und Psychotherapie oder Psychiatrie und Psychotherapie), idealerweise mit Zusatzbezeichnung Psychosomatische Schmerztherapie, zusammengetragen. Zunächst erfolgt die differenzialdiagnostische Subgruppenzuordnung der chronischen Schmerzstörung nach den in den Aufnahmeuntersuchungen erfassten biopsychosozialen Pathomechanismen, unter besonderer Berücksichtigung biografischer Einflussfaktoren sowie der psychischen und somatischen Komorbidität (➤ Abb. 8.2). Falls erforderlich, werden für die Sicherung der differenzialdiagnostischen Zuordnung des Schmerzsyndroms zusätzliche Untersuchungen beschlossen (erweiterte Diagnostik/Konsil).

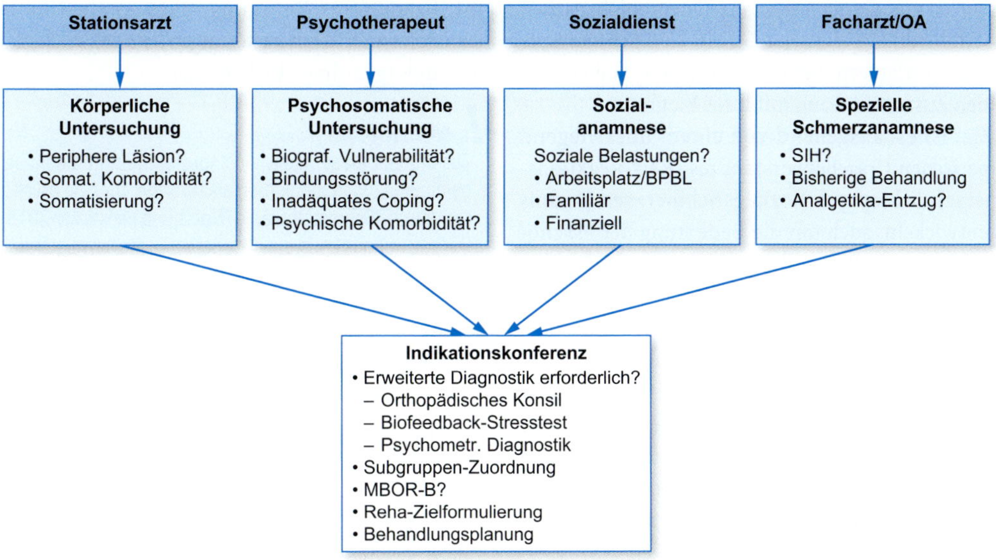

Abb. 8.2 Ablauf der Aufnahme in einer psychosomatischen Schmerzabteilung [L231]

Anschließend werden die später mit dem Patienten zu vereinbarenden Reha-Ziele formuliert und die jeweils indizierten Behandlungsmodule festgelegt.

Behandlungsprinzipien psychosomatischer Schmerztherapie in der Rehabilitation

Wesentliches Ziel in der psychosomatischen Rehabilitation chronischer Schmerzstörungen ist im Gegensatz zur Primärversorgung nicht nur die Symptomlinderung, sondern eine Verbesserung der Funktionseinschränkungen nach ICF und damit der (beruflichen) Teilhabe. Patienten wünschen sich in erster Linie Schmerzfreiheit. Diese ist durchaus in der Behandlung anzustreben, aber nicht immer erreichbar. Bei schweren chronischen Schmerzstörungen ist es realistischer, als Therapieziele die Akzeptanz eines Restschmerzes und eine Verbesserung des Umgangs mit den schmerzbedingten Einschränkungen (Commitment) zu formulieren, auch wenn dies beim Patienten zunächst zu Frustration und Desillusionierung führen kann. Es ist unbedingt zu betonen, dass eine erfolgreiche Behandlung der psychischen und der sozialen Einflussfaktoren essenziell ist und allein damit schon eine Schmerzreduktion erreicht werden kann.

Die Betonung der Wiederherstellung der Leistungsfähigkeit impliziert üblicherweise den Trainingsaspekt mit dem Ziel der Verbesserung der Widerstandsfähigkeit und der beruflichen Belastbarkeit. Bei schweren Erschöpfungs- und/oder Schmerzzuständen ist u. U. primär eine Verbesserung der Regenerationsfähigkeit anzustreben, auch unter Einsatz z. B. passivversorgender Anwendungen (➤ Kap. 4.9) und mit psychotherapeutischer Unterstützung (Verbesserung der Selbstfürsorge), um so ein günstiges Outcome zu erreichen (Wasilewski et al. 2018).

Behandlungsmodule

Psychoedukation für Patienten mit chronischen Schmerzstörungen

Psychoedukation ist die Basis der psychosomatischen Schmerztherapie. Viele Patienten erwarten aber auch von einer „psycho"-somatischen Rehabilitation eine wirksame Schmerzbehandlung in erster Linie durch Physiotherapie (KG, Massage), physikalische Therapie (Wärme, Bäder) und ggf. Analgetika. Die Psychoedukation soll daher die Bedeutung biopsychosozialer Einflussfaktoren und früher Belastungsfaktoren für die Entwicklung einer chronischen Schmerzstörung darstellen und die oben skizzierten neurobiologischen Zusammenhänge zwischen Stress- und Schmerzverarbeitung erläutern. Viele der Patienten sahen bisher keinen Zusammenhang mit ihrer Biografie.

Ziel ist es, ausgehend von einem überwiegend somatischen Ursachenverständnis (Reiz-Reaktions-Schema) ein **biopsychosoziales Schmerzverständnis** zu entwickeln, auch um die Bedeutung der Psychotherapie für die Behandlung chronischer Schmerzstörungen hervorzuheben und die Patienten für eine Nachsorge zu motivieren (ambulante Psychotherapie).

Idealerweise erfolgt die Psychoedukation bereits in den ersten Tagen nach der Anreise und noch vor der Erhebung der Eigenanamnese. Die Erkenntnisse des Patienten über die für seine Schmerzerkrankung relevanten biografischen Einflussfaktoren können die Erhebung der biopsychosozialen Schmerzanamnese wesentlich erleichtern.

Zunächst sollten die Grundlagen der Schmerzverarbeitung erklärt und vor allem auf die Antiquiertheit des reduktionistischen Reiz-Reaktions-Schemas hingewiesen werden (René Descartes' „Glockenstrang-Prinzip"). Dem ist der aktuelle wissenschaftliche Kenntnisstand zur Schmerzverarbeitung gegenüberzustellen. Dabei sind die neurobiologische Überlappung zwischen Stress- und Schmerzverarbeitungssystemen und die Mechanismen der Schmerzmodulation auf spinaler und zentraler Ebene zu erläutern („gate-control theory"/Filterung eingehender Schmerzsignale durch deszendierende Hemmung). Dass das Schmerzverarbeitungssystem auch durch soziale Ausgrenzung aktiviert werden kann, wird das Verständnis für die Entwicklung ihrer Schmerzstörung bei vielen Patienten, die zwischenmenschliche Konflikte erleben mussten („Mobbing", Kündigung oder Trennung), erweitern.

Die Psychoedukation sollte auch die Bedeutung der kompensatorischen Schutzfaktoren für die Stress- und Schmerzverarbeitung betonen (biografische und aktuelle Resilienzfaktoren). Damit soll einer möglichen Resignation angesichts vermeintlich unbeeinflussbarer negativer biografischer Prägung entgegengewirkt werden; zudem sollen die Patienten schon zu Beginn der Reha zur Erarbeitung von Veränderungs- und Bewältigungsstrategien motiviert werden.

Bei der Darstellung der Behandlungsprinzipien bietet sich die Erläuterung eines 4-Säulen-Modells aus Psychotherapie, Bewegungstherapie, Entspannungsverfahren und Pharmakotherapie/Analgetika an, mit besonderer Betonung, dass Analgetika bei somatoformen Schmerzstörungen keine bzw. allenfalls eine untergeordnete Rolle spielen.

! MERKE

Zusammengefasst dient eine sorgfältige und didaktisch gelungene Psychoedukation als Türöffner für eine psychosomatische Schmerztherapie (Nobis und Pielsticker 2013). Darüber hinaus kann ein erweitertes Ursachenverständnis zur Schmerzgenese zu einer inneren Entlastung führen und i. S. einer kognitiven Umbewertung („Jetzt ist mir vieles klar geworden!") bereits zu einer Abnahme der subjektiven Schmerzstärke führen.

Psychotherapie

Aufbauend auf der Psychoedukation werden in der Einzel-Psychotherapie mögliche Eigenanteile herausgearbeitet, z. B. überdauernde dysfunktionale Einstellungen und Verhaltensmuster, die u. a. zu Dysbalancen in der Wahrnehmung der eigenen Grundbedürfnisse und/oder als maladaptive Schemata zu interaktionellen Konflikten führen können und so womöglich die Schmerzempfindung aufrechterhalten bzw. verstärken. Neben störungsspezifischen Gruppentherapien wie z. B. Schmerzbewältigungstraining, Stressbewältigungstraining, Angstbewältigungstraining, Training sozialer Kompetenzen und Depressionsgruppe kommt eine interaktionelle Gruppentherapie zur Anwendung (Egle und Zentgraf 2017; Dobersch et al. 2018).

Die Psychotherapie-Gruppenzuordnung erfolgt entsprechend der Subgruppenzuordnung der Schmerzstörung.

Somatischer Schmerz und psychische Komorbidität Patienten mit einer somatisch bedingten Schmerzstörung aufgrund peripherer Läsionen und einer psychischen Komorbidität erhalten neben einem Schmerzbewältigungstraining eine störungsspezifische Gruppenpsychotherapie (Angststörungen, Depression, Traumafolgestörungen) und spezifische Physio- und Sporttherapie zur Behandlung der somatischen Schmerzerkrankung. Hier sind u. U. auch Analgetika indiziert.

Stress und Verspannungsschmerz Bei stressinduzierten funktionellen Schmerzstörungen wie z. B. chronischen Muskelverspannungen (funktionelle Nacken- und Rückenschmerzen, chronischer Spannungskopfschmerz) und bei Migräne sind Therapiemaßnahmen zur Stressbewältigung indiziert, z. B. zur Emotionsregulation das Training emotionaler Kompetenzen (TEK; Berking 2017). Neben einem Stressbewältigungstraining kommen vor allem Entspannungsverfahren wie achtsamkeitsbasierte Verfahren (Derra und Schilling 2017) oder PMR zur Anwendung. EMG-Biofeedback fördert die Affekt-Körperreaktion-Differenzierung und ist auch geeignet, zu Beginn der Behandlung im Rahmen eines „Stresstests“ dem Patienten am Bildschirm die Auswirkungen von negativen Kognitionen auf die körperliche Anspannung zu illustrieren. Bei einigen Patienten dieser Untergruppe, die zu einer inadäquaten Überaktivität („action proneness“) neigen, sollte das Behandlungskonzept der „Entschleunigung“ dienen und die Aufmerksamkeit auf den Umgang mit den eigenen Ressourcen fokussieren. Es kommen spezifische Bewegungs- und Entspannungsverfahren wie z. B. Schulter-Nacken-Gruppe, Beckenbodentraining oder Bruxismus-Gruppe zur Anwendung. Die überwiegenden Ursachen dieser Verspannungsschmerzen sind Angststörungen oder Phobien (s. u.).

Angst und Selbstunsicherheit Bei Angststörung und/oder sozialer Phobie sind ein Angstbewältigungstraining und/oder ein Gruppentraining sozialer Kompetenz (GSK) oder auch TEK indiziert. Ziel ist die Erarbeitung von Bewältigungsstrategien zur Überwindung von Vermeidung und Rückzug. Entsprechend hat auch die Bewegungstherapie einen großen Stellenwert. Als spezifische Entspannungsverfahren bieten sich zusätzlich zu PMR oder AT u. a. Biofeedback-Training, Atemübungen oder je nach Indikation Bruxismus-Entspannungstraining an.

Selbst- und Fremdanspruch Lassen sich Disstress und Schmerzverstärkung auf Probleme des Selbstbildes und auf zwischenmenschliche Probleme zurückführen, die Folge überdauernder dysfunktionaler Denk- und Verhaltensmuster sind (z. B. extremer Perfektionismus und Kontrolle, Anankasmus oder Altruismus), ist eine interaktionelle Gruppentherapie indiziert. Durch die im Austausch mit der Gruppe gewonnene Einsicht in mögliche Eigenanteile lässt meist die Tendenz nach, die Stressoren zu externalisieren („der Chef, die Firma“), und es können alternative Einstellungs- und Verhaltensänderungen zu Interaktion und Konfliktlösung entwickelt werden. Zu weiteren Therapiemodulen siehe unter „Stress und Verspannungsschmerz“.

Bindungs- und Beziehungsstörungen Ist bei schweren chronischen Schmerzsyndromen mit nachweislichen frühen Traumata oder emotionaler Deprivation der Schmerz zentralnervös generiert, also Symptom einer „psychischen Erkrankung“, kann die Ursachenanalyse bei den betroffenen Patienten Widerstand und Empörung auslösen („Das soll alles psychisch sein? – Ich bilde mir das doch nicht ein!“). Viele dieser Patienten vermögen aufgrund biografisch determinierter Störungen in der Emotionswahrnehmung und -regulierung (Alexithymie) nicht zwischen Affekt und Schmerz zu differenzieren. Diesbezüglich eignet sich als Screening-Instrument der Einsatz der Toronto-Alexithymie-Skala (TAS) (Kupfer et al. 2001).

Bei diesen Patienten ist über die Psychoedukation hinaus in den psychotherapeutischen Einzel- und Gruppentherapien immer wieder ein geduldiges und empathisches Vermitteln der biopsychosozialen Zusammenhänge erforderlich sowie der Verweis auf die frühen, oft schmerzhaften biografischen Belastungen und der Hinweis auf eine „Stressfolgeerkrankung“. Der Schmerz ist als Affektausdruck und als unbewusstes Bindungssignal zu verstehen und erfordert besondere Beachtung bei der therapeutischen Beziehungsgestaltung durch alle Beteiligten des Reha-Teams. Geeignet ist eine spezifische Gruppentherapie (s. u. Psychotherapie bei FMS; Dobersch et al. 2017).

Zur Bedeutung der Bindungstypologie der Patienten für die Arzt/Psychotherapeut-Patient-Beziehung wird auf die einschlägige Literatur verwiesen (z. B. Strauß und Schauenburg 2017).

Bei allen o. g. psychotherapeutisch zu fokussierenden Problembereichen gehören neben Entspannungsverfahren Bewegungstherapie und Sport zum Behandlungskonzept, ggf. ergänzend kreativtherapeutische Verfahren wie Musik- oder Kunsttherapie.

Schmerztagebuch

Das Führen eines Schmerztagebuchs ermöglicht Patient und Therapeut einen Überblick über den Verlauf der Schmerzen während der Rehabilitation.

Um eine Fixierung auf die Körperschmerzen zu verhindern, sollte die Dokumentation auf die ersten 8 Tage und auf die letzten 8 Tage der Reha beschränkt werden. Damit ist auch eine Erfolgskontrolle der Behandlung möglich.

Bewegungstherapie/Sport

Erste Priorität hat die Überwindung der Bewegungsangst („Bewegung trotz Schmerz" anstatt „Bewegung führt zu Schmerz"). Dies gelingt leichter, wenn die o. g. Maßnahmen in Gruppen unterschiedlicher Belastungsstärke durchgeführt werden. So sind z. B. für Patienten mit schweren somatoformen Schmerzstörungen und für Patienten mit FMS in Anbetracht der niedrigen Schmerzschwelle und der geringen Belastbarkeit spezielle Gruppen sinnvoll.

Bei positivem Ansprechen und wenn sukzessive Belastungssteigerung gut toleriert wird, bieten sich zusätzliche individuelle „Hausaufgaben" an, z. B. vom Physio oder Sporttherapeuten gemeinsam mit dem Patienten zusammengestellte einfache Übungen, die eigenständig in der therapiefreien Zeit durchgeführt und dokumentiert werden. Grundgedanke ist auch hier die Nachsorge (Weiterführung der Aktivität nach Entlassung).

Grundsätzlich sollten neben zwei- bis dreimal wöchentlichem Ausdauertraining auch Übungen zur Verbesserung von Kraft, Koordination und Beweglichkeit (Dehnung) zur Anwendung kommen. Wichtig ist, dass die Fortschritte sowohl vom Stationsarzt im Rahmen der Visiten als auch vom zuständigen Psychotherapeuten motivierend und bestätigend unterstützt werden (interdisziplinäre Verstärkung des Behandlungseffekts).

8

Aktivierung ist Vorzug vor passiven Maßnahmen wie Massagen, Bädern oder Packungen zu geben, für die nach den Leitlinien z. B. bei unspezifischem Kreuzschmerz (Chenot et al. 2017; AWMF 2017) und bei „chronic widespread pain" (CWP) keine wesentliche Evidenz vorliegt. Massagen sind bei Patienten mit chronischen Schmerzen sehr beliebt, dienen aber weniger einer anhaltenden Schmerzlinderung und Verbesserung der Beweglichkeit als dem Bedürfnis der Patienten nach Zuwendung und Versorgung. Allerdings kann der gezielte Einsatz von passiv-versorgenden Anwendungen im Rahmen des psychotherapeutischen Konzepts gerade zu Beginn der Rehabilitation indiziert sein, wenn diese Schmerzpatienten unter ausgeprägter Erschöpfung vor dem Hintergrund einer extremen Selbstvernachlässigung bis hin zur Selbstausbeutung leiden oder zur Dissimulation tendieren (➤ Kap. 4.9).

Entspannungsverfahren

Zur Anwendung kommen übende Entspannungsverfahren, die üblicherweise im Gruppenrahmen vermittelt werden, verbunden mit der Aufforderung zu regelmäßigem, täglichem Üben, um durch die positive Beeinflussung innerer wie auch muskulärer Anspannungen die Selbstwirksamkeit zu verbessern. Neben progressiver Muskelrelaxation (PMR) und autogenem Training (AT) sind dies u. a. MBSR, Qigong und Biofeedback.

Die häufig vorhandene komorbide Insomnie sollte leitliniengerecht mitbehandelt werden (➤ Kap. 8.8).

Analgetikatherapie

Unter den zehn in Deutschland meistverkauften rezeptfreien Medikamenten finden sich sieben Schmerzmittel. Der freie Zugang birgt das Risiko, dass der Patient die Rezeptfreiheit mit Unbedenklichkeit des Medikaments assoziiert und ein mögliches Gefährdungspotenzial unterschätzt. Pro Jahr kommt es in Deutschland als Folge von Schmerzmitteleinnahme zu ca. 2.000 Todesfällen, vor allem aufgrund von Blutungen des oberen Gastrointestinaltrakts, der Kardinalnebenwirkung von **NSAR-Analgetika** (➤ Box 8.9).

BOX 8.9

Wesentliche Risiken der gebräuchlichsten Nicht-opioid-Analgetika

- **NSAR** (z. B. Ibuprofen, Diclofenac, ASS, Naltrexon) und **Coxibe:**
  v. a. Ulzera/Blutungen des oberen Gastrointestinaltrakts, kardiovaskuläre Nebenwirkungen, Nierenschädigung
- **Phenylbutazone** (z. B. Paracetamol):
  v. a. Leberschädigung/-versagen
- **Metamizol** (z. B. Novaminsulfon):
  v. a. Blutbildungsstörung (Agranulozytose), Hautveränderungen, Hypotonie
- **GABA-Analoga** (z. B. Pregabalin/Lyrica®):
  v. a. zentralnervöse Nebenwirkungen (Sedierung), gastrointestinale und kardiovaskuläre Nebenwirkungen

Bei den rezeptpflichtigen Schmerzmitteln nehmen die Verordnungen von **Opioidanalgetika** zu, wobei die Mehrzahl inzwischen für nicht tumorbedingte Schmerzen verordnet wird. Dabei ist laut der Leitlinie für die Langzeitanwendung von Opioiden bei Nichttumorschmerz (LONTS, AWMF 2015) nachgewiesen, dass Opioidanalgetika bei Nichttumorschmerz keinen Wirksamkeitsvorteil gegenüber Nichtopioid-Analgetika (z. B. NSAR, Phenylbutazon, Metamizol) haben. Ausdrücklich nicht empfohlen werden in der Leitlinie Opioide bei somatoformer Schmerzstörung, Fibromyalgiesyndrom sowie bei primären Kopfschmerzen wie Migräne und Spannungskopfschmerz. Für Rückenschmerzen wurden Opioide deutlich herabgestuft (zu den Risiken und Nebenwirkungen von Opioiden s. ➤ Box 8.10).

BOX 8.10

Wesentliche Risiken und Nebenwirkungen von Opioidanalgetika

- Missbrauch
- Abhängigkeitsentwicklung
- Kognitive Einschränkungen
- Fahrtauglichkeit
- Emotionale Verflachung
- Opioidinduzierte Hyperalgesie (OIH)
- Obstipation

In einer psychosomatischen Rehabilitation können die kognitiven und emotionalen Einschränkungen durch Opioidanalgetika die Voraussetzungen für eine Psychotherapie und für die Teilnahme an Vorträgen und Seminaren erheblich erschweren und sogar bis zur Einschränkung der Rehabilitationsfähigkeit führen. Dann ist ggf. von einer Aufnahme zur Reha abzusehen. Eine wesentliche, aber immer noch zu wenig berücksichtigte Nebenwirkung ist die **opioidinduzierte Hyperalgesie (OIH)** (Koppert 2005). Bei längerer Einnahme von Opioidanalgetika kann es zu Sensitivierungsprozessen nozizeptiver Signaltransduktionswege auf peripherer und auf spinaler Ebene kommen, die zu einer Schmerzverstärkung führen (Stoicea et al. 2014). Anders als bei einer Toleranzentwicklung gegenüber Opioiden, bei der nach Dosiserhöhung die Schmerzstärke abnimmt, ist bei einer OIH die paradoxe Zunahme der Schmerzen ebenso typisch wie eine Ausbreitung der Schmerzen.

Bei Aufnahme in die Schmerzabteilung einer psychosomatischen Reha-Klinik ist eine kritische Bestandsaufnahme der bisher eingenommenen Analgetika durch einen schmerztherapeutisch erfahrenen psychosomatischen Facharzt erforderlich, um das weitere Prozedere festzulegen.

- Handelt es sich um eine **somatisch induzierte Schmerzstörung,** z. B. um eine Arthrose oder ein neuropathisches Schmerzsyndrom, ist die spezifische Analgetikatherapie als vierte Säule (neben Psychotherapie, Bewegungstherapie und Entspannung) Bestandteil des Behandlungsplans.
- Bei Patienten mit **funktionellen bzw. somatoformen Schmerzstörungen** haben Analgetika keine wissenschaftlich nachweisbare Wirksamkeit und sind deshalb nicht indiziert. Bei Opioidanalgetika sollte ein Ausschleichen angestrebt werden. Dies ist nach fachärztlicher Entscheidung auch im Rahmen des Reha-Aufenthalts möglich, wenn keine medizinischen Risiken dagegensprechen (zu Indikationen, Kontraindikation und Durchführung s. Egle und Zentgraf 2017).

Die Betroffenen sind oft sehr fixiert auf ihre Analgetika. Dies ist einerseits einem Placeboeffekt zuzuschreiben, andererseits dienen Verordnung und Einnahme eines Schmerzmittels meist als Legitimation, an „richtigen" Schmerzen zu leiden. Es erfordert viel Geduld und Einfühlungsvermögen, um Patienten mit somatoformen Schmerzstörungen von der Bedeutung der nichtmedikamentösen Behandlungsmaßnahmen und dem Verzicht auf Analgetika zu überzeugen. Für Patienten mit z. T. jahrelanger Schmerzerkrankung kann der Opioidentzug den Verlust des Medikaments als gleichermaßen schmerzlinderndes und auch beruhigendes Objekt bedeuten. Dies gilt es durch eine positive Beziehungsgestaltung über Zuwendung und soziale Unterstützung durch das Reha-Team zu kompensieren.

Cannabis kann seit 1.3.2017 in Deutschland von Ärzten jeder Fachrichtung mittels BtM-Rezept verordnet werden. Die Verordnungspraxis ist großzügig geregelt: Cannabis kann für jede Indikation verordnet werden, wenn eine andere, allgemein anerkannte und dem medizinischen Standard entsprechende Behandlung nicht zur Verfügung steht oder wenn der Arzt den Eindruck hat, dass diese nicht so zielführend ist wie ein Cannabispräparat. Diese Ausweitung wird kritisch gesehen. Akute Nebenwirkungen von Cannabis sind u. a. vegetativer Art (Tachykardie, Hypotonie, Schwindel); daneben können zentralnervöse Nebenwirkungen wie Sedierung und flache Euphorie auftreten. Mögliche Folgeschäden sind vor allem psychischer Art, z. B. kognitive Störungen, amotivationales Syndrom, Wahnsymptomatik, Abhängigkeitsentwicklung.

Nach einer Übersicht systematischer Reviews und prospektiver Langzeitbeobachtungen (Häuser et al. 2017) liegt Evidenz für medizinisches Cannabis nur für die beiden Indikationen chemotherapiebedingtes Erbrechen (Nabilon) und Spastik bei MS (THC[1]/CBD[2]-Spray) vor. In der Schmerz- und Palliativmedizin ist der Einsatz als individueller Heilversuch anzusehen. Bei chronischen neuropathischen Schmerzen liegt eingeschränkte Evidenz für THC/CBD-Spray bei Nichtansprechen auf etablierte medikamentöse Verfahren vor. Keine Evidenz liegt u. a. für FMS, muskuloskelettale Schmerzen, rheumatoide Arthritis und Tumorschmerz vor. Der Einsatz von Cannabis soll immer mit Physiotherapie und Schmerz-Psychotherapie kombiniert werden.

In der psychosomatischen Schmerztherapie ist Cannabis entbehrlich bzw. es liegt keine ausreichende Evidenz vor. Beharren Patienten hartnäckig auf THC-Präparaten („Ich habe alles ausprobiert, mir hilft nur Cannabis“), ist kritisch zu prüfen, ob dies nicht den gewünschten psychotropen Effekten geschuldet ist.

8.6.3 Ausgewählte Krankheitsbilder

Fibromyalgiesyndrom (FMS)

Definition

Das FMS ist ein komplexes, funktionelles somatisches Schmerzsyndrom, das durch drei Kernsymptome gekennzeichnet ist:

- Chronische Schmerzen – über mehrere Körperregionen verteilt (CWP), vor allem der Muskulatur und der Gelenke
- Schlafstörung – gestörter bzw. nicht erholsamer Schlaf
- Erschöpfungsneigung – Tagesmüdigkeit mit rascher körperlicher und/oder geistiger Erschöpfung (Fatigue-Syndrom bzw. kognitive Defizite)

Eine somatische Ursache des Schmerzsyndroms (z. B. Entzündung) wurde ausgeschlossen (S3-Leitlinie FMS: AWMF 2017).

Klinik

Hinweisgebend ist die **Anamnese** (➤ Abb. 8.3). Typischerweise klagen die Patienten über anhaltende oder wechselnd auftretende chronische Schmerzen der Muskulatur und der Gelenke („Ganzkörperschmerzen“), die über die anatomischen Quadranten (Rumpf, Extremitäten) verteilt sind. Die Schmerzen werden meist als muskelkaterähnlich charakterisiert: als Dauerschmerz wechselnder Intensität mit hoher Schmerzstärke und hoher Druckempfindlichkeit.

Da vielen betroffenen Patienten bei der Erstdiagnose von den Untersuchern lediglich die Tenderpoints als Kriterium genannt wurden, müssen die weiteren Kern- und Nebensymptome gründlich exploriert werden. Die Betroffenen berichten dann über gestörten Schlaf, ein Gefühl der Zerschlagenheit am Morgen und über Morgensteifigkeit. Als Folge des nicht erholsamen Schlafs kommt es zu Tagesmüdigkeit mit rascher Erschöpfung der körperlichen Kraft und Ausdauer und/oder der geistigen Leistungsfähigkeit (Konzentrationsstörungen).

Der Leidensdruck durch die Muskelschmerzen dominiert, aber auf Nachfragen werden meist weitere, häufig mit dem FMS assoziierte funktionelle Beschwerden bestätigt. Hierzu zählen vor allem chronische Abdominalbeschwerden („Reizdarm, Reizmagen“), Unterleibsschmerzen, Spannungskopfschmerz, Bruxismus, erhöhte Temperaturempfindlichkeit, Lärm- und Geruchsempfindlichkeit sowie Schwindelneigung.

Da die klinische Diagnose des FMS im Wesentlichen auf den Beschreibungen der Patienten fußt, bietet sich als Ergänzung zur Anamnese an, den Patienten eine **Schmerzskizze** anfertigen zu lassen (Einzeichnung der Schmerzorte in das „Schmerzmännchen“). Dieses Vorgehen sollte ohnehin im Rahmen der speziellen Schmerzanamnese bei Aufnahme zur Routine gehören (➤ Abb. 8.2).

Schweregradeinteilung

Für die quantitative Erfassung der Symptomschwere kann psychometrisch die Selbsteinschätzung der

---

[1] THC = Tetrahydrocannabinol
[2] CBD = Cannabidiol

Praxishilfe Diagnosekriterien des FMS
(Tender-Points sind <u>nicht</u> mehr beweisführend!)

Chronische verbreitete Schmerzen (bilateral, axial-symmetrisch): ☐
- meist mind. 4 von 5 Körperarealen (Rumpf/Rücken, 4 Extrem.): **Ganzkörperschmerz** ☐
- erhöhte Druckschmerzhaftigkeit der Muskulatur („Muskelkater"): **Hyperalgesie** ☐
- über mindestens 3 Monate, anhaltend, wechselnder Stärke: **Dauerschmerzen** ☐

plus frühmorgens Gefühl des „Zerschlagen"-Seins **(Nicht erholsamer Schlaf)** ☐
(ggf. mit Steife- bzw. Schwellungsgefühl Hände o. Füße o. Gesicht > 15 min)

plus tagsüber schnell körperlich erschöpft, müde **(Fatigue-Syndrom)** ☐

plus tagsüber unkonzentriert und vergesslich **(Kognitive Defizite)** ☐

häufig depressive Grundstimmung und sozialer Rückzug ☐

Andere Erkrankungen (z.B. Rheuma, Infektion,Tumor) als Erklärung ausgeschlossen ☐

Optional zur Ergänzung der Diagnose:
Symptomschwere-Score (SSS) > 5 ; Regionaler Schmerzindex > 7/19; PHQ-15

Abb. 8.3 Praxishilfe: Diagnosekriterien des FMS (Quelle: AWMF-S3-Leitlinie Fibromyalgiesyndrom 2017) [L231]

Schwere der drei Kern- und dreier weiterer relevanter Begleitsymptome (Kopfschmerz, Unterbauchbeschwerden, Depression) mit dem Symptomschwere-Score (SSS) aus dem Fibromyalgie-Fragebogen (Eich et al. 2017) bewertet werden. Für die Erfassung der subjektiven körperlichen Symptombelastung ist der *Patient Health Questionnaire* (PHQ 15) geeignet.

Beide Fragebögen (SSS und PHQ 15) eignen sich aufgrund ihrer schnellen und einfachen Durchführung und Auswertung gut als Screeninginstrument in der psychosomatischen Rehabilitation. Patienten, die aufgrund der Diagnose FMS Ablehnung von Ärzten oder Therapeuten erleben mussten, fühlen sich u. U. durch die sorgfältige Diagnostik mit zusätzlicher schriftlicher Erfassung und Auswertung ihrer Symptomatik ernst genommen. Einschränkend ist bei der Symptomschwere zu berücksichtigen, dass der Zugang zur rehabilitativen Versorgung per se schon eine Symptomschwere voraussetzt, die zu einer erkrankungsbedingten Beeinträchtigung der Aktivität und Teilhabe geführt hat. Auf der anderen Seite muss auch an die Möglichkeit einer Symptomaggravation bei Herausnahmewunsch aus dem Arbeits- und Erwerbsleben gedacht werden, was aber für alle chronischen Erkrankungen in der Rehabilitation gelten kann.

Bei 30–80 % der Patienten mit FMS liegt als Komorbidität eine affektive Störung vor. Entsprechend sorgfältig ist hinsichtlich einer zusätzlichen Angst- oder depressiven Störung zu explorieren bzw. die Anamnese um eine spezifische testpsychologische Diagnostik zu erweitern.

Körperliche Untersuchung bei FMS

Auch wenn die Diagnose FMS mit dem typischen Symptomkomplex meist schon anamnestisch gestellt werden kann, sind eine gründliche körperliche Untersuchung und die Durchführung einer Laboruntersuchung obligat, da ein Hauptkriterium der Ausschluss einer die Schmerzen erklärenden körperlichen Erkrankung ist. Das diagnostische Vorgehen ist in der o. g. S3-Leitlinie praxisnah beschrieben (AWMF 2017).

Für den Stationsarzt in der psychosomatischen Rehabilitation bedeutet dies vorab eine gründliche Prüfung der Aktenlage hinsichtlich erfolgter somatischer Voruntersuchungen. Bei der körperlichen Untersuchung liegt das Augenmerk auf dem Vorliegen auffälliger orthopädischer, neurologischer oder rheumatologischer Untersuchungsbefunde. Gegebenenfalls ist eine entsprechende fachärztliche konsiliarische Untersuchung zu veranlassen.

Die körperliche Untersuchung bietet auch eine gute Gelegenheit, dem Patienten zu erläutern, dass die Druckschmerzhaftigkeit der Tenderpoints zwar Gegenstand der Untersuchung ist, aber nicht mehr das führende diagnostische Kriterium darstellt (Verweis auf die Leitlinie). Hinweise zur möglichen Genese der generalisierten Druckschmerzhaftigkeit („Verspannungen; Stressfolge – Schmerz; unter Druck stehen") sowie der Hinweis auf die weiteren Kernsymptome unterstützen, wie auch beim Vorliegen funktioneller Rückenschmerzen, die Entwicklung eines biopsychosozialen Schmerzverständnisses im Allgemeinen und die Erklärung des FMS als stressinduzierte Hyperalgesie im Besonderen.

Therapie des FMS in der psychosomatischen Rehabilitation

Grundlage für eine erfolgreiche Behandlung des FMS ist eine sorgfältige Edukation, um die häufige Negativüberzeugung „Fibromyalgie ist nicht heilbar" zu korrigieren. Ganz wesentlich ist dabei der Verweis auf die bessere Wirksamkeit von Bewegungstherapie gegenüber z. B. Analgetika.

Bewegungstherapie/Sport bei FMS

Gut belegt ist die Wirksamkeit von aerobem Ausdauertraining mit geringer Intensität zwei- bis dreimal pro Woche. Allerdings haben viele der Patienten mit FMS aufgrund ihrer Schmerzen seit längerer Zeit keine Ausdauerbelastungen unternehmen können und haben erhebliche Ängste vor einer Schmerzverstärkung durch Bewegung. Das von Gesunden nach körperlichem Training als angenehm erlebte und mit Schmerzreduktion verbundene Spannungsgefühl der Muskulatur kann bei Patienten mit FMS zur Schmerzverstärkung führen.

Um Überforderungen und damit Misserfolgserleben und Rückzug vorzubeugen, ist zunächst gemeinsam mit dem Patienten zu klären, welche Maßnahmen infrage kommen. Vor allem Bewegungsübungen im Wasser (moderates Aquafit-Training oder Aqua-Jogging) sind aufgrund der Entlastung durch den Wasserauftrieb als Einstieg in ein Bewegungsprogramm gut geeignet. Ebenso begrüßen die FMS-Patienten, von denen viele über Schwindel klagen, die durch Balance- und Koordinationsübungen gewonnene Stand- und Gangsicherheit. Bewegungsübungen in der Gruppe mit spielerischem Charakter und Spaßfaktor eignen sich ebenfalls als Einstieg, z. B. mit Tanzelementen.

Entspannungsverfahren bei FMS

Als Entspannungsverfahren sind für FMS-Patienten achtsamkeitsbasierte Verfahren (Derra und Schilling 2017), Atemgymnastik oder auch Qigong gut geeignet. PMR kann bei FMS-Patienten mit außergewöhnlich niedriger Schmerzschwelle in der Anspannungsphase zu Schmerzen führen, weshalb die Patienten gesondert darin unterwiesen werden sollten, die Übungen mit nur sehr geringer Anspannung durchzuführen.

Psychotherapie bei FMS

In der stationären psychosomatischen Rehabilitation findet sich ein FMS überwiegend bei Patienten mit einer stressinduzierten Hyperalgesie (SIH), häufig vor dem Hintergrund einer psychobiografisch determinierten somatoformen Schmerzstörung (nach ICD-10 überwiegend anhaltende somatoforme Schmerzstörungen F45.40).

Eine Reihe von auch prospektiven Studien belegt die Bedeutung frühkindlicher Stressoren, vor allem Gewalt und emotionale Vernachlässigung (ELS), als Risiko für das spätere Auftreten eines FMS (Gupta et al. 2007). Entsprechend sind in der Psychotherapie die individuellen Stressoren zu klarifizieren, um das Verständnis für die Einflüsse auf die Entwicklung einer Stress- und Schmerzvulnerabilität zu entwickeln (FMS als Stressfolgeerkrankung).

Viele Patientinnen mit FMS waren in ihrer Kindheit und Jugend erheblichen Belastungen ausgesetzt und brachten auch im weiteren Leben eine hohe, oft kämpferische Anpassungsleistung auf, bis im mittleren Erwachsenenalter die Adaptation nicht mehr gelingt und es zu einem anhaltenden Erschöpfungssyndrom und zum Beginn einer Schmerzerkrankung kommt. Im Rahmen der psychotherapeutischen Behandlung sollte in der Einzel- wie auch in der Gruppentherapie die Anpassungsleistung der Patienten immer wieder betont und als Lebensleistung gewürdigt werden.

Ein Behandlungsziel ist, das Bewusstsein dafür zu schaffen, dass die ursprünglich für das Leben in dem bedrohlichen Umfeld erforderlichen Anpassungsstrategien in der Vergangenheit zwar sinnvoll gewesen sind, im späteren Leben aber zur Erschöpfung und zu Erkrankungen führen können und deshalb einer Modifikation bzw. Korrektur bedürfen.

Im Einzelnen kann sich dies auf die Entwicklung eines gesunden Selbstwerts beziehen, wenn z. B. aufgrund fehlenden wertschätzenden emotionalen Austauschs mit den frühen Bezugspersonen der Zugang zu den eigenen Gefühlen eingeschränkt ist (Alexithymie) und Defizite in der Wahrnehmung der eigenen Bedürfnisse und in der Regulation zwischenmenschlicher Konflikte bestehen. Die Folge kann eine biografisch determinierte permanente Orientierung an den Bedürfnissen und Gefühlen anderer Personen unter Zurückstellung der eigenen Bedürfnisse sein.

Therapieprinzipien für diese Patienten sind: Lernen, zwischen Affekten und Körpererleben (Schmerz) zu differenzieren, um Emotionen schließlich verbalisieren und regulieren zu können und darüber eine Veränderung maladaptiver Konfliktbewältigungs- und Interaktionsmuster zu erreichen (Egle und Zentgraf 2017). Für diese Patientengruppe ist eine **störungsspezifische interaktionelle Gruppentherapie** (Dobersch et al. 2018) geeignet, in der früher als Anpassungsstrategie sinnvolle, in der Gegenwart aber dysfunktionale Interaktionsmuster aktiviert werden und das Feedback der Gruppe zu korrigierenden emotionalen Erfahrungen führt.

Musiktherapie eignet sich für diese Patienten aufgrund der nonverbalen Aktivierung von Schmerz- und Affektwahrnehmung/-ausdruck sowie der Erweiterung der kommunikativen und interaktionellen Fähigkeiten.

Die Rehabilitation von FMS-Patienten gilt als schwierig, u. a. wegen ihrer Tendenz zu Katastrophisierung und geringer Selbstwirksamkeit mit Neigung zu Pessimismus und Resignation bezüglich einer Beeinflussbarkeit der Schmerzen.

Analgetika bei FMS

Analgetika sind bei FMS wenig wirksam und in der Wirksamkeit moderatem aerobem Ausdauertraining unterlegen. Opioidanalgetika werden in den Leitlinien nicht empfohlen (AWMF 2015).

Chronische Gesichts- und Kieferschmerzen

Chronische Gesichts- und Kieferschmerzen werden nach ihren Entstehungsmechanismen (Pathophysiologie) in folgende Gruppen unterteilt:

- Myofasziale Schmerzen aufgrund muskulärer Verspannungen (z. B. Bruxismus, CMD)
- Neuropathischer Schmerz (z. B. Trigeminusneuralgie/-pathie, atypischer Gesichtsschmerz)
- Arthrogener Schmerz (z. B. Arthrose/Arthritis des Kiefergelenks)
- Komorbider Gesichts-/Kieferschmerz bei
  - systemischer somatischer Grunderkrankung (z. B. rheumatoide Arthritis, MS) oder
  - psychischer Grunderkrankung (z. B. Angststörung, Zwangsstörung, somatoforme Störung)

Die häufigste Ursache für chronischen Gesichts- und Kieferschmerz sind myofasziale Schmerzen als Folge von unphysiologischer Muskelhyperaktivität und Muskelhypertonus („Verspannungen"). Beispielhaft werden die Krankheitsbilder **CMD, Bruxismus** und **atypischer Gesichtsschmerz** vorgestellt.

Craniomandibuläre Dysfunktion (ICD-10 K07.6)

Die craniomandibuläre Dysfunktion (CMD) ist ein Sammelbegriff für Funktionsstörungen der muskuloskelettalen Strukturen des Kausystems (Kiefergelenk, Kaumuskulatur und die beteiligte Muskulatur der Hals- und Nackenregion). Während craniomandibuläre Funktionsstörungen mit ca. 30 % der Bevölkerung recht häufig sind, werden Schmerzen als Folge der CMD nur von ca. 5–13 % der Betroffenen angegeben; behandlungsbedürftig sind nur 3–7 %, Frauen doppelt so häufig wie Männer (Enking 2009).

Symptomatik/Klinik Die Klinik der CMD ist äußerst bunt („Chamäleon"):

- Meist anhaltender, überwiegend dumpfer und in der Stärke variierender Schmerz
- Lokalisation: vor allem Kiefermuskulatur und/oder Kiefergelenke beim Kauen oder bei Kieferöffnung
- Schmerzausstrahlung in Zähne, Gesicht, Kauhilfsmuskulatur (Hals, Nacken) oder auch in die Ohrenregion, die Schulterregion, oberen Rücken möglich

Weitere mögliche Begleitsymptome sind: Sensibilitätsstörungen in der Kiefer- und Gesichtsregion (Kribbeln, Schwellung), Tinnitus aurium, Schwindel, Sehstörungen.

Differenzialdiagnose Entsprechend der Vielfalt der möglichen klinischen Symptome kommen u. a. Myopathien mit myofaszialen Schmerzen, Diskusverlagerungen des Kiefergelenks oder Kiefergelenkarthropathien (Arthritis, Arthrose) in Betracht.

Da Patienten mit CMD in einer psychosomatischen Rehabilitation meist weitere somatoforme Schmerzen des muskuloskelettalen Systems aufweisen, kommen hier ätiologisch in erster Linie muskuläre Ursachen, d. h. Verspannungsschmerzen im Rahmen einer stressinduzierten Hyperalgesie, infrage (Daubländer und Welte-Jzyk 2016).

Bruxismus (Schlafbruxismus ICD-10 G47.8)

Bruxismus bezeichnet das meist unbewusste Aufeinanderpressen oder Knirschen der Zähne. Bei nächtlichem Auftreten wird es nach ICD-10 als schlafbezogene Bewegungsstörung (G47.8) klassifiziert. Beim Auftreten am Tag bzw. im Wachzustand (diurnaler Bruxismus) und bei Hinweisen auf eine somatoforme Genese (z. B. emotionale Anspannung/Stress) kann unter sonstigen somatoformen Störungen (F48.0) klassifiziert werden. Bruxismus ist *per se* nicht behandlungsbedürftig und in der Bevölkerung weitverbreitet („Zähne zusammenbeißen und durchhalten").

Behandlungsbedürftig wird Bruxismus dann, wenn es zu Zahnabnutzung, Kiefergelenkschäden und Schmerzen kommt (s. auch CMD). Ein Bruxismus muss aber nicht zwangsläufig zur CMD führen. Umgekehrt kann eine CMD auch isoliert ohne Bruxismus vorliegen.

Die Anamnese ist entscheidend: Bericht über nächtliches „Knirschen", das meist vom Partner bemerkt wird, und über morgendliches Schmerzen der Zähne und der Kiefermuskulatur. Patienten mit behandlungsbedürftigem Bruxismus sind bei Aufnahme in die psychosomatische Rehabilitation oft schon zahnärztlich mit einer Nachtschiene versorgt.

Atypischer Gesichtsschmerz (ICD-10 G50.1)

Symptomatik/Klinik Der atypische Gesichtsschmerz ist durch folgende Merkmale charakterisiert:

- Dauerschmerz geringer bis mäßiger Stärke täglich und die meiste Zeit des Tages
- Schmerzqualität wechselnd, überwiegend brennend, ziehend, pochend, selten auch dumpf
- Lokalisation meist einseitig, diffus bzw. fleckförmig verteilt
- Beginn entweder spontan, meist mit einseitigem Oberkieferschmerz, oder nach einer zahnärztlichen Behandlung (ca. 35 % der Fälle) oder nach HNO-Eingriff (ca. 10 % der Fälle)

Differenzialdiagnostisch ist eine somatische Erkrankungsursache auszuschließen, hier vor allem die Trigeminusneuralgie.

Behandlungsprinzipien chronischer Gesichts- und Kieferschmerzen in der psychosomatischen Rehabilitation

Zunächst muss eine somatische Genese ausgeschlossen sein, ggf. ist ein entsprechendes fachärztliches Konsil zu veranlassen. Für die Ätiopathogenese der o. g. Krankheitsbilder mit chronischem Gesichts-/Kieferschmerz ist der Einfluss von psychosozialen Belastungsfaktoren belegt. Vor allem eine gestörte Stressverarbeitung gilt, wie bei den chronischen muskuloskelettalen Schmerzerkrankungen, über den Mechanismus einer gesteigerten Schmerzempfindlichkeit (SIH) als Risiko für die Entwicklung chronischer Gesichts- und Kieferschmerzen.

Entsprechend sind den Patienten zunächst im Rahmen der Psychoedukation diese Zusammenhänge zu vermitteln. Gerade bei Gesichts- und Kieferschmerzen ist der Zusammenhang zwischen Disstress und Schmerzen sehr plastisch durch Redensarten zu vermitteln („Zähne zusammenbeißen und durch!"). Bei Gesichts-/Kieferschmerzen gilt es, dem Patienten die Komplexität der Ursachen zu erläutern und sie vor übereilten (weiteren) invasiven zahnärztlichen oder kieferorthopädischen Eingriffen und damit einer Verschlechterung der Prognose zu bewahren. Eine gut funktionierende Zusammenarbeit zwischen psychosomatischer Klinik und zahnklinischem Konsiliar ist hier von großem Vorteil.

Die Therapie chronischer Gesichts- und Kieferschmerzen erfolgt multimodal und mechanismenbezogen. Vor dem Hintergrund stressinduzierter Hyperalgesie kommen Entspannungsverfahren zur Anwendung. Neben Biofeedback und progressiver Muskelentspannung eignen sich sehr gut achtsamkeitsbasierte Verfahren.

Physiotherapeutisch bieten sich spezifische Maßnahmen zur Lockerung bzw. Detonisierung der Gesichts- und Kiefermuskulatur an. Im Einzel- wie auch im Gruppenrahmen können spezielle Übungen mit dem Ziel der eigenständigen Weiterbehandlung vermittelt werden. Diesbezüglich sind die Patienten auch aufzuklären, dass die Nachtschiene zwar vor Schädigung der Zahnsubstanz schützt, nicht aber die Ursachen beeinflusst.

Entsprechend sind in der Psychotherapie die individuellen und häufig berufsbezogenen psychischen Faktoren und dysfunktionalen Anpassungsmechanismen zu thematisieren, wie z. B. pathologisches Durchhalten oder „Festbeißen" im Rahmen anankastischer Persönlichkeitszüge oder bei Angststörung oder Depression. Entsprechend kommen Stressbewältigungstraining oder spezifische Gruppentherapie wie Angstbewältigungstraining zur Anwendung.

Die medikamentöse Behandlung ist in der psychosomatischen Rehabilitation nachrangig und wird nur symptomatisch bei entzündlicher oder neuropathischer Schmerzursache von Gesichts- oder Kieferschmerzen eingesetzt.

LITERATUR

Aaronsson G, Gustafsson K. Sickness presenteeism: Prevalence, attendance-pressure factors, and an outline of a model for research. J Occup Environ Med 2005; 47: 958–966.

AWMF. S3-Leitlinie Langzeitanwendung von Opioiden bei nicht tumorbedingten Schmerzen-„LONTS". AWMF-Registernummer 145/003. Stand: 01/2015; www.awmf.org/uploads/tx_szleitlinien/145-003l_S3_LONTS_2015-01.pdf (letzter Zugriff: 24.4.2020).

AWMF. S3-Leitlinie Definition, Pathophysiologie, Diagnostik und Therapie des Fibromyalgiesyndroms. AWMF-Registernummer 145/003. Stand 2017; www.awmf.org/leitlinien/detail/ll/145-004.html (letzter Zugriff: 24.4.2020).

Baumann K, Linden M. Weisheitskompetenzen und Weisheitstherapie. Die Bewältigung von Lebensbelastungen und Anpassungsstörungen. Lengerich: Pabst 2008.

Berking M. Training emotionaler Kompetenzen. Heidelberg: Springer 2017.

Chenot J-F, Greitemann B, Kladny B, et al. Clinical practice guideline: Non-specific low back pain. Dtsch Arztebl Int 2017; 114: 883–890.

Daubländer M, Welte-Jzyk C. Temporomandibular disorder and stress-induced hyperalgesia. Ärztl Psychother 2016; 11: 150–154.

Derra C, Schilling C. Schmerz und Achtsamkeit. Stuttgart: Klett-Cotta 2017.

Dobersch J, grosse Holtforth M, Egle UT. Interaktionelle Gruppentherapie bei stressinduzierten Schmerzstörungen. Psychotherapeut 2018; 3: 226–234.

Egle UT, Zentgraf B. Mechanismenbezogene statt schulenspezifische psychosomatische Schmerztherapie. Schweiz Z Psychatr Neurol 2009; 1: 18–23.

Egle UT, Zentgraf B. Grundprinzipien der psychosomatischen Schmerztherapie In: Psychosomatische Schmerztherapie. 2. A. Stuttgart: Kohlhammer 2017.

Egloff N, Bischoff N, Kipfer S, et al. Stress-induced hyperalgesia. Ärztl Psychother 2016; 11: 130–137.

Eich W, Bär K-J, Bernateck M et al. Definition, Klassifikation, klinische Diagnose und Prognose des Fibromyalgiesyndroms. Schmerz 2017; 31: 231–238.

Enking N. Kraniomandibuläre Dysfunktion und Bruxismus. In: Wolowski A, Demmel H-J (Hrsg.). Psychosomatik und Psychologie für Zahnmediziner. Stuttgart: Schattauer 2009, S. 130–142.

Fink P, Schröder A. One single diagnosis, bodily distress syndrome, succeeded to capture 10 diagnostic categories of functional somatic syndromes and somatoform disorders. J Psychosom Res 2010; 68: 415–426.

Grawe K. Neuropsychotherapie. Göttingen: Hogrefe 2004.

Gupta A, Salman AJ, Ray D, et al. The role of psychosocial factors in predicting the onset of chronic widespread pain: Results from a prospective population-based study. Rheumatology 2007; 46: 666–671.

Häuser W, Fitzcharles MA, Radbruch L, Petzke F. Cannabinoids in pain management and palliative medicine – an overview of systematic reviews and prospective observational studies. Dtsch Arzteblatt Int 2017; 114: 627–634.

Koppert W. Opioidvermittelte Analgesie und Hyperalgesie. Dr. Jekyll & Mr. Hyde der Schmerztherapie. Schmerz 2005; 19: 386–394.

Kupfer J, Rosig B, Prahler E. TAS-26: Toronto-Alexithymie-Skala-26 (deutsche Version; Manual). Göttingen: Hogrefe 2001.

Linden M, Baron S, Muschalla B, Ostholt-Corsten M. Fähigkeitsbeeinträchtigungen bei psychischen Erkrankungen. Diagnostik, Therapie und sozialmedizinische Beurteilung in Anlehnung an das Mini-ICF-APP. Bern: Huber 2015.

Nobis H-G, Pielsticker A. Ärztliche Edukation und Kommunikation in der primären Schmerzbehandlung. Schmerz 2013; 27: 317–324.

NVL – Nationale VersorgungsLeitlinie Nicht-spezifischer Kreuzschmerz – Kurzfassung, 2. Auflage. Version 1. 2017; www.kreuzschmerz.versorgungsleitlinien.de (letzter Zugriff: 24.4.2020).

Olango WM, Finn DP. Neurobiology of stress-induced hyperalgesia. Curr Topics Behav Neurosci 2014; 20: 251–280.

Stoicea N, Daric Russel D, Weidner G, et al. Opioid-induced hyperalgesia in chronic pain patients and the mitigating effects of gabapentin. Front Pharmacol 2015; 6: 104.

Strauß B, Schauenburg H. Bindung in Psychologie und Medizin. Stuttgart: Kohlhammer 2017.

Waller E, Scheidt CE. Bindung und somatoforme Störung. In: Strauß B, Schauenburg H (Hrsg.) (2017), S. 211–223.

Wasilewski J, Otto J, Linden M. Zunahme der Selbstpflege statt der Widerstandsbereitschaft bei Belastungen: Haupt- oder Nebenwirkung in der medizinisch beruflich orientierten Rehabilitation? Psychosom Psychother Med Psychol 2018; 68: 417–422.

Xhantos DN, Sandkühler J. Neurogenic neuroinflammation: inflammatory CNS reactions in response to neuronal activity. Nat Neurosci Rev 2014; 15: 43–53.

8.7 Tinnitus

Matthias Rudolph

Zur Orientierung

- Chronische Ohrgeräusche können bei den Betroffenen zu erheblichem Leidensdruck und vielfältigen Teilhabestörungen führen.
- Folgt man den Empfehlungen der S3-Leitlinie zum chronischen Tinnitus, sind ausführliche Aufklärung und Beratung sowie verhaltenstherapeutische Ansätze zur Förderung der Bewältigungskompetenz erfolgversprechend (Kreuzer et al. 2013).
- Die multimodalen Behandlungsansätze lassen sich im Rahmen einer stationären Rehabilitation optimal kombinieren und führen in vielen Fällen zu einer deutlichen Besserung der Symptomatik, auch wenn der Tinnitus bestehen bleibt.

„Nur meine Ohren, die sausen und brausen Tag und Nacht fort, ich kann sagen, ich bringe mein Leben gar elend zu."

So beschrieb der Komponist Ludwig van Beethoven Ende des 19. Jahrhunderts seinen vermutlich innenohrbedingten Tinnitus.

8.7.1 Definition

Tinnitus ist eine Tonempfindung, die nicht durch ein simultanes mechanoakustisches oder elektrisches Signal hervorgerufen wird. Gemäß Definition der Deutschen Tinnitus Liga e. V. umfasst der Begriff Tinnitus (lat. „tinnere": klingeln) alle Arten von Ohr- und Kopfgeräuschen, die sich nicht durch von außen auftreffende Schallereignisse erklären lassen.

Tinnitus ist ein häufiges Symptom des auditorischen Systems, das insbesondere in Verbindung mit psychiatrischen Komorbiditäten zu schwerwiegender Krankheitsbelastung führen kann. Tinnitus ist kein einheitliches Krankheitsbild, sondern kann viele Formen annehmen.

Es gibt verschiedene Möglichkeiten, Tinnitus weiter zu differenzieren:

- Nach dem Grad der Objektivität:
  - *Objektiv*: Körpergeräusche, die sich akustisch auf die Ohren übertragen. Sie sind von außen messbar (z. B. Pulsschlag, Kontraktion der Mittelohr- und Gaumenmuskulatur, sehr selten sog. otoakustische Emissionen usw.).
  - *Subjektiv*: der eigentliche Tinnitus – keinerlei Reizung des Innenohrs durch akustische Reize feststellbar, i. S. eines Phantomgeräuschs, analog dem Phantomschmerz.
- Nach dem **Ort der Entstehung:** Entsprechend dem pathologisch-anatomischen Ort der Entstehung des Tinnitus kann man folgende Lokalisationen unterscheiden: äußeres Ohr, Mittelohr, Innenohr, Hörnerv oder zentrales auditorisches System.
- Nach dem **zeitlichen Verlauf:**
  - *Akut:* Der Tinnitus besteht seit max. 3 Monaten. Bezüglich einer spontanen Remission besteht hier die beste Prognose.
  - *Chronisch:* Der Tinnitus besteht seit mehr als 3 Monaten. Aller Wahrscheinlichkeit nach wird das Geräusch dauerhaft persistieren.
- Nach dem **Schweregrad:** Die Schweregradeinteilung ist an der klinischen Situation orientiert und berücksichtigt die Auswirkung des Ohrgeräuschs im beruflichen und privaten Bereich:
  - Grad 1: Der Tinnitus ist gut kompensiert, kein Leidensdruck.
  - Grad 2: Der Tinnitus tritt hauptsächlich in Stille in Erscheinung und wirkt störend bei Stress und Belastungen.
  - Grad 3: Der Tinnitus führt zu einer dauernden Beeinträchtigung im privaten und beruflichen Bereich. Es treten Störungen im emotionalen, kognitiven und körperlichen Bereich auf.
  - Grad 4: Der Tinnitus führt zur völligen Dekompensation im privaten Bereich, Berufsunfähigkeit.

Anhand der Abstufung des Schweregrades erfolgt die Einteilung des Kompensationsgrades (Kompensation-Dekompensation):

- Grade 1 und 2: kompensierter Tinnitus
- Grade 3 und 4: dekompensierter Tinnitus

Gemäß ICF (2017) finden sich besonders häufig:

- Störungen der Funktionen des Schlafs,
- der Aufmerksamkeit und
- der emotionalen Funktionen.

Bezüglich der Aktivitäten werden häufig ein gestörter Umgang mit Stress sowie Störungen der Kommunikation angegeben.

8.7.2 Epidemiologie

In einer epidemiologischen Untersuchung der Deutschen Tinnitus Liga gaben 24,9 % der Bundesbürger über 10 Jahren an, Ohrgeräusche zu haben oder gehabt zu haben. 13 % gaben an, dass das Geräusch länger als 5 min anhält.

3,91 % hatten aktuell einen Tinnitus, davon bestand der Tinnitus bei 91,73 % länger als 1 Monat, das entspricht einer Prävalenz von 3,61 %. Rund 50 % der Betroffenen gaben an, unter dem Ohrgeräusch zu leiden. Die Häufigkeit nimmt mit dem Alter zu, mit höchsten Prävalenzwerten nach dem 50. Lebensjahr. Die Jahresinzidenz liegt bei ca. 270.000 Neuerkrankungen. 53 % der Untersuchten gaben eine Hörminderung an, davon trugen aber nur 7,5 % ein Hörgerät, 44 % haben zusätzlich eine Hyperakusis.

Komorbidität

Gerade bei stationären Stichproben finden sich gehäuft psychiatrische bzw. psychosomatische Komorbiditäten. In erster Linie ist auf Angststörungen, Depressionen und Schlafstörungen zu achten.

Je ausgeprägter die Tinnitusbelastung ist, umso wahrscheinlicher ist mit dem Vorliegen einer psychischen Komorbidität zu rechnen. Als Prädiktoren für eine Chronifizierung des Tinnitus erwiesen sich die voneinander unabhängigen Variablen „auf Tinnitus attribuierte Einschlafstörungen“, „Ängstlichkeit“ und „mangelnde Lebenszufriedenheit“.

8.7.3 Ätiologie

In zahlreichen ätiologischen Ansätzen wird der dekompensierte Tinnitus als komplexes Geschehen angesehen, das von somatomedizinischen Funktionsschädigungen ausgeht und von Interaktionen mit psychischen und sozialen Faktoren beeinflusst wird (biopsychosoziales Modell).

Was die pathophysiologischen Mechanismen betrifft, so wird vermutet, dass dem Tinnitus zunächst eine Schädigung der inneren und evtl. auch der äußeren Haarzellen in der Cochlea zugrunde liegt. Schädigungen der Haarzellen führen zu einer Abweichung der unstimulierten Spontanaktivität der Haarzellen; dies führt zentral zu einer „Fehlinterpretation“ als Geräusch, da die Schallinformationen von den Haarzellen als Aktionspotenzialmuster über Zwischenstationen zum subkortikalen und kortikalen Verarbeitungssystem weitergeleitet werden. Auch am Hörnerv können Schädigungen auftreten, vermutlich mit ähnlichem Effekt auf die weiterverarbeitenden Instanzen.

Was die aufrechterhaltenden pathophysiologischen Mechanismen angeht, so kommen neuroplastische Veränderungen infrage, die in subkortikalen und kortikalen Hörbahnen und -feldern durch die veränderten neuronalen Aktivitätsmuster hervorgerufen werden.

An der Verarbeitung von Schallinformationen sind jedoch noch weitere Hirnareale beteiligt, etwa das limbische System mit der affektiven Verarbeitung und das kortikofrontale System mit der kognitiv-evaluativen Verarbeitung (Zenner et al. 2006). Auf diesem Wege nehmen psychische Prozesse wie Bewertungen und emotionale Reaktionen Einfluss auf die Wahrnehmung des Tinnitus. Bei einer negativ-bedrohlichen Bewertung kommt es einerseits zu einer Aufmerksamkeitsfokussierung auf das an sich weder neue noch handlungsrelevante Geräusch (Habituationsdefizit), andererseits zu dysfunktionalen Bewältigungsversuchen auf der Verhaltensebene (z. B. sozialer Rückzug), welche die negative Bewertung und damit einhergehende negative Affektivität wiederum i. S. eines Teufelskreises aufrechterhalten.

Die verschiedenen oben dargestellten ätiologischen Überlegungen haben Jastreboff und Hazell in ihrem neurophysiologischen Modell zusammengefasst (Jastreboff 1999). Sie unterscheiden drei aufeinander folgende Stufen der Tinnitusentstehung:

1. Generierung der jeweiligen akustischen, elektrischen oder chemischen Reize
2. Detektion dieser neuronalen Aktivität
3. Wahrnehmung und Bewertung

! MERKE

Die Reaktion/Symptombildung hängt gemäß dieser Theorie nicht von der Generierung, sondern von der Wahrnehmung und Bewertung ab. An diesen zentralen Mechanismen setzen alle modernen psychologischen Bewältigungstherapien an.

8.7.4 Diagnostik

Somatomedizinische Diagnostik

Grundsätzliche ärztliche Aufgabe bei Tinnitus ist die Diagnostik zur Identifizierung der individuell maßgeblichen Entstehungsfaktoren und Begleitsymptome (Zenner 2015), wobei die somatische Diagnostik bei Aufnahme in die Reha bereits abgeschlossen sein sollte. Zur Erhebung der Tinnitus-Anamnese eignet sich das Strukturierte Tinnitus-Interview (STI; Goebel und Hiller 2001).

Die somatomedizinische Diagnostik sollte tinnitusbegleitende und -auslösende Bedingungen identifizieren bzw. ausschließen; dies gilt insbesondere für Hörsturz, Lärmschwerhörigkeit, Otosklerose, Morbus Menière, Tumoren (z. B. Akustikusneurinom), Funktionsstörungen der HWS und des Kiefergelenks.

Dies ist von hoher Bedeutung, um mögliche behandelbare organische Ursachen auszuschließen bzw. die medizinischen Behandlungsmöglichkeiten adäquat auszuschöpfen.

Psychologische Diagnostik

Der durch Tinnitus ausgelöste Leidensdruck ist individuell sehr unterschiedlich ausgeprägt und nicht durch die Beschaffenheit des Tinnitus (Lautstärke, Frequenz etc.) erklärbar. Deshalb muss parallel zur somatischen Diagnostik beim chronisch-dekompensierten Tinnitus immer eine psychologische Diagnostik erfolgen, die auch biografische und persönlichkeitsstrukturelle Merkmale umfasst.

Als psychometrisches Verfahren hat sich im deutschen Sprachraum der **Tinnitus-Fragebogen** (Goebel und Hiller 1998; Kurzform „Mini-TF12“: Hiller und Goebel 2004) durchgesetzt, mit dem sich eine Einschätzung der subjektiven Beeinträchtigung durch den Tinnitus vornehmen lässt. Hilfreich ist weiterhin ein **Tinnitus-Tagebuch;** so können verschiedene Aspekte des Tinnituserlebens zeitnah erfasst sowie Selbstbeobachtungs- und Differenzierungsfähigkeit des Rehabilitanden verbessert werden.

Sowohl die medizinische als auch die psychologische Diagnostik sollte nicht starr schematisch, sondern nach entsprechender Basisdiagnostik hypothesengeleitet durchgeführt werden.

Zur Erfassung der Funktionseinschränkungen nach ICF eignet sich die **Mini-ICF-APP** besonders gut, da hier standardisiert die persönlichen Teilhabestörungen beschrieben werden können (Linden et al. 2009).

8.7.5 Therapie

Die Indikation zur stationären oder ganztägig ambulanten Rehabilitation in einer spezialisierten Einrichtung ergibt sich ausschließlich beim „subjektiven, chronischen und dekompensierten“ Tinnitus. Der Erfolg eines multidisziplinären und multimodalen Ansatzes ist wissenschaftlich nachgewiesen. Sämtliche Empfehlungen sind an der S3-Leitlinie Chronischer Tinnitus (Zenner 2015) orientiert.

Bei der Behandlung eines subjektiven Tinnitus sind der Zeitverlauf sowie die Beeinträchtigungen und das Belastungserleben (inkl. Funktionseinschränkungen) entscheidend. Da das Symptom Tinnitus im chronischen Stadium persistiert, ist das übergeordnete Ziel der Behandlung die Habituation an das Geräusch und damit die Reduktion von Störungen der Aktivität und der Teilhabe.

Grundlage einer jeden Therapie ist zunächst die Beratung und Aufklärung des Patienten, u. a. auch mithilfe von Selbsthilfebüchern.

Apparative Mittel zur Minimierung der Belastung durch den Tinnitus sind die Anpassung von Hörgeräten bei nachgewiesenem Hörverlust sowie die Anpassung von Tinnitusmaskern bei nachgewiesener Maskierbarkeit im Zusammenhang mit einer Retraining-Therapie. Beide Möglichkeiten dienen der Förderung von konkurrierenden akustischen Signalen aus der Umwelt, die den Tinnitus in den Hintergrund der Wahrnehmung drängen sollen.

Behandlungsansätze in der Reha

Beim chronischen dekompensierten Tinnitus haben sich multimodale verhaltensmedizinische Behandlungsansätze bewährt (Cima et al. 2014). Sie sollten abgestimmt auf die individuellen Funktionseinschränkungen des Patienten eingesetzt werden.

Klassische **Reha-Ziele** bei Patienten mit chronischem Tinnitus:

- Verringerung der Belastung durch den Tinnitus/ Gewöhnung an den Tinnitus
- Verbesserung der Entspannungsmöglichkeiten
- Verbesserung der Schlafqualität
- Verbesserung der Stimmung
- Reduktion tinnitusassoziierter Ängste
- Verbesserung von Konzentration und Aufmerksamkeit
- Wiederherstellung der Arbeits- und Leistungsfähigkeit im Erwerbsleben

Im deutschsprachigen Raum kommen verschiedene Programme zur Anwendung (Vergleich bei Hesse und Laubert 2002), z. B. Tinnitus-Bewältigungstraining (Delb et al. 2002), Tinnitus-Retraining-Therapie (Hesse 2001), integratives verhaltensmedizinisches stationäres Behandlungskonzept beim komplexen chronischen Tinnitus (Goebel 2005), kombiniertes Ablenkungs- und Entspannungstraining.

Diese Programme beinhalten i. d. R. **Module** aus folgenden vier Bereichen:

- **Medizinischer Bereich:** apparative Versorgung, psychopharmakologische Behandlung, Physiotherapie für HWS usw.
- **Psychophysiologischer Bereich:** Erlernen eines Entspannungsverfahrens, Neuro-Biofeedback; Achtsamkeitsübungen
- **Kognitiv-emotionaler Bereich:** kognitive Umstrukturierung, Neubewertung/Einstellungsänderung, Gefühlsinduktion, -wahrnehmung und -ausdruck, Gedanken-Check (ABC-Schema), Gedankenstopp bei Grübelneigung etc.
- **Interaktionaler Bereich:** insb. das Training sozialer Kompetenz, das bewusste Wahrnehmen eigener Wünsche und Bedürfnisse.
- Behandlung weiterer Problembereiche: z. B. Schwindeltraining bei phobischem (Schwank-) Schwindel oder spezielle Hörtrainingsprogramme zur Behandlung der Hyperakusis.

LITERATUR

AWMF. S3-Leitline Chronischer Tinnitus. Register-Nr. 017-064; Stand: 2/2015; www.awmf.org/uploads/tx_szleitlinien/017-064l_S3_Chronischer_Tinnitus_2015-02.pdf (letzter Zugriff: 24.4.2020).

Cima RF, Andersson G, Schmidt CJ, Henry JA. Cognitive-behavioral treatments for tinnitus: A review of the literature. J Am Acad Audiol 2014; 25: 29–61.

Delb W, D'Amelio R, et al. Tinnitus. Ein Manual zur Tinnitus-Retrainingtherapie bei chronischem Tinnitus. Göttingen: Hogrefe 2002.

Goebel G. Stationäre Behandlung von Patienten mit dekompensiertem Tinnitus in einer Tinnitusklinik. In: Biesinger E, Iro H (Hrsg.). HNO Praxis heute 25 – Tinnitus. Heidelberg: Springer 2005, S. 211–223.

Goebel G, Hiller W. Tinnitus-Fragebogen (TF). Ein Instrument zur Erfassung von Belastung und Schweregrad bei Tinnitus, Handanweisung. Göttingen: Hogrefe 1998.

Goebel G, Hiller W. Verhaltensmedizinische Tinnitus Diagnostik. Eine praktische Anleitung zur Erfassung medizinischer und psychologischer Merkmale mittels des strukturierten Tinnitus-Interviews (STI). Göttingen: Hogrefe 2001.

Hesse G. Therapiekonzepte bei chronischem Tinnitus. HNO 2002; 50: 973–975.

Hesse G, Laubert A. Tinnitus-Retraining-Therapie – Indikationen und Behandlungsziele. HNO 2001; 49: 764–779.

Hiller W, Goebel G. Rapid assessment of tinnitus-related psychological distress using the Mini-TQ. Int J Audiol 2004; 43: 600–604.

Jastreboff PJ. The neurophysiological model of tinnitus and hyperacusis. In: Hazell JWP (ed.). Proceedings of the Sixth International Tinnitus Seminar. Oxford: Oxford University Press 1999, pp. 32–38.

Kempf HG, Zenner HP. Tinnitus. Stuttgart: Schattauer 2008, S. 133–141.

Kreuzer PM, Vielsmeier V, Langguth B. Chronic tinnitus: An interdisciplinary challenge. Dtsch Arztebl Int 2013; 110(16): 278–284.

Linden M, Baron S, Muschalla B. Mini-ICF-Rating für Aktivitäts- und Partizipationsbeeinträchtigungen bei psychischen Erkrankungen. Göttingen: Hogrefe 2009.

Zenner HP. Aktuelle Therapie bei Innenohrschwerhörigkeit und chronischem Tinnitus. HNO 2015; 63: 394–395.

Zenner HP, Pfister M, Birbaumer N. Tinnitus sensitization: Sensory and psychophysiological aspects of a new pathway of acquired centralization of chronic tinnitus. Otol Neurotol 2006; 27: 1054–1063.

8.8 Ein- und Durchschlafstörungen

Anne-Kathrin Kissig und Volker Köllner

Zur Orientierung

- Schlafstörungen sind zwar selten eine Einweisungsdiagnose in die psychosomatische Rehabilitation, aber eine häufige Komorbidität

mit negativen Auswirkungen auf Lebensqualität, Reha-Verlauf und Erwerbsprognose.
- Schlafbezogene Atmungsstörungen sind eine unterschätzte Differenzialdiagnose bei chronischer Erschöpfung und Müdigkeit.
- Die Datenlage spricht dafür, Schlafstörungen gezielt zu behandeln und sich nicht darauf zu verlassen, dass diese mit der Therapie der Hauptdiagnose von selbst zurückgehen.
- Als effektive therapeutische Kurzintervention steht die CBT-I zur Verfügung, die sich wegen ihrer Kürze und der psychoedukativen Ausrichtung gut in die Rehabilitation integrieren lässt.
- Nicht selten ist es sinnvoll, eine inzwischen wirkungslose Benzodiazepin-Langzeitmedikation in der Rehabilitation auszuschleichen.
- Bei der sozialmedizinischen Beurteilung sollte Nachtschicht als aufrechterhaltender Faktor einer Insomnie ggf. vermieden werden.

8.8.1 Einleitung

Insomnien stellen eine Volkskrankheit dar (Fietze 2018). Das Robert Koch-Institut (RKI) ermittelte 2013 eine Prävalenzrate von klinisch relevanten, behandlungsbedürftigen Insomnien von 5,7 % in der deutschen Bevölkerung. Bei 80 % dieser Patienten konnte eine Erkrankungsdauer von > 1 Jahr und bei über 25 % eine Erkrankungsdauer von > 10 Jahre festgestellt werden. Bemerkenswerterweise wusste in der Untersuchung der Hausarzt nur in der Hälfte der Fälle von der Schlafstörung seiner Patienten.

Da Schlafstörungen nur selten als eigene Störung diagnostiziert werden, spielen sie im dokumentierten Arbeitsunfähigkeitsgeschehen eine sehr geringe Rolle. Dennoch haben Schlafstörungen für die Arbeitswelt eine erhebliche Bedeutung, auch wegen der hieraus resultierenden Leistungsminderung und der erhöhten Unfallgefahr. Krankheitstage wegen Insomnien verstecken sich möglicherweise hinter Diagnosen wie psychovegetatives Syndrom, depressive Verstimmung, Burnout oder Chronic-Fatigue-Syndrom. Zudem sind Schlafstörungen von besonderer Bedeutung in der psychosomatischen Rehabilitation, da psychische Störungen auch zu Schlafstörungen führen können bzw. Schlafstörungen zu psychischen Folgeerkrankungen, sodass hier eine differenzialdiagnostische Klärung von besonderer Wichtigkeit ist.

In der psychosomatischen Rehabilitation kommen Schlafbeschwerden sehr häufig vor. Je nach Studie belaufen sich die Prävalenzen zwischen 35 und 86 % und liegen damit deutlich über der der Allgemeinbevölkerung (Linden und Wächtler 2013). Eine Berücksichtigung der Schlafstörungen bei der Diagnostik und Therapie in psychosomatischen Reha-Kliniken ist daher unerlässlich, insbesondere da ein Zusammenhang zwischen persistierender Schlafstörung und Arbeitsunfähigkeit besteht. Das stationäre Setting einer Reha-Klinik bietet durch seinen Rahmen nicht nur eine gute Möglichkeit zur Stabilisierung des gestörten Biorhythmus, sondern auch zur Diagnostik und Behandlung von Schlafstörungen.

8.8.2 Entstehungsmodell der Insomnie

Das zentrale Element der primären Insomnie (ICD-10 F51.0) ist die anhaltende Sorge um die Schlaffähigkeit. Sie wird entweder durch ungünstige Verhaltensmuster (Insomnie bei mangelnder Schlafhygiene), psychische Konflikte (reaktive Insomnie) oder durch einen Teufelskreis aus gestörtem Schlaf, Angst, erhöhter Selbstbeobachtung und Anspannung (psychophysiologische Insomnie) aufrechterhalten. Sie beginnt mit der Angst, die Kontrolle über den Schlaf verloren zu haben und damit den Folgen (Müdigkeit, Minderbelastbarkeit, erhöhte Fehlerquote, Lustlosigkeit) ausgeliefert zu sein. Dabei werden die Folgen der Schlaflosigkeit katastrophisiert. Die Angst führt zu einer verstärkten Beobachtung von bedrohlichen Reizen und somit zur Fokussierung auf den Schlaf. Dadurch geht die Natürlichkeit des Schlafs verloren. Die körperliche und kognitive Anspannung erschwert das Einschlafen und die Erwartungshaltung an den Schlaf steigert sich. Das Hyperarousal entsteht.

! MERKE

Je länger die Insomnie anhält, desto eher habituieren die Patienten an die Angst und erleben eine Art Daueranspannung.

Ausgangspunkt ist nicht selten eine Phase extern gestörten Schlafs (z. B. nächtliche Aufmerksamkeit für ein erkranktes Kind, kurzfristige berufliche Belastungssituation), diese verliert jedoch gegenüber den o. g. aufrechterhaltenden Faktoren schnell an Bedeutung.

Ein besonderes Problem stellt die Insomnie bei Schichtarbeit dar (Acker und Richter 2018).

8.8.3 Symptomatik

Das Hauptsymptom der Insomnie ist der **gestörte Schlaf,** insbesondere die längeren Einschlaflatenzen sowie das häufige nächtliche Erwachen. Polysomnografisch gibt es hingegen keinen einheitlichen Insomniebefund. Die Schlafwahrnehmung unterscheidet sich oft massiv vom objektiv gemessenen Schlaf.

In der **Tagesbefindlichkeit** dominieren Erschöpfung und innere Unruhe zugleich. Dennoch sind die Patienten trotz Müdigkeit relativ leistungsfähig. Die Stimmung schwankt nicht selten in Abhängigkeit vom vorausgegangenen Schlaf (DD Depression).

Zentrales kognitives Element ist die **Fokussierung auf den Schlaf** sowie die **verstärkte emotionale Sensibilität** auf schlafbezogene Reize. **Irrationale Überzeugungen** entstehen aus einer selektiven Wahrnehmung negativer Erfahrungen mit dem gestörten Schlaf. Zudem leiden die Patienten an einer **erhöhten Anspannung.** Sie sind unfähig, sich zu entspannen, können nicht loslassen, und das Gefühl, „innerlich herunterzukommen", fehlt. Die **Hilflosigkeit** resultiert aus dem Gefühl, nicht mehr regulierend in den Schlaf-Wach-Rhythmus eingreifen zu können und somit dem Schlaf ausgeliefert zu sein. Der erlebte Kontrollverlust wird als bedrohlich empfunden.

Der Körper wird so weit wie möglich **geschont,** körperlicher und psychischer Stress wird vermieden; die Folge sind oft mangelnde soziale Stimulation und Inaktivität. Häufig sind Patienten mit Insomnie sehr fordernd und zeigen ein deutliches **Hilfesuchverhalten.** Jedoch wird alles, was dem Schlaf vermeintlich abträglich zu sein scheint, ängstlich-ablehnend bewertet.

8.8.4 Therapieziele und Behandlungsmethoden

Bei der Behandlung der primären oder psychophysiologischen Insomnie haben sich vor allem kognitiv-verhaltenstherapeutische Methoden bewährt (S3-Leitlinie Nicht erholsamer Schlaf). Eine störungsspezifische manualisierte Kurzzeitbehandlung (2–6 Wochen) stellt die **kognitive Verhaltenstherapie bei Insomnie (KVT-I)** dar, die sich gut in die Rehabilitation integrieren lässt. Sie ist sowohl im Einzel- als auch im Gruppensetting durchführbar. In den letzten Jahrzehnten wurde eine Vielzahl von Untersuchungen durchgeführt, in denen die kurz- und langfristige Effektivität verhaltenstherapeutischer Ansätze bei primären Insomnien überprüft wurde (Belleville et al. 2011). Heute gelten sie als Mittel der 1. Wahl in der Therapie. Zur KVT-I zählen Bettzeitenrestriktion, Stimuluskontrolle, Aufklärung über Schlafregulation, Aufklärung über das Krankheitsbild Insomnie, Schlafhygiene, Entspannung und kognitive Strategien zur Identifizierung, Überprüfung und Änderung dysfunktionaler Kognitionen und Ängste bzgl. des Schlafs (detaillierte Beschreibung der einzelnen Methoden z. B. in Cohrs 2018).

! MERKE

Das primäre Ziel der Insomniebehandlung ist nicht die kurzfristige Schlafverbesserung, sondern das **Erlernen von Strategien zum Umgang mit gestörtem Schlaf.**

Zu den einzelnen Behandlungszielen gehören:

1. Erlernen effektiver nichtmedikamentöser Methoden, welche die Schlafqualität durch Bettzeitenrestriktion, Stimuluskontrolle und Entspannungsverfahren steigern
2. Verbesserung der Schlafwahrnehmung durch Vorträge, Psychoedukation und Schlafprotokolle
3. Aufbau eines gesunden Schlaf-Wach-Rhythmus durch Abbau von Schonhaltungen, Steigerung der Tagesaktivität und Aktivierung durch Lichttherapie oder frühmorgendliche Spaziergänge
4. Aufbau der Entspannungsfähigkeit durch Entspannungsverfahren wie autogenes Training, progressive Muskelentspannung, Yoga, Meditation oder Qigong
5. Abbau schlafbezogener Ängste durch die Aufgabe von Vermeidung und das aktive Einlassen auf die Bearbeitung (z. B. durch Bettzeitenrestriktion)
6. Abbau dysfunktionaler Einstellungen bzgl. des Schlafs durch Psychoedukation, Bewusstmachen der Gedanken und kognitive Umstrukturierung
7. Abbau schlafbezogener Fokussierung durch Bewusstmachung ihrer negativen Konsequenzen

8. Medikamentenkarenz schlaffördernder Substanzen durch medizinische Visiten
9. Rückfallprophylaxe durch Erarbeitung eines „Werkzeugkoffers"

Die KVT-I ist nicht nur bei primärer Insomnie wirksam, sondern kann auch problemlos bei Patienten mit komorbiden Störungen angewendet werden. Da Insomnien und Depressionen im Querschnitt nicht immer eindeutig zu unterscheiden sind, bietet das Reha-Setting den geeigneten Rahmen zur genauen Differenzialdiagnostik und Behandlung beider Krankheitsbilder. Patienten mit komorbider Depression benötigen jedoch im Schnitt länger für die ersten guten Nächte und sind pessimistischer. Auch bei schichtarbeitsbedingter Schlaflosigkeit finden die Methoden der KVT-I Anwendung.

Vorteile der Insomniebehandlung im Rahmen stationärer psychosomatischer Rehabilitation

Während der psychosomatischen Rehabilitation findet eine ausführliche Diagnostik statt. So können organische und psychische Störungen wie etwa eine Schilddrüsenfunktionsstörung, Herzrhythmusstörungen, Depressionen, Suchterkrankungen, Angststörungen oder andere Ursachen identifiziert werden. Durch eine entsprechende somnologische Anamnese und ggf. somnologische Diagnostik können auch insomnieauslösende oder -aufrechterhaltende schlafmedizinische Störungen wie das Restless-Legs-Syndrom, schlafbezogene Atmungsstörungen oder eine Schlaf-Wach-Rhythmusstörung festgestellt werden, die häufig zu therapieresistenten Insomnien oder Depressionen führen können (Kissig 2018).

Besteht die Möglichkeit zur Durchführung einer Polysomnografie, so kann ein aktueller Schlafbefund erhoben und somit zur Korrektur einer Schlafwahrnehmungsverzerrung angeführt werden. Gerade Insomniepatienten wollen sehr genau wissen, wie viel und wie gut sie „wirklich" schlafen. Die Patienten können dabei lernen, dass der Schlaf einer subjektiven Wahrnehmungskomponente unterliegt und sich nicht immer mit den objektiven Daten deckt.

CAVE

Das **obstruktive Schlafapnoe-Syndrom (OSAS)** ist eine häufige Erkrankung, bei der neben körperlichen Begleitkrankheiten – besonders bei Frauen – auch psychische Störungen auftreten können. Die Prävalenzraten des OSAS in der Bevölkerung liegen bei 3–7 % der Männer und bei 2–5 % der Frauen.

Bei Patienten mit einem depressiven oder adynamischen Syndrom, bei dem sich auch Hinweise auf Tagesmüdigkeit oder Schlafstörungen finden, sollte differenzialdiagnostisch an ein OSAS gedacht werden, v. a. wenn zusätzlich eine Adipositas besteht. Auch bei einer therapieresistenten depressiven Symptomatik sollte ein OSAS erwogen werden. Sinnvoll ist in diesen Fällen die Überweisung in ein Schlaflabor. Nicht selten bedarf es der kombinierten Behandlung von OSAS und Depression, um Lebensqualität und Leistungsvermögen wiederherzustellen (Kissig 2018).

Während einer stationären Behandlung ist die Kontrolle des Therapieerfolgs sehr gut messbar, z. B. durch tägliche Schlafprotokollierung. Auch die therapeutischen Maßnahmen können sehr gut überwacht werden. Nur die konsequente Einhaltung der einzelnen Methoden wie z. B. der Bettzeitenrestriktion führt zur Erhöhung des Schlafdrucks und somit zur Verbesserung des Schlafs. Im stationären Alltag können Unterstützung und ggf. Kontrolle neben den therapeutischen Gesprächen auch durch das Pflegepersonal, das die Patienten ggf. wecken soll, sowie die Mitpatienten stattfinden. Auftretende Probleme und etwaige Frustrationen können zeitnah therapeutisch bearbeitet werden.

Die medizinische Überwachung des Ausschleichens der Medikamente ist durch die wöchentlichen Visiten im Reha-Setting gegeben und gut umsetzbar. Auch für den Patienten ist das Wissen um die ärztliche Überwachung von Vorteil; es vermittelt Sicherheit und erhöht somit die Motivation.

In der Einzelpsychotherapie können individuelle aufrechterhaltende Faktoren ermittelt und mithilfe von kognitiven Strategien bearbeitet werden, in Gruppenpsychotherapien lassen sich Bettzeitenrestriktion und Stimuluskontrolle erarbeiten. Vorträge dienen zur Aufklärung über Schlafregulation, das Krankheitsbild der Insomnie und die Schlafhygiene.

Das Einüben von Entspannungsverfahren sowie regelmäßige Bewegungstherapie finden in einer psychosomatischen Rehabilitation ohnehin statt und wirken somit gegen das Schonverhalten und die innere Anspannung. Durch die Tagesstrukturierung und ggf.

die Lichttherapie wirkt das Reha-Setting als solches resynchronisierend.

Schließlich sind die Patienten während eines Reha-Aufenthalts von ihren täglichen Pflichten entbunden, sodass auch Methoden wie die Bettzeitenrestriktion, die zu einer vorübergehenden Verschlechterung von Tagessymptomatik (Müdigkeit, Konzentrationsvermögen, Schlafdruck, Motivation, Stimmung) führen können, besser toleriert werden können.

! MERKE

KVT-I und Maßnahmen zur Schlafhygiene stellen laut aktueller S3-Leitlinie zur Behandlung der Insomnie (Riemann et al. 2017) die Behandlungsoption der 1. Wahl dar.

Eine **medikamentöse Therapie** sollte nur angeboten werden, wenn mit den oben beschriebenen Maßnahmen kein ausreichender Erfolg erzielt werden kann. Benzodiazepine und Benzodiazepin-Analoga (sog. Z-Substanzen) sind im kurzzeitigen Gebrauch (3–4 Wochen) effektiv, eine Empfehlung zur Langzeitbehandlung kann allerdings aufgrund der Datenlage und der hiermit verbundenen Risiken und Nebenwirkungen nicht ausgesprochen werden (Riemann et al. 2017). Wegen der erheblichen Nebenwirkungen werden Antipsychotika ausdrücklich nicht empfohlen (Ausnahme: gerontopsychiatrische Patienten). Bei komorbider Depression erscheint vor allem die Einstellung auf ein schlafanstoßendes Antidepressivum sinnvoll.

Häufig bietet die stationäre Rehabilitation die Chance, eine inzwischen ineffektive oder sogar eine Angststörung bzw. Depression aufrechterhaltende Langzeitbehandlung mit Benzodiazepinen bzw. -analoga auszuschleichen. Bei entsprechender Psychoedukation und alternativen Behandlungsangeboten ist es nach unserer klinischen Erfahrung in nahezu allen Fällen möglich, die Patienten „benzodiazepinfrei" zu entlassen, was gerade unter dem Aspekt der Aktivität und Teilhabe sinnvoll erscheint. Auch hierzu fehlen allerdings klinische Studien.

8.8.5 Sozialmedizinische Beurteilung

Bei der sozialmedizinischen Beurteilung ist zu beachten, dass bei chronischen Insomnien Nachtschicht als schwerwiegende Störung des Schlaf-Wach-Rhythmus zu vermeiden ist. Bei Benzodiazepinabusus kann z. B. die Verkehrstüchtigkeit beeinträchtigt sein. Allerdings sollte hier primär eine Entzugsbehandlung durchgeführt werden, bevor sozialmedizinische Leistungseinschränkungen in Betracht gezogen werden. Bei chronischen Müdigkeits- und Erschöpfungssyndromen sollte vor der Feststellung von Leistungseinschränkungen unbedingt eine schlafbezogene Atmungsstörung als gut behandelbare Ursache ausgeschlossen werden.

LITERATUR

Acker J, Richter K. Schlafstörungen durch Schichtarbeit. Psychotherapie bei Insomnie. Ärztl Psychother 2018; 3: 164–169.

Belleville G, Cousineau H, Levrier K, et al. Meta-analytic review of the impact of cognitive-behaviour therapy for insomnia on concomitant anxiety. Clin Psychol Rev 2011; 31: 638–652.

Cohrs S. Psychotherapie bei Insomnie. Ärztl Psychother 2018; 13: 170–176.

Crönlein T. Primäre Insomnie. Göttingen: Hogrefe 2013.

Fietze I. Die übermüdete Gesellschaft. Hamburg: Rowohlt 2018.

Kissig A. Obstruktives Schlafapnoesyndrom als Differentialdiagnose in der Psychosomatik. Ärztl Psychother 2018; 13: 158–163.

Linden M, Wächtler J. Schlafbeschwerden in der psychosomatischen Rehabilitation. 22. Rehabilitationswissenschaftliches Kolloquium. DRV-Schriften Band 101. Berlin: DRV 2013, S. 482–483.

Marschall J, Hildebrandt S, Sydow H, Nolting H-D. DAK-Gesundheitsreport 2017. Analyse der Arbeitsunfähigkeitsdaten. Update: Schlafstörungen. Heidelberg: medhochzwei 2017.

Morin CM, Bootzin RR, Buysse DJ, et al. Psychological and behavioral treatment of insomnia: Update of the recent evidence (1998–2004). Sleep 2006; 29(11): 1398–1414.

Müller T, Paterok B. Schlaftraining. Ein Therapiemanual zur Behandlung von Schlafstörungen. Göttingen: Hogrefe 1999.

Riemann D, Baum E, Cohrs S et al. S3-Leitlinie Nicht erholsamer Schlaf/Schlafstörungen. Kapitel „Insomnie bei Erwachsenen" (AWMF-Registernummer 063–003), Update 2016. Somnologie 2017; 21: 2–44.

Schlack R, Hapke U, Maske U et al. Häufigkeit und Verteilung von Schlafproblemen und Insomnien in der deutschen Erwachsenenbevölkerung. Ergebnisse der Studie zur Gesundheit Erwachsener in Deutschland (DEGS1). Bundesgesundheitsblatt 2013; 56: 740–748.

Weeß HG. Die schlaflose Gesellschaft. Stuttgart: Schattauer 2016.

8.9 Anorexia nervosa und Bulimia nervosa

Claudia Frese und Pia Aigner

Zur Orientierung

- Anorexia nervosa und Bulimia nervosa sind symptomatisch komplexe und durch ein hohes Chronifizierungsrisiko gekennzeichnete Krankheitsbilder; sie sind häufig mit weitreichenden körperlichen und psychosozialen Folgen sowie erheblichen Einschränkungen der Leistungsfähigkeit verbunden.
- Die Zahl stationärer Behandlungen von Essstörungen hat deutschlandweit in allen Altersgruppen zugenommen.
- Speziell das Setting einer psychosomatischen Rehabilitation bietet den Vorteil, störungsspezifische Interventionen direkt mit dem Training arbeitsrelevanter Kompetenzen zu verbinden.
- Vor diesem Hintergrund werden unter Bezug auf die aktuellen S3-Leitlinien zentrale Komponenten eines stationären Behandlungsprogramms für Anorexie und Bulimie im Rahmen einer psychosomatischen Rehabilitation vorgestellt.

8

8.9.1 Störungsbilder und diagnostische Kriterien

Anorexia nervosa (AN) und Bulimia nervosa (BN) sind komplexe und mit einem hohen Chronifizierungsrisiko verbundene Krankheitsbilder.

Symptomatik und störungsspezifische Mechanismen

Trotz differenzialdiagnostischer Unterschiede zeigen die Störungsbilder deutliche Überschneidungen. Beiden Essstörungen gemeinsam ist eine grundsätzliche Einengung der Selbstwertdefinition und Lebensführung auf die Themen Essen, Gewicht und Figur. Das Bestreben, das eigene Gewicht zu halten oder zu reduzieren, wird häufig zu einem alles bestimmenden Lebensziel. Ein damit verbundenes dauerhaft kontrolliertes bzw. gezügeltes Essverhalten sowie weitere Strategien einer Gewichtsregulation sind Kennzeichen sowohl der AN als auch BN. Symptomatisch weiterhin kennzeichnend sind wiederholte Essattacken, die im Wechsel mit Erbrechen oder anderen gewichtsregulatorischen Maßnahmen ein notwendiges Diagnosekriterium der BN darstellen.

Essattacken treten allerdings auch bei einer Subgruppe anorektischer Patienten auf. Diese auch in Fairburns (2012) „transdiagnostischem" Modell betonte Ähnlichkeit der Psychopathologie von Essstörungen korrespondiert mit den Befunden eines im Verlauf häufigen Wechsels zwischen den Essstörungsdiagnosen. Ein wesentliches Unterscheidungsmerkmal stellt das Gewicht dar. Während die AN durch das Vorliegen von Untergewicht definiert ist, besteht bei bulimischen Patienten Normal- bis Übergewicht.

Einen Überblick über die diagnostischen Kriterien der AN und BN gibt ➤ Box 8.11.

BOX 8.11

Diagnosekriterien nach ICD-10

Anorexia nervosa (F50.0)

- Tatsächliches Körpergewicht mindestens 15 % unter dem erwarteten Gewicht oder Body-Mass-Index (BMI) von ≤ 17,5 kg/m².
- Der Gewichtsverlust ist selbst herbeigeführt durch: Vermeidung hochkalorischer Speisen, selbstinduziertes Erbrechen, selbstinduziertes Abführen, übertriebene körperliche Aktivität, Gebrauch von Appetitzüglern oder Diuretika.
- Körperschemastörung: Die Angst, zu dick zu werden, besteht als eine tief verwurzelte überwertige Idee; die Betroffenen legen eine sehr niedrige Gewichtsschwelle fest.
- Eine endokrine Störung auf der Hypothalamus-Hypophysen-Gonaden-Achse manifestiert sich bei Frauen als Amenorrhö, bei Männern als Libido- und Potenzverlust.
- Bei Beginn der Erkrankung vor der Pubertät ist die Abfolge der pubertären Entwicklungsschritte verzögert oder gehemmt.

Bulimia nervosa (F50.1)

- Andauernde Beschäftigung mit Essen, Gier nach Nahrungsmitteln. Regelmäßige Essattacken, bei denen große Mengen in sehr kurzer Zeit konsumiert werden.
- Versuch, dem dickmachenden Effekt der Nahrung durch verschiedene Verhaltensweisen entgegenzusteuern: selbstinduziertes Erbrechen, Missbrauch von Abführmitteln, zeitweilige Hungerperioden, Gebrauch von Appetitzüglern, Schilddrüsenpräparaten oder Diuretika. Wenn die Bulimie bei Diabetikerinnen auftritt, kann

es zu einer Vernachlässigung der Insulinbehandlung kommen.
- Krankhafte Furcht davor, dick zu werden; die Patientin setzt sich eine scharf definierte Gewichtsgrenze weit unter dem prämorbiden, vom Arzt als optimal oder „gesund" betrachteten Gewicht.

Beeinträchtigungen der Teilhabe

AN und BN sind mit z. T. erheblichen körperlichen und psychosozialen Folgen sowie oftmals weitreichenden Einschränkungen der Leistungsfähigkeit verbunden. Zusätzlich zu einer insgesamt reduzierten psychischen Belastbarkeit und Schwierigkeiten in der Kommunikations- und Teamfähigkeit können beruflich relevante Einschränkungen vor allem im Bereich kognitiver Funktionen bestehen (DRV 2012). Zu beachten sind insbesondere Einschränkungen der Daueraufmerksamkeit und Aufmerksamkeitsfokussierung, Konzentrationsschwierigkeiten und Beeinträchtigungen, Neues zu lernen und Probleme zu lösen, sowie eine gerade bei der AN charakteristische Rigidität des Denkens.

8.9.2 Epidemiologie

AN und BN sind Erkrankungen, von denen in erster Linie junge Frauen betroffen sind.

Die Lebenszeitprävalenz bei Erwachsenen liegt für AN bei 0,9 % (Frauen) bzw. 0,3 % (Männer). Für BN zeigen sich im Vergleich höhere Prävalenzen von 0,9–1,5 % bei Frauen und 0,1–0,5 % bei Männern (de Zwaan und Herpertz-Dahlmann 2017). Der Erkrankungsgipfel liegt in der Pubertät und im frühen Erwachsenenalter, wobei die BN durch einen etwas späteren Beginn als die AN gekennzeichnet ist. Bedenklich und im Hinblick auf zukünftige präventive und therapeutische Konzepte beachtenswert erscheint eine Verschiebung des Erkrankungsbeginns in Gruppen niedrigeren Alters und ein Anstieg speziell der kindlichen AN (Herpertz-Dahlmann 2015).

! MERKE

AN und BN sind häufig mit erheblichen psychophysischen Folgen und weitreichenden Einschränkungen der Leistungsfähigkeit verbunden.
Der Erkrankungsbeginn verschiebt sich zunehmend in noch jüngere Altersgruppen.

8.9.3 Stationäre Behandlung der AN und BN

Die Zahl stationärer Behandlungen von AN und BN hat deutschlandweit in allen Altersgruppen zugenommen (de Zwaan und Herpertz-Dahlmann 2017). Innerhalb der Versorgungskette bedürfen Essstörungen, v. a. die Anorexie, häufig zunächst einer auf die unmittelbare psychophysische Stabilisierung ausgerichteten Krankenhausbehandlung (Zeeck 2015). Bei vorhandener Reha-Fähigkeit können anorektische und bulimische Patienten aus unterschiedlichen Gründen als eine für die stationäre Rehabilitation durchaus relevante Zielgruppe bewertet werden. Wie oben dargestellt, sind Anorexie und Bulimie häufig mit charakteristischen qualitativen Leistungseinschränkungen verbunden, die sich i. d. R. nicht automatisch im Zuge der Ernährungs- und Gewichtsstabilisierung bessern, sondern einer gezielten und darauf abgestimmten Bearbeitung bedürfen.

Eine psychosomatische Rehabilitation bietet den wesentlichen Vorteil, ein engmaschiges Ernährungsmanagement direkt mit dem Training arbeitsrelevanter Kompetenzen verbinden zu können.

Die Behandlung von Essstörungen hat in der Median (ehemals AHG) Klinik für Psychosomatik Bad Dürkheim eine lange Tradition. Im Zuge eines längerfristigen Entwicklungsprozesses wurde ein komplexes Behandlungsprogramm für AN und BN entwickelt, evaluiert und mit MBOR-Angeboten zu einem Gesamtbehandlungskonzept zusammengeführt (Frese und Benoit 2017). Ziele, konzeptionelle Grundlagen und Komponenten werden im Folgenden dargestellt.

Das Anorexie/Bulimie-Programm

Therapieziele

Die Ziele der Behandlung lassen sich insgesamt unterschiedlichen Phasen zuordnen. Dabei wird zunächst auf die Erarbeitung eines geregelten Basisessverhaltens fokussiert. Bei einer im Verlauf verbesserten Symptomkontrolle erfolgt dann die Bearbeitung relevanter mitbeteiligter Problembereiche.

Therapieziele des Behandlungsprogramms für AN und BN:

- **Phase 1:** Symptomzentrierte Veränderung des Basisessverhaltens
  - Erarbeitung eines geregelten Basisessverhaltens
  - Reduktion gewichtsregulatorischer Verhaltensweisen/Reduktion der Essanfälle
  - Bei Untergewicht: Erreichen eines vereinbarten Zielgewichts
- **Phase 2:** Bearbeitung mitbeteiligter Problembereiche
  - Bearbeitung der Selbstwert-, Körperbildproblematik
  - Förderung sozialer und emotionaler Kompetenzen
  - Stabilisierung der Leistungsfähigkeit/Förderung arbeitsrelevanter Kompetenzen
  - Bearbeitung familiärer und partnerschaftlicher Konfliktbereiche
- **Phase 3:** Vorbereitung auf die poststationäre Zeit/Nachsorgeplanung
  - Planung strukturierter Esspläne für häusliches Umfeld/Rückfallprophylaxe
  - Ggf. Planung beruflicher Fördermaßnahmen/LTAs
  - Planung ambulanter Therapie/ggf. Anbindung an therapeutische Wohngruppen

Grundlagen des Behandlungskonzepts

Insgesamt ist das Anorexie/Bulimie-Programm integraler Bestandteil des multimodalen verhaltenstherapeutischen Basisangebots der Klinik inkl. regelmäßiger Einzelgespräche. Nach Diagnostik und Indikationsstellung erhalten anorektische und bulimische Patienten ein in sich geschlossenes Therapieprogramm mit den in ➤ Abb. 8.4 aufgeführten Modulen. Diese orientieren sich an den Empfehlungen der aktuellen S3-Leitlinie (AWMF 2018) und an den einschlägigen verhaltenstherapeutischen Behandlungsmanualen (Fairburn 2012; Legenbauer und Vocks 2014).

Die Mehrzahl der Angebote fokussiert auf die Etablierung eines geregelten Basisessverhaltens. Erfahrungen zeigen, dass eine Normalisierung des Essverhaltens unter Verzicht auf Kontrolle und Nahrungsrestriktion häufig regelrecht neu erlernt werden muss und einer gezielten therapeutischen Unterstützung bedarf. Die relevanten mitbeteiligten Problembereiche (z. B. Selbstwert-, Körperbildproblematik) sind Schwerpunkte einer modular aufgebauten Anorexie/Bulimie-Basisgruppe und spezieller körperorientierter bzw. nonverbaler Angebote.

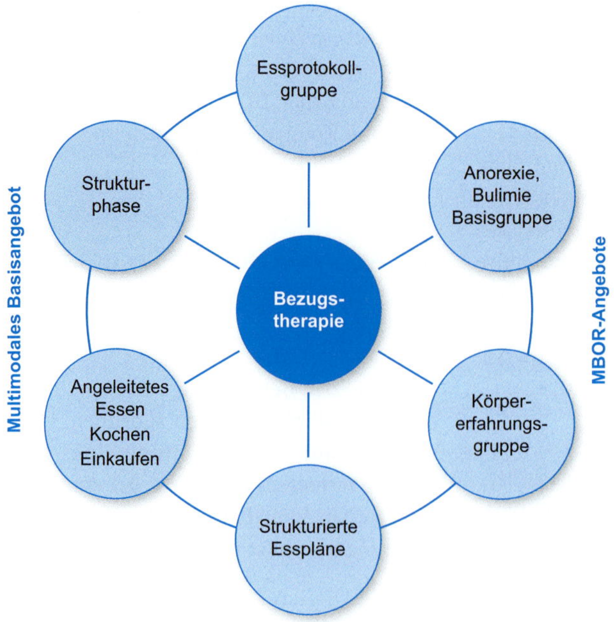

Abb. 8.4 Komponenten des Anorexie/Bulimie-Programms als integraler Bestandteil der Gesamtbehandlung [L231]

Mit allen anorektischen und bzgl. ihrer Reha-Fähigkeit fraglich erscheinenden bulimischen Patienten führen wir ein **Vorgespräch** zur Klärung der Reha-Fähigkeit und Motivation sowie zur Aufklärung über unser Behandlungskonzept. Das für eine Aufnahme notwendige Mindestgewicht liegt bei einem BMI ≥ 15.

Komponenten des Anorexie/Bulimie-Programms

Es erfolgt eine kurze Darstellung der einzelnen Programmkomponenten. Beginnend werden die Angebote des **Ernährungs- und Gewichtsmanagements** vorgestellt, auf deren Bedeutung auch die S3-Leitlinie explizit Bezug nimmt.

Empfehlung der S3-Leitlinie

Die Behandlung soll v. a. zu Beginn auf die Besserung der Symptome des gestörten Essverhaltens fokussieren.

Therapievereinbarung/Gewichtsvertrag

Empfehlung der S3-Leitlinie

- Es sollten klare Vereinbarungen zwischen Patient und Behandlerteam hinsichtlich Zielgewicht und wöchentlicher Gewichtszunahme getroffen werden.
- Anzustreben ist eine weitgehende Gewichtsrestitution (BMI 18–20).

Entsprechend schließen wir mit jedem Teilnehmer des Anorexie/Bulimie Programms eine verbindliche **Therapievereinbarung** und im Falle von Untergewicht einen auf operanten Prinzipien basierenden **Gewichtsvertrag.**

Erarbeitung strukturierter Esspläne

Empfehlung der S3-Leitlinie

Das Essen sollte sich an zuvor festgelegten Strukturen orientieren.

Das mittelfristige Ziel eines spontanen, an Hunger und Sättigung orientierten Essens stellt zu Beginn einer Therapie i. d. R. eine deutliche Überforderung dar. Der Vorgang des Essens ist häufig mit Zuständen von Angst oder Anspannung konfundiert, was die adäquate Wahrnehmung von Hungersignalen überlagert und gezügeltes Essverhalten begünstigen kann. Entsprechend sollte sich das Essen an zuvor festgelegten Strukturen orientieren.

Zu Beginn der Behandlung werden mit den Patienten strukturierte Esspläne erarbeitet. Die Mahlzeiten werden konsequent danach eingenommen, was unserer Erfahrung nach auch das Erleben von Routine und Sicherheit begünstigt. Wenn die standardmäßig vereinbarten Richtmengen im Hinblick auf die geplante Gewichtszunahme nicht ausreichen, wird eine vorübergehende Erhöhung des täglichen Energiebedarfs nach einem festgelegten Algorithmus vereinbart.

Essprotokollgruppe

Die Essprotokollgruppe dient der Anleitung zu kontinuierlicher Selbstbeobachtung und symptomzentrierter Verlaufsbesprechung.
Interventionen:

- Benennung der aktuellen Symptomatik.
- Beschreibung begleitender Gefühle, Gedanken und spezifischer situativer Auslöser.
- Reflexion individueller Fortschritte, Gründe für Stagnation bzw. Verschlechterung.
- Formulierung konkreter Veränderungsziele für die nachfolgende Woche. Darauf wird im therapeutisch angeleiteten Essen, Kochen und Einkaufen Bezug genommen.

Therapeutisch angeleitetes Essen

Da ein geregeltes Essverhalten oft über Jahre vermieden und so gesehen regelrecht verlernt wurde, werden die Mittagsmahlzeiten regelmäßig therapeutisch angeleitet. Nach einer Phase zunächst vorgegebener Portionen lernen die Patienten anschließend, die Mahlzeiten selbstständig zu portionieren, was eine entscheidende Konfrontation im Rahmen des Ernährungs- und Selbstmanagements darstellt.
Interventionen:

- Unterstützung bei der Einnahme der Richtmenge
- Direkte Rückmeldung dysfunktionaler Essrituale und Vermeidungsstrategien
- Unmittelbare Anleitung zu direkter Verhaltensänderung
- Modellfunktion des anleitenden Therapeuten

Angeleitetes Kochen/Einkaufen

Die für die Einnahme der Mahlzeiten charakteristischen Ängste und Vermeidungsmechanismen betreffen auch mitassoziierte Aktivitäten, v. a. das Kochen. In einer regelmäßig stattfindenden Kochgruppe lernen die Patienten unter Anleitung, Mittagsmahlzeiten zu planen und selbstständig zuzubereiten.
Interventionen:

- Erlernen von Basisfertigkeiten bzgl. der Zubereitung von Lebensmitteln
- Schulung für Mengen und Portionsgrößen
- Konfrontation mit bisher vermiedenen Lebensmitteln beim Kochen und Einkaufen

Strukturphase

Die Zeit im Anschluss an die Hauptmahlzeiten ist i. d. R. besonders belastend und begünstigt dysfunktionale Verhaltensmuster wie z. B. Erbrechen, exzessive Bewegung, Essattacken. In einer sog. Strukturphase können die Patienten in einer geschützten und speziell dafür eingerichteten Räumlichkeit Strategien (z. B. Anwendung von Skills) erproben, um aktiv strukturierend und bewältigend mit dieser kritischen Phase umzugehen.

Einzelexpositionen

Bei Patienten mit ausgeprägten Ängsten während des Essens oder nach dem Essen können gezielte Einzelexpositionen indiziert sein. Bei einzelnen als Expositionsübung gestalteten Mahlzeiten oder im Rahmen einer sog. „cue exposure" (Legenbauer und Vocks 2014) im Falle exzessiver Essattacken werden die Patienten nach dem Konfrontationsparadigma zu einer systematischen Fokussierung auf den Verlauf ihrer Angst- bzw. Anspannungskurve oder aber die Stärke ihres Verlangens angeleitet. Wesentliche Wirkfaktoren bestehen in der Erfahrung von Habituationseffekten bzw. im Erleben vermehrter Kontrolle.

Anorexie-Bulimie-Basisgruppe

Thematisch anders akzentuiert als die bisher dargestellten Angebote ist eine modular aufgebaute Basisgruppe, in der die relevanten mit einer Essstörung assoziierten Themen auf der Basis psychoedukativer, kognitiver und emotionsaktivierender Interventionen bearbeitet werden. Einige ausgewählte Schwerpunkte und Interventionen werden im Folgenden kurz dargestellt.

Modul Motivationsförderung

Trotz der für eine Rehabilitation notwendigen basalen Veränderungsmotivation steht die Erarbeitung der häufig zu Beginn ambivalenten Bereitschaft, sich vollständig auf ein ausreichendes Basisessverhalten einzulassen, zunächst im Vordergrund.

> **Empfehlung der S3-Leitlinie**
>
> Das Arbeiten an der Motivation und Ambivalenz ist eine zentrale Aufgabe der Behandler.

Interventionen:

- Psychoedukation (Aufklärung über Folgen; Mechanismen der Gewichtssteuerung u. a.)
- Reflexion kurz-, langfristiger Vor- und Nachteile der Essstörung
- Ziel-, Wertklärung

Modul Bewältigungsstrategien

Allein durch den Aufbau eines geregelten Essverhaltens ist i. d. R. eine deutliche Reduktion der Essattacken zu verzeichnen. Wenn diese Symptomatik allerdings in ihrer Funktion zur Spanungsregulation aufrechterhalten wird, besteht ein weiterer Schwerpunkt in der Erarbeitung alternativer Strategien im Umgang mit Essattacken und Erbrechen.
Interventionen:

- Verhaltensanalysen (Identifikation von Frühwarnzeichen u. a.)
- Strategien zur Spannungs-, Emotionsregulation (KVT-, DBT-basiert)

Modul Selbstwert

Die i. d. R. komplexe Selbstwertproblematik erfordert ein mehrgleisiges Vorgehen, das kognitive, ressourcenorientierte und emotionsaktivierende Interventionen kombiniert:

- Reflexion dysfunktionaler Grundeinstellungen, Strategien kognitiver Umstrukturierung
- Emotionsfokussierende Interventionen (Teile-, Stuhlarbeit, Imaginationen u. a.)
- Differenzierung des Selbstwertkonzepts/Ressourcenaktivierung

Körpererfahrungsgruppe/Spiegelexposition

Verschiedene wahrnehmungsorientierte, erlebnisaktivierende und konfrontative Interventionen dienen der gezielten Bearbeitung der i. d. R. ausgeprägten Körperbildstörung:

- Bewegungs-, Tanz-, Abtastübungen; Körperumrisszeichnungen
- Spiegelexposition

Hierbei werden die Patienten in mehreren Expositionsdurchgängen dazu angeleitet, sich vor dem Spiegel detailliert und so objektiv wie möglich zu beschreiben. Die Ziele dieses systematischen, immer wieder auf die Anspannungsparameter fokussierenden Vorgehens bestehen darin, zu einer differenzierteren, d. h. die ganzheitlichen Körperproportionen berücksichtigenden Wahrnehmung anzuleiten, Habituationseffekte zu begünstigen und für positive Körperaspekte zu sensibilisieren.

Gestufte Bewegungs-/Sporttherapie

Die Teilnehmer erhalten ein gestuftes, der körperlichen Belastbarkeit hinsichtlich Häufigkeit und Intensität angepasstes Bewegungsprogramm. Insbesondere Patienten mit deutlich gesteigertem Bewegungsdrang werden systematisch zu einer verbesserten Selbstbeobachtung und Regulation ihres Bewegungsverhaltens angeleitet.

Vernetzung mit MBOR-Maßnahmen

Im Rahmen der multimodalen Gesamtbehandlung ist häufig die gezielte Vernetzung mit MBOR-Maßnahmen indiziert. Nach unserer Erfahrung zeigen anorektische und bulimische Patienten charakteristischerweise die Tendenz, auf erlebte Arbeitsschwierigkeiten mit einer Regulation des Essens zu reagieren, um darüber kompensatorisch Erfolgs- und Kontrollerleben zu generieren. Diese wechselseitige Beeinflussung symptom- und arbeitsbezogener Problemmuster erscheint gerade bei essgestörten Patienten besonders beachtenswert. Nach unseren Erfahrungen ist es angezeigt, bereits frühzeitig in die Therapie ein gezieltes Training arbeitsrelevanter Kompetenzen zu integrieren, z. B. interne/externe Belastungserprobungen, PC-Training, Gruppe Stressbewältigung, Training sozialer Kompetenz.

! MERKE

Eine psychosomatische Rehabilitation bietet den wesentlichen Vorteil, ein engmaschiges Ernährungsmanagement direkt mit dem Training arbeitsrelevanter Kompetenzen verbinden zu können.

Fallbeispiel

Frau B. (27), Verwaltungsfachwirtin, bei Aufnahme arbeitsunfähig (> 3 Monate).

Aufnahmediagnosen Bulimia nervosa (F50.2); depressive Episode, leicht (F32.0).

Symptomatik Seit dem 13. Lebensjahr bestehende Essstörung (bulimische und anorektische Phasen) mit ausgeprägten Gewichtsschwankungen. Aktuell: restriktives Essverhalten mit intermittierenden Heißhungeranfällen (täglich 2–4), regelmäßiges Erbrechen, exzessiver Sport, Laxanzienabusus. Aufnahmegewicht: 62 kg (BMI 21,7) Größe 169 cm.

Therapieplan, Verlauf, Ergebnisse Frau B. befand sich für 7 Wochen in unserer stationären Behandlung und nahm zusätzlich zum multimodalen Basisangebot an dem dargestellten Anorexie/Bulimie-Programm teil. Bei einer zu Beginn nahezu fehlenden Mahlzeitenstruktur wurde schwerpunktmäßig an einem zunächst geregelten Basisessverhalten gearbeitet. Anfangs dominierten starke Angst-/Ekelgefühle während des Essens in Verbindung mit hochautomatisierten Essritualen (Essen zerkleinern, sehr langsames Esstempo, viel trinken). Im Zuge der täglichen Essbegleitung (mit anschließender Strukturphase) stellte sich zunehmend mehr Sicherheit ein, sodass schrittweise das Selbstmanagement der Pat. (u. a. selbstständiges Portionieren) gefördert wurde. Trotz erreichter Verhaltensänderungen zeigte Frau B. noch ausgeprägte Ängste vor Kontrollverlust („nicht mehr aufhören können zu essen, unkontrollierbar zuzunehmen"), sodass in der mittleren Therapiephase vermehrt Einzelexpositionen und körperorientierte Methoden angeboten wurden, wovon Frau B. sehr profitierte.

Ein weiterer Schwerpunkt war die frühzeitige Integration MBOR-spezifischer Angebote in die Gesamtbehandlung (u. a. PC-Belastungserprobung). Hierbei zeigte Frau B. den unsererseits häufig beobachteten Zusammenhang, auf die mit den Arbeitstrainings verbundene Stressinduktion zunächst mit einer Zunahme der Esssymptomatik zu reagieren. Entsprechend wurden in der letzten Therapiephase gezielt alternative

Strategien zur Stressbewältigung erarbeitet (u. a. DBT-basierte Skills) und im Rahmen der Arbeitstrainings geübt.
Insgesamt konnte Frau B. ein geregeltes Basisessverhalten aufbauen und während des Aufenthalts (sowie häuslicher Belastungserprobungen) Essattacken und Erbrechen nahezu vollständig reduzieren. Entlassgewicht: 62,8. Die Pat. wurde arbeitsfähig entlassen und erhielt die Empfehlung, die bereits bestehende ambulante Therapie fortzusetzen.

LITERATUR

AWMF. S3-Leitlinie Diagnostik und Therapie der Essstörungen. AWMF-Register-Nr. 051-026. Stand: Mai 2018; www.awmf.org/leitlinien/detail/ll/051-026.html (letzter Zugriff: 24.4.2020).

de Zwaan M, Herpertz-Dahlmann B. Essstörungen. In: Voderholzer U, Hohagen F (Hrsg.). Therapie psychischer Störungen. State of the Art. München: Elsevier Urban & Fischer 2017, S. 325–338.

DRV – Deutsche Rentenversicherung (Hrsg.). Leitlinien für die sozialmedizinische Begutachtung. Sozialmedizinische Beurteilung bei psychischen und Verhaltensstörungen. August 2012 incl. Update 2018; www.deutsche-rentenversicherung.de/Allgemein/de/Inhalt/3_Infos_fuer_Experten/01_sozialmedizin_forschung/downloads/sozmed/begutachtung/empfehlung_psychische_stoerungen_2006_pdf.pdf?__blob=publicationFile&v=9 (letzter Zugriff: 24.4.2020).

Fairburn C. Kognitive Verhaltenstherapie bei Essstörungen. Stuttgart: Schattauer 2012.

Frese C, Benoit D. Vorstellung und Evaluation eines Behandlungsprogramms für Anorexia und Bulimia nervosa in einer psychosomatischen Rehabilitation. Prax Klin Verhaltensmed Rehab 2017; 100: 178–193.

Herpertz S, Herpertz-Dahlmann B, Fichter M et al. (Hrsg.). S3-Leitlinie. Diagnostik und Behandlung der Essstörungen. Heidelberg: Springer 2011.

Herpertz-Dahlmann B. Anorexia nervosa im Kindes- und Jugendalter. In: Herpertz S, de Zwaan M, Zipfel S (Hrsg.). Handbuch Essstörungen und Adipositas. Heidelberg: Springer 2015, S. 71–77.

Legenbauer T, Vocks S. Manual der kognitiven Verhaltenstherapie bei Anorexie und Bulimie. Heidelberg: Springer 2014.

Zeeck A. Stationäre und teilstationäre Psychotherapie der Essstörungen. In: Herpertz S, de Zwaan M, Zipfel S (Hrsg.). Handbuch Essstörungen und Adipositas. Heidelberg: Springer 2015, S. 293–301.

8

8.10 Nicht stoffgebundene Abhängigkeit/Verhaltensexzesse

Thomas Fischer

Zur Orientierung

- Jedes menschliche Verhalten kann exzessiv ausgeführt werden. Mit Krankheitswert und epidemiologisch relevant sind z. B. exzessive Verhaltensmuster aus den Bereichen Essen, Glücksspielen, Internetgebrauch, Sex oder Kaufen.
- Vor allem die drei Erstgenannten ergeben Störungsbilder, für die es in der psychosomatischen Rehabilitation jeweils spezielle Behandlungskonzepte gibt, die unterschiedliche Besonderheiten zeigen.

8.10.1 Einführung

Jedes menschliche Verhalten kann grundsätzlich exzessiv ausgeführt werden. In der deutschen Sprache gibt es dafür vielfältige Begriffe, z. B. Monomanie, unangepasstes Verhalten, abnorme Gewohnheit, Verhaltenssucht oder psychische Abhängigkeit. Begriffe wie Sucht, Zwangsspektrumsstörung oder Impulskontrollstörung implizieren ursächliche Zuschreibungen. Das Glücksspielen, die nichtberufliche und nicht für die Alltagsbewältigung notwendige Nutzung des Internets sowie das Kaufen sind Verhaltensmuster, die krankheitswertig gesteigert sein können. Essen und Sex gehören zu den lebenswichtigen menschlichen Grundbedürfnissen, die ebenfalls ausufern können und dann als Krankheit eingeordnet werden. Sozial anerkannte und gesellschaftlich belohnte Tätigkeiten wie Arbeit oder Sport werden in ihrer exzessiven Ausführung meistens nicht als Krankheit angesehen.

Beispielhaft für diese Gruppe von Störungen werden in diesem Kapitel Behandlungsmöglichkeiten in der psychosomatischen Rehabilitation für das pathologische Glücksspielen und den pathologischen Internetgebrauch übersichtsartig dargestellt. Der Autor greift dabei auf die von der DRV anerkannten Konzepte zweier Reha-Kliniken zurück, die seit Jahrzehnten Patienten mit diesen Störungsbildern stationär behandeln.

8.10.2 Pathologisches Glücksspielen

In der aktuell gültigen 10. Fassung der ICD ist das pathologische Glücksspielen bei den „Impulskontrollstörungen" eingeordnet (F63.1). Dagegen findet sich diese Diagnose in dem seit 2013 gültigen DSM-5 in der Kategorie „Substance-related and Addictive Disorders". Grundlage der Kostenübernahme für die Rehabilitation ist eine „Empfehlung der Spitzenverbände der Krankenkassen und Rentenversicherungsträger für die medizinische Rehabilitation bei pathologischem Glücksspielen" vom März 2001. In der aktuellen Praxis erfolgt die Zuweisung zur medizinischen Rehabilitation in Abhängigkeit vom Vorliegen stoffgebundener Komorbidität:

- Besteht neben dem pathologischen Glücksspielen auch eine stoffgebundene Sucht, findet die Reha-Behandlung in einer Suchtabteilung mit entsprechender Behandlungsdauer statt.
- Fehlt diese Komorbidität, kann die Behandlung in der Psychosomatik durchgeführt werden.

Behandlungsrelevante Besonderheiten des pathologischen Glücksspielens

In der Rehabilitation des pathologischen Glücksspielens gibt es Bedingungen, die sich bei anderen Verhaltensexzessen nicht finden lassen.

Geld ist das zentrale Medium des pathologischen Glücksspielens. Geld hat in der kapitalistischen Gesellschaft (Kapital, von lat. „caput": Haupt, Kopf) eine aufgeheizte Bedeutung. Geld ist im wörtlichen Sinne die Hauptsache geworden. Dadurch hat Geld als in Aussicht gestellte Belohnung des Glücksspiels eine sehr starke psychobiologische Wirkung. So sehen wir bei Betroffenen im Glücksspielentzug teilweise Symptome, die wir sonst nur bei Menschen mit stoffgebundener Sucht finden. Außerdem sind die Betroffenen bei Beginn einer Rehabilitation häufig hoch verschuldet. Strafrechtliche Probleme ergeben sich in Zusammenhang mit der Erkrankung durch die Geldbeschaffung mittels Betrug, Unterschlagung und Diebstahl. Die zentrale Rolle des Geldes muss sowohl in der Behandlung als auch in der sozialmedizinischen Beurteilung Berücksichtigung finden.

Eine ganze Reihe **kognitiver Fehlannahmen,** die meistens auf Einflussmöglichkeiten auf das Glücksspiel hinauslaufen, geht auch bei gesunden Menschen mit Glücksspiel einher. Ein Beispiel ist die Annahme, dass sich beim Roulette die Wahrscheinlichkeit der Gewinnfarbe Rot erhöht, je öfter die Kugel im schwarzen Feld war. Richtig ist, dass die Wahrscheinlichkeit bei jedem Versuch 50 : 50 beträgt.

Ein weiterer Umstand ist das **erhöhte Erregungsniveau** der Patienten, das sich als „sensation seeking" oder erhöhte Impulsivität beschreiben lässt. Therapeuten bekommen das besonders zu spüren, wenn Patienten häufig unbewusst versuchen, aus alltäglichen Beziehungssituationen ein Glücksspiel zu inszenieren oder Grenzen auszutesten. Ob dieses Phänomen auf persönliche Prädispositionen oder sekundär auf den chronischen Zustand gesteigerter Erregung beim Glücksspielen zurückzuführen ist, ist nicht eindeutig geklärt. Die Therapie muss dieser Tatsache jedoch Rechnung tragen.

Im Unterschied zu anderen sog. Verhaltenssüchten ist die Behandlung des pathologischen Glücksspielens in der Rehabilitation **abstinenzorientiert.** Ziel ist die vollständige Glücksspielfreiheit.

Störungsspezifische Therapievereinbarungen

Am Beginn der Rehabilitation werden entsprechend dem Störungsbild des pathologischen Glücksspielens besondere Therapievereinbarungen getroffen:

- Die Patienten verlassen zur **Risikominimierung** in den ersten 2 Wochen nicht die Klinik. Außerdem wird die Nutzung internetfähiger Geräte deutlich begrenzt.
- Die Patienten führen im Rahmen des **persönlichen Geldmanagements** ein Ein- und Ausgabenbuch. Außerdem stimmen sie ihr Wochenbudget und den Haushaltsplan mit dem Bezugstherapeuten ab. In Zusammenarbeit mit dem Sozialarbeiter beginnt die Schuldenregulierung.
- Für die Dauer der Rehabilitation wird mit den Patienten eine **Abstinenz von jeglichen Glücksspielen** vereinbart. Dazu gehören auch Karten-, Würfel- und Onlinespiele sowie Wetten jeder Art.

Behandlung der Grundproblematik

Die Bearbeitung individueller Konflikte, Beziehungsstörungen und Strukturdefizite findet in den therapeutischen Beziehungen des multimodalen Behandlungsprogramms statt. Eine besondere Bedeutung haben dabei die Gruppenpsychotherapien. Die Patienten haben oft Selbstwertdefizite, die zu narzisstischer Überkompensation oder zu ängstlich-vermeidenden Anpassungsleistungen führen. Die daraus erwachsenen Beziehungsstörungen verlangen in der Therapie das Bewusstmachen von emotionalen Bedürfnissen und deren lebensgeschichtlichem Schicksal. Wichtig ist häufig psychotherapeutische Arbeit an der Gefühlsregulation, insbesondere dem Umgang mit unangenehm erlebten Gefühlen. Strukturelle Nachreifung wird durch Verbesserung der Fähigkeiten der Selbst- und Objektwahrnehmung, der Impulskontrolle sowie der Kommunikation erreicht. In diesem Zusammenhang wirken auch das Training sozialer Kompetenz oder das Achtsamkeitstraining hilfreich. Notwendig ist nicht selten das Üben von Verbindlichkeit und Verantwortungsübernahme, wobei mit Letzterem auch die Auseinandersetzung mit deviantem Verhalten gemeint ist.

Störungsspezifische Behandlung

Für die störungsspezifische Behandlung können verhaltenstherapeutische Themen abgearbeitet werden: psychoedukative Information, motivationale Klärung, Formulierung von Veränderungszielen, Verhaltensdiagnostik des Glücksspielens, Aufbau von Alternativen, Klärung des Beziehungsverhaltens, Korrektur kognitiver Fehlannahmen, Geldmanagement und Rückfallprävention bzgl. des Umgangs mit Spielverlangen, Krisen und Risikosituationen.

Weiterführende Informationen zur Therapie des pathologischen Glücksspielens in der medizinischen Rehabilitation finden sich bei Premper und Sobottka (2015).

Sozialmedizinische Beurteilung

Bei der Beurteilung der beruflichen Leistungsfähigkeit sind zum einen die Exposition zu Glücksspielreizen (Spielhallenaufsicht, Croupier, Kellner in Lokalen mit Spielautomaten etc.), zum anderen die Fähigkeiten zum Umgang mit Geld zu berücksichtigen.

! MERKE

Patienten mit strafrechtlich relevanten geldbezogenen Delikten sollten keine Tätigkeiten ausüben, bei denen sie größere Geldmengen zu verantworten oder zu verwalten haben.

8.10.3 Pathologischer Internetgebrauch

Seit Ende der 1990er-Jahre erschienen in der psychosomatischen Rehabilitation zunehmend Menschen, deren Erkrankungen im Zusammenhang mit der Nutzung des Internets standen, ohne dass es eine entsprechende Kategorie in den gültigen Klassifikationssystemen ICD und DSM gab. Dennoch übernahm die DRV vor dem Hintergrund einer dynamischen Entwicklung der Fallzahlen alsbald die Kosten für die fachgerechte Behandlung. Einige Behandler orientierten sich bei der Diagnosestellung ausschließlich an den Abhängigkeitskriterien für stoffgebundene Sucht in der ICD-10. Davon abweichend haben sich jedoch die in ➤ Box 8.12 aufgeführten Kriterien bewährt.

BOX 8.12

Krankheitskriterien des pathologischen Internetgebrauchs

- Exzessiver Internetgebrauch (schul- oder berufsfremd)
- Immersionserleben (Fokussierung auf das virtuelle Erleben bei gleichzeitigem Zurücktreten der Realität im Bewusstsein des PC-Nutzers)
- Probleme im Selbstwerterleben, Affekterleben, in der Beziehungsfähigkeit und/oder Handlungsmotivation

Ebenfalls bewährt hat sich die diagnostische Einordnung als sonstige näher bezeichnete Persönlichkeits- und Verhaltensstörung (ICD-10: F68.8). Alternativ ist in Anlehnung an das pathologische Glücksspielen die Kategorisierung als andere Störung der Impulskontrolle (ICD-10: F63.8) möglich.

Behandlungsrelevante Besonderheiten des pathologischen Internetgebrauchs

Auch in der Rehabilitation des pathologischen Internetgebrauchs lassen sich spezifische Merkmale finden.

Das Störungsbild würde es ohne das **Internet** nicht geben. Das Internet bietet vielfältige Belohnungserlebnisse: Abenteuer in fremden Regionen, schnell erreichbare Erfolge, verlässliche Kontakte, Halt und Unterstützung, soziale Anerkennung, sichere Anonymität, Sinnstiftung usw. Das Erscheinungsbild der Störung ist an die Entwicklung und Möglichkeiten des Internets gebunden. Im ersten Jahrzehnt der 2000er-Jahre handelte es sich bei der exzessiven Nutzung meistens um Mehrpersonen-Online-Rollenspiele. Daneben gibt es heute zunehmend andere Formen, sodass das exzessive Nutzungsverhalten in Gaming, Chatting, Surfing und Streaming unterteilt wird.

Aktuell gibt es eine Zunahme der Handynutzung für das Internet. Typisch sind vermehrte Geldausgaben für Zusatzangebote in Spiele-Apps. Die weitere Entwicklung des pathologischen Internetgebrauchs unter der zunehmenden generellen Infiltrierung des Alltags durch das Internet muss berücksichtigt werden.

Häufige Symptome des Störungsbildes sind gestörte **Körper**wahrnehmung und -beherrschung. Eine wesentliche Ursache ist die „Stilllegung" des Körpers während der exzessiven Internetnutzung. In der biopsychosozialen Rehabilitation ist somit Körpertherapie unabdingbarer Bestandteil.

Vor allem sog. Gamer, aber teilweise auch Chatter treten im Netz mit Eigenschaften wie Mut, Kraft, Selbstbewusstsein usw. auf, wie sie sie in der Realität nicht haben. Es kommt zu einer **Divergenz von realem und virtuellem Selbst.** In der Therapie ist es notwendig, sich realen Beziehungen zu stellen und vom virtuellen Selbst Abschied zu nehmen.

Sowohl in der **Politik** als auch in den **Medien** ist die sog. Mediensucht häufig Thema. Meistens liegt der Fokus auf Kindern und Jugendlichen, bei denen die Störung zu finden sei. Das wird mit Studien belegt, die einer präzisen wissenschaftlichen Betrachtung nicht immer standhalten. Oft handelt es sich bei exzessivem Internetgebrauch im Kindes- und Jugendalter um ein Durchgangsstadium der normalen Entwicklung und **nicht um eine Krankheit.** In der medizinischen Rehabilitation werden Erwachsene mit manifester Störung behandelt. Das sind überdurchschnittlich häufig junge Männer, die trotz soliden intellektuellen Leistungsvermögens nicht am Erwerbsleben teilnehmen.

Störungsspezifische Therapievereinbarungen

Vor Beginn der psychosomatischen Rehabilitation empfiehlt sich ein **telefonisches Vorgespräch,** bei dem neben Angaben zu Anamnese, Änderungsmotivation und Funktionalität des Internetgebrauchs Vereinbarungen zur Einschränkung der Online-Angebote angesprochen werden. Der Umgang mit internetfähigen Geräten wird ggf. zusätzlich während der Rehabilitation individuell eingeschränkt.

Überdurchschnittlich häufiger gibt es in dieser Patientengruppe junge Erwachsene mit **Problemen in der Tagesstruktur** und der Bewältigung von Alltagsaufgaben bis hin zur körperlichen Hygiene. Verbindliche Vereinbarungen bzgl. des Therapierahmens sind bei diesen Patienten besonders wichtig. Sozialpädagogische Ansätze sind hier manchmal hilfreich.

Behandlung der Grundproblematik

Eigene Untersuchungen und Erfahrungen mit dieser Patientengruppe legen nahe, dass viele Betroffene bei solidem intellektuellem Leistungsvermögen eher zurückhaltend und selbstunsicher sind. In der Persönlichkeitsorganisation beschreiben sie sich weniger ehrgeizig. Der Mangel an Selbstbewusstsein führt zur Flucht der Betroffenen in virtuelle Welten, in denen sie problemlos alle Defizite auffüllen können. Notwendig ist somit in der Therapie eine Nachreifung mit Entwicklung realen Selbstbewusstseins. Das gelingt besonders in der Gruppenpsychotherapie durch die Bewältigung von Problemen und Lösung von Konflikten mit Erleben der eigenen Selbstwirksamkeit.

CAVE

Von homogener Gruppenzusammensetzung ist dabei abzuraten, da aufgrund passiver und selbstunsicherer Strukturanteile die Gruppen zu reduzierter Dynamik und Arbeitshaltung neigen und die defizitären Muster sich evtl. verstärken.

8

Störungsspezifische Behandlung

Die störungsspezifische Therapie findet in den verschiedenen Bereichen der Rehabilitation statt:

- **Standardpsychotherapie** einzeln und in der Gruppe bietet neben der Aufarbeitung der Grundproblematik die Möglichkeit zur Lösung vom „virtuellen Ich", zur Bewusstwerdung der Ambivalenz, zur Abstinenzentscheidung, zum Abschiednehmen vom Symptom mit Erleben der Trauer sowie zur Erarbeitung eines Ampelmodells zur Internetnutzung. Bei Letzterem definiert der Patient in Zusammenarbeit mit dem Therapeuten für ihn verbotene (rot, z. B. Spiele), riskante (gelb, z. B. YouTube) und erlaubte (grüne, z. B. Mailverkehr) Internetaktivitäten.
- Die **störungsspezifische Gruppentherapie pathologischer Internetgebrauch** dient zur Informationsvermittlung, Behandlungsmotivation, funktionalen Analyse, Korrektur von Fehlannahmen, Erarbeitung von Verhaltensalternativen, Entscheidungsfokussierung, Selbstwertverbesserung und Rückfallprävention.
- In der **erlebnisorientierten Sport- und Bewegungstherapie** geht es um das Wiedergewinnen von Spaß an Bewegung und Miteinander, wobei hier Gruppenaktivitäten in der freien Natur (z. B. Geocaching, Bogenschießen, Kanuausflüge) zu bevorzugen sind. Spezielle **Bewegungstherapie „Körper-Leben"** dient der Verbesserung von Körperwahrnehmung und -steuerung.
- Die Ergotherapie ermöglicht in einem spezifischen **Angebot „Internetkompetenz"** die Entwicklung von Fähigkeiten zur Vermeidung „roter" oder „gelber" Netzinhalte.

Weiterführende Informationen zur Therapie des pathologischen Internetgebrauchs in der medizinischen Rehabilitation finden sich bei Schuhler und Vogelgesang (2012).

Sozialmedizinische Beurteilung

Da sich viele Betroffene noch am Beginn ihres Berufslebens befinden und Ausbildung oder Studium häufig noch nicht beendet haben, sind Fragen der beruflichen Orientierung zu klären. Einschränkungen der beruflichen Leistungsfähigkeit gibt es regelhaft aufgrund des Störungsbildes nicht. Meistens ist es sinnvoll, die Kompetenzen herauszuarbeiten und mit der Beschreibung von Defiziten zurückhaltend zu sein.

LITERATUR

Premper V, Sobottka B. Pathologisches Glücksspielen. Weinheim, Basel: Beltz 2015.

Schuhler P, Vogelgesang M. Pathologischer PC- und Internet-Gebrauch. Göttingen: Hogrefe 2012.

8.11 Stoffgebundene Abhängigkeitserkrankungen als Komorbidität in der psychosomatischen Rehabilitation

Thomas Fischer und Bernd Sobottka

Zur Orientierung

- Patienten mit Suchtproblemen sind in der psychosomatischen Rehabilitation häufig. Deshalb darf bei der Aufnahme psychosomatischer Rehabilitanden eine entsprechende Suchtdiagnostik nicht vernachlässigt werden. Nur so können die Betroffenen identifiziert und für eine Lösung dieser Probleme ggf. mit entsprechender Therapie motiviert werden.
- Bei manifester Abhängigkeit ist der ideale Weg i. d. R. die direkte Verlegung in eine Abteilung oder Klinik für Abhängigkeitserkrankungen. Am besten gelingt das in den Rehabilitationskliniken mit beiden Indikationen Psychosomatik und Sucht unter einem Dach.

8.11.1 Vorbemerkungen

Die Prävalenz von Sucht in Komorbidität mit anderen psychischen Erkrankungen ist hinlänglich bekannt. Die gleichzeitige Berücksichtigung der Sucht und der psychosomatischen Erkrankungen gelingt sowohl in Reha-Kliniken für Abhängigkeitserkrankungen als auch in den Reha-Kliniken für Psychosomatik sehr unterschiedlich. Hierbei spielen die individuellen Konzepte, die Rahmenbedingungen und die jeweilige Ausstattung der Kliniken eine große Rolle. Besondere

Voraussetzungen haben die Kliniken, die sowohl Abteilungen für Abhängigkeitserkrankungen als auch für psychosomatische Rehabilitation vorhalten.

Entsprechend der Leitlinie für die sozialmedizinische Beurteilung bei Abhängigkeitserkrankungen der DRV (2010) besteht bei stoffgebundenen Abhängigkeitserkrankungen grundsätzlich Reha-Bedarf, wenn nicht Folgeerkrankungen die Reha-Fähigkeit einschränken oder eine positive Reha-Prognose fehlt. Eine Ausnahme bildet die Tabakabhängigkeit, wegen der allein keine Rehabilitation bewilligt wird.

In den Leitlinien zur Rehabilitationsbedürftigkeit bei Abhängigkeitserkrankungen für den Sozialmedizinischen Dienst der DRV (2005) ist festgelegt, dass die Rehabilitation bei diesen Störungsbildern grundsätzlich in Reha-Einrichtungen für Abhängigkeitserkrankungen durchgeführt wird. Demnach findet eine gezielte Zuweisung von Patienten wegen stoffgebundener Suchterkrankungen in stationäre oder ganztägig ambulante psychosomatische Kliniken nicht statt.

Es kommt jedoch vor, dass bei einzelnen Patienten im Vorfeld der Rehabilitation die bestehende Suchterkrankung nicht diagnostiziert wird und der Patient wegen einer komorbiden psychischen Störung eine notwendige psychosomatische Rehabilitation antritt. Noch häufiger findet man in der Praxis Fälle, bei denen sich im Prozess der Einleitung einer Rehabilitation Hinweise auf eine Suchterkrankung finden, diese nicht eindeutig sind und dem Betroffenen Krankheitseinsicht und/oder Behandlungsmotivation für die Suchterkrankung fehlen. Auch dann ist die Zuweisung von Patienten mit komorbiden psychischen Erkrankungen in die psychosomatische Rehabilitation gerechtfertigt.

Eine besondere Gruppe bilden die Patienten mit somatoformen Schmerzstörungen, bei denen sich im Verlauf ihrer Behandlung eine Substanzabhängigkeit herausbildet. Psychosomatische Reha-Kliniken, die sich auf die Behandlung somatoformer Schmerzstörungen spezialisiert haben, diagnostizieren dementsprechend diese Form der Abhängigkeit besonders häufig. Dabei handelt es sich meistens um eine (iatrogene) Abhängigkeit von Opioiden. Seltener sind schmerzinduzierte Abhängigkeiten von Cannabis oder Alkohol zu finden, bei denen die Substanzen i. S. einer Selbstmedikation eingesetzt werden.

Wird bei Aufnahme in die psychosomatische Rehabilitation oder in den ersten Behandlungstagen eine Abhängigkeitserkrankung diagnostiziert, sollte grundsätzlich i. S. motivierender Gesprächsführung gemeinsam mit dem Patienten eine möglichst nahtlose Verlegung in eine Abteilung für Suchtrehabilitation erwogen und ggf. ein Antrag auf Umwidmung beim Kostenträger mit entsprechender Begründung gestellt werden. Besonders gut gelingt dies in Reha-Kliniken mit Doppelindikation Psychosomatik und Sucht, da bei Einwilligung des Patienten die Behandlung sofort in der Suchtabteilung fortgesetzt werden kann.

Die Abteilungen und Kliniken für psychosomatische Rehabilitation haben bzgl. der **Abhängigkeit**serkrankungen weniger eine therapeutische als vielmehr eine wichtige diagnostische, aufklärende und motivationsbildende Funktion. Im Idealfall gelingt eine Vermittlung in die Entwöhnungsbehandlung. Bei Vorliegen eines **schädlichen Gebrauchs** von Suchtmitteln ist es dagegen möglich, dass dem Betroffenen durch die psychosomatische Rehabilitation eine ausreichende Verhaltensänderung gelingt.

Wegen der Bedeutung der psychosomatischen Rehabilitation hinsichtlich der Diagnostik von Substanzgebrauchsstörungen wird in diesem Kapitel auch kurz auf die Untersuchungsmethoden eingegangen.

8.11.2 Klinikvoraussetzungen

Unabhängig davon, ob es sich um eine große Einrichtung für psychosomatische Rehabilitation oder aber um eine kleine psychosomatische Abteilung in einer Reha-Klinik mit somatischer Hauptindikation handelt, sollten grundsätzlich Triggerreize zur Aktivierung des Suchtgedächtnisses im Klinikalltag minimiert sein. Deshalb dürfen durch die Klinik selbst keine Suchtmittel angeboten oder verkauft werden. Das gilt sowohl für die Cafeteria und die normale Speisenversorgung als auch für besondere Anlässe wie Patientenweihnachtsfeier, Silvester oder andere Veranstaltungen. Des Weiteren ist ein defensives Verordnungsverhalten bei suchtpotenten Medikamenten (Beruhigungsmittel, Schlafmittel, opioidhaltige Schmerzmittel) notwendig. Im Bedarfsfall muss es möglich sein, in Absprache mit dem Patienten den Konsum von Suchtmitteln zu überprüfen (z. B. Atemalkoholkontrollen, Labordiagnostik). Laborkontrollen mittels Urinprobe sind nur sinnvoll, wenn die Urinabgabe unter Sichtkontrolle erfolgt.

Besonders wichtig ist eine ausreichende suchtmedizinische Qualifikation der medizinisch-therapeutischen Mitarbeiter. Leider wird Sucht in der psychotherapeutischen Ausbildung von Ärzten und Psychologen oft nicht ausreichend berücksichtigt, sodass die Qualifikation nicht selbstverständlich vorausgesetzt werden kann. Das Gleiche gilt für Pflegepersonal, Ergotherapeuten, Sport- und Bewegungstherapeuten, Physiotherapeuten usw. Meistens muss die Klinik ihre Mitarbeiter nachqualifizieren.

! MERKE

Viele betroffene Patienten gestehen sich die Suchtprobleme aus Scham oder wegen eigener Vorbehalte nicht ein und vermeiden die adäquate Behandlung. Sie sollten deshalb in der Klinik unbedingt einen vorurteilsfreien, offenen und ehrlichen Umgang mit dieser Problematik erleben. Das Denken und Klima in der gesamten Belegschaft, auch in der Verwaltung, sollte demnach frei von Stigmatisierungen der Sucht sein. Außerdem ist eine ausreichende Sensibilität für die Wahrnehmung von Suchtverhalten in der Klinik notwendig.

8.11.3 Diagnostik

Um Patienten mit Suchtproblemen in der psychosomatischen Rehabilitation zu identifizieren, ist eine angemessene Diagnostik notwendig. Besondere Bedeutung hat diese bei Patienten, bei denen im Vorfeld der Rehabilitation die Komorbidität noch nicht offenkundig war.

Suchtanamnese

Erstes und wichtigstes diagnostisches Instrument ist eine ausreichend gründliche Anamnese hinsichtlich des Suchtmittelkonsums. In der psychosomatischen Rehabilitation reicht es nicht, im Rahmen der „Allgemeinen Anamnese" die Menge pro Zeit an Medikamenten, Kaffee, Zigaretten und Alkohol aufzulisten, so wie es der Medizinstudent während des Studiums lernt. Vielmehr muss schon aus der Anamnese erkennbar sein, ob vielleicht Abhängigkeitskriterien oder Folgeschäden eines Suchtmittelkonsums vorhanden sind. Vor allem für unerfahrene Therapeuten in Ausbildung haben sich strukturierte Interviews bewährt, die entweder durch die Einrichtung vorgegeben werden oder bewährten Instrumenten entnommen sind (z. B. SKID Sektion E).

Verhaltensbeobachtung

Einzelne Patienten erscheinen unter Alkoholeinfluss oder anderer Mittelwirkung zur Aufnahme in der Klinik, was i. d. R. schon ein Indiz für Probleme im Umgang mit Suchtmitteln darstellt. Im Verlauf ergeben sich bei anderen Betroffenen Hinweise aus ihrem Verhalten im Beziehungsgefüge des therapeutischen Milieus, wobei hier Rückmeldungen von Mitpatienten in Gruppengesprächen z. B. über das Freizeitverhalten besonders wertvoll sein können.

Labordiagnostik

Die Untersuchung der Transaminasen im Serum gehört wie auch die Bestimmung des mittleren Volumens der Erythrozyten (MCV) zur Routinelabordiagnostik in der psychosomatischen Rehabilitation. Selten ist außerdem die Bestimmung des Ethylglucuronids (ETG) im Urin oder Haar sinnvoll. Bei V. a. Probleme mit suchtpotenten Medikamenten oder illegalen Drogen sollten mit dem Patienten gezielte qualitative oder ggf. quantitative Messungen vereinbart werden. Urinproben werden dafür unter Sichtkontrolle gewonnen.

Testdiagnostik

Ergänzend können in der Diagnostik Patientenfragebögen und Tests verwendet werden, die in der psychosomatischen Rehabilitation jedoch nicht zur Routine gehören, sondern bei Bedarf eingesetzt werden. Bewährt haben sich z. B. der Münchner Alkoholismus-Test (MALT) oder der *Alcohol Use Disorders Identification Test* (AUDIT). Letzteren gibt es auch für Cannabiskonsum (CUDIT).

Apparative Diagnostik

Die Darstellung des Zustands der Leber mittels Oberbauchsonografie sollte in der psychosomatischen

Rehabilitation bei V. a. alkoholtoxische Schädigung immer möglich sein. Bei neurologischen Ausfallsymptomen kann die Abklärung mittels bildgebender oder elektrophysiologischer Untersuchungen notwendig werden. Grundsätzlich ist wegen körperlicher Begleit- und Folgeerkrankungen eine enge Kooperation mit allen somatischen Fachgebieten hilfreich.

8.11.4 Therapie

Bei der Therapieplanung in der psychosomatischen Rehabilitation sollten mit dem Patienten in einer Gesamtschau alle Vorbefunde, aktuellen Befunde und Hinweise, die für eine Suchtproblematik sprechen, Berücksichtigung finden. Nur so lassen sich konkrete **suchtbezogene Interventionen vereinbaren und umsetzen.** Mögliche Interventionen und Techniken sind nachfolgend aufgeführt.

Unabhängig vom dominierenden Psychotherapieverfahren einer psychosomatischen Einrichtung haben sich in der Arbeit mit dem betroffenen Patienten für eine Auseinandersetzung mit Suchtverhalten, adäquater Behandlungsmotivation und Abstinenzabsicht die **fünf Grundprinzipien der motivierenden Gesprächsführung** (Miller und Rollnick 2015) bewährt: Empathie ausdrücken, Diskrepanzen entwickeln, Beweisführungen vermeiden, Widerstand aufnehmen, Selbstwirksamkeit fördern. Dabei ist es dienlich, mit dem Patienten die kompensatorische Funktion des Suchtmittels zu beleuchten und in die Verhaltensanalyse oder Klärung psychodynamischer Zusammenhänge mit aufzunehmen. Die Konsummuster in den unterschiedlichen sozialen Bezügen sollten für den Betroffenen deutlich werden (Kontextfaktoren).

Die Zeit der psychosomatische Rehabilitation ist eine sehr gute Gelegenheit, mit dem Patienten ein **Verhaltensexperiment** zu vereinbaren: Was passiert, wenn der Betroffene eine bestimmte Anzahl von Tagen oder Wochen während der Rehabilitation abstinent bleibt? Nicht selten führt das bewusste Erleben von Schwierigkeiten bei der Aufrechterhaltung der Abstinenz zu einem besseren Problemverständnis. Bewährt haben sich während dieser Experimente **regelmäßige Rückmeldungen zu den wahrnehmbaren positiven Folgen** der Abstinenz: gesteigerte körperliche Leistungsfähigkeit und Fitness, bessere kognitive Funktionen, attraktivere körperliche Erscheinung, Erholung der Leberfunktion oder anderer Folgeschäden (Laborkontrollen) usw.

Während dieser „Probeabstinenz" kann es z. B. bei tatsächlich abhängigen Patienten notwendig sein, einen Rückfall als das zu behandeln, was er tatsächlich ist: ein ernster Notfall. In der Klinik der Autoren gibt es im Suchtbereich eine Aufnahmestation, auf die diese Patienten aus der Psychosomatik im Rückfallgeschehen verlegt werden, bis sie suchtmittelfrei sind. Nach der Rückkehr in die Psychosomatik kann dann die **Rückfallbearbeitung** geschehen.

Besonders vorteilhaft für das Erreichen suchtmittelbezogener Therapieziele ist die Teilnahme an einer **indikativen suchtmittelbezogenen Gruppenpsychotherapie,** wie sie von einigen psychosomatischen Kliniken angeboten wird.

> **! MERKE**
> Durch die gemeinsame Arbeit mit anderen betroffenen Patienten lässt sich die Universalität der Sucht deutlich erleben, es gelingt das interpersonelle Lernen besonders gut (Input/Output), und die Gruppenteilnehmer gewinnen Hoffnung durch die Unterstützung und die Erfolge der anderen.

Bewährt haben sich semistrukturierte Gruppen, in denen die Teilnehmer die Möglichkeit haben, sich über die eigenen Erfahrungen und die Ambivalenz auszutauschen und gemeinsam Lösungswege für suchtmittelbezogene Probleme zu finden.

Ist der Suchtmittelkonsum ein wesentlicher Faktor von Partnerschaftsproblemen oder von Konflikten mit anderen (Verwandte, Vorgesetzte, Arbeitgeber etc.), können dem Patienten **Angehörigengespräche mit Thematisierung des Suchtmittelkonsums** angeboten werden.

Im letzten Abschnitt der psychosomatischen Rehabilitation ist der Transfer suchtmittelbezogener Behandlungsergebnisse in den Alltag zu berücksichtigen. Der Patient sollte in dieser Behandlungsphase eine Entscheidung fällen, ob er zukünftig unverändert konsumierend, reduziert konsumierend oder abstinent leben will. Dabei ist mit dem Patienten auch zu klären, ob eine **Anbindung an eine Selbsthilfegruppe** oder sogar **Suchtberatungsstelle** sinnvoll ist. Einzelne Patienten entscheiden sich zu diesem Zeitpunkt ggf. für eine **weiterführende Entwöhnungsbehandlung.**

LITERATUR
Miller WR, Rollnick S. Motivierende Gesprächsführung. 3. A. Freiburg: Lambertus 2015.
Wittchen HU, Zaudig M, Fydrich T. Strukturiertes Klinisches Interview für DSM-IV. Göttingen: Hogrefe 1997.

8.12 Somatische Komorbidität

Timo Specht

Zur Orientierung

- Damit die psychosomatische Rehabilitation ihrem Auftrag einer ganzheitlichen Teilhabeorientierung und sozialmedizinischen Leistungsbeurteilung gerecht werden kann, sind integrierte somatische Kompetenzen unverzichtbar.
- Dieses Kapitel beschreibt deren Bedarfe und die dafür notwendigerweise vorzuhaltenden organmedizinischen Strukturen, gibt Praxisbeispiele und unterstreicht die Bedeutung des Zusammenführens relevanter Informationen im Reha-Team.

8.12.1 Hintergrund

! MERKE

Reha-Medizin ist immer biopsychosoziale Medizin – psychosomatische Reha wird darum immer den Körper einbeziehen müssen.

Immer noch ist die Vorstellung verbreitet, die einzelnen Fachbereiche der medizinischen Rehabilitation würden ähnlich wie in den spezialisierten Abteilungen der Akutmedizin nur die Störungen behandeln, für die sie unmittelbar zuständig seien, und nur die Methoden einsetzen, die eben zu ihrem Fach gehören – so bedeute z. B. orthopädische Rehabilitation vor allem Physiotherapie und psychosomatische Rehabilitation vor allem Psychotherapie. Wäre das so, könnten die Reha-Einrichtungen ihrem Auftrag aber gar nicht gerecht werden.

Der entscheidende Grund dafür ist die im Sozialgesetzbuch verankerte **Teilhabeorientierung** (vgl. ➤ Kap. 2.5). Sie hat zwangsläufig eine **ganzheitliche Orientierung** in der Reha-Medizin zur Folge, weil der Fokus nicht auf einzelnen Organen oder Erkrankungen liegen soll, sondern auf der Frage, **was nötig ist, damit Menschen konkrete Alltagsaufgaben wieder besser bewältigen können.** Wenn die Berücksichtigung einer organmedizinischen Störung bei einem psychosomatischen Rehabilitanden dafür von Bedeutung ist, muss sie in die Behandlungsplanung der Rehabilitation und in die sozialmedizinische Leistungsbeurteilung einfließen (vgl. ➤ Kap. 10.1). Dazu sollte eine psychosomatische Reha-Einrichtung in der Lage sein. Darüber hinaus gibt es auch einen Bedarf an Einrichtungen, die besondere integrative somatische Kompetenzen für multimorbide Rehabilitanden anbieten (Specht 2016; Köllner et al. 2017) – ein Einsatz, der aktuell jedoch noch nicht von allen Trägern im Vergütungssystem honoriert wird. Nach den Daten der Reha-Qualitätssicherung der DRV findet sich bei 95 % der psychosomatischen Rehabilitanden mindestens eine somatische Nebendiagnose[3].

Und so gibt es eine Reihe von guten Gründen, warum in der psychosomatischen Reha organmedizinische Basisstrukturen vorgehalten werden und zum Einsatz kommen sollten (vgl. Übersicht in ➤ Box 8.13).

BOX 8.13

Warum organmedizinische Kompetenz in der psychosomatischen Reha?

- Begleitender organmedizinischer Behandlungsbedarf
- Differenzialdiagnose körperlicher Symptome
- Differenzialdiagnose psychischer und kognitiver Symptome
- Ganzheitliche Therapieplanerstellung
- Integrierte sozialmedizinische Leistungsbeurteilung
- Organmedizinische Komplikationen psychosomatischer Störungen
- Pharmakotherapie
- Organmedizinische Ursachenüberzeugung
- Patientenerwartungen an die ärztliche Fachlichkeit

Auch wenn die Patienten in der psychosomatischen Reha eigentlich schon im Vorfeld vollständig diagnostiziert und akutmedizinisch ausbehandelt sein sollten, gibt es infolge der häufigen Komorbidität

[3] Rehabilitandenbefragung 2017 der DRV: Vergleichsgruppe 113 psychosomatisch-psychotherapeutische Reha-Fachabteilungen (14.221 Patienten).

einen **somatischen Mitbehandlungsbedarf,** z. B. bei obstruktiver Ventilationsstörung, Herzinsuffizienz, Schmerzstörung, arterieller Hypertonie oder Schilddrüsenfunktionsstörung. Manche organmedizinische Störung wird in ihrem Verlauf von psychosozialen Faktoren sogar deutlich moduliert (z. B. Diabetes mellitus Typ 2 oder kardiovaskuläre Störungen), was den Bedarf an integrativen Versorgungsstrukturen unterstreicht.

Aber auch unabhängig von somatischer Erkrankung leiden psychosomatische Patienten nicht ausnahmsweise, sondern typischerweise auch unter den **ihre psychische Störung begleitenden körperlichen Beschwerden** – nicht nur im Falle somatoformer Störung, sondern z. B. auch bei Depression oder Angststörung. Sie klagen über Schwindel, Schmerzen, Luftnot, Herzrasen, Bauchweh, Erschöpfung, Gewichtsverlust, Schweißausbrüche oder Schlafstörungen, sie leiden unter der resultierenden Einschränkung im Alltag und manchmal unter (angemessenen oder bereits krankheitswertigen) **körperbezogenen Befürchtungen.** Nicht selten stellen diese Beschwerden eine differenzialdiagnostische Herausforderung dar, da sie ebenso psychisch wie organmedizinisch verursacht sein können. Aber auch wenn sie richtig eingeordnet sind, müssen sie den Patienten auch noch erläutert werden, um ihnen Befürchtungen zu nehmen und einen angemessenen Umgang damit zu ermöglichen.

8.12.2 Herausforderungen

In diesem Zusammenhang stellen Patienten eine besondere Herausforderung dar, bei denen **gleichzeitig eine somatische und eine psychosomatische Störung vorliegt, die ähnliche Beschwerden verursacht,** z. B. Thoraxschmerz bei KHK und somatoformer (bzw. somatischer Belastungs-)Störung des kardiovaskulären Systems (vgl. Fallbeispiel 1). Diese Gruppe bedarf sorgfältiger Exploration und Edukation sowie eines Behandlungsteams, das ihr auf der Basis auch somatischer Kenntnis einen rationalen Umgang mit der Problematik ermöglicht, bei dem nicht die Angst, sondern der Verstand (be-)handlungsleitend ist.

Komorbide somatische Störungen führen selbst bei guten Vorbefunden zu einigen Herausforderungen. Was bedeutet es z. B. im Hinblick auf die noch bestehenden Behandlungsoptionen, die berufliche Leistungsfähigkeit oder die Prognose, wenn bei einem depressiven Patienten mit den Leitsymptomen Erschöpfung und Antriebsstörung zusätzlich eine deutlich eingeschränkte Lungenfunktion (vgl. Fallbeispiel 2), eine Herzinsuffizienz oder ein obstruktives Schlafapnoe-Syndrom vorliegt? Nötig ist hier eine differenzierte Zusammenschau aus Vorbefunden, selbst durchgeführter erweiterter Diagnostik (z. B. Spiroergometrie oder Vigilanztest), den Berichten der beteiligten Therapeuten (Sport, Physio, Ergo, Psycho, Gruppe, Pflege) und der ärztlichen Einschätzung.

> **! MERKE**
> Die komplexen Informationen müssen **im Reha-Team kommuniziert, bei der Behandlungsplanung berücksichtigt und für die sozialmedizinische Leistungsbeurteilung zusammengeführt** werden – z. B. im Rahmen einer sozialmedizinischen Fallbesprechung.

Weitere Aspekte erfordern integrierte somatische Kompetenz: So kann sich nicht nur psychische Belastung in körperlichen Beschwerden niederschlagen – auch **organmedizinische Erkrankungen können mit psychischen oder kognitiven Leitsymptomen einhergehen,** z. B. eine Hypothyreose, eine Herzinsuffizienz oder ein Schlafapnoe-Syndrom mit Antriebsstörung und Depressivität, eine rheumatologische Erkrankung mit Depressivität und unspezifisch anmutenden Schmerzen.

Ein anderer Punkt sind **Medikamentennebenwirkungen und -interaktionen.** Beispiele wären systemische Glukokortikoide, Antibiotika, Aknemittel, Interferon, Cholesterinsenker oder Kontrazeptiva, die depressiv machen können, trizyklische Antidepressiva, welche die kardiale Erregungsleitung beeinflussen, oder Schmerzmittel, die mit Blutdruckmitteln interagieren. So kann auch das Absetzen von Substanzen Beschwerden oder Risiken vermindern – nicht ganz selten werden in der psychosomatischen Reha im Vorfeld verordnete organmedizinisch wirksame Medikamente aber ohne Prüfung weitergegeben.

Ferner können psychosomatische Erkrankungen auch typische **körperliche Komplikationen** zur Folge haben, z. B. maligne Herzrhythmusstörungen, Elektrolytentgleisungen, Niereninsuffizienz oder Osteoporose bei Anorexia nervosa.

Auch beim **Aufbau einer tragfähigen therapeutischen Arbeitsbeziehung** kann organmedizinische Kompetenz von großer Bedeutung sein und das Gefühl verstärken, in guter Hand zu sein, z. B. bei Patienten mit somatoformer (bzw. somatischer Belastungs-)Störung und starker somatischer Ursachenüberzeugung oder bei solchen mit höheren Erwartungen an die begleitende ärztliche Mitbehandlung bei Rückenschmerzen oder schwer einstellbarer Zuckerkrankheit.

8.12.3 Was bedeutet das praktisch?

Diesem ganzheitlichen Anspruch in der Realität gerecht zu werden, ist eine Herausforderung nicht nur an die Struktur-, sondern auch an die Prozessqualität in den Reha-Einrichtungen. So kommt es nicht nur darauf an, die nötigen Qualifikationen im Team oder in Kooperation vorzuhalten, sondern auch dafür zu sorgen, dass diese die Rehabilitanden auch tatsächlich erreichen und das Reha-Team sich über die Ergebnisse austauscht. Wenn eine relevante somatische Komorbidität vorliegt, muss sie nicht nur erkannt werden und ggf. in die Therapieplanung einfließen. Auch allen an der Therapie Beteiligten muss sie in ihrer Auswirkung auf die eigene Arbeit bekannt sein und am Ende bei der fachlichen Zusammenschau, in der sozialmedizinischen Leistungsbeurteilung und bei der Planung der Maßnahmen im Anschluss an die Reha Berücksichtigung finden.

Wie relevant ist z. B. eine Herzinsuffizienz für die Belastbarkeit im Sport- und Bewegungsprogramm, für die antidepressive Pharmakotherapie, für die Einschätzung der Antriebsstörung im Hinblick auf Prognose und sozialmedizinische Leistungsbeurteilung? Oder welchen Anteil hat ein Asthma bronchiale an der Luftnot im Rahmen einer Panikattacke?

Die Verwirklichung dieses ganzheitlichen Ansatzes in der psychosomatischen Rehabilitation ist dabei nicht nur **ein wichtiges Qualitätsmerkmal** – es leistet auch einen Beitrag zur Ausbildung und **Befähigung der Teams,** schafft Sicherheit in komplexen Situationen (z. B. Multimorbidität) und trägt so auch zur **Berufszufriedenheit** bei (➤ Box 8.14).

BOX 8.14

Woher kommt die organmedizinische Kompetenz in der psychosomatischen Rehabilitation?

- **Qualifikation des ärztlichen Teams:** grundlegende Kenntnisse zu häufigen teilhaberelevanten somatischen Störungen, ganzheitlicher Anamnese und körperlicher Untersuchung; ggf. vorgehaltene Spezialkompetenzen (z. B. Fachärzte für Innere, Allgemein- oder Physikalische und Rehabilitative Medizin), diagnostische Möglichkeiten (z. B. Lungenfunktionsdiagnostik, Schlaflabor, orthopädische Assessments) und Konsiliar- und Liaisondienst sowie externe Kooperationen
- **Qualifikation des therapeutischen Teams:** Psychologen (z. B. Psychopharmakologie, Psychokardiologie), Physiotherapeuten (z. B. Rückenschmerz), Pflegekräfte (z. B. Diabetes mellitus), Ergotherapeuten (z. B. Hirnleistungstraining), Ernährungsberater (z. B. Adipositastherapie), Sport- und Bewegungstherapeuten (z. B. kardiopulmonales Training)
- **Funktionieren des Reha-Teams:** Austausch und Klärung auch zu somatischer Komorbidität und gemeinsamer, integrativer Beurteilung von Reha-Planung, Verlauf, Ergebnis und Leistungsfähigkeit

Dieser Aufwand bedeutet zwangsläufig auch einen höheren personellen Ressourceneinsatz, denn dazu bedarf es **mehr Zeit am Patienten, mehr interdisziplinärem Austausch und komplexerer Therapiepläne und nicht zuletzt einer höheren Qualifikation nicht nur im ärztlichen, sondern auch im therapeutischen Bereich.** Damit stellt die Verwirklichung des ganzheitlichen Reha-Auftrags auch eine wirtschaftliche Herausforderung für die Einrichtungen dar. So erwünscht organmedizinische Kompetenz ist, so sehr steht sie immer auch unter einem Finanzierungsvorbehalt.

Fallbeispiel

Praxisbeispiel 1: Differenzialdiagnose Thoraxschmerz

Beschreibung Patientin (47) in der psychosomatischen Reha mit koronarer Drei-Gefäß-Erkrankung und guter LV-Funktion, Z. n. PTCA/Stenting der LAD vor 3 Monaten und zugleich somatoformer autonomer Funktionsstörung des kardiovaskulären Systems.

Problemstellung Die Pat. beklagt rezidivierenden Thoraxschmerz verbunden mit der Sorge, „dass wieder was am Herzen ist". Soll man sie nun beruhigen, weil sie invasiv versorgt worden ist und man den Fokus auf die Bewältigung der herzbezogenen Angst legen möchte, oder muss zunächst erneut eine Koronarangiografie erfolgen?

Lösung Anamnestisch lassen sich zwei Arten von Thoraxschmerz unterscheiden:

- Zum einen stechend-beklemmende linksthorakale Beschwerden, verbunden mit Herzklopfen/-rasen u. a. vegetativen Begleitsymptomen, sowie Angst vor kardialer Bedrohung. Meist aus der Ruhe heraus über Stunden anhaltend und nach Stenting vor 3 Monaten unverändert persistierend.
- Zum anderen durch Belastung induzierbares thorakales Druckgefühl, das längstens 15 min anhält, das nach Stenting vor 3 Monaten verschwunden war und seit 2 Monaten wieder auftritt, zuletzt gehäuft.

Ergebnis Die Anamnese ergibt die Indikation zur kurzfristigen Koronarangiografie bei V. a. Restenose, ohne dass dafür weitere diagnostische Screeningmethoden (z. B. Ergometrie) zum Einsatz kommen müssen. Gleichzeitig wird der Psychotherapiebedarf deutlich, und es empfiehlt sich, die Zeit bis zur Verlegung für eine „Sowohl-als-auch"-Psychoedukation zu nutzen.

Praxisbeispiel 2: Sozialmedizinische Leistungsbeurteilung

Beschreibung Patient (54) mit rezidivierender depressiver Störung, chronisch-obstruktiver Lungenerkrankung GOLD III und chronischem Rückenschmerz. Kommt arbeitsunfähig in die psychosomatische Reha bei bestehendem Arbeitsplatz als Verkäufer im Baumarkt.

Problemstellung Der beruflichen Reintegration stehen im Besonderen Erschöpfung, Antriebsstörung und schmerzbedingte Bewegungseinschränkungen entgegen. Welchen Anteil daran haben die drei Grunderkrankungen jeweils? Welche Behandlungsoptionen bestehen noch, und was bedeutet das für die Prognose?

Lösung Fächerübergreifender Reha-Therapieplan mit Physio-, Sport- und Bewegungstherapie auch unter orthopädischen und pneumologischen Gesichtspunkten, koanalgetischer antidepressiver Pharmakotherapie, Nichtrauchertraining und pneumologischem Konsil mit erweiterter Diagnostik und Optimierung der inhalativen Therapie. Im Reha-Team Kommunikation von Zielen und Verlauf und gemeinsame Klärung von Prognose und Leistungsbeurteilung.

Ergebnis Deutliche subjektive Verbesserung beim Rückenschmerz, gelungene Rauchkarenz, leichte Verbesserung der Lungenfunktion, spiroergometrisch leistungsfähig für leichte bis mittelschwere Belastungen, Stimmung, Schlaf und Antrieb gebessert. Gemeinsam kommt das Team zu dem Ergebnis, dass eine weitere Verbesserung von Antriebsstörung und Schmerz unter körperlichem Training und ambulanter Psychotherapie möglich ist. Entlassung als ausreichend leistungsfähig zur unmittelbaren stufenweisen Wiedereingliederung im Einvernehmen mit dem Pat.

LITERATUR

Köllner V, Glatz J, Langner P et al. Psychokardiologische Rehabilitation – Ein fächerintegrierendes Behandlungsmodell. Ärztl Psychother 2017; 12: 219–226.

Specht T. Das Aukruger Modell der fächerübergreifenden Rehabilitation bei Multimorbidität. 25. Rehabilitationswissenschaftliches Kolloquium, Deutscher Kongress für Rehabilitationsforschung, Januar 2016. DRV-Schriften Bd. 109. Berlin: DRV 2016, S. 314–315.

8.13 Einfache Aktivitäts- und Aufmerksamkeitsstörung im Erwachsenenalter (ICD-10 F90.0)

Sigrid R.-M. Krause

Zur Orientierung

- Bei AD(H)S handelt es sich um eine häufige, zumeist vererbte Krankheit, die mit Auffälligkeiten im Hirnstoffwechsel einhergeht.
- Die Diagnosestellung allein rechtfertigt noch keine Therapie: Es müssen Beeinträchtigungen in einem oder mehreren Lebensbereichen vorliegen.
- Multimodale Therapieansätze haben sich bewährt.
- Durch Medikamente können bei vielen Patienten Symptome erheblich gebessert werden.
- Komorbide Störungen sind der Regelfall.
- Einschränkungen im qualitativen Leistungsbild sollten berücksichtigt werden.

8.13.1 Einführung in das Krankheitsbild

Die einfache Aktivitäts- und Aufmerksamkeitsstörung, mit Hyperaktivität (H) oder ohne Hyperaktivität, im Weiteren als AD(H)S bezeichnet, wird als eine neurobiologische Erkrankung aufgefasst, die sich in der Kindheit manifestiert und bei der Mehrzahl der Betroffenen im Erwachsenenalter symptomatisch und bei einem Teil auch klinisch behandlungsbedürftig bleibt.

Drei charakteristische **Kernsymptome** kennzeichnen das Bild:
- Unaufmerksamkeit
- Hyperaktivität (fehlt bei der ADS)
- Impulsivität

Die Kernsymptome gehen mit einer gestörten Verhaltenssteuerung einher, i. S. einer verminderten Handlungskontrolle, also einer verminderten Selbstbeherrschung für motorische Funktionen, sowie mit deutlich erhöhter psychovegetativer Labilität, d. h. einerseits auf innere und äußere Reize schnell mit hoher Anspannung zu reagieren, andererseits die situativ erwartete Anspannung und Aufmerksamkeit bei gleichmäßig einwirkenden Reizen nicht lange aufrechterhalten zu können. Ein hoher Leidensdruck ergibt sich aus situationsübergreifenden Einschränkungen der sozialen und beruflichen Funktionsfähigkeit.

8

8.13.2 Häufigkeit und Transition ins Erwachsenenalter

Die Punktprävalenz in Deutschland liegt bei 4–5 % (de Zwaan et al. 2012), Geschlechterverhältnis männlich/weiblich bei 5 : 1 für AD(H)S und 2 : 1 für ADS. Die beobachtbare körperliche Hyperaktivität im Kindes- und Jugendalter wird oft durch Selbstkontrollversuche und erzieherische Maßnahmen unterdrückt und weicht einer meist nicht mehr spontan beobachtbaren, inneren Unruhe im Erwachsenenalter. Die Aufmerksamkeitsspanne bleibt reduziert, die Impulsivität tritt mit zunehmendem Alter meist nur noch episodisch auf.

Funktionelle Beeinträchtigungen bestehen in Bezug auf die Lebensqualität und Teilhabe durch Beeinträchtigung der Alltagsbewältigung, Probleme in Schule, Ausbildung und Arbeitsplatz („Ich bin hinter meinen Möglichkeiten zurückgeblieben, aus mir hätte mehr werden können"), instabile Beziehungsführung, Probleme mit der Elternrolle, soziale Interaktionsprobleme, stark erhöhtes Unfall- und Verletzungsrisiko (PRADA-Studie: Kittel-Schneider et al. 2019), niedrigen Ausbildungsstand, geringen sozioökonomischen Status, häufige Gesetzesübertretungen. Das Mortalitätsrisiko ist 4-fach erhöht (Dalsgaard et al. 2015).

8.13.3 Ätiologie

Bei der AD(H)S handelt es sich um ein Störungsmuster, das auf dem Boden genetischer Risikofaktoren in Interaktion mit Umweltrisiken zur Störung der Neurotransmission führt. Hierbei spielen prä- und postsynaptische Auffälligkeiten neben strukturellen und funktionellen zerebralen Auffälligkeiten, vor allem im präfrontalen Kortex, der für die Verhaltenssteuerung zuständig ist, eine große Rolle. Mütterlichem Nikotin- und Alkoholkonsum und niedrigem Geburtsgewicht kommt eine Bedeutung zu. Ferner interagieren ungünstige Entwicklungsbedingungen häufig mit genetischen Risikofaktoren. Die Heredität wird mit bis zu 80 % angegeben.

8.13.4 Diagnose

Die Diagnosestellung der AD(H)S im Erwachsenenalter ist ein **klinischer Entscheidungsprozess.** Im Zentrum steht dabei der Nachweis der 18 diagnostischen Kriterien von DSM-5 und ICD-10 (➤ Box 8.15). **Desorganisation und emotionale Dysregulation** sind dabei die beiden wesentlichen akzessorischen Symptome.

BOX 8.15

Diagnostische Kriterien der AD(H)S im Erwachsenenalter nach ICD-10/DSM-5

Aufmerksamkeitsstörungen (mindestens 5 von 9 Symptomen)
1. Sorgfaltsfehler
2. Ausdauerprobleme
3. Scheint nicht zuzuhören
4. Schließt Aufgaben nicht ab
5. Organisationsprobleme
6. Vermeidet Aufgaben mit langer Aufmerksamkeitsbelastung
7. Verliert Sachen

8. Leicht ablenkbar
9. Vergesslich

Überaktivität und Impulsivität (mindestens 5 von 9 Symptomen)

1. Zappeln mit Händen und Füßen
2. Kann nicht lange sitzen bleiben
3. Fühlt sich unruhig
4. Kann nicht leise sein
5. Immer in Bewegung, wie aufgezogen
6. Exzessives Reden
7. Kann nicht abwarten, bis andere ausgesprochen haben
8. Ungeduldig, kann nicht warten
9. Stört andere in ihrer Beschäftigung

Daneben müssen **drei Zusatzkriterien** für die Diagnose nachgewiesen werden:

1. Die AD(H)S-Psychopathologie muss nach ICD-10 bereits vor dem 7. Lebensjahr oder gemäß DSM-5 vor dem 12. Lebensjahr nachweisbar sein.
2. Die mit AD(H)S verbundenen Auffälligkeiten müssen in mehr als einem Lebensfeld erkennbar sein.
3. Nachweis funktioneller Einschränkungen im Lebensalltag und Einbußen bei der Lebensqualität.

Bei Verwendung der DSM-5-Kriterien kann die Störung nach leicht, mittel und schwer graduiert werden.

8.13.5 Differenzialdiagnose und Komorbidität

Da sich zahlreiche psychische und somatische Erkrankungen mit den Kernsymptomen der AD(H)S überlappen (Intelligenzminderung, internistische und neurologische Grunderkrankungen, psychiatrische Erkrankungen), ist die Diagnose der AD(H)S im Erwachsenenalter immer eine Längsschnitt- und Ausschlussdiagnose. Hinzu kommt, dass andere psychische Störungen häufig komorbid auftreten.

Eine „pure" AD(H)S im Erwachsenenalter ist selten. Bei bis zu 85 % der von AD(H)S Betroffenen bestehen zusätzlich weitere psychische Erkrankungen, insbesondere affektive Erkrankungen und Persönlichkeitsstörungen.

CAVE

Suchtverhalten: doppelt so hohes Risiko für Alkoholmissbrauch, 7-mal so hohes Risiko für Cannabismissbrauch (Ottosen et al. 2016).

8.13.6 Diagnostische Maßnahmen

Fremdratings und strukturierte Interviews dienen zur Erleichterung und Absicherung der Diagnose, können jedoch nicht die klinische Entscheidung über die Diagnosevergabe ersetzen. Deutschsprachige psychometrisch untersuchte Verfahren zur Erfassung von AD(H)S-Symptomatik im Erwachsenenalter sind in ➤ Tab. 8.2 aufgeführt.

Als „Screeningtest" für Erwachsene hat sich der *ASR-V1.1 (2003 WHO)* als Selbstbeurteilungsskala bewährt, mit insgesamt nur 6 kurzen Fragen.

MERKE

Symptome allein „machen" noch keine Krankheit. Funktionsbeeinträchtigungen sind ausschlaggebend.

Tab. 8.2 Selbst- und Fremdbeurteilungsinstrumente zur Erfassung der AD(H)S-Symptomatik im Erwachsenenalter

Strukturiertes klinisches Urteil (Fremdbeurteilung)		Selbstbeurteilungsinstrumente	
AD(H)S Diagnostische Checkliste	HASE	*AD(H)S Selbstbeurteilungsskala*	AD(H)S-SB
Integrierte Diagnose für AD(H)S im Erwachsenenalter	IDA	*ADHS Screening für Erwachsene*	AD(H)S-E
Conners Skalen zur Aufmerksamkeit und Verhalten für Erwachsene	CAARS-O	*Conners Skalen zur Aufmerksamkeit und Verhalten für Erwachsene*	CAARS-S
Wender-Reimherr-Interview	WRI	*Kölner AD(H)S Test für Erwachsene*	KATE
		Wender-Reimherr-Selbstbeurteilungsfragebögen	WR-SB
		Wender Utah Rating Scale	WURS-K

8

8.13.7 Behandlungsplanung in der psychosomatischen Rehabilitation

Mit einer Prävalenz von 4–5 % handelt es sich bei der AD(H)S um ein häufiges Krankheitsbild im klinischen Alltag der psychosomatischen Rehabilitation. Es können zwei Gruppen von Rehabilitanden unterschieden werden:

- **Gruppe 1:** umfasst Rehabilitanden, die um die Diagnose wissen und bereits im ambulanten Bereich psychotherapeutische und/oder medikamentöse Behandlungen erfahren haben. Sie werden vom Kostenträger oft gezielt zugewiesen zur Klärung beruflicher Fragestellungen, zur Behandlung besonders schwer ausgeprägter komorbider Störungen sowie bei besonders ungünstigen psychosozialen Bedingungen (Schaffung eines unbelasteten Lern- und Übungsfeldes). Die Klärung beruflicher Problemlagen im Rahmen medizinisch-beruflicher Rehabilitation (MBOR) sowie eine Verbesserung der Teilhabe in der Alltags- und Lebensführung spielen eine bedeutende Rolle.
- **Gruppe 2:** umfasst Rehabilitanden, die wegen anderer psychischer Erkrankungen der Rehabilitation zugewiesen werden und bei denen im Aufnahmegespräch oder in der fachärztlichen Visite die Symptome einer Aufmerksamkeitsdefizitstörung auffallen. Hier ist dann zu klären, ob z. B. eine Depression als sekundäre, komorbide Störung einzuordnen wäre.

8

Multimodale Behandlungsplanung

Im Rahmen des stationären Settings profitieren AD(H)S-Patienten insbesondere von den spezifischen gruppentherapeutischen Angeboten und vom Austausch mit anderen an AD(H)S erkrankten Mitpatienten. Dabei ist es von großer Bedeutung, dass das multiprofessionelle Reha-Team im Hinblick auf diese Erkrankung über denselben Wissenstand verfügt. Nur so lassen sich konflikthafte Situationen, die im stationären Setting aus dem AD(H)S-typischen Verhalten resultieren (Vergesslichkeit, Stimmungswechsel, geringe Frustrationstoleranz, Wutausbrüche, Ungeduld, Unpünktlichkeit etc.), auffangen und klären.

Dies stellt dann eine Win-win-Situation für beide Seiten dar. Der Patient fühlt sich mit seinem Erkrankungsbild angenommen und verstanden, das therapeutische Team nimmt problematische Verhaltensweisen des Patienten nicht „persönlich", sondern verarbeitet sie professionell. Das ist bedeutsam, denn nicht selten entstehen Dissonanzen, wenn Patienten ihre Symptomatik als „Ausrede" für Schwächen benutzen (z. B.: „Natürlich komme ich zu spät. Sie wissen doch, dass ich AD(H)S habe"). In diesen Fällen kann ein Therapievertrag helfen.

TIPP

Therapievertrag

1. Ich bin nicht schuld, dass ich AD(H)S habe, aber ab heute bin ich dafür verantwortlich, was ich daraus mache.
2. Mein Ziel: AD(H)S zu kontrollieren, nicht umgekehrt.
3. Ich will lernen, pünktlich zu erscheinen oder mich ggf. rechtzeitig vorher abzumelden.
4. Zweimaliges unentschuldigtes Fehlen führt zum Ausschluss aus der Gruppe.
5. Eine Teilnahme an der Gruppe unter Drogen, Alkohol oder nicht verordneten Medikamenten ist nicht möglich.

Datum + Unterschrift

Ein „**Therapiepaket**" für AD(H)S-Erkrankte besteht idealerweise aus einer spezifischen AD(H)S-Gruppe, in der Hintergrundinformationen zum Krankheitsbild sowie praktische Handlungsanweisungen vermittelt werden und Hausaufgaben nachbesprochen werden können (Hesslinger und Philippsen 2004); ferner aus interaktioneller Gruppenpsychotherapie und Angeboten in Eigenregie wie z. B. ein „Workshop AD(H)S". Im Rahmen der Ergotherapie kommen Angebote in Kleingruppen (z. B. Produktorientiertes Arbeiten) zum Tragen, in denen die Arbeitsplatzgestaltung, die einzelnen Arbeitsschritte und die Zusammenarbeit im Team trainiert werden. Falls keine spezifischen Angebote vorgehalten werden können, helfen zur Vermittlung von krankheitsspezifischen Informationen auch Verweise auf das AD(H)S-Netz im Internet.

Ein sporttherapeutisches Angebot dient zum Abbau von Anspannungszuständen und zum Training von Fairness und Rücksichtnahme in der sozialen Interaktion. Dabei haben sich in der Praxis Sportarten wie Badminton, Powerwalking, Bogenschießen, Tai-Chi, Körperwahrnehmungstraining und Teamsport bewährt.

Neben einer störungsspezifischen Psychotherapie im Einzel- und Gruppensetting erfolgt ggf. eine **Psychopharmakotherapie** unter Berücksichtigung komorbider Störungen.

! MERKE
Heterogenes Krankheitsbild vs. „one-size-fits-all treatment".

Psychopharmakotherapie der AD(H)S

Aufgrund der vorliegenden Evidenz gilt eine Pharmakotherapie (neben der Psychoedukation) auch bei leichter und moderater Ausprägung und Beeinträchtigung als *primäre Therapieoption*. Dabei dürfen die Effekte einer Pharmakotherapie auf die AD(H)S-Symptomatik im Vergleich zu sonstigen psychosozialen Interventionen als besonders wirksam und effizient eingeschätzt werden.

- Medikation der 1. Wahl ist das Psychostimulans **Methylphenidat** (MPH) (Medikinet® adult und Ritalin® adult) (AWMF 2017; NICE 2018) und seit 2019 auch Lisdexamfetamin (Elvanse®). Diese Stimulanzien unterliegen der Betäubungsmittel-Verschreibungsverordnung (BtMVV) und werden vom Fachpflegepersonal in der Reha-Klinik **kontrolliert verabreicht.** Dieses Vorgehen hat sich bewährt, da Patienten bei dieser Gelegenheit zeitnah Rückmeldungen über ihr Befinden geben können und die Therapieadhärenz verbessert wird. Die Eindosierung erfolgt i. d. R. mit 5–10 mg **retardiertem** Methylphenidat am Morgen („Start low – go slow"). Medikinet® adult wird, bei einer Wirkdauer von 6 Stunden, i. d. R. 2 × täglich, d. h. morgens und mittags, nach den Mahlzeiten eingenommen. Ritalin® adult kann aufgrund einer etwas anderen Galenik einmalig am Morgen gegeben werden. Als Tageshöchstdosis sind 1,0 mg/kg KG bzw. 80 mg Methylphenidat zugelassen. Häufige UAW sind: Appetitminderung, Schlafstörungen, seltener auch Kopfschmerzen, Tachykardie und Blutdruckanstieg. Die Responderrate liegt zwischen 52 und 75 %.
- **Atomoxetin** (Strattera®) ist ein Wirkstoff aus der Gruppe der selektiven Noradrenalin-Wiederaufnahmehemmer und für die Erstanwendung bei Erwachsenen zugelassen. Die Substanz ist nicht BtM-pflichtig. Atomoxetin ist z. B. besonders wirksam bei Impulsivität, depressiver Begleitsymptomatik oder komorbider Sucht. Etwa 40 % der Non-Responder auf MPH profitieren von Atomoxetin und umgekehrt.

Eine medikamentöse Therapie im stationären Rahmen ist hocheffektiv und kann die Wirksamkeit psychotherapeutischer Interventionen erhöhen. Rückmeldungen aus dem multiprofessionellen Team ermöglichen dabei eine optimale Einstellung. Oftmals gehen Fremd- und Eigenwahrnehmung auseinander, was die Wirkung der Medikation betrifft: Patienten bemerken positive Effekte oft erst verzögert, während diese von Mitpatienten und Therapeuten bereits wahrgenommen werden.

8.13.8 Sozialmedizinische Leistungsbeurteilung und Nachsorge

Da es sich bei der AD(H)S um eine Verhaltens- und emotionale Störung mit Beginn in der Kindheit und Jugend handelt, kann es je nach Ausprägung bereits sehr früh zu erheblichen Beeinträchtigungen der sozialen Teilhabe kommen.

Die Nachricht, an einer behandlungswürdigen und -bedürftigen Erkrankung zu leiden, für die es einen Namen gibt, führt oft bereits zur Entlastung, da viele Betroffene erhebliche Einbußen im Selbstwertgefühl durch negatives Feedback und defizitorientierte Rückmeldungen über Jahre erlebt haben.

Neben den Rehabilitanden, die erhebliche Probleme haben, beruflich Fuß zu fassen, eine Ausbildung abzuschließen oder eine berufliche Tätigkeit über einen längeren Zeitraum durchzuhalten, gibt es durchaus Rehabilitanden, die mit AD(H)S erfolgreich im Leben stehen, wenn sie ihre berufliche bzw. soziale Nische gefunden haben, die ihren Fähigkeiten und Ressourcen entspricht (Flexibilität, Fantasie, Kreativität, Sensibilität, Hilfsbereitschaft, Ideenreichtum, Neugierde, Risikobereitschaft etc.).

Sozialmedizinisch relevante krankheitsbedingte Beeinträchtigungen

Zur Beurteilung des Leistungsvermögens ist neben dem Schweregrad der AD(H)S-Symptomatik die häufig vorkommende komorbide Erkrankung zu berücksichtigen. Grundsätzlich können die Betroffenen alle Tätigkeiten ausführen, für die sie motiviert sind. Denn AD(H)S ist keine Entschuldigung für Nicht-Können, oft aber eine Erklärung dafür.

Beeinträchtigungen am Arbeitsplatz ergeben sich z. B. im Rahmen von Umstrukturierungen: *„Vorher war ich im Außendienst tätig, jetzt sitze ich in einem Großraumbüro und bearbeite Akten. Da bin ich zusammengeklappt."* An diesem Beispiel wird die erhöhte Ablenkbarkeit im Rahmen des **Aufmerksamkeitsdefizits** deutlich. Patienten mit AD(H)S sind reizoffen, haben Schwierigkeiten, Gesprächen konzentriert zu folgen, und werden leicht abgelenkt. Sie zeigen oft Probleme, sich in Gruppenaktivitäten zu integrieren. Tätigkeiten z. B. im Außendienst empfinden sie oft als „abwechslungsreich und spannend", gleichförmige, strukturierte und routiniert ablaufende Arbeiten hingegen als monoton und anstrengend, da die Konzentration nicht durch neue Stimuli angeregt wird. So können Menschen mit AD(H)S problemlos am Infoschalter des Flughafens arbeiten, versagen hingegen beim Erstellen der Steuererklärung oder beim Lesen einer komplexen Bedienungsanleitung.

Zudem erschweren **Impulsivität und Desorganisation** das Arbeitsleben: *„Bis vor 2 Jahren war ich in einer Rechtsanwaltskanzlei angestellt, wegen eines Streits hab ich alles hingeworfen und mich selbstständig gemacht – dann ist mir alles über den Kopf gewachsen, ich habe den Überblick verloren und bin depressiv geworden."*

Interaktionelle Schwierigkeiten ergeben sich aus der Tendenz dieser Patienten, impulsiv *alles nur gut oder nur schlecht* anzusehen, wobei kleinste Fehler aus Mangel an Frustrationstoleranz schnell zu der Einschätzung führen, wieder einmal alles falsch gemacht zu haben.

Bei *schwerer* Ausprägung der Erkrankung (Anzahl der AD[H]S-Symptome übersteigt deutlich die zur Diagnosestellung erforderliche Anzahl, oder mehrere Symptome sind besonders stark ausgeprägt und beeinträchtigen die soziale oder berufliche Funktionsfähigkeit in erheblichen Ausmaß) können u. a. die folgenden erwerbsrelevanten Tätigkeiten/Tätigkeitsmerkmale beeinträchtigt sein (DRV Bund 2018):

- Besondere Anforderungen an die geistige und psychische Belastbarkeit:
  - Umstellungs- und Anpassungsvermögen
  - Konzentrations- und Reaktionsvermögen
  - Verantwortung für Personen und Maschinen, Überwachung und Steuerung komplexer Arbeitsvorgänge
  - Besonderer Zeitdruck
  - Tätigkeiten mit erhöhtem Gefährdungspotenzial
- Günstig sind Tätigkeiten mit einer *vorgegebenen Struktur*, da Patienten häufig über ein mangelndes Zeitgefühl und die Unfähigkeit, sich selbst Struktur zu geben, klagen. „Struktur statt Chaos".
- Die Arbeitsumgebung sollte *arm an Störquellen* sein, damit die Fokussierung auf eine Tätigkeit gelingt und die Motivation, eine Arbeit zu Ende zu führen, nicht unterbrochen wird.

Da eine Therapie zur Verbesserung führt, sind Betroffene durchaus leistungsfähig, insbesondere wenn sie am Arbeitsplatz auf Verständnis treffen und entsprechend ihrer Arbeitsweise und ihren Stärken eingesetzt werden. Hierzu bedarf es eines Zusammenspiels von Ärzten und Therapeuten, gemeinsam mit dem Sozialdienst und den Verantwortlichen von Arbeitgeberseite, um einen leidensgerechten Arbeitsplatz längerfristig zu implementieren. Leistungen zur Teilhabe (LTA) sollten ggf. geprüft werden.

Systemischer Blickwinkel und Nachsorge

Des Weiteren bedarf es ebenfalls der *Einbeziehung von Angehörigen*. Dies kann Verständnis und Toleranz gegenüber der Symptomatik des Betroffenen schaffen, wiederkehrende interaktionelle Schwierigkeiten entschärfen und das Augenmerk auf positive Fähigkeiten und Ressourcen lenken. Zudem stellt sich bei einer Diagnose in der Familie immer die Frage, ob Angehörige auch diese Diagnose haben, denn ist ein Elternteil betroffen, dann beträgt das Erkrankungsrisiko der Kinder 50 %.

Eine *systemische Blickweise* ist gefragt und erfordert ein abgestimmtes Vorgehen in der interdisziplinären Zusammenarbeit zwischen den Fachärzten und Therapeuten. In Deutschland hat sich erfreulicherweise ein breites Selbsthilfenetz etabliert, wo Betroffene Informationen über die Erkrankung, spezifische therapeutische Angebote und Möglichkeiten zum Austausch finden.

LITERATUR

APA–American Psychiatric Association. Diagnostic and Statistical Manual of Mental Disorders, Fifth Edition (DSM-5). Arlington VA: American Psychiatric Association 2013.

AWMF. S3-Leitlinie Aufmerksamkeitsdefizit-/Hyperaktivitätsstörung;1; (ADHS) im Kindes-, Jugend- und Erwachsenenalter. Register-Nr. 028-045; Stand 2.5.2017, gültig bis 1.5.2022; www.awmf.org/uploads/tx_szleitlinien/028-045l_S3_ADHS_2018-06.pdf (letzter Zugriff: 24.4.2020).

Dalsgaard S, Østergaard SD, Leckman JF, et al. Mortality in children, adolescents, and adults with attention deficit hyperactivity disorder: A nationwide cohort study. Lancet 2015; 385: 2190–2196.

de Zwaan M, Gruss B, Müller A, et al. The estimated prevalence and correlates of adult ADHD in a German community sample. Eur Arch Psychiatry Clin Neurosci 2012; 262(1): 79–86.

DRV–Deutsche Rentenversicherung (Hrsg.). Leitlinien für die sozialmedizinische Begutachtung. Sozialmedizinische Beurteilung bei psychischen und Verhaltensstörungen. August 2012 inkl. Update 2018; www.deutsche-rentenversicherung.de/Allgemein/de/Inhalt/3_Infos_fuer_Experten/01_sozialmedizin_forschung/downloads/sozmed/begutachtung/empfehlung_psychische_stoerungen_2006_pdf.pdf?__blob=publicationFile&v=9, S. 172-176 (letzter Zugriff: 24.4.2020).

Hesslinger B, Philippsen A. Psychotherapie der AD(H)S im Erwachsenenalter. Göttingen: Hogrefe 2004.

Kittel-Schneider S, Wolff S, Queiser K, et al. Prevalence of ADHD in accident victims: Results of the PRADA Study. J ClinMed 2019; 8: 1643.

NICE Guideline (NG87). Attention deficit hyperactivity disorder: Diagnosis and management. March 2018; www.nice.org.uk/guidance/ng87/resources/attention-deficit-hyperactivity-disorder-diagnosis-and-management-pdf-1837699732933 (letzter Zugriff: 24.4.2020).

Ottosen C, Petersen L, Larsen JT, Dalsgaard S. Gender differences in associations between attention-deficit/hyperactivity disorder and substance use disorder. J Am Acad Child Adolescence Psychiatr 2016; 55: 227–234.

Ulrich Adam-Keßler, Markus Bassler, Moritz Holz, Volker Köllner, Michael Linden, Beate Muschalla, Dieter Olbrich, Josef Schwickerath und Marco Streibelt

KAPITEL 9 Problemfelder in der psychosomatischen Rehabilitation: die ICF-Perspektive

9.1 Besondere berufliche Problemlagen

9.1.1 Einleitung
Marco Streibelt

Zur Orientierung

- Besondere berufliche Problemlagen (BBPL) definieren relevante individuelle Bedarfslagen, die – wenn sie nicht in der Rehabilitation adressiert werden – mit hoher Wahrscheinlichkeit einen erfolglosen Versuch der beruflichen Wiedereingliederung im Anschluss an die Rehabilitation nach sich ziehen.
- Eine intensivierte, an der individuellen Arbeitsrealität der Betroffenen ausgerichtete Rehabilitationsstrategie, genannt: Medizinisch-beruflich orientierte Rehabilitation

(MBOR) ist effektiv, um bei dieser Zielgruppe die berufliche Wiedereingliederung zu unterstützen.
- Etwa jeder zweite Betroffene mit psychischer Erkrankung weist zu Beginn der Rehabilitation eine BBPL auf. Die in gängigen Leitlinien definierten Kriterien (MBOR-Anforderungsprofil der Rentenversicherung) und vorgeschlagenen Screeninginstrumente (SIMBO) sind geeignet, BBPL zu erkennen.
- BBPL umreißen sehr verschiedene arbeitsbezogene Risikokonstellationen. Es bedarf daher einer intensivierten Diagnostik bei dieser Zielgruppe, um die Ursache einer BBPL zu erkennen, um eine darauf abgestimmte Reha-Strategie anbieten zu können.

Es ist unbestritten, dass die Bedeutung psychischer Erkrankungen in den letzten 20 Jahren zugenommen hat. Zwar ist ihre Prävalenz nicht gestiegen – heißt: Psychische Störungen nehmen nicht zu! –, doch steigt ihre gesellschaftliche Bedeutung immer stärker an. Psychische Störungen sind neben Rückenerkrankungen mittlerweile die zweithäufigste gesundheitliche Ursache für AU-Zeiten und die häufigste Ursache für Frühberentungen. Menschen besitzen heutzutage ein größeres Risiko als noch vor 10 Jahren, aufgrund einer psychischen Störung Probleme in der Teilhabe am gesellschaftlichen Leben, insbesondere am Arbeitsleben zu entwickeln.

Um solchen arbeitsbezogenen Teilhabeproblemen entgegenzuwirken, bietet die Deutsche Rentenversicherung (DRV) Leistungen zur Teilhabe an. Ein Großteil dieser Leistungen sind medizinische Reha-Leistungen. Diese sind laut sozialrechtlichem Auftrag dann angezeigt, wenn die Erwerbsfähigkeit bereits gemindert oder voraussichtlich gefährdet ist (vgl. § 10 SGB VI). Im Original heißt es im Sozialgesetzbuch VI:

§ 10 SGB VI

„Die Träger der Rentenversicherung erbringen Leistungen zur Prävention, Leistungen zur medizinischen Rehabilitation, Leistungen zur Teilhabe am Arbeitsleben, Leistungen zur Nachsorge sowie ergänzende Leistungen, um

1. den **Auswirkungen** einer Krankheit oder einer körperlichen, geistigen oder seelischen Behinderung **auf die Erwerbsfähigkeit** der Versicherten **vorzubeugen, entgegenzuwirken oder sie zu überwinden** und
2. dadurch **Beeinträchtigungen der Erwerbsfähigkeit** der Versicherten oder ihr **vorzeitiges Ausscheiden aus dem Erwerbsleben zu verhindern** oder sie möglichst dauerhaft in das Erwerbsleben wiedereinzugliedern."

Das Problem: Heterogenität der Bedarfslagen

Man sieht schnell, dass hiermit eine Vielfalt an potenziellen Bedarfslagen für eine Rehabilitation im Auftrag der Rentenversicherung angesprochen ist. Das Spektrum reicht von der „Vorbeugung“ bis zur „Überwindung“ von Erwerbsunfähigkeit, von der Verhinderung von „Erwerbsunfähigkeit“ bis zur Verhinderung von „Ausscheiden aus dem Erwerbsleben“. Aus diesem umfangreichen sozialrechtlichen Auftrag ergibt sich die Notwendigkeit, in der Rehabilitation auf ganz unterschiedliche individuelle Bedarfslagen einzugehen.

Aus der Perspektive des sozialrechtlichen Auftrags der Rentenversicherung gedacht, können folgende Problemlagen unterschieden werden:
- Erstens kommen Menschen in die Rehabilitation, die aufgrund ihres Gesundheitsproblems zwar Beeinträchtigungen verspüren. Die Auswirkungen sind sozialmedizinisch allerdings noch nicht erfassbar; diese Menschen sind (noch) arbeitsfähig und weisen eher geringe Fehlzeiten auf. Sozialmedizinisch gesprochen: Diese Menschen besitzen ein geringeres Risiko der Erwerbsminderung.
- In die Rehabilitation kommen aber auch Menschen, die aufgrund ihres Gesundheitsproblems bereits seit geraumer Zeit erhebliche Probleme haben, ihrer Erwerbstätigkeit nachzugehen. Dies äußert sich in längeren AU-Episoden und i. d. R. einer aktuellen Arbeitsunfähigkeit. Häufig bestehen bereits auch schon Bestrebungen des gesundheitsbezogenen Ausstiegs aus dem Arbeitsleben. Sozialmedizinisch gesprochen: Diese Menschen besitzen ein hohes Risiko der Erwerbsminderung bzw. besondere berufliche Problemlagen (BBPL).

Die medizinische Rehabilitation auch bei psychischen Erkrankungen muss beiden idealtypischen Problemlagen (und allen individuellen Konstellationen dazwischen) gerecht werden. Auf der einen Seite bedeutet dies, die Erwerbsfähigkeit von bislang arbeitsfähigen Menschen weiter zu erhalten (präventiver Gedanke); auf der anderen Seite braucht es Strategien, um Menschen mit BBPL wieder an die Arbeit heranzuführen (rehabilitativer Gedanke). Verglichen mit der Homogenität der angebotenen Leistung – eine ganztägige, multimodale Rehabilitationsleistung für 4 – 6 Wochen –, wird schnell deutlich, dass hier eine große Herausforderung für die Rehabilitation liegt.

Eine Lösung: Medizinisch-beruflich orientierte Rehabilitation (MBOR)

In der Vergangenheit hat sich gezeigt, dass es der medizinischen Rehabilitation im Allgemeinen und der psychosomatischen Rehabilitation im Speziellen recht gut gelingt, die erste Zielgruppe längerfristig im Arbeitsleben zu halten. Allerdings haben verschiedene Studien bereits Ende der 1990er-Jahre dargestellt, dass die eigentliche Problematik darin liegt, Menschen wieder in Arbeit zu bekommen, die dieser mehr oder weniger lange bereits fern sind (Bürger und Koch 1999). Entsprechend haben sich um die Jahrtausendwende verstärkt Behandlungsansätze entwickelt, um die Zielgruppe der Menschen mit einem hohen Erwerbsminderungsrisiko bereits in der psychosomatischen Rehabilitation zu adressieren. Diese werden in Deutschland unter dem Begriff der Medizinisch-beruflich orientierten Rehabilitation (kurz: MBOR) subsumiert.

MBOR-Ansätze bringen – einfach gesagt – die Arbeit explizit in die Rehabilitation hinein. Es geht darum:

1. arbeitsbezogene Beeinträchtigungen strukturiert zu erfassen,
2. daraus mit den Betroffenen arbeits- und teilhabebezogene Ziele abzuleiten,
3. arbeitsbezogene Therapieelemente anzubieten, um konkrete Schwierigkeiten am Arbeitsplatz abzubauen und
4. schlussendlich einen strukturierten individuellen Plan zur Rückkehr in die Erwerbstätigkeit zu erarbeiten.

Damit unterscheiden sich MBOR-Ansätze von der herkömmlichen medizinischen Rehabilitation darin, die wahrscheinliche Leistung am Arbeitsplatz und weniger die allgemeine Leistungsfähigkeit der Betroffenen in das Zentrum von Diagnostik und Therapie zu rücken.

Die MBOR hat sich in verschiedenen Indikationen bereits als sinnvolles und effektives Verfahren zur Rehabilitation von Menschen mit BBPL erwiesen (Orthopädie: Bethge 2017, Psychosomatik: Beutel et al. 2005, Kardiologie: Kittel und Karoff 2008, Onkologie: Wienert und Bethge 2019).

! MERKE

Die MBOR ist ein intensiviertes Behandlungskonzept in der psychosomatischen Rehabilitation für Menschen mit besonderen beruflichen Problemlagen.

Besondere berufliche Problemlagen: Definition und Identifikation

Definition von BBPL

Im Anforderungsprofil zur Durchführung einer MBOR wurden die zentralen Grundlagen und Anforderungen einer MBOR im Auftrag der Rentenversicherung verdeutlicht (DRV Bund 2015). Darin werden u. a. Kriterien definiert, um die Zielgruppe einer MBOR zu erkennen und frühzeitig in eine solche arbeitsbezogene Strategie zu steuern. Diese Kriterien basieren einerseits auf sozialmedizinischen Kriterien wie z. B. der Arbeitsunfähigkeit vor der Rehabilitation, andererseits spielen aber auch subjektive Kriterien eine Rolle. Insbesondere scheint die subjektive Erwerbsprognose relevant zu sein. Darunter ist die von den Betroffenen selbst vertretene Auffassung zu verstehen, zukünftig wieder erfolgreich am Arbeitsleben teilhaben zu können. Epidemiologische Untersuchungen zeigen, dass etwa 50 – 60 % der Menschen, die eine psychosomatische Rehabilitation in Anspruch nehmen, diese Kriterien aufweisen.

! MERKE

Kriterien einer besonderen beruflichen Problemlage sind:
- Längere Arbeitsunfähigkeit vor der Rehabilitation
- Arbeitslosigkeit
- Negative subjektive Erwerbsprognose
- Notwendigkeit der beruflichen Veränderung

9

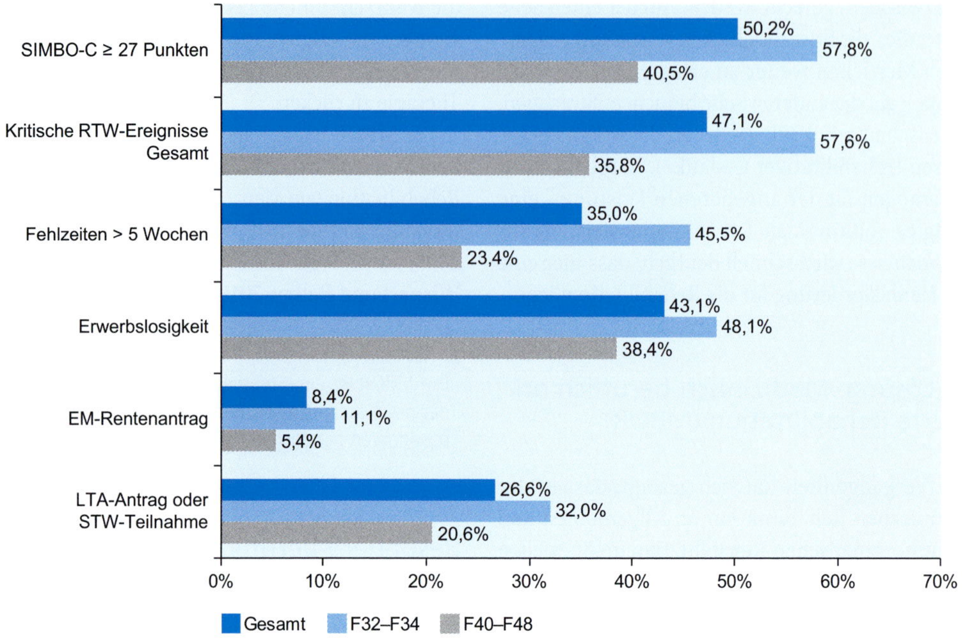

Abb. 9.1 Prävalenzen einer positiven SIMBO-Einschätzung zu Reha-Beginn und kritischer beruflicher Ereignisse 3 Monate nach der Rehabilitation (aus Streibelt 2016) (Anmerkungen: F32 – F34: Affektive Störungen, F40 – F48: Neurotische, Belastungs- und somatoforme Störungen; LTA: Leistungen zur Teilhabe am Arbeitsleben, STW: stufenweise Wiedereingliederung) [L231]

Identifikation von BBPL

Um Betroffene mit BBPL frühzeitig identifizieren zu können, wurden in der Vergangenheit verschiedene Screeninginstrumente vorgeschlagen, die auf der Basis weniger Fragen valide abbilden können, ob bei einer Person BBPL vorliegen könnten und entsprechend ein erhöhtes Erwerbsminderungsrisiko besteht. Hierbei ist wichtig zu erwähnen, dass diese Screeninginstrumente nicht nach der Ursache einer BBPL fahnden, sondern einzig dem Zweck dienen, die Gruppe von Betroffenen zu umreißen, die mit hoher Wahrscheinlichkeit eine stärkere arbeitsbezogene Problematik aufweisen! Beispielhaft sei hier der SIMBO (Screeninginstrument zur Erkennung von MBOR-Problemlagen) vorgestellt. Der SIMBO erfasst 7 Kriterien, die gewichtet aufsummiert einen Score von 0 – 100 Punkten ergeben. Höhere Punktwerte deuten auf eine ausgeprägtere arbeitsbezogene Problematik hin (Streibelt 2009).

Studien haben die Validität des SIMBO auch in allen relevanten Indikationen nachgewiesen (Orthopädie: Streibelt und Bethge 2015, Innere Erkrankungen: Streibelt et al. 2017, Psychosomatik: Streibelt und Bethge 2018). So konnte gezeigt werden, dass unter Verwendung eines Trennwerts von 27 Punkten die Vorhersagewahrscheinlichkeit für spätere Probleme einer Person bei der beruflichen Wiedereingliederung bereits zu Beginn der Rehabilitation unter Verwendung des SIMBO 80 % beträgt. Auch Sensitivität und Spezifität, also die korrekte Erkennung von Betroffenen mit und ohne berufliche Probleme nach der Rehabilitation, lagen mit 80 % auf einem hohen Niveau.

➤ Abb. 9.1 gibt einen Überblick über die Prävalenz einer BBPL bei Personen mit unterschiedlichen psychischen Erkrankungen.

LITERATUR

Bethge M. Medizinisch-beruflich orientierte Rehabilitation. Rehabilitation 2017; 56(1): 14 – 21.

Beutel ME, Zwerenz R, Bleichner F, et al. Vocational training integrated into inpatient psychosomatic rehabilitation – short and long-term results from a controlled study. Disabil Rehabil 2005; 27(15): 891 – 900.

Bürger W, Koch U. Aktuelle Entwicklungstrends in der medizinischen Rehabilitation und ihre Bedeutung für den Bereich der Psychosomatischen Rehabilitation. Psychother Psychosom Med Psychol 1999; 49(9 – 10): 302 – 311.

DRV – Deutsche Rentenversicherung Bund. Anforderungsprofil zur Durchführung der Medizinisch-beruflich orientierten Rehabilitation (MBOR) im Auftrag der Deutschen Rentenversicherung. 4. Auflage (11/2015); www.deutsche-rentenversicherung.de/SharedDocs/Downloads/DE/Experten/infos_reha_einrichtungen/konzepte_systemfragen/konzepte/mbor_datei.html (letzter Zugriff: 29.4.2020).
Kittel J, Karoff M. Lässt sich die Teilhabe am Arbeitsleben durch eine berufsorientierte kardiologische Rehabilitation verbessern? Ergebnisse einer randomisierten Kontrollgruppenstudie. Rehabilitation 2008; 47(1): 14 – 22.
Streibelt M. Validität und Reliabilität eines Screening-Instruments zur Erkennung besonderer beruflicher Problemlagen bei chronischen Krankheiten (SIMBO-C). Rehabilitation 2009; 48(3): 135 – 144.
Streibelt M. Das Screeninginstrument SIMBO-C zur Identifikation besonderer beruflicher Problemlagen bei Rehabilitanden der Rentenversicherung: Analysen zur Validität bei psychischen Erkrankungen. Prax Klin Verhaltensmed Rehabil 2016; 98(2): 125 – 134.
Streibelt M, Bethge M. Prospective cohort analysis of the predictive validity of a screening instrument for severe restrictions of work ability in patients with musculoskeletal disorders. Am J Phys Med Rehabil 2015; 94(8): 617 – 626.
Streibelt M, Bethge M. Prognostic accuracy of the SIMBO regarding future return-to-work problems in patients with mental and musculoskeletal disorders. Disabil Rehabil 2018; 23: 1 – 7.
Streibelt M, Bethge M, Gross T, et al. Predictive validity of a screening instrument for the risk of non-return to work in patients with internal diseases. Arch Phys Med Rehabil 2017; 98(5): 989 – 996.
Wienert J, Bethge M. Medizinisch-beruflich orientierte Rehabilitation für onkologische Rehabilitanden – kurzfristige Ergebnisse einer clusterrandomisierten Multicenterstudie. Rehabilitation 2019; 58(3): 181 – 190.

9.1.2 Burnout

Dieter Olbrich

Zur Orientierung

- Burnout ist keine ICD-10-gelistete Erkrankung, mündet aber im Verlauf oft in psychische bzw. psychosomatische Krankheit (Bauer 2013).
- Insofern ist Burnout ein Risikofaktor, der vorrangig durch geeignete Präventionsprogramme beeinflusst werden sollte. Dies sollten in den Lebenswelten von Beschäftigten angeboten werden, um eine optimale Verzahnung der Intervention mit alltäglichem Erleben zu ermöglichen.
- Sollte bereits eine manifeste Erkrankung vorliegen, die eine psychosomatische stationäre Rehabilitation rechtfertigt, kann die stationäre Behandlung Patienten dabei helfen, ihre persönliche Balance zwischen Aktivität und Regeneration zu finden.

Geschichte und Begriffsklärung

Der Burnout-Begriff hat seine Wurzeln in den 1970er-Jahren. Der deutsch-amerikanische Psychoanalytiker Herbert Freudenberger publizierte 1974 in einer Zeitschrift für Beschäftigte im sozialen Bereich einen Artikel mit dem Titel „Staff Burnout" (Freudenberger 1974). Er beschrieb darin sein persönliches Erleben, zu viel, zu lange und zu intensiv gearbeitet und dadurch Frau und Kinder vernachlässigt zu haben, was darin mündete, dass er sich schließlich erschöpft, ausgelaugt und resigniert fühlte. Gleichzeitig war er unausgeglichen und gereizt. Als Psychoanalytiker war er Selbstreflexion gewohnt, und so beschrieb er in dem Artikel eindrucksvoll den Prozess seines Burnouts mit folgenden dominanten Kennzeichen:

- Entwicklung chronischer Erschöpfung
- Verlust von Energie
- Innerer Widerwille gegenüber der beruflichen Tätigkeit
- Zunehmender Zynismus gegenüber seinen Patienten

An begleitenden Symptomen beschrieb er Schlafstörungen und funktionelle psychosomatische Beschwerden.

Freudenbergers Anliegen war nicht die Schaffung einer neuen Krankheitseinheit; er betonte, dass er nicht seelisch krank sei, sondern Opfer seiner hohen Anspruchshaltung und der daraus resultierenden Konflikte geworden sei. Erstaunlich aktuell sind seine Vorschläge, einem Burnout vorzubeugen:

TIPP

Vorschläge zur Burnout-Prophylaxe nach Freudenberger

Neue Mitarbeiter brauchen Training und Eingewöhnung, es braucht eine realistische Anspruchshaltung. Arbeitsstunden müssen begrenzt werden. Urlaubs- und Pausenzeiten sind wichtig ebenso wie die Pflege von Kollegialität, positivem Interaktionsklima und von Austausch innerhalb der Gruppe. Weiter empfahl Freudenberger die regelmäßige Unterbrechung von Routinen und körperliche Fitness durch Training, in welcher Form auch immer.

Durch die Arbeiten der Sozialpsychologin Christina Maslach (Maslach und Leiter 2001), die sich mit der Frage beschäftigte, wie Menschen auf belastende Ereignisse reagieren, wurde Burnout schließlich in die Wissenschaft eingeführt und Gegenstand zahlreicher Untersuchungen.

! MERKE

Zentrale Dimensionen von Burnout nach Maslach

1. Emotionale Erschöpfung
2. Depersonalisation bzw. „Dehumanisierung" oder auch Zynismus Patienten gegenüber
3. Reduzierte persönliche Leistungsfähigkeit

Trotz aller Bemühungen gelang es in den folgenden Jahren nicht, eine Krankheitseinheit „Burnout" zu operationalisieren, weshalb daraus gefolgert wurde, dass *„auf dem heutigen Stand von einer Diagnosestellung Burnout in der klinischen Praxis abgesehen werden sollte"* (Dörr und Nater 2013).

Konsequenzen für die psychosomatische Rehabilitation

Diese Sicht teilt auch die Deutsche Rentenversicherung. In einem „Positionspapier zur Bedeutung psychischer Erkrankungen in der Rehabilitation" wird ausgeführt, dass wissenschaftliche Kriterien, die eine eigenständige Burnout-Diagnose begründen, derzeit nicht vorliegen (DRV Bund 2014). Legt man dies zugrunde, so gibt es für eine psychosomatische Rehabilitation bei Burnout keine Grundlage. Da Burnout keine Krankheit ist, rechtfertigt es auch keine Rehabilitation. Allerdings ist dies ein Dilemma sowohl für die Rentenversicherung als auch für Burnout-Betroffene: Die Rentenversicherung kann ihnen keine Rehabilitation gewähren, weil Burnout keine ICD-10-codierte Krankheit ist. Andererseits ist Burnout oft der Beginn einer psychischen Erkrankung, und diese sind mit Abstand der häufigste Grund für eine vorzeitige Erwerbsminderungsrente.

! MERKE

Für die Betroffenen bedeutet dies: Obwohl sie chronisch erschöpft sind und ihre Leistungsfähigkeit reduziert ist, haben sie unter den gegebenen Rahmenbedingungen keine Chance auf eine psychosomatische Rehabilitation.

Chronische Erschöpfung und Stress

Ein Ausweg aus dem Dilemma ist die Fokussierung auf Leitsymptome, insbesondere chronische Erschöpfung. Ein erhöhtes Ausmaß an Erschöpfung geht mit einer erhöhten Chance für verschiedene psychische Erkrankungen einher. Die Erschöpfungsqualität kann als ökonomisches Indikations- und Evaluationsmaß für gesundheitsförderliche Maßnahmen dienen (Waeldin et al. 2015).

85 % der Rehabilitanden in der psychosomatischen Rehabilitation geben eine chronische Erschöpfung an und wünschen sich Unterstützung für einen besseren Umgang mit Stress. Ein Fragebogen, der die Erschöpfung valide misst, ist das **Multiple Fatigue Inventory (MFI-20)** (Schwarz et al. 2003). Es bietet altersbezogene Vergleichsmöglichkeiten und wird in der Rehabilitationsforschung genutzt. Das MFI-20 hat fünf Skalen: generelle, körperliche und mentale Erschöpfung sowie reduzierte Aktivität und Motivation.

Da chronischer Stress sowie die individuelle Stressregulationsfähigkeit eine besondere Bedeutung für die Entwicklung von Burnout haben, sollte auch dies erfasst werden. Ein geeigneter Fragebogen, der die Fähigkeit von Menschen misst, auf Stress zu reagieren, ist die **Stressreaktivitätsskala (SRS)** (Schulz et al. 2005). Menschen, die in der Lage sind, Stress gut abzupuffern, haben eine niedrige Stressreaktivität; Personen mit einer hohen Stressreaktivität reagieren auf Belastungen mit schnellen, intensiven und lang dauernden Stressreaktionen. Eine hohe Stressreaktivität manifestiert sich sowohl im subjektiven Erleben als auch in biologischen Markern, z. B. einer dysfunktionalen Kortisol-Aufwachreaktion (CAR) (Olbrich und Näher 2017).

Die Kombination aus klinischer und biologischer Diagnostik erlaubt eine Aussage zur Funktionsfähigkeit der Stressregulationssysteme eines Menschen, wie Stephen Porges (2010) sie in seiner polyvagalen Theorie beschrieben hat (➤ Box 9.1).

BOX 9.1

Polyvagale Theorie nach Porges (2010)

Porges postuliert drei gestufte Systeme der biologischen Stressregulation. Wenn eine Stufe nicht ausreicht, um den Stressor zu bewältigen, wird automatisch auf die nächste, einfachere und entwicklungsgeschichtlich ältere Regulationsstufe zurückgegriffen.

- **Stufe 1:** Stressreduktion durch Kontakt und Verbindung – „connect and calm"
  - Kontakt mit anderen herstellen, kommunizieren und sich selbst beruhigen.
  - Reaktion wird über den vorderen Anteil des Vagus gesteuert.
  - Metapher: fein abgestimmte, innere Bremse („vagale Bremse").
- **Stufe 2:** Stressbewältigung durch Kampf und Flucht – „fight or flight"
  - Energiereserven des Körpers werden mithilfe von Kortisol und Adrenalin mobilisiert, um Kampf und/oder Flucht zu ermöglichen.
  - Reaktion wird über den Sympathikus vermittelt.
  - Metapher: Gas geben.
- **Stufe 3:** Stressbewältigung durch Immobilisation – „freezing"
  - Vorübergehende Lähmung, Ohnmachten, Totstellreflex im Tierreich.
  - Reaktion wird über dorsale Vagusanteile gesteuert.
  - Metapher: Notfallbremsung („vagaler Tod").

Inwieweit die Symptomatik ausreicht, um die Kriterien einer ICD-10-codierten Erkrankung zu erfüllen, orientiert sich an der klinischen Symptomatik und der Vorgeschichte. Die Grenze zwischen einer vorübergehenden Erschöpfung, einer chronischen Erschöpfung, einem Burnout und einer manifesten Erkrankung ist fließend. Aus Burnout resultierende Erkrankungen können u. a. depressive Syndrome, Angsterkrankungen, funktionelle körperliche Störungen und eine Neurasthenie sein.

! MERKE

Die Konsequenz hieraus: Burnout-Betroffene sollten frühzeitig geeigneten Präventionsprogrammen zugeführt werden (Olbrich 2015). Wenn bereits eine manifeste Erkrankung vorliegt, die eine psychosomatische Rehabilitation rechtfertigt, sollten arbeitsbezogene Faktoren, die bei der Entstehung von Burnout und der daraus resultierenden Krankheit eine Rolle gespielt haben, mit codiert werden.

„Z-Diagnosen" lassen dies zu:

- Z73: Probleme verbunden mit Schwierigkeit bei der Lebensbewältigung
- Z73.0: Erschöpfungssyndrom (Burnout-Syndrom)

Psychosomatische Rehabilitation bei Burnout

Patienten mit chronischer Erschöpfung benötigen eine stationäre psychosomatische Rehabilitation. Die Grundzüge der Behandlung bei dieser Patientengruppe sind unabhängig von den ICD-10-Diagnosen. Zentrale Elemente sind dabei neben Psychotherapie die Förderung der Regenerationsfähigkeit, eine Verbesserung der Körperwahrnehmung, die Aktivierung von Ressourcen und der Einsatz biologischer Interventionen:

- Informationen über Stress und geeignete Strategien zur Regeneration stehen im Mittelpunkt **psychoedukativer Maßnahmen** (Kaluza 2012; Storch und Krause 2014).
- Angebote zur **Förderung der Körperwahrnehmung** wie Yoga, Atemtherapie oder konzentrative Bewegungstherapie sollen Patienten helfen, ihrem Körper Aufmerksamkeit zu schenken und Warnsignale zu erkennen. Psychotherapie, vielfältige Gruppenerfahrungen und Austausch mit anderen Patienten fördern die **Selbstreflexionsfähigkeit** der Betroffenen und lassen sie ihre dysfunktionalen Muster erkennen und modifizieren (Kopka et al. 2009).
- Schließlich sollten auch Interventionen auf biologischer Ebene genutzt werden. Hierzu gehören regenerationsfördernde **Bewegungsaktivitäten** ebenso wie der Einsatz von **Biofeedbackverfahren** oder spezielle **musikbasierte Interventionen**. Eine Methode ist das Hören frequenzmodulierter Musik (audiovisuelle Wahrnehmungsförderung [AVWF]). Hierdurch scheinen Vagusanteile stimuliert zu werden, deren Aktivierung die Selbstberuhigung fördert. Untersuchungsergebnisse zeigen, dass neben einer Reduktion von Hyperarousal auch biologische Marker günstig beeinflusst werden. Es gibt Hinweise darauf, dass sowohl eine übersteuerte als auch eine reduzierte Kortisol-Aufwachreaktion (CAR) durch AVWF eine Tendenz zur Normalisierung erfährt (Olbrich und Näher 2017).

LITERATUR

Bauer J. Arbeit. Warum unser Glück von ihr abhängt und wie sie uns krank macht. München: Blessing 2013.

Dörr J, Nater U. Erschöpfungssyndrome – Eine Diskussion verschiedener Begriffe, Definitionsansätze und klassifikatorische Konzepte. Psychother PsychMed 2013; 63: 69–76.

DRV – Deutsche Rentenversicherung Bund. Positionspapier der Deutschen Rentenversicherung zur Bedeutung psychischer Erkrankungen in der Rehabilitation und bei Erwerbsminderung. Berlin: Presse- und Öffentlichkeitsarbeit 2014; www.deutsche-rentenversicherung.de/SharedDocs/Downloads/DE/Experten/infos_reha_einrichtungen/konzepte_systemfragen/positionspapiere/pospap_psych_Erkrankung.html (letzter Zugriff: 29.4.2020).

Freudenberger HJ. Staff Burn-out. J Soc Issues 1974; 30: 159–165.

Kaluza G. Gelassen und sicher im Stress. Heidelberg: Springer 2012.

Kopka E, Ast C, Hügel H, Köllner V. Arbeitsplatzbezogene interaktionelle Therapie. PiD 2009; 3: 230–235.

Maslach C, Leiter MP. Die Wahrheit über Burnout. Stress am Arbeitsplatz und was Sie dagegen tun können. Wien, New York: Springer 2001.

Olbrich D. Das Präventionsprogramm „Gesundheitsförderung und Selbstregulation durch individuelle Zielanalyse – GUSI". In: Schmid-Ott G, Wiegand-Grefe A, Jacobi C, Paar G, Meermann R, Lamprecht F (Hrsg.). Rehabilitation in der Psychosomatik. Stuttgart: Schattauer 2015, S. 34–46.

Olbrich D, Näher K. Veränderungen der Cortisol-Aufwachreaktion (CAR) nach Stimulation mit frequenzmodulierter Musik (AVWF) – Ergebnisse aus der psychosomatischen Rehabilitation. Ärztl Psychother 2017; 1: 43–49.

Olbrich D, Conrady U, Olbrich D-I. Einsatz von AVWF (Audiovisuelle-Wahrnehmungsförderung) in der Stressmedizin. Ärztl Psychother 2015; 10: 39–45.

Porges SW. Die Polyvagal-Theorie. Emotion, Bindung, Kommunikation und ihre Entstehung. Paderborn: Junfermann 2010.

Schulz P, Jansen LJ, Schlotz W. Stressreaktivität: Theoretisches Konzept und Messung. Diagnostica 2005; 51(3): 124–133.

Schwarz R, Krauss O, Hinz A. Fatigue in the general population. Onkologie 2003; 26: 140–144.

Storch J, Olbrich D, Storch M. Burn-out, ade. Göttingen: Hogrefe 2018.

Storch M, Krause F. Selbstmanagement – ressourcenorientiert. Bern: Huber 2014.

Waeldin S, Vogt D, Hellhammer D. Subjektive Erschöpfung bei stressbezogenen Gesundheitsstörungen. Zschr Gesundheitspsychol 2015; 23: 89–99.

9

9.1.3 Mobbing am Arbeitsplatz: ein verhaltenstherapeutisch orientiertes Behandlungsmanual

Moritz Holz und Josef Schwickerath

Zur Orientierung

- Mobbing am Arbeitsplatz stellt eine extreme Belastung dar, die zu einer psychosomatischen Erkrankung führen kann.
- Das beschriebene therapeutische Vorgehen für eine Behandlung wurde in der MEDIAN Klinik Berus entwickelt (Schwickerath 2009; Schwickerath und Holz 2012) und evaluiert (Schwickerath et al. 2017) und hat sich nunmehr über annähernd Jahrzehnte klinisch bewährt.
- Der Behandlungsplan ermöglicht den Patienten, mit Distanz zu verstehen, was ihnen passiert ist, und eine Entscheidung für ihre weitere Zukunft zu treffen.
- Sie profitieren dabei neben dem Vorgehen in vier Phasen vor allem vom Setting einer spezialisierten psychosomatischen Reha-Einrichtung. Diesbezüglich geben sie in Nachbefragungen an: „Ich habe die Erfahrung gemacht, ich bin nicht allein" und „Ich habe meine Werte und Ziele neu festgelegt".

Einleitung

Arbeit und Mobbing

Arbeit hat zwei Gesichter: das der sinnstiftenden, den Alltag strukturierenden, mit Sozialkontakten einhergehenden Tätigkeit, die das Leben finanziert, und das der anstrengenden Aufgabe in mitunter schwierigen Verhältnissen mit immer schneller wachsenden Leistungsanforderungen. In solchen Umgebungen können Konflikte entstehen, die eskalieren und zu Mobbing werden. Wenn Arbeitnehmer in der Folge erkranken, ist eine Lösung mitunter eine Psychotherapie. Der in diesem Kapitel vorgestellte verhaltenstherapeutische Behandlungsansatz erklärt, wie Menschen unter Mobbing erkranken, wie sie ihre Symptomatik erfolgreich bewältigen und wie sie sich aus der krankmachenden Situation befreien können.

Gesundheitliche Auswirkungen

Mobbingbetroffene geraten durch den anhaltend erlebten psychosozialen Stress in ein Stadium der Erschöpfung. Nach Meschkutat et al. (2002) erkranken 43,9 % infolge von Mobbing, davon wiederum fast die Hälfte für mehr als 6 Wochen. Typische Symptome in diesem Zusammenhang können Schlafstörungen, Grübeln, Reizbarkeit, Konzentrationsschwierigkeiten, Antriebsminderung, Rückenschmerzen, Kopfschmerzen, Hilflosigkeitserleben, gedrückte Stimmung, Angstreaktionen, Somatisierungsphänomene, Kreislaufbeschwerden etc. sein. Es zeichnet sich zumeist ein chronifizierender Verlauf ab.

Diagnostik und Behandlungsmöglichkeiten

Mobbing ist im Rahmen der klinischen Klassifikationssysteme ICD-10 und DSM-5® keine eigene Diagnoseeinheit. Erste Ansätze, um differenzialdiagnostischen Überlegungen gerecht zu werden, sind Zusatzdiagnosen nach ICD-10 (Dilling et al. 2011) wie Z56 oder Z73.

Zur Erfassung von Mobbing kann das *Leymann Inventory of Psychological Terror* (LIPT; Leymann 1996) und als Screeningverfahren die *Trierer Mobbing-Kurz-Skala* (TMKS; Klusemann et al. 2008) Anwendung finden.

Bei starker Ausprägung der oben beschriebenen krankheitswertigen Symptome oder längeren AU-Zeiten bleibt zu klären, ob ambulante Angebote ausreichen oder eine stationäre Behandlung notwendig wird (Schwickerath 2011). Eine stationäre Behandlung mit einem entsprechenden Therapieangebot ist bei Mobbingpatienten besonders dann zu erwägen, wenn die Chronifizierung der Krankheitssymptome und die Gefährdung der Erwerbsfähigkeit oder Teilhabe drohen. Wenn die Patienten das Vertrauen in die eigene Person sowie ihre Bewältigungsfähigkeiten verloren haben und in starker Hilflosigkeit gefangen bleiben, ist die Herausnahme aus dem krankmachenden Milieu dringend erforderlich. Für eine medizinische Rehabilitation sind die entsprechenden Voraussetzungen (Reha-Bedürftigkeit, Reha-Fähigkeit, positive Prognose hinsichtlich des Reha-Ziels) zu prüfen (Schwickerath 2011). Mittlerweile finden sich in Deutschland vielfältig spezialisierte Kliniken mit einem Behandlungsangebot im Rahmen psychosomatischer Rehabilitation, ggf. mit einer arbeits- und berufsbezogenen Orientierung („MBOR", Löffler et al. 2012), die sich des Themas Mobbing angenommen haben.

Die Therapie zielt unabhängig vom Setting auf die Förderung der Bewältigungsfähigkeit ab. Die Patienten sollen in die Lage versetzt werden, besser mit der krankmachenden Mobbingsituation umzugehen, sich möglicherweise daraus zu befreien und gesund zu werden.

Begriffsklärung: „Was ist Mobbing?"

„Mobbing" als Begriff leitet sich vom englischen Verb „to mob" ab, das so viel bedeutet wie „über jemanden herfallen, sich auf jemanden stürzen, anpöbeln". Mobbing am Arbeitsplatz beschreibt das regelmäßige, systematische Anfeinden, Schikanieren und Diskriminieren von Arbeitnehmern untereinander oder durch Vorgesetzte über längere Zeit und unterscheidet sich damit deutlich von alltäglichen Konflikten. Meschkutat et al. (2002) fanden für Deutschland eine Auftretenshäufigkeit in der erwerbstätigen Bevölkerung von 2,7 %. Bei den Betroffenen sind Frauen und jüngere sowie ältere Arbeitnehmer leicht überrepräsentiert. Bei den Akteuren handelt es sich häufiger um Männer, Vorgesetzte und länger im Unternehmen Beschäftigte.

Wenn wir Mobbing als länger andauerndes Geschehen am Arbeitsplatz verstehen, wird deutlich, dass es nicht eine einzige Ursache hierfür geben kann. Grundsätzlich sind zwei Aspekte in Betracht zu ziehen: der Prozess und die Struktur.

Mobbing als Prozess

Zur Beschreibung der Entwicklung von Mobbing gibt es einige Verlaufsmodelle (vgl. Leymann 1993 oder Glasl 2002). Allen gemein sind ansteigende Eskalationsstufen, die nach initialisierenden Konflikten auf Sach- oder Beziehungsebene und gescheiterten Lösungsversuchen letztlich den Ausschluss eines Einzelnen aus der Arbeitswelt zur Folge haben. Erst die Summe der einzelnen feindseligen Aktivitäten führt letztlich zu den dramatischen Auswirkungen. Nach Zapf (2004) sowie Esser und Wolmerath (2011) können folgende Mobbingstrategien unterschieden werden:

- Organisationale Maßnahmen (z. B. der Entzug von Arbeitsaufgaben oder Entscheidungskompetenzen, Anweisung zu sinnlosen oder entwürdigenden Tätigkeiten etc.)
- Soziale Isolation (Unterbindung von Kommunikationsmöglichkeiten, Meidung, Ausgrenzung, Isolation etc.)
- Angriffe auf das soziale Ansehen (Verleumdung, Verbreitung von Gerüchten, Demütigen, Lächerlich-Machen, ständiges Kritisieren etc.)
- Angriffe auf die Gesundheit (Androhung oder Ausübung körperlicher Gewalt, unterlassene Hilfeleistung, Anordnung von gesundheitsschädlichen Tätigkeiten etc.)

Strukturelle Ursachen von Mobbing

Strukturelle Ursachen betreffen Merkmale des Unternehmens, des Mobbingtäters und des Mobbingbetroffenen.

Merkmale der Organisation Zur Entstehung von Mobbing tragen die Arbeitsorganisation, das Führungsverhalten sowie die Unternehmenskultur (Meschkutat et al. 2002) nicht unerheblich bei. Zapf (1999) nennt folgende entscheidende Merkmale:

- Mangelnder Einfluss und mangelnde Entscheidungskompetenzen
- Schlechter Informationsfluss und fehlende Transparenz bzw. widersprüchliche Anweisungen
- Schlechte Zusammenarbeit mit Kollegen und mangelnde gegenseitige Akzeptanz
- Rollenkonflikte oder unklare Verantwortungsbereiche
- Fehlende soziale Unterstützung
- Stressreiche Arbeitsbedingungen

Merkmale der Täter Eine Motivlage der Mobbingtäter beschreibt Zapf (1999) als „inoffizielle Personalarbeit" und meint damit mikropolitisches Mobbing. Hier wird durch einen oder mehrere Täter ganz bewusst die Reduzierung des Personalstands betrieben. Aber auch persönliche Merkmale wie Konkurrenzerleben, Missgunst, Minderwertigkeitsgefühle, Angst oder Bedrohung des eigenen Selbstwerts sind Antreiber zu Mobbinghandlungen. Auch besondere Konstellationen wie nicht souveräne Führungskräfte und leistungsstarke Mitarbeiter stellen ein erhöhtes Mobbingrisiko dar.

Merkmale der Betroffenen Jeder kann Opfer von Mobbing werden. Typische Besonderheiten von Betroffenen lassen sich jedoch bei Persönlichkeitsmerkmalen und arbeitsrelevanten Einstellungen identifizieren. So findet Schwickerath (2009) eine erhöhte Ablehnungssensibilität und ein erhöhtes Ungerechtigkeitserleben, niedrigere Selbstbehauptungsfähigkeiten und geringer ausgeprägtes Selbstvertrauen. Der Stellenwert der Arbeit im Leben und die Bereitschaft, sich zu verausgaben, sind erhöht, vor allem die Fähigkeit, sich zu distanzieren, und die Kompetenzen zur psychischen Erholung von der Arbeit sind reduziert. Ferner sind eine schlechte Problembewältigungsfähigkeit und Resignationstendenz bei Misserfolgen zu nennen. Die Untersuchungen können allerdings nicht eindeutig klären, welche dieser Merkmale bereits vor dem Mobbing vorhanden waren oder erst durch jahrelanges Erleben von Schikanen aufgetreten sind.

Therapeutischer Prozess

Das auf Erfahrung basierende Vorgehen beruht auf einem verhaltenstherapeutischen Ansatz (Schwickerath 2009; Schwickerath und Zapf 2011; Schwickerath und Holz 2012). Es wurde im stationären Setting entwickelt, gilt im Wesentlichen aber auch für die ambulante Therapie (Schwickerath 2016) und kann als Orientierung für Betroffene hilfreich sein (Schwickerath 2014). Dieses Therapierational beinhaltet im Kern vier Phasen:

- Distanzieren
- Verstehen
- Entscheiden
- Handeln

Distanzieren

Um sich der Problemlösung widmen zu können, müssen die Patienten zunächst Abstand von den Bedingungen ihrer momentanen Lebensrealität gewinnen. Zur räumlichen Trennung vom häuslichen und beruflichen Umfeld bietet eine stationäre Aufnahme die beste Voraussetzung. Die Patienten werden mit vielen Therapieangeboten (Entspannungstraining, Sport, Genusstraining etc.) und ggf. Medikation dabei unterstützt, sich emotional zu stabilisieren und sich auf ein therapeutisches Arbeitsbündnis einzulassen.

Darauf aufbauend beginnt die weitere Vermittlung des Therapierationals.

Verstehen

Das individuelle Störungsmodell hilft dem Patienten, seine Mobbingsituation besser zu erfassen. Ein bewährtes Vorgehen hierbei besteht darin, zunächst auf die strukturellen bzw. organisatorischen Probleme des Arbeitsumfelds zu fokussieren, bevor Merkmale der Mobber und schließlich Eigenanteile reflektiert werden. Diese Reihenfolge entspricht dem Erleben des Patienten und erleichtert damit die Analyse der Gesamtzusammenhänge.

- Zunächst werden die externen Anteile der Organisation mithilfe eines Organigramms erarbeitet und die spezifischen Zusammenhänge des Arbeitsplatzes aufgezeigt.
- Anschließend werden Vermutungen bzgl. Motiven, Absichten und persönlichen Problemen der Mobber als Erklärungsmodell für das meist lang andauernde schikanöse Verhalten angestellt.
- Zuletzt erfolgt eine Analyse der eigenen Anteile an dem Konflikt wie z. B. Enttäuschungen oder Kränkungen, mangelnde Problemlösestrategien und Abgrenzungsschwierigkeiten.

! MERKE

Das zentrale Moment der Therapie ist die Reflexion der Eigenanteile. Im Gegensatz zu den organisationalen Bedingungen und den Verhaltensweisen des Mobbers können eigenes Denken und Handeln verändert werden.

Um nicht direkt in Widerstand mit dem Patienten zu geraten, lautet hier die Leitfrage zunächst: „Wie haben Sie diese belastende Situation so lange ausgehalten?" Aber auch die in der Mobbingsituation wirksamen automatischen Gedanken der inneren Antreiber wie „Ich muss mich anstrengen!" oder „Es muss immer gerecht zugehen!" sind zu eruieren. Das Zulassen und Erleben der auftretenden Gefühle wie Wut, Traurigkeit und Angst, sich dabei ernst genommen zu fühlen und nicht allein zu sein sind entlastende Erfahrungen für den Patienten in der Einzel- und Gruppentherapie. Hilfreich ist auch die Klärung des Zusammenhangs von „Können, Wollen und Sollen" im Arbeitskontext, also zwischen fachlicher Kompetenz, eigenem Anspruch und den Anforderungen des Arbeitgebers. Mit Situationsanalysen können die kurz- und langfristigen Konsequenzen des kommunikativen Verhaltens, der Problemlösekompetenzen und eigener Bedürfnisse veranschaulicht werden. Das Zusammenspiel von Arbeit, Freizeit und Familie muss kritisch hinterfragt werden (Schwickerath und Holz 2012).

Dieses Vorgehen ermöglicht es, „hinter die Kulissen" der belastenden Mobbingsituation zu schauen, was zuvor oft nicht möglich war.

Entscheiden

Die dritte Phase dient der Entscheidungsfindung, welche Richtung die berufliche Tätigkeit nehmen könnte. Die vorangehenden Phasen bilden die Grundlage für diese tief greifende Weichenstellung. Zumeist sind es zwei grundsätzliche Alternativen: Rückkehr oder Abkehr. Mithilfe von Zwei-Spalten-Technik, Vier-Felder-Schema, Entscheidungsbaum oder Zwei-Stuhl-Technik werden Bilanzierungen mit Pro- und Kontraargumenten vorgenommen und für die nächste Stufe notwendige Handlungsempfehlungen identifiziert.

! MERKE

Von entscheidender Bedeutung für den Aufbau einer tragfähigen Veränderungsmotivation ist die Klärung der Perspektive und des individuellen Mottos für die weitere Zukunft.

Der Blick nach vorn anstelle der engen Sicht auf die Vergangenheit stellt die Grundlage für eine sinnvolle Entscheidung dar. Es können mit dem Patienten folgende Fragen geklärt werden:

- „Wie stelle ich mir meine Zukunft vor?"
- „Was ist mir in Zukunft wichtig?"
- „Was will ich in meinem Leben noch erreichen?"
- „Was bin ich noch zu lernen bereit?"

Handeln

Ziel ist die Stärkung der Kompetenzen im Hinblick auf Problemlösen, soziales Interaktionsverhalten, Distanzierungsfähigkeit und Selbstwertstabilisierung. Zentral ist hierbei die Arbeit mit den inneren Antreibern; ferner kommen Übungen zur Gelassenheit durch Achtsamkeit und Akzeptanz zum Einsatz.

Bei stationärer Therapie, insbesondere medizinischer Rehabilitation, können Arbeitserprobungen in der **Ergotherapie** unter realitätsnahen Arbeitsbedingungen stattfinden. Hier erhalten die Patienten ein Feedback zu ihren kognitiven, sozialen sowie psychomotorischen Fähigkeiten, zur Arbeitsausführung sowie zu Kulturtechniken und Kommunikation. **Soziotherapie** unterstützt dies zudem mit vielfachen Verfahren. Eine stufenweise Wiedereingliederung oder Maßnahmen zur Teilhabe am Arbeitsleben können eingeleitet werden. Die Patienten können auf ein BEM-Verfahren vorbereitet und Kontakte zu Werks- bzw. Betriebsärzten, bei Schwerbehinderten zum Integrationsfachdienst oder anderen regionalen Beratungsstellen aufgenommen werden. Eine **Rehabilitationsnachsorge** überbrückt ggf. die Wartezeit auf eine ambulante Psychotherapie. Letztlich kann auch juristische Hilfe durch einen Fachanwalt für Arbeitsrecht notwendig werden.

TIPP

Die Kooperation stationärer und ambulanter Behandlung sowie medizinisch-therapeutischer und nichtklinischer Hilfen ist besonders empfehlenswert.

Sozialmedizinische Implikationen und Gesundungsprognose

Zur Aufgabe einer psychosomatischen Reha-Einrichtung gehört es, am Ende der Behandlung eine sozialmedizinische Beurteilung von Arbeits- und Leistungsfähigkeit (Köllner und Gillmann 2015) vorzunehmen. Hierbei liegt der Fokus weniger auf der Krankheitssymptomatik als vielmehr auf den daraus resultierenden Fähigkeitsbeeinträchtigungen (Muschalla und Linden 2011). Eine umfassende Klassifikation hierzu liegt mit der ICF der WHO vor. Gerade für Betroffene von Mobbing gelten diese Beeinträchtigungen häufig nur für spezifische Tätigkeiten bei einem konkreten Arbeitgeber an einem konkreten Arbeitsplatz. Somit kann der Behandler zwar Arbeitsunfähigkeit attestieren, nicht jedoch zwangsläufig Einschränkungen der Leistungsfähigkeit. Erst bei langjähriger Chronifizierung generalisieren die Krankheitssymptome derart, dass eine Minderung oder Aufhebung der Leistungsfähigkeit entsteht.

! MERKE

Prognostisch gilt: Je länger Betroffene während der Arbeitsunfähigkeit die Konflikt- und Perspektivklärung sowie den Wiedereinstieg in ihre berufliche Tätigkeit meiden, desto unwahrscheinlicher wird die vollständige Wiedererlangung der Arbeits- und Leistungsfähigkeit.

LITERATUR

Dilling H, Mombour W, Schmidt MH. Internationale Klassifikation psychischer Störungen: ICD-10, Kapitel V (F); Klinisch-diagnostische Leitlinien/Weltgesundheitsorganisation. 8. A. Bern: Huber 2011.

Esser A, Wolmerath M. Mobbing und psychische Gewalt. Der Ratgeber für Betroffene und ihre Interessenvertretung. 8., völlig überarb. u. akt.A. Frankfurt/M.: Bund-Verlag 2011.

Glasl F. Konfliktmanagement. 7. erg. u. überarb. A. Bern: Haupt 2002.

Klusemann J, Nikolaides A, Schwickerath J et al. Trierer Mobbing-Kurz-Skala (TMKS). Validierung eines Screening-Instrumentes zur diagnostischen Erfassung von Mobbing am Arbeitsplatz. Praxis Klin Verhaltensmed Rehabil 2008; 82: 323–334.

Köllner V, Gillmann R. Wenn Arbeit Angst macht – Sozialmedizinische Bedeutung und Rehabilitation bei Angststörungen. PiD 2015; 2: 66–70.

Leymann H. Mobbing: Psychoterror am Arbeitsplatz und wie man sich dagegen wehren kann. Reinbek: Rowohlt 1993.

Leymann H. Handanleitung für den LIPT-Fragebogen. Tübingen: dgvt 1996.

Löffler S, Gerlich C, Lukaszik M et al. Arbeits- und berufsbezogene Orientierung in der medizinischen Rehabilitation. Praxishandbuch. Berlin: DRV Bund 2012.

Meschkutat B, Stackelbeck M, Langenhoff G. Der Mobbing-Report: eine Repräsentativstudie für die Bundesrepublik Deutschland. Schriftenreihe der Bundesanstalt für Arbeitsschutz und Arbeitsmedizin. Dortmund/Berlin: Wirtschaftsverlag NW 2002.

Muschalla B, Linden M. Sozialmedizinische Aspekte bei psychischen Erkrankungen. Teil 1: Definition, Epidemiologie, Kontextbedingungen und Leistungsbeurteilung. Nervenarzt 2011; 82: 917–931.

Schwickerath J. Mobbing am Arbeitsplatz – Stationäre Verhaltenstherapie von Patienten mit Mobbingerfahrungen. Lengerich: Pabst 2009.

Schwickerath J. Psychosomatische Reaktionsbildungen bei Mobbing am Arbeitsplatz – Hintergründe, therapeutisches Konzept und Indikation für stationäre Rehabilitation. In: Zielke M (Hrsg.). Indikation zur stationären Verhaltenstherapie und medizinischen Rehabilitation bei psychischen und psychosomatischen Erkrankungen. Lengerich: Pabst 2011, S. 491–515.

Schwickerath J. Mobbing erfolgreich bewältigen. In vier Schritten aus der Mobbingfalle. Weinheim: Beltz 2014.

Schwickerath J. Mobbing am Arbeitsplatz. PiD 2016; 2: 31–35.

Schwickerath J, Holz M. Mobbing am Arbeitsplatz: Trainingsmanual für Psychotherapie und Beratung. Weinheim: Beltz 2012.
Schwickerath J, Zapf D. Inpatient treatment of bullying victims. In: Einarsen S, Hoel H, Zapf D et al. (eds.). Bullying and Harassment in the Workplace: Development in Theory, Research and Practice. 2nd edn. London, New York: Taylor & Francis 2011, pp. 397–421.
Schwickerath J, Holz M, Ladwein S. Evaluation stationärer Verhaltenstherapie von Patienten infolge von Mobbing am Arbeitsplatz. Praxis Klin Verhaltensmed Rehabil 2017; 100: 97–113.
Zapf D. Mobbing in Organisationen: Stand der Forschung. Zeitschrift für Arbeits- und Organisationspsychologie 1999; 1: 1–25.
Zapf D. Mobbing in Organisationen – Wissenschaftliche und konzeptionelle Grundlagen. In: Schwickerath J, Carls W, Zielke M et al. (Hrsg.). Mobbing am Arbeitsplatz. Grundlagen, Beratungs- und Behandlungskonzepte. Lengerich: Pabst 2004, S. 11–35.

9.1.4 Arbeitsangst und Arbeitsplatzphobie

Beate Muschalla

Zur Orientierung

- Etwa 60 % der Patienten in der psychosomatischen Rehabilitation berichten von Arbeitsplatzproblemen. Als mögliche psychopathologische Reaktionen können verschiedene arbeitsbezogene Ängste oder gar phobische Vermeidung (Arbeitsplatzphobie) auftreten.
- Arbeitsbezogene Ängste haben einen eigenständigen Krankheitswert und gehen oft mit schwerwiegenden sozialmedizinischen Folgen wie Langzeitarbeitsunfähigkeit, weiterer Generalisierung der Angst oder Erwerbsgefährdung einher.
- Die Behandlung von Arbeitsängsten und -phobien ist auf der Ebene der Symptome, der Fähigkeiten und des Arbeitskontextes unter Verwendung klassischer verhaltenstherapeutischer Interventionen sowie spezifischer sozialmedizinischer Methoden wie der stufenweisen Wiedereingliederung möglich.

Die meisten Menschen (ca. 70 % der Allgemeinbevölkerung) kommen im Arbeitsleben gut zurecht (BAuA 2012). Dennoch gibt es Phänomene wie Arbeitsverdichtung, Ungewissheit, was morgen geschieht, Zeitdruck, konkurrierende Kollegen oder Überwachung durch Vorgesetzte. Patienten mit psychischen Erkrankungen berichten Beeinträchtigungen zwar in allen Lebensbereichen, jedoch am ausgeprägtesten am Arbeitsplatz (Muschalla et al. 2012). Etwa 60 % der Patienten in der psychosomatischen Rehabilitation berichten Arbeitsplatzprobleme oder arbeitsbezogene Ängste. In einigen Fällen (17 %) kommt es zu einer Arbeitsplatzphobie mit physiologischen Angstreaktionen allein beim Gedanken an den Arbeitsplatz, einhergehend mit Vermeidungsverhalten in Form von Arbeitsunfähigkeit (Muschalla und Linden 2013).

Formen von Arbeitsängsten

Man findet Arbeitsängste häufig in der psychosomatischen Rehabilitation, da hier Patienten zugewiesen werden, die wegen länger dauernder AU-Zeiten aufgefallen sind. Arbeitsunfähigkeit kann ein Ausdruck von arbeitsbezogenem angstbedingtem Vermeidungsverhalten sein und sollte daher bereits in der Aufnahme erfragt werden.

! MERKE

- **Arbeitsängste** sind krankheitswertige Angstsyndrome mit Bezug zum Arbeitsplatz. Unterschieden werden können analog zur Psychopathologie von Ängsten verschiedene Phänomene: Insuffizienzängste, situationsbezogene oder ereignisgetriggerte Ängste, hypochondrische Ängste, generalisierte Sorgen, soziale Ängste und Arbeitsplatzphobie (Muschalla und Linden 2013).
- **Arbeitsplatzphobie** ist eine panikähnliche Reaktion mit beobachtbarer physiologischer Erregung und Vermeidungsverhalten, wenn es um den Arbeitsplatz geht.

Arbeitsängste kommen in den meisten Fällen als Zusatzsyndrom bei einer bestehenden Grunderkrankung vor: Zwei Drittel der Patienten mit Arbeitsängsten leiden unter einer bestehenden psychischen Grunderkrankung, i. d. R. Gemüts- oder Angsterkrankungen. Bei einem Drittel besteht nur die Arbeitsangst ohne Grunderkrankung. In jedem Fall gilt, dass die Arbeitsangst nicht automatisch mit Besserung der Grunderkrankung rückläufig ist.

CAVE

Arbeitsängste erfordern in jedem Fall eine gesonderte Aufmerksamkeit in der Diagnostik und Behandlung. Sie haben eine eigenständige Krankheitswertigkeit aufgrund des speziell arbeitsbezogenen Vermeidungsverhaltens und der daraus entstehenden sozialmedizinischen Konsequenzen: Langzeitarbeitsunfähigkeit, weitere Generalisierung der Angst bis hin zur Erwerbsgefährdung.

Diagnostik von Arbeitsängsten und Arbeitsanforderungen in der psychosomatischen Rehabilitation

Bei der Exploration der Arbeitsanforderungen sind Bezugstherapeuten und Sozialarbeiter i. d. R. auf die Auskünfte des Patienten zu seiner Arbeitssituation angewiesen. Sie haben nicht die Möglichkeit, den Arbeitsplatz des Patienten zu besichtigen. Patienten berichten ihr subjektives Erleben verquickt mit den Arbeitsanforderungen. Will man etwas über die Arbeitsanforderungen erfahren, lohnt es sich, freundlich konsequent nachzufragen, um die Informationen zu erhalten, die man benötigt.

Wichtig ist, dass die Exploration der Arbeitsumgebung und Anforderungen nicht nur befindensbezogen geführt wird (also nicht „Wie geht es Ihnen am Arbeitsplatz?“), sondern dass der Therapeut konkret nach Arbeitsumfeld und Arbeitsaufgaben fragt. Der Therapeut ist dabei engagiert und interessiert daran zu verstehen, wie die Arbeitsanforderungen aussehen und wer am Arbeitsplatz welche Rolle einnimmt: „Was ist da genau zu tun?“, „Wer ist an dieser Aufgabe beteiligt?“ und „Welche Fähigkeiten benötigen Sie für diese Aufgaben?“ oder „Wie machen das die Kollegen?“

9

MERKE

Arbeitsanforderungen einerseits und arbeitsbezogene Beschwerdesymptomatik andererseits sind konkret explorierbar und beschreibbar. Die Exploration kann gezielt gesteuert werden, sodass man die notwendigen Informationen erhält.

Bei der Diagnostik und Einordnung einer arbeitsbezogenen Beschwerdesymptomatik ist zu unterscheiden: Geht es um ein krankheitswertiges Problem des Einzelnen, oder gibt es ein (andere Mitarbeiter ebenso betreffendes) strukturelles Problem am Arbeitsplatz? Es gibt Fälle, in denen ein Belastungserleben nicht die Qualität einer krankheitswertigen psychischen Symptomatik, sondern eines gesunden Belastungserlebens aufgrund struktureller Arbeitsumstände hat (Z-Diagnose nach ICD-10, WHO 1992). Dann ist nicht Psychotherapie, sondern eine arbeitsfokussierte Intervention (z. B. Arbeitsorganisation) indiziert. Natürlich gibt es auch Fälle, in denen ein Patient „Läuse und Flöhe“ hat: Es bestehen faktisch schwierige Arbeitsbedingungen (z. B. hohe Konkurrenz und Misstrauen im Arbeitsteam infolge von Mitarbeiterranking), jedoch geht auch die Reaktion des Betroffenen mit dysfunktionaler Angst und Vermeidung einher. Alleinige Unterstützung einer Vermeidung ohne flankierende Behandlung des Angstproblems kann hier langfristig ungünstige Auswirkungen auf die Bewältigungsfähigkeiten haben.

MERKE

Arbeitsbezogene Ängste sollten im Befund als solche konkret benannt werden. Arbeitsbezogene Angstsyndrome können als Diagnose mithilfe der ICD-10-Nummern F41.8 (Arbeitsbezogene Angst) oder F40.8 (Arbeitsplatzphobie) eingeordnet werden (WHO 1992).

Behandlung von Arbeitsängsten in der psychosomatischen Rehabilitation

Die Behandlung von Arbeitsängsten bezieht sich zum einen auf die Fähigkeit zum funktionalen Umgang mit der Angstsymptomatik, zum anderen auf die (Wieder-)Herstellung der Arbeitsfähigkeit. Behandlung von Arbeitsängsten hat damit immer auch die Krankheitsfolgenproblematik und sozialmedizinische Aspekte im Blick. Jenseits einer diagnostischen Einordnung der Psychopathologie ist auch für die sozialmedizinische Leistungsbeurteilung eine (diagnoseunabhängige) Bewertung von Beeinträchtigungen in Rollenfunktionen wichtig. Hierzu eignet sich die Orientierung am biopsychosozialen Modell der ICF (WHO 2001) und dem Mini-ICF-APP-Fähigkeitenmodell (Linden et al. 2009).

MERKE

Es stehen symptom-, fähigkeits- und kontextorientierte Behandlungsstrategien zur Verfügung.

Symptomorientierte Behandlung

Hier kann man aus dem Fundus der bekannten Behandlungskonzepte für Angsterkrankungen schöpfen. Das Spektrum reicht z. B. in der Verhaltenstherapie von Situations- und Verhaltensanalysen, Verhaltenstraining, Emotionsregulationsübungen, Symptomtoleranz und -akzeptanz bis zu kognitiven Techniken wie Bearbeitung von Anspruchsniveau, Reframing, Perspektivwechsel (Linden und Hautzinger 2015; Muschalla 2017). Im Fall von Arbeitsängsten sind jedoch die Möglichkeiten von In-vivo-Expositionen und Übungen i. d. R. begrenzt. Hier sollte auf Simulation von arbeitsähnlichen Situationen oder Anforderungen z. B. mit Rollenspielen zurückgegriffen werden. Sofern passende Möglichkeiten vorhanden sind, kann eine „berufliche Belastungserprobung" an einem Probearbeitsplatz durchgeführt werden, was eine dosierte In-vivo-Konfrontation mit arbeitsplatzähnlichen Bedingungen und Interaktionssituationen ermöglicht. Auch arbeitslose Patienten können davon profitieren, in dieser Weise einen ersten Schritt in ein arbeitsähnliches Setting zu wagen.

Instrument für die dosierte Exposition mit einem bestehenden Arbeitsplatz wäre die stufenweise Wiedereingliederung (§ 44 SGB IX; § 74 SGB V). Gelegentlich versuchen Patienten, die Wiedereingliederung hinauszuzögern („Lassen Sie mir noch 2 Wochen zur Stabilisierung"). Man kann sich dann therapeutisch die Frage stellen, was genau in diesen 2 Wochen auch an ungünstigen Wirkungen (Angst- und Vermeidungsverstärkung) geschehen kann. Was soll und kann innerhalb einer fortgesetzten Arbeitsunfähigkeit von weiteren 2 Wochen tatsächlich noch besser werden? Lohnt es sich nicht eher, den Versuch der Rückkehr direkt im Anschluss an die stationäre Rehabilitation zu unternehmen? Die Wiedereingliederung kann mit Letzterem aus einer Handlungsorientierung heraus starten, mit Rückendeckung vom weiterbehandelnden Hausarzt, der den Wiedereingliederungsplan bei Bedarf anpassen kann.

Fähigkeitsorientierte Behandlung

Die Behandlung in der psychosomatischen Rehabilitation muss in diesem Sinne Kompetenzen vermitteln, mit erlebten oder realen Belastungen (z. B. Umgang mit Leistungsanforderungen und Kritik durch Vorgesetzte) gesund umzugehen. Methoden sind soziale Kompetenz- oder Assertiveness-Trainings, Zeitmanagement oder Präsentations- und Bewerbungstraining. Auch die Vermittlung der Situationsangemessenheit verschiedener Sozialverhaltensweisen gehört dazu, z. B. im richtigen Moment um Sympathie zu werben, zu verhandeln oder sein Recht einzufordern. Verständnis von Rollen bei der Arbeit, die bestimmtes Verhalten erfordern, sind hilfreich zum Aufbau von Distanzierungsfähigkeit. Patienten mögen erkennen: „Dass der Chef Forderungen stellt, gehört zu seinem Job. Ich muss manches nicht persönlich nehmen." Verhaltensübungen, die konkret auf die Interaktionsproblematik des Patienten abzielen, ergänzen den fähigkeitsorientierten Behandlungsansatz.

TIPP

Wichtig ist, dass die Inhalte immer in Bezug zur Arbeitswelt und an Beispielen aus dem Arbeitsleben eingeübt werden. In diesem Sinne kann auch in Gruppentherapien eine ständige niederschwellige Exposition mit dem Thema Arbeit für alle Patienten hergestellt werden (Hillert et al. 2009; Muschalla 2017).

Kontextorientierte Behandlung

Wenn eine Rückbildung der Symptomatik nicht erreicht werden kann und arbeitsübliche qualifikationstypische Belastungen absehbar nicht bewältigt werden können (Fähigkeitentraining), dann bleibt als therapeutischer Ansatz die Unterstützung bei der Veränderung von Kontextvariablen. Die Entpflichtung von Aufgaben bis hin zu längerer Krankschreibung kann die Gefahr in sich bergen, den Faktor Arbeit als Ressource (z. B. soziale Kontakte, Tagesstrukturierung, Sinnstiftung) aufzugeben und die Hürde zur Rückkehr an den Arbeitsplatz zu erhöhen. Stattdessen wäre die Schaffung eines „leidensgerechten Arbeitsplatzes" zu bevorzugen. In manchen Fällen wird dies durch Initiierung eines betrieblichen Eingliederungsmanagements (§ 167 SGB IX) aus der Reha-Klinik heraus möglich. In Zusammenarbeit mit Betriebsarzt, Arbeitgeber, Personalvertretung und ggf. dem Integrationsamt wird versucht, die Arbeitsumgebung oder Arbeitsaufgabe oder das personelle Umfeld (ggf. vorübergehend) so zu verändern, dass der Patient/Mitarbeiter die veränderten Aufgaben wieder bewältigen kann. Ein möglicher Weg ist – mit Einverständnis des Patienten – die Kontaktaufnahme und Rücksprache mit dem Arbeitgeber zum Ausloten der Bedingungen für eine mögliche Rückkehr im Anschluss an den Reha-Aufenthalt.

Die Einleitung einer stufenweisen Wiedereingliederung (§ 74 SGB V, § 44 SGB IX) unmittelbar im Anschluss an eine psychosomatische Rehabilitation ist bei Patienten mit mehr als 3-monatiger Arbeitsunfähigkeit in der Vorgeschichte nützlich.

CAVE

Arbeitslosigkeit ist keine Kontraindikation zur Behandlung arbeitsbezogener Probleme und Ängste. Insbesondere bei Patienten mit depressiven Erkrankungen sollte darauf geachtet werden, dass diese keine folgenreichen arbeitsbezogenen Entscheidungen während ihrer Erkrankungsepisode treffen und umsetzen (z. B. aus arbeitsbezogenem Insuffizienzerleben heraus kündigen).

Praktische Aspekte in der Behandlung

Therapeutische Haltung bei der Behandlung von Arbeitsängsten

Der Therapeut ist für die Patienten auch gleichzeitig ein Copingmodell. Er lässt sich von unangenehmen Umständen an Arbeitsplätzen nicht übermäßig erschrecken. Er erwartet nicht, am Arbeitsplatz ständig glücklich zu sein. Er zeigt sich nicht übermäßig beeindruckt oder aufgeregt bei Berichten von Patienten über alltägliche fordernde Arbeitssituationen. Stattdessen ist er wertschätzend nachforschend, konkretisierend und um sachliches Verständnis bemüht. Normale Phänomene am Arbeitsplatz (z. B. Lästern, Arbeit auf Kollegen verschieben, fordernder Chef) sollen entpathologisiert werden. Tatsächlich sachlich schwierige Phänomene (z. B. tatsächlicher Personalmangel) sollten jedoch als solche gewürdigt werden.

Es wird ressourcenorientiert gearbeitet und gezeigt, dass man trotz unangenehmer Umstände bei der Arbeit etwas für sich tun kann, sich nicht hilflos ausgeliefert fühlen muss. Es wird z. B. geübt, wie man trotz mulmigen Gefühls, Errötens oder verunsichernder Gedanken tief ausatmen und sachorientiert einen Schritt nach dem anderen tun kann, um schlussendlich eine Arbeitsaufgabe zu erfüllen. Anhand der Items einer Copingskala bei Arbeitsplatzproblemen (JoCoRi, Muschalla et al. 2016) lassen sich Zielfindung und Ansatzpunkte gut ableiten.

Umgang mit dem Vermeidungsphänomen

Patienten mit Arbeitsängsten versuchen, bestimmte Reize nicht nur am Arbeitsplatz, sondern auch das Reden darüber zu vermeiden. Therapeutisches Ziel ist es, nach einer initialen Klärung dysfunktionale arbeitsbezogene Vermeidungstendenzen zu überwinden und mittels einer schrittweisen Annäherung an vormals vermiedene und für unmöglich gehaltene Aktivitäten die Selbstwirksamkeitserwartung und das Bewältigungsverhalten zu stärken – mit der „Arbeitsplatzphobie“ verhält es sich somit nicht anders als bei phobischen Angstsyndromen im Allgemeinen.

Typische Schwierigkeiten und Herausforderungen

Schwierigkeiten treten bei der Behandlung von Arbeitsängsten auf, wenn Therapeuten externalisierende Krankheitskonzepte von Patienten unhinterfragt übernehmen (z. B. „Die Arbeit hat mich krank gemacht“, „Meine Probleme sind durch Mobbing entstanden“). Dies kann auch zu einer iatrogenen Induktion oder Verstärkung arbeitsbezogener Ängste und Vermeidungsimpulse führen.

In der therapeutischen Haltung sollte einerseits gefühlsvalidierend mit dem arbeitsbezogenen Leiden des Patienten umgegangen werden, aber auch wertschätzend und motivierend gegenüber der Beschäftigung mit dem Thema Arbeit an sich. Der Therapeut kann eine im Grundsatz optimistische Zukunftsorientierung vermitteln, welche die eigenen Gestaltungsmöglichkeiten – einschließlich des emotionalen Umgangs mit möglicherweise unveränderlichen Verhältnissen – betont: „Die Rahmenbedingung können wir leider nicht ändern. Was könnten Sie hier tun, um mit der Situation zurechtzukommen?“

MERKE

Bei der Behandlung von Arbeitsängsten steht die Förderung eines aktiven Symptom- und Arbeitsbewältigungsverhaltens im Vordergrund. Therapieerfolg misst sich weniger an einer Symptomreduktion als vielmehr an einer verbesserten arbeitsbezogenen Bewältigungsfähigkeit, aufgehobener Arbeitsunfähigkeit oder eingeleiteter Wiedereingliederung. Entsprechende Inhalte können in einer 5-wöchigen psychosomatischen Rehabilitation im Rahmen von Gruppen- wie auch Einzeltherapien erarbeitet werden. Auch Kontexte und Instanzen außerhalb des eigentlichen Therapiesettings müssen berücksichtigt und einbezogen werden.

Wirksamkeit und Nebenwirkungen arbeitsbezogener Behandlungen

Die (Interventions-)Forschung zur Rückkehr an die Arbeit bei psychischen Erkrankungen zeigt einerseits die Nützlichkeit einer Förderung von arbeitsbezogener Selbstwirksamkeit, aktivem Bewältigungsverhalten und frühzeitiger Reintegration (Dewa et al. 2015; Muschalla 2017). Jedoch gibt es auch Studien, in denen arbeitsbezogene Konfrontation mit einer verlängerten Rückkehrdauer zusammenhing (z. B. Noordik et al. 2012). Bei Verschlechterungen oder Nichtansprechen auf eine expositions- und bewältigungsorientierte Arbeitsangstbehandlung ist demnach zu prüfen, ob dies an der gewählten Methode liegt, am Zeitpunkt der Intervention oder am Ausmaß arbeitsbezogener Konfrontation. Im Verlauf einer arbeitsbezogenen Gruppentherapie mit sechs Sitzungen ist ein geringfügiges Einbrechen des Bewältigungserlebens nach der zweiten Gruppenstunde zu verzeichnen. Das Bewältigungserleben verbessert sich jedoch danach im weiteren Verlauf (Muschalla 2017).

LITERATUR

BAuA – Bundesanstalt für Arbeitsschutz und Arbeitsmedizin. Stressreport Deutschland 2012. Psychische Anforderungen, Ressourcen und Befinden. Berlin: BAuA 2012.

Dewa CS, Loong D, Bonato S, Joosen MC. The effectiveness of return-to-work interventions that incorporate work-focused problem-solving skills for workers with sickness absences related to mental disorders: A systematic literature review. BMJ Open 2015; 5(6): e007122.

Hillert A, Müller-Fahrnow W, Radoschewski FM (Hrsg.). Medizinisch-beruflich orientierte Rehabilitation. Köln: Deutscher Ärzte-Verlag 2009.

Hoffmann N, Hofmann B. Arbeitsstörungen. Ursachen, Therapie, Selbsthilfe, Rehabilitation. 2. A. Weinheim: Beltz 2009.

Linden M, Hautzinger M. Verhaltenstherapiemanual. 8. A. Berlin: Springer 2015.

Linden M, Baron S, Muschalla B. Mini-ICF-Rating für psychische Störungen (Mini-ICF-APP). Ein Kurzinstrument zur Beurteilung von Fähigkeits- bzw. Kapazitätsstörungen bei psychischen Störungen. 2. A. Bern: Huber 2009/2015.

Muschalla B. Fähigkeitsorientierte Verhaltenstherapie bei psychischen Erkrankungen. Verhaltenstherapie 2014; 24: 48–55.

Muschalla B. Arbeitsängste und ihre Behandlung in der medizinischen Rehabilitation. Handwerkszeug für Fähigkeitentrainings und Psychotherapie. Rehabilitation 2017; 56: 38–46.

Muschalla B, Linden M. Arbeitsplatzbezogene Ängste und Arbeitsplatzphobie. Phänomenologie, Differentialdiagnostik, Therapie, Sozialmedizin. Stuttgart: Kohlhammer 2013.

Muschalla B, Vilain M, Lawall C, et al. Participation restrictions at work indicate participation restrictions in other domains of life. Psychol Health Med 2012; 17: 95–104.

Muschalla B, Fay D, Hoffmann K. Entwicklung eines Inventars zur Erfassung arbeitsbezogener Copingfähigkeiten und Rückkehrintention (JoCoRi). Diagnostica 2016; 62: 143–156.

Noordik E, van der Klink JJ, Geskus RB, et al. Effectiveness of an exposure-based return-to-work program for workers on sick leave due to common mental disorders: A cluster-randomized controlled trial. Scand J Work Env Health 2013; 39: 144–154.

WHO – World Health Organization. International Statistical Classification of Diseases and Related Health Problems. 10th revision. Geneva: WHO 1992.

WHO – World Health Organization. International Classification of Functioning, Disability and Health (ICF). Geneva: WHO 2001.

9.1.5 Verbitterungszustände in der psychosomatischen Rehabilitation

Michael Linden

Zur Orientierung

- Verbitterungszustände sind in der psychosomatischen Rehabilitation besonders häufig anzutreffen. Sie sind mit hohen sozialmedizinischen Kosten verbunden, von Arbeitsunfähigkeit bis Rentenbegehren.
- Wegen der organisatorischen Rahmenbedingungen stellen sie ein besonderes therapeutisches Problem dar.
- Sie müssen korrekt diagnostiziert werden, da eine zielführende Therapie sonst nicht möglich ist.
- Verbitterungszustände bedürfen einer speziellen Behandlung, die Therapeuten in Reha-Kliniken beherrschen müssen.

Die Emotion Verbitterung

Negative Lebensereignisse können ein breites Spektrum an psychischen Reaktionen hervorrufen (Hoelterhoff und Chung 2013; Maercker et al. 2007). Besonders verletzend sind zwischenmenschliche Belastungen wie Diskriminierung, mangelnde Fairness, Ungerechtigkeit, Beleidigung, Herabwürdigung oder sozialer Ausschluss, die Verbitterungsgefühle hervorrufen (O'Neill et al. 2004; Trumbull 2008; Linden und Maercker 2011). Verbitterung wird psychologisch charakterisiert als Aggression unter Inkaufnahme der Selbstzerstörung (Alexander 1966). Verbitterung kann als eine Emotion des letzten Auswegs verstanden werden, die dann funktional ist, wenn alle anderen Handlungsoptionen versperrt sind, und dann ohne Rücksicht auf Verluste ein letztmaliges Gefühl von Kontrolle und Zurückschlagen ermöglicht (Linden und Noack 2018).

Es gibt Verbitterung in mehreren Ausprägungen (Linden und Rotter 2018), so wie das auch für Angst gilt:

A) Jeder Mensch kennt kurzzeitige Anflüge von Verbitterung, die sich legen, wenn die kränkende Situation vorbei ist (kontextgebundene Verbitterung im Zusammenhang einer Beleidigung, analog zu Angst im Angesicht eines bissigen Hundes).
B) Es gibt verbitterungsgeneigte Persönlichkeiten, die alles sofort als Angriff und Beleidigung erleben und sich schon bei Kleinigkeiten ungerecht behandelt fühlen (analog zu ängstlichen Persönlichkeiten).
C) Es gibt stimulusgebundene Verbitterung, z. B. wenn die schon lange zurückliegende eigene Scheidung angesprochen wird, während die Betroffenen in allen anderen Lebensbereichen jedoch unbeeinträchtigt sind (analog zu überdauernder stimulusgebundener Angst, z. B. vor einem Pferd infolge eines früheren Sturzes).
D) Schließlich gibt es die posttraumatische Verbitterungsstörung (PTED, „posttraumatic embitterment disorder"). Sie entsteht nach einem einmaligen Ereignis und geht danach mit einer Fülle von Zusatzsymptomen einher: Niedergeschlagenheit, Antriebshemmung, multiple psychosomatische Beschwerden, Intrusionen, Suizidalität und Rachegefühle (analog zur PTBS). Die Assoziation zwischen dem Emotionszustand und dem Auslöser führt zu Intrusionen, die wiederum dieselben Emotionen triggern, die das Auslöseereignis begleitet haben (Linden und Rutkowsky 2013). Die PTED wurde von Kraepelin (1915) bereits in allen Details unter dem Namen der Querulantenpsychose beschrieben, die er von den Psychosen wie z. B. auch der querulatorischen Persönlichkeitsstörung als „reaktive Psychose" abgrenzt.

9

Häufigkeit von Verbitterungszuständen bei Patienten in der psychosomatischen Rehabilitation

Patienten in psychosomatischer Rehabilitation berichten regelhaft über negative Lebensereignisse und Lebensbelastungen. Dies betrifft nicht zuletzt den Beruf, wo die Verletzung von Gerechtigkeitserwartungen und dann auch Verbitterung eine wichtige Rolle spielen (Sensky 2010; Sensky et al. 2015; Manville et al. 2016; Michailidis und Cropley 2017). Vieles davon wird landläufig unter dem Stichwort „Mobbing" (➤ Kap. 9.1.3) zusammengefasst (Litzcke und Schuh 2010). Bülau et al. (2016) haben untersucht, welche Belastungen Patienten einer psychosomatischen Reha-Klinik angeben, und gefunden, dass 70,6 % von ihnen über Herabwürdigung, 56,8 % über Ungerechtigkeit, 56,8 % über interaktionelle Probleme mit Dritten klagen, was damit die wichtigsten, schwerwiegendsten und häufigsten Stressoren sind.

Bei einer eigenen Erhebung in einer anderen psychosomatischen Reha-Klinik berichteten 88 % der Patienten, in der vergangenen Zeit ein Erlebnis gehabt zu haben, das sie äußerst gekränkt oder verbittert hat (➤ Tab. 9.1). Selbst wenn man nur die Ratings 4 und 5 (trifft zu, trifft voll zu) berücksichtigt, dann bejahen dies immer noch 66,5 %. 58,5 % klagen über Ungerechtigkeit; 71 % meinen, dass sich dadurch ihre psychische Befindlichkeit deutlich und nachhaltig negativ verändert hat. 53 % berichten über sich regelhaft aufdrängende negative Erinnerungen, 51,3 % über Beeinträchtigungen in den sozialen und familiären Beziehungen und 38,2 % von einem durch das Ereignis bedingten sozialen Rückzug.

! MERKE
Ungerechtigkeitserleben oder Vertrauensbruch und damit zusammenhängend Verbitterungsgefühle haben also bei gut einem Drittel eine solche Intensität, dass diese als therapierelevant angesehen werden müssen.

Tab. 9.1 Ausprägungen von Verbitterungserleben bei unausgelesenen Patienten der Psychosomatischen Klinik Heinrich Heine, Potsdam (% von n = 202)

In der vergangenen Zeit hat es ein Erlebnis gegeben, …	trifft nicht zu	trifft kaum zu	trifft teilweise zu	trifft zu	trifft voll zu
1. das mich äußerst gekränkt oder verbittert hat	12,0	6,0	15,5	29,0	37,5
2. wodurch sich meine psychische Befindlichkeit deutlich und bis heute negativ verändert hat	8,5	4,0	16,5	32,5	38,5
3. das aus meiner Sicht äußerst ungerecht oder nicht fair war	12,5	9,0	20,0	24,5	34,0
4. an das ich immer wieder denken muss	8,0	5,5	13,6	30,7	42,2
5. das mich heftig aufregt, wenn ich daran erinnert werde	13,5	14,0	16,5	26,5	29,5
6. das in mir Gedanken an Rache auslöst	65,3	15,6	10,6	5,5	3,0
7. wegen dem ich mir Vorwürfe mache und ärgerlich auf mich selbst bin	30,0	15,5	28,0	17,0	9,5
8. weswegen ich häufiger das Gefühl habe, dass es keinen Sinn macht, Dinge anzupacken und sich anzustrengen	33,0	23,5	25,0	13,5	5,0
9. durch das meine Stimmung häufig niedergeschlagen und gedrückt ist	12,5	12,5	23,5	30,0	21,5
10. das dazu geführt hat, dass ich mich in allgemein schlechter körperlicher Verfassung fühle	15,0	14,0	21,0	30,5	19,5
11. weswegen ich bestimmte Orte oder Personen meide, um nicht daran erinnert zu werden	35,0	13,5	14,0	18,5	19,0
12. dem gegenüber ich mich ohnmächtig und hilflos ausgeliefert fühle	20,1	16,6	21,6	22,6	19,1
13. das in mir Gefühle der Genugtuung auslöst, beim Gedanken, der Verursacher würde einmal Ähnliches erleiden	48,0	13,5	20,0	8,5	10,0
14. das dazu geführt hat, dass meine Kraft und mein Antrieb reduziert und nicht mehr wie früher sind	10,5	8,5	19,5	34,0	27,5
15. das dazu geführt hat, dass ich gereizter bin als früher	20,5	14,5	25,5	25,5	14,0
16. weshalb ich mich ablenken muss, wenn ich vorübergehend eine normale und ausgeglichene Stimmung erleben will	20,5	15,0	31,0	21,0	12,5
17. das dazu geführt hat, dass ich meinen beruflichen und/oder familiären Aktivitäten nicht mehr wie früher nachgehe	13,6	12,6	22,6	31,7	19,6
18. das dazu geführt hat, dass ich mich von Freunden und geselligen Aktivitäten zurückgezogen habe	18,1	16,6	26,6	27,6	11,1
19. zu dem sich mir immer wieder belastende Erinnerungen aufdrängen	13	8,5	25,5	31,0	22
20. das dazu geführt hat, dass mir oft der Gedanke kommt, dass ich mit dem Leben Schluss machen sollte	54,5	20,5	13,5	6,0	5,5

Probleme in der Diagnostik und Rehabilitation bei Verbitterungszuständen

Verbitterungszustände stellen oft schwierige differenzialdiagnostische Probleme dar, weil sie von einer Fülle von Symptomen begleitet werden. Die Stimmung und der Antrieb sind reduziert, sodass differenzialdiagnostisch an eine Depression zu denken ist. Die Betroffenen meiden Orte und Personen, die mit dem kritischen Ereignis assoziiert sind, was die Diagnose einer Phobie nahelegt. Sie wirken querulatorisch, paranoid und narzisstisch gekränkt, was an eine Persönlichkeitsstörung denken lässt. Sie fühlen sich verfolgt, sodass selbst eine paranoide

Psychose zu erwägen ist. Das auslösende Ereignis wird oft sehr betont in den Vordergrund gestellt, wobei in vielen Fällen fälschlicherweise von einer PTBS gesprochen wird, obwohl keine Angstkonditionierung, sondern eine Kränkung das eigentliche Problem ist.

Zudem fällt es den Patienten oft schwer, über erlittenes Unrecht oder Kränkungen zu reden, weil es schmerzhaft ist, sich eingestehen zu müssen, dass man sich nicht rechtzeitig distanzieren konnte oder leichtgläubiges Vertrauen hatte und sich nun mit Rachefantasien trägt. Patienten berichten also oft am Thema vorbei und lassen die eigentlichen Verletzungen unberührt, was die Diagnose ebenfalls erschwert. Verbitterung bereitet auch Probleme im therapeutischen Beziehungsaufbau. Die Patienten sind resigniert und wollen zudem der Welt beweisen, was ihnen Schlimmes widerfahren ist. So steht Verbitterung einer Änderungsbereitschaft und damit Heilung direkt entgegen.

Da bei Patienten in der psychosomatischen Rehabilitation die erlittene Ungerechtigkeit oder Herabwürdigung oft mit dem Arbeitsplatz assoziiert ist, ist Verbitterung ein Grund, der Rückkehr an den Arbeitsplatz Widerstand entgegenzubringen oder sogar eine Arbeitsplatzphobie (➤ Kap. 9.1.4) zu entwickeln (Muschalla und Linden 2013, 2017). Ein weiteres Problem ist, dass die Patienten alle Probleme bei den Auslösebedingungen sehen, weshalb Therapeuten leicht übersehen, dass das eigentliche Problem die Verbitterungsreaktion ist, die sich verselbstständigt. Die Therapeuten sind dann versucht, auf äußere Problemlösungen abzuzielen, was aber nicht zielführend ist.

Verbitterung kann auch durch sozialmedizinische Verfahren hervorgerufen werden. Patienten führen dann verbittert-verbissen Prozesse bis hin zu den Obergerichten und erleben eine Reha-Maßnahme als Grund für eine weitere Kränkung.

Wegen ihrer Zuweisung im Rahmen des AU-Fallmanagements der Kranken- oder Rentenversicherung sieht man diese Patienten in psychosomatischen Reha-Kliniken häufiger als in anderen medizinischen Versorgungsbereichen. Sie kommen also nicht auf eigene Initiative, sondern werden wegen langer AU-Zeiten „geschickt". Auch dies bedeutet keinen guten Start für die therapeutische Beziehungsaufnahme, ist aber dennoch zu begrüßen, da die Patienten damit eine Chance auf Behandlung bekommen.

Therapie der Verbitterungsreaktionen

Klassische therapeutische Strategien haben sich als weitgehend wirkungslos erwiesen (Linden et al. 2007; Linden 2017). Die Patienten stehen der Welt, dem Therapeuten und sich selbst verbissen, negativistisch und fatalistisch gegenüber. Ein erster therapeutischer Schritt muss somit die **Herstellung einer guten therapeutischen Beziehung und eines Arbeitsbündnisses** sein. Ein Therapeut hat eine Chance, als Helfer akzeptiert zu werden, wenn er überzeugend plausibel machen kann, dass er die Suche nach Gerechtigkeit (inkl. Rache) uneingeschränkt unterstützt. Dem Therapeuten wird ein besonders hohes Maß an Empathie und unkonditionaler Akzeptanz abverlangt, gerade auch gegenüber dysfunktionalen Intentionen und Motiven des Patienten.

Im nächsten Schritt ist das **kritische Ereignis nochmals im Detail zu analysieren.** Da Patienten im Moment des Ereignisses oft sehr aufgeregt waren, bis hin zu dissoziativen Zuständen, haben sie regelhaft nur unscharfe Erinnerungen an die Einzelheiten. Besonders wichtig ist herauszuarbeiten, was den Patienten eigentlich so betroffen gemacht hat. Dies sind vielfach nicht die vordergründigen Abläufe, sondern Detailaspekte, die zu einer tiefen Verletzung geführt haben: Es ist z. B. nicht die Scheidung an sich, sondern der eine Satz, dass der Partner jetzt „endlich" jemanden gefunden hat, der ihn versteht. Bei der Analyse des kritischen Ereignisses ist es auch wichtig, das gesamte Spektrum an negativen und auch sozial unerwünschten Emotionen wie Ärger, Kränkung, Rache, Beleidigtsein, Angst usw. hervorzurufen.

Anschließend sind die **bisherigen Bewältigungsformen,** d. h. auch die Negativkonsequenzen, zu beschreiben, der Rückzug von der Familie oder Freunden, die Schlafprobleme, finanzielle Verluste durch das Ereignis, aber auch durch die Versuche, eine Wiedergutmachung zu erreichen, z. B. durch Prozesse. Dabei kann der Patient auch lernen, dass Erinnerungen zu schlechtem Befinden und schlechtem Schlaf führen.

Aus solchen Analysen kann sich ein Therapieauftrag ergeben. Wenn der Arbeitgeber dem Patienten schon den Arbeitsplatz genommen hat, dann soll er ihm nicht auch noch den Schlaf nehmen können. Ein Motiv zur Änderung kann „Heilung aus Rache" sein.

Wenn ein Arbeitsbündnis etabliert ist, dann ist der nächste Therapieschritt ein **kognitives Reframing,**

9

d. h. eine Neubewertung. Dazu kann auf weisheitspsychologische Prinzipien zurückgegriffen werden. Weisheit ist eine Fähigkeit, die allen Menschen zu eigen ist, so wie Selbstsicherheit. Sie ermöglicht es, schwierige, uneindeutige und unlösbare Probleme zu bewältigen (Baumann und Linden 2008; Zacher und Staudinger 2018). Es lassen sich mehrere Subdimensionen unterscheiden, wie ein realistischer Blick auf die Welt (Faktenwissen, Kontextualismus, Wertrelativismus), auf andere Menschen (Perspektivwechsel, Empathiefähigkeit), auf die eigene Person (Anspruchsrelativierung, Selbstrelativierung, Selbstdistanz), auf das eigene Erleben (Emotionsakzeptanz, Serenität) und auf die Zukunft (Ungewissheitstoleranz, Nachhaltigkeitsperspektive), sowie die Fähigkeit, die Gegebenheiten anzunehmen, Vergangenes auf sich beruhen zu lassen, zu vergessen und in zukunftsweisendes Verhalten zu überführen. Weisheit kann einem rigiden, dogmatischen und unflexiblen Denken gegenübergestellt werden und ist damit inkompatibel mit dem Verharren in verbitterter Inflexibilität.

Die Übertragung weisheitspsychologischer Prinzipien in die Behandlung von Patienten erfolgt durch die **Weisheitstherapie,** eine Behandlungsmethode der kognitiven Verhaltenstherapie. Für die genauere Darstellung dieses Behandlungsansatzes wird auf andere Publikationen verwiesen (Baumann und Linden 2008; Bruya und Ardelt 2018; Linden 2017). Eine hilfreiche Technik ist die *Methode der unlösbaren Probleme,* anhand derer mit dem Patienten erarbeitet wird, wie Menschen mit unlösbaren, nicht wiedergutzumachenden Lebensproblemen umgehen können. Es geht um ein weisheitspsychologisches Problemlösetraining. Die vorgenannten Dimensionen werden gezielt trainiert, und es können funktionale und dysfunktionale Reaktionen gesucht werden.

TIPP

Die Erfahrung ist, dass Patienten mit Blick auf solche Beispielprobleme – anders als bei den eigenen Problemen – mehrschichtige Perspektiven und Relativierungen erarbeiten können, die sie dann selbstständig auf ihr eigenes Problem übertragen. Es bleibt dadurch die emotionale Freiheit zur positiven Entwicklung erhalten, was ein Kernproblem der Therapie von Verbitterungsstörungen ist.

LITERATUR

Alexander J. The psychology of bitterness. Int J Psychoanal 1966; 41: 514–520.

Baumann K, Linden M. Weisheitskompetenzen und Weisheitstherapie. Lengerich: Pabst 2008.

Bülau NI, Kessemeier F, Petermann F et al. Evaluation von Kontextfaktoren in der psychosomatischen Rehabilitation. Rehabilitation 2016; 55: 381–387.

Bruya B, Ardelt M. Wisdom can be taught: a proof-of-concept study for fostering wisdom in the classroom. Learning and Instruction 2018; 58: 106–114.

Hoelterhoff M, Chung MC. Death anxiety and well-being. Coping with life-threatening events. Traumatol 2013; 19: 280–291.

Kraepelin E. Psychiatrie. Leipzig: Barth 1915.

Linden M. Verbitterung und Posttraumatische Verbitterungsstörung. Göttingen: Hogrefe 2017.

Linden M, Maercker A. Embitterment. Societal, Psychological, and Clinical Perspectives. Wien: Springer 2011.

Linden M, Noack I. Suicidal and aggressive ideation associated with feelings of embitterment. Psychopathology 2018; 51: 245–251.

Linden M, Rotter M. Spectrum of embitterment manifestations. Psychol Trauma 2018; 10: 1–6.

Linden M, Rutkowsky K (eds.). Hurting Memories and Beneficial Forgetting. Posttraumatic Stress Disorders, Biographical Developments, and Social Conflicts. Oxford: Elsevier 2013.

Linden M, Rotter M, Baumann K, Lieberei B. Posttraumatic Embitterment Disorder. Definition, Evidence, Diagnosis, Treatment. Bern: Hogrefe 2007.

Linden M, Rotter M, Baumann K, Schippan B. The Posttraumatic Embitterment Disorder Self-Rating Scale (PTED Scale). Clin Psychol Psychother 2009; 16: 139–147.

Litzcke SM, Schuh H. Stress, Mobbing und Burn-out am Arbeitsplatz. Berlin, Heidelberg: Springer 2010.

Maercker A, Einsle F, Köllner V. Adjustment disorders as stress response syndromes: A new diagnostic concept and its exploration in a medical sample. Psychopathology 2007; 40(3): 135–146.

Manville C, Akremi AE, Niezborala M, Mignonac K. Injustice hurts, literally: The role of sleep and emotional exhaustion in the relationship between organizational justice and musculoskeletal disorders. Hum Relat 2016; 69(6): 1315–1339.

Michailidis E, Cropley M. Exploring predictors and consequences of embitterment in the workplace. Ergonomics 2017; 60(9): 1197–1206.

Muschalla B, Linden M. Arbeitsplatzbezogene Ängste und Arbeitsplatzphobie. Phänomenologie, Diagnostik, Behandlung, Sozialmedizin. Stuttgart: Kohlhammer 2013.

Muschalla B, Linden M. Verbitterung und Arbeitsplatz. In: Kahl KG, Winter L (Hrsg.). Arbeitsplatzbezogene Psychotherapie. Intervention, Prävention und Rehabilitation mit einem Therapiemanual. Stuttgart: Kohlhammer 2017, S. 36–44.

O'Neill SC, Cohen LH, Tolpin LH, Gunthert KC. Affective reactivity to daily interpersonal stressors as a prospective predictor of depressive symptoms. J Soc Clin Psychol 2004; 23(2): 172–194.

Sensky T. Chronic embitterment and organisational justice. Psychother Psychosom 2010; 79(2): 65–72.

Sensky T, Salimu R, Ballard J, Pereira D. Associations of chronic embitterment among NHS staff. Occup Med 2015; 65(6): 431–436.
Trumbull D. Humiliation: The trauma of disrespect. J Am Acad Psychoanal Dyn Psychiatry 2008; 36(4): 643–660.
Zacher H, Staudinger UM. Wisdom and Well-being. Handbook of Well-Being. Salt Lake City, UT: DEF Publishers 2018.

9.2 Medizinisch-beruflich orientierte Rehabilitation (MBOR)

Ulrich Adam-Keßler und Volker Köllner

Zur Orientierung

- MBOR als Initiative der Rentenversicherungsträger soll die Rückkehrwahrscheinlichkeit von Rehabilitanden mit besonderen beruflichen Problemlagen erhöhen.
- Ziele sind die Stärkung der arbeitsplatzbezogenen Ressourcen und eine nachhaltige berufliche Integration.
- Konzepte für die somatische Rehabilitation sind nicht ohne Weiteres auf die psychosomatische Rehabilitation übertragbar.
- In der Psychosomatik dominieren andere spezifische berufliche Problemlagen wie z. B. motivationale und interaktionelle Schwierigkeiten.
- Im Sinne der Problemaktualisierung ist es therapeutisch hilfreich, wenn die besondere Problemsituation am Arbeitsplatz in modifizierter Form wiedererlebt und bearbeitet werden kann. Hierzu eignen sich z. B. Projektgruppen, die eine Arbeitssituation im Team erlebbar werden lassen.
- Die konsequente diagnostische und therapeutische berufliche Fokussierung im Rahmen der psychosomatischen Rehabilitation unter Einbezug aller relevanten Berufsgruppen erscheint erfolgversprechend.
- Offene Forschungsfragen betreffen u. a. den nachhaltigen Erfolg von MBOR-Strategien.

Die in ➤ Kap. 9.1 beschriebenen besonderen beruflichen Problemlagen (BBPL) machen deutlich, dass es enge Wechselwirkungen zwischen seelischer Gesundheit und Arbeitswelt gibt, die spezielle arbeitsweltbezogene Konzepte in der psychosomatischen Rehabilitation erfordern, um Rehabilitanden bei der Rückkehr in den Beruf unterstützen zu können. Die Medizinisch-beruflich orientierte Rehabilitation (MBOR) ist eine hierauf abzielende Initiative der Rentenversicherungsträger. Ihre Anforderungen sind mit der evidenzbasierten Erwartung verbunden, dass der frühzeitige Arbeitsbezug die **Berufsrückkehrwahrscheinlichkeit von Rehabilitanden mit besonderen beruflichen Problemlagen** (BBPL) erhöht. Drei Merkmale sind für die Einschätzung einer BBPL von besonderer Bedeutung (DRV 2015):

a) Problematische sozialmedizinische Verläufe, insbesondere häufige Arbeitsunfähigkeitszeiten oder Arbeitslosigkeit
b) Eine negative subjektive berufliche Prognose
c) Eine aus sozialmedizinischer Sicht erforderliche berufliche Veränderung

*„Ziel ist die **Stärkung der arbeitsplatzbezogenen Ressourcen** und die Befähigung der RehabilitandInnen, trotz BBPL eine **nachhaltige berufliche Integration** zu erreichen“* (DRV 2015). In der Psychosomatik ist davon auszugehen, dass 30–50 % der Rehabilitanden eine besondere berufliche Orientierung der Rehabilitation benötigen. MBOR ist folglich ein wichtiger und integraler Bestandteil der psychosomatischen Rehabilitation. Sie hilft, das Profil der Rehabilitation gegenüber der Krankenhaus-Psychosomatik zu schärfen. Das Thema Arbeitswelt wird in der Psychotherapie immer noch zu oft vermieden und ausgeklammert, sodass die psychosomatische Rehabilitation hier eine besondere Verantwortung hat, diesen Bereich in den therapeutischen Fokus zu nehmen.

Bei der Einführung von MBOR im Jahr 2012 stand vor allem die Rehabilitation in den somatischen Fachgebieten im Blick (Köllner und Stock Gissendanner 2015). Nur bei einem eher kleinen Teil der Rehabilitanden in der psychosomatischen Rehabilitation besteht jedoch ein Defizit hinsichtlich berufsbezogener Bewegungsabläufe. Dies betrifft insbesondere Patienten mit chronischen Schmerzsyndromen. In dieser Subgruppe können ergotherapeutisch betreute Modellarbeitsplätze analog zu Modellen in der orthopädischen Rehabilitation sinnvoll genutzt werden.

9.2.1 Für die psychosomatische Rehabilitation spezifische berufliche Problemlagen

Häufiger geht es jedoch um die folgenden **für die psychosomatische Rehabilitation spezifischen beruflichen Problemlagen:**

- **Interaktionelle Schwierigkeiten:** Störungen in der Interaktion mit Mitmenschen sind ein sehr zentrales Thema, das durch verschiedene psychische Störungen bedingt sein kann. So treten interaktionelle Schwierigkeiten im Rahmen einer *Persönlichkeitsstörung* regelhaft auf (> Kap. 8.4). Hier gibt es eine große Bandbreite interaktioneller Besonderheiten:
  - Ein dramatisch-raumgreifendes Auftreten bei histrionischen Persönlichkeiten kann das Gegenüber belustigen, aber auch dazu führen, dass die Person nicht ernst genommen oder als übertrieben und aufgesetzt wahrgenommen wird.
  - Ihre Kommunikationspartner abwertende Narzissten lösen häufig Gefühle von Leistungsdruck aus, Gesprächspartner sind verletzt und fühlen sich gedemütigt.
  - Menschen mit einer Tendenz zur paranoiden Verarbeitung fühlen sich häufig angegriffen, vermuten Böses und interpretieren viele Interaktionen als gegen sich gerichtet.
  - Schizoide Persönlichkeiten wiederum wirken emotional eher kalt und distanziert und damit wenig empathisch.

Auch eine *soziale Phobie* führt im Alltag des Patienten zu kommunikativen Schwierigkeiten, vor allem durch ängstliches Vermeiden sozialer Situationen. Im Rahmen von *depressiven Störungen* werden Interaktionen häufig mit einer entsprechend negativen Verzerrung bewertet, sodass sich diese Patienten nicht selten z. B. als Mobbing-Opfer erleben, wenngleich aus einer neutralen Perspektive hierfür kein Hinweis besteht.

- **Motivationale Defizite:** Auch motivationale Defizite spielen eine gehäufte Rolle in der psychosomatischen Rehabilitation. So kann es z. B. im Rahmen einer depressiven Störung oder einer Persönlichkeitsstörung zu einer starken inneren Distanz zur Arbeit mit geringem beruflichem Erfolgserleben i. S. des AVEM[1]-Risikomusters B (Schaarschmidt 2006) kommen, was eine Rückkehr in das Berufsleben deutlich erschwert.
- **Selbstwertprobleme:** Das Thema Selbstwert ist ein ebenfalls häufig anzutreffendes Thema in den psychotherapeutischen Gruppen- und Einzelsitzungen einer psychosomatischen Reha-Klinik: Bei manchen liegt ein geringer Selbstwert in ausgeprägten biografischen Erfahrungen begründet, bei anderen wiederum bricht der Selbstwert erst mit der Entwicklung einer psychischen Störung ein. Entsprechend unterschiedlich können hier die Behandlungsansätze aussehen. Ein reduziertes Selbstwertgefühl führt im beruflichen Bereich zu einer erhöhten Kränkbarkeit und Vulnerabilität (z. B. für Versagensgefühle und depressive Entwicklungen).
- **Arbeitsplatzphobische Entwicklungen:** Der Arbeitsplatz bietet mannigfaltige Möglichkeiten zur Entwicklung verschiedener Ängste. In sehr ausgeprägten Verläufen kann sich eine arbeitsplatzbezogene Phobie entwickeln, die zu einer völligen Vermeidung des Arbeitsplatzes und damit in Zusammenhang stehender Objekte führen kann. So kann z. B. bei Mitarbeitern einer Supermarktkette ggf. schon der Anblick des entsprechenden Logos eine starke vegetative Symptomatik mit nachfolgender Fluchtreaktion auslösen, sodass an das Betreten des Geschäfts nicht mehr zu denken ist.
- **Folgen von Kränkungserleben oder Traumatisierung am Arbeitsplatz:** Für einen Menschen unvorhergesehene, plötzlich auftretende Ereignisse, für die zum gegenwärtigen Zeitpunkt keine ausreichenden Bewältigungsmöglichkeiten zur Verfügung stehen, können eine Anpassungs- oder Verbitterungsstörung auslösen, Letztere insbesondere bei der Verletzung relevanter Grundannahmen über das Leben. Beispiele hierfür sind eine plötzliche Kündigung nach jahrzehntelanger loyaler Mitarbeit in einem Unternehmen oder der nicht erhaltene Arbeits- und Kompetenzbereich trotz jahrelanger Hinarbeit und gegenteiliger Arbeitgeberversprechungen. Lebensbedrohliche Ereignisse wie z. B. der bewaffnete Raubüberfall an einer Supermarktkasse oder schwerwiegende Arbeitsunfälle können eine posttraumatische Belastungsstörung zur Folge haben.
- **Konzept des Typ-A-Verhaltens:** Das viel diskutierte Typ-A-Konzept (Friedman und Rosen-

[1] AVEM: Arbeitsbezogenes Verhaltens- und Erlebensmuster

man 1974) zeigt sich in der berufsbezogenen Diagnostik in Form des Risikomusters A des AVEM; es zeichnet sich durch eine dysfunktional gesteigerte Arbeitsmotivation, geringe Selbstfürsorge und Tendenz zur Selbstüberforderung aus. Häufig werden diese Patienten aus psychotherapeutischer Sicht als gewissenhaft-leistungsorientiert beschrieben.

- **Psychosoziale Folgen von Langzeitarbeitslosigkeit und Entwöhnung von der Erwerbstätigkeit:** Je länger die Abwesenheit von einem Arbeitsplatz dauert, umso schwieriger gelingt eine Wiedereingliederung. Auf psychischer Seite spielen hier u. a. sich aufbauende Ängste und ein die eigentliche depressive Episode noch überdauerndes Insuffizienzerleben eine Rolle.
- **Rehabilitanden mit manifestem Rentenbegehren:** Nicht zuletzt stellt diese Gruppe die vielleicht größte Herausforderung dar. Hier gilt es insbesondere zunächst zu klären, inwiefern überhaupt eine Behandlungs- und damit auch Wiedereingliederungsmotivation aufgebaut werden kann.

Nach dem Konzept der evidenzbasierten Wirkfaktoren der Psychotherapie kommt es zunächst darauf an, diese berufsbezogenen psychischen Problemlagen emotional zu aktivieren, da dies die Chance auf einen nachhaltigen Veränderungsprozess erhöht. Im Folgenden geht es um die Klärung der dieser Problemlage zugrunde liegenden dysfunktionalen Verhaltensmuster, Verhaltensdefizite, kognitiven Schemata oder unbewussten Konflikte. Hierauf aufbauend sind dann die Vermittlung von Problemlösefertigkeiten und die Aktivierung spezifischer Ressourcen möglich.

TIPP

Bei der Problemaktualisierung ist es oft sinnvoll, dass keine zu große Nähe zur ursprünglichen Problemsituation besteht, da dies zur Aktivierung der inneren Abwehr und von Ängsten bei den Rehabilitanden führen kann. Auch der Aufbau neuer Fertigkeiten und Ressourcen gelingt häufig zunächst leichter in einem unbelasteten Umfeld, wobei natürlich der Transfer in den jeweiligen beruflichen Alltag im Auge behalten werden muss.

Die Gestaltung eines therapeutischen Milieus bzw. spezifischer Situationen, in denen die jeweiligen beruflichen Problemlagen aktiviert werden, stellt also eine besondere Herausforderung für die Planung psychosomatischer MBOR-Konzepte dar. Hierbei ist zu berücksichtigen, dass diese Problemlagen sehr häufig im zwischenmenschlich-interaktionellen Bereich liegen. Gerade bei Rehabilitanden mit dysfunktional gesteigerter Arbeitsmotivation kann eine ausgeprägte Leistungs- und Trainingsorientierung das krank machende Muster noch verstärken und die Chronifizierung beschleunigen (Otto und Linden 2017; Wasilewski et al. 2017).

CAVE

Eine zu frühe Berufs- und Trainingsorientierung kann Rehabilitanden überfordern und ggf. destabilisieren, wenn nicht parallel Strategien für Selbstschutz und Selbstfürsorge vermittelt werden können.

9.2.2 Eckpunkte der Diagnostik und Therapie Medizinisch-beruflich orientierter Rehabilitation in der Psychosomatik

Eine Fokussierung der Rehabilitation auf berufliche Problemlagen und deren differenzierte therapeutische Bearbeitung erscheint vielversprechend zur **Verbesserung des Return-to-Work** und **schärft das Profil der psychosomatischen Rehabilitation** im Unterschied zur Krankenhausbehandlung. Dabei sind folgende Eckpunkte sinnvoll:

- Eine für die Rehabilitanden transparente berufliche Fokussierung des gesamten Reha-Prozesses.
- Eingangs sollten eine **berufsorientierte Diagnostik** zur Erkennung von BBPL (Streibelt 2010) und eine Abklärung von Indikationen und Kontraindikationen für MBOR stehen, z. B. mittels *SIMBO-C* (Streibelt et al. 2017) und *Würzburger Screening* (Löffler et al. 2007).
- Im **medizinischen Fokus** steht eine genaue Analyse der Arbeitsplatzbedingungen aus der Perspektive des Betroffenen, um körperliche und psychische Einschränkungen von Aktivität und Teilhabe zu ermitteln, die in der Rehabilitation gebessert oder kompensiert werden können.
- Im **psychotherapeutischen Fokus** geht es ebenfalls um eine genaue Analyse der Arbeitsplatzbedingungen aus der Perspektive des Betroffenen. Je nach Grundorientierung würde z. B. in der Verhaltenstherapie eine berufsbezogene Verhaltens-

analyse durchgeführt und in der tiefenpsychologisch fundierten Psychotherapie geklärt werden, welche zentralen Beziehungskonfliktmuster in der beruflichen Problemlage aktualisiert wurden und eine Lösung blockieren.
- Im Rahmen der **Ergo- und Bewegungstherapie** werden besondere Defizite und Ressourcen sowie ein daraus ggf. resultierender spezifischer Trainingsbedarf deutlich.
- Die **sozialtherapeutische Diagnostik** umfasst die Erhebung allgemeiner sozialer Problemlagen (z. B. eine Privatinsolvenz), spezieller beruflicher Problemlagen, verdeckter Ressourcen sowie eines bestehenden Schulungs-, Beratungs- und Interventionsbedarfs (z. B. stufenweise Wiedereingliederung, Leistungen zur Teilhabe am Arbeitsleben, Einschalten des Integrationsfachdienstes, Kontaktaufnahme mit Arbeitgeber oder Betriebsarzt).
- Ein entscheidender Punkt ist die Erarbeitung **beruflich orientierter Reha-Ziele.** Die Rehabilitanden hierbei mit ins Boot zu holen stellt in vielen Fällen eine besondere Herausforderung dar, für die die Bezugstherapeuten entsprechend geschult sein (z. B. Motivational Interviewing, MI) und zeitliche Ressourcen haben müssen.

Auf Grundlage dieser Ziele wird dann ein **individualisiertes MBOR-Programm** erarbeitet, das u. a. folgende Elemente enthalten kann:
- **Einzeltherapie** zur ausführlichen Thematisierung beruflicher Problemlagen und zur Anwendung von MI zum Aufbau von Rückkehrmotivation an den Arbeitsplatz.
- **Gruppentherapeutische Angebote** (2 – 3 × 90 min/Woche) sollten auf den beruflichen Fokus ausgerichtet sein. Hierzu gibt es u. a. folgende Möglichkeiten:
  - Indikative Gruppen für bestimmte Störungsbilder oder Problemlagen, z. B. arbeitsbezogene Ängste oder Mobbing-Erleben
  - Verhaltenstherapeutische Problemlösegruppen oder psychodynamisch-interaktionelle Gruppen mit klarer Fokussierung auf die BBPL der Teilnehmer
- **Kombination von Psychotherapiegruppe mit ergotherapeutischer Projektgruppe als Handlungsraum** (Kopka et al. 2009): Die Patienten besuchen eine ergotherapeutische Projektgruppe mit dem Ziel, als Team ein selbstgewähltes Projekt zu verwirklichen. Hierbei kommt es im Team typischerweise zu ähnlichen Erfahrungen wie am Arbeitsplatz und zu der gewünschten emotionalen Aktivierung. Im Rahmen der angekoppelten Psychotherapiegruppe können die Erfahrungen gemeinsam reflektiert sowie Handlungsalternativen entwickelt und zeitnah erprobt werden.
- Gruppen für Rehabilitanden aus besonders belasteten Berufsgruppen (z. B. Pflegeberufe) (Köllner 2015; Käfer et al. 2018).
- **Spezifische Trainingsangebote der Spezialtherapeuten:**
  - Berufsbezogenes kognitives Training
  - Arbeitsplatztraining z. B. für chronische Schmerzpatienten, bei arbeitsbezogenen Ängsten oder nach langer AU-Zeit oder Arbeitslosigkeit
  - Selbstfürsorge im Beruf
  - Ausstrahlung und Wirkung (Interaktionstraining bei Teamkonflikten)
  - Stressbewältigungstraining
  - Bewerbungstraining
- **Sozialberatung** und Coaching im Einzelsetting
- **Arbeitsplatzerprobung** in kooperierenden Betrieben (MBOR Phase C, bei spezieller Indikation)
- **Kontaktaufnahme mit Betrieb,** Betriebsarzt, Integrationsfachdienst oder anderen relevanten Akteuren im Sozialraum der Rehabilitanden durch die Bezugs- und/oder Sozialtherapeuten der Klinik
- **Vernetzung mit Reha-Nachsorge** und LTA, ggf. spezifisches MBOR-Case-Management (Piegza et al. 2013; Schwarze et al. 2014)
- MBOR in der Psychosomatik ist hierbei als individualisierter Prozess zu verstehen, in dem die o. g. Module je nach Indikation kombiniert werden. Voraussetzung hierfür ist eine sorgfältige ärztliche Diagnostik mit Abklärung von Indikationen und Kontraindikationen für MBOR.

9.2.3 Ausblick

Zum gegenwärtigen Zeitpunkt besteht dringender Forschungsbedarf dahingehend,
- welche MBOR-Strategien in der Psychosomatik nachhaltig erfolgreich sind,
- welche Subgruppen von Rehabilitanden von welchen Therapiemodulen profitieren/nicht profitieren und

- welche arbeitsbezogenen Erlebens- und Verhaltensmuster in welchem beruflichen Kontext mit Gesundheit und Verbleib im Erwerbsleben verbunden sind.

Die gegenwärtig und in naher Zukunft ausgeschriebenen Forschungsinitiativen stellen sehr gute Rahmenbedingungen dar, um diese Fragestellungen zu bearbeiten.

LITERATUR

DRV – Deutsche Rentenversicherung Bund (2015). Anforderungsprofil zur Durchführung der Medizinisch-beruflich orientierten Rehabilitation (MBOR) im Auftrag der Deutschen Rentenversicherung. Stand: August 2015. Berlin: DRV Bund.

Friedman M, Rosenman RH. Type A Behavior and Your Heart. New York: Knopf 1974.

Käfer M, Wittmann C, Roß S et al. Medizinisch-berufliche Rehabilitation in der Psychosomatik. Ärztl Psychother 2018; 13: 23–29.

Köllner V. Berufsbezogene Psychosomatische Rehabilitation für Pflegeberufe. In: Hofmann F, Reschauer G, Stößel U (Hrsg.). Arbeitsmedizin im Gesundheitsdienst. Bd. 28. Freiburg: Edition FFAS 2015, S. 241–252.

Köllner V, Stock Gissendanner S. Medizinisch-beruflich orientierte Rehabilitation (MBOR) in der Psychosomatik. In: Schmid-Ott G, Wiegand-Grefe S, Jacobi C et al. (Hrsg.). Psychosomatische Rehabilitation. Stuttgart: Schattauer 2015, S. 293–305.

Kopka E, Ast C, Hügel H, Köllner V. Arbeitsplatzbezogene interaktionelle Therapie (AIT). PiD 2009; 10: 230–235.

Löffler S, Wolf HD, Gerlich C et al. Entwicklung und Validierung eines generischen Screening-Instruments zur Identifikation von beruflichen Problemlagen und des Bedarfs an berufsorientierten und beruflichen Leistungen. Abschlussbericht. Würzburg: Institut für Psychotherapie und Medizinische Psychologie, Julius-Maximilians-Universität 2007.

Otto J, Linden M. Regeneration orientation is better than resistance orientation in behaviour activation. Results from an intervention study with psychosomatic patients. Psychiatr Danub 2017; 29(2): 201–206.

Piegza M, Petermann F, Bassler M, Kobelt A. Erwartungen der Patienten an ein Fallmanagement nach einer psychosomatischen Rehabilitation: Ergebnisse einer Bedarfsanalyse. Phys Med Rehab Kuror 2013; 23(6): 341–347.

Schaarschmidt U. AVEM – ein persönlichkeitsdiagnostisches Instrument für die berufsbezogene Rehabilitation. In: Arbeitskreis Klinische Psychologie in der Rehabilitation BDP (Hrsg.). Psychologische Diagnostik – Weichenstellung für den Reha-Verlauf. Bonn: Deutscher Psychologen Verlag 2006, S. 59–82.

Schwarze M, Ehlebracht-König I, Kobelt A et al. Strategie zur beruflichen (Re-)Integration aus Perspektive eines regionalen Rentenversicherungsträgers. Phys Med Rehab Kuror 2014; 24(4): A25.

Streibelt M. Steuerung besonderer beruflicher Problemlagen als Voraussetzung effektiv durchgeführter medizinischer Rehabilitationsleistungen. Prax Klin Verhaltensmed Rehabil 2010; 86: 5–14.

Streibelt M, Bethge M, Gross T, et al. Predictive validity of a screening instrument for the risk of non-return to work in patients with internal diseases. Arch Phys Med Rehabil 2017; 98: 989–996.e981.

Wasilewski J, Otto J, Linden M. Zunahme der Selbstpflege statt der Widerstandsbereitschaft bei Belastungen: Haupt- oder Nebenwirkung in der medizinisch beruflich orientierten psychosomatischen Rehabilitation? Psychother Psychosom Med Psychol 2017; 68: 9–10.

9.3 Manifestes und latentes Rentenbegehren

Markus Bassler

Zur Orientierung

- Motivationale Faktoren beeinflussen sehr stark den Verlauf und Erfolg von psychosomatischer Rehabilitation. Als weitere wesentliche Einflussfaktoren werden häufige oder lange Arbeitsunfähigkeitszeiten im Jahr unmittelbar vor der Rehabilitation, geringe Schulbildung, Arbeitslosigkeit sowie Dauer der Erkrankung genannt.
- Ein besonderes Behandlungsproblem ergibt sich, wenn zusätzlich ein manifestes (bewusstes) oder latentes (d. h. unbewusstes) Rentenbegehren vorliegt, was in der psychosomatischen Rehabilitation Schätzungen zufolge bei bis zu 20 % der Patienten vorliegt.
- Für diese therapeutenseitig häufig als „schwierig" empfundenen Patienten bedarf es besonderer Behandlungsangebote, die trotz dieser ungünstigen Motiv- und Konfliktkonstellation möglichst frühzeitig unterbreitet werden sollten. So könnte z. B. in begründeten Fällen von den bisherigen Therapiestandards abgewichen werden – z. B. hinsichtlich Dauer und therapeutischer Intensität der Reha-Behandlung. Des Weiteren sollten viel konsequenter als bisher kontextuelle und ressourcenfördernde Aspekte in die Therapie einbezogen werden, um auf die individuellen Besonderheiten dieser Patienten möglichst gezielt eingehen zu können.

9.3.1 Aspekte der Motivation

In der psychologischen Literatur wird Motivation meist als ein komplexes mehrdimensionales Konstrukt definiert, bei dem bewusste oder unbewusste äußere und innere Einflussfaktoren interagieren. Motivation stellt also keineswegs ein zeitlich überdauerndes Persönlichkeitsmerkmal dar, sondern ist in hohem Maße von variierenden Einflussgrößen abhängig. Häufig vorkommende Einflussfaktoren sind z. B. Leidensdruck, Hoffnung, psychologisches Problemverständnis, Neugier, Änderungswunsch, Bereitschaft, Opfer zu bringen, aktive Teilnahme und Wissen (vgl. Hafen et al. 2001), des Weiteren auch Ursachenvorstellungen der Patienten über ihre Erkrankung sowie spezifische Behandlungserwartungen. Komplizierend kommt hinzu, dass diese Einflussfaktoren dem Patienten keineswegs immer bewusst sind.

Wie zahlreiche Studien belegen, beeinflussen motivationale Faktoren sehr stark den Verlauf und Erfolg von medizinischen und psychotherapeutischen Behandlungen. Hervorzuheben ist in diesem Zusammenhang, dass Therapiemotivation nicht darauf beschränkt ist, dass ein Patient den Empfehlungen des Therapeuten folgt, was spezifisch durch den Begriff der Compliance beschrieben wird. Bei Therapiemotivation geht es vielmehr darum, dass der Patient ein hohes Engagement und Eigenverantwortung in der Behandlung zeigt, was einer aktiven Verhaltensmodalität entspricht, während die Compliance einem passiven Verhaltensmodus zuzuordnen ist. Eine weitere wichtige Unterscheidung bezieht sich auf den Gegensatz von intrinsischer und extrinsischer Therapiemotivation. Bei der **intrinsischen Motivation** besteht die Handlungsbereitschaft weitgehend unabhängig von äußeren Faktoren. Die **extrinsische Motivation** dagegen orientiert sich vor allem an den Wünschen bzw. Erwartungen anderer Personen oder an den persönlichen Auswirkungen äußerer Ereignisse.

Das Sozialgesetzbuch I (§§ 60 – 66) schreibt für die Rehabilitation vor, dass Versicherte, die Sozialleistungen in Anspruch nehmen, einer **Mitwirkungspflicht** unterliegen. Danach ist ein Versicherter auf Wunsch des Leistungsträgers dazu verpflichtet, an Heilbehandlungen teilzunehmen, wenn dadurch eine Verbesserung des Gesundheitszustands zu erwarten ist bzw. zumindest eine weitere Verschlechterung verhindert werden kann. Fehlende Mitwirkung an einer Rehabilitationsmaßnahme kann zu rechtlichen und insbesondere finanziellen Folgen für den Versicherten führen (Kulpe 1986). So kann z. B. die Krankenkasse in solchen Fällen die weitere Zahlung von Krankengeld aussetzen, was für die Betroffenen schwerwiegende persönliche und soziale Konsequenzen nach sich ziehen kann. Mit Blick auf diese Sanktionsmöglichkeiten kann die vom Gesetzgeber geforderte Mitwirkungspflicht daher einen starken Einfluss auf die Therapiemotivation eines Patienten ausüben.

9.3.2 Rentenwunsch und Rehabilitationserfolg

In der Rehabilitationsforschung befasst man sich schon seit Längerem intensiv mit der Frage, welche weiteren Prädiktoren neben der Therapiemotivation für einen Reha-Erfolg maßgeblich sind (vgl. Bernardy et al. 2006; Steffanowsky et al. 2007). Als wesentliche Einflussfaktoren werden häufige oder lange AU-Zeiten im Jahr unmittelbar vor der Rehabilitation, geringe Schulbildung, Arbeitslosigkeit sowie Erkrankungsdauer genannt (Petermann und Koch 2010). Ein besonderes Behandlungsproblem ergibt sich, wenn neben diesen Faktoren ein manifestes (bewusstes) oder latentes (d. h. unbewusstes) Rentenbegehren vorliegt.

Insbesondere in der psychosomatischen Rehabilitation besteht bei zahlreichen Patienten eine solche Motivkonstellation, Schätzungen zufolge bei bis zu 20 % (Nübling et al. 2017), was nachweislich als gravierender negativer Prädiktor für einen Reha-Erfolg gilt (Nübling et al. 2006; Oberdahlhoff 1987, Kessemeier et al. 2018). Bei einigen regionalen Rentenversicherungsträgern herrscht deswegen die Auffassung vor, dass ein Patient bei laufendem Rentenantragsverfahren nicht ausreichend motiviert ist, um erfolgversprechend eine Reha-Behandlung wahrnehmen zu können. Bevor in diesen Fällen eine an sich indizierte Reha-Behandlung bewilligt wird, wartet die zuständige Rentenversicherung daher zunächst den Ausgang des Rentenantragsverfahrens ab, bevor sie weitere Maßnahmen einleitet. In der Praxis führt dieses Vorgehen dazu, dass ein Patient, der z. B. nach Rentenantragstellung gegen einen ablehnenden Bescheid der Rentenversicherung klagt, mehrere Monate bis zum Abschluss des Sozialgerichtsverfahren abwarten muss, bevor eine Reha-Behandlung bewilligt wird – was sich wegen der langen Wartezeit entsprechend ungünstig auf die Chronifizierung seiner Erkrankung bzw. auf die Erfolgsprognose seiner Reha-Behandlung auswirkt.

9.3.3 Der „schwierige" Patient mit Rentenwunsch

Patienten mit unsicherer Therapiemotivation gelten meist als „schwierige Patienten", da sie trotz aller therapeutenseitigen Bemühungen keinen erkennbaren Therapiefortschritt erreichen, was die therapeutische Beziehung sehr belasten kann. Stellt sich dann bei Abklärung der motivational hemmenden Hinderungsgründe zudem ein manifester oder latenter Rentenwunsch heraus, schwindet seitens der Therapeuten die Hoffnung, im Rahmen der Reha-Behandlung noch positive Veränderungen beim Patienten bewirken zu können, und nicht wenige Rentenversicherungsträger teilen diese pessimistische Erwartung (➤ Kap. 9.3.2).

Aus klinischer Sicht sind jedoch einige Aspekte zu berücksichtigen, die dieser pessimistischen Einschätzung entgegenstehen. So besteht bei vielen Patienten mit manifestem Rentenbegehren durchaus ein großer Leidensdruck, der auf bewusster Ebene den starken Wunsch nach einer wie auch immer gearteten Hilfe befördert. Eine solche Konstellation kommt vor allem bei **Patienten mit chronischen Schmerzsyndromen bzw. Somatisierungsstörungen** vor, wo trotz Rentenbegehren die Hoffnung besteht, dass durch die Reha-Behandlung wenigstens eine Besserung des symptomatischen Leidenszustands erreicht wird. Bei diesen Patienten kann man therapeutenseitig frühzeitig das Dilemma ansprechen, dass sie trotz hohen Leidensdrucks und Wunsch nach Symptomlinderung eigentlich keine Verbesserung erreichen dürfen – da sie damit sowohl für sich selbst als auch für andere die Legitimation ihres Rentenwunsches infrage stellen würden.

In diesen Fällen ist zunächst vordringlich zu klären, aus welchen bewussten bzw. häufig unbewussten Motiven heraus sich das Rentenbegehren für den Patienten als erstrebenswerte „Lösungsperspektive" darstellt. Des Weiteren gilt es, das Rentenbegehren als eine kurzfristig vermeintlich entlastende, in Wahrheit jedoch unzureichende (neurotische) Lösungsstrategie aufzudecken, da sie längerfristig mit schwerwiegenden nachteiligen Konsequenzen verbunden ist. Dies kann z. B. dadurch geschehen, dass mit dem Patienten imaginativ erarbeitet wird, wie sich sein Leben und seine Leidenssituation gestalten würden, wenn er tatsächlich die erstrebte Rente erhalten sollte. Wie sich gezeigt hat, bessert hier die Gewährung einer Rente in fast keinem Fall die Leidenssituation – was insbesondere dem (unbewussten) Konflikt geschuldet ist, vor sich selbst und anderen das „moralische Recht" auf Rente legitimieren zu müssen, was um den Preis fortbestehender symptomatischer Beeinträchtigungen erkauft wird.

Eine besondere Problematik ergibt sich, wenn dem Patienten sein Rentenwunsch gar nicht bewusst ist und er sich vordergründig therapiemotiviert zeigt. Diese unbewusste Konfliktkonstellation drückt sich häufig darin aus, dass es im Verlauf der Therapie immer wieder zu Missverständnissen bzw. Rückschlägen kommt – etwa nach dem Motto, dass der Patient bewusst zwar „ja" zu den Zielen der Behandlung sagt, sie unbewusst jedoch sabotiert, d. h. „nein" handelt. In solchen Fällen ist es zweckmäßig, den Patienten nicht zu frühzeitig mit seinem paradoxen Verhalten zu konfrontieren, da er darauf vermutlich mit Unverständnis, wenn nicht gar Empörung reagieren würde. Eine günstigere Vorgehensweise besteht hier darin, vorderhand die (unbewussten) Motive für dieses paradoxe Verhalten zu eruieren, um dann mit dem Patienten gezielt diejenigen Konflikte zu bearbeiten, die ursächlich zu dieser Motivkonstellation beitragen.

Ein häufiges unbewusstes Thema ist hierbei das Empfinden von subjektiv erlebtem Unrecht, das für den Patienten meist den Charakter einer schweren **narzisstischen Kränkung** aufweist. Für dieses Unrecht (z. B. am Arbeitsplatz in der Beziehung zu Vorgesetzten oder Kollegen) sieht der Patient keine Lösungs- oder Klärungsperspektive, weshalb er einerseits mit Gefühlen wie Hilflosigkeit und Resignation reagiert, andererseits aber mit ohnmächtiger narzisstisch motivierter Wut, die jedoch kein angemessenes Ventil findet. Unter diesen Bedingungen kann es bei nicht wenigen Patienten zu einer chronifizierten Verbitterung kommen, auf die Linden et al. (2017) wiederholt als wesentliche Komplikation hingewiesen haben (➤ Kap. 9.1.5). In der anhaltenden Verbitterung entwickelt sich dann zunehmend der heftige Wunsch nach Kompensation für das subjektiv empfundene

Unrecht – häufig auf Basis der narzisstisch motivierten Überzeugung, dass einem mangels gerechtem Ausgleich oder Wiedergutmachung durch die eigentlichen „Täter" dann wenigstens ersatzweise eine Rente i. S. der Anerkennung und Wiedergutmachung durch die Solidargemeinschaft quasi „rechtmäßig zusteht". Im Kern geht es hier also um die Verlagerung eines ursprünglich interpersonalen Konflikts auf eine unpersönlichere gesellschaftliche Ebene, da sich der Patient nicht in der Lage sieht (sei es wegen objektiver Machtlosigkeit oder infolge unbewusst inszenierter Hilflosigkeit), den Konflikt konstruktiv mit denjenigen Menschen auszutragen, die ihn seinerzeit verursacht haben.

TIPP

In der Reha-Behandlung wird es entscheidend darum gehen, die narzisstische Kränkung so weit wie möglich aufzuklären und dabei auch die häufig biografisch bedingten Wurzeln von hierbei erlebter Hilflosigkeit und ohnmächtiger Wut mit in den Blick zu nehmen. Im Sinne einer positiven Motivierung ist anzustreben, den Patienten aus seiner tief greifenden Verbitterung herauszulösen, indem mit ihm neue Lösungsperspektiven erarbeitet werden – was auch eine angemessene Trauerarbeit über tatsächlich erlittene Kränkungen bzw. tatsächlich erlittenes Unrecht einschließt.

Erst wenn ein empathischer Zugang zu den oben skizzierten Kränkungserfahrungen gefunden wird, kann sich der Patient erfahrungsgemäß darauf einlassen, sein paradoxes Verhalten in der Therapie als unbewussten Widerstand zu verstehen. Hierbei ist sehr wichtig, dass der Therapeut dem Patienten dessen unbewusst motiviertes Widerstandsverhalten nicht vorwurfsvoll spiegelt, sondern einfühlsam als missglückten Lösungsversuch einer für den Patienten vermeintlich unerträglichen Konfliktkonstellation aufklärt. In Supervisionen empfiehlt es sich in solchen Fällen für den Therapeuten, frühzeitig für sich den motivationalen Hintergrund für das latente, aber handlungswirksame Rentenbegehren aufzuklären – und damit auch dem Auftreten von unkontrollierten negativen Gegenübertragungsreaktionen („Patient ist schwierig", „sabotiert meine Bemühungen" usw.) vorbeugen zu können. Entscheidend ist, in der Supervision ein Verständnis dafür zu gewinnen, dass nicht der Patient „an sich schwierig" ist, sondern die therapeutische Interaktion mit ihm. Insbesondere narzisstische Kränkungen können bei zusätzlichem Vorliegen von biografischer Disposition (geringe Stressvulnerabilität, frühere Kränkungserfahrungen) für die Betroffenen traumatische Dimensionen entwickeln und symptomatisch entsprechend schwerwiegende Folgen zeitigen.

! MERKE

Werden solche konflikthaften Aspekte narzisstischen Ursprungs nicht ausreichend bearbeitet, erleben solche Patienten die sozialmedizinisch durchaus gerechtfertigte Ablehnung ihres Rentenbegehrens als gleichsam offizielle Nicht-Anerkennung bzw. Missachtung ihrer narzisstischen Verletzung sowie ihres subjektiv empfundenen Unrechts. Dies wiederum befeuert in der Folge weiter ihre ohnmächtige Wut sowie querulatorisches Verhalten und führt in nicht wenigen Fällen zu einer therapeutisch nicht mehr auflösbaren chronischen Verbitterung (vgl. Linden et al. 2017).

Ist dieses Stadium erst einmal erreicht, besteht kaum noch Hoffnung, therapeutenseitig eine konstruktive Auseinandersetzung mit dem ursprünglich auslösenden Konflikt in Gang bringen zu können. Viele dieser Patienten rutschen dann irgendwann in die Sozialhilfe oder Hartz IV und werden bei anhaltend hohem Leidensdruck und Symptomverschlechterung zu sog. „high utilizers" der medizinischen Versorgungssysteme – was die Behandlungskosten letztlich nur in die Zuständigkeit der Krankenversicherung verschiebt, ohne dass noch Aussicht auf Beschwerdebesserung besteht.

9.3.4 Therapeutische Strategien

Für die oben skizzierten „schwierigen" Patienten bedarf es besonderer Behandlungsangebote, die trotz bestehenden Rentenbegehrens und fraglich ungünstiger Erfolgsprognose möglichst frühzeitig unterbreitet werden sollten. Wie die klinische Erfahrung belegt, bedarf es bei diesen Patienten zu Beginn einer Reha-Behandlung einer sorgfältigen Abklärung der motivationalen und kontextuellen Faktoren einschließlich der verfügbaren Ressourcen, des Weiteren auch einer sorgfältigen Berücksichtigung prädisponierender biografischer Aspekte (z. B. Tendenz zu vorwiegend narzisstisch geprägter Verarbeitung von interpersonalen Konflikten), um den Aktualkonflikt hinsichtlich seiner biografisch bedeutsamen Determinanten besser einordnen zu können. Dieses Verständnis erleichtert es unmittelbar dem Therapeuten und im Weiteren auch dem gesamten therapeutischen Team, den Patienten nicht als nur „schwierig" oder einfach nur als „unangenehm" zu erleben, sondern sein schwieriges Interaktionsverhalten angemessener verstehen zu können.

In der Reha-Behandlung ist damit zu rechnen, dass man viele dieser Patienten erst in einem vergleichsweise späten Stadium von Verbitterung oder Hoffnungslosigkeit zu sehen bekommt – z. B. weil der Bewilligung der Reha-Behandlung schon ein längerer Rechtsstreit bzw. ein Widerspruchsverfahren vorausgegangen ist. Manchmal wird die Reha-Behandlung seitens der Rentenversicherung auch nur deswegen bewilligt, damit eine abschließende sozialmedizinische Begutachtung erfolgt, die im Widerspruchsverfahren vom Sozialgericht uneingeschränkt anerkannt wird und in der Folge dann rechtlich abgesichert die endgültige Ablehnung des Rentenantrags ermöglicht.

TIPP

In solchen und ähnlich gelagerten Fällen ist es zweckmäßig, frühzeitig auch das Scheitern der eigenen therapeutischen Bemühungen einzukalkulieren, da es zum einen vor zu großer späterer Enttäuschung bewahrt (was bei gehäuftem Vorkommen sowohl den Therapeuten als auch das gesamte therapeutische Team nachhaltig zu demotivieren vermag), zum anderen aber auch die nötige innere Distanz ermöglicht, dem Patienten trotz aller interaktionellen Schwierigkeiten empathisch begegnen zu können.

Berücksichtigt man bei solchen Patienten diese oben skizzierten Grundprinzipien der Behandlung, zeigt die klinische Erfahrung, dass bei nicht wenigen von ihnen beachtliche therapeutische Veränderungsprozesse initiiert werden können, bei einigen sogar ganz unerwartete Therapieerfolge, die bei entsprechend nachhaltiger ambulanter Anschlussbehandlung stabilisiert und weiter vertieft werden können. Letzteres erfordert jedoch, dass sich die Reha-Einrichtungen bei diesen Patienten möglichst frühzeitig darum kümmern, eine ambulante Psychotherapie in die Wege zu leiten, wozu eine gute Kooperation mit Fallmanagern der zuständigen Rentenversicherung bzw. Krankenkasse unerlässlich ist.

! MERKE

Für nicht wenige dieser Patienten, die zuvor noch nie mit einem psychotherapeutischen Angebot in Berührung gekommen sind, ist es schon ein großer Schritt, wenn die Reha-Behandlung eine ausreichende Motivation für eine ambulant erfolgende Psychotherapie zu erreichen vermag – was i. S. der Nachhaltigkeit bzgl. der therapeutischen Ziele von höchster Priorität sein sollte.

Diese Zielsetzung sollte solchen Patienten nicht unvorbereitet gleich zu Beginn der Reha-Behandlung nahegelegt werden, da viele von ihnen erst im Rahmen des therapeutischen Prozesses für eine solche Perspektive verlässlich gewonnen werden können.

Gegenwärtig wird sowohl aufseiten der Rentenversicherung als auch der Reha-Einrichtungen intensiv über **individualisierte Behandlungskonzepte** für diese Patientengruppen nachgedacht, was perspektivisch die Option eröffnen könnte, in begründeten Fällen von den bisherigen Therapiestandards abzuweichen – z. B. hinsichtlich Dauer und therapeutischer Intensität der Reha-Behandlung oder hinsichtlich der Bereitschaft, trotz vorderhand ungünstiger motivationaler Voraussetzungen eine Behandlung anzubieten, die viel konsequenter als bisher kontextuelle und ressourcenfördernde Aspekte in die Therapie einbezieht, um damit den individuellen Besonderheiten dieser schwierigen Patientengruppe besser gerecht zu werden. Darüber hinaus ist es unerlässlich, ein intensiviertes vor- und nachstationäres Fallmanagement zu implementieren, was diesen Patienten sowohl eine bessere Vorbereitung der Reha-Behandlung ermöglicht als auch nachstationär eine nachhaltige Stabilisierung des Behandlungserfolgs sowie die Vermittlung geeigneter ambulanter Therapieangebote gewährleistet.

LITERATUR

Bernardy K, Krampen G, Köllner V. Prädiktoren des Alltagstransfers eines stationär erlernten Entspannungstrainings. Rehabilitation 2008; 47: 359–365.

Hafen K, Jastrebow J, Nübling R, Bengel J. Entwicklung eines Patientenfragebogens zur Erfassung der Reha-Motivation (PAREMO). Rehabilitation 2001; 40: 3–11.

Kanfer FH, Reinecker H, Schmelzer D. Selbstmanagement-Therapie. Berlin: Springer 1996.

Kessemeier F, Stöckler S, Petermann F, et al. Die Bedeutung von Arbeitsmotivation für den Reha-Erfolg. Rehabilitation 2018; 57(4): 256–264.

Kulpe W. Mitwirkungspflicht, Zumutbarkeit und Duldungspflicht. In: Verband Deutscher Rentenversicherungsträger (Hrsg.). Leitfaden für die Sozialmedizinische Begutachtung. Stuttgart: Fischer 1986, S. 71–76.

Lange M, Franke W, Petermann F. Wer profitiert nicht von der psychosomatischen Rehabilitation. Rehabilitation 2012; 51: 392–397.

Linden M. Verbitterung und Posttraumatische Verbitterungsstörung. Göttingen: Hogrefe 2017.

Linden M, Rotter M, Baumann K, Lieberei B. Posttraumatic Embitterment Disorder. Definition, Evidence, Diagnosis, Treatment. Bern: Hogrefe 2007.

Nübling R, Muthny FA, Bengel J. Die Bedeutung von Reha-Motivation und Behandlungserwartung für die Praxis der medizinischen Rehabilitation. Bern: Huber 2006, S. 15–37.

Nübling R, Schmidt J, Kriz D, et al. Sozialmedizinisch auffällige Patienten in der Psychosomatischen Rehabilitation. DRV-Schriften Bd. 111. Berlin: DRV 2017, S. 439–441.

Oberdalhoff HE. Psychosomatische Rehabilitation im Rentenverfahren. Psychotherapie 1987; 37: 53–57.

Petermann F, Koch U. Psychosomatische Rehabilitation. Quo vadis? Rehabilitation 2009; 48: 257–262.

Steffanowski A, Löschmann C, Schmidt J, et al. Meta-Analyse der Effekte stationärer psychosomatischer Rehabilitation. Mesta-Studie. Bern: Huber 2007.

KAPITEL 10

Claus Derra, Christian Franzkoch, Eike Langheim, Michael Käfer, Judit Kleinschmidt, Volker Köllner, Thomas Mokrusch, Stefan Rupp, Timo Specht und Gerhard Sütfels

Somatische Fachgebiete

10.1 Somatische oder psychosomatische Reha?

Timo Specht

Zur Orientierung

- Gerade bei körperlichen Leitsymptomen mit multifaktorieller Genese, komplexen Krankheitsverläufen oder Multimorbidität stellt sich die Frage nach der differenzialtherapeutischen Weichenstellung zwischen somatischer und psychosomatischer Reha.
- Dabei geht es nicht um ein „Entweder-oder" zwischen Körper- und Seelenmedizin, weil Reha-Medizin sich grundsätzlich ganzheitlich an biopsychosozialen Störungs- und Behandlungsmodellen orientieren soll. Es geht um die Frage, welches Angebot am besten geeignet ist, um bestimmte Funktions- und Teilhabeeinschränkungen zu verbessern.
- Dieses Kapitel erläutert das zugehörige Spannungsfeld und formuliert Kriterien für die Auswahl des passenden Heilverfahrens im Rahmen der Antragstellung.

So wie man mit Zahnschmerzen zum Zahnarzt und mit Herzkrankheit zum Kardiologen geht, wird die Rehabilitation bei Depression eine psychosomatische und bei Rückenschmerzen eine orthopädische sein – auf den ersten Blick eine einfache Weichenstellungsentscheidung, die sich auch mit den Erwartungen vieler Patienten und dem Selbstverständnis einer spezialisierten Medizin deckt. In der medizinischen Rehabilitation ist dieses Modell jedoch unzureichend, und die resultierenden hauptdiagnosegeleiteten Zuweisungsentscheidungen sind nicht immer passend. Wohin schicke ich einen multimorbiden Patienten mit körperlicher und seelischer Erkrankung? Könnte die depressive Erkrankung das Hauptproblem sein, auch wenn im Erleben der Rückenschmerz im Vordergrund steht?

Psychosomatische Medizin und Rehabilitationsmedizin fokussieren nicht einzelne Organe, sondern den Menschen als Ganzes. Es geht darum, **funktionelle Einschränkungen in ihrer komplexen Verursachung zu verstehen und Menschen zu befähigen,** besser für sich zu sorgen und berufliche und Alltags-Anforderungen wieder besser meistern zu können – oder in der Sprache der Reha-Medizin: Aktivitäten und Teilhabe zu verbessern unter Einbeziehung der Kontextfaktoren.

! MERKE

Rehabilitation muss also unabhängig vom Fachgebiet immer biopsychosozial sein – somatische Reha immer auch „psychosozial", psychosomatische immer auch „bio".

Die Frage nach der richtigen Rehabilitation ist damit keine, die mit dem passenden ICD-Code zu beantworten ist, sondern es geht eigentlich darum, **welche Methoden geeignet sind, die Teilhabe zu verbessern,** und welche Einrichtung dafür geeignet ist.

Getroffen wird die Zuweisungsentscheidung im Rahmen des Antragsverfahrens von den Sozialmedizinischen Diensten der Rentenversicherungen (SMD), wo sie auch von der Qualität der verfügbaren Information abhängt. In komplexen Fällen oder bei längeren Verläufen ist das besonders schwierig. Mehrere Behandler müssten sich zuvor für die Synopse austauschen. Beim Warten auf spezialärztliche Versorgung oder ambulante Psychotherapie geht Zeit verloren, sodass Störungen chronifizieren und berufliche Desintegration sich verfestigt. So werden manchmal Anträge gestellt, ohne dass alle ambulanten Optionen ausgeschöpft sind. Für seine Entscheidung hat der SMD selbst wenig Zeit und Ressourcen, sodass es oft auf die Aktenlage allein ankommt. So können die Anträge Mängel haben, wenn z. B. die für die Teilhabe wesentliche Störung nicht als Hauptproblematik erkannt bzw. benannt wird, Multimorbidität vorliegt oder Diagnostik und Therapie im Vorfeld unzureichend waren. Sind die Patienten in der Reha angekommen, lässt sich die Zuordnung oft kaum noch anpassen.

Auch wenn es dazu keine wissenschaftlichen Daten gibt, trägt die aktuelle Reha-Landschaft dem aufgrund des demografischen Wandels noch steigenden Bedarf an integrierter, fächerübergreifender Versorgung wahrscheinlich noch nicht ausreichend Rechnung. Um dem zu begegnen, gibt es aktuell drei Ansätze:

- die Stärkung **psychologischer Interventionen in der somatischen Reha** (DRV 2013; vgl. auch ➤ Kap. 10.2),
- die **verhaltensmedizinisch orientierte Rehabilitation** (VOR) als Bindeglied zwischen somatischer und psychosomatischer Rehabilitation für die Fälle, in denen *„eine gravierende Funktionseinschränkung in einem rehabilitationsrelevanten somatischen Indikationsbereich im Vordergrund steht und diese von einer wesentlichen psychischen Komponente der Fähigkeitseinschränkung begleitet wird*" (DRV 2017; vgl. auch ➤ Kap. 10.3 und ➤ Kap. 10.4),
- und die **psychosomatische Rehabilitation mit integrierten organmedizinischen Versorgungsstrukturen.**

Die Erfahrung zeigt, dass die Mitbehandlung somatischer Komorbidität in der psychosomatischen Rehabilitation bei entsprechend vorgehaltenen Strukturen gut gelingen kann, während dies umgekehrt mit Psychotherapie bei komorbider seelischer Erkrankung in der somatischen Rehabilitation nicht realistisch ist – u. a. weil die Verweildauern zu kurz und die psychotherapeutischen Ressourcen begrenzt sind (Specht 2016). Daraus folgt die praktische Empfehlung, **typischerweise eine psychosomatische Reha anzustreben, wenn eine teilhaberelevante psychische Störung vorliegt,** die einer psychotherapeutischen Intervention bedarf – und zwar auch dann, wenn eine somatische Störung vorliegt, die eine eigene Reha rechtfertigen würde. In diesem Fall wäre eine Einrichtung mit integrierter organmedizinischer Kompetenz auszuwählen.

TIPP

Empfehlungen für die differenzialtherapeutische Antragstellung

- Erheben Sie alle relevanten Funktionseinschränkungen auch unter Berücksichtigung von Kontextfaktoren und ordnen Sie sie den verursachenden Störungen zu.
- Überlegen Sie, welche Methoden geeignet sind, eine nachhaltige Verbesserung von Funktionsniveau und Teilhabe zu erreichen.
- Wenn die psychische Störung sich dabei als wesentlich zeigt, streben Sie eine psychosomatische Reha an (bei relevanter somatischer Komorbidität ggf. in einer dafür geeigneten Einrichtung). Bei führender somatischer Problematik mit relevanten psychosozialen Einflussfaktoren denken Sie an die VOR (vgl. Text).
- Achten Sie bei der Antragstellung auf die klare Benennung der Hauptproblematik.
- Erläutern Sie Ihren Patienten die Wahl (partizipative Entscheidungsfindung).

Für die Zukunft besteht weiterer Entwicklungsbedarf (gerade auch vor dem Hintergrund der Stärkung der Berufsorientierung in der Reha) hin zu einer weiteren Förderung des ganzheitlichen integrierten Verständnisses von Reha-Medizin, um komplexeren Bedarfen und Multimorbidität noch besser Rechnung zu tragen. Da dies nicht ressourcenneutral machbar sein dürfte, wird es auch um die Verbesserung der differenzialtherapeutischen Entscheidungswege und um die Ausdifferenzierung der Versorgungs- und Vergütungsstrukturen gehen.

LITERATUR

DRV – Deutsche Rentenversicherung. Psychologische Interventionen – Praxisempfehlungen für psychologische Interventionen in der Rehabilitation: Chronische Rückenschmerzen und Koronare Herzerkrankung. Auflage 06/2013; www.deutsche-rentenversicherung.de/SharedDocs/Downloads/DE/Traeger/Bund/experten/konzepte/psychologie/psycho_fachtagung_mittag.html (letzter Zugriff: 24.4.2020).

DRV – Deutsche Rentenversicherung. Verhaltensmedizinisch orientierte Rehabilitation – Anforderungsprofil der Deutschen Rentenversicherung Bund für die VOR. Version 10/2017; www.deutsche-rentenversicherung.de/SharedDocs/Downloads/DE/Experten/infos_reha_einrichtungen/verhaltensmed_ortho_reha_vmo_kopie.html) (letzter Zugriff: 24.4.2020).

Specht T. Das Aukruger Modell der fächerübergreifenden Rehabilitation bei Multimorbidität. 25. Rehabilitationswissenschaftliches Kolloquium, Deutscher Kongress für Rehabilitationsforschung, DRV-Schriften Bd. 109, Januar 2016, S. 314–331.

10.2 Psychotherapeutische Versorgungsstrukturen in der somatischen Rehabilitation

Volker Köllner

Zur Orientierung

Zusammenfassend gibt es zur psychosomatischen Mitbetreuung in der somatischen Rehabilitation ein dreistufiges Versorgungsmodell (➤ Tab. 10.1):

- Psychologische Mitbetreuung in der somatischen Rehabilitation (3 Wochen)
- Verhaltensmedizinisch orientierte Rehabilitation (4 Wochen)
- Interdisziplinäre Reha an Standorten, an denen sowohl somatische Indikation als auch Psychosomatik vorhanden sind (derzeit nur als Modellprojekt, 5 Wochen).

Je nach Fachgebiet weisen zwischen 16 und 25 % der Patienten in der somatischen Rehabilitation eine manifeste psychische Komorbidität auf (➤ Abb. 10.1). Der

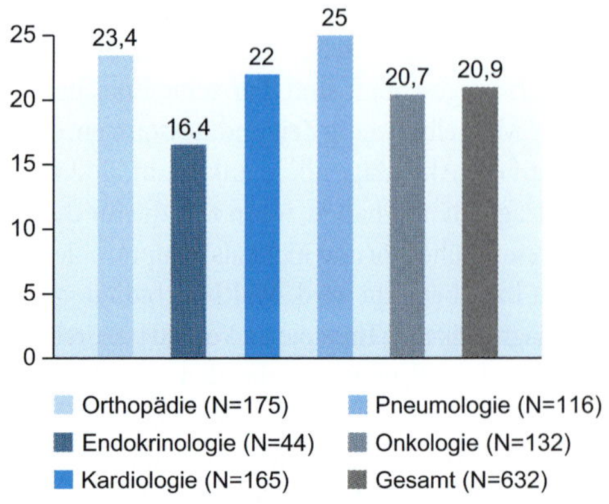

Abb. 10.1 Psychische Komorbidität in der somatischen Rehabilitation (Köllner und Rupp 2012) [L231]

Anteil psychisch belasteter Patienten liegt noch etwa 15–20 % höher (Baumeister et al. 2007). Relevante Diagnosen sind hierbei vor allem:

- Depressive Störungen
- Angststörungen
- Anpassungsstörungen und posttraumatische Belastungsstörungen (PTBS)
- Abhängigkeitserkrankungen

Sie beeinflussen wiederum den Verlauf der somatischen Erkrankung. Für Herz-Kreislauf-Erkrankungen (➤ Kap. 10.3) konnte z. B. nachgewiesen werden, dass eine depressive Störung oder eine auf die Erkrankung

Tab. 10.1 Dreistufiges Konzept der psychosomatischen Mitbetreuung in der somatischen Rehabilitation

Einrichtung	Zugang	Patientenbeispiel
Somatische Rehabilitation (1 Psychologe für 80 Patienten), ggf. ergänzt durch psychosomatischen Konsiliardienst; 3 Wochen Regeldauer	AHB-Verfahren oder Reha-Antrag	Leichte depressive Verstimmung nach Hüft-OP oder Herzinfarkt, Bedarf an Patientenschulung, intensive psychologische Betreuung oder Psychotherapie ist nicht erforderlich
Somatische Rehabilitation mit VOR-Schwerpunkt (1 Psychologe für 20–25 Patienten), 4 Wochen Regeldauer, Aufnahme in geschlossenen Gruppen	Reha-Antrag	Somatische Erkrankung steht im Vordergrund, wird aber von einer wesentlichen psychischen Komponente der Fähigkeitseinschränkung begleitet (z. B. komorbide Depression oder Angststörung)
Psychokardiologische Rehabilitation bzw. künftig duale Reha mit anderen somatischen Indikationen 5 Wochen Aufenthaltsdauer, doppelter Facharztstandard auch in der sozialmedizinischen Beurteilung. Psychotherapeutischer Personalschlüssel analog zur psychosomatischen Reha	Reha-Antrag	PTBS nach ICD-Schockserie; Depression oder Angststörung nach Myokardinfarkt; schwer einstellbare arterielle Hypertonie mit massiven Adhärenzproblemen, Reha-Bedarf bei komorbider somatischer und psychosomatischer Erkrankung

10

bezogene PTBS nicht nur die Lebensqualität und das sozialmedizinische Outcome deutlich verschlechtern, sondern auch mit einer deutlich erhöhten Mortalität im Krankheitsverlauf verbunden sind (Albus et al. 2018). Auch für orthopädische Erkrankungen ist gut belegt, dass eine komorbide Depression den Verlauf nach operativen Eingriffen und bei mit chronischen Schmerzen verbundenen Erkrankungen signifikant verschlechtert (Köllner und Rupp 2012; ➤ Kap. 10.4).

! MERKE

Das multimodale Konzept der Rehabilitation sieht daher auch bei den somatischen Reha-Indikationen sowohl psychologische Diagnostik i. S. eines Screenings als auch psychologische Mitbetreuung vor. Im Stellenplan aller somatischen Reha-Kliniken sind im Gegensatz zu Allgemeinkrankenhäusern Psychologen obligat vorgeschrieben.

Standards der Rentenversicherungsträger sehen vor, dass zu Beginn der somatischen Rehabilitation psychische Begleiterkrankungen gezielt erfasst werden sollen (DRV Bund 2011). Psychoedukative Angebote sollen auf Einflussfaktoren für eine adäquate Krankheitsverarbeitung hinweisen, und das Erklären und Entstigmatisieren psychischer Störungen kann die Inanspruchnahme professioneller Hilfe nach der Rehabilitation erleichtern.

Nach der Diagnostik psychischer und neuropsychologischer Auffälligkeiten und der präventiven Psychoedukation sind veränderungsorientierte Gruppeninterventionen inkl. Entspannungstraining indiziert, bei denen auch das Bewusstsein für Risikofaktoren wie Rauchen oder körperliche Inaktivität geschärft sowie Motivation zu gesundheitsförderlichen Verhaltensänderungen aufgebaut wird. Allerdings kann aufgrund der kurzen Reha-Dauer und der personellen Voraussetzungen in der somatischen Rehabilitation keine Psychotherapie i. e. S. erbracht werden. Wenn sich ein weiterer psychotherapeutischer oder neuropsychologischer Behandlungsbedarf ergibt, sollte der Patient noch während der Rehabilitation an entsprechende ambulante oder auch stationäre Versorgungseinrichtungen angebunden werden (vor allem psychosomatische Kliniken der Akutversorgung, wohnortnahe Psychosomatiker, Psychiater oder psychologische Psychotherapeuten) (z. B. DRV Bund 2016).

Der aktuelle Stellenschlüssel für die somatische Rehabilitation sieht 1 Psychologen pro 80 Patienten vor (DRV Bund 2014). Mindestens ein Psychologe je Einrichtung sollte über eine Approbation als Psychotherapeut verfügen, zugleich sind psychotherapeutische Zusatzqualifikationen im ärztlichen Bereich wünschenswert. Nach Einschätzung der Fachgesellschaften ist jedoch ein Verhältnis von 1 : 40 erforderlich. Zumindest für die Betreuung von psychisch belasteten Patienten wurden deshalb Konzepte i. S. der **verhaltensmedizinisch orientierten Rehabilitation** (VOR) (Worringen 2017) etabliert (➤ Tab. 10.1), die entsprechend personell ausgestattet sind und 4 statt der üblichen 3 Wochen dauern. Die VOR wurde zunächst als verhaltensmedizinisch-orthopädische Rehabilitation entwickelt, inzwischen aufgrund des Bedarfs aber auch auf andere Reha-Indikationen ausgeweitet. Kernelement ist eine verhaltensmedizinisch orientierte Gruppentherapie mit zwei Sitzungen/Woche. Die Aufnahme erfolgt in geschlossenen Gruppen für jeweils 4 Wochen. Die Teilnehmer haben nicht nur die psychologische Gruppe, sondern auch die Bewegungstherapie zusammen, sodass recht schnell eine hohe Gruppenkohäsion entsteht. Eine Indikation für eine VOR besteht, wenn eine gravierende somatische Funktionseinschränkung im Vordergrund steht und diese von einer wesentlichen psychischen Komponente der Fähigkeitseinschränkung begleitet wird. Steht die psychische Störung im Vordergrund der gefährdeten Erwerbsfähigkeit, ist die VOR nicht geeignet. In diesem Fall sollte der Bedarf einer psychosomatisch-psychotherapeutischen Rehabilitation geprüft werden – allerdings kann hier häufig die somatische Komorbidität nicht angemessen mitbehandelt und sozialmedizinisch beurteilt werden.

Für Patienten mit psychischer und kardialer Komorbidität wird aktuell ein Modellprojekt zur **psychokardiologischen Rehabilitation** geprüft (Rademacher et al. 2019; ➤ Kap. 10.3). Dieses Konzept ist durch eine 5-wöchige Reha-Dauer, einen doppelten Facharztstandard und eine der Psychosomatik adäquate Psychotherapiedosis gekennzeichnet. Wegen der intensiveren Betreuung und der Notwendigkeit zum interdisziplinären Austausch im Reha-Team ist hier ein höherer Personalschlüssel als in der monodisziplinären Rehabilitation erforderlich. Die sozialmedizinische Beurteilung erfolgt ebenfalls nach doppeltem Facharztstandard in beiden Fachgebieten.

Aufgrund erster positiver Evaluationsergebnisse (Priegnitz et al. 2020) plant die DRV die Ausweitung dieses Modellprojekts unter der Bezeichnung **Duale Rehabilitation** auch auf andere somatische Fachgebiete. Umgesetzt werden kann dieses Konzept nur an Standorten, an denen sowohl eine somatische als auch eine psychosomatische Klinik vorhanden ist. Die duale Rehabilitation soll gerade durch den doppelten Facharztstandard in der sozialmedizinischen Beurteilung das Problem angehen, dass bei komorbiden Patienten in der monodisziplinären Rehabilitation eine abschließende sozialmedizinische Beurteilung häufig nicht erfolgen kann, weil die Begutachtung im jeweils nicht vorhandenen Fachgebiet extern beauftragt werden muss. Dies bedeutet jedoch für die Rehabilitanden oft eine erhebliche Verzögerung, bis z. B. eine indizierte LTA starten kann. Dies fördert die Chronifizierung und verschlechtert die Erwerbsprognose.

Eine **konsiliarische Mitbetreuung** der somatischen Indikation durch eine am selben Standort vorhandene Psychosomatik ist keine vollwertige Alternative zur dualen Rehabilitation. Die konsiliarische Mitbetreuung stößt aufgrund der i. d. R. bereits optimal genutzten personellen Ressourcen ohne eine gesonderte Vergütung (die momentan nicht vorgesehen ist) sehr schnell an Kapazitätsgrenzen. Außerdem ist die Aussagekraft einer einmaligen Konsiliaruntersuchung bei der sozialmedizinischen Beurteilung deutlich geringer als die Beobachtung während einer 5-wöchigen dualen Rehabilitation.

In den folgenden Kapiteln werden spezielle psychosomatische Versorgungskonzepte und Problemstellungen in den unterschiedlichen somatischen Indikationen dargestellt.

LITERATUR

Albus C, Waller C, Fritzsche K et al. Bedeutung von psychosozialen Faktoren in der Kardiologie – Update 2018. Positionspapier der Deutschen Gesellschaft für Kardiologie. Kardiologe 2018; 12: 312–331.

Baumeister H, Härter M. Prävalenz psychischer Störungen bei chronischen körperlichen Erkrankungen. In: Härter M, Baumeister H, Bengel J (Hrsg.). Psychische Störungen bei körperlichen Erkrankungen. Heidelberg: Springer 2007, S. 29–44.

DRV – Deutsche Rentenversicherung Bund (Hrsg.). Psychische Komorbidität. Leitfaden zur Implementierung eines psychodiagnostischen Stufenplans in der medizinischen Rehabilitation. Berlin 2011; www.deutsche-rentenversicherung.de/SharedDocs/Downloads/DE/Experten/infos_reha_einrichtungen/konzepte_systemfragen/konzepte/psychische_komorbiditaet.html (letzter Zugriff: 24.4.2020).

DRV – Deutsche Rentenversicherung Bund (Hrsg.). Strukturqualität von Reha-Einrichtungen – Anforderungen der Deutschen Rentenversicherung. 2. überarb. u. erw. A. Berlin 2014; www.deutsche-rentenversicherung.de/SharedDocs/Downloads/DE/Experten/infos_reha_einrichtungen/quali_strukturqualitaet/Broschuere_Strukturanforderungen.html (letzter Zugriff: 24.4.2020).

DRV – Deutsche Rentenversicherung Bund (Hrsg.). Reha-Therapiestandards Koronare Herzkrankheit. Berlin 2020; www.deutsche-rentenversicherung.de/SharedDocs/Downloads/DE/Experten/infos_reha_einrichtungen/quali_rehatherapiestandards/KHK/rts_khk_download.pdf?__blob = publicationFile&v = 2 (letzter Zugriff: 24.4.2020).

Köllner V, Rupp S. Psychosomatische Aspekte in der Orthopädie. Orthopäde 2012; 41: 136–146.

Priegnitz J, Langheim E, Rademacher W et al. Effektivität von psychokardiologischer Versorgung in der stationären Rehabilitation – ein Pilotprojekt. Psychother Psychosom Med Psychol 2020; 70(5): 190–196.

Rademacher W, Glatz J, Langner P et al. Psychokardiologische Rehabilitation – interdisziplinäre Behandlung als Pilotprojekt. Kardiologe 2019; 13: 40 48.

Worringen U. Verhaltensmedizinisch orientierte Rehabilitation. Anforderungsprofil der Deutschen Rentenversicherung Bund für die verhaltensmedizinisch orientierte Rehabilitation (VOR). Berlin 2017; www.deutsche-rentenversicherung.de/SharedDocs/Downloads/DE/Experten/infos_reha_einrichtungen/verhaltensmed_ortho_reha_vmo.html (letzter Zugriff: 24.4.2020).

10.3 Psychokardiologische Rehabilitation

Eike Langheim, Judit Kleinschmidt und Volker Köllner

Zur Orientierung

- Psychokardiologische Rehabilitation ist bei Patienten indiziert, die Rehabilitationsbedarf sowohl für eine kardiologische als auch für eine psychosomatische Erkrankung haben.
- Im Rahmen eines 5-wöchigen Behandlungssettings mit doppeltem Facharztstandard werden Elemente der kardiologischen und der psychosomatischen Reha von Beginn an integriert.
- Erste Evaluationsdaten sprechen für eine Effektivität besonders im Langzeitverlauf.

10.3.1 Bedeutung psychosozialer Faktoren in der Kardiologie

Die Rehabilitation von Patienten mit kardiovaskulären Erkrankungen stellt eine multimodale Intervention auf somatischer, psychologischer, edukativer und sozialer Ebene durch ein interdisziplinäres Team dar und beinhaltet neben der Optimierung der medizinischen Sekundärprävention zur Reduktion von Morbidität und Mortalität auch die Verbesserung der körperlichen Leistungsfähigkeit und der Lebensqualität sowie die Wiedereingliederung in das soziale und Erwerbsleben (Schwaab 2018).

Neben den klassischen Risikofaktoren Hypertonie, Hypercholesterinämie, Rauchen, Adipositas und Diabetes mellitus ist im Laufe der letzten Jahrzehnte eine Vielzahl psychosozialer Risikokonstellationen in den Fokus geraten, die eigenständig ein erhöhtes Risiko für das Auftreten und den Verlauf einer koronaren Herzkrankheit (KHK) signalisieren, wofür es mittlerweile beeindruckende wissenschaftliche Evidenz gibt (Köllner und Ladwig 2019).

Der am besten untersuchte psychosoziale Risikofaktor ist die **Depression** bzw. eine depressive Stimmungslage. Depression hat mit 15–20 % Prävalenz in der Risikopopulation eine relevante Häufigkeit; die Risikovorhersage im Vergleich zu den klassischen Risikofaktoren ist mit einer Effektstärke von 1,6–1,9 auch nach Adjustierung mit den klassischen Risikofaktoren signifikant. Diese aus forschungsmethodischen Gründen durchgeführte Adjustierung führt allerdings dazu, dass der tatsächliche kardiotoxische Effekt der Depression eher unterschätzt wird, da diese auch die „herausadjustierten" Risikofaktoren wie Rauchen, Adipositas und Diabetes verstärkt. In einer 10-Jahres-Nachverfolgungsstudie zeigte sich, dass die Vorhersagekraft von kardiovaskulärer Mortalität durch eine depressive Stimmungslage in einem vergleichbaren Bereich wie die der klassischen somatischen Risikofaktoren liegt (Ladwig et al. 2017).

Die Depression ist auch ein prognostischer Risikofaktor für einen komplikationsreicheren Verlauf nach Eintritt einer KHK. Metaanalysen belegen eine signifikante Mortalitätserhöhung innerhalb eines Zeitraums von 6 Monaten bis 2 Jahre nach Ereigniseintritt. Ebenso ist gut belegt, dass eine komorbide Depression mit einem schlechteren Verlauf und einer erhöhten Mortalität nach Herzoperation oder Herztransplantation einhergeht.

Ein weiteres Störungsbild, das den Verlauf einer Herzerkrankung ungünstig beeinflusst, ist die **posttraumatische Belastungsstörung (PTBS)**. Etwa 10–15 % aller Patienten nach Herzinfarkt leiden an einer komorbiden PTBS oder Anpassungsstörung. Nachgewiesen wurde eine erhöhte Mortalität vor allem nach Herztransplantation und ICD-Implantation (Herrmann-Lingen et al. 2019). Vor allem, wenn das auslösende Trauma im Bereich der Herzerkrankung oder deren Behandlung liegt, führt das hieraus resultierende Vermeidungsverhalten zu einer deutlich schlechteren Adhärenz an Untersuchungstermine, Medikamenteneinnahme und Lebensstiländerungen (Köllner 2019).

Allgemeine **Angst und Panikstörung** wirken sich vor allem negativ auf die Lebensqualität und das Return-to-Work aus, während der Effekt auf die Mortalität deutlich geringer zu sein scheint als bei der Depression. Allerdings gibt es Hinweise darauf, dass durch herzspezifische Angst ausgelöstes Vermeidungsverhalten (vor allem hinsichtlich Bewegung) auch zu einer schlechteren Gesamtprognose führt (Herrmann-Lingen und Köllner 2019).

Das Wissen um die „kardiotoxische" Bedeutung von psychosozialen Risikofaktoren und ihren Einfluss gerade auf den sozialmedizinischen Verlauf wurde in der Rehabilitation deutlich früher berücksichtigt als in anderen Sektoren der Medizin. So waren Psychologen bereits in den 1980er-Jahren in den Stellenplänen von Rehabilitationskliniken vorgesehen. Im Reha-Therapiestandard KHK (➤ Tab. 10.2) werden psychologische Leistungen sowohl in einem eigenen Modul (allerdings nur mit einer geringen Dosis von 60 min pro Reha) als auch in den Modulen „Entspannungsverfahren", „Patientenschulung", „Gesundheitsbildung" und „Tabakentwöhnung" berücksichtigt. Hinzu kommt, dass die bewegungstherapeutischen Module 1–3 ebenfalls psychotrop wirken. Regelmäßiges Ausdauertraining wirkt ähnlich gut antidepressiv wie ein Antidepressivum und hilft, das Selbstvertrauen in den Körper zurückzugewinnen. Auch dies mag dazu beitragen, dass kardiologische Rehabilitation auch hinsichtlich Angst und Depression zumindest kurzfristig ähnlich hohe Effektstärken erzielt wie die Psychosomatik (Priegnitz et al. 2020).

Tab. 10.2 Evidenzbasierte Therapiemodule (ETM) im Rahmen des RTS Koronare Herzkrankheit (DRV 2016)

ETM	Bezeichnung	Mindestdauer	Mindestanteil
1	Bewegungstherapie: Ausdauertraining	mind. 90 min/Woche verteilt auf mind. 3 Termine/Woche	90 %
2	Bewegungstherapie: Kraft- und Muskelaufbautraining	mind. 60 min/Woche, mind. 2 Termine/Woche	50 %
3	Bewegungstherapie: Förderung der Bewegungsorientierung	mind. 90 min/Woche, mind. 3 Termine/Woche	60 %
4	Funktionelle und arbeitsweltbezogene Therapien (Ergotherapie)	mind. 30 min/Woche	10 %
5	Krankheitsspezifische Patientenschulung	mind. 120 min/Reha	80 %
6	Gesundheitsbildung	mind. 120 min/Reha	60 %
7	Ernährungstherapeutische Leistungen	mind. 180 min/Reha	60 %
8	Psychologische Leistungen	mind. 60 min/Reha	30 %
9	Entspannungsverfahren	mind. 60 min/Woche	30 %
10	Tabakentwöhnung	mind. 200 min/Reha	5 %
11	Leistungen zur beruflichen und sozialen Integration (Sozialarbeit)	mind. 45 min/Reha	mind. 70 %
12	Vorbereitung nachgehender Leistungen (z. B. Reha-Nachsorge, Koronarsport, LTA)	mind. 15 min/Reha	80 %

10.3.2 Integrative Medizin in der stationären Rehabilitation

Aktuelle kardiologische Leitlinien fordern i. S. einer Risikoevaluation ein Screening von herzkranken Rehabilitanden auf psychische Belastungen und Symptome (Reese et al. 2012; Bundesärztekammer et al. 2019). Patienten mit erhöhten psychischen Risikokonstellationen sollten im Verlauf weitere Therapie- und Interventionsangebote erhalten. In der kardiologischen Rehabilitation fehlt es an Ressourcen für eine suffiziente psychologische Diagnostik und Therapie. In der psychosomatischen Rehabilitation fehlen hingegen die Ressourcen für eine schnelle kardiologische Abklärung. Wenn dort ein Patient mit komorbider KHK aufgenommen wird, herrscht nicht selten zunächst Unsicherheit, wie stark er sich in der Bewegungstherapie belasten darf. Bis die erforderliche Abklärung konsiliarisch erfolgt ist, vergehen meist 1–2 Wochen. Damit wird nicht nur kostbare Zeit in der Klinik verschenkt, sondern es verstärkt beim Patienten die Befürchtung, dass zu viel Bewegung doch gefährlich für sein Herz sein könnte, wenn die Klinik so lange braucht, um diese Frage zu klären.

! MERKE

Daher ist es sinnvoll, Herzpatienten mit komorbider psychischer Störung i. S. des Konzepts der integrativen Medizin in einem interdisziplinären psychokardiologischen Versorgungssetting zu behandeln (Albus et al. 2018).

Dieses Konzept beinhaltet eine fächerübergreifende Zusammenarbeit verschiedener medizinischer Fachdisziplinen und Professionen. Um dies effizient umzusetzen, wurde für die Rehabilitation das in ➤ Kap. 10.2 vorgestellte dreistufige Versorgungskonzept entwickelt (➤ Tab. 10.1). Im Folgenden wird ein psychokardiologisches Versorgungskonzept – also Stufe 3 der oben beschriebenen Versorgungskette – genauer dargestellt.

10.3.3 Psychokardiologische Rehabilitation – ein Pilotprojekt

Ausgehend von den obigen Überlegungen wurde im Reha-Zentrum Seehof der Deutschen Rentenversicherung ein Konzept zur integrierten, interdisziplinär geleiteten psychokardiologischen Rehabilitation entwickelt, das seit 2016 umgesetzt und wissenschaftlich in einem parallelen Forschungsprojekt begleitet wird.

10

Indikation und Zugangsweg

Die Indikation zur psychokardiologischen Rehabilitation besteht bei Patienten, die sowohl unter einer kardialen als auch einer psychosomatischen Erkrankung leiden, die beide einer rehabilitativen fachärztlichen Behandlung bedürfen. Dies sind z. B. Patienten mit spezifischen Herzrhythmusstörungen und einer im Zuge dessen entstandenen Angsterkrankung mit Vermeidungsverhalten, Patienten mit KHK und komorbider depressiver Störung, Patienten mit einer PTBS als Folge einer schweren Herz-Kreislauf-Erkrankung oder Patienten mit massiven Anpassungs- und Adhärenzstörungen an eine Herz-Kreislauf-Erkrankung. Bei Patienten mit herzbezogenen Ängsten ohne organische Herzerkrankung ist eine psychosomatische Rehabilitation ausreichend, während in der Akutphase einer kardialen Erkrankung, z. B. nach akutem Herzinfarkt oder nach einer Herz-OP, eine kardiologische Anschlussheilbehandlung indiziert ist.

Im Befundbericht müssen sowohl eine für die Rehabilitation relevante kardiologische als auch eine psychische Erkrankung an 1. bzw. 2. Stelle verschlüsselt sein. Es erfolgt eine Kostenzusage für zunächst 5 Wochen analog der psychosomatischen Rehabilitation. Aktuell stehen im Rahmen des Modellprojekts 24 Plätze zur Verfügung.

Diagnostik und Therapieplanung

Die Patienten werden zunächst durch einen Kardiologen aufgenommen, wobei in diesem Rahmen bereits das medizinische Programm der Reha-Behandlung festgelegt wird, das ein ausführliches nichtinvasives kardiologisches Untersuchungsprogramm beinhaltet. Gestützt auf die Anamnese und die Untersuchungsbefunde wird die individuelle Trainingsintensität des Bewegungsprogramms während der Rehabilitation festgelegt.

Die psychosomatische Aufnahme erfolgt durch einen ärztlichen oder psychologischen Psychotherapeuten der psychosomatischen Abteilung. Hier wird die gegenwärtige psychische Problematik diagnostisch erfasst, und im Rahmen einer Bedingungsanalyse werden die Zusammenhänge mit der kardiologischen Erkrankung analysiert. Anhand der biografischen Anamnese und der Testdiagnostik – hier hat sich u. a. der Herzangstfragebogen (Einsle et al. 2009) als störungsspezifisches Instrument bewährt – werden Störungsmodelle der Entstehung und Aufrechterhaltung der Symptomatik entwickelt und zusammen mit dem Patienten nachvollzogen.

Kernelemente des multimodalen Reha-Konzepts

Nachfolgend sind die Kernelemente des multimodalen Reha-Konzepts detailliert beschrieben (Überblick in ➤ Box 10.1). Zu beachten ist hierbei, dass eine simple Addition der Behandlungselemente zu einer Überforderung der Patienten führen würde und nicht sinnvoll ist. So wurde z. B. das Programm der Bewegungstherapie im Vergleich zur Kardiologie etwas ausgedünnt und an die 5-wöchige Dauer angepasst. Die Gruppenpsychotherapie findet nur zweimal pro Woche statt, dafür wird mehr Einzeltherapie angeboten. Hierdurch werden aber weder der RTS Depressive Störungen noch der für KHK erfüllt, sodass für die integrierte Rehabilitation eigene Qualitätskriterien erforderlich sind.

BOX 10.1

Kernelemente des Psychokardiologie-Konzepts

- Aufnahme und Behandlung erfolgen gleichwertig durch einen kardiologischen Stationsarzt und einen Psychotherapeuten.
- Wöchentliche kardiologische Visite und eine interdisziplinäre Teambesprechung, 14-tägige Teamvisite mit den Chef-/Oberärzten aus beiden Abteilungen.
- Psychotherapie: mindestens 2 × 30 min Einzeltherapie, 2 × 90 min indikative Psychokardiologie-Gruppe pro Woche.
- Psychoedukative Seminare der Kardiologie und der Psychosomatik.
- Sport- und Bewegungstherapie nach kardiologischem Standard (3 × 30 min Ergometertraining/Woche mit Herz-Kreislauf-Monitoring, Bewegungstherapie in der Gruppe 2 × 60 min/Woche. Indikativ Krafttraining, (Nordic) Walking, Atemtherapie.
- Erlernen eines Entspannungsverfahrens (PMR) oder meditative Bewegungstherapie (Qigong).
- Sozialberatung und Sozialtherapie.
- Je nach Indikation Ergotherapie, kognitives Training, künstlerische Therapien (Tanz-/Kunsttherapie).
- Integrierte sozialmedizinische Begutachtung nach doppeltem Facharztstandard (Kardiologie und Psychosomatik).

Patientenschulung

Der kardiologische Anteil der Rehabilitation ist geprägt von einem umfangreichen Schulungsprogramm zu Themen wie KHK, kardiovaskuläre Risikofaktoren, Herzklappenerkrankungen, arterieller Hypertonus, Diabetes mellitus, Ernährungsberatung und Herzrhythmusstörungen. Die Klinik verfügt darüber hinaus über ein ausführliches Schulungsprogramm zur Herzinsuffizienzschulung und zur Herzschrittmacher- und Defibrillatortherapie. Bereits hierdurch lässt sich oftmals eine Entängstigung der Betroffenen erreichen, insbesondere, wenn Resilienzfaktoren gestärkt und Wege der Selbstfürsorge zur Kontrolle der Risikofaktoren aufgezeigt werden können. Hinzu kommen die störungsspezifischen Seminare der Psychosomatik.

Psychotherapie

Diese ist verhaltenstherapeutisch orientiert. Dabei kommen spezifisch auf die im Zusammenhang mit der Herzerkrankung stehende psychische Beeinträchtigung abgestimmte psychotherapeutische Herangehensweisen zum Tragen. Angesichts der komplexen Problematik werden zwei Einzelgespräche pro Woche angeboten. So können z. B. individuell Übungen zur Differenzierung zwischen nichtbedrohlichen und ernsten Symptomen durchgeführt werden, z. B. bei thorakalen Beschwerden, Schwindel, Dyspnoe oder Palpitationen. Bei phobischen Ängsten oder bei Intrusionen im Rahmen einer PTBS kommen auch Exposition in vivo oder Traumakonfrontation bzw. EMDR zur Anwendung, wobei diese in enger Absprache mit der Kardiologie an die Belastbarkeit der Patienten adaptiert werden. Anhand der biografischen Anamnese können die Ursachen z. B. eines dysfunktionalen Leistungs- und Kontrollverhaltens oder mangelnder Selbstfürsorge erarbeitet und verstanden werden. Ausgehend davon wird in der Einzel- und Gruppenpsychotherapie die Basis für eine nachhaltige Verhaltensänderung gelegt und geübt.

Der Fokus in der störungsspezifischen Gruppentherapie liegt auf der Vermittlung eines biopsychosozialen Krankheitskonzepts, der Verbesserung der Krankheitsakzeptanz, dem Aufbau einer positiven Lebensperspektive sowie Verbesserung der Selbstfürsorge. Des Weiteren gilt es, Strategien zur Bewältigung herzbezogener Ängste, komorbider depressiver Symptome und für Aktivitätsaufbau zu erarbeiten. Obligatorisch ist zudem eine regelmäßige Teilnahme eines kardiologischen Facharztes im 4-wöchentlichen Rhythmus, um auf konkrete Fragen der Patienten hinsichtlich kardialer Erkrankungen einzugehen. Diese Fragerunde in Anwesenheit der Psychotherapeuten ist sehr hilfreich, um die Art der Informationsverarbeitung der Patienten beobachten und Missverständnissen vorbeugen zu können.

Ergänzt wird die Psychotherapie durch nonverbale Angebote wie vor allem Kunst- und Tanztherapie, das Erlernen eines Entspannungsverfahrens (PMR) und fakultativ durch meditative Bewegungstherapie (Qigong).

Sport- und Bewegungstherapie

Die Sport- und Bewegungstherapie ist ein Herzstück der psychokardiologischen Rehabilitation. Sie hilft, auf Warnzeichen des Körpers angemessen zu reagieren und Symptome der organischen Herzerkrankung von körperlichen Belastungssymptomen und Symptomen bei Anspannung jeglicher Form (Angst, Ärger Stress) zu unterscheiden. Außerdem unterstützt die Wahrnehmung eine achtsame Perspektive auf sich und die Erkrankung und stärkt das Selbstbewusstsein. Das bewusste Wahrnehmen des Körpers in unterschiedlichen Situationen und Belastungsgraden befähigt, ins Handeln zu kommen. Die Bewegung gibt die Möglichkeit, auf Ängste und Stresssymptome zu reagieren. Natürlich ist das Problem nach der Bewegung nicht verschwunden; Übungen, Ausdauertraining und Entspannungstechniken helfen aber, einen klaren Blick zu bekommen und etwas Distanz zu schaffen.

Elemente sind das **Ergometertraining** (3 × 30 min/Woche), die **Bewegungstherapie-Gruppe** (2 × 60 min/Woche) sowie zwei Einheiten **Entspannungstraining** pro Woche. Im Ergometertraining wird die Trainingsbelastung analog der kardiologischen Rehabilitation in Abhängigkeit vom Belastungs-EKG festgelegt und beträgt normalerweise 60–70 % der maximal erreichten Leistung. Patienten mit herzbezogenen Ängsten vermeiden häufig alles, was zu einem Pulsanstieg führt und sie ihr Herz spüren lässt, da diese kardialen Sensationen Angst auslösen. In diesem Zusammenhang werden häufig Sport und auch jede andere Art von körperlicher Aktivität vermieden, was i. S. eines Circulus vitiosus zu einem weiteren Kon-

10

ditionsverlust beiträgt, sodass die Symptomatik mit Belastungsdyspnoe, Schwindel und Herzklopfen bereits bei geringer Belastung auftritt und die Angst verstärkt. Bewegungstherapien und Ausdauertraining sind hier ein sehr guter Weg zur Selbstexposition und können den o. g. Teufelskreis umkehren und durch die Konditionsverbesserung das Vertrauen in den eigenen Körper verbessern.

In der Bewegungstherapie-Gruppe werden ganzheitliche Übungen angeleitet und geübt, wiederholt und besprochen. Schwerpunkte sind die Mobilisation und Dehnung der Strukturen für mehr Flexibilität, eine veränderte Körperhaltung und die Förderung der Selbstwahrnehmung. Angespannte Muskulatur, z. B. im Schulter-Nacken- bzw. Thoraxbereich, wird gezielt reduziert.

! MERKE
Angesichts der komplexen Symptomatik ist in den Teambesprechungen eine kontinuierliche Rückkopplung zwischen Bewegungstherapie, Psychotherapie und Kardiologie i. S. eines diagnostisch-therapeutischen Zirkels notwendig.

Visiten und Konferenzen

Die Patienten haben wöchentlich eine internistisch-kardiologische Visite. In der Aufnahmewoche und danach 14-tägig erfolgt eine gemeinsame kardiologisch-psychotherapeutische Teamvisite mit dem Patienten in Anwesenheit der Co-Therapeuten (vor allem Bewegungs- und Sozialtherapeuten). Dabei werden die Reha-Ziele und Schwerpunkte der weiteren Behandlung gemeinsam besprochen. Des Weiteren ist einmal pro Woche eine kardiologisch-psychotherapeutische Teambesprechung, ebenfalls in Anwesenheit der Co-Therapeuten, vorgesehen.

! MERKE
Die interdisziplinären Visiten und Fallbesprechungen nehmen zwar viel Zeit in Anspruch, sind aber entscheidend für das Gelingen des Konzepts und werden von beiden Fachrichtungen als bereichernd erlebt.

Die Gestaltung des Arztbriefes erfolgt ebenfalls interdisziplinär. Dieser umfasst zwar teilweise gesonderte kardiologische bzw. psychosomatische Beschreibungen, mündet jedoch in einer gemeinsamen sozialmedizinischen Beurteilung.

10.3.4 Daten zur Effektivität

In einer kontrollierten, nichtrandomisierten Pilotstudie wurde der Verlauf von 93 Patienten jeweils mit kardialer und somatischer Komorbidität in den Behandlungssettings kardiologische, psychosomatische und psychokardiologische Reha miteinander verglichen. Erhebungen fanden bei Aufnahme, bei Entlassung und 6 Monate nach der Reha statt. Nur die Psychokardiologie-Gruppe zeigte eine signifikante Reduktion von Herzangst allgemein und herzbezogener Vermeidung in der Katamnese. Auch die gesundheitsbezogene Lebensqualität verbesserte sich im Langzeitverlauf nur in der Psychokardiologie-Gruppe. Im Prä-Post-Vergleich erwiesen sich alle drei Settings als effektiv.

! MERKE
Die Ergebnisse legen die Schlussfolgerung nahe, dass Herzpatienten mit komorbider psychischer Störung von einer integrativen psychokardiologischen Versorgung vor allem langfristig profitieren (Priegnitz et al. 2020).

In einem von der DRV geförderten Forschungsprojekt wird im Rahmen einer kontrollierten Studie aktuell der Effekt auch auf kardiologische Funktionsparameter und den sozialmedizinischen Verlauf untersucht.

LITERATUR

Albus C, Waller C, Fritzsche K et al. Bedeutung von psychosozialen Faktoren in der Kardiologie – Update 2018. Positionspapier der Deutschen Gesellschaft für Kardiologie. Kardiologe 2018; 12: 312–331.

BÄK – Bundesärztekammer, Kassenärztliche Bundesvereinigung (KBV), Arbeitsgemeinschaft der Wissenschaftlichen Medizinischen Fachgesellschaften (AWMF). Nationale VersorgungsLeitlinie Chronische KHK – Langfassung, 5. Auflage, Version 1. Langfassung Version 2019; 1: 50. Sozialmedizin, Universitätsklinikum Freiburg 2012.

DRV Bund (Hrsg.). Reha-Therapiestandards Koronare Herzkrankheit. Stand: 2016; www.deutsche-rentenversicherung.de/Allgemein/de/Inhalt/3_Infos_fuer_Experten/01_sozialmedizin_forschung/downloads/quali_rehatherapiestandards/KHK/rts_khk_download.pdf?__blob = publicationFile&v = 18 (letzter Zugriff: 24.4.2020).

Einsle F, Köllner V, Herzberg PY et al. Psychometrische Analysen zum Herzangstfragebogen. Verhaltensther Verhaltensmed 2009; 30: 439–457.

Herrmann-Lingen C, Köllner V. Angststörungen. In: Herrmann-Lingen C, Albus C, Titscher G (Hrsg.). Psychokardiologie: Ein Praxisleitfaden für Ärzte und Psychologen. 3. A. Heidelberg: Springer 2019, S. 108–111.

Herrmann-Lingen C, von Känel R, Köllner V. Trauer und Belastung – von der Reaktion zu Störung. In: Herrmann-Lingen C, Albus C, Titscher G (Hrsg.). Psychokardiologie: Ein Praxisleitfaden für Ärzte und Psychologen. 3. A. Heidelberg: Springer 2019, S. 87–95.
Köllner V. Psychische Erkrankungen als Ursache für eine gestörte Adhärenz in der Kardiologie. Herzmedizin 2019; 4: 101–106.
Köllner V, Ladwig K-H. Psychotherapie und supportive Ansätze bei Patienten mit koronarer Herzerkrankung. Ärztl Psychother 2019; 14: 238–243.
Ladwig KH, Baumert J, Marten-Mittag B, et al. Room for depressed and exhausted mood as a risk predictor for all-cause and cardiovascular mortality beyond the contribution of the classical somatic risk factors in men. Atherosclerosis 2017; 257: 224–231.
Priegnitz J, Langheim E, Rademacher W et al. Effektivität von psychokardiologischer Versorgung in der stationären Rehabilitation – ein Pilotprojekt. Psychother Psychosom Med Psychol 2020; 70(5): 190–196.
Reese C, Mittag O, Bengel J et al. Praxisempfehlungen für psychologische Interventionen in der Rehabilitation: Koronare Herzerkrankung. Freiburg: Abteilung Qualitätsmanagement und Sozialmedizin, Universitätsklinikum Freiburg 2012.
Schwaab B. Kardiologische Rehabilitation. Rehabilitation 2018; 57: 117–126.

10.4 Psychosomatische Aspekte in der orthopädischen Rehabilitation

Michael Käfer und Stefan Rupp

Zur Orientierung

- Chronifizierte und komorbide Patienten mit orthopädischer und psychosomatischer Symptomatik lassen sich am effektivsten in einem multimodalen Setting behandeln. Hierbei muss neben der psychotherapeutischen unbedingt auch die orthopädische Kompetenz sichergestellt sein. Andernfalls besteht die Gefahr, dass die Chance einer zumindest teilweise kausalen Behandlung gegenüber einem rein symptomorientierten Vorgehen vertan wird.
- Im postoperativen Verlauf ist bei Patienten mit psychischer Komorbidität eine Anschlussheilbehandlung (AHB) besonders wichtig, um einer durch depressives oder angstbedingtes Fehlbewerten von Körpersymptomen sowie Schonverhalten reduzierten Lebensqualität bzw. Unzufriedenheit mit dem Operationsergebnis vorzubeugen. In der Reha-Klinik ist es für Patienten häufig leichter, sich auf ein Gespräch mit dem Psychologen einzulassen, als zu Hause eine Psychotherapie zu beginnen.
- Auch primär psychosomatische Heilverfahren bei Rehabilitanden mit somatoformen Schmerzstörungen, Somatisierungsstörungen oder Fibromyalgie laufen immer noch Gefahr, über eine Gleichsetzung von Psychosomatik mit „Psychogenese" wesentliche orthopädische Befunde zu übersehen und damit ein großes Potenzial der Rehabilitation nicht zu nutzen.
- Gerade im Bereich der Heilverfahren haben sich kombiniert verhaltensmedizinisch-orthopädisch ausgerichtete Konzepte bei verschiedenen Diagnosen als effektiv erwiesen.
- Perspektivisch ist es geboten, die immer noch vorherrschende Dichotomie zwischen einer eher somatisch-monokausal orientierten orthopädischen Rehabilitation und einer symptomorientierten, psychogenetisch ausgerichteten psychosomatischen Rehabilitation im Interesse einer effektiven, nachhaltigen Therapie der vielen orthopädisch und psychisch komorbiden Patienten aufzulösen.
- Ein erfolgversprechender, zukunftsträchtiger Ansatz ist hier neben der bereits an einigen Standorten etablierten verhaltensmedizinisch orientierten Rehabilitation (VOR) die Einführung einer „Dualen Reha" mit doppeltem Facharztstandard und entsprechender personeller und struktureller Ausstattung, um die interagierenden, häufig chronifizierten, prognostisch ungünstigen psychischen und somatischen Komorbiditäten effektiv und nachhaltig behandeln zu können.

10.4.1 Geschichte der orthopädischen Rehabilitation

Die Rehabilitation war immer ein wesentlicher Bestandteil des Faches Orthopädie. Historisch hat die orthopädische Rehabilitation unterschiedliche Wurzeln. Die älteste ist wohl das Bäderwesen, das schon im Altertum, u. a. in Griechenland und Rom,

10

etabliert war. Nach einem nahezu vollständigen Verschwinden im Mittelalter erblühte das Bäderwesen in der Neuzeit, z. B. in Form von Bade- und Trinkkuren. Elemente der Badekuren finden sich auch heute noch in der Rehabilitation. Dies betrifft die wohnortferne stationäre Behandlung an häufig günstig gelegenen Orten, aber auch traditionell basierte Behandlungsformen wie Hydrotherapie, Mineraltherapie, Massagen und Heilgymnastik, die sich unter dem Begriff „balneophysikalische Therapie" besser zusammenfassen lassen.

Eine weitere Wurzel der Rehabilitation, auch der orthopädischen, liegt in der Behandlung der Tuberkulose im 19. und in der ersten Hälfte des 20. Jahrhunderts in eigens dafür an klimatisch günstigen Orten geschaffenen Heilstätten. Die Behandlung erfolgte häufig in Form von sog. Liegekuren, bei denen die Patienten täglich mehrere Stunden auf Liegestühlen im Freien oder in offenen Liegehallen verweilten. Ab den 1950er-Jahren konnte die Tuberkulose durch bessere Therapie-, aber auch bessere Vorsorgemaßnahmen zunehmend beherrscht werden. Tuberkulose-Heilstätten waren in diesem Umfang nicht mehr erforderlich und wurden teilweise zu Sanatorien und schließlich zu Rehabilitationseinrichtungen, z. B. für Herz-Kreislauf-Erkrankungen oder orthopädische Rehabilitationsbehandlungen umgewandelt.

Eine dritte Wurzel, beginnend im 19. Jahrhundert, hat die orthopädische Rehabilitation in der Fürsorge für körperbehinderte Menschen („Krüppelfürsorge"). Eines der herausragenden Beispiele ist die Gründung des Oscar-Helene-Heims in Berlin durch den Orthopäden Biesalski. Körperbehinderte, darunter viele Kinder, die an den Folgen von Poliomyelitis, Rachitis und Tuberkulose bzw. an anderen Fehlbildungen litten, hatten erhebliche soziale Probleme. Um das Elend kümmerte sich allenfalls die kirchliche Armenfürsorge. Aus der kirchlichen Armenfürsorge erwuchs eine Führungsrolle der Orthopädie in der Behandlung körperbehinderter Menschen in eigens dafür geschaffenen Einrichtungen. Dabei setzte Biesalski bereits einen ganzheitlichen Behandlungsansatz um: „Nicht der einzelne Fuß soll behandelt werden, sondern ein ganzer Mensch", und das Oscar-Helene-Heim wurde schließlich orthopädische Universitätsklinik Berlin.

Die Entwicklung der orthopädischen Rehabilitation der letzten 3 Jahrzehnte ist wesentlich durch die Deutsche Rentenversicherung geprägt. Betrachtet man die Reha-Leistungen unter dem Dach der DRV, dann wurden 2018 insgesamt 998.537 Leistungen zur medizinischen Rehabilitation mit einem AHB-Anteil nach stationärem Aufenthalt von 37 % abgeschlossen.

Traditionell stellen die Erkrankungen von Muskeln, Skelett und Bindegewebe im Krankheitsspektrum die stärkste Indikationsgruppe dar. Fasst man ambulante und stationäre Maßnahmen zusammen, so hatte diese Gruppe im Jahr 2000 einen Anteil von 43 % und im Jahr 2018 von 42 % an allen Reha-Leistungen. Das heißt, das Fach Orthopädie ist in der deutschen Reha-Landschaft immer noch dasjenige mit dem größten Anteil an Reha-Leistungen; 2018 war die Orthopädie mit 367 stationären Fachabteilungen das am stärksten in der Rehabilitation vertretene Fach. Wesentliche Entwicklungen der letzten Jahre sind die zunehmende Hinwendung zu ambulanten Leistungen, wobei 2018 die orthopädischen Leistungen mit 74 % aller ambulanten medizinischen Rehabilitationen bei Frauen und 67 % aller ambulanten Rehabilitationen bei Männern wieder weit überproportional vertreten waren. Aufgrund der zunehmenden Alterung der Bevölkerung wächst die Zahl von Patienten mit erhöhter Komplexität an teilweise behandlungsbedürftigen Begleiterkrankungen und einem höheren Pflegebedarf. Diese Patientengruppe stellt die stationäre orthopädische Rehabilitation vor zusätzliche Herausforderungen.

Zunehmende Bedeutung gewinnt auch die Rehabilitation psychosomatischer Erkrankungen, die in 2018 bereits mit 16 % den zweitgrößten Anteil an den Reha-Leistungen hatte. Hier ergeben sich zum Fach Orthopädie deutliche Überschneidungen. Es ist daher kein Zufall, dass das Konzept der verhaltensmedizinisch orientierten Rehabilitation (➤ Kap. 10.2) zunächst als verhaltensmedizinische Orthopädie (VMO) entwickelt, evaluiert und in der Versorgung etabliert wurde, mehr als 10 Jahre, bevor dieses Konzept dann auf andere Indikationen übertragen wurde. Im Folgenden sollen nun die Schnittstellen zwischen Orthopädie und Psychosomatik genauer dargestellt werden.

10.4.2 Orthopädisch-psychosomatische Komorbidität

Psychosomatische Einflussfaktoren, ob kausal, aufrechterhaltend oder als Folge einer orthopädischen

Grunderkrankung, sind in der Orthopädie gut belegt. Psychosomatische Krankheitsbilder sind eine häufige Differenzialdiagnose bei orthopädischen Symptomen, darüber hinaus haben psychische Faktoren wie die Art der Krankheitsverarbeitung oder psychische Komorbiditäten wie die Depression oder die Somatisierungsstörung einen großen Einfluss auf die Chronifizierung orthopädischer Beschwerden, auf das Outcome nach orthopädischen Eingriffen und die Ergebnisse einer sich anschließenden Reha-Behandlung. Insbesondere eine komorbide Depression verschlechtert den Verlauf nach operativen Eingriffen und bei mit chronischen Schmerzen verbundenen Erkrankungen signifikant (Köllner und Rupp 2012). Aus dieser Erkenntnis heraus hat die DRV schon früh das Konzept der VMO entwickelt, das dann zur Blaupause für die Übertragung auf die anderen Fachgebiete als verhaltensmedizinisch orientierte Rehabilitation (VOR) wurde (➤ Kap. 10.2).

Obwohl eine statistische Ermittlung der orthopädischen Begleitdiagnosen bei psychosomatischen Krankheitsbildern schwierig ist, gehen wir davon aus, dass sie in hoher Zahl auftreten; allein somatoforme Schmerzstörungen, Somatisierungsstörungen und die Fibromyalgie gehen regelmäßig mit einer z. T. massiven orthopädischen Problematik einher. Für die Patienten wird es leichter, einen psychosomatischen Ansatz für einen Teil ihrer Beschwerden zu akzeptieren, wenn sie erleben können, dass der orthopädische Anteil trotzdem angemessen behandelt wird – dass sie sich also nicht zwischen „Bio" und „Psycho" entscheiden müssen. Dennoch hat sich – abgesehen von psychologischer und/oder psychosomatisch-konsiliarischer Mitbetreuung und der VOR – bisher noch kein duales Versorgungsmodell oder eine „psychoorthopädische Rehabilitation" etablieren können.

Das ist vor allem deshalb bedauerlich, weil in dem hohen Anteil psychosomatischer Rehabilitationen – von ca. 16 % im Jahr 2016 (DRV 2019) – mutmaßlich viele Rehabilitanden mit orthopädischen Zweit- oder Drittdiagnosen inbegriffen sind, denen strukturell und multimodal therapeutisch in der Rehabilitation (noch) nicht ausreichend Rechnung getragen werden kann.

Psychosomatische Zusammenhänge

Psychosomatik ≠ Psychogenese

Lange Zeit wurde Psychosomatik mit Psychogenese gleichgesetzt. Patienten, bei denen sich keine orthopädische Erklärung für die Beschwerden finden ließ, waren ein „Fall für die Psychosomatik", während bei Vorliegen eines orthopädischen Befunds eine zusätzliche Abklärung psychosozialer Einflussfaktoren mit der Begründung „Der hat doch was" für unerheblich gehalten wurde.

! MERKE

Diese Dichotomisierung greift jedoch zu kurz; auch bei Patienten mit eindeutigem orthopädischem Befund haben psychosoziale Faktoren einen signifikanten Einfluss auf die Chronifizierung der Beschwerden.

Exemplarisch hierfür steht der chronische unspezifische Kreuzschmerz. Aufgrund der Häufigkeit und der hohen gesundheitsökonomischen Bedeutung sind die zur Chronifizierung führenden Faktoren besonders gut untersucht (➤ Tab. 10.3 und ➤ Tab. 10.4). Die Wirksamkeit der hier gefundenen Chronifizierungsmechanismen wurde auch für zahlreiche andere Krankheitsbilder mit Schmerz als Leitsymptom nachgewiesen. Entscheidend ist der Paradigmenwechsel,

Tab. 10.3 Psychische Chronifizierungsfaktoren bei chronisch unspezifischem Kreuzschmerz (Bundesärztekammer et al. 2017)

Starke Evidenz	• Depressivität, Disstress (vor allem berufs-/arbeitsbezogen) • Schmerzbezogene Kognitionen (z. B. Katastrophisieren, Hilf-/Hoffnungslosigkeit, Angst-Vermeidungs-Verhalten [Fear-Avoidance-Beliefs]) • Passives Schmerzverhalten (z. B. ausgeprägtes Schon- und Vermeidungsverhalten)
Moderate Evidenz	• Schmerzbezogene Kognitionen: Gedankenunterdrückung • Überaktives Schmerzverhalten: beharrliche Arbeitsamkeit, suppressives Schmerzverhalten • Neigung zur Somatisierung
Begrenzte Evidenz	• Persönlichkeitsmerkmale

Tab. 10.4 Berufsbezogene und iatrogene Risikofaktoren für Chronifizierung (Bundesärztekammer et al. 2017)

Berufsbezogene Faktoren	• Überwiegend körperliche Schwerarbeit (Tragen, Heben schwerer Lasten) • Überwiegend monotone Körperhaltung • Überwiegend Vibrationsexposition • Geringe berufliche Qualifikation • Berufliche Unzufriedenheit • Verlust des Arbeitsplatzes • Kränkungsverhältnisse am Arbeitsplatz, chronischer Arbeitskonflikt (Mobbing)
Iatrogene Faktoren	• Mangelhafte Respektierung der multikausalen Genese • Überbewertung somatischer/radiologischer Befunde bei nichtspezifischen Schmerzen • Lange, schwer begründbare Krankschreibung • Förderung passiver Therapiekonzepte • Übertriebener Einsatz diagnostischer Maßnahmen

nicht mehr nur nach einer psychischen Ursache der Beschwerden zu suchen, sondern nach Faktoren, welche die Symptomatik bei einer Subgruppe von Patienten aufrechterhalten, während es bei der Mehrzahl der Betroffenen zur Spontanremission kommt oder die Akutbehandlung wirksam ist.

Bei zahlreichen Krankheitsbildern spielen psychoorthopädische Zusammenhänge für die Rehabilitation eine entscheidende Rolle. Als Beispiele seien hier genannt:

- Unterstützung der Schmerz- und Krankheitsverarbeitung bei orthopädischen Krankheitsbildern wie chronischer Arthrose, Erkrankungen aus dem rheumatischen Formenkreis, Erkrankungen der Wirbelsäule
- Angst und Depression als Komorbidität bei orthopädischen Krankheitsbildern und nach orthopädischen Eingriffen
- Posttraumatische Belastungsstörungen im Verlauf der Rehabilitation nach unfallchirurgischen Eingriffen
- Fibromyalgiesyndrom (s. a. Köllner et al. 2016; Köllner und Rupp 2018)

Wegen seiner erheblichen sozioökonomischen und sozialmedizinischen Bedeutungen sollen diese Zusammenhänge im Folgenden am Beispiel des chronischen unspezifischen Kreuzschmerzes ausführlicher dargestellt werden.

Psychosoziale Faktoren entscheiden mit darüber, ob Kreuzschmerz chronifiziert

Kreuzschmerz gehört zu den teuersten Erkrankungen in den industrialisierten Ländern. In Deutschland verursacht er direkte Kosten in Höhe von 8,4 Mrd. Euro pro Jahr (RKI 2006). Nach internationalen Schätzungen gehen etwa 85 % der Gesamtkosten auf das Konto des durch Arbeits- und Erwerbsunfähigkeit bedingten Produktivitätsausfalls, nur rund 15 % werden für die medizinische Behandlung aufgewendet. Kreuzschmerz führt seit Jahren die Statistiken der Anlässe für Arbeitsunfähigkeit und medizinische Rehabilitation an. Bei adäquater Versorgung liegt die Genesungsrate innerhalb von 6 Wochen bei über 90 %, 2–7 % der Betroffenen entwickeln dennoch chronischen Schmerz. Ebenso können 68–86 % der Krankgeschriebenen innerhalb von 1 Monat wieder ihrer Arbeit nachgehen (Pengel et al. 2003). Ein systematischer Review stellt dagegen weniger ermutigende Daten dar: Durchschnittlich 62 % der Betroffenen sind nach 12 Monaten nicht schmerzfrei, 16 % sind nach 6 Monaten noch nicht in der Lage, ihre Alltagsaktivitäten wieder aufzunehmen. Des Weiteren erlitten 60 % Rückfälle in Bezug auf Schmerzen, und 33 % wurden erneut arbeitsunfähig (Hestbaek et al. 2003). Hier waren nur Studien eingeschlossen, die über den zeitlichen Verlauf von Kreuzschmerzepisoden ohne entsprechende Intervention berichteten. Kreuzschmerz lässt sich demnach nicht überwinden, wenn er vollkommen unbeachtet und unbehandelt bleibt. Diese Zahlen belegen, dass der rechtzeitigen Erkennung und Abwendung chronischer Verläufe eine ebenso große Bedeutung zukommt wie einer zügigen und konsequenten Akutdiagnostik und -behandlung.

Warnhinweise (sog. Yellow Flags) auf einen chronischen Verlauf sind ➤ Tab. 10.3 und ➤ Tab. 10.4 zu entnehmen. Aufgrund dieser Neigung zur Chronifizierung mit verheerenden sozialmedizinischen Folgen ist der chronische Kreuzschmerz eine besondere Herausforderung für die Rehabilitation. Ihre Aufgabe ist es, Chronifizierung zu verhindern und Aktivität sowie Teilhabe zu erhalten bzw. wiederherzustellen. Da sich ein unidisziplinäres Vorgehen beim chronischen Schmerz wenig bewährt hat, bietet das multimodale Konzept der Rehabilitation hierfür gute Ausgangsbedingungen.

Das Avoidance/Endurance-Konzept

Beim Schmerzverhalten und bei schmerzbezogenen Kognitionen ist zu berücksichtigen, dass es zwei unterschiedliche Mechanismen der Chronifizierung gibt, die in ➤ Abb. 10.2 dargestellt sind:

- Der häufigere Fall sind Patienten, die zu katastrophisierenden Bewertungen ihrer Schmerzen neigen („Eine falsche Bewegung und ich kriege einen Bandscheibenvorfall – ich werde im Rollstuhl landen“) und deshalb mit unangemessenem Schonverhalten, ängstlicher Anspannung und der zunehmenden Vermeidung (**Avoidance**) von körperlicher Aktivität reagieren.
- Eine kleinere Gruppe übertreibt hingegen Strategien, zu denen man der ersten Gruppe raten würde: Diese Patienten versuchen zu lange, Schmerzen auszublenden und mit dysfunktionalen Durchhaltemustern (**Endurance**) zu übergehen (Hasenbring 1992). Ein Teil dieser Patienten ist hierbei immer noch positiv gestimmt („Ich bin so in die Arbeit vertieft – ich merke die Schmerzen erst, wenn es zu spät ist“), während bei anderen negative Affekte überwiegen („Ich muss die Zähne zusammenbeißen, ich kann mir keine Schwäche erlauben“).

Die Erkenntnis, dass unterschiedliche Mechanismen zur Chronifizierung führen, ist für die Rehabilitation von erheblicher klinischer Relevanz.

! MERKE

Eindimensional ausgerichtete Reha-Konzepte, die nur auf Aktivitätssteigerung ausgerichtet sind, würden bei einem Teil der Betroffenen die Chronifizierung weiter fördern. Aus diesem Grund sind bei jedem Rehabilitanden eine sorgfältige Anamnese sowie eine individuelle Therapieplanung erforderlich.

Die Erhebung der zur Chronifizierung führenden Faktoren kann durch Einsatz standardisierter Fragebögen ökonomischer gestaltet werden (z. B. Kieler Schmerzinventar, Hasenbring 1994).

Operante Faktoren

Die operante Verstärkung von Schmerzverhalten trägt unabhängig von der Schmerzursache zur Chronifizierung bei. Diese kann erfolgen durch:

- das Sozial- oder Gesundheitssystem, z. B. Krankschreibung und damit Entlastung von einem Arbeitsplatzkonflikt oder Aussicht auf Berentung bei unsicherem Arbeitsplatz;
- Familienmitglieder oder Partner/Partnerin, z. B. durch vermehrte Zuwendung oder Entlastung bei deutlich gezeigtem Schmerzverhalten;
- durch den Patienten selbst, indem er auf Schmerz mit Schonung reagiert, sich in schmerzfreien Zeiten aber keine Pause gönnt, sondern versucht, die verlorene Zeit aufzuholen.

Diese Faktoren führen zu einer Verstärkung des Schmerzerlebens und -verhaltens. Ein sehr unterstützendes Verhalten des Partners, das vom Patienten

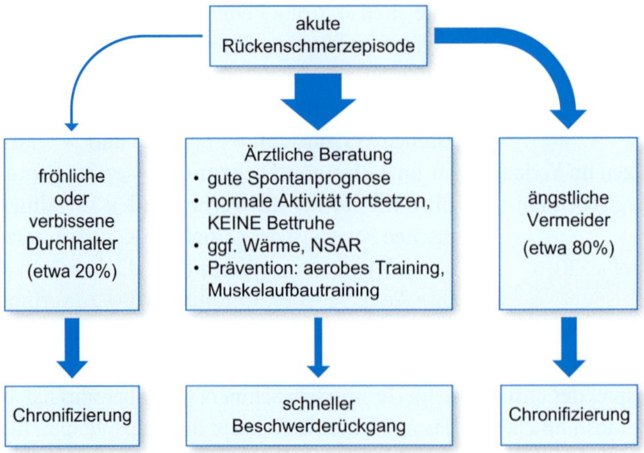

Abb. 10.2 Wege der Chronifizierung: das Avoidance/Endurance-Konzept (Köllner und Rupp 2012) [L231]

als entlastend erlebt wird, kann also langfristig kontraproduktiv sein. Dieser Mechanismus ist dem Patienten nicht bewusst und hat somit nichts mit Aggravation oder Simulation zu tun.

TIPP

Da viele Patienten Angst davor haben, als Simulanten abgestempelt werden, braucht es viel Fingerspitzengefühl, um in der Anamnese operante Faktoren der Schmerzverstärkung herauszuarbeiten.
Hilfreich sind z. B. Fragen wie:
- Was tun Sie selbst, wenn Sie Schmerzen haben, und wie verhalten Sie sich an schmerzfreien Tagen?
- Wie reagieren Ihre Angehörigen auf Ihre Schmerzen? Welches Verhalten finden Sie hilfreich, welches nicht?
- Angenommen, es wäre möglich, den Schmerz tatsächlich dauerhaft auszuschalten – könnte dies auch negative Auswirkungen für Sie haben?

Ziel der Therapie ist es, dass die Patienten solche Verstärkerbedingungen für Chronifizierung außer Kraft setzen, indem sie ihre Aktivitäten möglichst unabhängig vom Schmerz durchführen (z. B. leichteres oder reduziertes Trainingsprogramm oder Arbeitspensum, aber nicht nichts machen) und im Gegenzug auch an schmerzfreien Tagen angenehme Aktivitäten und Erholungspausen einplanen. Wenn Schmerzverhalten durch die Familie verstärkt wird, kann ein Familiengespräch sinnvoll sein.

Depression als häufige Komorbidität chronischer Schmerzen

Depressionen werden im klinischen Alltag häufig übersehen, da die Symptome wie Konzentrationsstörungen, Müdigkeit, Antriebslosigkeit oder Schlafstörungen auch im Rahmen körperlicher Erkrankungen auftreten können. Zudem teilen sich die betroffenen Patienten nur sehr wenig mit und ziehen sich zurück. Aus diesem Grund kommt dem Depressionsscreening in der orthopädischen Rehabilitation eine große Bedeutung zu. Der schnell und einfach durchzuführende *Patient Health Questionnaire* (PHQ-2) hat sich zur Identifizierung als ausreichend erwiesen.

Als evidenzbasierte Behandlungsmodule stehen in der Rehabilitation sowohl Einzel- und Gruppenpsychotherapie als auch Bewegungstherapie und Psychoedukation sowie eine Optimierung der antidepressiven Medikation zur Verfügung (Köllner 2016; s. auch ➤ Kap. 8.1). Alle diese Behandlungsoptionen sind – die Psychotherapie in reduziertem Umfang – auch in einer orthopädischen Reha-Einrichtung zu realisieren, idealerweise im Rahmen einer VOR oder – prospektiv – einer wünschenswerten „dualen Reha".

! MERKE

Bei chronischen Schmerzen ist die konsequente Behandlung einer komorbiden Depression obligat.

Inhalte der Rehabilitation

Die Zusammenhänge zwischen körperlicher Symptomatik – insbesondere chronischem Schmerz – und psychosozialen Faktoren und die Bedeutung psychosomatischer Komorbiditäten, an erster Stelle die Depression, sind wichtige, grundlegende Informationen für orthopädische und psychosomatische Rehabilitanden. Daneben steht zentral die gemeinsame Entwicklung eines die Lebensgeschichte, die Ursachen und die Belastungsfaktoren integrierenden **biopsychosozialen Krankheitskonzepts.**

Aus diesem Konzept heraus werden die individuellen Therapieziele erarbeitet und idealerweise im Verlauf der Rehabilitation mehrfach evaluiert und validiert. Da die Erkrankungen an der Schnittstelle zwischen Orthopädie und Psychosomatik grundsätzlich multifaktoriell bedingt sind, sucht die Rehabilitation mit ihren implizit multimodalen Konzepten eine nachhaltige, wirksame Therapie, die über meist nur kurzfristig wirksame monokausale Ansätze – z. B. eine Pharmakotherapie – hinausgeht.

Nach differenzierter körperlicher und seelischer Eingangsdiagnostik werden das Ausmaß der somatischen und psychischen Inhalte und die Reha-Ziele ermittelt. Zu den **Therapieprinzipien** eines multimodalen Therapieansatzes psychosomatisch-orthopädischer Krankheitsbilder gehören:

- Einzel- und Gruppenpsychotherapie (die beste Evidenz liegt für die kognitiv-verhaltenstherapeutische und operante Schmerztherapie vor), ggf. mit Berufsbezug
- Kreativtherapien
- Themenbezogene Seminare zur besseren Krankheitsbewältigung, Psychoedukation

- Funktionstraining
- Ausdauertraining
- Manuelle und Physiotherapie zur Wiederherstellung der eingeschränkten Körperfunktionen
- Achtsamkeitstraining und Entspannungsverfahren
- Diätberatung und Ernährungstherapie
- Sozialberatung bei drohender oder schon manifester Einschränkung der Erwerbsfähigkeit
- Geregelter Tagesrhythmus mit Aktivität, Entspannung, Ruhe und Schlaf
- Vorbereitung der Nachsorge durch die DRV, regionale Selbsthilfegruppen und überregionale Interessenverbände wie z. B. die Deutsche Fibromyalgie Vereinigung oder die Rheumaliga

Bei der **sozialmedizinischen Leistungseinschätzung** müssen die körperlichen Anforderungen der jeweiligen Tätigkeit und die spezifische Arbeitsplatzsituation mit möglichen Belastungsfaktoren betrachtet und berücksichtigt werden. Hier können ergotherapeutische Belastungserprobungen für den Patienten sehr hilfreich sein, um die eigene körperliche Belastbarkeit zu testen und möglicherweise gezielt zu verbessern. Die Beratung bei der Gestaltung eines leidensgerechten Arbeitsplatzes unter Berücksichtigung der orthopädischen Einschränkungen und/oder der chronischen Schmerzsymptomatik kann wesentlichen Einfluss auf den Erhalt der Arbeitsfähigkeit und den Krankheitsverlauf haben.

Die multifaktorielle Entstehung der komplexen Krankheitsbilder an der Schnittstelle von Orthopädie und Psychosomatik und die hohe Effektivität eines multimodalen Therapieansatzes fordern in besonderem Maße **Teamarbeit,** damit die Rehabilitation ein gutes, nachhaltiges Ergebnis zeitigt. Ein nahtloses Zusammenspiel und eine hohe Effektivität aller an der Rehabilitation beteiligten Berufsgruppen können nur entstehen, wenn alle Teammitglieder einem integrierenden, biopsychosozialen Krankheitsverständnis folgen.

LITERATUR

Bethge M, Müller-Fahrnow W. Wirksamkeit einer intensivierten stationären Rehabilitation bei muskuloskelettalen Erkrankungen: systematischer Review und Meta-Analyse. Rehabilitation 2008; 47: 200–209.

Bundesärztekammer, Kassenärztliche Bundesvereinigung, Arbeitsgemeinschaft der Wissenschaftlichen Medizinischen Fachgesellschaften. Nationale Versorgungs-Leitlinie Kreuzschmerz. 2. A. 2017; www.kreuzschmerz.versorgungsleitlinien.de (letzter Zugriff: 24.4.2020).

DRV – Deutsche Rentenversicherung (Hrsg.). Reha-Bericht 2019. Berlin: Deutsche Rentenversicherung 2019.

Hasenbring M. Chronifizierung bandscheibenbedingter Schmerzen. Stuttgart: Schattauer 1992.

Hasenbring M. Kieler Schmerz-Inventar (KSI). Bern: Huber 1994.

Hestbaek L, Leboeuf-Yde C, Manniche C. Low back pain: What is the long-term course? A review of studies of general patient populations. Eur Spine J 2003;12(2): 149–165.

Köllner V. Rehabilitation bei depressiven Störungen. Rehabilitation 2016; 55: 395–410.

Köllner V, Rupp S. Psychosomatische Aspekte in der Orthopädie. Orthopäde 2012; 41: 136–146.

Köllner V, Rupp S. Fibromyalgiesyndrom – Bedeutung für die Rehabilitation. Rehabilitation 2018; 57: 265–277.

Köllner V, Anagnostakou K, Käfer M. Fibromyalgiesyndrom und Psychotherapie. PiD 2016; 16(4): 50–53.

Pengel LH, Herbert RD, Maher CG, Refshauge KM. Acute low back pain: Systematic review of its prognosis. BMJ 2003; 327(7410): 323.

RKI – Robert Koch-Institut. Gesundheit in Deutschland. Berlin: RKI 2006; www.gbe-bund.de/gbe10/trecherche.prc_them_rech?tk = 200&tk2 = 240&p_uid = gast&p_aid = 58690113&p_sprache = D&cnt_ut = 1&ut = 240 (letzter Zugriff: 24.4.2020).

10.5 Psychoonkologische Rehabilitation

Christian Franzkoch

Zur Orientierung

- Eine adäquate psychotherapeutische Versorgung komorbid psychisch erkrankter Tumorbetroffener ist durch die Ausstattung der somatischen Rehabilitation mit psychoonkologischen Zusatzangeboten versucht worden.
- Angesichts des hohen Versorgungsaufwands und der existenziellen Themen der Betroffenen erscheint die Verortung der psychoonkologischen Rehabilitation in der psychosomatischen Rehabilitation sinnvoll, wenn nicht notwendig.
- An die Mitarbeiter werden besondere Anforderungen gestellt, da sie sich sowohl auf dringende somatische Fragestellungen als auch auf neue psychotherapeutische Heraus-

forderungen vor dem Hintergrund einer intensiven Selbsterfahrung einlassen müssen.
- Im Rahmen eines selbst implementierten Konzepts, das er beschreibt, kann der Autor klinisch gute Erfahrungen berichten: Die Teilhabe der Rehabilitanden kann bei höherer Lebensqualität deutlich verbessert werden, und es entsteht aufseiten sowohl der Teilnehmer als auch der Mitarbeiter eine hohe Zufriedenheit. Eine wissenschaftliche Evaluation steht aus.

10.5.1 Psychotherapeutische Versorgung in der onkologischen Rehabilitation

Die psychotherapeutische Versorgung der Rehabilitanden in der onkologischen Rehabilitation („Psychoonkologie") ist heute unbestritten notwendig und wird von den Trägern der Rehabilitation auch durchgängig gefordert.

Die Anforderungen der Deutschen Rentenversicherung (DRV) an die Strukturqualität von medizinischen Reha-Einrichtungen nennen im Bereich der Onkologie den Bedarf mit 1,25 Psychologenstellen pro 100 Rehabilitanden, wobei 0,25 mit Absolventen des Bachelor-Studiengangs besetzt werden können und dann nicht mit therapeutischen Aufgaben betraut werden dürfen. Eine Approbation zum Psychologischen Psychotherapeuten ist auch bei der verbleibenden vollen Stelle nicht erforderlich, ein Diplom- oder Master-Abschluss genügt.

Die Vorstellungen zum saturierenden psychotherapeutischen Bedarf in der onkologischen Rehabilitation nehmen sich unter dem Druck der Leistbarkeit bescheiden aus, wie ein Blick in die RTS Brustkrebs zeigt. Enthielt die Vorgängerversion noch zwei evidenzbasierte Therapiemodule (ETM) zur psychotherapeutischen Versorgung, wurden diese in der gültigen Novelle mit der Begründung des „psychotherapeutischen Zugangs der künstlerischen Therapien" zum ETM 07 „Psychologische Interventionen und Künstlerische Therapien" zusammengefasst. Dieses ETM ist nun 40 % der betroffenen Rehabilitandinnen 90 min/Woche anzubieten. Die inkludierten Ziffern zur Klassifikation therapeutischer Leistungen (KTL) weisen nun Leistungen aus, die neben genuin psychotherapeutischen Interventionen auch Maßnahmen aus den Bereichen Kunst-, Gestaltungs-, Musik-, Tanz- oder Theatertherapie sein dürfen und von nichtpsychologischen Therapeuten erbracht werden können. Dieses hat die Machbarkeit bzw. die Erfüllungsquote des Standards sicher verbessert. Allerdings resultiert für onkologische Rehabilitandinnen mit Brustkrebs beispielhaft aus der geforderten Personaldichte und der Therapieanforderung des RTS eine recht niedrige Wahrscheinlichkeit, eine psychologisch durchgeführte psychotherapeutische Intervention zu erhalten. Welche Betroffene eine solche erhält, bleibt offen. Patienten mit anderen Tumorentitäten können theoretisch eine Versorgung erfahren, die noch unter den Anforderungen eines RTS liegt.

Das Rahmenkonzept „Verhaltensmedizinisch orientierte Rehabilitation" (VOR) der DRV Bund stellt eine Möglichkeit dar, bei moderat besserer personeller Ausstattung und festgelegten Anforderungen psychische Komorbidität in der somatischen Rehabilitation adäquater zu berücksichtigen. VOR ist in der Orthopädie etabliert (VMO = verhaltensmedizinisch orientierte Orthopädie) und evaluiert, hat sich aber in der Onkologie abseits von beeindruckenden Einzellösungen noch nicht durchgesetzt. Insgesamt hat sich die Forderung, die onkologische Rehabilitation mit psychotherapeutischen Angeboten anzureichern, sicher segensreich ausgewirkt.

10.5.2 Psychoonkologische Rehabilitation

Begriffsbestimmung

Psychoonkologische Rehabilitation bedeutet in unserem Verständnis, eine Maßnahme unter den Bedingungen der psychosomatischen Rehabilitation durchzuführen, was die Dauer der Maßnahme und vor allem die Betreuungsdichte betrifft. Es erfolgen psychotherapeutische Interventionen in ausreichender Menge und Frequenz, die auf die aus psychischer Not und onkologischer Erkrankung entstehenden spezifischen Bedarfe der Tumorbetroffenen ausgerichtet sind. Besonders Letztere sind eine Herausforderung in der psychosomatischen Rehabilitation, die oft ungewohnte Herangehensweisen erfordern. Sie ist abzugrenzen von psychologischen und psychotherapeutischen Begleitungen der onkologischen Rehabilitation, wie sie zahlreich im Internet unter dem Begriff „Psychoonkologie" beworben werden.

Ausgangslage

Krebs ist eine häufige Erkrankung, die immer mit psychischen Begleiterscheinungen einhergeht (Angenendt et al. 2010). Diese reichen von kurzfristigen Affektionen bis hin zu Komorbiditäten mit erheblicher Tendenz zur Chronifizierung. Die in den letzten Jahrzehnten erreichten Fortschritte der Körpermedizin haben in vielen Fällen aus Entitäten mit früher rasch letalem Verlauf chronische Erkrankungen werden lassen, bei denen sich nun neue Fragen wie z. B. die einer gelingenden Krankheitsverarbeitung stellen.

! MERKE

Immer häufiger sehen wir Verläufe, bei denen nach abgeschlossener Behandlung des malignen Grundleidens Teilhabestörungen im Vordergrund stehen, die aus den psychischen Folgen der existenziellen Bedrohung und eben nicht aus den körperlichen Funktionseinschränkungen resultieren (Singer et al. 2014).

Psychische Komorbidität führt unabhängig davon, ob die psychische Erkrankung vorbestand oder im Zuge der malignen Situation entstanden ist, zu Störungen in der Krankheitsverarbeitung, die einer Normalisierung der Lebensführung und damit der Teilhabe im Wege stehen (Schulz-Kindermann 2013). Im Ergebnis ist eine signifikante Zunahme von Frühberentungen zu beobachten (Singer et al. 2014), was allein schon eine Intensivierung der rehabilitativen Bemühungen rechtfertigt. Ein weiterer Hinweis darauf ergibt sich aus der erstmals 2014 veröffentlichten und sich aktuell in Überarbeitung befindlichen S3-Leitlinie Psychoonkologie (AWMF 2014). Die Unterscheidung zwischen subsyndromaler Belastung und psychischer Störung vernachlässigend kann bei der Betrachtung der im Versorgungsalgorithmus aufgeführten Interventionsmöglichkeiten wie Information zur Selbsthilfe, psychosoziale Beratung, Psychoedukation (Weis et al. 2006), psychotherapeutische Gruppenintervention (Tschuschke 2011), psychotherapeutische Paarintervention und psychotherapeutische Einzelintervention (Geuenich 2012; Köhle 2017; Weyland 2017), künstlerische Therapien, Entspannungsverfahren, imaginative Verfahren und letztendlich Psychopharmakotherapie festgehalten werden, dass die Rehabilitation das einzige Setting in der Behandlungslandschaft ist, das in der Lage ist, alle erwähnten Interventionsformen in einer Maßnahme und individuell ausgerichtet Patienten zur Verfügung zu stellen.

Im Folgenden wird beschrieben, wie wir dies in der Mittelrhein-Klinik mit einem speziellen Konzept unter dem Dach der psychosomatischen Rehabilitation so gut wie möglich umzusetzen versuchen.

Zielgruppe

Die psychoonkologische als ein gegenüber der onkologischen Rehabilitation aufwendigeres Vorgehen beschränkt sich auf Menschen, bei denen noch in sinnvoller Weise ein Erwerbsbezug hergestellt werden kann. Anschlussheilbehandlungen oder Versorgungen nach § 31 SGB VI sind ausgeschlossen. Aufgenommen werden Betroffene jeder Tumorentität, bei denen die somatische Behandlung des Tumors derzeit nicht mehr im Vordergrund steht. Idealerweise ist das Tumorleiden in Remission, aber auch Rezidive oder Zweittumoren stellen kein Ausschlusskriterium dar, sofern die Fähigkeit und die Bereitschaft zu psychotherapeutischer Behandlung gegeben sind. Der Karnofsky-Index muss derart hoch sein, dass die Fähigkeit zu psychosomatischer Rehabilitation besteht. Hoher medizinischer Behandlungsbedarf, im Vordergrund stehender, schwer beeinflussbarer Schmerz, eine laufende Chemotherapie mit Komplikationen (z. B. Übelkeit, Leukopenie …) und/oder aufwendiger Applikation sowie erhebliche Immunsuppression/Infektneigung und Immobilität/Bettlägerigkeit stehen demgegenüber einer psychoonkologischen Rehabilitation entgegen.

Häufige Störungen

Die am häufigsten zu beobachtenden Störungen sind Anpassungsstörungen mit vielfältiger Symptomatik, Depressionen und Angststörungen. Bei den **Anpassungsstörungen** stellt sich häufig die Frage, wie denn eine gelingende Anpassung an eine existenziell bedrohliche Erkrankung aussehen könnte und wo die Grenze zur „Störung" verläuft. Wir orientieren uns diesbezüglich streng an der zu beschreibenden Psychopathologie und schauen, ob diese eine Eigendynamik aufweist und z. B. im Zeitverlauf eher zu- als abnimmt, sowie an der Funktionalität des Geschehens, das eine Teilhabestörung nach sich zieht.

Depressionen bei Tumorbetroffenen haben oft ein eigentümliches Gepräge; es geht um Sinnfragen, Lebenspläne und -bilanzen und häufig um Spiritualität. Von der Tumorerkrankung angestoßen und thematisch eingeengt, verselbstständigt sich der Verlauf und vermindert die Chancen für eine adäquate Krankheitsbewältigung. Während depressiver Erkrankungen typische kognitive Verzerrungen wie Perspektiv-, Sinn- und Hoffnungslosigkeit werden angesichts der malignen Grunderkrankung tiefer und realitätsnäher erlebt und stellen sich in der Behandlung schwerer beeinflussbar dar. Gleiches gilt für das Erleben intensiver, so nicht gekannter Ohnmacht. Schwierig ist die Abgrenzung zur Fatigue. Mancher als Depression angesehene Fall stellt sich als schwere, oft auch behandlungsbedingte Erschöpfung und Demoralisierung, gepaart mit recht adäquater psychischer Beeinträchtigung, heraus.

Im Bereich der **Angststörungen** lassen sich von der Panikstörung bis zur Phobie alle nur erdenklichen Ausprägungen beobachten. In der Abgrenzung zur „reinen" Angststörung mit ausschließlich dysfunktionaler, auch für den Laien erkennbar unangemessener Angst finden wir bei Tumorbetroffenen immer ein hohes Maß realistischer Ängste, wie z. B. Rezidiv- und/oder Progredienzangst (Rudolph et al. 2018). Der Übergang von der angemessenen zur unangemessenen, von der nachvollziehbaren zur dysfunktionalen Angst ist bei Tumorbetroffenen ungleich fließender und unübersichtlicher. Zur Genese sind häufig verdrängte oder verschobene existenzielle Ängste heranzuziehen, manchmal auch die bloße Überforderung durch das unvermittelte, unvorbereitete Bewusstwerden der eigenen Verletzbarkeit und Endlichkeit. Im Ergebnis stellen sich Angststörungen bei Tumorbetroffenen so gänzlich anders dar, dass herkömmliche psychotherapeutische Herangehensweisen nicht erfolgversprechend sind, gängige Manuale nicht passen und sich die Betroffenen bei der Anwendung derartiger Strategien nicht verstanden fühlen. Wegweisend ist ein Vorgehen, das bei den Betroffenen Akzeptanz und die Fähigkeit, mit Angst umzugehen und zu leben, fördert. Mit Menschen mit maligner Erkrankung darf man kein therapeutisches Bündnis gegen die Angst schließen, auch wenn sie wie alle Menschen das Ziel, angstfrei zu leben, präsentieren (s. auch Weyland 2017).

Die **posttraumatische Belastungsstörung** i. e. S. ist bei Tumorbetroffenen selten, oft sind diese aber durch Ereignisse und häufig auch durch verbale Interventionen im Verlauf von Diagnosestellung und Behandlung traumatisiert, was die bestehende Depression oder Angststörung mit bedingt oder in ihrer Ausprägungsform mit bestimmt. Wie in der psychokardiologischen oder psychodiabetologischen Rehabilitation auch, nur vom klinischen Eindruck her dramatischer, begegnen uns viele unbedachte und meist in bester Absicht getätigte Äußerungen zu existenziellen Themen, vor allem von Ärzten, die zu schädigenden Erinnerungsspuren führen, die über Jahre nachhallen und kognitive wie emotionale Probleme nach sich ziehen. Diese in behutsamen Gesprächen quasi zu „entgiften" kann ein dankbares Feld in der psychoonkologischen Rehabilitation sein.

Psychotherapeutische Themen

Auch in der Rehabilitation gilt, dass ein maßgebliches Charakteristikum der psychoonkologischen gegenüber der allgemeinen psychotherapeutischen Arbeit ein gehäuftes Auftreten spezifischer Themen ist. Die betroffenen Rehabilitanden konfrontieren uns mit Inhalten, mit denen sie (aber auch wir als Behandler oder Privatpersonen) sich zunächst nicht gewohnheitsmäßig auseinandersetzen. Von den wesentlichen Themen kann nur eine Auswahl angeführt werden:

- Körperliche Entstellung, Beschädigung, bleibende Einschränkungen
- Verlust des Vertrauens in den eigenen Körper, der „Feind im Innern"
- Kontrollverlust und Ohnmacht
- Verlust von Möglichkeiten und des Lebensentwurfs, Erleben von Sinnkrisen
- (Dauerhafte) Minderung des Leistungsniveaus, beruflich wie privat

- Unverschuldete psychosoziale Verschiebungen, Abstieg
- Endlichkeit
- Spiritualität
- Tod und Sterben

! MERKE

In unserem praktischen Erleben steht bei den Betroffenen der Bearbeitung erschwerend eine **Störung der Kommunikation** gegenüber, die aus Scham und Schuldgefühlen resultiert. Es imponiert eine als quälend erlebte Sprachlosigkeit, gerade bzgl. der oben aufgeführten Themen.

Sie betrifft auch die auf beiden Seiten – bei Betroffenen und Angehörigen, Freunden, Ärzten – aus ihr entstehenden gravierenden Beziehungsstörungen. In der Situation, in der andere am dringendsten für Beistand, Trost, Liebe, Ablenkung, aber auch Expertenrat benötigt werden, fällt den Betroffenen das Sprechen am schwersten, und seine heilsame Funktion kann nicht vollständig genutzt werden. Somit wird das Lernen, über diese Dinge zu sprechen, zur vordringlichen Aufgabe der Rehabilitation. Diese Aufgabe wie auch zunächst die mitgebrachte Sprachlosigkeit müssen durchgängig in allen therapeutischen Angeboten berücksichtigt werden.

Vorgehensweise

Wir führen die psychoonkologische Rehabilitation in der psychosomatischen Klinik in der gleichen Organisationsform wie die allgemeine psychosomatische Rehabilitation durch. Im Zentrum steht die Bezugstherapie mit Basisgruppe, flankiert durch die Bezugspflege. Das Konzept orientiert sich an der kognitiven Verhaltenstherapie, hat einen patientenzentrierten Ansatz und beinhaltet auch integrierende Vorgehensweisen. Das Setting ist das der halboffenen Gruppe, speziell für Patienten mit onkologischen Erkrankungen. Ziele sind:

- Ein höheres Informationsniveau, die Tumorerkrankung, aber auch als Störungswissen die psychische Komorbidität betreffend
- Emotionale Stabilität
- Aktivierung persönlicher Ressourcen (Selbstbeobachtung und -bewertung, Selbstregulation und -kontrolle, Stress- und Selbstmanagement unter salutogenetischen Grundsätzen)
- Eine besser gelingende Kommunikation
- Aktivierung sozialer Ressourcen (Einbindung Angehöriger, Kontakt zu Selbsthilfegruppen, Netzwerken etc.)
- Sinnfindung, Perspektiventwicklung, Neuorientierung und Lebensplanung
- Transfer und Rückfallprophylaxe

Diese Ziele werden in den Basisgruppen und in höherer Spezifität und Tiefe in den indikativen Gruppen verfolgt. Letztere orientieren sich an einem zertifizierten, publizierten und in seiner Wirksamkeit durch Studien belegten Programm des Zentrums für Tumorbiologie Freiburg (Weis et al. 2006), das wir durch einige Modifikationen an die Verhältnisse der stationären Rehabilitation angepasst haben. 8 Sitzungen à 90 min mit einer Gruppenstärke von 8–10 Rehabilitanden werden von Psychologen und Ärzten geleitet. Die einzelnen Sitzungen sind thematisch überschrieben:

1. Gesundheitsförderung bei Krebs
2. Krankheitsverarbeitung als Weg zur Gesundheitsförderung
3. Subjektive Bedürfnisse und personale Ressourcen
4. Umgang mit belastenden Gefühlen
5. Grundlagen adäquater Kommunikation
6. Kontakt zu nahestehenden Personen
7. Umgang/Probleme mit Sexualität bei und nach Krebserkrankungen
8. Belastungen und deren Bewältigung in Beruf und Alltag

Je nach Thema und Teilnehmern bzw. deren spezieller Bedarfe kommen themenzentrierte und offene Runden, Assoziationsübungen, Informationsvermittlung (Tumorwissen, aber auch Psychoedukation), salutogenetische Ansätze, Rollenspiele, gelenkte Imaginationen, Arbeitsblätter und Hausaufgaben zur Anwendung.

Unserer Erfahrung nach lässt sich ein durchgehend supportiver Ansatz in unseren sehr inhomogenen halboffenen Gruppen (gemischtgeschlechtlich, alle Tumorentitäten, jedes Stadium) in hervorragender Weise umsetzen. Wir bieten hier regelhaft 2 ×/Woche 90 min an und bringen, wann immer es möglich ist, die gleichen Menschen auch in den Basisgruppen (2 × 75 min) noch einmal zusammen. Es entwickelt sich eine verständnisvolle, haltende und stützende Gruppendynamik, die weit über das eigentliche therapeutische Einwirken hinauswirkt.

Während unserer psychoonkologischen Rehabilitation nimmt nahezu jeder Rehabilitand zweimal pro Woche Kunsttherapie in Anspruch und darf darüber hinaus noch frei gestalten. Wir führen explizit psychoonkologische Gruppen in der Kunsttherapie, in der die Betroffenen basierend auf der nachgewiesenen Wirksamkeit einer solchen Vorgehensweise nonverbal Aspekte ihres psychischen Erlebens zunehmend bewusst kreativ ausdrücken und zuletzt einer verbalen Bearbeitung zugänglich machen können. Ein hohes Interesse der Kunsttherapeuten an onkologischen Fragestellungen und ein guter Austausch mit den Bezugstherapeuten begünstigen dies erheblich.

Pharmakotherapie

Wechselwirkungen mit der Malignomtherapie sind zu beachten, am häufigsten betrifft dies Patientinnen mit Mammakarzinom, die bei laufender antihormoneller Therapie mit Tamoxifen kein Paroxetin erhalten dürfen. Medikamente sind grundsätzlich nur ein Baustein in einem individuellen Behandlungsplan. Der Wunsch mancher Patienten nach anderen Therapieschwerpunkten sollte unbedingt respektiert werden. Komplementären Schemata sollte man aufgeschlossen gegenüberstehen; sehr viele Betroffene nutzen diese und man erfährt nicht davon, wenn man sich kritisch zeigt. Sofern Kontraindikationen fehlen, sollte man sie fortführen, da immer so große Hoffnungen in sie gesetzt werden, dass ein zu kritisches Thematisieren das therapeutische Bündnis gefährden kann. Ausnahmen von diesem Vorgehen ergeben sich, wenn man alternative Medizin entschieden ablehnen oder erleben muss, dass wirtschaftliche Aspekte ganz im Vordergrund stehen und der Patient hohen finanziellen Schaden leidet. In solchen Fällen gebietet die Fürsorgepflicht gelegentlich ein beherztes Einschreiten.

Angehörigenarbeit

Auf Wunsch der Rehabilitanden soll Angehörigenarbeit erfolgen, die über das übliche Maß in der Psychosomatik hinausgeht. Tumorbetroffene profitieren in erheblicher Weise von einer Verbesserung der sozialen Umgebung. Viele familiäre Bezüge und Beziehungen müssen angesichts der Tumorfolgen oder der angepassten Lebensplanung verändert oder neu gestaltet werden; Rollenerwartungen und dadurch bedingtes Verhalten verschieben sich innerhalb von Familien. Nicht zuletzt sind Angehörige von Krebskranken selbst erheblich psychisch belastet.

In der Rehabilitation sind daher im Gegensatz zum sonst in der Psychosomatik Üblichen Wünsche nach einem gemeinsamen Aufenthalt oder gemeinsamer Behandlung von Ehepaaren, Lebenspartnern, Kindern und Eltern ausdrücklich zu befürworten und Einrichtungen günstig, die solches leisten können. Ansonsten sind angefragte Angehörigengespräche in der Bezugstherapie großzügig zu gewähren. Wir haben die Erfahrung gemacht, dass der Bedarf hinter unseren Vorstellungen zurückbleibt und die Angehörigenarbeit trotz einer sehr gewährenden Haltung gut leistbar bleibt.

Anforderungen an Mitarbeiter

Die Arbeit mit den speziellen Themen psychoonkologischer Rehabilitanden stellt besondere Anforderungen an alle Mitarbeiter, die mit einer entsprechend guten personellen Ausstattung vergesellschaftet sein sollen. Hier sollten die Anhaltszahlen aus den Strukturqualitätsanforderungen für die psychosomatische Rehabilitation (z. B. 4,5 Psychologen bzw. 9 Ärzte/100 Rehabilitanden) für alle therapeutischen Mitarbeiter eingehalten und ggf. auch überschritten werden. Insbesondere Ärzte bewegen sich in einem Spannungsfeld zwischen psychotherapeutischen Haltungen und klaren somatischen Anforderungen und benötigen daher auch mehr zeitliche Ressourcen. Zusätzlich zu einer hohen internen Facharztdichte behelfen wir uns bei somatischen Problemen mit externen fachonkologischen Konsilen, wozu wir regelhafte Kooperationen mit Niedergelassenen zuverlässig nutzen können.

Neben dem Erwerb von hoher Kompetenz in den Bereichen Fachwissen, Störungswissen und Kommunikation bedarf es bei allen Mitarbeitern einer durchgängigen Bereitschaft, sich auch auf die eigene Person bezogen mit den Themen Krankheit, Leid, Endlichkeit, Sterben und Tod auseinanderzusetzen, was gesellschaftlichen Tendenzen zur Verdrängung dieser Themen zugunsten einer permanenten Selbstoptimierung entgegenläuft. Zusätzlich ist eine Klärung der eigenen Haltung zu Spiritualität günstig.

! MERKE

Im Bereich Kompetenzerwerb sind Integration, Zusammenarbeit und die Möglichkeit, über das eigene Fachgebiet hinauszuschauen, unabdingbar. Ärzte sollen psychologische Abläufe verinnerlichen, Psychologen Tumorwissen erarbeiten, Pflegekräfte körperlich pflegen und psychoedukativ wirken.

Es ist notwendig, adäquate Schulungen und Weiterbildungsmöglichkeiten in Anspruch zu nehmen, z. B. spezielle Kommunikationstrainings oder die von der Krebsgesellschaft zertifizierten Curricula für Psychoonkologie. Die Mitgliedschaft in Fachgesellschaften kann hilfreich sein, Bildungsangebote und Ansprechpartner zu finden und die Auseinandersetzung mit den erwähnten Themen zu fördern, zu begleiten und zu stützen. Die Arbeitsgemeinschaft für Psychoonkologie in der Deutschen Krebsgesellschaft (PSO) ist die wissenschaftlich ausgerichtete Organisation für Ärzte und Psychologen, die Deutsche Arbeitsgemeinschaft für psychosoziale Onkologie (dapo) richtet sich sehr breit interdisziplinär aufgestellt an die Praktiker der Psychoonkologie, die Berater und Therapeuten, die Krebskranke auf ihren mitunter schweren Wegen begleiten.

Fallbeispiel

Depression bei myeloischer Leukämie

Frau B. (41) kommt mit den Zuweisungsdiagnosen „psychovegetative Erschöpfung, Arbeitsplatzproblematik" zur Aufnahme in der psychosomatischen Rehabilitation. Sie sei seit Anfang 2014 verheiratet, habe keine Kinder, den Sport habe sie vernachlässigt und sich sehr zurückgezogen. Psychopathologisch ist Frau B. bei Aufnahme manifest depressiv, schildert sich als noch eben arbeitsfähig und klagt massive Ängste, ihre Tätigkeit als Kommissioniererin in Teilzeit bald nicht mehr bewältigen zu können. Die somatische Anamnese erbringt eine chronische myeloische Leukämie, ED 2013, erscheinungsfrei, Behandlungskonzept „Watch and wait".

Frau B. erhält eine psychosomatische Rehabilitation mit einem aktivierenden Programm gegen Depressivität und nimmt zusätzlich an der indikativen Gruppe „Psychoonkologie" teil. Dort erarbeitet sie sich erstmals ein umfassendes Wissen über Leukämien. Salutogenetische Ansätze kommen in Verbindung mit einem Training adäquater Kommunikation zum Einsatz. Frau B. „probt" die Information von Familienangehörigen und Kollegen im Rollenspiel. Die Besprechung und Relativierung von massiven Ängsten vor Chemotherapie, Siechtum und Tod werden möglich, nachdem Frau B. Art und Wesen ihrer persönlichen Erkrankung verstanden und sich von ihren verschwiegenen Vorstellungen von „Leukämie" gelöst hat.

Am Ende der 5-wöchigen Maßnahme zeigen sich folgende Ergebnisse: Die depressive Symptomatik ist sistiert, Frau B. hat durch die erreichte Kommunizierbarkeit der Erkrankung an Lebensqualität gewonnen. Ihre Arbeitsfähigkeit konnte erhalten und damit die Erwerbsprognose verbessert werden.

LITERATUR

Angenendt G, Schütze-Kreilkamp U, Tschuschke V. Praxis der Psychoonkologie, Psychoedukation, Beratung und Therapie. Stuttgart: Haug 2010.

AWMF. S3-Leitlinie Psychoonkologische Diagnostik, Beratung und Behandlung von erwachsenen Krebspatienten Stand: 2014; https://leitlinienprogramm-onkologie.de/uploads/tx_sbdownloader/LL_PSO_Langversion_1.1.pdf (letzter Zugriff: 24.4.2020).

DRV – Deutsche Rentenversicherung. Strukturqualität von Reha-Einrichtungen – Anforderungen der Deutschen Rentenversicherung; Berlin 2014; www.deutsche-rentenversicherung.de/SharedDocs/Downloads/DE/Experten/infos_reha_einrichtungen/quali_strukturqualitaet/Broschuere_Strukturanforderungen.pdf?__blob = publicationFile&v = 3 (letzter Zugriff: 24.4.2020).

Geuenich K. Akzeptanz in der Psychoonkologie. Therapeutische Ziele und Strategien. Stuttgart: Schattauer 2012.

Köhle K. Sprechen mit unheilbar Kranken. In: Köhle K, Herzog W, Joraschky P, Kruse J, Langewitz W, Söllner W (Hrsg.). Uexküll – Psychosomatische Medizin. 8. A. München: Elsevier Urban & Fischer 2017, S. 305–323.

Rudolph B, Wünsch A, Herschbach P, Dinkel A. Ambulante verhaltenstherapeutische Gruppentherapie zur Behandlung von Progredienzangst bei Krebspatienten. Psychother Psych Med 2018; 68(1): 38–43.

Schulz-Kindermann F. Psychoonkologie, Grundlagen und psychotherapeutische Praxis. Weinheim, Basel: Beltz 2013.

Singer S, Maier A, Wienholz S et al. Frühberentung bei Krebspatienten mit und ohne psychische Komorbidität. Ärztebl Rheinland-Pfalz 2014; 6. Berlin: Quintessenz 2014.

Tschuschke, V. Psychoonkologie, Psychologische Aspekte der Entstehung und Bewältigung von Krebs. 3. A. Stuttgart: Schattauer 2011.

Weis J, Heckl U, Brocai D, Seuthe-Witz S. Psychoedukation mit Krebspatienten, Therapiemanual für eine strukturierte Gruppenintervention. Stuttgart: Schattauer 2006.

Weyland P. Das psychoonkologische Gespräch. Stuttgart: Schattauer 2017.

10.6 Psychosomatische Aspekte in der neurologischen Rehabilitation

Thomas Mokrusch

Zur Orientierung

- Im Rahmen einer neurologischen Reha-Maßnahme kann man bei vielen Patienten in der klinischen Symptomatik psychosomatische Ausgestaltungen entdecken, was das neurorehabilitative Vorgehen manchmal nicht unerheblich beeinflussen kann.
- Deshalb ist im multiprofessionellen Reha-Team in der Neurologie immer auch der inter- bzw. transdisziplinäre Blick auf psychosomatische Aspekte gefordert, will man dem Patienten in seiner klinischen Gesamtheit gerecht werden.
- Auch wenn dies bei vielen Erkrankungen so der Fall ist, wird im Folgenden das Hauptaugenmerk paradigmatisch auf die klinischen Situationen von Reha-Patienten nach Schlaganfall, bei multipler Sklerose und Parkinson-Erkrankung gelegt.

10.6.1 Allgemeine Grundlagen

Die neurologische Rehabilitation erlebt, analog der Entwicklung in der Akutneurologie, in den letzten 30 Jahren einen fortwährenden Aufschwung, was neue und effektive Methoden der Diagnostik und vor allem auch der Therapie betrifft. Hierdurch bedingt wurden und werden immer mehr stationäre und (teil-)stationäre Behandlungsplätze geschaffen, an denen die behandelnden Ärzte in der Weiterbildung ihre Patienten von heute mit den Methoden von heute behandeln und wo sie gleichzeitig auf die Neuentwicklungen für kommende Patienten vorbereitet werden. Dies führt häufig zu einer Konzentration auf primär neurologische Aspekte. Gerade in diesen Zeiten müssen Neurologen und Psychosomatiker gemeinsam darauf achten, den Blick für das Ganze nicht zu verlieren. Die Neurorehabilitation war zu keinem Zeitpunkt eine sogenannte Organmedizin, wie es die meisten akutmedizinischen Fachgebiete sind. Schon immer bestimmt das biopsychosoziale Modell mit dem Ziel der Teilhabe das gesamte Tun der Neurorehabilitation, naturgemäß entwickelt sich das diagnostische und therapeutische Handwerkszeug aber überwiegend aus der modernen Bildgebung, aus der Neurophysiologie und Neurobiologie. Zwar ist das große Gebiet der Neuropsychologie stets in unserem Fokus, häufig gerät hierbei jedoch der Schwerpunkt auf die Schiene der organisch bedingten Symptomatik. Begriffe wie neurologische Psychosomatik oder psychotherapeutische Neurologie und die Kombination von neurologischer mit psychosomatischer Rehabilitation in derselben Therapieeinrichtung zeugen aber davon, wie zunehmend wichtig die Kooperation von beiden Seiten gesehen wird.

10.6.2 Die Situation nach einem Schlaganfall

Ein Mensch, der einen Schlaganfall erleidet, wird i. d. R. mit einem Schlag aus allen Bereichen seines Lebens gerissen: Zuerst bemerkt er – vielleicht nach unspezifischen Prodromi, aber prinzipiell schlagartig – eine Verschlechterung seines Erlebens und den Verlust lebenswichtiger Kompetenzen: Stand und Gang, Schlucken, Sprache, Lebensfreude, Bewusstsein. Vielleicht erleidet er zeitnah zusätzlich auch noch einen epileptischen Anfall oder einen Herzinfarkt. In der Regel spürt der Betroffene, dass er sich plötzlich in einer lebensbedrohlichen Situation befindet. Der Notarzt erscheint, und er wird auf einer Stroke Unit aufgenommen, oder er erwacht auf der Intensivstation erst nach längerer Bewusstlosigkeit.

Neben dem für ihn unbegreiflichen Verlust seiner gewohnten Kompetenzen wird dem Betroffenen mehr und mehr die dramatische Abhängigkeit von anderen Menschen, seinen Helfern und ihren Maschinen und Medikamenten bewusst. So ist es nicht verwunderlich, dass selbst ein zuvor psychisch stabiler Mensch nach seinem Wandel zum Schlaganfallpatienten häufig an psychischen Symptomen wie z. B. Episoden einer reaktiven Depression leidet, die in über 30 % der Fälle auftreten. Für Arzt und Therapeut sind diese Symptome manchmal schwer von hirnorganisch bedingten Störungen abzugrenzen, die ebenfalls häufig auftreten und ganz ähnlich imponieren können. Hier kommt es nach Überwindung der lebensbedrohlichen ersten Krankheitsphase bereits in der darauffolgenden **neurologischen Frührehabilitation** bei allen Beteiligten darauf an, die psychische Situation des Patienten zu beobachten, zu verstehen und ihm die notwendige körperlich-therapeutische und psychotherapeutische Unterstützung zu geben, die er jetzt gerade in dieser ersten Zeit des rehabilitativen Verlaufs benötigt.

Neuropsychologen sind diesbezüglich mit ihrem psychotherapeutischen Rüst- und Handwerkszeug zur Krankheits- und Stressbewältigung naturgemäß am ehesten gefragt; ein gut eingespieltes therapeutisches Team kann jedoch immer neben seinem wertvollen neurologischen Therapieansatz auch inter-, vor allem aber transdisziplinär agieren:

- Die fürsorgliche Ansprache der Pflegekraft (oder, was Patienten lieber hören: der „guten alten" Krankenschwester) kann hier im engsten Sinn psychotherapeutisch wirken.
- Die muskelschmerzreduzierende Behandlungstechnik des Physiotherapeuten hilft dem Patienten, Bewegungen wieder aufzunehmen, die er zwar verloren hatte, die er aber dennoch schmerzbedingt zu vermeiden sucht.
- Wenn er dann auch noch merkt, dass er nicht mehr ordnungsgemäß schlucken kann, und die Logopädin mit ihm – evidenzbasierte und effektive – Dysphagie-Übungen durchführt, geduldig und ohne realitätsfremde Ansprüche, dann gibt ihm das eine Hoffnung wieder, die er bereits verloren geglaubt hatte. Gleiches gilt für die logopädische Therapie der Sprachstörungen.

Ein konstanter und damit verlässlicher Ansprechpartner schließlich, in Person des behandelnden Arztes, der gleichzeitig auch das therapeutische Team leitet, ist für den vom Schlaganfall Betroffenen ebenso wichtig.

! MERKE

Die fachlich-informative Führung des Patienten, die auf seine Defizite und Beschwerden eingeht, ist bereits in der Frührehabilitation, aber auch in den Folgestadien eine unabdingbare Stütze und Grundlage für eine weitere positive Entwicklung, denn der Weg ist oft steinig und nur mit hoher Motivation und ständiger Repetition der teils schwierigen Übungen zu bewältigen.

10.6.3 Der Zustand bei multipler Sklerose

Die größte Gruppe der psychisch auffälligen Patienten stellen in der Neurorehabilitation Menschen mit multipler Sklerose (MS; auch: Encephalomyelitis disseminata) dar. Bei dieser Erkrankung spielen selten perakute Ereignisse wie beim Schlaganfall eine Rolle. Die MS entwickelt sich i. d. R. chronisch und aus Sicht vieler Patienten unaufhaltsam, sodass der psychische Zustand von Gefühlen der Angst oder des Ärgers sowie der Wehr- und Hilflosigkeit gegenüber einer (gefühlt) bösartigen Erkrankung geprägt ist. Zudem entwickeln sich die neuropathologischen Veränderungen häufig in Bereichen des Gehirns, welche die kognitiven Kompetenzen und die Affektivität steuern (z. B. im limbischen System), und führen damit zu sichtbaren – negativen – Veränderungen. Bei keiner anderen Erkrankung sind deshalb neurogene und psychogene Symptome und Beschwerden so schwer voneinander zu trennen wie bei der MS.

Die Integration seelisch-körperlicher Vorgänge kann lange vor dem Auftreten neurologischer Defizite gestört sein. So überlagern sich frühzeitig primär psychische Reaktionen und neuropsychologische Veränderungen zu einem klinischen Zustand, der sowohl für Patienten (und auch deren Angehörige) als auch für das therapeutische Personal individuell und sehr differenziert für die Therapie beurteilt werden muss. Wenn auch die Forschungen der Psychoimmunologie auf dem Gebiet der Symptomentstehung noch nicht zu eindeutigen Befunden geführt haben, so können doch klare Aussagen zur Krankheitsverarbeitung und zur Bewältigung des gestörten Körpererlebens getätigt werden. Hier ist die Unterstützung von psychosomatisch geschultem Personal von besonderer Bedeutung.

Vielfach muss die **Mengenverteilung** an therapeutischen Einheiten, die normalerweise überwiegend motorisch, sensorisch, linguistisch oder neuropsychologisch geprägt sind, zugunsten psychosomatischer und psychotherapeutischer Aspekte umgewichtet werden. In depressiven Phasen und an Therapietagen, die von Ängsten bestimmt werden, sind motorische und neuropsychologische Therapien nicht kontraindiziert, aber auch nicht primär gefragt. Auch wird die **Therapieplanung** beim schubförmigen Verlauf i. d. R. etwas anders zu gestalten sein als beim chronischen Verlauf. Während in der Rehabilitation nach einem Schub neurologisch eher die langsam wiederkehrenden körperlichen Kompetenzen unterstützt werden und psychosomatisch eher an einer Stabilisierung der Selbsteinschätzung gearbeitet wird, um den aktuellen „Sieg“ über die Erkrankung zu nutzen, wird bei chronischen Verläufen neurologisch an einer Verlangsamung der negativen Entwicklung mit Aufbau der körperlichen Ausdauer gearbeitet, und psychosomatisch wird es das Ziel sein, Selbstbestimmung und Selbstakzeptanz zu stärken.

Beides sollte unbedingt Hand in Hand gehen, und hier sollte der Lebenspartner nach Möglichkeit immer mit eingebunden werden, da bei der schubförmigen, aber auch bei den chronischen Formen der Erkrankung sehr häufig schwere partnerschaftliche Probleme von Sexualität und gemeinsamem Erleben auftreten.

10.6.4 Der Verlauf im Rahmen einer Parkinson-Erkrankung

Den typischen Parkinson-Patienten gibt es zwar nicht, je nach Subtyp der Erkrankung stehen jedoch unterschiedliche klinische Probleme im Vordergrund:

- beim **hypokinetisch-rigiden Typ** die gefühlte und auch objektive Unbeweglichkeit und Steifigkeit der gesamten Muskulatur,
- beim **Tremordominanz-Typ** die Beeinträchtigung sämtlicher motorischer Fähigkeiten des täglichen Lebens mit Routinen wie dem Führen der Kaffeetasse zum Mund oder dem Binden der Schnürsenkel.

Rigidität und Tremor behindern genauso wie Hyperkinesien nicht nur objektiv motorisch die Durchführung von gewohnten Tätigkeiten, sie sind dem Patienten manchmal auch peinlich, ähnlich wie die häufige Hypersalivation, und können so die Therapie behindern. Es sind bei der Parkinson-Erkrankung gerade diese motorischen Störungen, die im Fokus der neurologischen Rehabilitation stehen, sodass hier der Patient behutsam darauf hingeführt werden muss, wie wichtig gerade das Üben bestimmter Bewegungsmuster ist. In einer vertrauensvollen Therapieumgebung fällt ihm dies leichter: in einer Umgebung, in der er sich nicht als „psychisch gestört“ falsch verstanden fühlt und aus der er sich nicht zurückzieht. Auch hier gilt das rehabilitative Motto von Motivation und Repetition.

Parkinson-Patienten erleben häufig starke Schwankungen ihres Befindens und ihrer Krankheitssymptome. Der Krankheitsverlauf kann in kürzeren Zyklen sehr dynamisch sein, auch während der Reha-Phase.

> **! MERKE**
>
> Deswegen ist es bei der Parkinson-Erkrankung (unabhängig von der exakten ätiologischen Zuordnung) von Bedeutung, die Effekte einer medikamentösen Neueinstellung, die auch im Rahmen der Rehabilitation notwendig werden kann, sauber von den Effekten der neurologisch-rehabilitativen Therapien zu trennen und die psychosomatischen Aspekte der Erkrankung in beide Therapien einzubeziehen.

Im neurologisch-rehabilitativen Ansatz stehen repetitive Bewegungsmuster sowie die Anbahnung einer Willkürbewegung im Vordergrund. Medikamentös ist auf das Erreichen einer hohen Compliance des Patienten hinzuarbeiten, während der psychosomatische Ansatz auf eine Stärkung des Selbstwertgefühls und der Motivation sowie die Behandlung depressiver Phasen abzielt. Der Rollenverlust im persönlichen und familiären Bereich spielt hierbei eine bedeutsame Rolle, sodass gerade bei dieser Erkrankung Lebenspartner und Familie so eng wie möglich in die Therapie einbezogen werden sollen. Im Umgang mit den sozialen Aspekten, meist geprägt von Zukunftsängsten und realen Verlusten im beruflichen Kontext, ist es hilfreich, eine sozialdienstliche Hilfe von Anfang an eng einzubinden.

LITERATUR

Ahrens S, Hasenbring M, Schultz-Venrath U, Strenge H (Hrsg.). Psychosomatik in der Neurologie. Stuttgart: Schattauer 1995.

Bränholm I-B, Lundmark P, Mänsson M, Fugl-Meyer AR. On life satisfaction in subjects with neurological disorders. Neurol Rehabil 1996; 2: 63–67.

Broen MPG, Marsmann VAM, Kuijf ML, et al. Unraveling the relationship between motor symptoms, affective states and contextual factors in Parkinson's disease: A feasibility study of the experience sampling method. PLoS One 2016; 11(3): e0151195.

Henze T, Feneberg W, Flachenecker P et al. Neues zur symptomatischen MS-Therapie: Teil 6 – kognitive Störungen und Rehabilitation. Nervenarzt 2018; 89: 453–459.

Heuft G. Psychosomatik in der Neurologie. In: Berlit P (Hrsg.). Klinische Neurologie. Berlin, Heidelberg: Springer 2018, S. 1471–1495.

Kronenberg G, Endres M. Schlaganfall und Psyche. Akt Neurol 2013; 40: 553–556.

Lempert T, Dietrich M, Huppert D, Brandt T. Psychogenic disorders in neurology: Frequency and clinical spectrum. Acta Neurol Scand 1990; 82: 335–340.

Lincoln N, Brinkmann N, Cunningham S. Anxiety and depression after stroke: A five year follow-up. Disab Rehab 2013; 35: 140–145.

10.7 Gastroenterologie

Claus Derra

Zur Orientierung

- Die psychosomatische Rehabilitation ist neben den üblichen Indikationen psychosomatischer Störungen besonders indiziert für gastroenterologische Patienten, bei denen psychosoziale Belastungsfaktoren und Defizite in der Stressabwehr den Krankheitsverlauf maßgeblich beeinflussen.
- Im klinischen Setting besteht die Möglichkeit, einen ausgewogeneren und geregelten Alltagsrhythmus kennenzulernen und die Leistungsfähigkeit einem solchen Rhythmus anzupassen.
- Um die verschiedenen Krankheitsaspekte und Ernährungsgewohnheiten fachlich kompetent zu behandeln, ist eine enge Teamarbeit erforderlich.
- Entscheidend für die Wirksamkeit und Nachhaltigkeit der Rehabilitation sind die Möglichkeit und die Motivation des Patienten, Erfahrungen aus der Klinik als Veränderung des persönlichen Lebensstils im privaten und beruflichen Alltag weiterzuentwickeln.
- Der Kontakt zu Selbsthilfegruppen vor Ort kann hier eine wesentliche unterstützende Funktion haben.

Obwohl psychosomatische Zusammenhänge bei gastroenterologischen Erkrankungen gut belegt sind (Häuser 1985; Csef und Kraus 2000; Moser 2007; Auer et al. 2018), hat sich die Psychosomatik in der Gastroenterologie (im Gegensatz zur Psychokardiologie) bisher nicht als eigenständige Versorgungsstruktur entwickelt. Im statistischen Überblick werden gastroenterologische Erkrankungen zusammen mit Stoffwechselerkrankungen gelistet. Bei genauerer Analyse der Erstdiagnosen differenziert sich das Bild zwar deutlich (DRV 2018), psychosomatische Zusammenhänge gehen aber dabei verloren, und die Zuordnung der Rehabilitanden erfolgt dann überwiegend in somatische Kliniken. Von den ca. 1 Mio. im Jahr 2016 durchgeführten stationären Rehabilitationen entfielen knapp 1 % (= 10.000) auf gastroenterologische Erkrankungen im engeren Sinne. Dabei handelt es sich insbesondere um onkologische Erkrankungen, Erkrankungen des oberen Gastrointestinaltrakts (GIT), chronisch entzündliche Darmerkrankungen und funktionelle Störungen des Gastrointestinaltrakts. Weitere ca. 2 % der Patienten haben Diabetes und andere Stoffwechselstörungen als Erstdiagnose.

Der Anteil an psychosomatischen Rehabilitationen machte 2016 ca. 17 % aus (DRV 2018). Eine Differenzierung, wie hoch der Anteil an gastroenterologischen Erkrankungen als Zweit- oder Drittdiagnose liegt, ist in der Statistik nicht möglich. Der Anteil der Rehabilitanden mit gastroenterologischen Symptomen dürfte jedoch hoch sein, da viele psychische und psychosomatische Erkrankungen (z. B. Somatisierungsstörungen oder Fibromyalgie) eine entsprechende gastroenterologische Begleitsymptomatik aufweisen.

10.7.1 Rehabilitation bei gastroenterologischen Erkrankungen

In der Rehabilitation gab es in den letzten 30 Jahren drei Entwicklungen in der Versorgung gastroenterologischer Patienten:

- Reha-Kliniken mit traditionell **gastroenterologischer Indikation** (zumeist in Kombination mit Stoffwechselstörungen) etablierten psychosomatische Stationen oder Abteilungen als zweiten Schwerpunkt. Durch die unmittelbare Kombination von internistischer und psychosomatischer Kompetenz konnten in der Zusammenarbeit Patienten mit einem vorwiegend somatischen Krankheitsverständnis quasi nebenher psychosomatisch diagnostiziert, motiviert und behandelt werden. Psychosomatische Patienten mit gastroenterologischen Störungen profitierten von den diagnostischen und therapeutischen Möglichkeiten der internistischen Abteilung (Dossmann 2000).
- **Gastroenterologische Kliniken** verstärkten ihre Kompetenz im Umgang mit psychischen und psychosomatischen Komorbiditäten. Mitarbeiter

wurden für psychosoziale Zusammenhänge und in der Gesprächsführung sensibilisiert. Assistenzärzte wurden eine Zeit lang umfänglich in psychosomatischer Grundversorgung geschult. Bereiche wie Ernährungsberatung, Lehrküche, Gruppenangebote, Sport und Bewegung wurden ausgebaut. Sozialarbeiter und Psychologenstellen wurden aufgestockt (DRV 2012; Schmitt-Ott 2015).
- Einige **psychosomatische Kliniken** entwickelten im Kontext ihrer Marktpositionierung ein Klinikprofil, in dem neben anderen Indikationen ein gastroenterologischer Schwerpunkt ausgewiesen wird. Im Rahmen dieser Differenzierung und Spezialisierung im Indikationsspektrum wurden dann gastroenterologische Patienten, bei denen psychosoziale Belastungsfaktoren im Vordergrund standen oder die ausgeprägte psychische Komorbiditäten aufwiesen, gemischt mit anderen Indikationen in das psychosomatische Setting aufgenommen. Eine wesentliche Grundlage zum Gelingen dieses Ansatzes war das Interesse des Patienten für biopsychosoziale Zusammenhänge und eine zumindest grundlegende Bereitschaft zur Psychotherapie. Zusätzlich mussten für diese Patienten spezielle Gruppenangebote entwickelt und die Ernährungsberatung differenziert werden (Martius 2015).

Diese Entwicklung bedeutete, dass schon beim Antrag auf eine stationäre Rehabilitation eine Weichenstellung für eine geeignete Klinik gefunden werden musste. Erschwerend dabei war, dass viele gastroenterologische Patienten psychosomatische Behandlungsansätze nicht als Chance, sondern als stigmatisierend erlebten. Darüber hinaus wurde es schwieriger, die zunehmende Anzahl von Patienten mit z. B. funktionellen Störungen, Nahrungsmittelunverträglichkeiten oder ideologisch festgelegten Ernährungserwartungen einem entsprechend geeigneten klinischen Setting zuzuordnen.

10.7.2 Psychosomatische Zusammenhänge: die Brain-Gut-Achse

Die Vorbehalte gastroenterologischer Patienten gegenüber der Psychosomatik sind u. a. auch durch das inzwischen veraltete und widerlegte Konzept der sog. **Psychosomatosen** aus den 1950er-Jahren nachzuvollziehen. Der Psychoanalytiker Franz Alexander zählte u. a. das Ulcus ventriculi, Ulcus duodeni, den Morbus Crohn und die Colitis ulcerosa zu den Psychosomatosen. Er nahm an, dass diesen Erkrankungen spezifische Konflikte zugrunde liegen, und glaubte, mit jeder dieser Krankheiten jeweils typische Kennzeichen für einen ganz bestimmten Persönlichkeitstyp gefunden zu haben (Alexander 1951).

Unsere heutigen Vorstellungen von den psychosomatischen Zusammenhängen gehen von einer komplexen Kommunikation zwischen Kopf und Bauch, zwischen Gehirn und insbesondere dem Darm aus (➤ Abb. 10.3).

So wirken Stimmungen, Gefühle, Erinnerungen, Gedanken oder Erlebnisse einerseits über die **Hirnstammkerngebiete des vegetativen Nervensystems,** die Raphe-Kerne (Parasympathikus, Vagus) und den Locus coeruleus (Sympathikus, LC-NE[1]-Achse), auf das sog. **enterische Nervensystem (ENS).** Das ENS besteht aus einem komplexen Geflecht von Nervenzellen, das nahezu den gesamten Magen-Darm-Trakt durchzieht. Dieses Nervensystem befindet sich als dünne Schicht zwischen den Muskeln des Verdauungstrakts. Seine Aufgabe liegt im Wesentlichen darin, die Verdauung zu steuern. Es reguliert u. a. die Darmmotilität, den mit Sekretion und Absorption verbundenen Ionentransport, die Darmpermeabilität, den gastrointestinalen Blutfluss sowie die immunologischen Funktionen des Gastrointestinaltrakts. Das ENS kann vollständig autonom arbeiten, unterliegt aber den Einflüssen des Sympathikus und des Parasympathikus, um mit dem Gesamtorganismus zu harmonieren (Mawdsley und Rampton 2005).

Die andere Kommunikationsachse zum Darm ist das **Kortisolsystem,** ausgehend vom Hypothalamus mit CRF[2], der Hypophyse mit ACTH[3] und der Nebennierenrinde. Das Kortisol wirkt einerseits auf Sympathikus und Parasympathikus regulierend, andererseits beeinflusst es vor allem zellgebundene immunologische Reaktionen (Tracey 2002). Diese Kommunikationswege und ihre Bedeutung für die Homöostase des Organismus sind inzwischen durch die Forschungen der Psychoneuroimmunologie gut belegt (Schubert 2015).

1 LC: Locus coeruleus; NE = Norepinephrin (Noradrenalin)
2 Corticotropin-Releasing Factor
3 Adrenokortikotropes Hormon

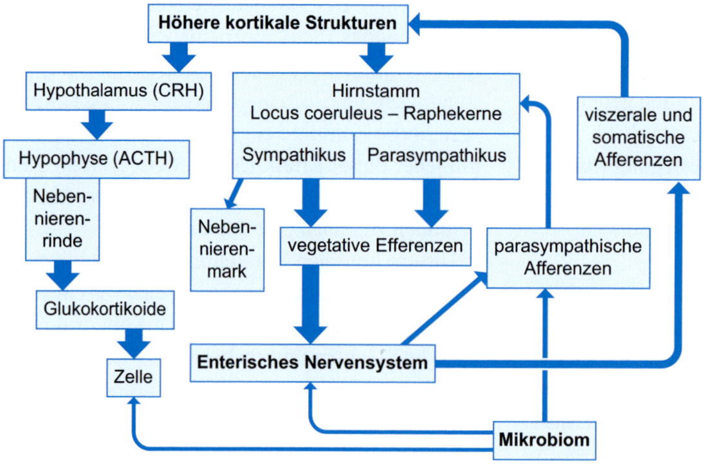

Abb. 10.3 Kommunikation zwischen Gehirn und Darm [L231]

Neben dem ENS hat nach unseren heutigen Vorstellungen vor allem das sog. Mikrobiom des Darms wesentlichen Einfluss auf dessen Funktionen und Informationsweitergabe an das Gehirn. Als **intestinales Mikrobiom** wird die Gesamtheit der Mikroorganismen bezeichnet, die den menschlichen Darm besiedeln. Es besteht zu 99 % aus Bakterien und hat ein Gesamtgewicht zwischen 1.000 und 2.000 Gramm. Das Mikrobiom hat Einfluss auf die Produktion verschiedener Neurotransmitter in den Zellen der Darmwand, u. a. auf Serotonin, Acetylcholin, Opioide, Cholezystokinin und Substanz P. In den Immunzellen wirkt es auf die Produktion verschiedener Zytokine und Neuropeptide. Eine wichtige Rolle für die Entstehung von Funktionsstörungen scheinen auch Metaboliten von Bakterien zu spielen, die über die Darmwand aufgenommen werden und z. T. offensichtlich die Blut-Hirn-Schranke passieren können (Enck et al. 2017).

Informationen aus dem Darm an das Gehirn können daher außer über die viszeralen und somatischen neuronalen Afferenzen auch metabolisch durch Neurotransmitter und Bakterienmetaboliten und immunologisch durch Zytokine weitergegeben werden.

Für die Kommunikation zwischen Gehirn und Bauch (sog. Brain-Gut-Achse) wissen wir schon seit Langem, dass ein deutliches Ungleichgewicht besteht: 10–20 % der Informationen gehen vom Gehirn zum Bauch, und ca. 80 % kommen von dort zum Gehirn (Gershon 2001). Von diesen 80 % werden jedoch im normalen Alltag vom gesunden Organismus nur die besonders starken Reize bewusst wahrgenommen.

! MERKE

Psychosoziale Belastungen und anhaltender Stress haben direkten Einfluss auf diese Homöostase. Für die Symptomatik funktioneller gastroenterologischer Störungen wird eine **Filterstörung** angenommen (Phillips und Wingate 1998). Auch normale Reize werden nun nicht mehr gefiltert, sondern verstärkt wahrgenommen. Damit entsteht eine zunehmende und stressverstärkende Fixierung auf die Darmfunktionen mit z. T. erheblichem Symptomdruck.

10.7.3 Inhalte der Rehabilitation

Diese psychosomatischen Zusammenhänge zwischen Darmfunktionen und Informationsverarbeitung sind eine wichtige grundlegende Information für gastroenterologische Patienten. Darüber hinaus wird ein biopsychosoziales Krankheitskonzept die individuellen Ursachen und Belastungsfaktoren des jeweiligen Patienten ermitteln (➤ Abb. 10.4) und darauf aufbauend Therapieziele entwickeln.

Da es sich immer um ein multifaktorielles Geschehen handelt, wird es mit einem monokausalen Ansatz wie z. B. einer medikamentösen Behandlung selten gelingen, eine dauerhafte Linderung und Heilung zu bewirken. Die multidimensionalen Konzepte der Rehabilitation sind hier besonders geeignet, das System Gehirn-Darm zu beeinflussen.

10

Nach differenzierter Eingangsdiagnostik und **Abklärung der körperlichen Krankheitsaktivität** wird das Ausmaß der somatischen und psychischen Inhalte und Reha-Ziele ermittelt. Von medizinischer Seite können weitere fachärztliche und apparative Untersuchungen notwendig sein. Im Rahmen einer Ultraschalluntersuchung des Bauches können dem Patienten direkt bildhaft anatomische Zusammenhänge vermittelt werden. Auch Kolonmassagen sind in diesem Zusammenhang besonders hilfreich und können vom Patienten als Selbstmassage gelernt werden. Die Notwendigkeit einer medikamentösen Behandlung und Spezialkost wird in Zusammenarbeit mit Diätassistentinnen abgewogen. Bei Patienten mit Stoma wird die Beratung durch Stomatherapeuten notwendig sein. Oft können Patienten mit frischem Stoma im stationären Setting von anderen Patienten mit jahrelanger Erfahrung im Umgang mit dem Darmausgang profitieren.

Zu den allgemeinen **Therapieprinzipien in der Gastroenterologie** gehören:

- Informationsgruppen zur besseren Krankheitsbewältigung
- Diätberatung und Ernährungstherapie
- Beratung bei Verdauungshygiene und Stuhlganggewohnheiten
- Sport- und Bewegungstherapie zur allgemeinen Verbesserung des körperlichen Zustands
- Stressbewältigung, Achtsamkeit und Entspannungsverfahren
- Geregelter Tagesrhythmus mit Aktivität, Entspannung, Ruhe und Schlaf

An ➤ Abb. 10.4 orientiert ist bei den meisten Patienten eine differenzierte Diagnostik der **psychosozialen Belastungsfaktoren** erforderlich. Auf die Details einer solchen Sozialanamnese wird an anderen Stellen dieses Buches ausführlich eingegangen.

Ausgehend von der Erfahrung, dass Patienten mit Bauchproblemen sich oft aus Scham sozial zurückziehen, wird besonders auf die Möglichkeiten sozialer Unterstützung fokussiert. Es gibt im gastroenterologischen Bereich sehr aktive **Selbsthilfeorganisationen,** von deren Mitgliedschaft Patienten üblicherweise stark profitieren. Besonders sind hier die Deutsche Morbus Crohn/Colitis ulcerosa Vereinigung e. V (DCCV) und die Selbsthilfevereinigung für Stomaträger und Menschen mit Darmkrebs sowie deren Angehörige (Deutsche ILCO) zu nennen. Für Tumorerkrankungen und Stoffwechselerkrankungen (z. B. Diabetes) gibt es ebenfalls vielfältige regionale Selbsthilfegruppen.

Gastroenterologische Störungen wirken sich oft auf die Partnerschaft aus, sodass Paargespräche und Sexualberatung notwendig werden können.

Bei der **sozialmedizinischen Leistungseinschätzung** wird die Arbeitsplatzsituation mit Belastungsfaktoren, Möglichkeiten des Rückzugs und Erreichbarkeit einer Toilette genauer zu erfassen sein. Hier können ergotherapeutische Belastungserprobungen für den Patienten sehr hilfreich sein, die eigene Belastbarkeit zu testen und möglicherweise gezielt zu verbessern. Die Beratung bei der Gestaltung eines leidensgerechten Arbeitsplatzes kann wesentlichen Einfluss auf den Abbau von Stressfaktoren und den Krankheitsverlauf haben.

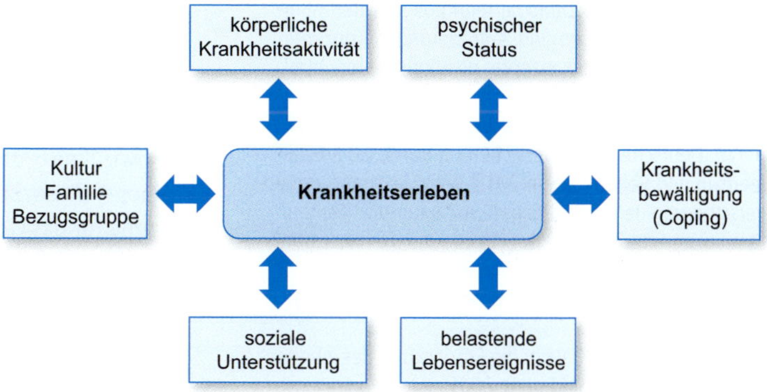

Abb. 10.4 Psychosomatische Aspekte bei chronischen gastroenterologischen Erkrankungen [L231]

! MERKE

Die möglichen verschiedenen psychosomatischen Belastungsfaktoren und o.g. Therapieprinzipien machen deutlich, dass für gastroenterologische Rehabilitation in besonderem Maße **Teamarbeit** notwendig ist.

Eine gut aufeinander abgestimmte Zusammenarbeit der verschiedenen Berufsgruppen bedeutet vor allem, dass alle Mitarbeiter des Teams auf der Basis des gleichen biopsychosozialen Krankheitsverständnisses stehen. Dies ist umso wichtiger, da Patienten heute oft im Internet anstatt wissenschaftlich abgesicherter Empfehlungen vielfältige einseitige und ideologisch geprägte Behandlungsvorschläge vorfinden. Diese reichen von bestimmten Medikamenten über eigenartige, zumeist einseitige Ernährungstipps bis hin zu abstrusen körpertherapeutischen und psychologischen Heilsversprechen. Auch hier ist die Orientierung an den Empfehlungen der o.g. seriösen Selbsthilfegruppen eine gute Möglichkeit der Korrektur.

LITERATUR

Alexander F. Psychosomatische Medizin. Grundlagen und Anwendungsgebiete. Berlin: de Gruyter 1951.

Auer PG, Enck P, Häuser W et al. Psychosomatik in der Gastroenterologie – Stellungnahme der Arbeitsgemeinschaft Psychosomatik in der Gastroenterologie der Deutschen Gesellschaft für Gastroenterologie, Verdauungs- und Stoffwechselkrankheiten (DGVS). Z Gastroenterol 2018; 56(6): 684–689.

Csef H, Kraus MR. Psychosomatik in der Gastroenterologie. München: Elsevier Urban & Fischer 2000.

Dossmann R. Psychosomatische Rehabilitation bei gastrointestinalen Erkrankungen. In: Csef H, Kraus M (Hrsg.) (2000), S. 223–242.

DRV – Deutsche Rentenversicherung Bund. Rahmenkonzept zur medizinischen Rehabilitation in der gesetzlichen Rentenversicherung. Berlin 2012; www.deutsche-rentenversicherung.de/DRV/DE/Experten/Infos-fuer-Reha-Einrichtungen/Grundlagen-und-Anforderungen/Konzepte-und-Positionspapiere/konzepte_positionspapiere.html (letzter Zugriff: 25.4.2020).

DRV – Deutsche Rentenversicherung. Reha-Bericht 2018. Berlin: Deutsche Rentenversicherung Bund, GB Sozialmedizin und Rehabilitation 2018; www.deutsche-rentenversicherung.de/DRV/DE/Experten/Zahlen-und-Fakten/Statistiken-und-Berichte/statistiken_und_berichte.html (letzter Zugriff: 25.4.2020).

Enck P, Frieling T, Schemann M. Darm an Hirn! Freiburg: Herder 2017.

Gershon M. Der kluge Bauch: die Entdeckung des zweiten Gehirns. München: Goldmann 2001.

Häuser W. Psychosomatische Aspekte des Morbus Crohn. Psychother Psychosom Med Psychol 1985; 35: 273–280.

Martius P. Psychosomatische Rehabilitation und psychosoziale Medizin. Stuttgart: Kohlhammer 2015.

Mawdsley JE, Rampton DS. Psychological stress in IBD: New insights into pathogenic and therapeutic implications. Gut 2005; 54(10): 1481–1491.

Moser G. Psychosomatik in der Gastroenterologie und Hepatologie. Wien, New York: Springer 2007.

Phillips SF, Wingate DL. Functional Disorders of the Gut. London: Churchill Livingstone 1998.

Schmitt-Ott G, Wiegand-Grefe S, Jacobi C et al. Rehabilitation in der Psychosomatik: Versorgungsstrukturen – Behandlungsangebote – Qualitätsmanagement. Stuttgart: Schattauer 2015.

Schubert C. Psychoneuroimmunologie und Psychotherapie. Stuttgart: Schattauer 2015.

Tracey KJ. The inflammatory reflex. Nature 2002; 420: 853–859.

10.8 Psychopneumologie

Gerhard Sütfels

Zur Orientierung

- Psychopneumologie ist als Forschungs- und Versorgungsfeld noch wenig etabliert und noch nicht fest definiert.
- Angesichts der wissenschaftlich gut evaluierten Wechselwirkungen zwischen Lungenerkrankungen, Krankheitsverhalten und psychosozialen Faktoren sowie der Bedeutung der psychischen Komorbidität auf den Krankheitsverlauf bei Patienten mit pulmonalen Erkrankungen hat die psychopneumologische Rehabilitation ein erhebliches Potenzial zur Verbesserung von Aktivität und Teilhabe bei dieser Patientengruppe.
- Erfolgversprechend ist die Integration von Einzel- und Gruppenpsychotherapie, Patientenschulung, Physiotherapie, Ergotherapie sowie Sport- und Bewegungstherapie in ein biopsychosoziales Gesamtkonzept. Voraussetzung für das Gelingen ist eine entsprechende personale Ausstattung, die auch Raum für die notwendige Kommunikation und Abstimmung innerhalb des therapeutischen Teams lässt.

10.8.1 Definition und Besonderheiten

Unter Psychopneumologie, einem noch nicht fest definierten Begriff, wird im Folgenden ein Forschungs- und Versorgungsfeld verstanden, das sich wissenschaftlich und therapeutisch mit Veränderungen der Atmung im Zusammenhang mit pulmologischen und psychischen Erkrankungen beschäftigt. Das Spektrum der Erkrankungen reicht von psychischen Erkrankungen, die zu einem Erleben von Dyspnoe führen, bis hin zu schweren Störungen des Gasaustausches wie bei einer fortgeschrittenen chronisch obstruktiven Lungenerkrankung (COPD), die mit erheblichen psychischen Symptomen verbunden ist.

Auffallend sind die hohen 12-Monats-Prävalenzraten von Depressionen und Ängsten bei Personen mit Asthma bronchiale und COPD, die weltweit zwischen 30 und 50 % schwanken (Mühlig et al. 2012). Die Psychopneumologie entwickelt einen integrativen, individualisierten Verstehens- und Behandlungsansatz, der über das Erkennen und Mitbehandeln komorbider Erkrankungen des jeweils anderen Fachgebiets hinausgeht. Die stationäre Psychopneumologie nutzt schon bekannte und evaluierte Behandlungsformen aus beiden Fachgebieten und verbindet sie intensivierend und personalisierend, um die bereits erwiesene Wirksamkeit bisheriger Behandlungsformen zu erhöhen.

! MERKE

Für die Psychopneumologie ist wichtig, dass mit dem Betroffenen und dem interdisziplinären Behandlungsteam eine gemeinsame Sicht i. S. einer bestmöglichen, kohärenten, möglichst wertungsfreien Beschreibung seiner biopsychosozialen Situation erarbeitet wird.

Hierzu gehören gemeinsam erarbeitete und verstandene profunde Kenntnisse der pulmologischen und psychischen Krankheitsbilder. Herzstück der Psychopneumologie ist der validierende Umgang mit dem Betroffenen und vor allem seinem Erleben. Gemeinsam mit dem Betroffenen soll in ärztlichen und psychotherapeutischen Einzel- und Gruppensitzungen sowie gemeinsamen Visiten individuell ein gemeinsames, als Hypothese verstandenes Krankheitsmodell erarbeitet werden. Auf Grundlage dieser Beschreibung werden gemeinsam sinnvolle und angemessene Therapieziele, die nun bewusst wertend sind, formuliert. Alle therapeutischen Maßnahmen dienen diesen Zielen, sodass ein möglichst hohes Maß an Therapietreue generiert wird.

10.8.2 COPD und Asthma bronchiale

Die elaboriertesten psychopneumologischen Konzepte liegen für die COPD und das Asthma bronchiale vor. Auch zur Sarkoidose und zu den schlafbezogenen Atemstörungen wären psychopneumologische Ansätze denkbar. Bei seltenen Krankheitsbildern wie z. B. der pulmonalen Hypertonie wurden ebenfalls schon früh psychosoziale Aspekte in die Empfehlungen zur Diagnostik und Behandlung integriert (Ghofrani et al. 2010).

Die **COPD** ist eine durch Bronchialobstruktion charakterisierte Erkrankung. Die Obstruktion ist Folge einer chronischen Bronchialwandentzündung, die durch inhalative Reize, in den meisten Fällen Tabak, ausgelöst wird; in Einzelfällen können aber auch andere (z. B. arbeitsplatzbezogene) Noxen eine COPD auslösen und unterhalten (Ochmann 2016). Die Entzündung führt zur Schädigung des Lungenparenchyms. Die COPD wird als nichtreversible Obstruktion in der Spirometrie mit einem Tiffeneau-Index von < 70 % bezeichnet, auch wenn noch andere Lungenerkrankungen dieses Kriterium erfüllen. Abgesehen von schleimigem Auswurf verläuft die Erkrankung lange Zeit unbemerkt, bis sie sich als Belastungsdyspnoe manifestiert. In der EU findet sich diese Erkrankung mit einer Prävalenz von 7 % bei den über 40-Jährigen (Langewitz und Sohler 2018).

Die COPD ist eine progrediente Erkrankung. Auch die wichtigste Therapie, die Karenz der Noxe, kann das Fortschreiten der Erkrankung nicht aufhalten, die sich in der fortschreitenden Abnahme der ventilatorischen Reserve (FEV_1) zeigt. Prognose, Lebensqualität und Leistungsfähigkeit können vermittelt durch eine Reduktion entzündlicher Exazerbationen (durch inhalative Bronchodilatatoren und ggf. Steroide) verbessert werden. Die chronische Leistungsbeeinträchtigung durch eine COPD, zunächst als Belastungsdyspnoe erlebt, führt zur Dekonditionierung. Bei fortgeschrittener COPD entscheidet die Ausprägung des Lungenemphysems, ob eine Reduktion des Lungenvolumens oder gar eine Lungentransplantation angezeigt ist, um Ruhedyspnoe zu mindern und die Lebensqualität zu verbessern (Langewitz und Soler 2018).

Bei schwerer COPD verdoppelt sich das Risiko, unter einer psychischen Erkrankung zu leiden. Die Teilhabe an allen Lebensbereichen und auch die Partnerschaft (Borgmann et al. 2019) können massiv beeinträchtigt sein. In einer Metaanalyse von Studien bei pneumologischen Rehabilitanden mit COPD fanden sich bei 40 % depressive Störungen und bei 36 % Angststörungen. Noch deutlich höher ist die Komorbidität für Nikotinabhängigkeit bei COPD. Depressionen können Folge einer COPD sein. Eine COPD kann vermittelt durch eine Nikotinabhängigkeit Folge einer psychischen Erkrankung sein, da viele schwere psychiatrische Erkrankungen mit einer erhöhten Komorbidität der Nikotinabhängigkeit (bis 80 %) verbunden sind. Ein triadisches Wirkmodell beschreibt das Bedingungsgefüge zwischen COPD, Nikotinabhängigkeit und Depression (Mühlig et al. 2019).

Klinisch imponiert **Asthma bronchiale** durch anfallsweise Atemnot mit thorakalem Engegefühl und Reizhusten. Neben dieser Symptomatik reicht der Nachweis bronchialer Hyperaktivität (reversible Atemwegsobstruktion > 15 % der Sekundenkapazität nach Inhalation eines Beta-2-Agonisten). Eine bronchiale Hyperaktivität auf bronchokonstruktive Reize wie Methacholin und Histamin gilt als beweisend (Langewitz und Soler 2018). Zur Prognose gib es nur wenige zuverlässige Daten. Die Vermeidung einer Allergenexposition ist deutlich weniger effektiv als eine medikamentöse Behandlung und kann diese nicht ersetzen. In den meisten Fällen gelingt es nicht, das differenzierte medikamentöse Behandlungskonzept umzusetzen, weil die Erkrankung mit großen Schwankungen der Intensität einhergeht. So fällt es schwer, eine kontinuierliche Behandlung mit einem inhalativen Steroid in beschwerdefreier Zeit zu etablieren. Therapietreue kann nur erreicht werden, wenn die Behandlung der Komplexität des Geschehens gerecht wird und nicht nur auf die Einnahme-Ermahnungen fokussiert.

Kurz- und längerfristige Störungen der Balance des vegetativen Nervensystems beeinflussen die Asthmasymptomatik genauso wie längerfristige Störungen des Immunsystems. Belastende Ereignisse verstärken die Asthmasymptomatik. Bei Kindern mit Asthma steigern schwere belastende Ereignisse recht zeitnah (innerhalb von 2 Wochen) die Häufigkeit von Asthmaanfällen, wenn sie ansonsten keinem chronischen Stress ausgesetzt sind, bei Kindern mit Asthma und chronischem Stress ist ein verzögerter Anstieg der Häufigkeit von Asthmaanfällen nach 4–6 Wochen beschrieben. Asthma und Depressionen verstärken sich vermutlich gegenseitig. Interessanterweise ist die Häufigkeit manifester psychischer Erkrankungen nicht so hoch, wie man erwarten könnte. 82 % der Asthmapatienten leiden weder unter einer manifesten Angststörung noch unter einer depressiven Erkrankung. Das deckt sich mit unseren Erfahrungen, dass oft über Erschöpfung, Angespanntheit und Unruhe berichtet wird, die nicht die Diagnose einer Angststörung oder einer depressiven Erkrankung rechtfertigt (➤ Kap. 10.8.3).

10.8.3 Leitsymptom Dyspnoe

Für die Psychopneumologie sind vor allem die Panikstörung und die Agoraphobie relevant, da diese mit einer ausgeprägten Dyspnoesymptomatik verbunden sein können. Sie stellen eine häufige Differenzialdiagnose bei Dyspnoesymptomatik dar, können aber auch reaktiv als Folge der bei einer Lungenerkrankung erlebten Dyspnoe auftreten und diese verschlimmern. Depressive Störungen und Traumafolgestörungen sind vor allem hinsichtlich Krankheitsverarbeitung, Return-to-Work und Störungen der Adhärenz relevant (Köllner 2019). Bedauerlich ist, dass sich das Konzept der somatoformen autonomen Funktionsstörung des respiratorischen Systems im Gegensatz zu den anderen somatoformen Erkrankungen so gut wie gar nicht durchgesetzt hat und kaum untersucht ist.

Als paradigmatisches Beispiel für das Vorgehen der Psychopneumologie soll im Folgenden auf das Leitsymptom **Dyspnoe** eingegangen werden. Dyspnoe ist ein subjektiv erlebter Zustand von Atemnot, der nur begrenzt objektiviert werden kann (für philosophisch am Thema Objektivität und Subjektivität Interessierte sei auf Thomas Nagel 1991 verwiesen). Nach dem objektiv wirkenden Mismatch-Konzept wird Dyspnoe als eine Missempfindung verstanden, die aus einer Diskrepanz zwischen der neuronalen Rückmeldung im efferenten Schenkel des ventilatorischen Apparats und den afferenten sensorischen Informationen des Atemzentrums resultiert. Das subjektive Erleben der Dyspnoe korreliert aber mit keinem der folgenden objektiven Parameter: Sauerstoffsättigung, pCO_2, pH,

Lungenfunktionsmessungen der FEV_1, Bronchialwiderstand und Vitalkapazität (Langewitz und Soler 2018).

Ein bekanntes Modell für die somatoformen Funktionsstörungen geht von einem unbekannten Auslöser aus, der zu einer physiologischen Veränderung führt, die als Missempfindung (Dyspnoe) wahrgenommen wird. Auslöser könnten teilweise veränderte physiologische Funktionsabläufe und Aktivierungsmuster (z. B. dysfunktionale Atemmuster, muskuläre Verspannungen) oder auch minimale organische Dysfunktionen sein. Diese Missempfindung wird als bedrohliches Krankheitszeichen (Tod durch Ersticken) interpretiert. Gerade bei Veränderungen der Atmung, die für unseren Organismus existenziell ist, liegt die Wertung als „lebensgefährlich" sehr nahe und wird unmittelbar zur Sympathikusaktivierung und zu entsprechend ausgeprägten Emotionen führen, die uns bestimmte lebenserhaltende Verhaltensweisen nahelegen. Die Aktivierung bewirkt eine erhöhte Aufmerksamkeit, steigert die physiologische Erregung und führt zu weiteren physiologischen Veränderungen usw. Zudem spielen noch weitreichendere Interpretationen in das subjektive Erleben hinein. Das Erleben hängt u. a. vom eigenen Krankheitsverständnis, vom Anspannungsniveau, vom Selbstkonzept, von der Persönlichkeitsstruktur und der Lerngeschichte ab. Akutes Stresserleben erhöht das Atemminutenvolumen, das Atemzugvolumen, die Atemfrequenz und den inspiratorischen Fluss und senkt den endexspiratorischen pCO_2. Dabei spielt auch ein Selbstbild der körperlichen Schwäche und geringen Belastbarkeit eine Rolle (Köllner 2012; Langewitz und Sohler 2018; Rief 2003). Sowohl Ängste als auch Depressivität können zu einer stärkeren Wahrnehmung und Fixierung auf Dyspnoesymptome führen.

Stellt man sich das Erleben der Dyspnoe so komplex und multifaktoriell vor, ist es nicht erstaunlich, dass die Fremdwahrnehmung rudimentär bleiben muss.

! MERKE

Trotz aller Objektivierungsversuche ist die Ausprägung der Dyspnoe nicht objektiv erfassbar. Die Psychopneumologie ist auf die subjektive Schilderung des Erlebens angewiesen und sollte die Exploration nutzen, um ein angemessen komplexes und individuelles Modell mit dem Betroffenen zu entwickeln.

Wird Dyspnoe vor dem Hintergrund einer körperlichen Erkrankung gesehen, löst Dyspnoe schneller und intensiver Angst aus als andere körperliche Symptome. Die Vorstellung zu ersticken ist mit dem Bild eines besonders qualvollen Todes assoziiert. So zeigte die Befragung von 132 Patienten mit schwerer COPD, dass es ihre größte Befürchtung war, qualvoll zu ersticken. Dies stellte eine größere Belastung dar als die Angst vor Schmerzen, Kontrollverlust, Beatmung oder dem Tod an sich (Stenzel et al. 2012).

Das fortwährende Erleben von Dyspnoe im Rahmen einer Lungenerkrankung führt zu ständiger Aktivierung des Angstsystems, was sich in einer erhöhten Prävalenz von Angststörungen niederschlägt (Kunik et al. 2005). Umgekehrt kann Angst das Erleben von Dyspnoe auslösen. Dies kann nicht nur über ein unspezifisches thorakales Enge- und Druckgefühl vermittelt sein, das bei Angst häufig auftritt, sondern auch durch Hyperventilation ausgelöst werden.

10.8.4 Hyperventilation

Hyperventilation ist eine über die metabolischen Bedürfnisse hinausgehende Atmung. Sie ist u. a. mit einer Reduktion des arteriellen pCO_2 und einer respiratorischen Alkalose assoziiert. Die physiologischen Veränderungen bei Hyperventilation werden paradoxerweise meist als Hinweis auf Luftmangel fehlinterpretiert und wiederum als Dyspnoe erlebt. Dies führt zu einer weiteren Beschleunigung der Atmung und verstärkt die Symptome.

Besonders intensiv tritt Hyperventilation bei Panikanfällen auf, in milderer Ausprägung kann sie aber auch bei phobischen oder somatoformen Störungen (vor allem Agoraphobie) das Gefühl von Luftnot auslösen. Auch bei Patienten mit einer schweren organischen Lungenerkrankung kann angstbedingte Hyperventilation auftreten und zu einer Dekompensation der ohnehin überbeanspruchten Atemmuskulatur führen (Köllner 2012).

Bei chronischer Hyperventilation ist die Atemtätigkeit oft nur um ca. 10 % erhöht. Manchmal reicht ein vereinzelter tiefer Atemzug aus, um einen hypokapnischen Zustand aufrechtzuerhalten. Patienten mit chronischer Hyperventilation berichten häufig über Atemnot bereits bei geringster körperlicher Belastung. Bei der somatoformen Funktionsstörung des respiratorischen Systems ist in vielen Fällen chronische Hyperventilation ein wesentlicher Faktor.

10.8.5 Psychopneumologische Rehabilitation

Die psychopneumologische Therapie greift auf die in den Fachgebieten jeweils etablierten Behandlungsmodule zurück. Neben der Diagnostik beider Fachgebiete liegt der Schwerpunkt auf einer Gruppenpsychotherapie mit edukativen, interaktiven und ressourcenaktivierenden Elementen sowie ausführlichen ärztlichen und psychotherapeutischen Einzelgesprächen, die zeitlich und inhaltlich deutlich über die normalerweise zur Behandlung komorbider Störungen in der somatischen Rehabilitation möglichen Leistungen hinausgehen. Auch die Leistungen der Physiotherapie sind umfassender (Schuler et al. 2019).

Die Psychopneumologie der COPD widmet sich der Erarbeitung eines angemessenen Krankheitsverständnisses, dem Wecken von Krankheitsakzeptanz und der Unterstützung bei der Krankheitsverarbeitung. Der Umgang mit der schwierigen Prognose ist – ähnlich wie in der Psychoonkologie – psychotherapeutisch zu begleiten. Eine besondere Herausforderung liegt im Umgang mit einer chronischen, potenziell fortschreitenden, die Lebensqualität und Funktionalität einschränkenden Erkrankung. Nichtrauchertraining (inkl. Motivational Interviewing) stellt einen weiteren Behandlungsschwerpunkt dar – wobei Non-Adhärenz bei psychischer Komorbidität in einem größeren Zusammenhang gesehen werden muss (Köllner 2019). Es liegen ausgearbeitete und evaluierte Behandlungsmodule vor. Schon im Rahmen einer pneumologischen Rehabilitation lässt sich mit diesen Modulen bei COPD für die Depressivität eine bessere Wirksamkeit als für die spezifischen Angsterkrankungen nachweisen (Mühlig et al. 2019).

Bei Asthma stehen (wie bei der COPD) auch die körperliche Trainingstherapie und Atemphysiotherapie im Zentrum. Der Übergang zu achtsamkeitsorientierten Angeboten und den Entspannungsverfahren ist fließend. Die krankheitsspezifischen Schulungen erfolgen in gemischten Therapiegruppen, sodass die Selbstmanagement-Anforderungen gemeinsam wahrgenommen werden.

LITERATUR

Borgmann M, Linnemann T, Schönhofer B, et al. Krankheitserleben, Partnerschaft und Sexualität bei Patienten mit COPD. Z Psychosom Med Psychother 2019; 65: 257–271.

Ghofrani HA, Distler O, Gerhardt F, et al. Therapie der pulmonal arteriellen Hypertonie (PAH). Dtsch Med Wochenschr 2010; 135: S87 – S101.

Kaiser U, Rothe T. Psychosoziale Verfahren im Rahmen der Rehabilitation des Asthma bronchiale – praktische Umsetzung. In: Schultz K, Buhr-Schinner H, Vonbank K, et al. (Hrsg.). Pneumologische Rehabilitation. Oberhaching: Dustri-Verlag 2019, S. 139–154.

Köllner V. Psychosomatische Aspekte der Dyspnoe. Pneumologe 2012, 9: 271–278.

Köllner V. Psychische Erkrankungen als Ursache für eine gestörte Adhärenz in der Kardiologie. Herzmedizin 2019; 4: 101–106.

Kunik ME, Roundy K, Veazey C, et al. Surprisingly high prevalence of anxiety and depression in chronic breathing disorders. Chest 2005; 127: 1205–1211.

Langewitz W, Soler M. Asthma bronchiale und COPD. In: Köhle K, Herzog W, Joraschky J, et al. (Hrsg.). Uexküll – Psychosomatische Medizin. München: Elsevier Urban& Fischer 2018, S. 897–907.

Mühlig S, Loth FG, Schwarzbach C, Neudeck P. Psychische Komorbidität und psychosozialer Support bei COPD-Patienten in der pneumologischen Rehabilitation. In: Schultz K, Buhr-Schinner H, Vonbank K, et al. (Hrsg.). Pneumologische Rehabilitation. Oberhaching: Dustri-Verlag 2019, S. 81–96.

Nagel T. Der Blick von nirgendwo. Die Grenzen der Objektivität. 3. A. Frankfurt/M.: Suhrkamp 2012.

Ochmann U. Asthma – Arbeit – Psyche. Allergologie 2016; 39(12): 572–575.

Richter R, Ahrens S. Asthma. In: Ahrens S, Schneider W (Hrsg.). Lehrbuch der Psychotherapie und Psychosomatischen Medizin. 2. A. Stuttgart Schattauer 2002, S. 410-419.

Rief W. Somatisierungsstörung. In: Margraf J (Hrsg.). Lehrbuch Verhaltenstherapie. Bd. 2. Berlin, Heidelberg: Springer 2003, S. 189–208.

Schuler M, Propst A, Faller H, Amon M. Psychologie in der pneumologischen Rehabilitation – Psychopneumologie. In: Schultz K, Buhr-Schinner H, Vonbank K, et al. (Hrsg.). Pneumologische Rehabilitation. Oberhaching: Dustri-Verlag 2019, S. 419-429.

Stenzel N, Rief W, Kühl K, et al. Progredienzangst und End-of-Life-Ängste bei COPD-Patienten. Pneumologie 2012; 66: 111–118.

KAPITEL

11 Schnittstellen und Versorgungsstrukturen

Manfred E. Beutel, Christina Kraft-Bauersachs, Sabine Kreß, Beate Leinberger, Thomas H. Loew, Dieter Olbrich, Michael Schonnebeck und Rüdiger Zwerenz

11.1 Ganztägig ambulante vs. stationäre Rehabilitation

Michael Schonnebeck

Zur Orientierung

- Ganztags-Reha: vielfältige tagesklinische Angebotsformen
- Wesensbestandteile: Wohnortnähe, Teilhospitalisierung, Komplementarität
- Vorteile für die berufliche Reintegration: „MBOR to go"
- Indikationen zur Ganztags-Reha: M.O.V.E.- und S.T.A.Y.-Kriterien
- Ausblick: eine nachhaltig positive Prognose

In der klinischen Versorgung hat sich, orientiert an der Betreuungsintensität, eine Kategorisierung in stationär – teilstationär – ambulant bewährt. In der Rehabilitationsmedizin wurde eine abweichende Nomenklatur eingeführt: stationär – ganztägig ambulant – ambulant (im Folgenden abgekürzt als VST – GAR – AMB). Die ganztägige ambulante Reha (GAR) kann also synonym „Reha-Tagesklinik" genannt werden, was den herausragenden Wirkfaktor der ganztägigen Patientengemeinschaft und die Tagesexklusivität des Angebots (keine parallele Arbeitstätigkeit) würdigt (Geiselmann et al. 2011; Bürger und Buschmann-Steinhage 2000). Im Folgenden wird daher häufiger der prägnant verkürzte Begriff **„Ganztags-Reha"** genutzt.

11.1.1 Historie

Medizinische Rehabilitation gerade im Fachgebiet Psychosomatik und Psychotherapie hat in Deutschland eine lange Tradition, deren Wurzeln bis in das Kur- und Bäderwesen des 19. Jahrhunderts reichen. Möglicherweise hat diese historisch gewachsene Orientierung an rekreationellen Behandlungsangeboten und wohnortferner Unterbringung erst spät Gedanken an eine lebensumfeldnahe Rehabilitation aufkommen lassen. Ab den frühen 1990er-Jahren wurden teilstationäre Modellprojekte aufgelegt, nicht zuletzt ausgelöst durch ökonomische und gesetzgeberische Anstöße (Bjarnason-Wehrens und Rost 1993; Badura 1995). Überwiegend waren diese Modelle in Reha-Kliniken angesiedelt, und bis heute gibt es daraus erwachsene Mischformen aus voll- und teilstationärer Reha-Versorgung (Rüddel und Mans 1998; Bürger und Koch 1999). Eine solche Angebotsrealität entsprach den Anforderungsansprüchen bereits der Anfangszeit: Auch Ganztags-Reha sollte in Umfang, Häufigkeit und Intensität den vollstationären Angeboten entsprechen und wurde griffig als „Reha-Klinik minus Hotelleistung" definiert (Buschmann-Steinhage 1996). Nachdem zur Jahrtausendwende höchstrichterlich die Gleichrangigkeit von voll- und teilstationären Reha-Leistungen festgestellt worden war (Bundessozialgericht 5.7.2000), wurden nur wenige Jahre später von den Sozialverbänden Qualitätskriterien für eine ganztägig ambulante Rehabilitation benannt (BAR 2004). Während die ganztägigen Versorgungsformen in anderen Reha-Indikationen in den Folgejahren dynamisch anstiegen und heute bis zu einem Drittel der Gesamtangebote ausmachen (z. B. Orthopädie), verlief die Entwicklung in der Psychosomatik schleppend. 2011 wurden 3 % der Maßnahmen ganztägig durchgeführt, 2016 waren es etwa 5 %, bei einem Anteil aller Ganztagsangebote bei 17 % (DRV Bund 2018).

11.1.2 Konzept

Die Einführung von ambulanten Reha-Konzepten ist verbunden mit der Erwartung einer vielfältigen Flexibilisierung der Behandlungsangebote. Hierzu gehören in der Durchführung einer Ganztags-Reha („Reha-Tagesklinik"):

- **Tagesklinik: Standardverfahren → GAR** Vollständiges Reha-Angebot am Wohnort (GAR) anstelle einer stationären Reha-Maßnahme (VSR), damit Verbleib im häuslichen Umfeld
- **Kombi-Behandlung, zweiphasig → VST + GAR** Vollstationäre Erst- und teilstationäre Anschlussbehandlung in einem Versorgungszentrum (Reha-Klinik), Ganztags-Reha dabei als unmittelbare und beziehungskontinuierliche Fortsetzung des vollstationären Reha-Programms, beides in Wohnortnähe
- **Kombibehandlung, bilokal → VST + GAR** Zunächst wohnortferne Reha-Klinik, danach eigenständige, aber phasenverkürzte Ganztags-Reha am Wohnort
- **Intervall-Tagesklinik → GAR + GAR + GAR** Modifizierung des kompakten Zeitplans durch unterbrochene, sequenzielle Reha-Abläufe (etwa i. S. von Refresher-Elementen) oder durch tagesmodifizierte Programme (z. B. berufsbegleitende Reha i. S. der „Abendkliniken")

Etabliert hat sich bisher das erstgenannte Modell, das somit hier Grundlage der weiteren fachlichen Überlegungen sein wird. Der breit vertretene Anspruch auf Therapieäquivalenz zwischen voll- und teilstationärer Rehabilitation führte von Anfang an zu einer weitgehenden Übernahme der Therapiestandards für die neuen ganztägigen Versorgungszentren. So gehören zur ambulanten Ganztags-Reha multimodale Psychotherapieangebote mit dem Schwerpunkt Gruppentherapie, zumeist auch unter Einbezug nonverbaler Verfahren (Kunst-, Musik-, Körper-, Tanztherapie). Hinzu kommen rehabilitationsärztliche Betreuungselemente einschließlich der Versorgung mit Arznei- und Verbandmitteln. Auf physiologischer Ebene ergänzen Angebote von Physiotherapie / Krankengymnastik, ggf. unter Einschluss physikalischer Therapiemethoden, sowie Bewegungstherapie und Sporttherapie das Angebot. Vielfältige Maßnahmen der Gesundheitsberatung und -information nehmen das allgemeine und komorbide Gefährdungsrisiko der Rehabilitanden in den Fokus; hierzu zählen u. a. Ernährungsberatung, Krankenpflege, Programme zur Information, Motivation und Schulung (Gesundheitsbildung), Entspannungsverfahren. Sozialmedizinische und arbeitsrehabilitative Angebote sind immer ein Schwerpunkt; sie umfassen Formen der psychosozialen Beratung (auch bei Fragen zu Leistungen zur Teilhabe am Arbeitsleben) und resultierende Maßnahmen (z. B. Belastungserprobung, Arbeitstherapie), sozialtherapeutische Betreuung, Sozialberatung und Hilfestellung zur Reintegration in Alltag und Beruf sowie arbeitsbezogene Trainingsmaßnahmen.

Dennoch gibt es bei der ganztägig ambulanten Rehabilitation aufgrund organisatorisch-struktureller Besonderheiten weitgehende Modifikationen auch des Behandlungskonzepts. Hierfür sind zwei Strukturfaktoren verantwortlich: Teilhospitalisierung und Wohnortnähe (vgl. Schonnebeck 2018).

Teilhospitalisierung

Die Patienten sollen täglich mindestens 4 bis max. 6 Stunden Therapiezeit an 5–6 Tagen in der Woche erhalten; hieraus resultiert in etwa eine 35-Stunden-Woche. Verbunden mit den Pendelwegen, die zudem fast immer zur „Rushhour" absolviert werden müssen, entstehen sehr schnell **Arbeitsalltag**-Assoziationen. Diese sind durchaus gewollt, stellen sie doch eine Exposition in vivo dar und können somit einen habituell berufsrehabilitativen Effekt haben. Die allabendliche Rückkehr in die eigene Wohnung hat so immer auch Aspekte einer Belastungserprobung im häuslichen Bereich, ggf. verbunden mit der alltagsnahen Anwendung und dem Training neuer psychosozialer Kompetenzen (z. B. häuslich-personale Problemklärung und Konfliktlösung). Zudem kann der Rehabilitand bereits laufende Hilfs- und Behandlungsangebote (z. B. Selbsthilfegruppen, Reha-Sport) fortführen.

Auch die erweiterte Suche nach Unterstützungs- und Hilfsleistungen zwecks Bewältigung der anspruchsvollen, durch den **Lebensalltag** geprägten Reha-Maßnahme hat belastungserprobende und ich-stärkende Effekte. Hierzu gehört die wiederholte Fahrtkostenerstattung während der Reha-Abschnitte (statt einmaliger Reisekostenerstattung), aber auch die Beantragung weiterer finanzieller Hilfen (z. B. Betriebshilfe, Haushaltshilfe) und die oft nur abschnittsweise gezahlten Entgeltersatzleistungen (Übergangsgeld, ggf. alternierend mit Krankengeld bei interkurrenten körperlichen Erkrankungen).

Wohnortnähe

Teilhospitalisierung erfordert und ermöglicht Wohnortnähe. Durch dieses Verbleiben des Patienten in seinem vertrauten Sozialraum ergeben sich weitere günstige Effekte. Zunächst ist der **Zugang** zur Reha-Einrichtung niederschwelliger; sie kann ohne große Reiseaktivitäten aufgesucht und besichtigt werden. Viele Ganztagszentren nutzen diesen Standortvorteil und bieten prästationär Infogruppen oder persönliche Indikationsgespräche an. Hierzu gehört auch eine indirekte Niederschwelligkeit durch eine unproblematische Vernetzung mit anderen Gesundheitsanbietern der Region. Somit können die Rehabilitationssuchenden oft unkompliziert ihre Behandler und Therapeuten nach deren persönlichen Verbindungen, Vorerfahrungen und Empfehlungen mit dem ambulanten Reha-Zentrum befragen.

Dieses Vernetzungsprinzip der kurzen Wege verändert auch die eigentliche therapeutische Arbeit während der **Tagesklinikzeit** (Ganztags-Reha). So kann ein gesundheitsförderliches *häusliches Umfeld* (Familie) zum Erreichen des Reha-Ziels beitragen wie z. B. die Einbeziehung von Angehörigen / Bezugspersonen zur Klärung von Kontextfaktoren, zur Beratung im Umgang mit der psychischen Symptomatik des Rehabilitanden bis hin zu Schulungsprogrammen (Angehörigengruppe). Bei Konflikten und dysfunktionalen Beziehungsmustern können die Angehörigen zudem zu systemischen Gesprächen und Therapieangeboten eingeladen und aktiviert werden, ggf. auch wiederholt mit zwischenzeitlichen Erprobungs- und Umsetzungsphasen.

Dieses Prinzip gilt in gleicher Weise für den Umgang mit *beruflichen Herausforderungen* und Belastungen. Auch hier gäbe es verschiedene aktivierende und belastungserprobende Therapieschritte von der persönlichen Kontaktaufnahme mit dem Betrieb schon während der Reha, Einbeziehung von Betriebsarzt und betrieblichem Sozialdienst, Belastungserprobung am Arbeitsplatz, Kontaktaufnahme zur regionalen Agentur für Arbeit, Kontaktaufnahme, Besichtigung, Informationstermine bei Anbietern beruflicher Reha (LTA).

Diese Verzahnung von gleichzeitigen oder aufeinanderfolgenden Versorgungsangeboten („**Komplementarität**") erleben die Rehabilitanden als sehr hilfreich und anregend i. S. einer schlüssigen Behandlungskette

! MERKE

In besonderer Weise bewährt haben sich sogenannte Betriebsgespräche in der Tagesklinik (Beispiel ➤ Tab. 11.1). Hier werden Vertreter des Betriebes eingeladen, um in informeller Atmosphäre Lösungen und Perspektiven auszuloten. Dies erfordert auf beiden Seiten eine besondere Bereitschaft zur Vertraulichkeit, Offenheit, Wertschätzung und Problemlösung. Ein solches Betriebsgespräch soll Impulse setzen; eine spätere Umsetzung könnte z. B. im BEM-Prozess erfolgen.

Tab. 11.1 Betriebsgespräch

Ziel	Informelle Abklärung der betrieblichen Reintegrationsperspektive
Methode	Systemischer Trialog
Teilnehmer	• Patient • Vertreter des Betriebs (Vorgesetzter, Medizinischer Dienst, Betriebsrat, ...) • Therapeut als Moderator
Dauer	60–90 min
Prinzipien	• Informell-verbindliche Vertraulichkeit • Allparteilichkeit • Abstinenz und Neutralität (Therapeut) • Keine bindenden Absprachen

Schließlich können die Vorteile der Einbindung des Reha-Zentrums in die vertraute Versorgungslandschaft auch im *medizinisch-therapeutischen Bereich* genutzt werden. Zumeist arbeitet die ambulante Reha-Einrichtung mit den anderen an der Versorgung der Rehabilitanden Beteiligten (z. B. niedergelassene Ärzte, Krankenhäuser, Betriebsärzte, öffentlicher Gesundheitsdienst, Sozialstationen, Selbsthilfegruppen) gut und vertraut zusammen.

Poststationär, am Ende der Reha, wird schließlich ein nahtloser Übergang in weitere ambulante Maßnahmen erleichtert, z. B. die Suche nach einem Psychotherapeuten, die gezielte Initiierung von Nachsorgeaktivitäten, nicht selten sogar in der gerade genutzten Reha-Tagesklinik, das Hospitieren in berufsrehabilitativen Einrichtungen usw.

Die Wohnortnähe eröffnet der psychosomatischen Reha mit ihrem zeitüberwiegenden Verbleib im häuslichen Milieu (35 Wochenstunden Reha bei 133 Wochenstunden heimischem Aufenthalt) einen Raum für **neue Patientengruppen,** beispielsweise Menschen mit nicht delegierbaren häuslichen Pflichten (z. B. Kinderbetreuung, Versorgung pflegebedürftiger Angehöriger, aufwendig zu versorgende Haustiere). Dazu gehören aber auch Rehabilitanden, die aufgrund ihrer psychischen Probleme (z. B. bei Angststörungen, Traumatisierungen) Wohnortferne und eine unvertraute oder schwer einschätzbare Umgebung meiden.

11.1.3 Wirksamkeit/Effekte

Von Anfang an wurden die teilstationären Reha-Angebote hinsichtlich ihrer Gleichwertigkeit untersucht. Effizienzmessungen ergaben in somatischen Indikationen eine durchgängige Gleichrangigkeit der Qualitätsparameter bei einer ähnlich hohen Patientenzufriedenheit (Bjarnason-Wehrens et al. 1999; Muthny et al. 1997; Froböse und Wilke 1998). Am häufigsten wurden erwartungsgemäß Unterschiede hinsichtlich der entspannenden und rekreationellen Anteile der tagesklinischen Angebote gefunden. Inzwischen liegt auch eine sehr probandenstarke Studie vor, in der die validen sozialmedizinischen Daten von psychosomatischen Reha-Patienten ausgewertet wurden. Hier ergab sich eine Verringerung des absoluten Risikos für eine Erwerbsminderungsrente von 5,2 % bei ehemals vollstationär Behandelten im Vergleich zu 3,8 % bei ganztägig Rehabilitierten (Fechtner und Bethge 2017).

Ähnliche Ergebnisse fanden sich in der indikationsverwandten Suchtrehabilitation. Hier konnten in der tagesklinischen Versorgung gleichrangige Ergebnisse in den Erfolgskriterien Abstinenz und soziale bzw. berufliche Integration erzielt werden (Tebar 2008). Ansprüche, empirisch hergeleitete Differenzialindikationen für voll- vs. teilstationäre Behandlung zu finden, erfüllten sich dabei nicht. Es zeigte sich lediglich, dass Wiederholerpatienten überproportional in Tageskliniken vertreten waren und von diesen stärker profitierten als in den stationären Settings.

Auswertungen von teilstationären Modellprojekten in der psychosomatischen Reha ab Mitte der 1990er-Jahre schienen zunächst noch auf ein Ungleichgewicht im **Diagnosespektrum** hinzuweisen, was sich in späteren Untersuchungen aber nicht bestätigte (Rüddel und Jürgensen 1998; Rüddel et al. 2002). In den Folgestudien fanden sich auf Symptom- und Befindensebene durchgängig Verbesserungen mit mittleren bis hohen Effektstärken, vergleichbar Ergebnissen aus vollstationären Einrichtungen (Oelmann et al. 2014; Geiselmann und Linden 2001; Husen et al. 2011). Nur in einer Studie waren die erzielten Effektstärken hinsichtlich Depressivität und Klagsamkeit in der Gruppe der teilstationär Rehabilitierten geringer (Rüddel et al. 2002). Diese zumeist gleichrangige Effektstärke kann erstaunen, da in den meisten Studien zugleich ungünstige soziodemografische Befunddaten für die Reha-Tagesklinikbesucher vorlagen. Sie zeichneten sich z. B. durch einen niedrigeren Bildungsstand, erhöhte Arbeitsunfähigkeit und Langzeitkrankschreibung, vermehrte berufliche Problemlagen, häufigeren Migrationshintergrund und eine schlechtere Eigenprognose für die weitere Erwerbsfähigkeit aus. In zwei Studien fand sich zudem eine erhöhte klinische Symptomausprägung bei Aufnahme in die Reha-Tagesklinik. Einzelne Befunde wiesen auf eine nochmals verbesserte Effektivität eines Kombinationsmodells aus vollstationärer und danach teilstationärer Behandlung in der gleichen Einrichtung hin. Obwohl nachdrücklich eingefordert und gelegentlich mituntersucht, fanden sich keine verwertbaren Hinweise für Differenzialindikationen zwischen vollstationärer und ganztägiger Rehabilitation.

Aufgrund der längeren Erfahrung und weiteren Verbreitung lohnt sich ein Blick in die akutmedizinische

Versorgung von psychisch und psychosomatisch Kranken. Im Bereich der psychiatrischen Regelversorgung finden sich deutliche Hinweise auf eine (mindestens) klinische Gleichrangigkeit zwischen tages- und vollstationärer Therapie. Wird der Blick auf die dezidiert psychotherapeutische Klinikversorgung gelenkt, wird das Bild vielfältiger. Auch hier finden sich gleichrangige Verbesserungen von Symptomen und interpersonalen Problemen (Dinger et al. 2015).

Eine beiderseits markante Symptombesserung konnte auch in einem anderen Design nachgewiesen werden, diese war jedoch bei Vorliegen einer ausgeprägten Depressivität im vollstationären Bereich noch (deutlich) besser (Koçar 2010). Hierbei wurde das Klima zwischen den Mitpatienten in der Tagesklinik als durchweg besser beschrieben, während die Patienten sich in der Vollklinik zumindest anfangs durch das therapeutische Team und durchgängig besser durch die Einzeltherapeuten unterstützt fühlten. Hieraus wurden Vorteile des teilstationären Settings für Patienten mit Schwierigkeiten in der Nähe-Distanz-Regulation subsumiert, was stimmig und in Kongruenz mit klinischen Erfahrungen zu sein scheint: Das regelmäßige räumliche Distanzieren am Ende des Therapietages verhindert Kollusionen und soziale Enge / Ohnmachtserfahrungen. So entwickelten dann auch nur tagesklinische Patienten in einer Unterskala interpersonaler Probleme (fürsorglich / freundlich) Verbesserungen vom pathologischen in den Normbereich.

In dieser und in weiteren Studien zeigte sich für den psychosomatischen Akutbereich, dass im teilstationären Sektor die psychosozial etwas Stabileren aufgenommen werden. So fanden sich unter Tagesklinikpatienten häufiger Erwerbstätige bzw. häufiger Vollerwerbstätige (vs. Teilzeitarbeitnehmer) (Winter 2011). In einer umfangreichen multizentrischen Studie wurde der Frage der **Differenzialindikation** nachgegangen. Ein gutes Therapieergebnis in den Tageskliniken war mit einer höheren Motivation der Patienten und einer höheren Belastung in deren Alltagssituationen assoziiert. Dies wurde als klinisch sinnvoller Pragmatismus betrachtet: Tageskliniken benötigen einen höheren Einsatz (z. B. Pendelwege, häusliche Organisation) und binden die Teilnehmer mehr in die tägliche Bewältigung heimischer Belastungen ein. Hierzu passt der weitere Befund, dass Menschen mit einem hohen Schonungs- und Rückzugswunsch (Regression) in Vollkliniken weniger profitieren.

11.1.4 Berufsrehabilitative Spezifika: „MBOR to go"

Psychische Erkrankungen imponieren mit sehr hohen Krankheitszeiten bis hin zum dauerhaften Verlust der Erwerbsfähigkeit. Frühzeitige Maßnahmen zur Verschränkung von medizinisch-therapeutischen und berufsbezogenen Reha-Angeboten sind daher sinnvoll. Da psychosomatische Patienten kaum neuropsychologische, sondern intrapsychische und interpersonale Defizite haben, sollten zugehörige Teilhabestörungen fokussiert werden: Teamfähigkeit, Stress- und Gefühlsregulation, Selbstbehauptung und Durchhaltefähigkeit.

Der günstige Berufsbezug wird in wohnortfernen Reha-Einrichtungen durch simulative Elemente (Modellarbeitsplätze) und sequenzielle Expositionen (z. B. extramurale Kontakte, Arbeitsplatz-Rollenspiele) erreicht. Ganztags-Rehazentren haben noch eine zusätzliche Möglichkeit. Durch ihre bauliche, räumliche und organisatorische Nähe zur Arbeitswelt ihrer Patienten erzeugen sie eine permanente, aber unterschwellige Berufsweltexposition. Hier gibt es verschiedene Elemente:

- Ähnlichkeit mit dem **Arbeitsplatz:** Ganztags-Rehazentren müssen und wollen in urbanen Zentren mit guter Erreichbarkeit angesiedelt sein, sie befinden sich daher überwiegend in Bürolagen und ähneln diesen. Dies geht hin bis zu visuell-optischen und olfaktorischen Eindrücken: Neonbeleuchtung, Stadt- und Straßenansichten, Verkehrslärm, Emissionen, PVC-Böden.
- Nähe zum **Arbeitsfeld:** Die so entstehende assoziativ gefühlte Nähe zum eigenen Arbeitsplatz, die bei einem Teil der Patienten sogar eine realunmittelbare ist, stellt eine therapeutisch günstig zu nutzende Exposition dar. Gewöhnung und Akzeptanz der täglich-tagesklinischen Annäherung an das alte Arbeitsumfeld sind die Primärziele. Erlebt sich der Patient mit Fortschreiten seiner Reha dann noch gut integriert und psychisch stabilisiert in seiner Patientengemeinschaft, könnte es sogar zu einer positiven Umkonditionierung kommen: Gerade in einer solchen arbeitsplatz-

nahen oder arbeitsähnlichen Umgebung macht er so gute, neuartige Erfahrungen. Weiterhin kann es zu zufälligen bis naheliegenden Begegnungen mit Menschen aus seinem Arbeitsumfeld kommen. Hier kann er neue, angemessene Selbstoffenbarungsstrategien üben, jenseits der alten Stigmatisierungsängste. Solche Themen sind häufig und konkret, hier fallbeispielhaft:

- „Was mache ich, wenn ich hier in der Klinik jemanden treffe, der aus meinem Bekannten-, Nachbarschafts-, Arbeitsumfeld stammt? Gegenüber der Klinik liegt die Schule meines Sohnes, wenn ich nun anderen Eltern begegne? Mit meiner U-Bahn-Linie fahren immer meine Kollegen zur Frühschicht …"
- „Meine Kinder denken, ich gehe weiter zur Arbeit – jeden Abend fällt es mir schwerer, nichts von meinem augenblicklichen Tun zu erzählen."
- „Gern würde ich das Gesprächsangebot der Tagesklinik mit mir und meinem Betrieb annehmen – aber was sage ich da, und wie kann ich sicher sein, dass nichts von meinen vertraulichen Dingen an die falschen Leute / Vorgesetzten gelangt?"

• Ähnlichkeit mit dem **Arbeitstag:** Patienten mit längeren psychischen Krankheitsphasen, insbesondere mit langen AU-Zeiten und sozialem Rückzug, berichten durchgängig vom Verlust ihrer zumeist berufsgebundenen Tagesstruktur. Da die Tagesklinik in vielen Abläufen einem gängigen Dienstleistungsbetrieb ähnelt, kommt es hierüber zu einer Resynchronisierung der patienteneigenen Zeitstruktur mit der des sozialen und beruflichen Umfelds.
  - Qualitativ: 5-Tage-Woche mit „Nine-to-four"-Pflichtteilnahme, damit auch täglicher Feierabend, freie Wochenenden, Feiertage, Brückentage
  - Quantitativ: vorgeschriebene Intensität der Anwesenheit / Teilnahme: gestraffte Zeittaktung (240 Minuten Mindesttherapiezeit / 360–420 Minuten Anwesenheitszeit)
  - Einüben der Pendeltätigkeit, Bewältigung des Berufsverkehrs und der „Rushhour"
  - Vertraute Doppelbelastung durch Berufs- und anschließende Hausarbeit bei Wegfall der vollstationären Hotelleistungen

• Ähnlichkeit mit dem **Arbeitsverhalten:** Durch die ununterbrochene Einbindung in ein arbeitsplatzanaloges System werden sukzessiv auch die arbeitsplatzanalogen Bewältigungsmuster aktiviert, in ihren eufunktionalen und dysfunktionalen Anteilen. Das Klären, Verstehen, Besprechen der konflikthaften Elemente mit Entwickeln und Neuerproben von Alternativen hat dabei das größte therapeutische Veränderungspotenzial. Besonders Konflikte im Grenzbereich zwischen Tagesklinikpflichten (Arbeitsverhalten) und privaten Interessen haben einen trainierenden Effekt für das gelingende psychosoziale Verhalten am Arbeitsplatz:
  - **Zuspätkommen:** „Wann, warum, was ist angemessen, wie reagieren die Autoritäten?"
  - **Kollidierende Termine / Interessen:** „Wie gehe ich, wie geht die Klinik mit Befreiungswünschen um? Werden andere nachsichtiger behandelt? Verhalte ich mich mit meinen Extrawünschen transparent? Versuche ich andere einzuspannen?"
  - **Kind krank oder nicht betreut:** „Wie nachsichtig ist die Klinik? Warum finde ich nie Unterstützung bei anderen? Was kann ich meinen Kindern zumuten? Wie finde ich auf Dauer gute Regelungen?"

11.1.5 Indikation: Wie entscheiden?

Mit dem Erscheinen von verschiedenartigen, aber gleichwertigen Reha-Angebotsformen entstand bald der fachliche Wunsch, die Reha-Aspiranten differenziert zuweisen zu können und so Behandlungseffizienz und Folgeeffekte (Teilhabe) zu verbessern. Die Forschungsergebnisse hierzu sind bisher uneinheitlich und aussageschwach. In den wichtigsten Selektionskategorien wie Persönlichkeitsprofil, Diagnosekriterien, Symptombesserung, Patientenzufriedenheit, sozialmedizinischer Verlauf und Nachhaltigkeit finden sich keine reliablen Unterschiede. Die am ehesten noch erkennbaren soziodemografischen Abweichungen weisen darauf hin, dass bei zumeist gleich gutem Therapie-Outcome auch stärker benachteiligte Personengruppen gut in Reha-Tageskliniken versorgt werden. Ob es sich hierbei um Zuweisungsartefakte handelt oder um bisher nicht weiter ergründete

Sozialdynamiken, bleibt unklar. Der Hinweis auf eine erhöhte Migrantenquote mit anzunehmend größeren Sprachbarrieren und Enkulturationsproblemen lässt den Schluss zu, dass der Verbleib in der Kulturgeborgenheit der eigenen Familie und Wohnumgebung die Entscheidung über das Reha-Setting beeinflusst.

Gäbe es also keine objektiven Kriterien, so wäre der Spielraum für die subjektive Entscheidung des Patienten größer. Ähnlich wie bei der beruflichen Reintegration die subjektive Erwerbsprognose eine entscheidende Rolle spielt, könnte hier von einer **subjektiven Reha-Setting-Prognose** gesprochen werden.

Entscheidungen, die bestärkt intuitiv getroffen werden, gehören oft zu den lebenswendenden Ereignissen. Sie werden besser, wenn sie vorher durch ausreichende Informationen und erfahrungsgeleitetes Wissen flankiert werden. Das wäre die Aufgabe des beratenden Arztes oder Therapeuten in der Vorantragsphase einer psychosomatischen Reha. Abwägung und Beratung könnten dabei in zwei Blöcken gebündelt werden, wie in ➤ Box 11.1 und ➤ Box 11.2 aufgeführt. Zunächst wären die formalen und organisatorischen Kriterien (MOVE) durchzusprechen, ohne deren Erfüllung die Ganztags-Rehafähigkeit nicht gegeben ist. Sie sind daher in wichtigen Teilen bereits in den BAR-Richtlinien für die ambulante psychische Rehabilitation festgehalten.

BOX 11.1

MOVE-Kriterien für die Ganztags-Rehafähigkeit im *Vorfeld*

- **M:** Mobilität abklären (tägliche Pendelfähigkeit des Patienten, z. B. bei Schwindel, Sinnesbehinderungen, Angststörungen, Erschöpfungszuständen)
- **O:** Ortsnähe bestimmen (max. 45–60 Minuten Pendelzeit / Anfahrtsweg)
- **V:** Versorgung zu Hause sichergestellt? (z. B. Unterstützung bei eigenen Versorgungsbedürfnissen, Entlastung bei der Betreuung von Kindern, Pflegebedürftigen, Haustieren)
- **E:** Energie und Belastbarkeit für zusätzlichen Aufwand des Tagesklinik-Modus vorhanden? (Stressbelastungsfähigkeit, Umstellungsfähigkeit i. S. eines tagesepisodischen Rollenwechsels; kein Überwiegen krankmachender Faktoren zu Hause)

Neben diesen faktisch gut klärbaren Kriterien gibt es auch innerseelische Dynamiken, die oft nur teilbewusst Abwägungsprozesse beeinflussen und gestalten. Sozialphobische Persönlichkeitszüge, traumaähnliche Verlassenheitsängste, Geborgenheits- und Versorgungswünsche können angesprochen und damit besser ergründet und hinsichtlich ihrer eufunktionalen Potenz eingeschätzt und ggf. genutzt werden.

BOX 11.2

STAY-Kriterien für die Ganztags-Rehafähigkeit im *Prozess*

- **S** – Selbstständigkeit zählt: starke Wünsche nach Geborgenheit und Umsorgung (Regression) sollen und können in der Tagesklinik nicht erfüllt werden.
- **T** – Teamfähigkeit: In Ganztagseinrichtungen entwickelt sich verlässlich ein gutes Klima unter den Patienten, die Verbundenheit zu den Therapeuten steht nicht so im Vordergrund.
- **A** – Autonomie: Die tägliche Ablösung aus der Patientengemeinschaft ist ein zuverlässiges Hilfsregulativ bei eigenen Problemen in der Nähe-Distanz-Gestaltung.
- **Y:** Zweite Chance (s. Fingeralphabet): In Ganztags-Rehas finden sich überproportional häufig Wiederkehrer; nach der ersten vollstationären Intensivbehandlung nutzen sie nun eine alltagsnahe und netzwerkstärkende Teilzeitbehandlung.

11.1.6 Ausblick

Abschließend soll schlaglichtartig ein Ausblick auf die moderne Reha-Landschaft in Deutschland und die Stellung der ganztägigen und ambulanten Behandlungsformen darin erfolgen, der in drei Thesen mündet:

1. Seit 2008 wohnt mehr als die Hälfte der Weltbevölkerung in Städten, während in den 1950er-Jahren noch 70 % der Menschen auf dem Land lebten. Diesen Trend gibt es auch in Deutschland, in den 11 ausgewiesenen Metropolregionen (Rhein / Ruhr, Berlin, Rhein-Main, München, Hamburg u. a.) leben bereits heute 58 der 82 Mio. Einwohner. Dabei wird den deutschen Städten in den nächsten 20 Jahren ein boomender Zuzug junger Menschen, Familien und Migranten prognostiziert. Psychische Störungen sind und bleiben Hauptursache für Invalidisierungen, gemessen an den Neuzugängen an Erwerbsminderungsrenten heute bei 42,8 % aller Frührenten (2016). Ein Jahr zuvor veröffentlichte die DRV eine Zuwachsprognose für medizinische Rehabilitationen: Psy-

chosomatik +20 %, Orthopädie +2 %, Onkologie +1 %, Herz-Kreislauf-Erkrankungen +9 %.
Schlussfolgerung: *Psychische Erkrankungen haben sich zur Schlüsselindikation für die Erwerbsfähigkeit der Gesellschaft entwickelt. Sie werden sich aufgrund der soziodemografischen Entwicklung überwiegend in Metropolregionen manifestieren.*
2. Digitalisierung, Globalisierung und medizinischer Fortschritt (hohes Lebensalter) haben tiefgreifende Auswirkungen auf das Erwerbsleben. Neue, flexible Reha-Konzepte werden entstehen. In den letzten Jahren wurden in den Fachgremien der Rentenversicherungsträger (RV-Träger) unterschiedliche Flexibilisierungsansätze diskutiert und teilweise schon umgesetzt. Hierzu gehören berufsbegleitende Reha-Angebote, Fallmanagement, flächendeckende Präventionsleistungen, Gesundheitsvorsorge / Ü45-Check-up, Ausdifferenzierung der Nachsorgeleistungen. Alle Flexibilisierungen bedingen eine zeitlich-episodische Fragmentierung der Reha-Angebote und / oder ein gehäuftes Pendeln zwischen Reha-Einrichtung und Wohnort / Arbeitsplatz. Hieraus ergibt sich eine zwangsläufige Präferenz von wohnortnahen Angeboten und von Reha-Komplexbehandlungen ohne Hotelleistungen.
Schlussfolgerung: *Die modernen Entwicklungen der Reha-Konzepte mit ihrem höheren Flexibilisierungsgrad verstärken Bedarf und Nachfrage an wohnortnahen und unterbringungsfreien Versorgungseinrichtungen.*
3. Metropolen kommt aufgrund ihrer räumlichen und Bevölkerungsverdichtung eine Pionierfunktion für Flexibilisierungskonzepte zu. Hier können Pendelwege kürzer, Vernetzungsstrukturen engmaschiger und Spezialangebote häufiger angeboten werden. Ganztägig-ambulante Einrichtungen sind besonders für städtische Ballungsräume geeignet, da sie aufgrund ihrer günstigeren Kostenstruktur weiter in (teure) Kernregionen vordringen können und ihr Verzicht auf hotelartige Unterbringung pendelnde Versorgungskooperationen mit komplementären Anbietern erleichtert.
Schlussfolgerung: *In städtischen Ballungsräumen funktionieren moderne Reha-Konzepte besonders gut mit ganztägig-ambulanten Versorgungsformen, teilweise sind sie ohne diese gar nicht realisierbar.*

LITERATUR

Badura B. Qualitätsforschung im Gesundheitswesen – ambulante und stationäre Rehabilitation im Vergleich. Weinheim: Juventa 1995.

BAR – Bundesarbeitsgemeinschaft für Rehabilitation. Rahmenempfehlungen zur ambulanten Rehabilitation bei psychischen und psychosomatischen Erkrankungen. Frankfurt / M. 2004.

Bjarnason-Wehrens B, Rost R. Ambulante Rehabilitation nach Herzinfarkt-Phase II. „Das Kölner Modell". Deutsche Rentenversicherung 1993; 4 / 5: 244–253.

Bjarnason-Wehrens B, Predel H, Graf C, Rost R. Ambulante kardiale Rehabilitation der Phase II (Kölner Modell) – einschließlich der Ergebnisse drei Jahre nach Abschluss der Rehabilitation. Herz 1999; 24 (Suppl 1): 9–23.

Bürger W, Koch U. Aktuelle Entwicklungstrends in der medizinischen Rehabilitation und ihre Bedeutung für den Bereich der Psychosomatischen Rehabilitation. Psychother Psychosom Med Psychol 1999; 49: 302–311.

Bürger W, Buschmann-Steinhage R. Rehabilitative Angebotsformen. In: Bengel J, Koch U (Hrsg.). Grundlagen der Rehabilitationswissenschaften. Heidelberg: Springer 2000, S. 140–162.

Buschmann-Steinhage R. Einrichtungen der Rehabilitation und ihre Aufgaben. In: Delbrück H, Haupt E (Hrsg.). Rehabilitationsmedizin. Therapie und Betreuungskonzepte bei chronischen Krankheiten. München: Urban & Schwarzenberg 1996, S. 73–89.

Dinger U, Köhling J, Klipsch O, Ehrenthal J, Nikendei C, Herzog W, Schauenburg H. Tagesklinische und stationäre Psychotherapie der Depression (DIP-D) – Sekundäre Erfolgsmaße und Katamneseergebnis einer randomisiert-kontrollierten Pilotstudie. Psychother Psych Med 2015; 65: 261–267.

DRV – Deutsche Rentenversicherung Bund. Reha-Bericht 2018. Die medizinische und berufliche Rehabilitation der Rentenversicherung im Licht der Statistik. Berlin: DRV 2018.

Fechtner S, Bethge M. Ambulant vs. stationär durchgeführte Rehabilitationen: Ergebnisse einer Propensity Score gematchten Analyse. Rehabilitation 2017; 56: 372–378.

Froböse I, Wilke C. Studie zur Qualität in der ambulanten orthopädisch-traumatologischen Rehabilitation. In: Schmidt-Ohlemann M, Zippel C, Blumenthal W, Fichtner H-J (Hrsg.). Ambulante wohnortnahe Rehabilitation. Ulm: Universitäts-Verlag 1998, S. 364–367.

Geiselmann B, Linden M. Vollstationäre, tagesklinische und kombiniert stationär-teilstationäre psychosomatische Rehabilitation im Vergleich. Verhaltenstherapie und Verhaltensmedizin 2001; 22(4): 433–451.

Geiselmann B, Baudisch F, Linden M. Die teilstationäre („ganztägig ambulante") Rehabilitation im Vergleich zur ambulanten und vollstationären Versorgung als Paradigma für die Bedeutung des therapeutischen Milieus. In: Linden M (Hrsg.). Therapeutisches Milieu. Healing Environment in medizinischer Rehabilitation und stationärer Behandlung. Berlin: Medizinisch Wissenschaftliche Verlagsgesellschaft 2011, S. 93–102.

Husen E, Bailer H, Grulke N. Evaluation ganztägig ambulanter psychosomatischer Rehabilitation – Ergebnisse einer Pilotstudie bei Patienten mit psychischen Störungen. Praxis Klin Verhaltensmed Rehabil 2011; 88: 33–39.
Koçar C. Indikation und Verlauf tagesklinischer und stationärer psychosomatischer Behandlung. Medizinische Fakultät der Universität Ulm: Dissertation 2010.
Marshall M, Crowther R, Sledge W, et al. Day hospital versus admission for acute psychiatric disorders. Cochrane Database Syst Rev 2011; 12: CD004026.
Muthny F, Oberpenning R, Küchenmester U, Riehemann W. Indikation, Akzeptanz und Wirksamkeit teilstationärer Rehabilitationsmaßnahmen. Münster: LIT Verlag 1997.
Oelmann S, Licht M, Bassler M et al. Ganztägig ambulante vs. stationäre psychosomatische Rehabilitation. Psychother Psych Med 2014; 65(6): 223–233.
Priebe S, Jones G, McCabe R, et al. Effectiveness and costs of acute day hospital treatment compared with conventional inpatient care. Br J Psychiatry 2006; 188: 243–249.
Rüddel H, Jürgensen R. Teilstationäre psychosomatische Rehabilitation in der Psychosomatischen Fachklinik St.-Franziska-Stift Bad Kreuznach. Praxis Klin Verhaltensmed Rehabil 1998, 44: 39–44.
Rüddel H, Mans EJ. Teilstationäre psychosomatische Rehabilitation: Erste Erfahrungen und Ergebnisse aus der Psychosomatischen Fachklinik St. Franziska-Stift Bad Kreuznach. In: Schmidt-Ohlemann M, Zippel C, Blumenthal W, Fichtner H-J (Hrsg.). Ambulante wohnortnahe Rehabilitation. Ulm: Universitäts-Verlag 1998, S. 141–146.
Rüddel H, Jürgensen R, Terporten G, Mans E. Vergleich von Rehabilitationsergebnissen aus einer psychosomatischen Fachklinik mit integriertem vollstationären und teilstationären Rehabilitationskonzept. Rehabilitation 2002; 41: 189–191.
Schönle P, Leyhe T. Ambulante neurologische Rehabilitation: Konzepte, Praxis, Outcome. Bad Honnef: Hippocampus 2000.
Schonnebeck M. Hier und Jetzt. Spezifika einer psychosomatischen Reha im Tagesklinik-Modus. Ärztl Psychother 2018; 13: 17–22.
Tebar M. Ganztägig ambulante Rehabilitation von Alkohol- und Medikamentenabhängigen. Lengerich: Pabst 2008.
Winter A. Differenzielle Indikation und Wechsel des Settings von tagesklinischer und stationärer psychosomatischer Behandlung im Rahmen einer integriert arbeitenden psychosomatischen Klinik. Medizinische Fakultät der Universität Ulm: Dissertation 2011.

11.2 Medizinisch-berufliche Rehabilitation für Menschen mit schwereren psychischen Erkrankungen

Sabine Kreß

Zur Orientierung

- Für Menschen mit psychischer Erkrankung gibt es zwei Formen der medizinischen Rehabilitation: psychosomatische Reha und RPK.
- RPK-Maßnahmen beginnen als medizinische Rehabilitation und können nahtlos als berufliche Rehabilitation fortgesetzt werden.
- RPK-Maßnahmen sind Menschen mit komplexen Teilhabestörungen als Folge psychischer Erkrankung vorbehalten.
- Die Rehabilitation in der RPK findet an der Lebenswelt orientiert im konkreten Lebenskontext der Rehabilitanden statt, also vorwiegend ambulant und wohnortnah.
- Die Rehabilitation dauert bis zu 24 Monate.
- Das Angebot einer Erprobung auf dem allgemeinen Arbeitsmarkt ist obligat.
- Betroffene nehmen selbst mit den regionalen Einrichtungen Kontakt auf.
- Die Mitarbeiter der RPK übernehmen die Beantragung der Kostenübernahme.

11.2.1 RPK: Angebot, Indikation und Zugang

Psychische Erkrankungen sind häufig lang andauernd und rezidivierend. Die Betroffenen verändern sich im Laufe der Erkrankung in ihrem Erleben und Selbstverständnis und damit auch in ihrem Verhalten gegenüber ihrer Umwelt. Das hat oft gravierende Folgen für ihre sozialen Beziehungen und bedroht oder zerstört ihre Teilhabe in allen Lebensbereichen. Soziale Rollen können nicht mehr ausgefüllt werden oder werden den Betroffenen nicht mehr zugestanden.

Rehabilitation hat die zentrale Aufgabe der Sicherstellung und Wiederherstellung von Teilhabe. Je komplexer die Lebensveränderung sich darstellt, umso individueller und konkreter muss die Unterstützung sein, um diese destruktiven und im Ergebnis häufig exkludierenden sozialen Prozesse umzukehren. Bei schwereren psychischen Erkrankungen sind RPK-Maßnahmen dann das Mittel der Wahl.

Fallbeispiel

Ausgangssituation

Laura S. (32) leidet an einer inzwischen mittelgradig ausgeprägten depressiven Episode. 10 Wochen Psychiatrie (6 Wochen stationär, 4 Wochen Tagesklinik) hat sie hinter sich, im Moment erfolgt eine ambulante Psychotherapie. Zuletzt arbeitete sie als Krankenschwester auf einer internistischen Intensivstation im Dreischichtsystem; seit nunmehr 8 Monaten ist sie arbeitsunfähig.
Der von der Krankenkasse wegen des fortgesetzten Krankengeldbezugs einbezogene MDK hat eine Rehabilitation empfohlen, da die Erwerbsfähigkeit gefährdet (§ 51 SGB V) und die Rehabilitationsfähigkeit gegeben sei. Es besteht eine Mitwirkungspflicht (§ 60 ff. SGB I) für Laura S. als Versicherte, sie muss nun einen Reha-Antrag stellen.
Der Sachbearbeiter der Krankenkasse hat ihr einen Antrag auf Leistungen zur Teilhabe am Arbeitsleben mitgegeben. Ihr Psychotherapeut sprach von der Möglichkeit einer stationären psychosomatischen Rehabilitation. Eine Mitpatientin in der Klinik hatte ihr vom ganztags ambulanten Angebot einer RPK in ihrer Heimatstadt erzählt. Mit allen drei Optionen hätte sie ihre Mitwirkungspflicht erfüllt. Doch was würde ihr tatsächlich weiterhelfen?

11.2.2 Einordnung der RPK in die Rehabilitationslandschaft

Die medizinische Rehabilitation ist definitionsgemäß eine ärztlich geleitete und von einem multiprofessionellen Team durchgeführte Komplexmaßnahme. Inhalt der Rehabilitation sind prinzipiell alle Bereiche der gesellschaftlichen Teilhabe, abhängig vom individuellen Reha-Bedarf der Betroffenen. Die berufliche Rehabilitation (= Leistungen zur Teilhabe am Arbeitsleben) hat ausschließlich den Teilhabebereich Arbeit im Fokus. Für Menschen mit einer Diagnose aus dem Kapitel V der ICD-10 (Psychische und Verhaltensstörungen, „F-Diagnosen") zeigt sich die Landschaft wie in ➤ Tab. 11.2 dargestellt.

Fallbeispiel

Forts.: Die Entscheidung

Laura S. will eine Entscheidung treffen. Sie ist gerne Krankenschwester, auch wenn sie inzwischen weiß, wie sehr sie die Arbeit belastet. Es erscheint ihr unvorstellbar, bald an ihren Arbeitsplatz zurückzukehren. Sie kommt mit Mühe morgens aus dem Bett, zwei Termine am Tag lasten sie vollständig aus, manchmal schafft sie nicht mal das. Und wie es in ihrer Wohnung aussieht, sollte auch besser keiner wissen. Sie hat kaum Kontakte, telefoniert höchstens mal mit einer Freundin. Einmal in der Woche geht sie wieder zur Chorprobe. Hier akzeptiert man es, wenn sie nur bis zur Pause durchhält, weil sie sich nicht länger konzentrieren kann. Es tut ihr trotz aller Selbstzweifel gut, wieder dabei zu sein.
Nach einem weiteren Gespräch mit ihrem Psychiater ist sie sich nun sicher, dass eine berufliche Rehabili-

Tab. 11.2 Systematik der Reha-Angebote für Menschen mit psychischen Erkrankungen

	Leistungsträger	Maßnahme
Medizinische Rehabilitation	Krankenkassen nach § 40 SGB V DRV nach § 10 SGB VI	Psychosomatische Rehabilitation ***RPK***
Berufliche Rehabilitation / Leistungen zur Teilhabe am Arbeitsleben (LTA)	DRV Agentur für Arbeit	***RPK*** Arbeitstraining und Berufsfindung (BTZ/ATZ) Umschulung (BfW) Ausbildung (BBW) u. a. Job Coaching (keine Regelfinanzierung)
Soziale Rehabilitation	Sozialamt, überörtlicher Sozialhilfeträger	Stationäres und ambulantes betreutes Wohnen Tagesstätte u. a.

ATZ = Arbeitstrainingszentrum; BTZ = berufliches Trainingszentrum; BBW = Berufsbildungswerk; BfW = Berufsförderungswerk

tation für sie noch zu früh käme. Den unausgefüllten LTA-Antrag legt sie erst einmal beiseite. Das Angebot einer (stationären) psychosomatischen Rehabilitation spricht sie an. Allerdings würde es ihr schwerfallen, noch einmal so lange von zu Hause fort zu sein. In der ambulanten Psychotherapie fühlt sie sich außerdem gut aufgehoben. Also beschließt sie, einen Infotermin in der RPK vor Ort wahrzunehmen. Diese Termine finden regelmäßig statt; sie muss sich nur telefonisch anmelden. ■

11.2.3 Das RPK-Angebot

Reha-Einrichtungen für psychisch kranke und behinderte Menschen (RPK) arbeiten ausnahmslos nach der RPK-Empfehlungsvereinbarung vom 4.11.2010 (Jäckel et al. 2010). Es sollen medizinische und berufliche Reha-Leistungen möglichst nahtlos miteinander verknüpft werden. Das **konzeptionelle Bezugssystem** ist die ICF (BAR 2011).

Rehabilitationsgrundsätze sind: ambulant vor stationär, regional vernetzt und wohnortnah, personzentriert, niedrigschwellig und frühzeitig (DGPPN 2017).

Zielgruppe der Maßnahme sind Menschen mit schweren psychischen Erkrankungen. Die Schwere der Erkrankung definiert sich aber nicht über die ICD-10-Diagnose oder die Ausprägung der Symptomatik. Entscheidend ist die Tragweite der in der Folge der Erkrankung aufgetretenen Schädigungen (z. B. der psychosozialen Funktionen) und Beeinträchtigungen von Aktivitäten und Teilhabe in allen Lebensbereichen. Die Mehrzahl der Rehabilitanden in einer RPK-Maßnahme leidet unter affektiven Störungen, psychotischen Störungen, Persönlichkeits- und Verhaltensstörungen. Aber auch alle anderen Diagnosen aus dem Kapitel V der ICD-10 sind vertreten, vorausgesetzt die Krankheitsfolgen sind erheblich. Im Vordergrund stehende Suchterkrankungen mit aktivem Suchtmittelkonsum sind ausgeschlossen.

Die Rehabilitation erfolgt in **drei Phasen:**

1. Einstiegs- und Abklärungsphase
2. Trainingsphase
3. Verselbstständigungs- und Integrationsphase

Die Phasen werden bedarfsorientiert gestaltet und gehen nahtlos ineinander über. Es werden psychoedukative, bewältigungsorientierte und handlungsorientierte psychotherapeutische Verfahren sowie fachärztliche Therapie eingesetzt. Darüber hinaus werden obligatorisch in allen Einrichtungen Verfahren zur Arbeitsintegration angeboten. Zur **Steuerung des Reha-Prozesses** und zur Gewährleistung der Beziehungskonstanz soll in RPK-Einrichtungen methodisch Case Management eingesetzt werden.

Als **rehabilitatives Prinzip** hat sich insbesondere in den ganztagsambulanten Angeboten das Prinzip „First place, then train" (konkreten Platz im sozialen System einnehmen, dann trainieren) durchgesetzt. So wird durch wohnortnahe Behandlung und Lebensweltorientierung die Schaffung von Trainingswelten vermieden und der reale Lebenskontext der Rehabilitanden aktiv in die Rehabilitation eingebunden und genutzt. Primär wurde dieses Prinzip für die Arbeitsrehabilitation konzeptualisiert und inzwischen auch in den deutschsprachigen Ländern wissenschaftlich unter dem Begriff des „Supported Employment" untersucht (Hoffmann et al. 2014). Supported Employment ist charakterisiert durch einen niedrigschwelligen Zugang für Betroffene („no exclusion"), die sofortige Platzierung auf dem allgemeinen Arbeitsmarkt gefolgt von konsequenter, zeitlich unbefristeter Begleitung durch einen Job Coach unter Einhaltung sehr konkreter Qualitätsmerkmale (Fidelity Scale).

■ Fallbeispiel

Forts.: Es geht los

Laura S. hat vor 3 Monaten die RPK-Maßnahme begonnen. Sie kann in ihrer Wohnung bleiben und auch an den Chorproben teilnehmen. Nach einem Hausbesuch durch einen Mitarbeiter der RPK nimmt sie das Chaos in ihrer Wohnung in Angriff. Schritt für Schritt fühlt sie sich wohler, kann schließlich ihre Freundin zum Kaffeetrinken einladen. Mit dem RPK-Arzt hat sie zu Beginn eine schlaffördernde Medikation vereinbart. Jetzt ist sie dabei, die Medikation zu reduzieren, da sie sich tagsüber zu müde fühlt.

Der Austausch mit den Mitrehabilitanden in den unterschiedlichen Gruppenangeboten ist hilfreich; die berufliche Perspektive ist für alle ein drängendes Thema. Die RPK-Mitarbeiter lassen aber keinen Zweifel daran, dass auch die anderen Lebensthemen bearbeitet werden müssen.

Ein wichtiger Aspekt für sie ist auch die zeitliche Perspektive von zunächst 3 Monaten Reha mit der Option einer Verlängerung von bis zu 1 Jahr oder auch mehr. Dies gibt ihr das Gefühl, die Probleme in einem angemessenen Tempo angehen zu können, ohne sich immer wieder selbst zu überfordern. ▮

11.2.4 Die RPK-Landschaft

In Deutschland ist seit der Psychiatrie-Enquete eine sehr heterogene RPK-Landschaft entstanden. RPK-Einrichtungen sind intensiv örtlich vernetzt und mit ihrem Angebot in die Versorgungslandschaft der jeweiligen Regionen eingepasst. So finden sich RPK-Einrichtungen mit einem rein ambulanten, einem rein stationären oder einem gemischten Angebot. Alle RPK-Einrichtungen bieten medizinische Rehabilitation über die Krankenkassen und die Rentenversicherung an; ein großer Teil der Einrichtungen kann den nahtlosen Übergang in Leistungen zur Teilhabe am Arbeitsleben im RPK-Rahmen realisieren, verbunden häufig mit einem Leistungsträgerwechsel (Rentenversicherung, Agentur für Arbeit). Eine RPK-Maßnahme kann prognoseabhängig bis zu 2 Jahre dauern.

TIPP

Standorte und Kontaktdaten findet man auf der Homepage der Bundesarbeitsgemeinschaft RPK unter: www.bagrpk.de.

Das Zugangsverfahren ist in allen RPK-Einrichtungen ähnlich wie im Fallbeispiel beschrieben. Die Betroffenen stellen selbst den Kontakt her; die Mitarbeiter der Einrichtungen kümmern sich dann um die Antragstellung. Die Bearbeitungszeiten der Anträge sind i. d. R. überschaubar, die Wartezeiten auf einen Reha-Platz in den Regionen sehr unterschiedlich.

▮ Fallbeispiel

Forts.: Ausblick

Seit Laura S. sich für die RPK entschieden hat, sind 5 Jahre vergangen. Sie ist tatsächlich fast ein ganzes Jahr dort gewesen. Anfangs fiel es ihr sehr schwer, an allen Angeboten teilzunehmen, und sie hielt nur durch, weil die Anforderungen immer wieder ganz individuell auf ihre aktuelle Belastbarkeit ausgerichtet wurden. Erst nach 4 Monaten war sie bereit für ein Praktikum. Sie wählte eine Tätigkeit, die zunächst gar nichts mit ihrem eigentlichen Beruf zu tun hatte; sie half in einem Secondhandladen mit. Wichtig war für sie, dort pünktlich anzukommen, die vereinbarten 3 Stunden am Vormittag an 3 Tagen in der Woche durchzuhalten, den Kontakt zu den Kollegen zu erproben. Nie hätte sie gedacht, dass es eine so große Herausforderung sein könnte, gemeinsame Pausen durchzustehen. Aber gleichzeitig wuchs auch ihre Zuversicht.
Die nächste Erprobung erfolgte in einer Apotheke. Hier steigerte sie langsam ihre Arbeitszeiten und wurde immer belastbarer. Zwischenzeitlich hatte sie, unterstützt und begleitet von den Mitarbeitern der RPK, Kontakt zu ihrem alten Arbeitgeber. Eine innerbetriebliche Umsetzung war nicht zu realisieren. Der Reha-Berater der DRV, der regelmäßig in die RPK kam, schlug eine Umschulung vor. Sie verhandelte einen Auflösungsvertrag, beantragte LTA-Leistungen und begann im Anschluss an die RPK-Maßnahme eine von der DRV finanzierte betriebliche Umschulung zur Pharmazeutisch-kaufmännischen Assistentin in der Apotheke, in der sie ihr letztes Praktikum absolviert hatte. Nach der Ausbildung wurde sie dort mit einer 80-Prozent-Stelle übernommen. Im letzten Jahr war sie mit ihrem Chor auf einer Konzerttour im Elsass. ▮

Menschen mit schweren psychischen Erkrankungen darf die Hoffnung auf Wiederherstellung von Leistungsfähigkeit und Belastbarkeit im Alltag, Rückkehr oder Verbleib im bisherigen Lebenskontext mit der Vielfalt an sozialen Rollen und Verantwortungen nicht vorenthalten werden. Es ist wichtig, die Angebotsvielfalt der Reha-Landschaft für diese Menschen verfügbar zu machen – frühzeitig, angemessen optimistisch und am Bedarf des Einzelnen orientiert.

LITERATUR

BAR – Bundesarbeitsgemeinschaft für Rehabilitation e. V. (Hrsg.). RPK-Empfehlungsvereinbarung und Handlungsempfehlungen für die praktische Umsetzung. Frankfurt: 2011; www.bar-frankfurt.de/fileadmin/dateiliste/publikationen/empfehlungen/downloads/BARBroRPK_E.pdf (letzter Zugriff: 8.5.2020).

DGPPN – Deutsche Gesellschaft für Psychiatrie, Psychotherapie und Nervenheilkunde, Falkai P (Hrsg.). S3-Leitlinie Psychosoziale Therapien bei schweren psychischen Erkrankungen. Berlin, Heidelberg: Springer 2017; www.dgppn.de/_Resources/Persistent/624d163d1df61ca1e0

79a5ca496f6b6595e83d6b/S3-LL-PsychosozTherapien_Langversion.pdf (letzter Zugriff: 8.5.2020).
Hoffmann H, Jäckel D, Glauser S, et al. Long-term effectiveness of supported employment. Am J Psychiatry 2014; 171(11): 1183–1190.
Jäckel D, Hoffmann H, Weig W (Hrsg.). Praxisleitlinien Rehabilitation für Menschen mit psychischen Störungen. Bonn: Psychiatrie Verlag 2010.

11.3 Leitfaden zur beruflichen Rehabilitation

Christina Kraft-Bauersachs

Zur Orientierung

- Leistungen zur Teilhabe am Arbeitsleben (LTA) sollen eine dauerhafte berufliche Eingliederung ermöglichen und ein vorzeitiges Ausscheiden aus dem Erwerbsleben verhindern (SGB IX und SGB VI).
- Träger von LTA sind neben der DRV die Arbeitsagentur, die Gesetzliche Unfallversicherung oder die Sozialhilfeträger.
- Um die Indikation zu einer solchen Maßnahme zu prüfen und um abzuklären, ob die hierfür erforderliche Belastbarkeit besteht, ist im Vorfeld eine psychosomatische Reha-Maßnahme sinnvoll. Dort kann der Patient auch vom Sozialdienst bei der Klärung der Zuständigkeit im Sozialversicherungssystem unterstützt werden.
- Dargestellt werden die medizinischen und versicherungsrechtlichen Voraussetzungen für eine LTA. Überlegungen zur Differenzialindikation erfolgen anhand von Fallbeispielen.

Zum Thema „Berufliche Rehabilitation sozialrechtlich: Leistungen zur Teilhabe am Arbeitsleben (LTA)“ besteht insbesondere bei behandelnden Ärzten, Psychologischen Psychotherapeuten und Sozialarbeitern in den Akut- und Reha-Kliniken ein hoher Informationsbedarf. Dieser Beitrag führt in das Thema „Berufliche Rehabilitation“ ein und gibt einen Einblick in die sozialmedizinische Bearbeitung von Anträgen auf LTA bei der DRV Bund. Die gesundheitsfördernden Aspekte einer guten und passenden Arbeit gerade auch für Menschen mit psychischen Erkrankungen sind wissenschaftlich unbestritten. Nicht nur der einzelne Mensch profitiert von einer gelungenen Teilhabe, sondern auch die ganze Gesellschaft.

11.3.1 Gesetzliche Grundlagen

Gesetzliche Grundlage für die Leistungen zur Teilhabe am Arbeitsleben ist das Sozialgesetzbuch (SGB IX) von 2001. Behinderte und von Behinderung bedrohte Menschen erhalten Leistungen nach SGB IX und den für die Rehabilitationsträger geltenden Leistungsgesetzen. Konzeptionelles Bezugssystem ist die ICF. Das SGB IX wurde mit dem Bundesteilhabegesetz (BTHG), das zum 1.1.2017 in Kraft trat, umfassend reformiert. Die Reformen werden stufenweise bis zum 1.1.2023 in Kraft treten und führen im Reha- und Teilhaberecht zu deutlichen strukturellen wie auch inhaltlichen Veränderungen. Die Selbstbestimmung und Teilhabe behinderter Menschen zu fördern ist ein zentrales Anliegen. Die Rehabilitationsträger werden in Teil 1 des neuen SGB IX zur engen Zusammenarbeit verpflichtet. Das BTHG regelt detailliert die Zuständigkeitsklärung, Bedarfserkennung und -ermittlung, Teilhabeplanverfahren und Koordinierung der Leistungen. Der Antragsteller ist dabei zeitnah über die einzelnen Verfahrensschritte zu informieren.

Ab 1.1.2020 wird die Eingliederungshilfe aus der Sozialhilfe herausgelöst und stellt dann den neuen Teil 2 des SGB IX dar; Teil 3 behandelt das Schwerbehindertenrecht.

Welche Träger erbringen Leistungen zur Teilhabe am Arbeitsleben?

Es gibt keinen einheitlichen Träger für Leistungen zur Teilhabe am Arbeitsleben. Die Leistungskataloge ähneln sich, unterschiedlich sind die Voraussetzungen der Leistungserbringung und die Ausführungsregelungen, die sich in den jeweiligen Sozialgesetzbüchern der Träger und im gemeinsamen SGB IX finden.

- **Bundesagentur für Arbeit (BA):** LTA sollen die dauerhafte Teilnahme von behinderten oder schwerbehinderten Menschen am Arbeitsleben sichern (SGB IX und SGB III).
- **Gesetzliche Rentenversicherung (DRV):** LTA sollen eine dauerhafte berufliche Eingliederung

ermöglichen und ein vorzeitiges Ausscheiden aus dem Erwerbsleben verhindern (SGB IX und SGB VI).
- **Gesetzliche Unfallversicherung (GUV):** LTA sollen nach Unfall oder bei Berufskrankheit eine Rückkehr ins Arbeitsleben ermöglichen (SGB IX und SGB VII).
- **Träger der Grundsicherung** (Arbeitsgemeinschaften [ARGEn]) oder zugelassene kommunale Träger (optierende Kommunen) können gemäß § 6a SGB IX unter definierten Bedingungen auch die Kosten für LTA für Langzeitarbeitslose übernehmen (SGB II und SGB IX).
- **Sozialhilfeträger** erbringen LTA nachrangig zu den anderen Sozialleistungsträgern in Abhängigkeit der individuellen wirtschaftlichen Verhältnisse (SGB XII und SGB IX).
- **Träger der öffentlichen Jugendhilfe** können Leistungen zur Teilhabe für Kinder und Jugendliche erbringen (SGB VIII und SGB IX).
- **Träger der Kriegsopferversorgung und der Kriegsopferfürsorge** gewähren LTA im Rahmen des Rechts auf soziale Entschädigung bei Gesundheitsschäden (Bundesversorgungsgesetz und SGB IX).

Im Weiteren bezieht sich der Beitrag auf die gesetzliche Rentenversicherung.

TIPP

Zusätzliche Informationen zu hier nicht angesprochenen Themenfeldern finden sich im Rahmenkonzept LTA von 2009 (Download unter www.deutsche-rentenversicherung.de).

Welche Voraussetzungen für die Gewährung von LTA sind erforderlich?

1. **Persönliche Voraussetzungen** (§ 10 SGB VI) erfüllen Versicherte, bei denen eine erhebliche Gefährdung oder Minderung der Erwerbsfähigkeit als Folge von Krankheit oder körperlicher, seelischer oder geistiger Behinderung vorliegt und bei denen voraussichtlich bei erheblicher Gefährdung eine Minderung der Erwerbsfähigkeit durch Leistungen zur medizinischen Rehabilitation oder durch Leistungen zur Teilhabe am Arbeitsleben abgewendet werden kann. Bei schon geminderter Erwerbsfähigkeit soll voraussichtlich durch Leistungen zur medizinischen Rehabilitation oder durch Leistungen zur Teilhabe am Arbeitsleben eine wesentliche Besserung oder Wiederherstellung der Erwerbsfähigkeit erreicht oder zumindest eine wesentliche Verschlechterung abgewendet werden. Liegt eine teilweise Erwerbsminderung ohne Aussicht auf wesentliche Besserung vor, soll durch LTA der Arbeitsplatz voraussichtlich erhalten werden.

! MERKE

Von erheblicher Gefährdung der Erwerbsfähigkeit wird ausgegangen, wenn durch die gesundheitlichen Beeinträchtigungen und die damit verbundenen Funktionseinschränkungen in absehbarer Zeit (je nach Einzelfall bis zu 3 Jahre) mit einer Minderung der Leistungsfähigkeit im Erwerbsleben zu rechnen ist.

2. **Versicherungsrechtliche Voraussetzungen** (§ 11 SGB VI) erfüllen Versicherte, die eine Wartezeit von 180 Kalendermonaten = 15 Jahre Beitragszeiten erreichen oder eine Erwerbsminderungsrente beziehen. Für Versicherte unter 15 Jahren Wartezeit können LTA erbracht werden, wenn dadurch eine Erwerbsminderungsrente vermieden wird oder wenn sich die LTA-Notwendigkeit unmittelbar aus einer zuvor durchgeführten medizinischen Rehabilitation (bis 6 Monate nach Ende der Reha) ergibt. LTA werden nur auf Antrag eines Versicherten erbracht (➤ Abb. 11.1).

Im Jahr 2015 wurden 434.308 Anträge auf LTA gestellt: 68 % wurden bewilligt, 24 % abgelehnt und 8 % anderweitig erledigt. 73 % der Ablehnungen

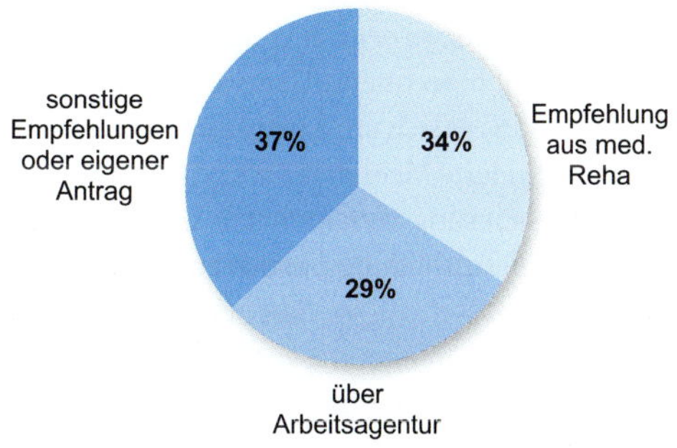

Abb. 11.1 Antragszugang für Leistungen zur Teilhabe am Arbeitsleben (LTA) [W983, L231]

erfolgten aus medizinischen Gründen, beim Rest waren meistens die versicherungsrechtlichen Voraussetzungen nicht erfüllt. Abgeschlossen wurden 153.000 LTA-Leistungen.

Welche Leistungsarten stehen im Vordergrund?

Am weitaus häufigsten sind mit 46 % Leistungen zum Erhalt eines Arbeitsplatzes (z. B. Umsetzung im Betrieb, Einsatz technischer Arbeitsplatzhilfen, Arbeitgeberberatung, arbeitsplatzbezogene Qualifizierungen) sowie Leistungen zur Unterstützung bei der Vermittlung eines neuen, behinderungsgerechten Arbeitsplatzes. Dazu gehören auch KfZ-Hilfen, wenn der Arbeitsplatz behinderungsbedingt sonst nicht erreicht werden kann. Berufliche Bildungsleistungen machen 20 % aus und können in drei Gruppen aufgeteilt werden:

- Berufliche Weiterbildung, z. B. Umschulung mit IHK-Abschluss,
- Leistungen zur Anpassung bzw. Integration (z. B. Trainingsmaßnahmen für psychisch Beeinträchtigte) und
- Qualifizierungsmaßnahmen zur Erweiterung der beruflichen Fachkenntnisse.

Umschulungen sind nur im Einzelfall erforderlich, die Dauer ist auf 24 Monate begrenzt. Für eine vorgesehene berufliche Bildungsleistung muss der Rehabilitand gesundheitlich geeignet und belastbar für die Durchführung der Bildungsleistung sein. Dies wird bei Bedarf durch ein Assessmentverfahren geprüft. Berufliche Bildungsleistungen werden in Berufsförderungswerken (BfW), beruflichen Trainingszentren (BTZ), bei privaten Bildungsträgern, staatlichen Fachschulen oder in Betrieben erbracht. Die wirtschaftliche Absicherung während der Dauer der LTA erfolgt durch ein individuell berechnetes Übergangsgeld. Bei 7 % der LTA handelt es sich um Leistungen in einer Werkstatt für behinderte Menschen (WfbM). Es werden ein 3-monatiges Eingangsverfahren und 2-mal 12 Monate Training im Berufsbildungsbereich einer WfbM übernommen. Voraussetzung ist, dass bei den Teilnehmern eine volle Erwerbsminderung vorliegt, Werkstattfähigkeit gegeben ist und ein Mindestmaß an wirtschaftlich verwertbarer Arbeit erbracht werden kann.

Für LTA spielen statistisch vor allem zwei Indikationen eine Rolle: An erster Stelle lagen wie in den Vorjahren auch 2015 Muskel-, Skelett- und Bindegewebserkrankungen mit 60 % bei Männern und 51 % bei Frauen. An zweiter Stelle folgten die psychischen Erkrankungen inkl. Abhängigkeitserkrankungen mit 32 % bei Frauen und 17 % bei Männern. Neurologische Krankheiten spielen mit einem Anteil von 3 % bei Frauen und 4 % bei Männern nur eine geringe Rolle; dies gilt auch für weitere somatische Indikationen.

Wie erfolgt die LTA-Antragsbearbeitung?

Dargestellt wird die Antragsbearbeitung bei der DRV Bund. Die Anträge werden in drei LTA-Dezernaten bearbeitet; die Zuständigkeit richtet sich nach dem Wohnort des Versicherten. Liegen die versicherungsrechtlichen Voraussetzungen vor, wird nach festgelegten Kriterien ein Bezugsberuf bestimmt. Der Bezugsberuf ist nicht immer identisch mit der zuletzt ausgeübten sozialversicherungspflichtigen Tätigkeit. Die Prüfung erfolgt nach Aktenlage. Im Sozialmedizinischen Dienst (SMD) sind langjährig klinisch erfahrene Ärzte tätig – i. d. R. Fachärzte, insbesondere aus dem Bereich Psychiatrie und Psychosomatik. Differenzierte berufskundliche und arbeitsmedizinische Kenntnisse sind ebenso erforderlich wie ein Überblick über die Vielfalt an Leistungsangeboten und Leistungsarten.

Die eingereichten medizinischen Befundberichte, auch Gutachten der Agentur für Arbeit oder Gutachten des Medizinischen Dienstes der Krankenkassen (MDK) etc. und die Selbstauskunftsangaben werden ausgewertet. Falls erforderlich, erfolgt die Anforderung weiterer Unterlagen, ggf. mit spezieller Fragestellung. Von besonderer Bedeutung ist der Befundbericht der behandelnden Ärzte möglichst mit Angaben zu Funktionseinschränkungen auf psychomentalem und / oder somatischem Gebiet gemäß ICF. Ein virtuelles Bild des Antragstellers entsteht, Kontextfaktoren, Barrieren und Ressourcen sind ein Teil. Die diagnostischen und therapeutischen Möglichkeiten sollten überwiegend im Rahmen der Akutbehandlung ausgeschöpft worden sein. Geprüft wird auch, ob vorrangig eine psychosomatische Rehabilitation oder eine medizinisch-berufliche Rehabilitation (z. B. eine Belastungserprobung in einer Reha-Klinik der Phase II) oder eine medizinische Rehabilitation psychisch Kranker (RPK) indiziert ist. Im LTA-Antragsverfahren können die genannten Leistungen im Einzelfall angeboten werden.

Sind die Behandlungs- und Reha-Möglichkeiten ausgeschöpft und liegen überdauernde Funktionseinschränkungen auf somatischem und / oder psychomentalem Gebiet vor, die mit den üblichen Tätigkeitsmerkmalen des Bezugsberufs eines Antragstellers nicht mehr vereinbar sind, so kann ein LTA-Bedarf festgestellt werden. Darüber hinaus sollten eine ausreichende Reha-Fähigkeit und eine positive Prognose bezüglich einer längerfristigen, erfolgreichen Wiedereingliederung auf den allgemeinen Arbeitsmarkt durch LTA vorliegen. Durch den SMD wird dann eine sozialmedizinische Leistungsbeurteilung für den Rehabilitanden mit Angaben zum positiven und negativen Leistungsbild erstellt, die als Arbeitshilfe für den örtlich zuständigen Reha-Berater dient. Gemeinsam wird unter Berücksichtigung von Eignung, Neigung, Vorkenntnissen und Arbeitsmarkt ein Reha-Plan erstellt; das Dezernat ist eingebunden. Die Reha-Berater erhalten im Rahmen ihrer Einarbeitung in Berlin auch vom SMD eine ausführliche Unterweisung. Die Mehrheit der Reha-Berater bringt vorberuflich Erfahrungen bei der Eingliederung insbesondere von psychisch behinderten Menschen mit.

Zusammenspiel Reha-Klinik und LTA

Was ist zu beachten, wenn Patienten explizit vor Gewährung oder zur Prüfung einer LTA in die Klinik geschickt werden – manchmal sogar im Rahmen eines Klageverfahrens?

In der Regel sollte der Klinik von der DRV mit dem Bewilligungsbescheid und der Zusendung der medizinischen Unterlagen mitgeteilt werden, dass die Reha im Rahmen eines LTA-Antrags bzw. Widerspruchs- oder Klageverfahrens gewährt wurde, und es sollte sich die Festlegung des Bezugsberufs, auf den sich die sozialmedizinische Leistungsbeurteilung der Klinik zu beziehen hat, in den Unterlagen befinden. Trotzdem ist es immer sinnvoll, im Anamnesegespräch zu klären, ob ein LTA-Verfahren bereits besteht, und ggf. in der Verwaltung der DRV nachzufragen, wie der Sachstand ist und welcher Bezugsberuf festgelegt wurde.

Für den SMD im LTA-Verfahren ist es wichtig zu erfahren, welche Berufswünsche bezüglich LTA von den Patienten geäußert werden. Im Entlassungsbericht sollte die Klinik es vermeiden, sich dazu explizit zu positionieren. Im Streitfall ist die z. B. den Berufswunsch unterstützende Festlegung der Klinik klagerelevant. Die Klinik sollte insbesondere bei bestehenden Widerspruchs- und Klageverfahren in LTA darauf achten, die Vorbefunde zu erhalten. Im Einzelfall ist auch eine Kontaktaufnahme zum Sozialmedizinischen Dienst der DRV sehr sinnvoll, um komplexe Fragestellungen zu klären. Wird ein LTA-Bedarf seitens der Klinik festgestellt, sollte der Entlassungsbericht mit dem Beratungsvermerk der Sozialberatung und / oder der Klinik-Reha-Beratung umgehend an die DRV gesendet werden. Diese Dokumente werden für die medizinische Rehabilitationsakte eingescannt und können dann von LTA abgerufen werden.

TIPP

Um zeitliche Verzögerungen im LTA-Verfahren zu vermeiden, kann es sinnvoll sein, der Sachbearbeitung in LTA mitzuteilen, dass die Reha-Maßnahme beendet ist und der Entlassungsbericht bereits verschickt wurde. Besteht noch kein LTA-Vorgang, sollte während der Sozialberatung gemeinsam mit dem Patienten der Antrag auf LTA gestellt und abgesendet werden. Dadurch wird eine schnelle Antragsbearbeitung gewährleistet.

11.3.2 Fallbeispiele

Anhand einiger Fallbeispiele aus der Praxis des SMD werden im Folgenden Möglichkeiten und Grenzen der LTA dargestellt. Zu beachten ist, dass (analog dem Rentenverfahren) immer eine sorgfältige und umfassende Prüfung des Einzelfalls durch den Kostenträger erfolgt. Für die DRV Bund gelten die beschriebenen Kriterien und Abläufe. Wurde vor Antragstellung eine psychosomatische Rehabilitation durchgeführt, wie in den folgenden Fallbeispielen, so erfolgt die Prüfung auch in diesen Fällen. Das Ergebnis ist nicht immer kongruent mit den Empfehlungen der Reha-Klinik.

Fallbeispiele

Fall 1

Frau A., eine 47-jährige Altenpflegerin, ist im Beruf bereits wiederholt über mehrere Monate wegen einer depressiven Entwicklung (von ihr als Burnout erlebt) und chronischer Schmerzen ausgefallen und nun seit 1 Jahr arbeitsunfähig. Auch nach ambulanter Psychotherapie, antidepressiver Medikation und stationärer psychosomatischer Rehabilitation traut sie sich den beruflichen Wiedereinstieg nicht zu. Sie fühlt sich der Konfrontation mit dem Schicksal der Patienten und der Personalknappheit auf der Station nicht mehr gewachsen. In der Reha-Klinik wird das Leistungsvermögen für die bisherige Tätigkeit mit Hinweis auf die schlechte Abgrenzungsfähigkeit auf unter 3 Stunden eingeschätzt. Hieraus ergibt sich, dass eine LTA medizinisch sinnvoll ist.

Frau A. möchte eigentlich zur Ergotherapeutin umschulen. Hier ist die Prognose wegen der schlechten Abgrenzungsfähigkeit gegenüber Patienten aber ebenfalls ungünstig, sodass dies nicht gefördert werden kann. Die sozialmedizinische Leistungsbeurteilung, die dem Reha-Berater vorliegt, schließt therapeutische und pädagogische Tätigkeiten bei Vorliegen u. a. einer eingeschränkten Abgrenzungsfähigkeit, Flexibilität und Stressbelastbarkeit aus. Nach einem Gespräch mit dem Reha-Fachberater entschließt sich Frau A. zur Weiterqualifikation im Bereich Qualitätsmanagement. Die Weiterbildung wird von der DRV gefördert, und mithilfe eines Lohnkostenzuschusses für die Phase der innerbetrieblichen Umsetzung gelingt die berufliche Wiedereingliederung.

Fall 2

Herr B. (34) hat Lehramt für Mathematik und Physik studiert. Im Beruf dekompensiert er jedoch bald und ist bereits seit über 1 Jahr krankgeschrieben. Schon der Gedanke an eine Konfrontation mit Schülern und Eltern löst Panik bei ihm aus. In der Reha-Klinik zeigen sich eine selbstunsichere Persönlichkeitsstörung und eine schwere soziale Phobie. Es ist klar, dass Herr B. für den Lehrerberuf nicht geeignet ist. Das Studium hat er mit vielen Mühen durchgezogen, weil er sich gegen entsprechenden Druck seiner Eltern nicht durchsetzen konnte. Nach der Reha sowie nach Prüfung und Bewilligung durch den Kostenträger erfolgte zunächst eine Berufsfindungsmaßnahme mit Praxiserprobung in einem Berufsförderungswerk. Als geeignet erwies sich eine Bürotätigkeit im Bereich Informatik, sodass Herr B. eine entsprechende Weiterbildung mit IHK-Abschluss durchführte und in seinem Praktikumsbetrieb auch eine Anstellung fand.

Fall 3

Bei Frau C., einer 24-jährigen Altenpflegerin mit komplexer PTBS nach sexueller Traumatisierung in der Kindheit, löst der enge körperliche Kontakt zu Patienten immer wieder Intrusionen aus. Sie hatte diesen Beruf gewählt, um schnell finanziell unabhängig zu sein und um aus dem Elternhaus herauszukommen. Doch auch nach einer erfolgreichen Traumatherapie ist die ständige körperliche Nähe in der Pflege für sie nicht mehr möglich. Die Indikation zur LTA ist gegeben; empfohlen wird eine Umschulung zur Sozialversicherungsfachangestellten. Hier fühlt sich Frau C. aber unterfordert. Sie lehnt die LTA ab und entschließt sich, ein Pharmaziestudium selbst zu finanzieren bzw. BAföG zu beantragen, da die Förderung eines Studiums im Rahmen der LTA nicht vorgesehen ist. In Ausnahmefällen kann ein Fachhochschulstudium gefördert werden, wenn aus gesundheitlichen Gründen nur auf diese Weise die berufliche Wiedereingliederung möglich ist. Sie schließt ihr Studium erfolgreich ab und arbeitet seit einigen Jahren in ihrem neuen Beruf.

Fall 4

Herr D., ein 34-jähriger Reiseverkehrskaufmann, ist seit 4 Jahren arbeitslos und seit 4 Monaten wegen einer depressiven Episode arbeitsunfähig. In der psychosomatischen Rehabilitation wird er zum beruflichen Wiedereinstieg motiviert; die depressive Symptomatik bessert sich durch die stationäre Psychotherapie und durch leitliniengerechte antidepressive Medikation deutlich. Nach 6 Jahren ohne Beruf traut er sich den direkten Wiedereinstieg aber nicht zu. Außerdem sind die Vermittlungschancen in seinem Beruf sehr schlecht geworden. In diesem Fall liegt die Zuständigkeit bei der Agentur für Arbeit, die Fördermaßnahmen aus Arbeitsmarktgründen anbietet.

Fall 5

Frau E., eine 34-jährige Bankkauffrau, leidet an einer somatoformen Schmerzstörung. Sie findet in ihrem Beruf keine Sinnerfüllung mehr und hat auch ethisch zunehmend Probleme damit, dass sie gezwungen wird, Kunden zu Produkten zu raten, die sie eigentlich nicht benötigen. Sie fragt, ob nicht eine Umschulung zur Heilpraktikerin unterstützt werden kann, da dies ihre innere Anspannung deutlich reduzieren würde. Der Wunsch nach einem Berufswechsel ist zwar nachvollziehbar, es besteht jedoch keine medizinische Indikation zur LTA.

Fall 6

Frau F., eine 44-jährige Sachbearbeiterin, ist seit 3 Jahren arbeitslos und seit 1½ Jahren wegen einer Depression und einer sozialen Phobie krankgeschrieben. Sie hat sich weitgehend sozial isoliert, und es besteht keine klare Tagesstruktur mehr. Eine ambulante Psychotherapie hat ihre Symptomatik deutlich gebessert, und in der Reha fasst sie den Entschluss, beruflich wieder Fuß zu fassen. Mit dem direkten Einstieg in den allgemeinen Arbeitsmarkt wäre sie aber überfordert, weshalb zunächst eine berufliche Trainingsmaßname als LTA durchgeführt wird.

Fall 7

Herr M., ein 45-jähriger Verkäufer im Elektronikbereich, leidet an einer ADHS im Erwachsenenalter und an einer Panikstörung. Trotz ausreichender fachspezifischer Behandlung, darunter auch eine tagesklinische Akutbehandlung und eine bereits vor 1 Jahr durchgeführte psychosomatische Rehabilitation, ist er aufgrund familiärer und beruflicher Probleme seit 9 Monaten erneut arbeitsunfähig. Er sieht sich gar nicht mehr in der Lage zu arbeiten. Im Rahmen des LTA-Antrags erfolgt eine medizinisch-berufliche Belastungserprobung (Dauer 6 Wochen stationär) in einer Phase-II-Einrichtung. Als Ergebnis werden Trainingsmaßnahmen für psychisch beeinträchtigte Menschen bewilligt, die Herr M. erfolgreich absolviert. Er findet durch Praktika einen leidensgerechten Arbeitsplatz in einem kleineren Fahrradladen; eine Qualifizierung zum Zweiradmechaniker ist berufsbegleitend möglich. ▌▌

11.3.3 Fazit für die Praxis

Die berufliche Rehabilitation kann ein wertvoller Baustein im Gesamtbehandlungsplan sein, wenn ein Patient aufgrund einer psychischen oder psychosomatischen Erkrankung seinen Beruf nicht mehr ausüben kann oder z. B. nach gesundheitlich bedingtem längerem Ausscheiden aus dem Erwerbsleben Unterstützung beim Wiedereinstieg benötigt. Eine erfolgreiche berufliche Rehabilitation kann wesentlich zu einer günstigen Langzeitprognose beitragen. Um die Indikation zu einer solchen Maßnahme zu prüfen und um abzuklären, ob die hierfür erforderliche Belastbarkeit besteht, ist im Vorfeld eine psychosomatische Reha-Maßnahme sinnvoll. Dort kann der Patient auch vom Sozialdienst bei der Klärung der Zuständigkeit im Sozialversicherungssystem unterstützt werden.

TIPP

Seit Herbst 2016 gibt es eine Website für Ärzte unter www.rehainfo-aerzte.de mit Suchfunktion sowie Ausfüllhilfen für Formulare und mit speicherbaren Formularen.

LITERATUR

BAR – Bundesarbeitsgemeinschaft für Rehabilitation e.V. (Hrsg.). Bundesteilhabegesetz kompakt 2017; www.bar-frankfurt.de/service/publikationen.html (letzter Zugriff: 8.5.2020).

DRV – Deutsche Rentenversicherung. Sozialmedizinische Begutachtung für die gesetzliche Rentenversicherung. 7. A. Berlin, Heidelberg: Springer 2011.

DRV – Deutsche Rentenversicherung. Leitlinie Sozialmedizinische Beurteilung bei psychischen und Verhaltensstörungen 2012; wird derzeit aktualisiert; einsehbar unter: www.deutsche-rentenversicherung.de (letzter Zugriff: 8.5.2020).

DRV – Deutsche Rentenversicherung Bund. Leistungen zur Teilhabe am Arbeitsleben (LTA). Rahmenkonzept der Deutschen Rentenversicherung. Stand: 21.8.2018; www.deutsche-rentenversicherung.de/SharedDocs/Downloads/DE/Experten/infos_reha_einrichtungen/konzepte_systemfragen/konzepte/rahmenkonzept_lta_datei.html (letzter Zugriff: 8.5.2020).

Kobelt A. Sozialmedizinische Probleme in der Psychotherapie. Psychotherapeutenjournal 2006; 224–231.

Schneider W, Dohrenbusch R, Freyberger HJ et al. (Hrsg.). Begutachtung bei psychischen und psychosomatischen Erkrankungen. Autorisierte Leitlinien und Kommentare. 2., überarb. u. erw. A. Bern: Hogrefe 2016.

11.4 Vernetzung mit Betrieben

Dieter Olbrich

Zur Orientierung

- Psychosomatische Reha-Kliniken sind i. d. R. nicht in regionale Versorgungsstrukturen eingebunden. Es werden Möglichkeiten der regionalen Vernetzung am Beispiel der Prävention und eines Modellprojekts mit Haus- und Betriebsärzten zur wohnortnahen psychosomatischen Rehabilitation vorgestellt.

- Regionale Vernetzung bietet für Patienten, Betriebe und Reha-Kliniken viele Vorteile: Die Patienten bleiben in ihren Sozialräumen, und eine schnelle Zuweisung ist möglich. Stationäre oder teilstationäre Rehabilitation und anschließende Nachsorge bleiben in einer Hand.
- Für Vernetzung ist eine aktive Reha-Klinik nötig, die als Akteur im Sozialraum der Versicherten wahrgenommen wird und sich regional aktiv engagiert.

11.4.1 Die psychosomatische Rehabilitationsklinik im medizinischen Versorgungssystem

Einmalig im internationalen Vergleich gibt es in Deutschland sowohl im stationären als auch im teilstationären Versorgungssystem für psychische und psychosomatisch Kranke zwei Bereiche:

1. zum einen psychiatrische und psychosomatische Krankenhäuser, die wohnortnah ihnen zugewiesene Patienten behandeln. Die Behandlungsdauer ist offen, Ziel ist die Kuration einer akuten psychischen oder psychosomatischen Erkrankung.
2. Daneben hat sich – in Deutschland historisch begründet – das System der medizinischen Rehabilitation entwickelt, das hauptsächlich von der gesetzlichen Rentenversicherung (RV) finanziert wird. Die psychosomatische Rehabilitation verfügt mit ca. 13.500 Betten über mehr Behandlungsplätze als die kurative stationäre Psychotherapie (Schmid-Ott et al. 2015).

Kennzeichen stationärer psychosomatischer Rehabilitation ist eine i. d. R. wohnortferne Behandlung der Patienten. Die Rehabilitation ist eine bewilligungspflichtige Leistung, die nach Antragstellung des Versicherten durch den RV-Träger geprüft und ggf. bewilligt wird. Der zuständige RV-Träger benennt in einem Bewilligungsbescheid eine Reha-Klinik, die die Behandlung durchführen soll. Es gibt ein Zeitkontingent für die Reha-Dauer, das im Falle von psychosomatischer Rehabilitation bei derzeit 38 Tagen liegt.

Hinzu kommt, dass in der Öffentlichkeit das System der medizinischen Rehabilitation nach wie vor als „Kur" wahrgenommen wird, womit zum Ausdruck gebracht wird, dass die „Kur" wohnortfern in einem „Kurort" stattfindet und vorwiegend auf Entspannung und Regeneration ausgerichtet sei. Der Patient sei so von seinem Zuhause „abgeschirmt". Dieses Modell entspräche dem Bild einer „geschlossenen Käseglocke".

Die Zahlen aus psychosomatischen Rehabilitationskliniken zeigen allerdings ein etwas anderes Bild: Es werden chronisch kranke Patienten behandelt, die nach langen AU-Zeiten oft fremdmotiviert in die Klinik kommen.

- 67 % sind bei Aufnahme arbeitsunfähig, der überwiegende Teil davon länger als 3 Monate.
- 6 % geben an, einen Rentenantrag gestellt zu haben, 4 % planen einen Rentenantrag zu stellen (Basisdokumentation Bad Salzuflen 2017).
- 58 % der Rehabilitanden beklagen Arbeitsplatzprobleme, 24 % sind arbeitslos.
- 56 % der Patienten werden arbeitsunfähig entlassen, bei 12 % wird eine Reha-Nachsorge verordnet.
- 10 % der Patienten beginnen nach der Reha eine stufenweise Wiedereingliederung, und bei 2,7 % wird eine berufliche Rehabilitation (Leistungen zur Teilhabe am Arbeitsleben) angeregt.

Diese Daten zeigen, wie notwendig eine Verzahnung von Reha-Klinik und häuslicher Lebenswelt des Patienten ist, um während der Rehabilitation erreichte Verbesserungen der Symptomatik zu erhalten und Perspektiven zur Reintegration ins Arbeitsleben vor Ort umzusetzen.

! MERKE

Der „Lebensraum Reha-Klinik", in dem sich Patienten zeitlich nur sehr begrenzt aufhalten, bedarf einer Vernetzung mit dem häuslichen Umfeld, dem **„Sozialraum"**[1] des Patienten.

Der Ansatz „Vernetzung der Sozialräume" entspräche als Metapher dem Bild eines „gut belüfteten Gewächshauses", nämlich im passageren Schutz der Reha-Klinik alltagstauglich erfolgversprechende Handlungsstrategien für eine umfassende Teilhabe in Beruf und Gesellschaft zu entwickeln. Den Rehabilitanden

[1] Der Begriff Sozialraum bezieht sich auf den Lebensraum eines Menschen mit seinen soziokulturellen Möglichkeiten und dem Potenzial der Person, diese auch zu nutzen (Friesenhahn et al. 2014).

einen solchen Ansatz zu vermitteln liegt nicht nur in der Verantwortung der Reha-Klinik, sondern sollte bereits bei der Initiative zur Reha-Antragstellung kommuniziert werden. Dies gilt umso mehr für präventive Leistungen, die ebenfalls zunehmend in Reha-Kliniken erbracht werden. Konsequenz daraus wäre:

! MERKE

- Es bedarf einerseits regionaler Vernetzung: Kommunikation mit Betrieben vor Ort zur Förderung einer wohnortnahen Prävention und psychosomatischer Rehabilitation.
- Andererseits bedarf es einer Vernetzung von Reha-Kliniken mit Akteuren im klinikfernen Sozialraum des Patienten, um positive Reha-Ergebnisse zu verstetigen (Vogel et al. 2017).

11.4.2 Regionale Vernetzung

Vernetzung mit Betrieben am Beispiel der Prävention

Üblicherweise kommen Patienten nach Zuweisung durch den RV-Träger in die Reha-Klinik. Der Klinik liegen mehr oder weniger umfangreiche medizinische Unterlagen vor; ansonsten gibt es keinen Austausch mit Behandlern oder anderen Akteuren im Vorfeld der Rehabilitation des Patienten – es sei denn, Fachärzte der Reha-Klinik nehmen nach der Sichtung der medizinischen Unterlagen Kontakt mit den Vorbehandlern oder dem RV-Träger auf.

Bei **Präventionsangeboten** der Rentenversicherung stellt sich die Situation anders dar: Aus der Reha-Klinik heraus sind Impulse nötig, um Versicherte zu erreichen und sie über Möglichkeiten der Prävention zu informieren. Es bedarf konkreter Angaben zu Inhalten, Zielen und Abläufen der Programme und wie diese im Arbeitsalltag eingebettet sind. Die Programme haben den Anspruch, berufsbegleitend zu sein. Idealerweise bedeutet dies nicht nur die Information von Versicherten, sondern auch die Ansprache von Betrieben und Unternehmen, Betriebsärzten und anderen Akteuren (z. B. regionale Verbände wie Industrie- und Handelskammern). Ein aktives Aufsuchen von Betrieben ist hierzu unabdingbar; Reha-Kliniken werden zu Experten und aktiven Beratern in allen Fragen zu präventiven und rehabilitativen Angeboten der Rentenversicherung. Idealerweise ergeben sich daraus Kooperationen mit dem „Firmenservice" der Rentenversicherung, bei dem speziell geschulte Fachberater Betriebe aktiv aufsuchen, um über Leistungsangebote zu informieren und im Einzelfall konkrete Unterstützung bei der Reintegration von Versicherten in die Arbeit zu geben (Moser und Busch 2018).

Beispielhaft sei dies am **Präventionsprogramm „Gesundheitsförderung und Selbstregulation durch individuelle Zielanalyse – GUSI"** dargestellt (Olbrich und Ritter 2010). Bei der Implementierung des Programms wurden zunächst die Betriebe in der Region angeschrieben und mit Informationen und Informationsmaterial versorgt. Darin wurde ausgeführt, dass sich das Programm an Beschäftigte aus der Region mit speziellen sozialen, beruflichen und / oder familiären Risiken richte. Solche Belastungen könnten zu chronischer Erschöpfung führen und in Burnout-Erleben einmünden. Es handele sich um ein neues Leistungsangebot der Rentenversicherung, die bei vorliegenden Voraussetzungen auch die Kosten übernehme. Im nächsten Schritt wurde bei einem Termin im Betrieb über den Ablauf des Programms informiert. Neben dem persönlichen Kontakt war die konkrete Ablauf- und Durchführungspraxis für die Betriebe von besonderer Bedeutung:

- Wie läuft das Antragsverfahren? Wer übernimmt welchen Part? Was bedeutet das Programm für Beschäftigte und Betriebe hinsichtlich Arbeits- und Organisationsplanung (z. B. Freistellungen oder Dienstplangestaltung)?
- Beklagt wurde aufgrund der bisherigen Erfahrungen sowohl von Personalverantwortlichen als auch von Betriebsärzten die Unübersichtlichkeit der Formulare; Beschäftigte hätten Probleme beim Ausfüllen. Aus Erfahrungen mit Reha-Anträgen wisse man, dass nicht nachvollziehbare Ablehnungen erfolgten, die Wartezeiten zu lang seien und die Transparenz im Verfahren fehle.

Fallbeispiel

Gelungene Vernetzung mit einem regionalen Unternehmen

Nach der Publikation des Präventionsprogramms GUSI in der lokalen Presse ruft eine Mitarbeiterin der betrieblichen Gesundheitsberatung eines Unter-

nehmens aus der Region an. Sie ist zuständig für die Betreuung von insgesamt 450 Mitarbeitern, die sich auf zwei regionale Standorte verteilen.
Nach einer ersten telefonischen Information erfolgt ein Treffen im Unternehmen. Neben der Personalleitung waren auch die Betriebsärztin sowie der Personalratsvorsitzende anwesend. In diesem Rahmen wird das GUSI-Präventionsprogrammen vorgestellt. Dabei geht es neben den Inhalten insbesondere um formale und administrative Abläufe wie Antragstellung, Bewilligungsverfahren und Kosten. Dass ein Anruf in der Klinik zur individuellen Terminabsprache genüge und danach sämtliche weiteren Schritte des Antragsverfahrens durch die Klinik übernommen würden, wird sehr positiv aufgenommen. Aufgrund einer frühzeitigen Dienstplanung bittet das Unternehmen darum, die Mitarbeiter mindestens 6 Wochen vor dem Start der jeweiligen Präventionsgruppe zu informieren, damit sie ausgeplant und freigestellt werden könnten. Die notwendige Freistellung von 2 Arbeitstagen (ein Donnerstag und ein Freitag) wird das Unternehmen sicherstellen. Die Mitarbeiterinnen der betrieblichen Gesundheitsberatung übernehmen in Absprache mit der Personalleitung die Information über das neue Präventionsangebot im Unternehmen.
Zwei Wochen später meldet sich die Mitarbeiterin nochmals, um etwas ausführlicher über die Inhalte des Programms zu sprechen. Sie habe viele Nachfragen von Kollegen bekommen, dabei gemerkt, dass sie die Inhalte nur ungenügend vermitteln könne. Im Telefonat vereinbaren wir dann folgendes weitere Vorgehen: Sie wird selbst an der nächsten GUSI-Präventionsgruppe teilnehmen, da ihr deutlich geworden sei, dass auch sie ein erhebliches Risikoprofil habe. Zum anderen sage ich zu, an beiden Standorten auf einer Personalversammlung die Inhalte des GUSI-Präventionsprogramms und meine persönlichen Erfahrungen damit vorzustellen. Außerdem sei Raum für Fragen. Beide Veranstaltungen waren gut besucht.
Im Herbst 2010 nahm diese Mitarbeiterin dann an einer GUS-Präventionsgruppe teil und wurde gemeinsam mit der Betriebsärztin zur Multiplikatorin in ihrem Unternehmen. In den folgenden Jahren haben regelmäßig Mitarbeiter dieses Unternehmens an Präventionsgruppen teilgenommen. Zum Erfolg trugen nicht zuletzt die positiven Ergebnisse bei, die seitens der Betriebsärztin wahrgenommen und der Unternehmensleitung kommuniziert wurden.
Durch den guten Kontakt zwischen Reha-Klinik und Unternehmen ist ein regelmäßiger, fallbezogener Austausch entstanden, der dazu geführt hat, dass auch zunehmend Mitarbeiter zur psychosomatischen Rehabilitation in unsere Klinik kommen. Dies hat die Grundlage für eine gut implementierte Zusammenarbeit in allen Fragen zu Leistungs- und Unterstützungsangeboten der Rentenversicherung geschaffen. ■

Hier ist die Implementierung der Prävention durch die Rentenversicherung ein Beispiel für gezielt eingesetzte, regionale Netzwerkarbeit: Der Kontakt zu Betrieben wird von der Reha-Klinik gezielt herbeigeführt, es findet ein Austausch von Informationen statt, und den Betrieben wird konkrete Unterstützung bei der Abwicklung angeboten. Betriebe mit einem eigenen betrieblichen Gesundheitsmanagement erhalten durch die Prävention der Rentenversicherung die Möglichkeit, ihre Angebote zu ergänzen. So werden Ressourcen gemeinsam gebündelt.

! MERKE

Die Prozesse müssen systematisch gestaltet und nachvollziehbar sein. Vor diesem Hintergrund entwickeln sich langfristige und stabile Beziehungen, die das Inanspruchnahmeverhalten für präventive Leistungen regional nachhaltig fördern. Die Fähigkeit, funktionsfähige Netzwerke zu bilden, zu pflegen und auszubauen, um Menschen bei Bedarf präventive und/oder rehabilitative Unterstützung näherzubringen, ist nur möglich, wenn kontinuierlich aktiv an der Vernetzung vor Ort gearbeitet wird (BAR 2012).

Vernetzung mit Haus- und Betriebsärzten – Modellprojekt für eine wohnortnahe rehabilitative Versorgung psychosomatischer Patienten

Ein weiteres Beispiel für regionale Vernetzung ist ein Modellprojekt zur Förderung der wohnortnahen psychosomatischen Rehabilitation (Olbrich 2008). Ziel war die Verbesserung der Zusammenarbeit und Vernetzung von Haus- und Betriebsärzten mit einer psychosomatischen Reha-Klinik vor Ort. Es wurde nach entsprechender schriftlicher und persönlicher Information von Haus- und Betriebsärzten konkrete Unterstützung bei der Indikationsstellung für Reha-Leistungen angeboten. Hierzu konnten die Ärzte ihre Patienten zu Vorgesprächen in der Reha-Klinik vorstellen, die dann bei vorliegender Indikation wesentliche Teile des Antrags- und Befundverfahrens sowie die Zuweisungssteuerung übernahm.

CAVE

Probleme im Reha-Antragsverfahren aus der Sicht von Ärzten und Versicherten

- Zu viele Formulare
- Probleme beim Ausfüllen wegen mangelnder Verständlichkeit
- Hausarzt ist nicht einbezogen
- Ablehnung des Reha-Antrags
- Fehlende Transparenz der Abläufe
- Zu lange Wartezeiten
- Nicht die gewünschte Klinik

Es zeigte sich, wie unterschiedlich die Handlungsfelder von Akut- und Rehabilitationsmedizin sind und dass es eines kontinuierlichen Austausches bedarf, um Netzwerke zu pflegen. Das zusätzliche Leistungsangebot der Reha-Klinik, ambulante Vorgespräche zu führen und die Indikation für Reha-Leistungen zu stellen, ist nur möglich bei ausreichenden personellen Ressourcen (Facharztstandard) mit umfassender sozialmedizinischer Kompetenz (Zusatzbezeichnung Sozialmedizin).

Trotz aller Barrieren zeigte sich, dass dieses Vorgehen ein weiterer gangbarer Zugangsweg zur Rehabilitation ist. Es wurde dadurch ermöglicht, Patienten wohnortnah gezielt speziellen psychosomatischen Reha-Angeboten zuzuführen und die Vernetzung mit Behandlern sowie Betrieben in der Region zu fördern. Patienten des Modellprojekts hatten bessere Behandlungsergebnisse sowohl im Hinblick auf eine Symptomreduktion als auch hinsichtlich einer Reintegration ins Erwerbsleben.

Obwohl auf den besonderen Wert einer wohnortnahen Versorgung in den **Sozialräumen** der Versicherten hingewiesen wird (Mau 2010), ist dies im Bereich der Rehabilitation aufgrund geografischer Gegebenheiten nur bedingt umsetzbar: Nur wenige Reha-Kliniken finden sich in Ballungsräumen, sodass eine flächendeckende rehabilitative Versorgung wohnortfern auch weiterhin Realität für die überwiegende Zahl der Rehabilitanden bleiben wird.

Wohnortferne, sozialraumorientierte Vernetzung

Bei dieser Ausgangslage ist besonderes Augenmerk auf die wohnortferne Vernetzung von Reha-Kliniken mit den Sozialräumen ihrer Rehabilitanden zu richten. Dies wird auch vonseiten der Leistungsträger gesehen und durch Modellvorhaben unterstützt (Streibelt 2018). Dabei sollen Potenziale und Grenzen einer sozialraumorientierten Vernetzung im Rahmen der medizinischen Rehabilitation ausgelotet werden mit dem Ziel, zu einer Konkretisierung und Operationalisierung von Vernetzung als Modell für Reha-Kliniken zu kommen.

In einigen Feldern ist dies bereits gewährleistet: So ist das Konzept der **stufenweisen Wiedereingliederung** zeitnah im Anschluss an eine Rehabilitation strukturell geregelt. Aus der Reha-Klinik heraus wird in Absprache mit dem Rehabilitanden Rücksprache mit dem Betrieb genommen. Ergänzt wird dies in vielen Fällen durch telefonischen ärztlichen Kontakt mit Betriebsärzten, welche die stufenweise Wiedereingliederung vor Ort begleiten. Auf diesem Weg ist sichergestellt, dass Rehabilitanden zeitnah (innerhalb von 4 Wochen) mit ihrer stufenweisen Wiedereingliederung beginnen können und konkret wissen, was sie nach der Entlassung aus der Rehabilitation erwartet. Studien zeigen, dass die Wiedereingliederungsprognose bei zeitnahem Beginn der stufenweisen Wiedereingliederung nach der Rehabilitation deutlich günstiger ist, als wenn es zum Entlassungszeitpunkt noch keine konkrete Planung gibt (Bürger und Streibelt 2011). Das Beispiel der stufenweisen Wiedereingliederung zeigt aber auch, dass ausreichende personelle Ressourcen für die Ausgestaltung der Vernetzung (u. a. Telefonate, Ausfüllen von Formularen, Erstellen von Checklisten) vorhanden sein müssen. Dies betrifft sowohl die Sozialdienste als auch die Ärzte.

Fallbeispiel

Wohnortferne Vernetzung

Frau M. (53) kommt zur stationären psychosomatischen Rehabilitation. Sie ist seit 8 Monaten arbeitsunfähig. Es wurde eine mittelgradig depressive Episode diagnostiziert, und die Patientin befindet sich in nervenärztlicher Behandlung. Es wurde Citalopram 20 mg verordnet; eine nachhaltige Besserung sei noch nicht eingetreten.

Die Patientin wohnt 450 km von der Reha-Klinik entfernt und meint, dass es nicht ihr Wunsch gewesen sei, die Reha in einem Ort anzutreten, der so weit von ihrem Wohnort entfernt sei. Es falle ihr ohnehin schwer, so lange von zu Hause weg zu sein. Allerdings hätten die Krankenkasse und der Medizinische Dienst auf eine Reha gedrängt. Eine ambulante Psychotherapie habe sie noch nicht beginnen können, weil es bisher keinen Behandlungsplatz gegeben habe; sie stehe auf einigen Wartelisten.

Als pharmazeutisch-technische Assistentin arbeite sie in der Apotheke eines Schwerpunktklinikums. Durch strukturelle Umstellungen sei es in den letzten Jahren zu einer zunehmenden Arbeitsverdichtung gekommen. Außerdem sei ein neuer onkologischer Schwerpunkt hinzugekommen. Daher gehöre es nun auch zu ihren Aufgaben, individuell Chemotherapeutika zusammenzustellen. Sie habe zuletzt durch Konzentrationsprobleme Fehler gemacht; glücklicherweise seien keine Patienten zu Schaden gekommen. Dies habe zusammen mit ihren Antriebsstörungen und ihrer gedrückten Stimmung schließlich dazu geführt, dass sie krank geworden sei. Zwischenzeitlich habe es einige Gespräche mit der Personalleitung und dem Betriebsarzt gegeben; berufliche Alternativen gebe es keine für sie.

Wir fanden bei der Patientin eine mäßig ausgeprägte depressive Symptomatik, begleitet von einem ängstlichen Vermeidungsverhalten. In ihrer Einschätzung zur Symptomschwere gab sie maximal erhöhte Werte an, was klinisch nicht nachvollziehbar war.

Wir baten die Patientin um ihr Einverständnis für einen Kontakt mit dem Betriebsarzt. Nach 2-tägigem Zögern willigte sie schließlich mit der Bemerkung ein: „Was bleibt mir schon anderes übrig?“

Beim Telefonat berichtete der Betriebsarzt, es habe in den vergangenen Monaten insgesamt drei Gespräche gegeben, in denen die Möglichkeiten einer stufenweisen Wiedereingliederung oder auch mögliche Umsetzungen mit der Mitarbeiterin erörtert worden seien. Eine Perspektive sei mit ihr nicht zu entwickeln gewesen, da sie mehr oder weniger deutlich gemacht habe, dass sie sich eine Rückkehr in die Arbeit nicht mehr vorstellen könne und von einer Berentung ausgehe.

Danach besprachen wir mit der Patientin ausführlich unsere sozialmedizinische Leistungsbeurteilung. Die Diskrepanz zwischen ihrer persönlichen Einschätzung und der von uns durchgeführten sozialmedizinischen Leistungsbeurteilung wurde dabei sehr deutlich. Fast erleichtert meinte sie, sie wisse jetzt, woran sie sei und was zu tun sei. Sie werde in jedem Fall einen Rentenantrag stellen und das Verfahren mit aller Konsequenz vorantreiben. Sie könne sich eine Verbesserung ihrer Beschwerden und eine Rückkehr in die Arbeit nicht mehr vorstellen.

Die Vernetzung half, die sozialmedizinische Situation zu klären und offen mit der Patientin zu kommunizieren. Leider ist die Prognose für die Rückkehr in die Arbeit bei einer derart negativen subjektiven Erwerbsprognose bekanntermaßen schlecht. ▮▮

Konkrete Handlungsfelder wie die stufenweise Wiedereingliederung können Beispiel dafür werden, dass eine Vernetzung der Reha-Klinik mit den Sozialräumen der Rehabilitanden ebenso zum Standard wird wie die Reha-Angebote selbst. Noch ist dies im Bewusstsein sowohl der Reha-Kliniken als auch der Versicherten und Betriebe nicht angekommen; zwar geben ca. 75 % der Kliniken an, sozialraumorientierte Diagnostik sei bedeutsam für die Rehabilitation und werde auch in der Klinik durchgeführt, aber nur 30 % der Kliniken folgern daraus, dass die konkrete Vernetzung wichtig sei (Streibelt 2018). Auch wenn diese Haltung in den real existierenden und empfundenen Barrieren begründet sein mag, so zeigt sie auch, wie viel Handlungsbedarf auf diesem Feld noch besteht.

CAVE

Barrieren für eine Förderung der Sozialraumvernetzung

- Fehlende personelle Ressourcen
- Bedarf an speziellen Kompetenzen (z. B. Case Management und Sozialmedizin)
- Fehlende systemische Perspektive psychotherapeutischer Interventionen
- Selbstverständnis der Reha-Klinik: passiver Leistungserbringer oder aktives Beratungs- und Kompetenzzentrum?
- Unzureichende Beschreibung von Leistungen
- Nicht geregelte Vergütung der Leistungen (z. B. Telefonate, Online-Betreuung, Telefonkonferenzen, Betriebsbesuche)

Allen ist bewusst, dass nur eine ganzheitliche Perspektive auf Rehabilitanden – „der Mensch in seinem sozialen Umfeld“ – die Nachhaltigkeit der Reha-Effekte und damit deren Auswirkungen auf eine erfolgreiche berufliche und soziale Teilhabe sicherstellt. Andererseits ist klar, dass nicht bei jedem Rehabilitanden notwendigerweise eine intensive Vernetzung erforderlich ist, weil eine gesundheitliche Stabilisierung erreicht wurde und ein ausreichender Informationsfluss bereits gewährleistet ist.

! MERKE

Für eine gelungene Vernetzung bedarf es einer Konkretisierung von Rahmenbedingungen für die Reha-Kliniken ebenso wie für die Akteure in den Sozialräumen der Rehabilitanden, damit ein koordiniertes Vorgehen möglich wird. Sinnvoll ist es, Best-Practice-Beispiele für Vernetzung zu identifizieren, zu beschreiben und zu verbreiten.

Für die Zukunft der Reha-Kliniken bedeutet dieser Ansatz, dass sie vom „passiven Leistungserbringer" zum aktiven Beratungs- und Kompetenzzentrum für alle Akteure in der Region und überregional werden, um über Prävention, Rehabilitation und Nachsorge als differenzierte Angebote der Rentenversicherung zu informieren, diese konkret darzustellen und so zu einer vernetzten rehabilitativen Versorgung beizutragen.

LITERATUR

BAR – Bundesarbeitsgemeinschaft für Rehabilitation e.V. Wege zur frühzeitigen Vernetzung in der Rehabilitation. Frankfurt/M.: BAR 2012; www.bar-frankfurt.de/fileadmin/dateiliste/Startseite/BARDokuKass.web.pdf (letzter Zugriff: 8.5.2020).

Basisdokumentation Bad Salzuflen. Rehabilitationszentrum Bad Salzuflen der Deutschen Rentenversicherung Bund. Psychosomatische Basisdokumentation (PsyBaDo). Unveröffentlicht 2017.

Bürger W, Streibelt M. Wer profitiert von stufenweiser Wiedereingliederung in Trägerschaft der gesetzlichen Rentenversicherung? Rehabilitation 2011; 50: 178–185.

Friesenhahn GJ, Braun D, Ningel R (Hrsg.). Handlungsräume sozialer Arbeit. Opladen, Toronto: Budrich 2014.

Mau W. Vernetzung als Forschungsgegenstand und Qualitätsmerkmal der Rehabilitation. Rehabilitation 2010; 49: 368–375.

Moser NT, Busch I. Beschäftigungsfähigkeit sichern – Mitarbeiter halten. Arbeitsmedizin Sozialmedizin Umweltmedizin 2018; 5: 292–295.

Olbrich D. Wohnortnahe psychosomatische Rehabilitation – Erfahrungen aus dem Modellprojekt Bad Salzuflen. In: Schönle P, Egner U (Hrsg.). Rehabilitation und integrierte Versorgung. Stuttgart: Gentner 2008, S. 213–221.

Olbrich D, Ritter J. Gesundheitsförderung und Selbstregulation durch individuelle Zielanalyse – GUSI. Praktische Arbeitsmedizin 2010; 20: 33–35.

Schmid-Ott G, Wiegand-Grefe A, Jacobi C et al. Rehabilitation in der Psychosomatik. Stuttgart: Schattauer 2015.

Streibelt M. Welche Bedeutung hat der Sozialraum der Versicherten in der stationären medizinischen Rehabilitation? Eine Multi-Method-Studie in stationären Rehazentren. In: 27. Rehabilitationswissenschaftliches Kolloquium. 26.–28.2.2018. DRV-Schriften Bd. 113. Berlin: DRV 2018, S. 95–97; http://forschung.deutsche-rentenversicherung.de/ForschPortalWeb/ressource?key = tagungsband_27_reha_kolloqu.pdf (letzter Zugriff: 8.5.2020).

Vogel M, Walther AL, Deck R. Telefonische sozialdienstliche Nachsorge zur Verbesserung der beruflichen Reintegration nach stationärer medizinischer Rehabilitation. Rehabilitation 2017; 56(6): 379–388.

11.5 Präventionskonzepte der DRV

Dieter Olbrich

Zur Orientierung

- Prävention ist seit dem 1.1.2017 Pflichtleistung der Deutschen Rentenversicherung (DRV). Die Zielsetzung von Prävention der DRV und die Rahmenbedingungen werden beschrieben.
- Vorgestellt werden die Abläufe und Phasen von Präventionsleistungen der DRV.
- Das Präventionsprogramm GUSI für Versicherte mit psychosozialen Belastungen und daraus resultierenden Beschwerden (u. a. Burnout) wird inhaltlich vorgestellt.
- Die Ergebnisse der Evaluation werden dargestellt.

11.5.1 Begriffsklärung

Der Begriff „Prävention" ist Ende des 19. Jahrhunderts aus den Erkenntnissen um Hygiene und Infektionswege entstanden. Damit war die Vermeidung des Auftretens von Krankheiten gemeint. In Weiterentwicklung des Begriffs bezeichnet **Prävention** heute alle Handlungen, die dem Vermeiden des Eintretens bzw. Ausbreitens einer Krankheit dienen (Hurrelmann et al. 2010).

Demgegenüber ist der Begriff **„Gesundheitsförderung"** erheblich jünger. Die Weltgesundheitsorganisation etablierte 1986 bei einer Konferenz in

Ottawa das Konzept der Gesundheitsförderung (WHO 1986). Es umfasst die Stärkung der gesundheitlichen Schutzfaktoren und meint alle Interventionen, die der Stärkung von individuellen Fähigkeiten zur aktiven Lebensbewältigung dienen.

! MERKE

Prävention und Gesundheitsförderung sind komplementäre Begriffe: Während die Prävention eher auf die Vermeidung von Krankheit zielt, ist das Anliegen der Gesundheitsförderung die Stärkung von Ressourcen.

Die DRV als wesentlicher Akteur in der Gesundheitsversorgung von erwerbstätigen Menschen konnte bis 2009 aufgrund der gesetzlichen Rahmenbedingungen keine relevanten präventiven Maßnahmen durchführen. Dies wurde erst durch eine zum 1.1.2009 in Kraft getretene Gesetzesänderung des § 3 Abs. 1 Satz 1 SGB VI möglich. Demnach konnten nunmehr auch „sonstige Leistungen" für Versicherte erbracht werden, die eine besonders gesundheitsgefährdende, ihre Erwerbsfähigkeit ungünstig beeinflussende Beschäftigung ausüben. Auf dieser Grundlage wurden erste präventive Modellprojekte der DRV etabliert und durchgeführt, die später zum Teil in eine zu entwickelnde Regelversorgung übergegangen sind (Friemelt und Ritter 2012).

11.5.2 Gesetzliche Rahmenbedingungen

Zum 24.7.2015 wurde das Gesetz zur Stärkung der Gesundheitsförderung und der Prävention **(Präventionsgesetz)** eingeführt. Auf Grundlage dieses Gesetzes wurde eine Nationale Präventionskonferenz (NPK) etabliert, deren Aufgabe es ist, nationale Präventionsstrategien zu entwickeln und fortzuschreiben. In der NPK sind alle Akteure vertreten, die für Prävention relevant sind: die gesetzliche Kranken-, Unfall- und Rentenversicherung, die soziale Pflegeversicherung und weitere Organisationen und Verbände wie kommunale Spitzenverbände, Gewerkschaften und Arbeitgeberorganisationen. Aufgabe der gesetzlichen Rentenversicherung ist es, Prävention im Bereich „Gesund leben und arbeiten" zu entwickeln.

Ziel ist ein bundesweit flächendeckendes Angebot und eine sinnvolle Vernetzung und Ergänzung mit den Angeboten der anderen Akteure in der Prävention. Ein besonderes Augenmerk richtet die Rentenversicherung auf kleine und mittlere Unternehmen, sind doch in diesem Bereich 85 % der gesetzlich rentenversicherten Menschen beschäftigt.

Sozialrechtliche Grundlage für Präventionsleistungen der DRV ist seit dem 1.1.2017 das sogenannte **Flexirentengesetz.** In Fortschreibung der gesetzlichen Veränderungen aus dem Jahr 2009 wurde im „Gesetz zur Flexibilisierung des Übergangs vom Erwerbsleben in den Ruhestand und zur Stärkung von Prävention und Rehabilitation im Erwerbsleben" in § 14 SGB VI beschrieben, welche Verpflichtung die Träger der Rentenversicherung für Prävention haben.

Auszüge aus dem Flexirentengesetz

§ 14 SGB VI: Leistungen zur Prävention

1. Die Träger der Rentenversicherung erbringen medizinische Leistungen zur Sicherung der Erwerbsfähigkeit an Versicherte, die erste gesundheitliche Beeinträchtigungen aufweisen, die die ausgeübte Beschäftigung gefährden.
2. Um eine einheitliche Rechtsanwendung durch alle Träger der Rentenversicherung sicherzustellen, erlässt die Deutsche Rentenversicherung Bund bis zum 1.7.2018 im Benehmen mit dem Bundesministerium für Arbeit und Soziales eine gemeinsame Richtlinie [...], die insbesondere die Ziele, die persönlichen Voraussetzungen sowie Art und Umfang der medizinischen Leistung näher ausführt.
3. Die Träger der Rentenversicherung beteiligen sich mit den Leistungen nach (1) an der nationalen Präventionsstrategie.

Konkret bedeutet dies: Wenn die fachlichen Voraussetzungen bei Versicherten vorliegen, ist die Rentenversicherung verpflichtet, geeignete präventive Leistungen anzubieten (DRV Bund 2017).

11.5.3 Präventionsprogramme der DRV

Zugang zur Prävention und Struktur der Programme

Grundsätzlich ist das Antragsverfahren analog der medizinischen Rehabilitation. Im Unterschied zur

11

Rehabilitation gibt es bei der Prävention aber bisher eine nur geringe aktive Zuweisung, weil das Wissen um präventive Angebote der Rentenversicherung noch wenig verbreitet ist. Insofern bedarf es der Akquise, bei der die Akteure aktiv aufgesucht und vor Ort informiert werden. Dies können Unternehmen, Betriebsärzte, Hausärzte und natürlich die Versicherten selbst sein. Prävention durch die Rentenversicherung ist eine individuelle, bewilligungspflichtige Leistung, die nach Antragstellung sowie Prüfung der versicherungsrechtlichen und fachlichen Voraussetzungen individuell gewährt wird. Vom Ablauf her ist das Verfahren dem der Rehabilitation angeglichen; lediglich die benötigten Formulare differieren.

Präventive Leistungen richten sich an Menschen mit Risikofaktoren; dies können sowohl psychosoziale als auch im Verhalten begründete Risiken sein. Für Präventionsleistungen bedarf es keiner Erkrankung nach ICD-10, sodass eine gewisse Unschärfe bei der Indikationsstellung besteht. Aus diesem Grund kommt der **Diagnostik** eine besonders wichtige Rolle zu.

Präventionsprogramme der Rentenversicherung finden in zugelassenen stationären oder ambulanten Reha-Einrichtungen statt (➤ Box 11.3).

BOX 11.3

Struktur präventiver Programme der Rentenversicherung

Ambulante Präventionsprogramme zeichnen sich dadurch aus, dass Diagnostik und komplette Leistungserbringung wohnortnah – in der Hand eines Anbieters liegend – durchgeführt werden. Initialphase, ambulante Phase, Eigenaktivitätsphase und Refreshertag finden am selben Ort statt und werden i. d. R. berufsbegleitend wohnort- und beschäftigungsnah durchgeführt. Beispiel: GUSI (Olbrich 2015).

Modulare Präventionsprogramme kombinieren eine stationäre Initialphase von maximal 7 Tagen, die in einer Reha-Einrichtung wohnortfern erbracht wird. Daran schließt sich die ambulante Trainingsphase i. d. R. über 3 Monate mit wöchentlichen Terminen wohnort- und beschäftigungsnah an. Die ambulante Phase wird in ambulanten Kooperationseinrichtungen der Reha-Klinik erbracht. Um Kontinuität sicherzustellen, sind ein inhaltlicher Abgleich und eine enge Verzahnung von Reha-Klinik und ambulanten Einrichtungen erforderlich. Nach 6 Monaten folgt dann ein 2-tägiger Refresher in der wohnortfernen Reha-Klinik.

Es werden **vier Phasen** in der Prävention unterschieden:

1. **Initialphase:** Ziel der Initialphase ist neben der Information der Teilnehmer das aktive Training bzw. die Psychoedukation. Es soll die intrinsische Motivation zur Eigeninitiative gefördert und darauf geachtet werden, dass die angebotenen Präventionsmodule gut im Alltag der Versicherten umzusetzen sind und Bezug zu deren Lebens- und Arbeitswelt haben. Inwieweit die Diagnostik in der Initialphase oder zu einem eigenständigen Termin vor Beginn der eigentlichen Prävention stattfindet, hängt davon ab, ob es sich um eine ambulante oder eine modulare Form der Prävention handelt. In der Regel umfassen modulare Präventionsangebote mehr Stunden als ambulante. Im modularen Setting kann die Diagnostik in der Initialphase erbracht werden. Bei ambulanten Präventionsprogrammen sollte unbedingt ein Termin zur Diagnostik vor Beginn der eigentlichen Prävention durchgeführt werden, um die Indikation für das jeweilige Programm zu prüfen (Olbrich und Ritter 2010).
2. **Trainingsphase:** Hier wird berufsbegleitend wohnortnah das Erlernte in seiner Umsetzung begleitet: sei es die regelmäßige Fortführung von Bewegungsangeboten, das gemeinsame Reflektieren über den Umgang mit chronischem Stress oder die regelmäßige Fortführung des erlernten Entspannungstrainings. Gemeinsames Ziel aller Aktivitäten in der Trainingsphase sind die Verstetigung und Vertiefung der erlernten Trainingsinhalte.
3. **Phase der Eigenaktivität:** In dieser Phase sind die Teilnehmer angehalten, selbstständig das Erlernte im Alltag umzusetzen. Hierbei können unterstützend Aspekte der Selbsthilfe genutzt werden. Insbesondere ambulante Präventionsgruppen nutzen die Möglichkeit der Vernetzung und der gemeinsamen Unterstützung. Denkbar für diese Phase ist auch der Einsatz neuer Medien, z. B. Apps oder Online-Coaching. Konkrete Durchführungsprojekte hierzu stehen noch aus.
4. **Refresher:** Nach ca. 6 Monaten findet ein Auffrischtag (ambulante Präventionsprogramme) oder ein Auffrischwochenende in der Reha-Klinik (modulare Präventionsprogramme) statt. Hier wird das Erlernte noch einmal rekapituliert

und insbesondere auf die Erfahrungen der Präventionsteilnehmer in den vergangenen Phasen zurückgegriffen: Inwieweit ist es den Teilnehmern gelungen, die Inhalte in ihrem Alltag umzusetzen, oder wo gab es Barrieren? Beim Refresher-Termin wird auch noch einmal Bezug auf die eingangs formulierten Präventionsziele genommen: Sind diese umgesetzt, hat es Modifikationen gegeben, oder sind neue Ziele hinzugekommen?

GUSI als Beispiel für ein ambulantes Präventionsprogramm

Das Präventionsprogramm „Gesundheitsförderung und Selbstregulation durch individuelle Zielanalyse – GUSI" wendet sich an Menschen mit chronischem Stress durch psychosoziale Belastungen und daraus resultierender psychischer und körperlicher stressassoziierter Symptomatik. Häufig finden sich Schlafstörungen, Erschöpfung, unspezifische Dorsalgien oder ein labiler Hypertonus. Ziel ist es, durch Entwicklung einer geeigneten inneren Haltung der Teilnehmer die intrinsische Motivation zu steigern und Selbstwirksamkeit sowie Selbstregulation zu fördern. Die Teilnehmer lernen, gute Vorsätze (z. B. regelmäßige Bewegung) auch handlungswirksam im Alltag umzusetzen, sich in schwierigen Alltagssituationen selbst zu beruhigen und negativen Affekt abzubauen. Dies erweitert die individuelle Handlungsfähigkeit und führt zu einer Reduktion stressassoziierter Symptomatik.

Alle Teilnehmer haben einen Termin zum Vorgespräch und zur **Diagnostik,** in dem gemeinsam mit den Versicherten die Indikation für die Teilnahme gestellt wird oder alternative Interventionen erörtert werden.

Die GUSI-Gruppe wird von einem festen Trainerteam betreut, das speziell qualifiziert ist. Das Training selbst findet in einer geschlossenen Gruppe von mindestens 10 und höchstens 15 Teilnehmern statt und hat einen Umfang von 80 Unterrichtsstunden:

- Die **Initialphase** umfasst 3 Tage. In diesem Trainingsabschnitt werden die Grundlagen des ressourcenorientierten Selbstmanagements mit dem Zürcher Ressourcenmodell (ZRM) vermittelt, und die Teilnehmer entwickeln ein persönliches „Mottoziel", das die innere Haltung beschreibt, in der sie zukünftig den Anforderungen des Alltags begegnen wollen.
  Das ZRM-Training als Kernstück des Programms wird begleitet von progressiver Muskelentspannung und Bewegungstherapie, um von Beginn an den Transfer in konkretes Alltagshandeln sicherzustellen (Storch et al. 2018). Die Trainingselemente sind aufeinander abgestimmt und miteinander verzahnt.
- Die **Trainingsphase** findet an sieben Abenden (mittwochs) jeweils 2,5 Stunden statt. An drei Abenden wird auf Bewegung und Entspannung fokussiert, zwei Abende vertiefen das ZRM-Training. Alltagsereignisse werden gemeinsam reflektiert: Erfolge werden vorgestellt, Misserfolge analysiert und Handlungsalternativen entwickelt. Mit dem Stressablaufmodell werden individuelle Handlungsoptionen zum Umgang mit Stress und Abbau von chronischem Stresserleben im Alltag verdeutlicht. Dysfunktionale Stressbewältigungsstrategien wie z. B. Ernährungsverhalten und schädlicher Gebrauch von Suchtmitteln werden in diesem Kontext ebenfalls angesprochen. Nach dem gemeinsamen Abschlussabend gehen die Teilnehmer dann in die Phase der Eigenaktivität.
- Regelhaft sind die GUSI-Gruppen vernetzt und treffen sich zwischenzeitlich zu Selbstcoaching-Terminen **(Phase der Eigenaktivität).**
- Im abschließenden **Refresher-Samstag** wird 6 Monate später das Erlernte aufgefrischt. Es werden alle Trainingselemente noch einmal erinnert, wiederholt und vertieft. Im Mittelpunkt steht der Austausch über Erfahrungen und Erfolge in den letzten Monaten. Die Gruppe bleibt als soziale Ressource erhalten.

Fallbeispiel

Herr K. (55), Controller in einem mittelständischen Unternehmen, ruft an, weil er vom Präventionsangebot der Rentenversicherung durch seinen Betriebsarzt gehört habe. Er berichtet im Vorgespräch, dass er in den letzten Jahren sehr unbeweglich geworden sei, mehrere Anläufe im Fitnessstudio gescheitert seien und er dadurch 5 kg an Gewicht zugelegt habe. Hinzu komme, dass er durch berufliche Belastungen häufiger nicht gut schlafe. Letztes Jahr habe der Hausarzt einen leichten Bluthochdruck festgestellt. Nachdem ich die

Indikation für das GUSI-Programm bestätige, fragt er etwas scheu nach, ob er wirklich Sport machen müsse und vor allen Dingen dieses „Stöckerlaufen". Ich versichere ihm, dass Sport in GUSI nicht vorkomme, sondern „Bewegung mit Spaß und Freude". Nordic Walking als Methode sei ausgewählt worden, weil auch untrainierte Teilnehmer sofort daran teilnehmen könnten, weil es gelenkschonend und hinsichtlich der Trainingseffekte genauso effektiv sei wie Joggen. Insofern müsse er für 3 Tage am Nordic Walking teilnehmen; Stöcke würden ihm ausgeliehen. Wenn er danach zu dem Ergebnis komme, das sei nichts für ihn, werde man nach anderen Bewegungsmöglichkeiten schauen. Er erklärt sich damit einverstanden.
Herr K. war in der 3-tägigen Initialphase sehr gut in die Gruppe eingebunden. Mithilfe des ZRM-Trainings und seines Ressourcenbildes (ein Leuchtturm an der von ihm so geliebten Nordsee) entwickelte er sein Mottoziel: „Ich bewege mich in meinem Rhythmus – wie Ebbe und Flut – und tanke frische Luft."
Das Thema Nordic Walking wurde von ihm während der Trainingsphase nie mehr angesprochen. Beim Refresher nach 6 Monaten berichtet er: Er habe 7 kg an Gewicht verloren, die Schlafstörungen seien so gut wie verschwunden, nur sonntagnachts sei es noch schwieriger. Sein größtes Glück: Er betreibe regelmäßig Nordic Walking und sei Dauergast im örtlichen Kurpark. Sein Hausarzt habe ihm mitgeteilt, dass die letzte Langzeit-Blutdruckmessung sehr positiv ausgefallen sei; das liege wohl an seiner regelmäßigen Bewegung. Neulich habe ein Freund ihn angesprochen und gemeint, ob er jetzt auch endlich Sport treibe, worauf er ihm geantwortet habe: „Nein, nein. Ich bewege mich in meinem Rhythmus – wie Ebbe und Flut – und tanke frische Luft." ■

11.5.4 Fazit und Perspektiven

Mit Beginn der Modellphase 2009 wurden einige Präventionsprogramme im Hinblick auf Nutzung, Verlauf und Ergebnisse evaluiert. Das Rahmenkonzept „Beschäftigungsfähigkeit teilhabeorientiert sichern – Betsi" lässt eine flexible Ausgestaltung zu; in der Evaluation waren ein ambulantes bewegungstherapeutisches Programm, ein modulares Programm mit dem Fokus auf Ernährung sowie GUSI (Kittel et al. 2014). Die Daten belegen eine Reduktion arbeitsbezogener Risikoverhaltensweisen (z. B. Selbstüberforderung) und eine Steigerung des Selbstwirksamkeitserlebens. In einer ersten Übersicht zu Präventionsprogrammen der Rentenversicherung zeigte sich, dass als theoretische Basis für den überwiegenden Teil der Präventionsprogramme das Zürcher Ressourcenmodell (ZRM) diente (Meffert et al. 2013).

GUSI-Teilnehmer zeigten nach 1 Jahr eine gute subjektive Arbeitsfähigkeit (Ilmarinen 2006) und einen gesunden Umgang mit Anforderungen und Belastungen in Arbeit und Beruf (Schaarschmidt und Fischer 2003). Sie bewegten sich mehr, hatten im Durchschnitt ihr Gewicht um 3 kg reduziert und gaben zu 80 % an, vom GUSI-Programm für ihren Beruf und Alltag gut bis sehr gut profitiert zu haben.

Seit 2013 sind viele neue Präventionsprogramme entstanden. Die Programme sind in Bezug auf Inhalte und Struktur sehr unterschiedlich und i. d. R. nicht evaluiert. Es bedürfte der Einbindung von Präventionsprogrammen in die Qualitätssicherung, um für die jeweiligen Risikoprofile die geeigneten Programme auswählen zu können. Derzeit ist die Inanspruchnahme von Prävention im Vergleich zur Rehabilitation noch ausgesprochen gering – 2016 waren es 1.922 Fälle. Die Bedeutung der Prävention für die Rentenversicherung wird zunehmen. Die flächendeckende, bundesweite Versorgung mit geeigneten Präventionsprogrammen für Versicherte, bei denen Präventionsbedarf besteht, ist eine Herausforderung.

Es bedarf neuer Ansätze zur Optimierung des Zugangs zu geeigneten Präventionsleistungen der DRV, um Chronifizierung vorzubeugen. Letztlich geht es um die Verankerung und Stärkung des Grundsatzes „Prävention vor Reha" bei Betroffenen und in der öffentlichen Wahrnehmung.

Präventive Leistungen der Rentenversicherung sind ein Baustein im komplexen medizinischen und präventiven Leistungsangebot für rentenversichert Beschäftigte. Sie zielen auf Verhaltensänderungen beim Einzelnen (**Verhaltensprävention**). Die besten Ergebnisse lassen sich allerdings durch Prävention dann erzielen, wenn Verhaltensprävention mit **Verhältnisprävention** verbunden wird (Angerer et al. 2014). Dies ist Aufgabe von Unternehmen und anderen Akteuren in der Nationalen Präventionskonferenz (NPK). Präventive Leistungen müssen die Lebenswelten der Menschen erreichen, um nachhaltig während der gesamten Lebensspanne Unterstützung für gesundheitsförderliches Verhalten zu geben. Hierbei ist die Rentenversicherung in der NPK ein Akteur neben anderen.

LITERATUR

Angerer P, Glaser J, Gündel H et al. (Hrsg.). Psychische und psychosomatische Gesundheit in der Arbeit. Landsberg / Lech: ecomed 2014.

DRV – Deutsche Rentenversicherung Bund. Prävention und Gesundheitsförderung. Rahmenkonzept zur Umsetzung der medizinischen Leistungen zur Prävention und Gesundheitsförderung nach § 14 Abs. 1 SGB VI. Berlin: Presse- und Öffentlichkeitsarbeit 2017; www.deutsche-rentenversicherung.de/cae/servlet/contentblob/295234/publicationFile/55947/Rahmenkonzept_Med_Leistungen_Prävention.pdf (letzter Zugriff: 8.5.2020).

Flexirentengesetz (FlexiG) vom 13.12.2016, BGBl. I, Nr. 59, S. 2838–2847; www.bundesgesetzblatt.de (letzter Zugriff: 8.5.2020).

Friemelt G, Ritter J. Welche Hilfen benötigen Betriebe und Unternehmen beim Erhalt der Beschäftigungsfähigkeit ihrer Mitarbeiter – Was kann die Rentenversicherung tun? Rehabilitation 2012; 51: 24–30.

Hurrelmann K, Klotz T, Haisch J. Lehrbuch Prävention und Gesundheitsförderung. Bern: Huber 2010.

Ilmarinen J. Towards a Longer Worklife – Aging and the Quality of Worklife in the European Union. Helsinki: Finnish Institute of Occupational Health 2006.

Kittel J, Fröhlich SM, Hellmeyer P et al. Beschäftigungsfähigkeit teilhabeorientiert sichern (Betsi): Ergebnisse der Einjahreskatamnese von Präventionsmaßnahmen der Deutschen Rentenversicherung. Rehabilitation 2014; 53: 251–257.

Meffert C, Mittag O, Jäckel WH. Betriebsnahe Präventionsprogramme der Deutschen Rentenversicherung. Rehabilitation 2013; 52: 391–398.

Olbrich D. Das Präventionsprogramm „Gesundheitsförderung und Selbstregulation durch individuelle Zielanalyse – GUSI". In: Schmid-Ott G, Wiegand-Grefe A, Jacobi C, Paar G, Meermann R, Lamprecht F (Hrsg.). Rehabilitation in der Psychosomatik. Stuttgart: Schattauer 2015, S. 34–46.

Olbrich D, Ritter J. Gesundheitsförderung und Selbstregulation durch individuelle Zielanalyse – GUSI. Praktische Arbeitsmedizin 2010; 20: 33–35.

Schaarschmidt U, Fischer A. Bewältigungsmuster im Beruf. Göttingen: Vandenhoeck & Ruprecht 2011.

Storch J, Olbrich D, Storch M. Burn-out, ade. Wie ein Strudelwurm den Weg aus der Stressfalle zeigt. Göttingen: Hogrefe 2018.

WHO – World Health Organization. Ottawa-Charta zur Gesundheitsförderung. Genf: WHO 1986; www.euro.who.int/__data/assets/pdf_file/0006/129534/Ottawa_Charta_G.pdf (letzter Zugriff: 8.5.2020).

11.6 Psychosomatische Rehabilitation für Kinder, Jugendliche und Familien

Beate Leinberger und Thomas H. Loew

Zur Orientierung

- Stationäre psychosomatische Rehabilitation bei Kindern und Jugendlichen wird in unterschiedlich behandlungsintensiven Settings angeboten; diese sind vorher zu erfragen. Das Spektrum reicht von der Mutter / Vater-Kind-Kureinrichtung bis hin zu spezialisierten Kliniken. Bei jüngeren Kindern wird ein Eltern- oder Großelternteil mit aufgenommen.
- Indikationen bei Kindern sind im Prinzip die gleichen psychischen Störungen wie bei Erwachsenen, nur in etwas anderen Häufigkeiten. Zu erwähnen sind insbesondere Essstörungen, Stoffwechselstörungen und auch eher typische psychosomatische Krankheiten wie Asthma und chronische Haut- oder Darmerkrankungen. Schwere psychische Verlaufsformen sind besser in kinder- und jugendpsychiatrischen Einrichtungen aufgehoben.
- Besondere Herausforderungen sind die weitere Beschulung und die Anpassungen der Therapien an den Entwicklungsstand der Kinder.

11.6.1 Versorgungssituation

Kleinkinder, Kinder und Jugendliche können – wie Erwachsene auch – neben den Behandlungsmaßnahmen, die Krankenhausabteilungen in akuten Situationen oder bei schweren Fällen bieten, auch sog. Kur- und / oder Reha-Einrichtungen für 4–6 Wochen aufsuchen. Für Kinder unter 12 Jahren ist i. d. R. ein Elternteil (oder auch Großeltern) als Begleitperson zulässig, in Ausnahmefällen können auch Geschwisterkinder als sog. Begleitkinder, für die keine medizinischen Maßnahmen vorgesehen sind, aufgenommen werden. Ist eine Indikation zu stellen, erhalten bei Bedarf auch die Begleitpersonen, die dann ebenfalls zu Patienten werden, ein vollumfängliches Therapieangebot. Die Kostenübernahme muss im Vorfeld geregelt werden.

Grundsätzlich sind psychosomatische stationäre Behandlungsangebote für die Altersgruppe der unter 18-Jährigen unterrepräsentiert. Nach Peters et al. (2019) gab es im Jahr 2016 in Deutschland 173 kinder- und jugendpsychiatrische Abteilungen sowie 80 pädiatrische Abteilungen, 10 psychotherapeutische Kliniken und 2 Kliniken anderer Art (z. B. Familienkliniken, Langzeitpsychotherapie in Wohngruppen). 86 Kliniken davon verfügten über eine integrierte Tagesklinik. Insgesamt besaßen 59 der genannten 278 Kliniken eine eigene spezielle Psychosomatik-Abteilung oder boten explizit Betten dafür an.

In 31 der 278 Kliniken war stationäre Familientherapie, also gleichzeitige Aufnahme und Therapie eines oder beider Elternteile mit ihrem Kind, möglich, die Anbieter waren überwiegend Reha-Kliniken (23). Für ein stationäres familientherapeutisches Setting stehen aktuell in Deutschland 736 Plätze bereit. Mehrheitlich werden die Abteilungen und Kliniken von Kinder- und Jugendpsychiatern geleitet. Außerdem sind 96 Pädiater an der Leitung beteiligt. Nur bei insgesamt 12 Kliniken und Abteilungen ist ein Facharzt für Psychosomatik bzw. Psychotherapeutische Medizin Teil des Leitungsteams. Bei 9 Kliniken besteht die Leitung aus Ärzten anderer Fachrichtungen.

Nimmt man an, dass pro Jahr auf einem Therapieplatz (bei 753 Betten) durchschnittlich drei Familien behandelt werden können, ergibt sich hochgerechnet auf die etwa 8 Mio. Familien mit Kindern unter 18 Jahren in Deutschland ein Therapieplatz auf 3.500 Familien pro Jahr.

! MERKE

Das gegenwärtig kohärenteste, kompakteste und gewichtigste theoretische Konzept, das den Menschen Gesundheit und Krankheit erklärbar und verstehbar macht, ist das **bio-psycho-soziale Modell**. Das Zusammenspiel dieser drei Komponenten beeinflusst Gesundheit und Krankheit, Genesung und Chronifizierung, Rehabilitation oder sozialen Rückzug.

Dieses Denkmodell ist i. d. R. die Basis der psychosomatischen Angebote für Kinder, Jugendliche und Familien.

11.6.2 Der Unterschied zwischen Mutter/Vater-Kind-Kur und Reha

Bei Kliniken, die psychosomatische Angebote machen, ist grundsätzlich zu beachten, dass es zwei sehr unterschiedliche „Therapiepakete“ gibt:

- zum einen die Mutter / Vater-Kind-Kur,
- zum anderen eine psychosomatische Reha-Maßnahme für Mutter / Vater und / oder Kind(er).

CAVE

Nicht jede Klinik hat beides im Programm. Das ist aber auf den ersten Blick, gerade weil die Einrichtungen auch ein sehr umfangreiches Informationsmaterial als Download und in Prospektform anbieten, für den Laien nicht unbedingt ersichtlich. Das heißt, vor Ort sind Enttäuschungen aufgrund anderer Erwartungen manchmal vorprogrammiert.

Typisch für viele Reha-Einrichtungen ist, dass sie ein breites Indikationsspektrum vorhalten, insbesondere dann, wenn die **Prävention** im Vordergrund steht. Dann ist zu überdenken, ob man an diesem Ort der Schwere einer psychischen / psychosomatischen Erkrankung auch gerecht werden kann.

11.6.3 Indikationen aus psychotherapeutischer/psychosomatischer Sicht

Häufige Erkrankungen der hier diskutierten Altersgruppen sind:

- **Angststörungen** (z. B. generalisierte Angststörung, soziale Phobie, Panikstörung und Trennungsängste) sowie **depressive Erkrankungen**, aber auch **Traumafolge- oder Belastungsstörungen**, die sich symptomatisch u. a. in psychovegetativen Erschöpfungszuständen, Schlafstörungen, Konzentrations- und / oder einer allgemeinen Leistungsschwäche äußern können
- Andere **Verhaltensauffälligkeiten** bei Kindern, die eine Aufnahme rechtfertigen können: Schmerzstörungen, Entwicklungsstörungen, emotionale oder Verhaltensstörungen (z. B. einfache Aufmerksamkeits- und Aktivitätsstörung), Störungen der Wahrnehmung oder des Selbstwertgefühls, Eltern-Kind-Interaktionsstörungen, Verhaltensstörungen bei familiären Konflikten

oder nach Trennungs- oder Trauersituationen und Tic- und / oder Zwangsstörungen

> **! MERKE**
> Suizidale Krisen gehören nicht in die Reha. Weitere **Kontraindikationen** sind schwere neurologische und psychiatrische Erkrankungen, Suchterkrankungen, akute und / oder dekompensierende chronische körperliche Krankheiten oder Zustände der Früh- oder Risikoschwangerschaft bei Müttern und evtl. weiblichen Jugendlichen.

Eine psychosomatische Behandlung bei Kindern und Jugendlichen kann unabhängig von den organmedizinischen Begleitumständen angezeigt sein, wenn

- Kinder alltägliche Dinge im Altersvergleich (z. B. mit 12 Jahren allein schlafen) nicht schaffen,
- ein an sich normales Verhalten (z. B. Angst) im Vergleich zu Gleichaltrigen zu oft und zu intensiv zu beobachten ist,
- Probleme bei der Alltagsbewältigung (z. B. Schulbesuch) bestehen, dokumentiert z. B. durch Fehltage in Schule und Beruf,
- soziale Deprivation im Umfeld (z. B. kein Spielen mit anderen Kindern und / oder Sport), Bewegungsmangel oder im körperlichen Bereich zunehmende Infekte und z. B. vermehrt Asthmaattacken zu beobachten sind (auch wenn Eltern ihr Kind nicht mehr beeinflussen können, kann eine stationäre Maßnahme mit einem Umfeld- bzw. Ortswechsel eine Veränderung induzieren) und
- im Lebensumfeld des Kindes oder Jugendlichen keine ambulante Psychotherapiemöglichkeit in zumutbarer Entfernung verfügbar ist.

Aus psychosomatischer Sicht sind chronischer **Kopfschmerz, Spannungskopfschmerz und Migräne indiziert,** sehr selten vorkommend aber auch multiple Sklerose, Epilepsie oder andere neurologische Krankheitsbilder (ICD-10: G35, G43, G44).

Die nächsten wichtigen Krankheitsbilder für stationäre Reha-Maßnahmen sind Ernährungs- und Stoffwechselkrankheiten wie Übergewicht, kindlicher Diabetes (Typ 1 und 2) sowie Enuresis nocturna et diurna, alle Formen von Schlafstörungen, nicht organisch bedingte Bauchschmerzen wie z. B. ein Reizdarmsyndrom oder Nahrungsmittelunverträglichkeiten, aber auch seltenere Formen der Erkrankungen des Verdauungsapparats wie Morbus Crohn und Colitis ulcerosa. Atemwegserkrankungen und Allergien gehören ebenso dazu wie Hauterkrankungen, am häufigsten Neurodermitis, schwere Formen von Akne, seltener auch Nesselsucht (Urtikaria), Psoriasis oder ein seborrhoisches Ekzem.

Leider finden sich in der Altersgruppe der Kinder und Jugendlichen immer häufiger auch Erkrankungen des Bewegungsapparats wie chronische Rückenschmerzen oder Erkrankungen aus dem rheumatologischen Formenkreis. Ein weiterer Aufnahmegrund kann die Verarbeitung einer Behinderung oder schweren Krankheit sein.

Kinder und Jugendliche, die aufgenommen werden, können mehrere dieser Erkrankungen haben, die dann gemeinsam behandelt werden können.

Für bestimmte Krankheitsbilder und Lebenssituationen existieren Schwerpunktkuren in speziellen Asthma-, Diabetes- oder Adipositaskliniken. Hier steht, neben einer gezielten und umfassenden Behandlung, der Austausch mit Leidensgenossen im Vordergrund. Besonderes Augenmerk verdient hier die **Adipositas**. Ist sie der Aufnahmegrund, müssen der stationären Behandlung eine Reihe ambulanter Behandlungsversuche zur Gewichtsabnahme vorausgegangen sein. Danach steht der stationären Behandlung nichts mehr im Wege, wenn

- das Gewicht ärztlich attestiert wenigstens 20 % über dem Normalgewicht liegt oder
- zusätzliche Krankheitsbilder wie Bluthochdruck, erhöhte Blutzucker- oder -fettwerte, Gelenküberlastungen oder -schäden bestehen oder
- eine psychische Belastung durch das Übergewicht erkennbar ist.

11.6.4 Datenlage

Die Datenlage hinsichtlich kinderrehabilitativer Maßnahmen i. e. S. ist dünn. Campo und Fritz (2001; zit. nach Brock 2015) fassten in einer Metaanalyse die Befunde zusammen. Demnach wird die **Somatisierungsstörung** bei Kindern am besten mit kognitiver Verhaltenstherapie (KVT) behandelt. Sie baut auf Entspannungstraining, Erlernung von Bewältigungsstrategien und Modifikation von elterlichem und kindlichem Verhalten auf. Daneben werden die Vorteile eines rehabilitativen Ansatzes diskutiert, die dem Kind u. a. vermitteln sollen, dass es trotz seiner im Idealfall reduzierten Symptome zu seinen gewohnten Aktivitäten zurückkehren kann. Die Heilung wird als aktiver Prozess verstanden, der viel Eigeninitiative erfordert und die Selbstwirksamkeit fördert. Gerade bei neurotischen Störungen wurde der Gebrauch von körperorientierten Angeboten befürwortet. Einige Fallstudien weisen auf die Wirksamkeit von verhaltenstherapeutischen und operanten Verfahren hin (positive Verstärkung und Extinktionstechniken). Vielversprechende Studien gibt es zu Selbstkontrollverfahren, Trainieren von Bewältigungsstrategien, Entspannungsverfahren, Hypnose und Biofeedback. Für die Familientherapie berichtet zumindest eine Studie von erfolgreicher Anwendung, während es zur Gruppenpsychotherapie keine Daten gibt.

! MERKE

Wichtig ist grundsätzlich, eine gute Kommunikation und regelmäßigen Kontakt aufrechtzuerhalten und psychopharmakologische Interventionen, wenn nötig, zu überdenken.

Nach Garralda (1999; zit. nach Brock 2015) müsse die **Familie** ernst genommen und nach ausführlicher Erläuterung der Diagnose unter Einbezug des biopsychosozialen Modells in die Behandlung einbezogen werden. Wenn körperliche Mechanismen wie **Muskelverspannungen** (z. B. bei Kindern im Rollstuhl) zur Problematik beitragen, könnten diese durch gezielte körperliche Bewegung verbessert werden. Das Führen eines Tagebuchs sei sehr hilfreich für das Festlegen von realistischen Zielen. Es sollte klar werden, dass die Rehabilitation in langsamen Schritten erfolgt. Womöglich müssten Essverhaltensweisen modifiziert und Schlafprobleme mit Ablenkungs- und Bewältigungstechniken gemindert werden. Kognitiv-verhaltenstherapeutische Ansätze sollen die Aufmerksamkeit vom Problem abziehen und den Fokus auf die Problembewältigung und Lösungssuche legen. Die symptom- und schmerzfreie Zeit könne gemeinsam in der Familie genutzt werden, um eine Verbesserung der Kommunikation und ein lösungsorientiertes Besprechen der innerfamiliären Konflikte und Probleme zu erreichen.

Bei **Kopfschmerzen und Migräne** sollten Entspannungsverfahren entweder zu Hause oder in der Klinik durchgeführt werden; kognitive Techniken seien zusätzlich hilfreich. Die Datenlage bei den Erwachsenen sei gut genug, um Empfehlungen für Kinder zu erlauben. Familienarbeit einschließlich kognitiver verhaltenstherapeutischer Techniken, welche die Aufmerksamkeit vom Problem nähmen sowie helfen würden, die Sorgen zu reduzieren und das Kind wieder in Aktivitäten einzubinden, sollen genutzt werden. Antidepressiva würden dann hinzugezogen, wenn komorbide Störungen vorlägen.

In der Nationalen VersorgungsLeitlinie **Asthma** wird ein verhaltensbezogenes strukturiertes Schulungsprogramm mit aktiver Beteiligung empfohlen, die Familie einbeziehend. Es bewirke eine Verbesserung der klinischen Parameter, der Symptomkontrolle, der Asthmaanfälle, der Lebensqualität sowie verschiedener Verlaufsparameter. Regelmäßige Nachschulung wird ebenso empfohlen wie ein schriftlicher Notfallplan und körperliches Training. Die medikamentöse Therapie müsse regelmäßig durch nichtmedikamentöse Interventionen ergänzt werden. Mit Beendigung des stationären Aufenthalts sollen die kleinen Patienten und ihre Eltern in der Lage sein, selbstständig mit den Alltagsproblemen der Erkrankung Asthma bronchiale umzugehen und eine angemessene Notfalltherapie durchzuführen.

Aufmerksamkeit schenken wir hier auch Kindern und Jugendlichen mit deutlich selteneren, dennoch aber Reha-würdigen Erkrankungen: Die **Mukoviszidose** ist dabei eine der häufigeren Erkrankungen in der Bevölkerung. Etwa 1 von 2.000–2.500 geborenen Kindern erkrankt daran (vgl. Goldbeck et al. 1999). Kinder und Jugendliche mit Mukoviszidose leiden an erheblichen krankheits- und behandlungsbedingten Belastungen. Sie zeigen öfter depressive Symptome als gesunde Kinder, die mit weniger Compliance und einer schlechteren subjektiven Bewertung der Beziehung zu den Eltern assoziiert sind, was sich wiederum negativ auf die Compliance auswirkt (vgl. Smith et al. 2010). Auch die Eltern der an Mukoviszidose erkrankten Kinder zeigen öfter depressive (28 vs. 21 %) und ängstliche (37,2 vs. 18,9 %) Symptome als Eltern gesunder Kinder. Ängste und Depressionen gehen dabei mit weniger allgemeiner Lebenszufriedenheit einher (vgl. Besier et al. 2011). Die Nachfrage nach alternativen Therapieoptionen (z. B. Homöopathie, Phytotherapie) ist größer als die Evidenz hierfür. Als am vielversprechendsten haben sich verschiedene Biofeedbackverfahren und Hypnotherapie erwiesen. Biofeedback wurde in einer Studie als effizient deklariert, während eine randomisierte, kontrollierte Studie und einige Fallstudien die Hypnotherapie unterstützen. Eine Schmerzreduktion von 36 % konnten Teilnehmer eines Rehabilitationsprogramms verzeichnen, das auf Verbesserung von Bewältigungsstrategien, unabhängigem Funktionieren im täglichen Leben und Stärken des Selbstvertrauens basiert und besonders für Kinder geeignet ist, die unter ernsthaften funktionellen Einschränkungen leiden. Für Kinder, die nicht auf einfache Maßnahmen ansprechen, ist nach wie vor eine pharmakologische Therapie indiziert.

Auch für die seltene Indikation „Hyperthyreose" hat die Deutsche Gesellschaft für Kinder- und Jugendmedizin in ihrer Leitlinie eine Indikation für die Reha gestellt, speziell i. S. einer complianceorientierten Patientenschulung.

11.6.5 Therapeutische Angebote

Wie in der Erwachsenenmedizin wird das in der Reha übliche Portfolio angeboten:

- Aufnahmeuntersuchung mit Besprechung der Anamnese, körperlicher Untersuchung, Therapieplanung und Therapiefestlegung, gefolgt von einer Zwischenuntersuchung mit der Besprechung des Kurverlaufs, etwaiger Therapieanpassung und Raum für Fragen sowie einem abschließenden ärztlichen Gespräch zum Kurende und den Empfehlungen für zu Hause und täglichen offenen Sprechstunden
- Konventionelle Behandlungsmethoden
- Naturheilkundliche Behandlungsmethoden
- Chiropraktik
- Physiotherapie (z. B. Wassergymnastik, Wirbelsäulengymnastik, Rückenschule, Beckenbodengymnastik, Nordic Walking), klassische Massagen, Fango- und Rotlichtbehandlungen, Schlingentisch, manuelle Lymphdrainage, medizinische Vollbäder mit indikationsbezogenen Zusätzen, Hydrotherapie, Elektrotherapie, Heiße Rolle oder Kryotherapie. Bei den Kindern gibt es Kinder-Rückenschule, Psychomotorik-Behandlung und Eltern-Kind-Angebote.

Im Besonderen spielen in der Psychosomatik die psychosozialen Therapien eine Rolle: Die Patienten werden i. d. R. durch einen **Bezugstherapeuten** betreut. Er ist Ansprechpartner bzgl. der Beratungsgespräche und etwaiger Schwierigkeiten im Behandlungsverlauf. In einem Erstgespräch werden die notwendigen Therapien und Schulungen vereinbart. Weiterhin werden Einzel-, aber auch Paar- oder Familiengespräche geführt. In einem Abschlussgespräch wird über die erreichten Ziele Bilanz gezogen, künftige Strategien für zu Hause besprochen und bei Bedarf i. S. des Case Managements Adressen ambulanter Versorgungspartner vermittelt.

Ein typisches Angebot in diesen Kliniken sind **Gruppengespräche und Schulungen für Kinder** mit den Schwerpunkten

- Achtsamkeit, besonders in der Sensomotorik (Erfahrungserweiterung, Anpassungsreaktionen des eigenen Körpers und der Umwelt),
- Affektivität (Erlebnisfreude, Selbstvertrauen, Emotionskontrolle),
- Kommunikation, Stressbewältigung und Sozialisation (Verhaltenssteuerung, Kontakt, Kooperation),
- Kognition (Handlungsintelligenz, Problemlösung, Konzentration) sowie
- Aktivitäten des täglichen Lebens (Selbstständigkeit, Alltagsstrukturierung, Handlungsplanung).

Die **Eltern** erhalten:

- Psychoedukation (Verstehen der Erkrankung und Umgang damit)
- Erziehungsberatung (Trotz im Kindesalter, Grenzen setzen, Geschwisterrivalität, Pubertät, Trennungskinder verstehen)
- Eltern-Kind-Interaktion, insbesondere die Selbstwertregulation

Besondere Angebote für Eltern mit behinderten Kindern oder deren Geschwistern oder **störungsspezifische Aktivitäten:**

- ADHS-Elternschulung (Ursachen, therapeutische Möglichkeiten, Umgang mit der Erkrankung, Aufmerksamkeitstraining)
- Raucherentwöhnung
- Gesunde Ernährung (in verschiedenen Gruppen für Erwachsene und Kinder mit Adipositas sowie Kinder mit einseitigem Essverhalten) und gemeinsames Kochen unter fachlicher Anleitung (Diätschulungen, Diätkochkurse und Einkaufstraining)

Die Kinder erhalten auch spezifische Therapieangebote ohne Eltern, was diese wiederum entlastet und Raum für eigene Interessen und Therapieangebote lässt. Üblicherweise werden die Therapien von Fachärzten, (Kinder- und Jugendlichen-) Psychotherapeuten, Psychologen, Sozialpädagogen, Lehrern, Ökotrophologen, Pflegepersonal, Ergotherapeuten, Logopäden und Bewegungstherapeuten durchgeführt, die in der Klinik eng zusammenarbeiten und darüber hinaus weitergehende Behandlungsmöglichkeiten für die Zeit nach dem stationären Aufenthalt in die Wege leiten können.

11.6.6 Schule und Freizeit

Kinder sind auch während einer Reha-Maßnahme schulpflichtig. Deshalb gibt es während des Aufenthalts die Möglichkeit, eine Kur- oder Klinikschule zu besuchen. Die Teilnahme am Unterricht wird individuell dem Therapieplan angepasst. Der Unterricht ist im Gegensatz zur Regelschule reduziert, dennoch wird viel Wert darauf gelegt, dass die Kinder und Jugendlichen möglichst wenige Inhalte ihrer Heimatschule versäumen, um nachstationär den Anschluss wieder komplikationslos finden zu können. Hierzu werden oft Unterrichtsmaterialien der Heimatschule angefordert, die dann bearbeitet werden können. Im Bedarfsfall und je nach Auslastung können Schüler nach Absprache mit der Lehrkraft auch individuell gefördert werden, wenn dies dem therapeutischen Ziel dient.

Der **Ortswechsel** im Rahmen einer Therapie hat seit jeher eine gewichtige Bedeutung:

- Eine schöne Landschaft mit *wechselnden Wiesen- und Waldgebieten, attraktiven Ausflugszielen, Sehenswürdigkeiten* und diversen *Veranstaltungen,* vielleicht mit einem Reizklima, ist ein zusätzlicher supportiver Faktor, der den Heilungsprozess beeinflusst.
- Die *besondere Lage,* die Reha- und Kurkliniken häufig haben, ist – bezogen auf die entsprechende Erkrankung – nicht zu unterschätzen, denn es gibt durchaus auch *hausstaubmilben-, pollen-, nebel- und allergenarme Regionen* sowie *See- oder Bergklima,* das dann sehr förderlich sein kann.
- Zudem ist ein breites *Sport- und Freizeitangebot* wie Wandern, Mountainbiken, Golfen, Reiten und Wintersport von Vorteil, um die notwendige Bewegung mit Spaß und Freude umzusetzen.
- Aber auch für *Ruhe und Erholung* sollte Platz sein, weshalb Reha- und Kurkliniken meist naturnah und in verkehrsarmen Zonen angesiedelt sind.

! MERKE

Alles in allem ein Rundumpaket, das heilsam, aber auch präventiv wirksam ist!

11.6.7 Abschließende Gedanken

- Psychosomatische Kinderrehabilitation stellt eine besondere Herausforderung für die Einrichtungen dar. Bezugspersonen müssen i. d. R. mit berücksichtigt werden, evtl. auch als Patienten. Dabei ist die **Indikationsstellung** der springende Punkt, der mit den Kostenträgern zu klären ist. Ist die ambulante Therapie aussetzbar / ausreichend? Ist vielleicht eine Krankenhausbehandlung notwendig? usw.
- Auch über die unmittelbare Behandlung hinaus müssen die **Rahmenbedingungen** wesentlich umfassender mitbedacht und geplant werden: Wie ist die schulische Versorgung, auch der Begleitkinder? Sind die Freizeitangebote passend? Auch die Liegenschaft muss familienfreundlich geplant sein: ausreichend große Zimmer, evtl. zusammenliegend mit Durchgangstüren. Spiel-, aber auch ausreichend Rückzugsmöglichkeiten müssen bedacht und Speise- sowie Toilettenräume kindgerecht gestaltet und von den Angeboten her angepasst sein. Auch für die nötigen therapeutischen Spielräume und vor allem ein an Zahl und Kompetenz ausreichendes Personal muss gesorgt sein. Für die *Therapie von Kindern mit Behinderung* sind ggf. entsprechende Hilfsmittel und Therapieräume nötig. Das sollte mit der Einrichtung im Vorfeld abgeklärt werden.
- Liegt eine schwerere organische Erkrankung (z. B. der Atemwege) vor, könnte es sinnvoll sein, eine Klinik auszuwählen, die an eine diesbezügliche Krankenhausabteilung angeschlossen ist.
- Kinder und Jugendliche mit diagnostiziertem Übergewicht von 60 % und mehr benötigen oft eine Therapie über mehrere Monate hinweg. Sie wird nicht überall angeboten und muss beim zuständigen Leistungsträger gesondert beantragt werden.

LITERATUR

Besier T, Born A, Henrich G, et al. Anxiety, depression, and life satisfaction in parents caring for children with cystic fibrosis. Pediatr Pulmonol 2011; 46(7): 672–682.

Brock J. Psychosomatische und Psychotherapeutische Behandlung von Kindern und Jugendlichen. Eine Literaturzusammenstellung nach den Cochrane-Kriterien. Dissertation Universität Regensburg 2015.

Campo JV, Fritz G. A management model for pediatric somatization. Psychosomatics 2001; 42(6): 467–476.

Garralda ME. Practitioner review: Assessment and management of somatisation in childhood and adolescence: a practical perspective. J Child Psychol Psychiatry 1999; 40(8): 1159–1167.

Goldbeck L, Schmitz TG, Buck C. Lebensqualität von Jugendlichen und Erwachsenen mit Mukoviszidose. Monatsschr Kinderheilkd 1999; 9(147): 823–829.

Peters K, Bürk G, Lucas T, Loew TH. Die stationäre und teilstationäre psychosomatische Versorgung von Kindern und Jugendlichen in der Bundesrepublik Deutschland. Psychodynamische Psychotherapie 2019; 18(4): 220–225.

Smith BA, Modi AC, Quittner AL, Wood BL. Depressive symptoms in children with cystic fibrosis and parents and its effects on adherence to airway clearance. Pediatr Pulmonol 2010; 45(8): 756–763.

11.7 E-Mental-Health und neue Medien in der Rehabilitation

Rüdiger Zwerenz und Manfred E. Beutel

Zur Orientierung

- Internet- und mobilebasierte Technologien (IMIs) sind wirksam und können die Versorgung verbessern, indem Behandlungslücken geschlossen und Schnittstellen optimiert werden.
- IMIs können sowohl zur Vorbereitung auf als auch während der stationären Rehabilitation unterstützend eingesetzt werden und dazu beitragen, Behandlungseffekte nachhaltig zu stabilisieren (Online-Nachsorge).

11.7.1 Einleitung

Im Jahr 2018 waren 90,3 % der deutschen Bevölkerung online und das im Durchschnitt für 196 min / Tag, wobei Jüngere mit durchschnittlich knapp 6 Stunden noch mehr Zeit im Internet verbringen. Dabei wird vor allem ein breites Medienangebot (z. B. Video- und Audiodienste) genutzt, aber auch die Kommunikation in sozialen Netzwerken spielt eine wichtige Rolle (Frees und Koch 2018). In Gesundheitsfragen gewinnt das Internet ebenfalls eine immer größere Relevanz. In einer aktuellen Repräsentativerhebung in der deutschen Bevölkerung aus dem Jahr 2018 im Auftrag einer großen Krankenkasse nannten bereits 77 % der Befragten Internetrecherchen als zweitwichtigste Informationsquelle bei Gesundheitsfragen, nahezu gleichauf mit dem Arzt oder Apotheker (Techniker-Krankenkasse 2018). Dies betraf die Suche nach Gesundheitsinformationen, Selbstdiagnosen („Dr. Google"), die Suche nach Behandlern oder auch die Bewertung von Kliniken. Darüber hinaus nutzte etwa jeder Vierte digitale Gesundheits-Apps und Fitness-Tracker im Alltag, und ebenso viele wünschten sich, Videokonferenzen mit ihrem Arzt von zu Hause aus durchführen zu können. Speziell bei psychischen Problemen gaben nach einer repräsentativen Umfrage von Eichenberg et al. (2013) 26,3 % (bzw. 43,7 % der aktiven Internetnutzer) an, Informationen im Internet zu recherchieren, wobei die Skepsis gegenüber psychologischen Behandlungsangeboten aus dem Internet noch recht groß ist, wie ein aktueller Review ergeben hat (Apolinário-Hagen et al. 2017).

Neue Medien und Technologien haben in den letzten Jahren aber nicht nur hinsichtlich der Informationssuche an Relevanz zugenommen, sondern halten auch zusehends als innovative Behandlungsangebote Einzug ins Gesundheitssystem. Aktuelle Entwicklungen in der Gesetzgebung unterstützen die digitale Transformation im Gesundheitswesen wie z. B. die sog. E-Health-Initiative des Bundesministeriums für Gesundheit[2] oder das Gesetz für eine bessere Verbesserung durch Digitalisierung und Innovation (Digitale-Versorgung-Gesetz[3]) sowie die Aufhebung des Fernbehandlungsverbots durch den Deutschen Ärztetag 2018[4]. Allerdings sind die innovativen Behandlungsangebote noch sehr heterogen und zeichnen sich durch große Unterschiede bzgl. Qualität und wissenschaftlicher Evidenz aus.

2 www.bundesgesundheitsministerium.de/e-health-initiative.html

3 www.bundesgesundheitsministerium.de/digitale-versorgung-gesetz.html

4 www.aerzteblatt.de/nachrichten/95084/Aerztetag-beschliesst-Liberalisierung-der-Fernbehandlung

11.7.2 Begriffsbestimmung

Die Nutzung von Informations- und Kommunikationstechnologien zur Förderung und Verbesserung der psychischen Gesundheit wird mit dem Begriff **E-Mental-Health** beschrieben. Dementsprechend kann ein breites Spektrum von Informationsangeboten bis hin zur Online-Therapie den Anwendungsgebieten von E-Mental-Health zugeordnet werden, wie in der folgenden Definition ersichtlich wird:

„E-Mental-Health umfasst die Nutzung digitaler Technologie und neuer Medien, um Screening-Maßnahmen, Gesundheitsförderung, Prävention, Behandlungen oder Rückfallprophylaxe anzubieten. Auch Maßnahmen zur Verbesserung der Versorgung (z. B. elektronische Patientenakten), berufliche Weiterbildung (z. B. mittels E-Learning) und Onlineforschung im Bereich der psychischen Gesundheit ist Teil von E-Mental-Health."

Nobis et al. (2017: 723 f.)

Da ein Hauptauftrag der Rehabilitation die berufliche Reintegration ist, soll auch der Begriff **Occupational E-Mental Health** entsprechend Erwähnung finden. Damit werden internet- oder mobilbasierte Interventionen bezeichnet, die sich mit der psychischen Gesundheit von Arbeitnehmern beschäftigen und förderlich auf die berufliche Leistungsfähigkeit auswirken (Lehr et al. 2016), z. B.:

- Informationsangebote zum Thema psychische Belastung am Arbeitsplatz
- Screening und Diagnostik psychischer Störungen im beruflichen Kontext
- Maßnahmen der Gesundheitsförderung (Stressbewältigung und Förderung eines gesunden Lebensstils), auch im präventiven Sinne
- Behandlungsansätze sowie Maßnahmen zur Rückfallprophylaxe und zur Unterstützung bei der Rückkehr an den Arbeitsplatz

Interventionen zur Verbesserung der psychosozialen Gesundheit, die auf einer Webseite bereitgestellt werden, auf einem Online-Programm basieren oder über mobile Internetverbindungen mit Smartphone und Tablet genutzt werden, können als sog. internet- und mobilebasierte Technologien (kurz: IMIs) bezeichnet werden (Baumeister et al. 2017). **IMIs** werden dabei in der Versorgung von Patienten mit psychischen Erkrankungen immer wichtiger (Backenstrass und Wolf 2018) und finden zunehmend den Weg in die Routineversorgung (Moessner und Bauer 2017). Die Verbesserung der Versorgung soll durch einen flächendeckenden Einsatz und die zeitnahe Verfügbarkeit von IMIs erreicht werden (Moessner und Bauer 2017).

11.7.3 Unterscheidung von IMIs

IMIs können nach verschiedenen Kriterien eingeteilt werden:

1. nach dem Ausmaß, in dem eine therapeutische Anleitung erfolgt,
2. nach ihrer theoretischen Grundlage,
3. nach der Technologie, die genutzt wird, und
4. nach ihren Anwendungsbereichen (Baumeister et al. 2017).

In diesem Abschnitt werden die ersten drei Unterscheidungsmerkmale erläutert, während in ➤ Kap. 11.7.4 am Beispiel der Rehabilitation die verschiedenen Anwendungsbereiche kurz anhand von Praxisbeispielen skizziert werden.

Therapeutischer Kontakt/Anleitung

Online-Interventionen können nach Art und Umfang des therapeutischen Kontakts unterschieden werden (Knaevelsrud et al. 2016; Berger 2015). Während reine Selbsthilfeprogramme ohne jeglichen Therapeutenkontakt ablaufen, lassen sich je nach Ausmaß des therapeutischen Kontakts folgende Interventionsformen unterscheiden:

- Therapeutengestützte Interventionen, bei denen Patienten regelmäßig Kontakt (z. B. über E-Mail, Chat oder Video-Therapie) mit einem Online-Therapeuten für eine übliche Zahl von Sitzungen haben; der zeitliche Aufwand ist meist vergleichbar mit regulären Face-to-Face-Therapien.
- Interventionen, bei denen der Online-Therapeut regelmäßig (z. B. 1 × wöchentlich) bei interventionsspezifischen Techniken unterstützt und zur weiteren Teilnahme motiviert; da Teile der Intervention über das Selbsthilfeprogramm angeboten werden, ist der therapeutische Kontakt geringer als im regulären Setting.

- Interventionen mit überwiegendem Selbsthilfeanteil, bei denen der Online-Therapeut i. d. R. lediglich zu Beginn zur Vermittlung des therapeutischen Rationals unterstützt.

Weiterhin bildet die Unterscheidung zwischen einer synchronen und einer asynchronen Kommunikation ein Unterscheidungskriterium. So ist der Austausch von Nachrichten (z. B. per E-Mail) zwischen Teilnehmer und Therapeut außerhalb eines Chats asynchron, während Video-Chats mit einem Therapeuten ein Beispiel für synchrone Kommunikation darstellen. Behandlungen, in denen internetbasierte mit traditionellen Face-to-Face-Behandlungen kombiniert werden, können als **Blended-Treatment-Ansätze** bezeichnet werden.

Therapeutische Ausrichtung

Unter dem Begriff IMI dominieren vor allem kognitiv-behaviorale Interventionsansätze. Diese basieren häufig auf gut strukturierten Behandlungsmanualen und enthalten viele psychoedukative Elemente, die sich gut online umsetzen lassen. Eines der bekanntesten Programme mit zahlreichen Wirksamkeitsnachweisen (Twomey und O'Reilly 2017) ist das in Australien entwickelte verhaltenstherapeutisch orientierte Online-Selbstmanagementprogramm **MoodGym**™ für Erwachsene mit leichten bis mittelgradigen depressiven Störungen (https://moodgym.de/).

Mittlerweile gibt es erste psychodynamische Online-Interventionen, die psychoanalytisch oder tiefenpsychologisch fundierte Behandlungskonzepte online umgesetzt haben (Johansson et al. 2013). Ein Beispiel dafür ist das wissenschaftlich evaluierte Online-Selbstmanagementprogramm **„Kraft der eigenen Emotionen nutzen" (KEN-Online)** (Zwerenz et al. 2017a). Anhand von verständlichen Informationen und anschaulichen Fallgeschichten werden die Grundprinzipien des Affektphobiemodells (dass nämlich die Angst vor den eigenen Emotionen in Verbindung mit verschiedenen Abwehrmechanismen zur Entstehung und Aufrechterhaltung von psychischen Störungen beitragen kann) vorwiegend textbasiert vermittelt. Neben diesen psychoedukativen Anteilen enthält das Programm noch Übungsaufgaben zur Reflexion, Techniken zum Erlernen emotionaler Achtsamkeit mit Audiodateien sowie regelmäßige Fragebögen zum Selbstmonitoring von Symptomen. Das transdiagnostische Programm *KEN-Online* soll Teilnehmern, die unter einer Affektphobie leiden, ermöglichen, ihre Emotionen besser zu erkennen, zu regulieren und auszudrücken. *KEN-Online* kann entweder als reines Selbstmanagementprogramm oder mit minimaler therapeutischer Anleitung durchgeführt werden. Die Anleitung hat in diesem Falle vor allem motivierende und stützende Funktion und soll die Teilnehmenden dazu anregen, das Angebot möglichst kontinuierlich zu nutzen.

Technische Umsetzung

Die technische Umsetzung erfolgt i. d. R. in Form von **Internetseiten,** auf denen Texte, ergänzt durch Audio- und Videodateien, dargeboten werden. Die Nutzung kann entweder mit passwortgeschützter Anmeldung und persönlichem Bereich oder anonym ohne vorherige Anmeldung erfolgen. Allerdings gibt es in letzterem Fall keine Möglichkeit, personalisierte Inhalte abzuspeichern und im Verlauf der weiteren Nutzung erneut abzurufen. Neben den reinen textbasierten Inhalten können diese durch verschiedene Kommunikationsformen wie E-Mail, Chat, Foren oder videobasierte Kontaktmöglichkeiten ergänzt werden. Auch interaktive Übungen wie Tagebücher, Stimmungsfragebögen etc. können integriert werden (Baumeister et al. 2017).

Mobilebasierte Ansätze nutzen das Smartphone oder die Smartwatch bzw. den Fitness-Tracker als ständigen Begleiter, um zeitnah subjektive Daten, die vom Nutzer eingegeben werden (z. B. zur aktuellen Befindlichkeit), sowie physiologische Parameter, die über verschiedene Sensoren erfasst werden (z. B. Pulsfrequenz, körperliche Aktivität, Körpertemperatur), in den dazugehörigen Gesundheits-Apps zu verarbeiten. Mit dem Begriff **Digital Phenotyping** ist nicht nur die Messung von physiologischen Parametern gemeint, sondern auch das Erfassen von Verhaltensindikatoren (z. B. Tippverhalten auf dem Smartphone, Stimmqualität, Sprechtempo usw.) bis hin zur Analyse von persönlichen Nachrichten in sozialen Netzwerken oder die Auswertung von Internetsuchbegriffen, um dadurch Hinweise auf gesundheitliche Risiken zu erhalten (Martinez-Martin et al. 2018) oder sogar die psychische Verfassung vorhersagen zu können (Sano et al. 2018).

Textbasierte Dialogsysteme, die mithilfe von automatisierten Algorithmen einen Gesprächspartner simulieren, sind als sog. **Chatbots** mittlerweile auch in der Psychotherapie angekommen und haben sich im Rahmen von randomisierten, kontrollierten Studien (RCTs) einer reinen Informationsbedingung gegenüber bereits als deutlich überlegen bei der Behandlung von depressiver Symptomatik erwiesen (Fitzpatrick et al. 2017). Allerdings wird der Einsatz von Chatbots im psychosomatisch-psychotherapeutischen Bereich aktuell noch eher kritisch gesehen, insbesondere da qualitativ hochwertige Studien fehlen (Bendig et al. 2019).

11.7.4 E-Mental-Health in der Rehabilitation

IMIs erstrecken sich über die gesamte Bandbreite der psychosozialen Versorgung, von der Prävention über die Behandlung bis hin zur Rückfallprävention und Nachsorge bei verschiedenen Störungsbildern. Sie richten sich hierbei nicht nur an Menschen mit diagnostizierten psychischen Erkrankungen, sondern können in verschiedenen Phasen der Versorgung von Menschen mit psychischen Belastungen dazu beitragen, deren Beschwerden vorzubeugen oder sie zu lindern (Moessner und Bauer 2017).

! MERKE

Vor und nach stationären Interventionen gibt es viele kritische Schnittstellen, an denen durch den Einsatz von IMIs die Versorgungskontinuität erhalten oder sogar verbessert werden kann (Backenstrass und Wolf 2018).

Im Folgenden soll auf Einsatzmöglichkeiten in der Rehabilitation in verschiedenen Behandlungsphasen, nämlich 1.) Vorbereitung, 2.) Diagnostik, 3.) Behandlung und 4.) Nachsorge eingegangen werden.

Vorbereitung

Die internet- und mobilbasierte Vorbereitung auf die Rehabilitation erfolgt insbesondere durch die Bereitstellung von Informationen zur anstehenden Rehabilitation. Vor dem Hintergrund, dass Informationstexte für Rehabilitanden oft viel zu komplex und schwer verständlich sind, wurde ein Informationsportal zum Thema Rehabilitation entwickelt, das mit einfachen Texten und Video-Erfahrungsberichten von ehemaligen Rehabilitanden die wichtigsten Themen zur Rehabilitation aufbereitet hat (www.vor-der-reha.de). Darüber hinaus ermöglichen ein Lexikon, ein Quiz sowie ein Lückentext den spielerischen Umgang mit dem Thema Rehabilitation.

Ebenfalls zur Vorbereitung, speziell auf die stationäre psychosomatische Rehabilitation, wurde das Portal *Reha:Info* entwickelt (www.rehainfo.org). Mit **Reha:Info** liegt ein multimodales internetbasiertes Vorbereitungsangebot vor, das Rehabilitanden bei der Vorbereitung auf die stationäre psychosomatische Rehabilitation darin unterstützen soll, ein möglichst realistisches Bild von der bevorstehenden Reha-Maßnahme zu entwickeln. Dies geschieht zum einen über kurze Videosequenzen mit exemplarischen Reha-Verläufen für die häufigsten psychosomatischen Krankheitsbilder (Depression, Angst, somatoforme Störung, Essstörung), dargestellt von Schauspielpatienten. Darüber hinaus werden Informationen zu den Rahmenbedingungen und Zielen der Rehabilitation durch Vertreter eines fiktiven Reha-Teams vermittelt.

Darüber hinaus existieren aber auch niedrigschwellige Angebote, die zur Überbrückung und Reduzierung von psychosozialen Belastungszuständen helfen können. Das Programm **VORSTAT** (Zimmer et al. 2011) beinhaltet u. a. ein individuelles Symptommonitoring, moderierte Expertenchats und strukturierte Informationen zu psychischen Störungen sowie zu den Inhalten und zum Ablauf der kommenden Therapie in der Klinik. In kontrollierten wissenschaftlichen Studien wurde für die insgesamt 911 Nutzer von *VORSTAT* (verglichen mit einer gematchten Vergleichsgruppe) eine raschere Symptomverbesserung sowohl in den ersten beiden Wochen der stationären Rehabilitation als auch im weiteren Reha-Verlauf beobachtet (Zimmer et al. 2015).

Diagnostik

Internetbasierte Diagnostik kann vergleichbar eingesetzt werden wie im Face-to-Face-Kontakt und dient den gleichen Zwecken, nämlich der Erfassung von inter- und intraindividuellen Merkmalen und Veränderungen von Erleben und Verhalten. Diese können sowohl quantitativ als auch qualitativ erhoben werden, i. d. R. mit Selbstbeurteilungsverfahren, in denen auch Audio- oder Videomaterial genutzt werden kann. Ebenso ist eine Fremdbeurteilung z. B. durch Therapeuten oder video- / telefongestützte strukturierte standardisierte Interviews möglich (Knaevelsrud et al. 2016). Darüber hinaus sind regelmäßige diagnostische Assessments häufiger Bestandteil von Interventionen, insbesondere i. S. eines Monitorings von Symptomen über den Zeitverlauf oder um kritische Kennwerte als Auslöser von automatisierten Hinweisen oder Benachrichtigungen zu nutzen. Ebenso gibt es erste Hinweise aus der Persönlichkeitsdiagnostik, dass bestimmte Persönlichkeitsmerkmale (z. B. Offenheit für neue Erfahrungen, Gewissenhaftigkeit oder aber auch Einstellungen zu Online-Psychotherapie) sich positiv auf das Ergebnis von onlinebasierten Psychotherapieverläufen auswirken können (Tibubos et al. 2018).

Zur Frage der Akzeptanz von Online-Befragungen hat eine Erhebung an 189 Rehabilitanden ergeben, dass die Mehrzahl der Rehabilitanden Erfahrung mit Computern hat und einer internetbasierten Fragebogenerhebung offen gegenübersteht. Darüber hinaus konnten weder bildungs-, geschlechts- noch altersspezifische Unterschiede bzgl. der Akzeptanz einer internetbasierten Diagnostik in der Rehabilitation sowie eine hohe Zufriedenheit beobachtet werden (Kobelt et al. 2010).

Erste Ansätze sind bereits in der Routine angekommen. Von der DRV Rheinland-Pfalz wurde ein computergestütztes Verfahren, das sog. *Webbasierte Screening-Verfahren,* mit einer hohen Akzeptanz unter den Anwendern einer psychosomatischen Reha-Klinik eingeführt (Stapel 2013). So erfolgt die standardisierte Routinediagnostik am Anfang und am Ende der Rehabilitation an einem Computer unter Anleitung einer testpsychologischen Assistenz. Zur Katamnese kann der ehemalige Rehabilitand die Fragebögen von zu Hause aus selbstständig bearbeiten. Durch ein strenges Datenschutzkonzept werden die gängigen Datenschutzrichtlinien erfüllt. Eine unmittelbare automatisierte Auswertung steht dadurch bereits während der stationären Rehabilitation zur Verfügung und kann für die Erstellung des Abschlussberichts verwendet werden.

Rehabilitation

In der zentralen Behandlungsphase der Rehabilitation können IMIs insbesondere in Form von **Blended-Treatment-Ansätzen** zum Einsatz kommen. Dies bedeutet, dass die reguläre Behandlung mit IMIs kombiniert wird. So können bestimmte Teile der regulären Therapie (z. B. Psychoedukation, Übungsaufgaben, zeitnahes Symptom-Monitoring und Selbstmanagement) mithilfe der IMIs abgedeckt werden, sodass sich in der regulären Psychotherapie stärker auf interaktionelle und Prozessmerkmale konzentriert werden kann (Erbe et al. 2017).

Bei einem „Blended-Treatment"-Ansatz in der stationären psychosomatischen Rehabilitation wurde im Rahmen einer kontrollierten Studie einem Teil der Rehabilitanden ein Online-Selbstmanagementprogramm bereits während der stationären Therapie und darüber hinaus bis zum Abschluss des Online-Programms nach 12 Wochen angeboten. Insgesamt nutzten 107 Teilnehmer das Online-Programm und 106 Teilnehmer eine aktive Kontrollgruppe (Online-Informationen). 79 % der Nutzer des Online-Programms waren mit dem Programm ziemlich oder sehr zufrieden im Vergleich zu 46 % der Teilnehmer der Kontrollgruppe. 62 % der Teilnehmer in der Interventionsgruppe gaben an, dass die Online-Selbsthilfe einen (sehr) positiven Einfluss hatte. In der Kontrollgruppe sagten das nur 34 % der Teilnehmer über das Informationsmaterial. Insgesamt wurde das Online-Selbstmanagementprogramm sehr gut angenommen und akzeptiert. Zudem erhöhte es die Wirksamkeit stationärer psychotherapeutischer Behandlung hinsichtlich der depressiven Symptomatik, der Ängstlichkeit sowie der Lebensqualität und des Selbstwerts, verglichen mit der Kontrollgruppe. Diese Effekte blieben auch 3 Monate nach Ende der Online-Selbsthilfe bestehen (Zwerenz et al. 2019a, 2017b). Die therapeutische Beziehung während der stationären Rehabilitation wurde weder durch die Online-Selbsthilfe noch durch das Online-Informationsmaterial beeinträchtigt.

Nachsorge

Die meisten IMIs kamen bislang im Bereich der Nachsorge zum Einsatz. Sie erfüllen i. d. R. die Funktion einer Rückfallprophylaxe, mit dem Ziel, die Ergebnisse der Rehabilitation nachhaltig zu stabilisieren. Die in der Rehabilitation erlernten Selbstmanagementkompetenzen können stabilisiert und weiter trainiert werden. Darüber hinaus lassen sich auch Komorbiditäten behandeln, die in der ursprünglichen Rehabilitation nicht behandelt werden konnten (Baumeister et al. 2017).

Über eine sogenannte **Internet-Chat-Brücke** konnten Rehabilitanden beispielsweise nach Abschluss ihrer stationären Rehabilitation in einem Internet-Chatraum an einer störungsübergreifenden Gruppentherapie mit 6–10 Teilnehmern über 12–15 Sitzungen teilnehmen. Diese wurde von einem erfahrenen Gruppentherapeuten aus der Reha-Klinik geleitet. Die Wirksamkeit wurde in störungsübergreifenden prospektiven, kontrollierten Studien nachgewiesen. So konnte das Wiederauftreten psychischer Symptome 12 Monate nach der stationären Rehabilitation signifikant reduziert und die Rückfallrate ungefähr halbiert werden (Golkaramnay et al. 2007).

Ziel der transdiagnostischen Reha-Nachsorge **W-RENA** ist es, Rehabilitanden aus der Psychosomatik zur anhaltenden Nutzung der stationär angeeigneten Strategien zu unterstützen. Dazu gehören ein persönlicher Entwicklungsplan (erstellt am Ende des stationären Aufenthalts), ein wöchentlich strukturiertes Web-Tagebuch (bis zu 12 Wochen nach der Reha), ein virtuelles soziales Netz unter Mitpatienten (Subgruppen von 3–6 Patienten, die gegenseitig ihre Web-Tagebücher einsehen und kommentieren können), therapeutische Rückmeldung (bezogen auf die Web-Tagebucheinträge) und ein wöchentliches Online-Monitoring psychopathologischer Symptome (Ebert et al. 2013a). Im Rahmen einer RCT mit 400 Rehabilitanden aus der Psychosomatik erwies sich *W-RENA* im Katamnesezeitraum von 12 Monaten gegenüber einer Kontrollgruppe hinsichtlich der Symptomstabilisierung als deutlich überlegen (Ebert et al. 2013b).

Das indikationsübergreifende psychodynamisch orientierte Online-Nachsorgeprogramm **GSA-Online** (Gesundheitstraining Stressbewältigung am Arbeitsplatz Online) fokussiert auf arbeitsplatzbezogene Belastungen. Beruflich belastete Rehabilitanden sollen durch eine psychotherapeutische Schreibintervention mit individueller therapeutischer Rückmeldung beim Umgang mit Problemen und Konflikten am Arbeitsplatz unterstützt werden. *GSA-Online* kann direkt im Anschluss an die stationäre medizinische Rehabilitation begonnen werden und erstreckt sich über einen Zeitraum von 12 Wochen. Zentraler Bestandteil ist das regelmäßige Verfassen von Tagebucheinträgen durch die Teilnehmer und eine zeitnahe Rückmeldung durch geschulte Online-Therapeuten auf der Grundlage eines psychodynamischen Behandlungsmanuals, in dem ein „zentrales Beziehungskonfliktthema" den Fokus der Behandlung bildet (Beutel et al. 2018). In einer RCT wurde die Wirksamkeit von *GSA-Online* an N = 664 Teilnehmern nachgewiesen. Die Evaluation ergab eine hohe Akzeptanz und Zufriedenheit unter den Teilnehmern (78 % Log-ins, 66 % verfassten Blogeinträge) sowie eine Verbesserung der subjektiven Leistungsfähigkeit und des Umgangs mit beruflichen Belastungen (AVEM) sowohl zum Ende der Intervention als auch zum Katamnesezeitpunkt, 12 Monate später. *GSA-Online* hatte zudem einen positiven Einfluss auf die subjektive Prognose der Erwerbstätigkeit und die psychische Gesundheit (Depressivität, Ängstlichkeit, Stress, Somatisierung) (Zwerenz et al. 2017c).

Die aktualisierte und weiterentwickelte Online-Nachsorge **GSA-Online plus**[5] (Gesund und stressfrei am Arbeitsplatz Online) wurde im Rahmen einer Implementierungsstudie in mehreren Reha-Kliniken als Online-Nachsorge implementiert (Zwerenz et al. 2019b). Informationen über Ablauf, Inhalt und Nutzen von *GSA-Online plus* werden in dieser aktualisierten Version auf der Online-Plattform mithilfe von erklärenden und motivierenden Filmen vermittelt.

Für Rehabilitanden mit depressiver Erkrankung gibt es mit **DE-RENA** ein Nachsorgeangebot mittels Smartphone-App. Zentrale Funktion der App ist die Tagesplanung und -bewertung, die eine vom Rehabilitanden angestrebte Balance seiner Lebensbereiche zum Ziel hat. Neben einem Selbstmonitoring der psychischen Beschwerden gehört auch ein telefonisches Coaching durch Therapeuten der Reha-Klinik zur Nachsorge per App. Erste Ergebnisse zur Stabilisierung der während der stationären Rehabilitation erreichten Symptombesserung, zur Verbesserung der Selbstregulationsfähigkeiten sowie zur Zufriedenheit und Akzeptanz sind vielversprechend (Schmädeke et al. 2019).

[5] www.online-nachsorge.de

TIPP

Seit 2019 können Angebote wie *DE-RENA* entsprechend den Regelungen der DRV Bund zur telemedizinischen Reha-Nachsorge (DRV Bund 2018) auch als Reha-Nachsorge abgerechnet werden.

11.7.5 Bewertung

Vor- und Nachteile

Online-Interventionen haben verschiedene Vor- und Nachteile. So sind insbesondere die Vorteile naheliegend, dass durch die gute Abdeckung des Internets die Informationsübermittlung und Kommunikation uneingeschränkt möglich sind, sodass die Ansätze der klassischen Bibliotherapie (Selbststudium von Büchern als therapeutische Intervention) vielfach durch die neuen Medien abgelöst wurden (Berger 2015).

Manche Vor- und Nachteile sind jedoch auch durch die Art der Online-Intervention bedingt. In einer Studie gaben mehr als zwei Drittel der befragten Psychotherapiepatienten und Wartelistenkandidaten an, dass die Flexibilität von Zeit und Ort der größte Vorteil von Online-Programmen sei. Allerdings gilt das Kriterium der zeitlichen Flexibilität nicht für auf bestimmte Uhrzeiten terminierte Video-Chats. Als weitere Vorteile wurden die größere Anonymität und die damit oft verbundene niedrigere Hemmschwelle, sich Hilfe zu suchen, genannt. Als häufigste Nachteile wurden das Fehlen von nonverbalen Signalen und eine fehlende angemessene und zeitnahe Reaktion in Krisensituationen benannt. Als weiterer Nachteil zu nennen sind hauptsächlich Bedenken bzgl. der Datensicherheit und mangelnden Privatsphäre genannt, sodass hier eine Ambivalenz zwischen dem Wunsch nach flexibler und anonymer Hilfe auf der einen Seite und dem Wunsch nach einem persönlichen und haltgebenden Kontakt auf der anderen Seite besteht, die dazu führt, dass Online-Interventionen vielfach kritisch beurteilt werden (Gieselmann et al. 2015).

Darüber hinaus werden bei Online-Interventionen auch häufig die niedrigen Teilnahme- und die hohen Abbruchraten als limitierender Faktor genannt, sodass aufklärende und motivierende Interventionen hier eine wichtige Rolle spielen sollten.

Wirksamkeit

Wirksamkeitsnachweise in Form von qualitativ hochwertigen RCTs und Metaanalysen liegen mittlerweile für zahlreiche psychische Erkrankungen vor. So konnte die Wirksamkeit von IMIs insbesondere für die Behandlung von depressiven Erkrankungen (Karyotaki et al. 2017), Angststörungen (Andrews et al. 2010), chronischen Schmerzerkrankungen (Macea et al. 2010), für die psychosoziale Unterstützung von Patienten mit chronischen Krankheiten (Kanera et al. 2016) oder allgemein als Nachsorgeintervention (Hennemann et al. 2018a) nachgewiesen werden.

Aus den vorliegenden Studien lassen sich mittlerweile verschiedene Faktoren ableiten, die zur Wirksamkeit von Online-Interventionen für Patienten mit psychischen Erkrankungen beitragen (Zwerenz und Beutel 2017):

- Längere Programmdauer
- Stärkere Interaktivität / Multimodalität
- Klare Zielsetzung und Strukturierung
- Personalisierte Rückmeldung
- Höherer Grad an professioneller Begleitung
- Adressierung einer spezifischen Indikation
- Solide Eingangsdiagnostik
- Theoriegeleitete Konzeptualisierung

Qualitätskriterien

Qualitätskriterien gewinnen im E-Mental-Health-Bereich an Bedeutung, um die wirksamen und vertrauenswürdigen Programme aus der Vielfalt des Angebots herauszufiltern.

So sollte eindeutig beschrieben werden, für welche Zielgruppe eine IMI geeignet ist. Zur Patientensicherheit muss angegeben werden, was im Falle von psychischen (suizidalen) Krisen zu tun ist, und die wichtigsten Ansprechpartner sollten benannt sein. Wirksamkeitsnachweise müssen auf der Ebene der spezifischen Intervention erbracht werden, und es sollten Informationen zum Kosten-Nutzen-Verhältnis angegeben werden. Die Datensicherheit muss gewährleistet sein, und zu guter Letzt sollte auch die Integrierbarkeit in die klinische Versorgung möglich sein.

In ➤ Box 11.4 sind die Kriterien für „Qualität im Internet" von Klein et al. (2018) noch einmal zusammengefasst.

BOX 11.4

Qualitätskriterien für IMIs

- **Indikation:** Beschreibung der psychischen Beschwerden, für deren Behandlung die Intervention geeignet ist (spezifisch, z. B. depressive Symptome oder transdiagnostisch, Schweregrad der Symptome usw.)
- **Intervention:** transparente Beschreibung der Art und Dauer der Intervention
- **Sicherheit:** Beschreibung von bekannten Nebenwirkungen und Vorgehen bei Gefährdungssituationen (z. B. Umgang mit Suizidalität, Einbindung professioneller Bezugsperson usw.)
- **Wirksamkeit:** Beschreibung der Studien zur Feststellung der Wirksamkeit der Intervention (Evidenzbasierung)
- **Nutzerperspektive:** Beschreibung des Wissens über die Nutzerperspektive (z. B.: In welchen Sprachen ist die Intervention verfügbar?, Abbruch- und Completerraten, Angaben zur Nutzerzufriedenheit)
- **Gesundheitsökonomie:** Beschreibung des Kosten-Nutzen-Verhältnisses; Kosten der Intervention / gesundheitsökonomische Analysen
- **Integrierbarkeit in die Versorgung:** Beschreibung der Schnittstelle zwischen Intervention und Behandler
- **Rechtliche Aspekte:** Beschreibung der bei der Nutzung der Intervention zu berücksichtigenden rechtlichen Rahmenbedingungen
- **Datenschutz:** Beschreibung der Datenschutzeigenschaften der Intervention und der Anforderungen an den Kliniker

11.7.6 Fazit und Ausblick

Trotz allen technischen Fortschritts und neuer Möglichkeiten infolge der Digitalisierung sollte man aber nicht außer Acht lassen, dass die technischen Möglichkeiten nicht immer gleichermaßen mit der Akzeptanz und dem Bedarf von Patienten und Behandlern einhergehen (Hennemann et al. 2018b). So können IMIs für psychisch kranke Menschen eine wichtige Ergänzung und Bereicherung der psychotherapeutischen Versorgung allgemein und auch in der Rehabilitation darstellen. In den meisten Fällen sollten sie aber nicht als Ersatz für reguläre Behandlungen gesehen werden. Psychotherapeuten können auch in Zukunft nicht durch neue Technologien ersetzt werden, auch wenn die neuen Entwicklungen der künstlichen Intelligenz (siehe Chatbots) den Eindruck erwecken mögen. Aber insbesondere bei der Behandlung schwerer psychischer Erkrankungen sind die Einsatzmöglichkeiten von IMIs eher als co-therapeutische Maßnahme zu sehen. Darüber hinaus hat sich gezeigt, dass der menschliche Kontakt bei der Anleitung und Motivation zu und bei der begleitenden Unterstützung von Online-Interventionen erforderlich ist, um die Akzeptanz und Wirksamkeit von IMIs zu verbessern (Zwerenz und Beutel 2017; Lüttke et al. 2018).

LITERATUR

Andrews G, Cuijpers P, Craske M, et al. Computer therapy for the anxiety and depressive disorders is effective, acceptable and practical health care. A meta-analysis. PloS One 2010; 5: e313196.

Apolinário-Hagen J, Kemper J, Stürmer C. Public acceptability of e-mental health treatment services for psychological problems: A scoping review. JMIR Mental Health 2017; 4(2): e10.

Backenstrass M, Wolf M. Internetbasierte Therapie in der Versorgung von Patienten mit depressiven Störungen: ein Überblick. Z Psychiatr Psychol Psychother 2018; 66(1): 48–60.

Baumeister H, Lin J, Ebert DD. Internet- und mobilebasierte Ansätze: psychosoziale Diagnostik und Behandlung in der medizinischen Rehabilitation. Bundesgesundheitsblatt – Gesundheitsforschung – Gesundheitsschutz 2017; 60(4): 436–444.

Bendig E, Erb B, Schulze-Thuesing L, Baumeister H. Die nächste Generation: Chatbots in der klinischen Psychologie und Psychotherapie zur Förderung mentaler Gesundheit – ein Scoping-Review. Verhaltenstherapie 2019: 1–15.

Berger T. Internetbasierte Interventionen bei psychischen Störungen. Göttingen: Hogrefe 2015.

Beutel ME, Böhme K, Banerjee M, Zwerenz R. Psychodynamic online treatment following supportive expressive therapy (SET): Therapeutic rationale, interventions and treatment process. Z Psychosom Med Psychother 2018; 64: 186–197.

DRV – Deutsche Rentenversicherung Bund. Anforderungen an Tele-Reha-Nachsorge. Berlin 2018; www.deutsche-rentenversicherung.de/Allgemein/de/Inhalt/2_Rente_Reha/02_reha/05_fachinformationen/infos_fuer_reha-einrichtungen/_downloads/nachsorge_tele_reha.html (letzter Zugriff: 8.5.2020).

Ebert DD, Hannig W, Tarnowski T, et al. Web-basierte Rehabilitationsnachsorge nach stationärer psychosomatischer Therapie (W-RENA). Rehabilitation (Stuttg) 2013a; 52(3): 164–172.

Ebert D, Tarnowski T, Gollwitzer M, et al. A transdiagnostic internet-based maintenance treatment enhances the stability of outcome after inpatient cognitive behavioral therapy: A randomized controlled trial. Psychother Psychosom 2013b; 82(4): 246–256.

Eichenberg C, Wolters C, Brähler E. The internet as a mental health advisor in Germany – results of a national survey. PloS One 2013; 8(11): e79206.

Erbe D, Eichert H-C, Riper H, Ebert DD. Blending face-to-face and internet-based interventions for the treatment of mental disorders in adults: Systematic review. J Med Internet Res 2017; 19(9): e306.

Fitzpatrick KK, Darcy A, Vierhile M. Delivering Cognitive behavior therapy to young adults with symptoms of depression and anxiety using a fully automated conversational agent (Woebot): A randomized controlled trial. JMIR Ment Health 2017; 4(2): e19.

Frees B, Koch W. ARD / ZDF-Onlinestudie 2018: Zuwachs bei medialer Internetnutzung und Kommunikation. Media perspektiven 2018; 9: 398–431.

Gieselmann A, Böckermann M, Pietrowsky R. Internetbasierte Gesundheitsinterventionen. Psychotherapeut 2015; 60(5): 433–440.

Golkaramnay V, Bauer S, Haug S, et al. The effectiveness of group therapy through an internet chat as aftercare: A controlled naturalistic study. Psychother Psychosom 2007; 76: 219–225.

Hennemann S, Farnsteiner S, Sander L. Internet- and mobile-based aftercare and relapse prevention in mental disorders: A systematic review and recommendations for future research. Internet Interventions 2018a; 14: 1–17.

Hennemann S, Beutel ME, Zwerenz R. „Morbus Google" vs. e-Health: qualitative Untersuchung zur Akzeptanz und Implementierung von Online-Nachsorge in der stationären Rehabilitation. Rehabilitation 2018b; 57: 14–23.

Johansson R, Frederick RJ, Andersson G. Using the internet to provide psychodynamic psychotherapy. Psychodyn Psychiatry 2013; 41(4): 385–412.

Kanera IM, Willems RA, Bolman CA, et al. Use and appreciation of a tailored self-management eHealth intervention for early cancer survivors: Process evaluation of a randomized controlled trial. J Med Internet Res 2016; 18(8): e229.

Karyotaki E, Riper H, Twisk J, et al. Efficacy of self-guided internet-based cognitive behavioral therapy in the treatment of depressive symptoms. JAMA Psychiatry 2017; 74(4): 351.

Klein JP, Knaevelsrud C, Bohus M, et al. Internetbasierte Selbstmanagementinterventionen: Qualitätskriterien für ihren Einsatz in der Prävention und Behandlung psychischer Störungen. Nervenarzt 2018; 89(11): 1277–1286.

Knaevelsrud C, Wagner B, Böttche M. Online-Therapie und Beratung. Göttingen: Hogrefe 2016.

Kobelt A, Karpinski N, Petermann F. Internetbasierte Datenerhebung und Diagnostik: Akzeptanz durch Patienten der medizinischen Rehabilitation. Phys Med Rehab Kuror 2010; 20(06): 316–321.

Lehr D, Geraedts A, Persson Asplund R, et al. Occupational e-mental health: Current approaches and promising perspectives for promoting mental health in workers. In , Wiencke, M., Cacace, M., Fischer, S., (eds.). Healthy at Work. Interdisciplinary Perspectives. Heidelberg: Springer 2016, pp. 257-281.

Lüttke S, Hautzinger M, Fuhr K. E-Health in Diagnostik und Therapie psychischer Störungen: Werden Therapeuten bald überflüssig? Bundesgesundheitsblatt – Gesundheitsforschung – Gesundheitsschutz 2018; 61(3): 263–270.

Macea DD, Gajos K, Daglia Calil YA, Fregni F. The efficacy of Web-based cognitive behavioral interventions for chronic pain: A systematic review and meta-analysis. J Pain 2010; 11(10): 917–929.

Martinez-Martin N, Insel TR, Dagum P, et al. Data mining for health: Staking out the ethical territory of digital phenotyping. NPJ Digit Med 2018; 1(1).

Moessner M, Bauer S. E-Mental-Health und internetbasierte Psychotherapie. Psychotherapeut 2017; 62(3): 251–266.

Nobis S, Lehr D, Ebert DD. E-Mental-Health – am Beispiel von internetbasierten Gesundheitsinterventionen. In: Müller-Mielitz S, Lux T (Hrsg.). E-Health-Ökonomie. Wiesbaden: Springer Gabler 2017, S. 723–737.

Sano A, Taylor S, McHill AW, et al. Identifying objective physiological markers and modifiable behaviors for self-reported stress and mental health status using wearable sensors and mobile phones: Observational study. J Med Internet Res 2018; 20(6): e210.

Schmädeke S, Kockler T, Olbrich D. DE-RENA – Rehabilitationsnachsorge mit einer Smartphone-App für depressive Patienten: Ergebnisse zur Akzeptanz und Wirksamkeit. In: Deutsche Rentenversicherung Bund (Hrsg.). 28. Rehabilitationswissenschaftliches Kolloquium. Deutscher Kongress für Rehabilitationsforschung. Berlin: DRV Bund 2019, S. 383–387.

Stapel M. „Webbasiertes Screening-Verfahren" – computergestützte Routinediagnostik in den trägereigenen Rehabilitationskliniken der Deutschen Rentenversicherung Rheinland-Pfalz. RVaktuell 2013; 3: 38–45.

Techniker-Krankenkasse. Homo Digivitalis. TK-Studie zur digitalen Gesundheitskompetenz 2018. Hamburg: Techniker Krankenkasse 2018.

Tibubos AN, Zwerenz R, Brähler E, Beutel ME. Persönlichkeitsdiagnostik in der Online-Psychotherapieforschung. Z Psychiatr Psychol Psychother 2018; 66(3): 169–176.

Twomey C, O'Reilly G. Effectiveness of a freely available computerised cognitive behavioural therapy programme (MoodGYM) for depression: Meta-analysis. Aust N Z J Psychiatry 2017; 51(3): 260–269.

Zimmer B, Dogs CP, Kordy H. Internetbasierte Vorbereitung auf eine stationäre psychosomatisch-psychotherapeutische Behandlung. Psychotherapeut 2011; 56(6): 501–508.

Zimmer B, Moessner M, Wolf M, et al. Effectiveness of an internet-based preparation for psychosomatic treatment: Results of a controlled observational study. J Psychosom Res 2015; 79(5): 399–403.

Zwerenz R, Beutel ME. Online-Interventionen zur Behandlung psychischer Erkrankungen und Belastungen. Welche aktuellen Ansätze gibt es und wie wirksam sind diese? Arbeitsmed Sozialmed Umweltmed 2017; 52: 452–460.

Zwerenz R, Becker J, Johansson R, et al. Transdiagnostic, psychodynamic web-based self-help intervention following inpatient psychotherapy: Results of a feasibility study and randomized controlled trial. JMIR Mental Health 2017a; 4: e41.

Zwerenz R, Becker J, Knickenberg RJ, et al. Online self-help as an add-on to inpatient psychotherapy: Efficacy of a new blended treatment approach. Psychother Psychosom 2017b; 86(6): 341–350.
Zwerenz R, Becker J, Gerzymisch K, et al. Evaluation of a transdiagnostic psychodynamic online intervention to support return to work: A randomized controlled trial. PloS One 2017c; 12(5): e0176513.
Zwerenz R, Baumgarten C, Becker J, et al. Does adjunct online self-help improve the course of depression after inpatient psychotherapy? – Follow-up results of a randomized controlled trial. J Med Internet Res 2019a; 21(7): e13655.
Zwerenz R, Baumgarten C, Dahn I, et al. Implementation of a Web-based work-related psychological aftercare program into clinical routine: Results of a longitudinal observational study. J Med Internet Res 2019b; 21(6): e12285.

KAPITEL 12

Axel Kobelt-Pönicke und Beate Muschalla

Psychosomatische Nachsorge nach stationärer psychosomatischer Rehabilitation (Psy-RENA)

Zur Orientierung

- Die Nachsorge nach einer medizinisch-psychosomatischen Rehabilitationsbehandlung ist ein wichtiger und notwendiger Baustein zur Erhaltung der Erwerbsfähigkeit und für eine erfolgreiche Wiedereingliederung ins Erwerbsleben.
- Neuere Motivationsmodelle betonen die Bedeutung von Individualisierung, wie sie durch das integrierte Fallmanagement verwirklicht wird, und gleichermaßen der Behandlungsdauer, die im Verlauf von 6 Monaten die Stabilisierung bzw. Erfahrung von Selbstwirksamkeit und die positiv-emotionale Besetzung von vor der Rehabilitation konflikthaft erlebten Verhaltenszielen wie die berufliche Wiedereingliederung ermöglicht.
- Der halbstrukturierte Rahmen von Psy-RENA ermöglicht Individualisierung über die Bearbeitung von persönlichen Themen und begleitet gleichzeitig die Rehabilitanden über 6 Monate bei der Umsetzung ihrer Rehabilitationsziele. Informationen, Problemlösungsansätze und Reflexionen in der Gruppe auf der einen Seite und das individuelle Fallmanagement auf der anderen Seite unterstützen die Rehabilitanden bei der Überwindung emotionaler und faktischer Ambivalenz hinsichtlich Alltags-, Beziehungs- und Arbeitsplatzkonflikten.

12.1 Einleitung: Nachsorgeangebote

Insgesamt besteht bei über 90 % der Rehabilitanden einer psychosomatischen Reha-Klinik die Notwendigkeit einer Nachbehandlung. 70 % der Rehabilitanden erhalten die Empfehlung, entweder eine ambulante Psychotherapie fortzusetzen oder zu beginnen (Harfst et al. 2002). Neben der Notwendigkeit, berufsspezifische und arbeitsplatzproblemorientierte Behandlungsmodule in der psychosomatischen Rehabilitation zu etablieren, wird die Vernetzung zum Betrieb gerade von den Arbeitgebern gefordert, da aufseiten der Betriebe Zweifel an der Nachhaltigkeit der Reha-Erfolge bestehen. Umso mehr wünschen sich die Arbeitgeber, dass die Rehabilitanden auch nach der Rückkehr an den Arbeitsplatz bei aufkommenden Problemen betreut werden (Hesse et al. 2008).

Die geballten Anforderungen des Alltags, mit denen die Patienten nach ihrer Entlassung konfrontiert sind, zwingen sie häufig, auf bewährte Bewältigungsstrategien zurückzugreifen.

Der Mut, das in der Klinik erarbeitete Wissen oder die erfahrenen Persönlichkeitsveränderungen in den Alltag auch vor dem Hintergrund zu erwartender erster Misserfolge oder zunächst unangenehmer Reaktionen der Umwelt umzusetzen, sollte daher idealerweise professionell begleitet werden. Für Rehabilitanden mit psychischen Erkrankungen ist die Reha-Nachsorge von besonderer Bedeutung, da sie häufig von langfristigen erwerbsbezogenen Teilhabestörungen betroffen sind.

Fallbeispiel

Frau N., eine 40-jährige Projektreferentin, litt an ihrem Arbeitsplatz unter zunehmender Überforderung und Erschöpfung. Sie war besonders beunruhigt darüber, dass jede Verpflichtung unangenehme Stressreaktionen, Ängste, aber auch Ratlosigkeit auslöste. Sie fühle sich immer häufiger von ihrem Team im Stich gelassen und habe die Erfahrung gemacht, dass die Verantwortung für das Gelingen von Projekten allein bei ihr liege. Ausgerüstet mit neuen Bewältigungsstrategien kam sie von der stationären Rehabilitation zurück und musste sehr schnell feststellen, dass ihr die Abgrenzungstechniken im Arbeitsalltag kaum gelangen.

Das Kernangebot zur Reha-Nachsorge ist bedarfsorientiert ausdifferenziert und umfasst sowohl multimodale (IRENA) als auch unimodale Nachsorgeangebote (RENA; s. www.reha-nachsorge-drv.de).

Multimodale Nachsorgeleistungen nach dem IRENA-Konzept umfassen Behandlungselemente aus verschiedenen Therapierichtungen in jeweils angemessenem Umfang, sind interdisziplinär angelegt und beteiligen mehrere Berufsgruppen (➤ Box 12.1). Je nach Nachsorgeziel werden Interventionen aus unterschiedlichen Therapiebereichen kombiniert.

BOX 12.1

Multimodale Therapie im Rahmen von IRENA

- Leistungen aus mindestens zwei Therapiebereichen, z. B. Sport- und Bewegungstherapie, Schulung, klinische Psychologie, Sozialarbeit
- Beteiligung von mindestens zwei Berufsgruppen an der Leistungserbringung (z. B. Ärzte, Physiotherapeuten, Ergotherapeuten, Psychologen)
- Beispiele:
  - Orthopädie: Physiotherapie in der Kleingruppe, Sporttherapie in der Gruppe, Patientenschulung, Schmerztherapie
  - Kardiologie: Sporttherapie in der Gruppe, Patientenschulung, Ernährungsberatung

Unimodale Nachsorgeleistungen zielen auf ein primäres Behandlungselement; es ist demnach nur eine therapeutische Berufsgruppe beteiligt, und es wird auf einen Problembereich fokussiert. Es können unimodale Nachsorgeleistungen (T-RENA als Trainingstherapeutische Reha-Nachsorge) und Psy-RENA als Reha-Nachsorge bei psychischen Erkrankungen nach einer medizinischen Rehabilitationsbehandlung verordnet werden.

12.2 Psychosomatische Reha-Nachsorge: Psy-RENA

Psy-RENA ist eine unimodale Reha-Nachsorge, die im Anschluss an eine Leistung zur medizinischen Rehabilitation einer F-Diagnose nach ICD-10-GM (psychische und Verhaltensstörungen, außer Suchterkrankungen) als Erstdiagnose empfohlen werden kann. Psy-RENA kann auch bei psychischer Komorbidität begleitend zu einer somatischen Grunderkrankung oder nach einer verhaltensmedizinisch orientierten Rehabilitation erbracht werden (DRV Bund 2015). Bei einer psychischen Komorbidität muss die F-Diagnose nicht Erstdiagnose sein, d. h., Psy-RENA kann in Einzelfällen auch nach einer somatischen Rehabilitation angezeigt sein.

12.2.1 Durchführung

Psy-RENA muss spätestens innerhalb von 3 Monaten nach Ende der medizinischen Rehabilitation beginnen und spätestens innerhalb von 12 Monaten nach Ende der vorangegangenen medizinischen Rehabilitation abgeschlossen sein. Psy-RENA wird grundsätzlich in der Gruppe in Gesprächsform durchgeführt. Sie umfasst 25 wöchentliche Gruppengespräche, die in einer geschlossenen oder halboffenen Gruppe mit einer Gruppengröße von 8–10 Personen stattfinden. Die Dauer der Therapieeinheiten beträgt 90 min. Ergänzend zu den Gruppengesprächen findet für jeden Versicherten ein Aufnahme- und Abschlussgespräch in Form eines Einzelgesprächs à 50 min statt.

Kriseninterventionen, Angehörigengespräche und über das Gruppenangebot hinausgehende Bemühungen, die i. S eines Fallmanagements vernetzende bzw. koordinierende Tätigkeiten sind, können bei Bedarf im Umfang von bis zu 5 Einheiten à 20 min ergänzend erbracht werden.

Psy-RENA kann in Ausnahmefällen auch in Form von Einzelgesprächen stattfinden. Dies ist der Fall, wenn keine Gruppenangebote in zumutbarer Entfernung für den Versicherten zustande kommen (mehr als 45 min Fahrzeit) oder die Wartezeit bis zur Aufnahme in eine Gruppe zu lang ist (länger als 3 Monate). Psy-RENA im Einzelsetting umfasst 8 Gesprächseinheiten à 50 min mit der Möglichkeit einer Verlängerung um 4 Termine.

12.2.2 Wie stehen Psy-RENA und Richtlinien-Psychotherapien zueinander?

Die psychosomatische Nachsorge kann eine indizierte Richtlinien-Psychotherapie nach SGB V nicht ersetzen, sie kann jedoch eine Richtlinien-Psychotherapie in vielfältiger Weise um die Teilhabeperspektive ergänzen. So bietet die Nachsorge in Gruppenform vielfältige Möglichkeiten der Selbsterfahrung und kritischen Reflexion (➤ Box 12.2).

BOX 12.2

Besonderheiten von Psy-RENA gegenüber Richtlinien-Psychotherapie

- Therapieziel Wiedereingliederung ins Erwerbsleben und Stabilisierung
- Training und Reflexion neuer Verhaltensweisen und Konfliktlösungs- bzw. Problembewältigungstechniken in der Gruppe
- Wechsel zwischen therapeutischen, informativen und beratenden Interventionen
- Beratung bei sozialmedizinischen Fragestellungen (z. B. Leistungen zur Teilhabe am Arbeitsleben, Arbeitsunfähigkeit, Schulden)
- Fallmanagement durch den Gruppenleiter (Vernetzung mit Leistungsträger, Krankenkasse, behandelnde Haus- und Fachärzte, ärztliche und psychologische Psychotherapeuten)

Für Psy-RENA-Therapeuten ist ein Grundwissen über sozialmedizinische Begrifflichkeiten, Leistungen der Sozialversicherungsträger, weiterführende sozialrechtliche Beratungsmöglichkeiten und Begutachtungsgrundsätze deswegen selbstverständlich.

! MERKE

Die Entscheidung, welches der beiden Angebote – ambulante Psychotherapie oder psychosomatische Nachsorge oder gar beides – angemessen ist, hängt vom Einzelfall ab und sollte gemeinsam mit dem Patienten besprochen werden.

12.2.3 Gruppenspezifische Besonderheiten und therapeutische Haltung in der Psy-RENA-Gruppe

Die Nachsorge soll sich inhaltlich nahtlos an die stationäre oder ganztägig ambulante Rehabilitation anschließen und die Rehabilitanden bei der Umsetzung des in der Klinik Erarbeiteten und Erfahrenen unterstützen. Es ist daher unerlässlich zu wissen, was jeder Patient für sich erreicht hat und welche Unterstützung er für die Anwendung des Gelernten und für die Umsetzung erarbeiteter Strategien und Veränderungsziele benötigt. Neben dem Erstgespräch zu Beginn der Nachsorge dient vor allem der ärztliche Entlassungsbericht zur Formulierung der Nachsorgeziele, die gemeinsam mit dem Teilnehmer erarbeitet und besprochen werden. Schon im Erstgespräch ist die aktive Beteiligung des Nachsorgetherapeuten zur Strukturierung und Fokussierung notwendig.

12

Fallbeispiel

Forts.

Frau N. thematisierte in der Nachsorgegruppe ihre Befürchtung, sehr schnell wieder in die bekannte Überforderungssituation geraten zu können und dann erneut arbeitsunfähig zu werden. In den Gruppengesprächen wurde daher zunächst die Angemessenheit und Wirksamkeit der umgesetzten Abgrenzungstechniken untersucht. Frau N. musste erkennen, dass es ihr nicht gelang, sich von Privilegien wie Anerkennung und Selbstbestätigung, Gestaltungshoheit oder auch Ansprechpartnerin für attraktive Auslandskontakte zu sein zu verabschieden. Sie sagte, sie fühle sich erst durch ihre überdurchschnittlichen Leistungen und den damit verbundenen Erfolg wertvoll, attraktiv und selbstbewusst. Hinter der wohlmeinenden Entlastung von Aufgaben durch ihren Vorgesetzten, die sie sich zuvor von ihm erbeten hatte, argwöhnte sie, er wolle damit eigentlich nur ausdrücken, dass sie ihren Aufgaben nicht gewachsen sei.

Der Behandlungsfokus auf Teilhabe und Aktivitäten in konkreten berufsbezogenen Settings erlaubt die Nutzung schulenübergreifender Interventionsstrategien. Oft werden von den Teilnehmern konkrete Sachfragen gestellt; sie sind häufig Ratsuchende für Probleme und Ängste im Berufs- und Alltagsleben. Der Nachsorgetherapeut ist in der Bearbeitung der Problembereiche ein Teil der aus 8–10 Patienten bestehenden Gruppe und ergänzt bereitwillig, offen und fachkundig die alltagsnahen Beiträge der Teilnehmer.

Techniken zur Problem- und Konfliktbewältigung wechseln sich – wenn von den Teilnehmern gewünscht – mit Informationseinheiten ab, die in Form und Durchführung mit Patientenschulungen vergleichbar sind.

Fallbeispiel

Forts.

Frau N. berichtete außerdem, dass sich ihr Lebenspartner nach ihrer Rückkehr aus der Reha räumlich von ihr getrennt habe. Auf die Frage, wie es hierzu gekommen sei, erzählte sie, dass ihr Lebensgefährte nicht mehr mit ihrem Kontrollbedürfnis habe umgehen können. Sie habe Wasserhähne, Fenster und Türen mehrmals kontrollieren müssen, bevor sie die Wohnung habe verlassen können. Das habe sie aber nie als belastend empfunden, daher sei ihr Kontrollverhalten auch nicht in der Reha zur Sprache gekommen. Auch aus den Entlassungsdiagnosen war dieses Verhaltensproblem nicht erkennbar.

Erst in der nachstationären Phase fiel Frau N. auf, dass sie auch in ihrem Arbeitsteam ein hohes Kontrollbedürfnis hat. Daher bleibe sie immer am längsten im Büro, um alle Arbeitsschritte der Projektmitarbeiter nachvollziehen oder auch in ihrem Sinne korrigieren zu können. Wenn sie das nicht tat, stellte sich stets großes Unbehagen oder auch Angst vor dem Scheitern des Projekts ein.

Es wurde deutlich, dass die Arbeitsplatzprobleme durch einfache Verhaltens- und Problembewältigungsstrategien nur begrenzt bewältigbar waren. Daher wurde Frau N. eine ambulante Psychotherapie empfohlen. Durch das bestehende Netzwerk des Gruppenleiters erhielt sie noch während der Nachsorge einen Behandlungsplatz.

Der Ablauf der Gruppenabende folgt einem halbstrukturierten Gruppenaufbau. In der ersten ½ Stunde werden im „Blitzlicht" Erfahrungen, Erlebnisse und Ereignisse der vergangenen Woche zusammengetragen. Der Therapeut hat in dieser Zeit die Möglichkeit, durch kurze Rückmeldungen, Hinweise oder mit weiterführenden Ideen bereits initiierte Veränderungen oder Problemlöseprozesse zu unterstützen und voranzubringen. Aus dem „Blitzlicht" werden Gesprächsthemen für die Gesprächsrunde abgeleitet, die oftmals Themenkomplexen zugeordnet werden können, die für die Zeit nach einer medizinisch-psychosomatischen Rehabilitation typisch und wichtig sind (Kobelt et al. 2002, 2011). Dazu gehört der praktische, alltagstaugliche Umgang mit Kollegen, Vorgesetzten, Partnern und Freunden, wenn sich nach der Entlassung aus der Rehabilitation herausstellt, dass ein einfaches „Nein" der Komplexität und Ambiguität der Situation, aber auch den manchmal nicht einschätzbaren Folgen des eigenen Verhaltens nicht gerecht wird. Auch der Umgang mit wiederauftretenden Symptomen und Belastungserleben kann dann anhand konkreter Alltagssituationen geübt werden.

12.2.4 Fallmanagement im Rahmen der Psy-RENA-Nachsorge

Die vorrangige Berücksichtigung der beruflichen Perspektive ist ein Kernpunkt bei der Planung der Psy-RENA-Nachsorge, wenn man bedenkt, dass eine erfolgreiche Reintegration z. B. von lange arbeitsunfähigen Rehabilitanden wiederum oftmals entlastend auf die dahinterliegende Symptomatik wirkt.

Das **Fallmanagement** ist ein therapeutisch geleiteter, kooperativer Prozess, in dem unter Rückgriff auf das bestehende soziale und professionelle Netzwerk des Nachsorgegruppenleiters und auf die persönlichen Ressourcen des Nachsorgeteilnehmers Unterstützungsmöglichkeiten und benötigte Versorgungsleistungen auf der Basis eines im Rahmen des Vorgesprächs und des vorliegenden Entlassungsberichts erstellten Förderplans im medizinischen, psychischen, sozialen und beruflichen Bereich geplant und organisiert werden, um so den Erhalt des bestehenden Arbeitsplatzes bzw. die Wiedereingliederung ins Erwerbsleben zu erreichen.

Im Rahmen des Fallmanagements unterstützt der Nachsorgetherapeut z. B. die Teilnehmer darin, bei entsprechender Indikation eine ambulante Psychotherapie aufzunehmen oder sich in psychiatrische Behandlung zu begeben (vgl. Piegza et al. 2013).

Die **erfolgreiche Wiedereingliederung** wird erreicht durch:

1. Gewährleistung einer kontinuierlichen und angemessenen, dabei jedoch fördernden und fordernden Begleitung
2. Förderung der Arbeitsmotivation bzw. der Motivation zur Rückkehr ins Erwerbsleben
3. Herausarbeitung und Förderung von zusätzlichen individuellen Fähigkeiten, Begabungen und Bewältigungsstrategien, um das Verhältnis zwischen Arbeitgeber und Arbeitnehmer nachhaltig zu stärken
4. Motivation zu einer gesunden und ressourcenschonenden Lebensführung
5. Erhalt oder Unterstützung bei der Beschaffung eines leistungs- und leidensgerechten Arbeitsplatzes
6. Definition und Umsetzung realistischer Ziele und Teilziele bei der beruflichen Wiedereingliederung

TIPP

Für das Fallmanagement hat es sich als wichtig erwiesen, die Hindernisse, die eine stabile berufliche Wiedereingliederung aus persönlichen, sozialen, krankheitsimmanenten oder arbeitsplatzspezifischen Gründen erschweren, im Erstgespräch genau zu erfragen und im weiteren Verlauf der Psy-RENA-Nachsorge kontinuierlich zu berücksichtigen.

In experimentellen Studien hat sich gezeigt, dass die unkritisch-träumerische Fantasie über einen idealen Ausgang persönlicher Vorhaben häufig nicht zum Erfolg führt, wenn möglicherweise auftretende Probleme nicht frühzeitig berücksichtigt werden (Oettingen und Mayer 2002). Dazu gehört, dass die Erwartungen des Teilnehmers an Kollegen oder Arbeitgeber präzisiert werden, um ihn auf zu erwartende Belastungs- oder Konfliktsituationen im Rahmen der Nachsorge vorzubereiten (vgl. Kessemeier et al. 2018).

Fallbeispiel

Herr V. war leitender Angestellter eines Familienunternehmens und geriet regelmäßig in Konflikte mit dem Geschäftsführer, der als Sohn das Unternehmen nach dem Ausscheiden des Vaters übernahm. Herr V. fühlte sich von dem neuen Geschäftsführer nicht ausreichend wertgeschätzt und sprach ihm gleichzeitig die nötige Fachkenntnis, den Betrieb zu führen, aufgrund seines jungen Alters ab. Überhaupt hatte Herr V. Probleme mit der heranwachsenden Generation, mit der im Betrieb frei werdende Stellen immer häufiger besetzt wurden. Die jüngeren Kollegen empfand er oftmals als respektlos und vorlaut. Er achtete daher zunehmend darauf, dass er in Besprechungen mit der ihm gebührenden Wertschätzung behandelt wurde, was häufig zu eskalierenden Konflikten, auch mit dem Geschäftsführer, führte. Dabei räumte Herr V. ein, dass er ein sehr aufbrausendes Temperament besitze und sich grundsätzlich bei empfundenen Ungerechtigkeiten zur Wehr setze. Er berichtete auch, dass er Schwierigkeiten habe, den Sohn des früheren Geschäftsführers als Vorgesetzten zu akzeptieren, nachdem er ihn, als er noch ein Kind gewesen sei, jahrelang zum Kindergarten gebracht habe. Um nach mehrwöchiger Arbeitsunfähigkeit in den Betrieb zurückzukehren, wünschte er sich, dass die jüngeren Kollegen und der Geschäftsführer ihr Verhalten grundlegend ändern sollten.

12.3 Psy-RENA und Motivation zur Rückkehr an den Arbeitsplatz

Die Rückkehr an den Arbeitsplatz nach der Rehabilitation wird entscheidend von der Arbeitsmotivation moderiert. Die **Arbeitsmotivation** basiert auf der Interaktion zwischen den Kontextbedingungen der Arbeit (z. B. Arbeitsplatzkonflikte, Verdienstmöglichkeiten, Verhältnis zwischen Fähigkeiten und Anforderungen) und der gesundheitlichen Situation des Arbeitnehmers, wobei die Entscheidung zur Rückkehr ins Erwerbsleben vor allem „im Kopf" des Rehabilitanden stattfindet. Die persönliche Einstellung zur Erwerbstätigkeit spielt bei der Entscheidung zur Rückkehr an den Arbeitsplatz eine ebenso große Rolle wie Alter, Schulbildung, Rentenwunsch, Arbeitsbelastungen und subjektive Arbeitszufriedenheit.

Die Interaktion zwischen permanenter Fehlbeanspruchung durch schwere körperliche Arbeit und der mit der Entwicklung körperlicher und psychischer Beschwerden und Belastungen einhergehenden Einschränkungen persönlicher (Einschränkung und Verlust von Kompetenzen und Aktivitäten) sowie beruflicher und sozialer Spielräume (Einschränkung und Verlust von Partizipation) führt zu einem sich kontinuierlich steigernden Vermeidungsverhalten, indem Anforderungen und Belastungen nur noch mit Vorsicht begegnet wird. Dadurch verliert der Betroffene weiter an Selbstachtung und Selbstvertrauen, bis er so von der Möglichkeit des Misserfolgs geängstigt wird, dass er unwillig und unfähig wird, überhaupt etwas zu tun.

Rehabilitanden streben engagiert und überdauernd einer beruflichen Wiedereingliederung entgegen, solange die Arbeitsaufnahme mit ihrem eigenen Wunsch, ihrem individuellen Motiv, übereinstimmt. Während das Motiv, also der Wunsch, wieder arbeiten zu gehen, implizit gebildet und damit emotional gebunden und unterstützt wird, ist das Ziel, an einen bestimmten Arbeitsplatz zurückzukehren bzw. eine neue Tätigkeit zu beginnen, explizit, also rational entwickelt und gesteuert. Aufgrund des unterschiedlichen Ursprungs von Motiven und Zielen ist das resultierende motivationale Verhalten ein vom Willen gesteuerter Kompromiss, weil ein Patient die Diskrepanz zwischen einem rational gebildeten Ziel (Arbeitsaufnahme mit den sie begleitenden Konflikten und Unsicherheiten) und einem emotional besetzten Motiv („Ich möchte gerne wieder arbeiten gehen, eine Tagesstruktur haben und meinen Lebensunterhalt verdienen") überwinden muss (Kehr 2009; Kuhl 2001).

> **! MERKE**
> Daher müssen alle Hindernisse, welche die berufliche Wiedereingliederung oder deren Verstetigung behindern oder gefährden könnten, in der medizinischen Rehabilitation erkannt, aufgegriffen und auch in der sich anschließenden Nachsorge (weiter-)bearbeitet werden.

Kuhl (2001) zeigt mit dem **Modell der willentlichen Handlungssteuerung** (➤ Abb. 12.1), wie wichtig die Steuerung der Emotionalität für die Wiederannäherung an die Arbeitstätigkeit ist. Effektive Verhaltensimpulse, die zur Zielerreichung (Arbeitsaufnahme) notwendig sind, setzen voraus, dass die Arbeitsaufnahme emotional positiv besetzt ist. Dazu muss Arbeit eine hohe, aber nicht zwangsläufig eindeutige persönliche Wertigkeit besitzen und erreichbar sein. Der Annäherungs-Vermeidungs-Konflikt als einer der am häufigsten vorkommenden Ambivalenzen nach der medizinischen Rehabilitation macht am Beispiel von Herrn V. deutlich, dass die Arbeitsaufnahme durch inter- und intrapersonelle Konflikte auf der einen Seite und problematische Kontextfaktoren auf der anderen Seite charakterisiert sein kann.

Die Absicht, wieder arbeiten zu gehen *(Intentionsgedächtnis,* ➤ Abb. 12.1), wird von einem sehr kurzen, aber emotional positiv aufgeladenen kurzen Zeitfenster begleitet, in dem eine Entscheidung oder ein Verhalten in Richtung der fantasierten Absicht (z. B. Arbeitsaufnahme) möglich ist. Der zunächst positive Affekt schwächt sich jedoch nach der Entlassung aus der medizinischen Rehabilitation innerhalb kurzer Zeit ab, wenn subjektiv nicht zu bewältigende Probleme beim Übergang in den Alltag auftauchen. Gleichzeitig wird der Impuls, die Arbeit wieder aufzunehmen, gehemmt, wobei es dem Betroffenen zunehmend schwerer fällt, die resultierende Ambivalenz zu überwinden.

Dieser zunächst recht einfach zu verstehende Ablauf von der Bildung der Absicht, die Arbeit wieder aufzunehmen (Intention), zur tatsächlichen Arbeitsaufnahme *(intuitives Verhaltenssteuerungssystem,* ➤ Abb. 12.1) ist jedoch nur der einfachste Weg,

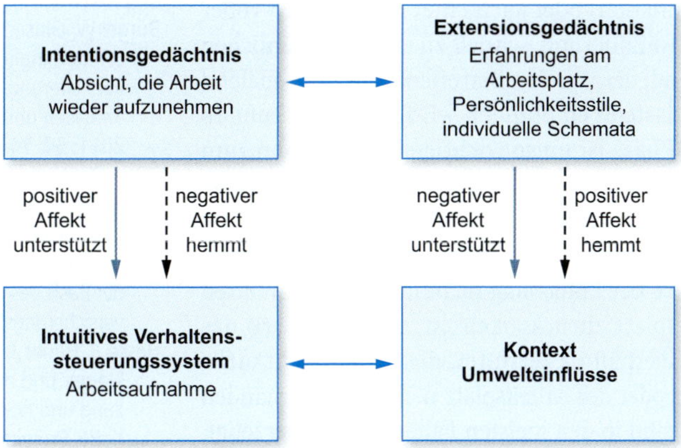

Abb. 12.1 Modell der willentlichen Handlungssteuerung (nach Kuhl 2001) [L231]

der die Arbeitsaufnahme bzw. deren Hemmung erklärt. Umwelt- und Persönlichkeitsfaktoren *(Umwelt,* ➤ Abb. 12.1), die individuellen Arbeitsplatzerfahrungen im bisherigen Leben oder auch die Bereitschaft, neue, für die Arbeitsaufnahme wichtige Problemlösefertigkeiten aufzunehmen oder auch die Arbeitsaufnahme hemmende Befürchtungen zu blockieren, entfalten ihre Wirksamkeit im *Extensionsgedächtnis* bzw. auf der Achse zwischen dem Extensionsgedächtnis und den Informationen aus der Umwelt *(Objekterkennung).* Im Extensionsgedächtnis sind wichtige Erfahrungen, Persönlichkeitsanteile, Überzeugungssysteme und Normen lokalisiert, die abhängig von ihrem Aufruf durch den jeweiligen Kontext die Absicht, die Arbeit wieder aufzunehmen, entscheidend beeinflussen.

Hier spielen auch unmittelbare Erfahrungen, die bei der spontanen Arbeitsaufnahme nach der medizinischen Rehabilitation gemacht werden, wenn der Rehabilitand in eine unveränderte Arbeits- und soziale Umgebung zurückkehrt, eine bedeutende Rolle. Die Erfahrung, den Alltags- und Arbeitsbelastungen doch nicht ausreichend gewachsen zu sein, verstärkt die gespeicherten Erfahrungen, und die Ambivalenz gegenüber der Rückkehr an den Arbeitsplatz steigt.

Die Nachsorge ermöglicht den Teilnehmern – nicht zuletzt durch den 6-monatigen Betreuungskorridor –, Problemlösefertigkeiten zu entwickeln oder intrapersonelle Konflikte zu bearbeiten und als positive Erfahrung im Extensionsgedächtnis zu verankern. Negative und ängstigende Erfahrungen sollen so nach und nach durch ein gestärktes Selbstwirksamkeitserleben ersetzt werden.

! MERKE

Das Ziel der Nachsorge ist, die Ambivalenz bzgl. der Rückkehr zur Arbeit zu überwinden und die positive Wertigkeit einer Teilhabe am Arbeitsleben zu verfestigen.

12.4 Psy-RENA und sozialmedizinische Probleme

Je nach Entlassungsstatus (arbeitsfähig/arbeitsunfähig) und Erwerbsfähigkeit für die letzte Tätigkeit und den allgemeinen Arbeitsmarkt, je nach Zufriedenheit mit dem Ergebnis der stationären medizinischen Rehabilitation, je nach Erwerbsstatus (berufstätig, arbeitslos) und vor allem abhängig von der intrinsischen Motivation des Teilnehmers (Kessemeier et al. 2017a) ist der Gruppenleiter mit sehr individuellen Fallkonstellationen und sozialmedizinischen Problemlagen konfrontiert (Muschalla und Linden 2011a, b).

Das Fallmanagement in der Psy-RENA-Nachsorge beinhaltet, dass der Gruppenleiter die Teilnehmer für die Wiedereingliederung ins Arbeitsleben motiviert oder auch Hilfestellungen, z. B. in Form von Beratungsangeboten, leistet oder diese vermittelt, um Barrieren, die einer Wiedereingliederung im Weg stehen, überwinden zu helfen.

Gerade die beratende, assistierende, informierende und motivierende Begleitung hat in der Psy-RENA-Nachsorge für Patienten mit sozialmedizinischen (oder „besonderen beruflichen") Problemlagen eine große Bedeutung (Kessemeier et al. 2017b). So kommt es in der Zeit zwischen der Beantragung einer Leistung, z. B. zur Teilhabe am Arbeitsleben (berufliche

Rehabilitation) oder auch einer Rente wegen voller Erwerbsminderung, schnell zu einem persönlichen Stillstand, der von den Betroffenen als sehr quälend und belastend empfunden wird. Die Begleitung in dieser Phase ist umso wichtiger, wenn schon zum Zeitpunkt der Antragstellung offensichtlich ist, dass der Antrag kaum Aussicht auf Erfolg haben wird.

Teilnehmer wie unser Beispielpatient Herr V. sehen sich nach der Entlassung nicht in der Lage, an ihren Arbeitsplatz zurückzukehren, entweder, weil das Arbeitsverhältnis zerrüttet, die Arbeit nicht mehr leistbar oder der Arbeitsplatz nicht mehr vorhanden ist. Sie sind in den meisten Fällen davon überzeugt, dass ihr Leistungsvermögen entweder für ihre letzte Arbeitstätigkeit oder für den allgemeinen Arbeitsmarkt nicht mehr ausreicht, auch wenn sie aus der Klinik mit einem vollschichtigen Leistungsvermögen für die letzte berufliche Tätigkeit oder für den allgemeinen Arbeitsmarkt entlassen worden sind. In diesem Fall erfordert das Fallmanagement ein zweigleisiges Vorgehen, indem der Teilnehmer einerseits über die Voraussetzungen und Aussichten eines Antrags auf Leistungen der Rentenversicherung (Leistungen zur Teilhabe am Arbeitsleben, Rente wegen voller Erwerbsminderung) ausreichend und umfassend informiert wird, andererseits aber auch Alternativen für den Fall besprochen werden, dass der Antrag nicht bewilligt wird. Dazu gehört, gemeinsam die noch vorhandenen Ressourcen und Stärken herauszuarbeiten, die für die Stabilisierung und mittelfristig für eine Wiedereingliederung ins Erwerbsleben genutzt werden können.

Rehabilitanden, die nach der medizinischen Rehabilitation eine stufenweise Wiedereingliederung beginnen, sollten während der Psy-RENA-Nachsorge in besonderem Maße beachtet werden (Bürger et al. 2011). Dies gilt vor allem, wenn sich die Teilnehmer entweder überfordern oder von Kollegen oder Vorgesetzten überfordert werden, in Konflikte mit Kollegen geraten oder aber auch sehr viel Zeit brauchen, um sich nach langer Abwesenheit an einen regelmäßigen Tagesrhythmus anzupassen.

LITERATUR

Bürger W, Glaser-Möller N, Kulick B, et al. Stufenweise Wiedereingliederung zulasten der gesetzlichen Rentenversicherung – Ergebnisse umfassender Routinedatenanalysen und Teilnehmerbefragungen. Rehabilitation 2011; 50: 74–85.

DRV – Deutsche Rentenversicherung Bund. Rahmenkonzept zur Nachsorge. Berlin: DRV Bund 2015.

Harfst T, Koch U, Schulz H. Nachsorgeempfehlungen in der psychosomatischen Rehabilitation – Empirische Analysen auf der Basis des einheitlichen Entlassungsberichts der Rentenversicherungsträger. Rehabilitation 2002; 41: 407–14.

Hesse B, Heuer J, Gebauer E. Rehabilitation aus der Sicht kleiner und mittlerer Unternehmen: Wissen, Wertschätzung und Kooperationsmöglichkeiten – Ergebnisse des KoRB-Projektes. Rehabilitation 2008; 47:324–333.

Kehr H. Authentisches Selbstmanagement. Übungen zur Steigerung von Motivation und Willensstärke. Weinheim: Beltz 2009.

Kessemeier F, Stöckler C, Petermann F, et al. Die Bedeutung von Arbeitsmotivation für den Rehaerfolg. Rehabilitation 2017a; 57: 256–264.

Kessemeier F, Petermann F, de Vries U, et al. Wie beeinflusst Mobbing im Beruf Arbeitsmotivation und psychische Gesundheit? Z Psychiatr Psychol Psychother 2017b; 65(4): 241–249.

Kessemeier F, Petermann F, Stöckler C, et al. Förderung berufsbezogener Ziele in der psychosomatischen Rehabilitation durch Mentales Kontrastieren und Wenn-Dann-Pläne. Z Klin Psychol Psychother 2018; 47(2): 89–100.

Kobelt A, Grosch E, Lamprecht F. Ambulante psychosomatische Nachsorge. Stuttgart: Schattauer 2002.

Kobelt A, Winkler M, Petermann F. Vorbereitung und Nachbereitung der medizinischen Rehabilitation am Beispiel der psychosomatischen Rehabilitation. Bundesgesundheitsblatt 2011; 54(4): 451–457.

Kuhl J. Motivation und Persönlichkeit. Göttingen: Hogrefe 2001.

Muschalla B, Linden M. Sozialmedizinische Aspekte bei psychischen Erkrankungen. Teil 1: Definition, Epidemiologie, Kontextbedingungen und Leistungsbeurteilung. Nervenarzt 2011a; 82: 917–931.

Muschalla B, Linden M. Sozialmedizinische Aspekte bei psychischen Erkrankungen. Teil 2: Psychische Erkrankungen im medizinischen Versorgungssystem und therapeutische Maßnahmen. Nervenarzt 2011b, 82: 1187–1200.

Oettingen G, Mayer D. The motivating function of thinking about the future: Expectations versus fantasies. J Person Soc Psychol 2002; 83: 1198–1212.

Piegza M, Schwarze M, Petermann F, Kobelt A. Fallmanagement als innovativer Ansatz in der medizinisch- psychosomatischen Rehabilitation. Phy Med Rehab Kuror 2013; 23: 348–352.

KAPITEL

13 Evaluation psychosomatischer Rehabilitation

Rüdiger Nübling, Jürgen Schmidt, Markus Bassler und Holger Schulz

Zur Orientierung

- Methodische Grundlagen
- Versorgungsforschung
- Kriterien der Outcomemessung
- Bedeutung Patientenperspektive: Patient Reported Outcomes (PRO)
- Varianten der Veränderungsmessung
- Ergebnisse: Metaanalysen
- Ergebnisse: aktuelle Einzelstudien
- Effizienz/Return on Investment (ROI)
- Versorgungsbereiche im Vergleich

13.1 Einleitung und Hintergrund

Evaluationsforschung, auch i. S. von Versorgungs-, Prozess- und Ergebnisforschung, hat in der psychosomatischen Rehabilitation eine lange Tradition. Bereits Mitte der 1980er-Jahre wurde in einigen psychosomatischen Reha-Kliniken mit ersten Evaluationsstudien begonnen (Broda 1996; Nübling et al. 1995; Schmidt 1991; Zielke 1993). Diesen folgten bundesweit weitere Studien, deren Ergebnisse bis 2004 auch in einer Metaanalyse (Steffanowski et al. 2007) zusammengefasst wurden.

Die psychosomatische Rehabilitation stellt einen wichtigen Teilbereich der medizinischen Rehabilitation sowie allgemein einen wichtigen Sektor in der Gesundheitsversorgung psychischer und psychosomatischer Erkrankungen dar. Epidemiologische Studien bestätigen die hohe Prävalenz psychischer Erkrankungen (12-Monats-Prävalenz bei ca. 30 %; Wittchen und Jacobi 2006; Jacobi et al. 2014a, b), die zunehmend auch im Kontext der Erwerbsarbeit relevant werden (Badura et al. 2016). Darüber hinaus weisen viele primär somatische Erkrankungen einen hohen

Anteil komorbider psychischer Störungen auf (Härter et al. 2007; Morfeld und Friedrichs 2011). Patienten mit psychischen oder komorbiden psychischen Störungen werden oft lange im überwiegend somatisch ausgerichteten Versorgungssystem behandelt, bevor sie adäquat diagnostiziert und eine leitliniengerechte, d. h. auch psychotherapeutische Hilfe erhalten (Gaebel et al. 2013; Wittchen et al. 2010).

So wird in der Primärversorgung nur etwa die Hälfte aller psychischen Erkrankungen erkannt (Kruse et al. 1999; Wittchen und Jacobi 2001). Die meisten psychischen Erkrankungen bleiben unbehandelt, nur etwa 25 % der Betroffenen werden durch das Versorgungssystem erreicht und erhalten zumindest eine minimale Betreuung (z. B. kurze Beratung oder kurzes Gespräch mit dem Hausarzt; Gaebel et al. 2013; Wittchen und Jacobi 2005; BPtK 2008). Nur etwa ein Viertel der Patienten mit einer schweren Depression erhält eine leitliniengerechte Behandlung (Melchior et al. 2014). Bei vielen der sehr häufigen psychischen Erkrankungen wie Depression oder Angststörungen wird Psychotherapie neben der Psychopharmakotherapie als zentrale evidenzbasierte Behandlungssäule in den entsprechenden Leitlinien angeführt (DGPPN et al. 2015; Bandelow et al. 2015).

Psychische Erkrankungen sind für einen Großteil der Krankheitslast und der Ausgaben im Gesundheitswesen verantwortlich (Sachverständigenrat Gesundheit 2014; Kessler und Üstün 2008). Sie verursachen ca. 13 % der direkten Krankheitskosten und umfangreiche indirekte Kosten. Gemäß der Krankheitskostenrechnung entfielen im Jahr 2015 44,3 Mrd. EUR auf psychische Diagnosen (ICD-10: F) gegenüber 338,2 Mrd. EUR für alle Diagnosen. So sind psychische Störungen auch Ursache vieler Arbeitsunfähigkeitstage – besonders der Langzeitarbeitsunfähigkeit – und Krankengeldausgaben, wie u. a. das SVR-Sondergutachten zum Krankengeld gezeigt hat (Sachverständigenrat Gesundheit 2014) und wie es sich seitdem weiter bestätigt (Badura et al. 2016; Grobe et al. 2017). Die Frühberentungen aufgrund von psychischen Erkrankungen sind in den letzten 5 Jahren auf hohem Niveau in etwa konstant. Der Stellenwert psychischer Erkrankungen bei den Berentungen ist auf lange Sicht – in den letzten 2 Jahrzehnten – aber stark angestiegen auf etwa das Doppelte (Sachverständigenrat Gesundheit 2018; Schlipfenbacher und Jacobi 2014). Opportunitätskosten, d. h. Kosten für möglicherweise entgangenen Nutzen bei Nicht-Inanspruchnahme einer qualifizierten Behandlung, sind in diesen Schätzungen nicht enthalten (Nübling et al. 2014). Für die Rehabilitation psychischer Erkrankungen (ohne Suchterkrankungen) werden von der Rentenversicherung aktuell jährlich etwa 750 Mio. EUR ausgegeben (DRV Bund 2018).

➤ Kap. 13.2 geht auf wichtige forschungsmethodische Grundlagen für die Evaluation psychosomatischer Rehabilitation ein, ➤ Kap. 13.3 berichtet die Ergebnisse von Metaanalysen und aktuellen Einzelstudien.

13.2 Methoden

13.2.1 Methodische Grundlagen

Goldstandard der Wirkungsforschung ist die **randomisierte, kontrollierte Studie** („randomized controlled trial", **RCT**). Diese beinhaltet mindestens zwei Zeitpunkte, meist zu Beginn und am Ende der Behandlung, eine Kontrollgruppe, da psychische Störungen im Zeitverlauf remittieren können (z. B. bei depressiven Episoden), und eine zufällige Aufteilung auf Interventions- und Kontrollgruppe, da dadurch bekannte, aber vor allem auch unbekannte Faktoren, die das Behandlungsergebnis beeinflussen können, zufällig auf beide Gruppen verteilt werden. Dieses Vorgehen erlaubt es, die Nettowirkung von Interventionen, d. h. der Effekte, die allein der Intervention zuzuschreiben sind, zu ermitteln und die Wirkungen anderer Ursachen zu berücksichtigen bzw. zu kontrollieren (Rossi et al. 1995). RCTs haben allerdings auch einige Nachteile, die auch für die Rehabilitationsforschung beachtet werden sollten. So wird in RCTs u. a. davon ausgegangen, dass in der Behandlungsgruppe eine hinsichtlich Therapiestärke und -integrität homogene, einheitliche Behandlung vorgehalten wird. Die Realisierung dieses aus der pharmakologischen Forschung übernommenen Paradigmas ist bei einem komplexen, multimodalen Behandlungsangebot, wie es in der Rehabilitation angeboten wird – auch bei manualisiertem Vorgehen –, eher die Ausnahme. Weitere inhaltliche und methodische Probleme von RCTs entstehen u. a., wenn sich Patienten aus motivationalen Gründen nicht an Zufallszuweisungen zu Therapien oder spezifischen Behandlungsmodulen halten und / oder darüber mitentscheiden können (Therapiewahl, Therapiemotivation) oder auch dadurch, dass in RCTs diagnostisch homogene Patientengruppen untersucht werden, was bei komplexeren Behandlungen (wie z. B. der psychosomatischen Rehabilitation) eher nicht möglich ist (Nübling und Schmidt 2000).

Demgegenüber werden die Vorteile **naturalistischer Studien,** auch für die Rehabilitationsforschung, häufig unterschätzt. Durch ihre Fokussierung auf die Maximierung der externen Validität sind sie der Versorgungspraxis deutlich näher. Mit externer Validität ist gemeint, dass ihre Befunde besser generalisiert werden können und zu einer verbesserten Prognose dessen führen, was ein Verfahren in der konkreten klinischen Alltagspraxis zu leisten vermag oder welche gesundheitspolitische und gesundheitsökonomische Bedeutung ihm zugeschrieben werden kann. Naturalistische Studien sind damit nicht grundsätzlich von geringerer Qualität als RCTs; auch sie können in einem hohen Maß „evidenzbasiert" sein. Im Sinne von Gelsos „bubble hypothesis" wird der Vorteil des einen Vorgehens durch den Nachteil des anderen erkauft und umgekehrt (Gelso 2016), oder wie Slife (2014: 75) es ausdrückt: „*There is no escape from assumptions.*" Die paradigmatischen bzw. wissenschaftstheoretischen Vorannahmen sind entscheidend für das methodische Vorgehen (Baumann et al. 2016).

Die besondere Herausforderung liegt darin, in jeder einzelnen Studie sowohl interne als auch externe Validität zu optimieren. Aufgrund der besonderen Rahmenbedingungen in der rehabilitativen Versorgung, aber auch aus rechtlichen und ethischen Gründen ist es oft nicht oder nur schwer möglich, randomisierte Vergleichsgruppen mit unbehandelten Patienten zu bilden. Als Alternativen werden u. a. Head-to-Head-Studien, clusterrandomisierte Studien, Stepped-Wedge-Designs, adaptive Designs oder prospektiv geplante Registerstudien diskutiert (Wegscheider et al. 2015). Von Bedeutung sind auch statistische Verfahren zur Modellierung von Unterschieden zwischen Interventions- und Kontrollgruppe wie *Propensity Scoring* (Fauser und Bethge 2019) oder *Entropy Balancing* (Hainmueller und Xu 2011). Eine gute und hilfreiche Grundlage für die Planung und Durchführung sowie auch für die Auswertung von Evaluationsstudien stellt Wittmanns Modell der Datenboxen dar (vgl. u. a. Nübling und Schmidt 2000; Wittmann et al. 2002).

Eine Lösung kann auch darin liegen, die beiden Hauptvarianten RCT und naturalistische Studien für die Bewertung von Behandlungen miteinander zu verbinden. Beispiel hierfür ist der Vorschlag im Methodenpapier des „Wissenschaftlichen Beirats Psychotherapie" (WBP; www.wbpsychotherapie.de) zur Beurteilung der wissenschaftlichen Anerkennung von Methoden und Verfahren der Psychotherapie: Danach wird ein Psychotherapieverfahren bzw. eine Psychotherapiemethode wissenschaftlich nur dann anerkannt, wenn die Bewertung der Studienlage sowohl auf RCTs als auch auf naturalistischen Studien basiert (Nübling 2008).

13.2.2 Versorgungsforschung

Ein Ziel der Versorgungsforschung besteht in der Generierung von grundlegendem und vor allem anwendungsnahem Wissen über die Praxis der Kranken- und Gesundheitsversorgung, das der Öffentlichkeit wie auch den Entscheidungsträgern zur Verfügung gestellt wird. Sie liefert Entscheidungsgrundlagen für die Gesundheitspolitik, für Ärzte / Therapeuten und Patienten. Besondere Bedeutung haben dabei sogenannte Allokationsentscheidungen, also Fragen der Ressourcenallokation bzw. der Verteilung von Mitteln (Pfaff 2003). Die Versorgungsforschung überschneidet sich in Teilen mit der Evaluationsforschung, Überlappungen bestehen auch zur Gesundheitssystemforschung, zur Psychotherapieforschung oder auch zur Qualitätssicherungsforschung.

! MERKE

Versorgungsforschung bezieht sich auf Strukturen, Prozesse und Ergebnisse, erforscht Bedarf, Indikation, Zugangswege, Inanspruchnahme von Psychotherapie, ihre Schnittstellen bzw. Vernetzung, Dosis-Wirkungs-Beziehungen, ihr Outcome (unter Alltagsbedingungen) oder ihre Kosten-Nutzen-Relation. Zentrale Fragen bzw. Schwerpunkte betreffen auch die Prävalenz von gesundheitlichen Problemlagen, mögliche Ursachen und Auswirkungen von Unter-, Über- und Fehlversorgung, die Interaktionen zwischen Diagnostik und Therapie, transsektorale Verläufe und komplexe Interdependenzen der Versorgung (Schulz et al. 2006; Kordy 2008; Glaeske et al. 2009).

Das Deutsche Netzwerk für Versorgungsforschung (DNVF; www.netzwerk-versorgungsforschung) hat mehrere Memoranden herausgegeben, u. a. zu Strategien und zu den konzeptionellen, methodischen und strukturellen Voraussetzungen von Versorgungsforschung. Hervorzuheben sind dabei insbesondere die Methodenpapiere (www.netzwerk-versorgungsforschung.de/index.php?page = memoranden). Im Prinzip werden in der Versorgungsforschung alle gängigen Methoden der medizinischen und sozialwissenschaftlichen Forschung angewandt. Ein wesentlicher Schwerpunkt liegt auf der Untersuchung des unter Alltagsbedingungen realisierbaren Nutzens von gesundheitsbezogenen Versorgungsleistungen für den Patienten und die Gesellschaft. Besondere Bedeutung haben dabei die Nutzenbewertung aus Patientensicht (Patient Reported Outcomes, PROs), die Analyse von Routinedaten (System- / Versicherungsebene) sowie die Verbindung dieser beiden Datenebenen (Baumann et al. 2016).

13.2.3 Kriterien/Dimensionen der Outcomemessung

Es besteht weitgehend Konsens darüber, dass eine Ergebnisevaluation erhebungstechnisch multimodal sowie bezüglich der Outcomes mehrdimensional sowie auch in einem ausreichenden zeitlichen Abstand nach Behandlungsende durchgeführt werden sollte (Kordy und Kächele 1996; Schmidt et al. 2003). Als konzeptueller Rahmen für die Messung der Ergebnisqualität kann die ICF herangezogen werden. Dabei wird – analog zur Psychosomatik – die Funktionsfähigkeit und Behinderung eines Menschen als dynamische Interaktion zwischen dem jeweiligen Gesundheitsproblem und personen- bzw. umweltbezogenen Kontextfaktoren verstanden (vgl. auch Gerdes et al. 2000). Kriterienmaße lassen sich – neben anderen Klassifikationsmöglichkeiten – vor allem zwei Hauptgruppen zuordnen (Wittmann et al. 2002):

- **Nicht monetär bewertbare Kriterien,** z. B. subjektives Befinden auf der körperlichen, psychischen, sozialen und funktionalen Ebene (Aktivitäten und Partizipation), Patientenzufriedenheit, Lebenszufriedenheit, Selbstwirksamkeitserwartungen, Affektregulation oder Problemlösekompetenz (vgl. für die Entwicklung eines Core-Sets zur Erfassung psychosozialer Outcomes in der Psychosomatik; Löwe et al. 2011)
- **Monetär bewertbare Kriterien,** z. B. Kosten / Nutzen der Behandlung, Verbleib im („stay in work") oder Wiedereintritt („return to work", RTW) ins Erwerbsleben, Krankschreibungszeiten, Inanspruchnahme des Gesundheitssystems, Sozialversicherungsbeitragszahlungen

Schmidt et al. (1987) unterscheiden zudem zwischen singulären und multiplen Outcomekriterien. Während erste sich auf ein- oder mehrmalig gemessene Einzelkriterien beziehen, stellen multiple Kriterienmaße eine Aggregation mehrerer unterschiedlicher Einzelkriterien dar. Dadurch soll die Ergebnisseite reliabler und inhaltlich breiter abgebildet werden. Beispiele für die Anwendung finden sich u. a. in Schmidt (1991), Steffanowski et al. (2006), Wittmann et al. (2002) und Schmidt et al. (2003).

13.2.4 Bedeutung der Patientenperspektive: Patient Reported Outcomes

Für die Outcomemessung spielen *Patient Reported Outcomes* (PROs) eine bedeutende Rolle (Ahmed et al. 2012; Calvert et al. 2013; Kyte et al. 2013; Nübling et al. 2017). In der psychotherapeutisch-psychosomatischen Evaluationsforschung hat die Patientenperspektive schon sehr lange eine herausragende Stellung, da ein Großteil der Forschung im Wesentlichen auf Selbstbeurteilungsinventaren bzw. Selbstberichten beruht. Die Patientenorientierung wird u. a. auch von der Diskussion bzw. von Konzepten zur partizipativen Entscheidungsfindung („shared decision-making") unterstützt, in denen die aktive Beteiligung von Patienten gefördert wird. Patienten werden als kompetente Partner und Experten für ihre Erkrankung gesehen, die Verantwortung für ihr Gesundheitsverhalten übernehmen (Dirmaier und Härter 2011).

! MERKE

Das Konzept der **partizipativen Entscheidungsfindung** hat für die medizinische Rehabilitation im Allgemeinen und für die psychosomatische Rehabilitation im Besonderen vor allem deshalb hohe Relevanz, da es sich meist um lebensbegleitende und lebensverändernde Erkrankungen handelt, bei denen die eigene Initiative zur Krankheitsbewältigung und Lebensstiländerung prognostisch besonders bedeutsam ist.

Eine Ergebnismessung aus Patientensicht greift diese Positionen auf und geht darüber hinaus davon aus, dass Patienten gut (genug) bzw. ggf. sogar besser als sogenannte objektive Messungen (wie u. a. AU-Tage) oder Fremdeinschätzungen durch Professionelle über ihren Zustand Auskunft geben können. Dies ist insbesondere im Konzept der **Lebensqualität** immanent verankert (Bullinger et al. 2015). In der Rehabilitation hat diese Perspektive auch wegen des Teilhabekonzepts bzw. der ICF-Konzeption eine besondere Bedeutung (Bengel et al. 2008). Hinsichtlich des Individualisierungsgrades lassen sich generische und indikations- bzw. störungsspezifische Instrumente unterscheiden. Aufbauend auf vorliegenden psychosomatischen Dokumentationssystemen wurde jüngst das auf breiter Basis von PRO-Messungen entwickelte und an ca. 10.000 Rehabilitanden erprobte **Routine-Assessment Psychosomatik (RAP)** mit rehaspezifischem Schwerpunkt vorgestellt (Nübling et al. 2018); es versteht sich als „Prototyp“ für eine Vereinheitlichung bzw. Standardisierung von Diagnostik sowie vor allem auch von Verlaufs- und Ergebnismessung in der psychosomatischen Rehabilitation. Andere Initiativen, welche die internationale Vergleichbarkeit der Behandlungsergebnisse betonen, beziehen sich auf die im Rahmen von ICHOM[1]-konsentierten Instrumente oder die PROMIS-Itembank (NIH 2019).

In der medizinischen Rehabilitation der Rentenversicherung wurde im Rahmen eines umfassenden Qualitätssicherungsprogramms die schriftliche Befragung zufälliger Patientenstichproben ca. 6–8 Wochen nach Beendigung der stationären bzw. teilstationären Maßnahmen etabliert. Hier wird neben der **Patientenzufriedenheit** als zweite wichtige Säule der **Behandlungserfolg** mittels direkter Veränderungsmessung erfasst. Seit einigen Jahren erfolgt die klinikvergleichende Auswertung mittels Risikoadjustierung, d. h., es wird für Patientenmerkmale adjustiert, die einerseits unterschiedlich hoch mit der patientenseitigen Bewertung des Outcomes zusammenhängen und andererseits bei den Patienten zwischen den einzelnen Kliniken unterschiedlich verteilt sind (Case Mix, „faire“ Vergleiche). Nachteile dieser Befragung sind u. a., dass keine Aussagen über unterschiedliche Ausgangslagen relevanter patientenberichteter Outcomes getroffen werden können (also z. B. der depressiven Symptombelastung oder der Lebensqualität), die einzelnen Skalen nicht ausreichend psychometrisch überprüft sind (u. a. hinsichtlich Reliabilität und Validität) und vor allem aber auch kein Vergleich mit anderen Trägern rehabilitativer oder akutmedizinischer Maßnahmen in Deutschland und auch internationaler Angebote möglich ist. Mehrere aktuelle Initiativen versuchen diesen Nachteilen zu begegnen, u. a. durch die Orientierung an international etablierten Instrumenten wie z. B. PHQ-9 und GAD-7 für die Indikationen Depression und Angststörungen bzw. WHODAS 2.0 oder VR-12 als generische Outcomemaße (ICHOM 2019).

13.2.5 Varianten der Veränderungsmessung

Fragen der Veränderungsmessung spielen in der Ergebnisevaluation eine zentrale Rolle. Hierbei lassen sich drei Zugangsweisen unterscheiden, die jeweils mit unterschiedlichen Vor- und Nachteilen verbunden sind (Nübling und Schmidt 2000):

- Indirekte Veränderungsmessung (iVM)
- Quasi-indirekte Veränderungsmessung (qVM) mit retrospektivem Prä-Test
- Direkte Veränderungsmessung (dVM)

Die **indirekte Veränderungsmessung (iVM)** stellt als klassisches „Prä-Post-Design“ den gebräuchlichsten Ansatz der Erfassung von Veränderungen dar. Bei diesem Verfahren wird die Ausprägung eines interessierenden Merkmals jeweils vor und nach der Behandlung (wiederholte Statusmessung) erfasst. Die **quasi-indirekte Veränderungsmessung (qVM)** erfordert demgegenüber nur einen Messzeitpunkt, bei dem neben dem Post-Status die notwendige Prä-Messung retrospektiv, also im Nachhinein aus der Erinnerung, erhoben wird (z. B. am Ende der Intervention). Bei diesen beiden Varianten können über Messwertdifferenzen zwischen Prä und Post indirekt Veränderungsmaße gewonnen werden. Auch die **direkte Veränderungsmessung (dVM)** erfordert nur einen Messzeitpunkt nach der Intervention. Bei diesem Zugang wird die subjektiv erlebte Veränderung i. S. einer Vergleichsaussage (besser – unverändert – schlechter) direkt eingestuft.

In der EQUA-Studie (Schmidt et al. 2003) wurden diese drei Messvarianten in einer prospektiven Ver-

[1] International Consortium for Health Outcomes Measurement

laufsstudie über drei Messzeitpunkte (Aufnahme, Entlassung, 1-Jahres-Katamnese) für die psychosomatische Rehabilitation parallel erhoben, und es konnte gezeigt werden, dass zwischen den Varianten eine hohe Korrespondenz besteht. Die Übereinstimmungsquoten lagen bei 70–80 %. Dabei zeigten sich für die qVM-Variante leicht höhere Effektstärken als für die „klassische" iVM (Schmidt et al. 2003; Nübling et al. 2004).

Neben diesen allgemeinen Ansätzen zur Ergebnismessung sind individualisierte Ansätze wie z. B. das *Goal Attainment Scaling* (GAS; Kiresuk und Sherman 1968) sowie der Ansatz zur zielorientierten Ergebnismessung (ZOE; Gerdes et al. 2000; Gerdes 1998) zu nennen. Während sich das GAS aufgrund des hohen Individualisierungsgrades und organisatorischen Aufwands weniger für eine standardisierte Erfolgsbewertung eignet, stellt der ZOE-Ansatz einen Kompromiss zwischen Individualisierung und Standardisierung dar (vgl. ausführlicher z. B. Nübling und Schmidt 2000).

13.3 Ergebnisse, Evidenz

13.3.1 Metaanalysen

Eine erste Metaanalyse, die eine umfassende Bestandsaufnahme zur Ergebnisqualität stationärer psychosomatischer bzw. psychotherapeutischer Reha-Behandlungen ermöglichte, wurde 2007 in der MESTA-Studie vorgelegt. Darin wurden 65 Studien, die bis einschließlich 2004 publiziert worden waren, untersucht. Die zugrunde liegende Gesamtstichprobe betrug knapp 30.000 Patienten. Die durchschnittlichen **Behandlungseffekte (Effektstärken)** über alle Studien und Ergebnismaße (Cohen's $d = 0{,}51$ für den Entlassungszeitpunkt und $d = 0{,}41$ für die 1-Jahres-Katamnese) können als „mittlere" Effekte eingestuft werden (Cohen 1992). Werden nur Patienten spezifischer Störungsbereiche bei Zugrundelegung störungsspezifischer Messinstrumente betrachtet, dann liegen die Effektstärken deutlich höher, für Patienten mit depressiven Erkrankungen bei $d = 1{,}07$ (Entlassung) und $d = 0{,}76$ (1-Jahres-Katamnese). Für andere Indikationsgruppen, insbesondere für Patienten mit somatoformen Störungen, sind die Behandlungseffekte niedriger. In der psychosomatischen Rehabilitation muss ein größerer Anteil an Patienten mit solchen eher schwierigen Störungsbildern, die häufig auch noch ambivalent psychotherapiemotiviert sind, behandelt werden. Die o. g. Overall-Effektstärken sind deshalb höher zu bewerten als z. B. in der psychosomatischen Akutversorgung oder der ambulanten Psychotherapie.

! MERKE

Als wichtigste Einflussgröße auf die Behandlungsergebnisse erwies sich in der MESTA-Studie die **stationäre Behandlungsdauer:** Längere Behandlungen korrelierten hoch mit besseren Outcomes.

Seit der MESTA-Veröffentlichung sind viele neue Studien hinzugekommen (s. u.), weshalb eine neue, aktuellere Metaanalyse für die psychosomatische Rehabilitation erforderlich wäre. Für die stationäre Krankenhaus- bzw. Akutpsychosomatik wurde 2013 eine analoge Metaanalyse veröffentlicht, deren Gesamtergebnis dem der MESTA-Studie recht ähnlich ist (Liebherz und Rabung 2013). Die Prä-Post-Gesamteffektstärke betrug Hedges' g (weitgehend vergleichbar mit Cohen's d) $= 0{,}71$; katamnestisch konnten die Autoren sogar eine leichte Steigerung der Behandlungseffekte beobachten ($g = 0{,}80$; 95 %-CI 0,69 bis 0,90). Eine weitere aktuelle Metaanalyse wurde für die psychiatrisch-psychosomatische Rehabilitation in Österreich publiziert (Sprung et al. 2018). In diese Analyse konnten 12 Studien einbezogen werden, und es zeigte sich hinsichtlich der Symptombelastung eine mittlere Effektstärke von Hedges' $g = 0{,}53$ (95 %-CI 0,45 bis 0,60) für den Vergleich zwischen Aufnahme- und Entlassungszeitpunkt.

13.3.2 Aktuelle Einzelstudien

Beispielgebend sollen hier einige aktuelle störungsübergreifende Studien zu Bedarf bzw. Inanspruchnahme, Prozess und Outcome psychosomatischer Rehabilitation sowie Studien mit speziellen, störungsspezifischen Fragestellungen vorgestellt werden.

In mehreren Studien ist die Fragestellung untersucht worden, wer eine psychosomatische Rehabilitation beantragt bzw. in Anspruch nimmt. Bethge et al. (2016) konnten auf der Basis von Befragungen des dritten Sozialmedizinischen Panels (SPE-III) zeigen, dass trotz starker gesundheitlicher Einschränkungen die Intention, eine psychosomatische Rehabilitation zu beantragen, in der untersuchten Stichprobe nur schwach ausgeprägt war. In einem Strukturgleichungsmodell hingen Handlungsplanung und ärztliche Unterstützung direkt mit der Antragstellung zusammen. Andere untersuchte Konstrukte des geprüften sozialkognitiven Prozessmodells gesundheitlichen Handelns wie Ergebniserwartungen, Selbstwirksamkeitserwartungen und Unterstützung bei der Antragstellung waren hingegen nur indirekt mit der Antragstellung assoziiert. Die Autoren gehen davon aus, dass weitere wesentliche Barrieren bestehen, die in dem Modell nicht erfasst wurden.

Eine mögliche Barriere könnte ein **Migrationshintergrund** sein, vor allem dann, wenn sprachliche Probleme im Prozess der Antragstellung oder antizipiert auch der Reha-Maßnahme selbst bestehen. Basierend auf einer Auswertung von Routinedaten über 128.000 Pflichtversicherten im Zeitraum 2007–2014 kamen Zollmann et al. (2016) zu dem Schluss, dass für die größte Gruppe der ausländischen Versicherten, nämlich die der türkischen, keine Benachteiligung im Zugang zur psychosomatischen Rehabilitation vorlag. Vielmehr zeigte sich, dass die altersstandardisierten Raten der Inanspruchnahme, insbesondere die der Frauen, für diese Gruppe deutlich über denjenigen der deutschen Versicherten lagen. Diese Ergebnisse sind vergleichbar mit denen von Kobelt et al. (2011), wonach der Anteil von Rehabilitanden mit Migrationshintergrund in der psychosomatischen Rehabilitation in etwa dem Bevölkerungsanteil entspricht. Deutlich geringere Raten fanden hingegen Mösko et al. (2011): In ihrer Stichprobe von 25.000 Patienten der psychosomatischen Rehabilitation lag der Anteil ausländischer Rehabilitanden mit 2,7 % deutlich unter ihrem Bevölkerungsanteil von 8,2 %, was als geringere Inanspruchnahme interpretiert wird. Alle drei Studien weisen jedoch darauf hin, dass für insbesondere türkische Patienten eher ungünstige Ausgangsbedingungen für einen positiven Behandlungserfolg bestehen (u. a. lange AU-Zeiten, kein Berufsabschluss, niedriges Bildungsniveau, hohe Ausgangsbelastung). Entsprechend zeigten sich für diese Gruppe tatsächlich auch schlechtere Behandlungsergebnisse.

Migrationshintergrund kann im Konzept der sozialen Ungleichheit als einer von mehreren horizontalen Indikatoren (u. a. Geschlecht, Alter, Familienstand) verstanden werden. Demgegenüber stehen die klassischen vertikalen Indikatoren, bei denen sich, wie z. B. bei **Bildung oder Einkommen,** eine Randordnung von oben nach unten aufstellen lässt. Hofreuter-Gätgens et al. (2016) haben untersucht, inwieweit bei Patienten mit psychischen Störungen in der rehabilitativen Versorgung eine Chancenungleichheit besteht, von der Behandlung zu profitieren, sowohl hinsichtlich horizontaler als auch vertikaler Indikatoren sozialer Lage. Bei allen Skalen zur subjektiven Gesundheit zeigte sich, dass Personen mit höherer Bildung, höherem Berufsstatus und höherem Einkommen zu Reha-Beginn geringer belastet sind. In Bezug auf die durchgeführten Maßnahmen fanden sich hingegen keine systematischen Unterschiede in Abhängigkeit der sozialen Lage. Für das selbstberichtete Behandlungsergebnis 4 Monate nach der Rehabilitation zeigte sich, dass Rehabilitanden mit höherem Schulabschluss und höherem Berufsstatus bei allen erfassten Outcomes Verbesserungen mittlerer Größenordnung erreichten, Rehabilitanden mit Hauptschulabschluss und niedrigem Berufsstatus im Bereich kleiner Effektstärken blieben.

Die Frage, ob es gelingt, **Patientenmerkmale** zu identifizieren, die in der Lage sind, Varianz im Behandlungsergebnis aufzuklären, wurde häufiger untersucht: So konnten u. a. Oster et al. (2009) in multivariaten Analysen zeigen, dass die Variablen Therapiemotivation, Rentenbegehren, Schwerbehinderung und AU-Dauer im Jahr vor der Rehabilitation Varianz in den drei Outcomebereichen Befinden, sozialmedizinische Entwicklung und externe Kosten vorhersagen konnten.

Weiterhin wurden auch breit angelegte Evaluations- bzw. Verlaufsstudien durchgeführt, die z. T. auch einen katamnestischen Messzeitpunkt einschließen. Im Rahmen der o. g. Routine-Assessment Psychosomatik (Nübling et al. 2018) wurden für die meisten Skalen Prä-Post-Effektstärken zwischen $d = 0{,}40$ und $d = 1{,}06$ ermittelt ($n_{max} = 8927$; Ausnahme soziale Unterstützung / Belastung und ICF-AT-50-Gesamtindex). In einer Reihe weiterer Studien mit einer Katamnese (meist 12 Monate nach Behandlungsende) zeigten sich Effektstärken zwischen $d = 0{,}47$ und $d = 0{,}80$

(Melchior et al. 2016; Watzke et al. 2008; Nübling et al. 2013; Oelmann et al. 2015; Nübling et al. 2015).

13.3.3 Effizienz

Unter gesundheitsökonomischer Perspektive wurden im Bereich der psychosomatischen Rehabilitation bislang insbesondere Kosten-Nutzen-Analysen durchgeführt. Die ersten dieser Analysen erfolgten schon in den 1990er-Jahren, als ein starker Legitimationsdruck gegenüber der Rehabilitation als Ganzes und insbesondere gegenüber psychosomatischen Kliniken entstanden war. Eine wichtige gesundheitsökonomische Operationalisierung des Kosten-Nutzen-Verhältnisses besteht in der Schätzung des **Return on Investment (ROI).** Der ROI ist von seiner Herkunft her eine betriebswirtschaftliche Kennzahl zur Erfassung der Rendite einer unternehmerischen Tätigkeit, gemessen am Gewinn im Verhältnis zum eingesetzten Kapital. Es gibt unterschiedliche Formeln zur Berechnung des ROI; in der gesundheitsökonomischen Betrachtung wird der sog. **Nettonutzen,** d. h. der Gesamtnutzen abzüglich aller Kosten, durch die Kosten geteilt. Ist der ROI für eine Maßnahme > 1, so haben sich die investierten Kosten „gelohnt"; ROI-Werte < 1 bedeuten, dass die Kosten deutlich höher liegen als der Nettonutzen, was gemeinhin als unwirtschaftlich gilt.

Zielke (1993) errechnete für eine verhaltenstherapeutisch ausgerichtete psychosomatische Klinik ein Kosten-Nutzen-Verhältnis von 1 : 4, was einem ROI von 3,0 entspricht. Diese Befunde konnten in späteren Studien teilweise repliziert werden (Zielke 2004, 2015). Wittmann et al. (2002) kamen für die psychoanalytisch orientierte psychosomatische Rehabilitation zu ähnlichen Ergebnissen, ebenso die Metaanalyse von Steffanowski et al. (2007). Die PROGNOS-Studie (Steiner et al. 2009) zur Wirtschaftlichkeit der medizinischen Rehabilitation (alle Indikationsbereiche) ermittelte auf der Grundlage verschiedener Modellszenarien einen ROI von 1,5–4,5, wobei die psychosomatische Rehabilitation im mittleren Bereich lag. In einer aktuellen Studie, die indikationsübergreifend in 17 Kliniken in Baden-Württemberg durchgeführt wurde, lag der ROI für den Indikationsbereich Psychosomatik bei 2,0 für den 1-Jahres- und bei 5,1 für den 2-Jahres-Zeitpunkt nach Beendigung der Reha (n = 395, 2 Kliniken; Nübling et al. 2015). Insgesamt liegt die Kosten-Nutzen-Relation für die psychosomatische Rehabilitation zwischen ca. 1 : 2 und 1 : 4. Dies würde bei jährlich etwa 150.000 Behandlungen etwa 2–4 Mrd. EUR an wirtschaftlichem bzw. gesamtgesellschaftlichem Nutzen pro therapiertem Patientenjahrgang entsprechen.

! MERKE
Psychosomatische Rehabilitation ist damit nicht nur effektiv, sondern auch effizient.

13.3.4 Vergleich der Versorgungsbereiche

Zur vergleichenden Bewertung der Kosten-Ergebnis-Relation der psychosomatischen Rehabilitation mit anderen Versorgungsbereichen, in denen Menschen mit psychischen Erkrankungen behandelt werden, haben Nübling et al. (2005) vorgeschlagen, die Effektstärkemaße mit der Behandlungsdauer und dem Pflegesatz in Beziehung zu setzen. In der Modellrechnung, die auf den genannten Studien basiert, werden die Kosten auf eine standardisierte Prä-Post-Effektstärke von $d = 1{,}00$ umgerechnet. Diese Studien können vier Versorgungsbereichen zugeordnet werden, in denen fachspezifisch psychische Erkrankungen behandelt werden: a) psychosomatische Rehabilitation, b) Akutpsychiatrie, c) Akutpsychosomatik und d) ambulante Psychotherapie.

Wie ➤ Tab. 13.1 zeigt, unterscheiden sich die vier Versorgungsbereiche hinsichtlich der **Effektivität der Behandlungen:** Die psychosomatische Rehabilitation weist mit $d = 0{,}67$ die geringste mittlere Effektstärke auf, die Akutpsychiatrie mit $d = 1{,}50$ die höchste. Insgesamt liegen damit für alle Versorgungsbereiche mittlere bis hohe Effektstärken vor. Demgegenüber ergeben sich deutliche Unterschiede hinsichtlich der **Effizienz.** Die Hochrechnung der Kosten auf einen – „imaginären" – einheitlichen Behandlungseffekt (Effektstärke $d = 1{,}0$ für alle Studien) ergibt einen Bereich von ca. 3.800–28.000 EUR. Dies bedeutet, dass eine Behandlung bei gleichem Effekt mehr als 7-mal so viel kosten kann. Diese vergleichende Kosten-Nutzen-Betrachtung ist nur ein Modell und müsste weiter vertieft werden; u. a. wäre eine stärkere diagnosespezifische Betrachtung nötig, z. B. nur be-

Tab. 13.1 Kosten in Euro für eine standardisierte Prä-Post-Effektstärke von *d* = 1,0, bezogen auf das Kriterium „seelische/psychische Symptomatik" (unterschiedliche Messverfahren) bei Patienten unterschiedlicher Versorgungsbereiche (Modellrechnung)

	Durchschnittliche Behandlungsdauer [Tage]	Prä-Post-Effektstärke d/g	Tages-/Stundensatz in EUR (ca.)[1]	Gesamtkosten pro Patient [Behandlungsdauer × Tages-/Stundensatz in EUR]	Gesamtkosten in EUR pro Patient, standardisiert auf d/g = 1,0
Psychosomatische Rehabilitation					
MESTA-Studie (Steffanowski et al. 2007)	56,5	0,67	125	7.062	10.541
Akutpsychiatrie					
Depressionsstudie BW (Härter et al. 2004)	63,6	1,50	240	15.264	10.176
Akutpsychosomatik					
Metanaanalyse Akutpsychosomatik (Liebherz und Rabung 2013)	82,9	0,71	240	19.896	28.022
Ambulante Psychotherapie					
Ø 6 Studien, u.a. TK-Studie (Wittmann et al. 2011)	45,0	1,06	90	4.050	3.821

[1]aktuelle Schätzung.

zogen auf depressive Patienten. In der MESTA-Studie (Steffanowski et al. 2007) lag die Effektstärke für Patienten mit depressiven Erkrankungen, gemessen mit einem Depressionsmaß (z.B. Depressionsskalen des SCL, FPI, BDI), bei ca. *d* = 1,0. Umgekehrt wurde vor allem in der hier für die Akutpsychiatrie herangezogenen Depressionsstudie Baden-Württemberg (Härter et al. 2004) eine homogene Patientengruppe (ausschließlich Patienten mit Depression) mit einem hoch änderungssensitiven Depressionsmaß (BDI) betrachtet. Insofern stellt die Overall-Effektstärke für die psychosomatische Rehabilitation (*d* = 0,67) sehr wahrscheinlich eine Unterschätzung, die verwendete Effektstärke für die Akutpsychiatrie (*d* = 1,5) eher eine Überschätzung dar.

13.4 Diskussion

Psychische Störungen stellen für die Betroffenen eine erhebliche Belastung und Einschränkung ihrer Lebensqualität dar. Darüber hinaus sind die Auswirkungen für die Gesellschaft u. a. wegen der damit verbundenen enormen Folgekosten (z.B. Anzahl und Dauer von Fehltagen, Risiko der Erwerbsunfähigkeit/Frühberentung) beträchtlich. Psychische Störungen interagieren in vielfältiger Art mit den Anforderungen der Arbeitswelt und sind ein substanzieller ökonomischer Faktor für Arbeitgeber und Sozialversicherungsträger. Bevölkerungsrepräsentative Studien zur Prävalenz psychischer Störungen in Deutschland und auch international zeigen, dass bis zu knapp einem Drittel der Menschen im Laufe eines Jahres an einer psychischen Störung leidet. Darunter ist auch ein Anteil leichter Störungen, für die nicht immer sofort eine fachspezifische Behandlung erforderlich ist, die aber dennoch engmaschig kontrolliert werden sollten. Die Prävalenz hat sich in den letzten Jahren nur in geringem Maße verändert, gestiegen ist aber die Bereitschaft, psychische Probleme vergleichbar somatischen Erkrankungen als bedeutsame gesundheitliche Beeinträchtigung zu akzeptieren und entsprechende diagnostische und therapeutische Möglichkeiten zu nutzen. Die Versorgung von Patienten mit psychischen und psychosomatischen Erkrankungen in Deutschland weist im internationalen

Vergleich einige Besonderheiten auf. Neben der Verankerung der ambulanten Psychotherapie in die kassenärztliche Versorgung (getragen von der GKV) ist die relativ hohe Zahl stationärer psychosomatisch-psychotherapeutischer Einrichtungen weltweit nahezu einmalig.

In den vergangenen 3 Jahrzehnten hat sich die psychosomatische Rehabilitation zu einem der wichtigsten Bereiche der medizinischen Rehabilitation entwickelt. Begleitet war dies von einem permanenten Veränderungs- und Rechtfertigungsdruck, der auch die Rehabilitation als Ganzes betraf. Bemängelt wird vielfach, dass für die psychosomatische Rehabilitation bisher kaum RCT-Studien und somit keine kausalen Wirksamkeitsnachweise vorliegen (Sachverständigenrat Gesundheit 2014). Allerdings zeigt eine große Zahl von Studien ohne Kontrollgruppen deutliche Verbesserungen bei vielen Patienten in einem klinisch relevanten Ausmaß, und dies nicht nur für den Entlassungszeitpunkt, sondern auch noch 6 oder 12 Monate nach Verlassen der Klinik. Dabei sind diese Ergebnisse auch von gesundheitsökonomischer Bedeutung. Modellschätzungen gehen davon aus, dass der gesamtgesellschaftliche Nutzen die Kosten der Behandlungen deutlich übersteigt.

In diesem Kapitel wurde versucht, eine kurze Übersicht über die Forschungslage zur psychosomatischen Rehabilitation zu geben. Aus Platzgründen hat sich dies auf einige wesentliche Beispiele beschränken müssen. Die psychosomatische Rehabilitation war seit den 1980er-Jahren einem signifikanten Wandel unterworfen (z. B. Verkürzung der Behandlungszeiten, strukturelle und therapiebezogene Vorgaben), wodurch sich immer wieder auch die Fokusse von Forschungsfragen verändert haben. Es ist evident, dass viele Fragestellungen noch weiterer und methodisch elaborierterer Studien bedürfen. Die offenen Fragen sind vielfältig und betreffen z. B. die adäquate Zuweisung zu den „richtigen" Einrichtungen, die verbesserte Vorbereitung der Rehabilitanden auf die Reha-Maßnahmen, die differenzielle Indikation zu unterschiedlichen Maßnahmen (ambulant, stationär, MBOR), die Optimierung von spezifischen Angeboten, die Nutzenbewertung von Therapiestandards und insbesondere auch die Überprüfung von Möglichkeiten, wie die Nachhaltigkeit der Ergebnisse verbessert werden kann.

! MERKE

Für sehr viele dieser noch offenen Fragen gilt, dass eine in die klinische Routine implementierte systematische Erhebung von PROs eine gute Grundlage für die evidenzbasierte Weiterentwicklung dieses Versorgungssektors sein kann.

LITERATUR

Ahmed S, Berzon RA, Revicki DA, et al. The use of patient-reported outcomes (PRO) within comparative effectiveness research: Implications for clinical practice and health care policy. Med Care 2012; 50: 1060–1070.

Badura B, Ducki A, Schröder H et al (Hrsg.). Fehlzeiten-Report 2016. Unternehmenskultur und Gesundheit – Herausforderungen und Chancen. Bd. 2016. Fehlzeiten-Report. Berlin: Springer 2016.

Bandelow B, Lichte T, Rudolf S, et al. S3-Leitlinie Angststörungen. Berlin: Springer 2015.

Baumann W, Farin E, Menzel-Begemann A, et al. Memorandum IV. Theoretische und normative Fundierung der Versorgungsforschung. Gesundheitswesen 2016; 78(5): 337–352.

Bengel J, Wirtz M, Zwingmann C, Lyssenko L (Hrsg.). Diagnostische Verfahren in der Rehabilitation. Göttingen: Hogrefe 2008.

Bethge M, Peters E, Michel E, et al. Motivationale und volitionale Determinanten für die Beantragung einer psychosomatischen Rehabilitation. Ergebnisse einer Kohortenstudie. Rehabilitation (Stuttg) 2016; 55(6): 341–347.

Broda M. Die Berus-Studie. Zur Ergebnisevaluation der Therapie psychosomatischer Störungen bei gewerblichen Arbeitnehmern: eine Katamnesestudie stationärer Verhaltenstherapie bei einer Population von LVA-Versicherten. Verhaltensmedizin heute. Sonderdruck. Berlin: Westkreuz-Verlag 1996.

Bullinger M, Blome C, Sommer R, et al. Gesundheitsbezogene Lebensqualität – ein zentraler patientenrelevanter Endpunkt in der Nutzenbewertung medizinischer Maßnahmen. Bundesgesundheitsbl Gesundheitsforsch Gesundheitsschutz 2015; 58(3): 283–290.

BPtk – Bundespsychotherapeutenkammer. BPtK-Spezial zum Morbi-RSA (Morbiditäts-Risiko-Strukturausgleich). Berlin 2008; www.bptk.de/wp-content/uploads/2019/01/20080300_bptk-spezial-01-2008-1.pdf (letzter Zugriff: 13.5.2020).

Calvert M, Brundage M, Jacobsen PB, et al. The CONSORT Patient-Reported Outcome (PRO) extension: Implications for clinical trials and practice. Health Qual Life Outcomes 2013; 11: 184.

Calvert M, Kyte D, Duffy H, et al. Patient-reported outcome (PRO) assessment in clinical trials: A systematic review of guidance for trial protocol writers. PloS One 2014; 9(10): e110216.

Cohen J. A power primer. Psychol Bull 1992; 112(1): 155–159.

DGPPN, BÄK, KBV, AWMF (Hrsg.) für die Leitliniengruppe Unipolare Depression. S3-Leitlinie / Nationale VersorgungsLeitlinie Unipolare Depression – Langfassung, 2. Auflage. Version 5. 2015; www.leitlinien.de/mdb/downloads/nvl/depression/depression-2aufl-vers5-lang.pdf (letzter Zugriff: 13.5.2020).

Dirmaier J, Härter M. Stärkung der Selbstbeteiligung in der Rehabilitation. Strengthening patient involvement in rehabilitation. Bundesgesundheitsbl Gesundheitsforsch Gesundheitsschutz 2011; 54(4): 411–419.

DRV Bund. Reha-Bericht 2018. Berlin 2018; www.deutsche-rentenversicherung.de/Allgemein/de/Inhalt/6_Wir_ueber_uns/03_fakten_und_zahlen/03_statistiken/02_statistikpublikationen/02_rehabericht_2018.pdf?__blob = publicationFile&v = 2 (letzter Zugriff: 13.5.2020).

Fauser D, Bethge M. Propensity-Score-Methoden zur Schätzung von Behandlungseffekten. Eine Chance für die rehabilitative Versorgungsforschung. Rehabilitation (Stuttg) 2019; 58(1): 50–58.

Gaebel W, Kowitz S, Fritze J, et al. Inanspruchnahme des Versorgungssystems bei psychischen Erkrankungen. Sekundärdaten von drei gesetzlichen Krankenkassen und der Deutschen Rentenversicherung Bund. Dtsch Arztebl 2013; 110(47): 799–808.

Gelso CJ. Research in counseling. Methodological and professional issues. Counseling Psychologist 2016; 8(3): 7–36.

Gerdes N. Rehabilitationseffekte bei „zielorientierter Ergebnismessung". Ergebnisse der IRES-ZOE-Studie 1996 / 1997. DRV 1998; 3–4: 217–238.

Gerdes N, Bengel J, Jäckel WH. Zielorientierung in Diagnostik, Therapie und Ergebnismessung. In: Bengel J, Jäckel WH (Hrsg.). Zielorientierung in der Rehabilitation. Rehabilitationswissenschaftlicher Forschungsverbund Freiburg / Bad Säckingen. Regensburg: Roderer 2000, S. 12–20.

Glaeske G, Augustin M, Abholz H, et al. Epidemiologische Methoden für die Versorgungsforschung. Gesundheitswesen 2009; 71(10): 685–693.

Grobe TG, Steinmann S, Gerr J. BARMER Gesundheitsreport 2018. Schriftenreihe zur Gesundheitsanalyse. Siegburg: Asgard Verlagsservice 2017.

Hainmueller J, Xu Y. Ebalance. A Stata Package for Entropy Balancing. SSRN Journal 2011; DOI: 10.2139 / ssrn.1943090.

Härter M, Sitta P, Keller F, et al. Externe Qualitätssicherung bei stationärer Depressionsbehandlung: Modellprojekt der Landesärztekammer Baden-Württemberg. Dtsch Arztebl 2004; 101: 1974.

Härter M, Baumeister H, Bengel J. Psychische Störungen bei körperlichen Erkrankungen. Berlin, Heidelberg: Springer 2007.

Hofreuter-Gätgens K, Deck R, von dem Knesebeck O. Soziale Ungleichheit und Rehabilitation bei psychischen Erkrankungen. Rehabilitation (Stuttg) 2016; 55(6): 374–380.

ICHOM – International Consortium for Health Outcomes Measurement. 2019; www.ichom.org/standard-sets/ (letzter Zugriff: 13.5.2020).

Jacobi F, Höfler M, Siegert J, et al. Twelve-month prevalence, comorbidity and correlates of mental disorders in Germany: The Mental Health Module of the German Health Interview and Examination Survey for Adults (DEGS1-MH). Int J Methods Psychiatr Res 2014a; 23(3): 304–319.

Jacobi F, Höfler M, Strehle J, et al. Psychische Störungen in der Allgemeinbevölkerung. Studie zur Gesundheit Erwachsener in Deutschland und ihr Zusatzmodul Psychische Gesundheit (DEGS1-MH). Nervenarzt 2014b; 85: 77–87.

Kessler RC, Üstün TB. The WHO Mental Health Surveys. Global Perspectives on the Epidemiology of Mental Disorders. Cambridge: Cambridge University Press 2008.

Kiresuk TJ, Sherman RE. Goal attainment scaling: A general method for evaluating comprehensive community mental health programs. Community Ment Health J 1968; 4(6): 443–453.

Kobelt A, Göbber J, Petermann F. Die Bedarfsfrage in der Rehabilitation und die Versorgung neuer Zielgruppen. Migranten in der psychosomatischen Rehabilitation. Bundesgesundheitsbl Gesundheitsforsch Gesundheitsschutz 2011; 54(4): 475–481.

Kordy H. Versorgungsforschung. Eine wissenschaftliche und politische Herausforderung. Psychotherapeut 2008; 53: 245–253.

Kordy H, Kächele H. Ergebnisforschung in Psychotherapie und Psychosomatik. In: von Uexküll Th, Adler RA, Herrmann JM, Köhle K, Schonecke OW, Wesiack W (Hrsg.). Psychosomatische Medizin. München: Urban & Schwarzenberg 1996, S. 490–501.

Kruse J, Heckrath C, Schmitz N, et al. Zur hausärztlichen Diagnose und Versorgung psychogen Kranker. Ergebnisse einer Feldstudie. Psychother Psychosom Med Psychol 1999; 49: 14–22.

Kyte DG, Draper H, Ives J, et al. Patient reported outcomes (PROs) in clinical trials: Is 'in-trial' guidance lacking? A systematic review. PloS One 2013; 8(4): e60684.

Liebherz S, Rabung S. Wirksamkeit psychotherapeutischer Krankenhausbehandlung im deutschsprachigen Raum: eine Meta-Analyse. Psychother Psychosom Med Psychol 2013; 63(9–10): 355–364.

Löwe B, Rose M, Wahl I, et al. Psychometrie und Psychodiagnostik in Psychosomatik, Psychotherapie und Medizinischer Psychologie. Bericht zum zweiten Arbeitstreffen der DKPM-Arbeitsgruppe „Psychometrie und Psychodiagnostik". Psychotherapie Psychosomatik Med Psychol 2011; 61(7): 334–336.

Melchior H, Schulz H, Märter M, et al. Faktencheck Gesundheit. Regionale Unterschiede in der Diagnostik. und Behandlung von Depressionen; 2014. faktencheck-gesundheit.de/fileadmin/files/user_upload/Faktencheck_Depression_Studie.pdf (letzter Zugriff: 13.5.2020).

Melchior H, Schulz H, Kriston L, et al. Symptom change trajectories during inpatient psychotherapy in routine care and their associations with long-term outcomes. Psychiatry Res 2016; 238: 228–235.

Morfeld M, Friedrichs A. Psychische Komorbidität. Befunde zur Diagnostik und Hinweise auf Möglichkeiten der Weiterversorgung in der medizinischen Rehabilitation. Bundesgesundheitsblatt, Gesundheitsforschung, Gesundheitsschutz 2011; 54(1): 90–97.

Mösko M-O, Pradel S, Schulz H. Die Versorgung von Menschen mit Migrationshintergrund in der psychosomatischen Rehabilitation. Bundesgesundheitsbl Gesundheitsforsch Gesundheitsschutz 2011; 54(4): 465–474.

NIH – National Institutes of Health. Patient-Reported Outcomes Measurement Information System (PROMIS).; https://commonfund.nih.gov/promis/index (letzter Zugriff: 13.5.2020).

Nübling R. Das Methodenpapier des Wissenschaftlichen Beirats Psychotherapie – Definierte Hürden für die Zulassung von Psychotherapieverfahren für Ausbildung und Berufsausübung. Psychotherapeutenjournal 2008; 7: 101–109.

Nübling R, Schmidt J. Methodische Grundlagen der Ergebnisevaluation. In: Bengel J, Koch U (Hrsg.). Grundlagen der Rehabilitationswissenschaften. Berlin: Springer 2000, S. 323–346.

Nübling R, Puttendörfer J, Wittmann WW, et al. Evaluation psychosomatischer Heilverfahren – Ergebnisse einer Katamnesestudie. Rehabilitation 1995; 34(2): 74–80.

Nübling R, Steffanowski A, Wittmann WW, et al. Strategien der Ergebnismessung am Beispiel der psychosomatischen Rehabilitation. Praxis Klin Verhaltensmed Rehab 2004; 65: 35–44.

Nübling R, Löschmann C, Steffanowski A, Wittmann WW. Effektivität und Effizienz der stationären Behandlung psychisch Kranker – Vergleich zwischen den Versorgungssektoren Rehabilitation und Akutpsychosomatik. DRV-Schriften Bd. 59, Frankfurt: VDR 2005, S. 472–475.

Nübling R, Schmidt J, Reichelt W, et al. Behandlungsergebnisse ein Jahr nach stationärer psychosomatischer Rehabilitation. Prävention und Rehabilitation 2013; 25: 150–165.

Nübling R, Bär T, Jeschke K, et al. Versorgung psychisch kranker Erwachsener in Deutschland: Bedarf und Inanspruchnahme sowie Effektivität und Effizienz von Psychotherapie. Psychotherapeutenjournal 2014; 13: 389–397.

Nübling R, Kaluscha R, Holstiege J, et al. Analyse des Behandlungserfolgs in der Medizinischen Rehabilitation. Konsequenzen für das interne Qualitätsmanagement [Abschlussbericht]. Stuttgart 2015.

Nübling R, Kaluscha R, Krischak G, et al. Ergebnisqualität medizinischer Rehabilitation: Zum Zusammenhang zwischen „Patient Reported Outcomes" (PROs) und geleisteten Sozialversicherungsbeiträgen. Rehabilitation 2017; 56(1): 22–30.

Nübling R, Schmidt J, Kriz D, et al. Routine-Assessment Psychosomatik (RAP) – Konzept, Implementierung und Ergebnisse eines Dokumentationssystems für die psychosomatische Rehabilitation. Prävention und Rehabilitation 2018; 30(4): 52–66.

Oelmann S, Licht M, Bassler M, et al. Ganztägig ambulante vs. stationäre psychosomatische Rehabilitation. Psychother Psychosom Med Psychol 2015; 65(6): 223–233.

Oster J, Müller G, von Wietersheim J. „Wer profitiert?" – Patientenmerkmale als Erfolgsprädiktoren in der psychosomatischen Rehabilitation. Rehabilitation 2009; 48(2): 95–102.

Pfaff H. Versorgungsforschung – Begriffsbestimmung, Gegenstand, Aufgaben. In: Pfaff H, Schrappe M, Lauterbach KW, et al. (Hrsg.). Gesundheitsversorgung und Disease Management. Bern: Huber 2003, S. 13–23.

Rossi PH, Freeman HE, Lipsey MW. Evaluation. A systematic approach. 6th edn. Thousand Oaks: Sage 1995.

Sachverständigenrat Gesundheit. Gutachten 2014. Bedarfsgerechte Versorgung – Perspektiven für ländliche Regionen und ausgewählte Leistungsbereiche; 2014. www.svr-gesundheit.de/fileadmin/user_upload/Gutachten/2014/SVR-Gutachten_2014_Langfassung.pdf (letzter Zugriff: 13.5.2020).

Sachverständigenrat Gesundheit. Bedarfsgerechte Steuerung der Gesundheitsversorgung; www.svr-gesundheit.de/fileadmin/user_upload/Gutachten/2018/SVR-Gutachten_2018_WEBSEITE.pdf (letzter Zugriff: 13.5.2020).

Schlipfenbacher C, Jacobi F. Psychische Gesundheit. Definition und Relevanz. Public Health Forum 2014; 22(82): 2.e1-2.e5.

Schmidt J. Evaluation einer psychosomatischen Klinik. Frankfurt/M.: Verlag für Akademische Schriften 1991.

Schmidt J, Steffanowski A, Nübling R, et al. Ergebnisqualität stationärer psychosomatischer Rehabilitation. Vergleich unterschiedlicher Evaluationsstrategien. Regensburg: Roderer 2003.

Schmidt J, Bernhard P, Wittmann WW, Lamprecht F. Die Unterscheidung zwischen singulären und multiplen Ergebniskriterien. Ein Beitrag zur Kriterienproblematik in der Evaluation. In: Lamprecht F (Hrsg.). Spezialisierung und Integration in Psychosomatik und Psychotherapie. 6.–8. März 1986. Bd. 24. Arbeitstagung des Deutschen Kollegiums für Psychosomatische Medizin. Berlin u. a.: Springer 1987: 293–299.

Schulz H, Barghaan D, Harfst T, et al. Versorgungsforschung in der psychosozialen Medizin. Bundesgesundheitsbl – Gesundheitsforsch – Gesundheitsschutz 2006; 49(2): 175–187.

Slife BD. Theoretical challenges to therapy practice and research: The constraint of naturalism. In: Lambert, MJ, (ed.). Bergin and Garfield's Handbook of Psychotherapy and Behavior Change. Johanneshov: MTM 2014, pp. 44–83.

Sprung M, Münch HM, Kaiser E, et al. Meta-Analyse der Evaluationsergebnisse psychiatrischer-psychosomatischer Rehabilitation in Österreich. Neuropsychiatr 2018; DOI: 10.1007/s40211-018-0290-1.

Steffanowski A, Löschmann C, Schmidt J, et al. Meta-Analyse der Effekte stationärer psychosomatischer Rehabilitation. Mesta-Studie. Bern: Huber 2007.

Steiner M, Zwingmann C, Riedel W, et al. Die medizinische Rehabilitation Erwerbstätiger – Sicherung von Produktivität und Wachstum. Basel: Prognos 2009.
Watzke B, Barghaan D, Lang K, et al. Behandlungsergebnisse in der Rehabilitation von Patientinnen und Patienten mit psychischen/psychosomatischen Erkrankungen im Klinikvergleich. Phys Rehab Kur Med 2008; 18(6): 329–336.
Wegscheider K, Drabik A, Bleich C, et al. Antwort auf den Kommentar von Jürgen Windeler, Stefan Lange zum Beitrag. Nutzenbewertung aus Sicht der Versorgungsforschung und der Epidemiologie. Bundesgesundheitsbl Gesundheitsforsch Gesundheitsschutz (2015): 298–307. Bundesgesundheitsblatt, Gesundheitsforschung, Gesundheitsschutz 2015; 58(6): 634–635.
Wittchen H-U, Jacobi F. Die Versorgungssituation psychischer Störungen in Deutschland. Eine klinisch-epidemiologische Abschätzung anhand des Bundes-Gesundheitssurveys 1998. Bundesgesundheitsbl Gesundheitsforsch Gesundheitsschutz 2001; 44 (10): 993–1000.
Wittchen H-U, Jacobi F. Size and burden of mental disorders in Europe – a critical review and appraisal of 27 studies. Eur Neuropsychopharmacol 2005; 15: 357–376.
Wittchen H-U, Jacobi F. Psychische Störungen in Deutschland und der EU – Größenordnung und Belastung. Verhaltenstherapie & Psychosoziale Praxis 2006; 38: 189–192.
Wittchen H-U, Jacobi F, Rehm J, et al. The size and burden of mental disorders and other disorders of the brain in Europe. Eur Neuropsychopharmacol 2010; 21(9): 655–679.
Wittmann WW, Lutz W, Steffanowski A, et al. Qualitätsmonitoring in der ambulanten Psychotherapie: Modellprojekt der Techniker Krankenkasse – Abschlussbericht. Hamburg: Techniker Krankenkasse 2011.
Wittmann WW, Nübling R, Schmidt J. Evaluationsforschung und Programmevaluation im Gesundheitswesen. Zeitschr Evaluation 2002; 1: 39–60.
Zielke M. Wirksamkeit stationärer Verhaltenstherapie. München: PVU 1993.
Zielke M. Ergebnisqualität und Gesundheitsökonomie verhaltensmedizinischer Psychosomatik in der Klinik. Krankheitsverhalten und Ressourcenverbrauch von Patienten mit psychischen und psychosomatischen Erkrankungen: Ergebnisse verhaltensmedizinischer Behandlung und Rehabilitation im Langzeitverlauf. Lengerich: Pabst 2004.
Zielke M. Kosten-Nutzen-Relation der psychosomatischen Rehabilitation aus gesundheitsökonomischer Perspektive. In: Schmid-Ott G, Wiegand-Grefe S, Jacobi C, et al. (Hrsg.). Rehabilitation in der Psychosomatik. Versorgungsstrukturen – Behandlungsangebote – Qualitätsmanagement. Stuttgart: Schattauer 2015, S. 399-443.
Zollmann P, Pimmer V, Rose AD, et al. Psychosomatische Rehabilitation bei deutschen und ausländischen Versicherten der Rentenversicherung im Vergleich. Rehabilitation (Stuttg) 2016; 55(6): 357–368.

KAPITEL

14 Ausblick: Psychosomatische Rehabilitation 2030

Volker Köllner und Markus Bassler

Prognosen sind schwierig, besonders wenn sie die Zukunft betreffen.

Es ist nicht ganz klar, von wem diese Aussage stammt. Sie wird vor allem dem Kabarettisten Karl Valentin, aber auch dem Schriftsteller Mark Twain oder dem Physiker Niels Bohr zugeschrieben. Umso klarer wird uns heute – im April 2020 – wieder, wie zutreffend dieser Satz ist. Als wir vor zwei Jahren mit der Konzeption dieses Buches begannen, hätten wir uns nicht träumen lassen, dass heute, zum Zeitpunkt seiner Fertigstellung, ein Teil der psychosomatischen Reha-Kliniken aufgrund der Covid-19-Pandemie geschlossen sind und dass die übrigen Kliniken unter besonderen Bedingungen mit deutlich reduzierter Belegung arbeiten müssen. Wir hoffen zwar, dass sich diese Situation bis zum Erscheinen dieses Buches im Herbst 2020 wieder normalisiert haben wird und dass die psychosomatischen Reha-Kliniken diese Krise unbeschadet überstehen werden, sicher sagen kann dies jedoch im Moment aber niemand. Ebenso unklar ist, wie sich unsere Gesellschaft, die Psychotherapie und die Rehabilitation insgesamt mittel- und längerfristig infolge dieser Pandemie verändern werden. Schon jetzt ist aber abzusehen, dass der Bedarf an Psychotherapie, psychosozialer Versorgung und auch an psychosomatischer Rehabilitation durch die mit der Pandemie verbundenen psychischen und sozialen Belastungen steigen wird. Ursächlich hierfür sind vor allem die Folgen der häuslichen Isolation bis hin zu einem Anstieg der häuslichen Gewalt, aber auch die schnell zunehmende wirtschaftliche Unsicherheit sowie die Überlastung einzelner Berufsgruppen.

Wie von der Präsidentin der Deutschen Rentenversicherung, Gundula Roßbach, in ihrem Geleitwort zu diesem Buch dargestellt, ist die psychosomatische Rehabilitation nicht nur ein deutsches Erfolgsmodell, sondern auch ein Feld dynamischer Entwicklung. Nach wie vor sind psychische und psychosomatische Erkrankung eine besondere Herausforderung für unsere Gesundheits- und Sozialsysteme. Um hierauf Antworten zu finden, muss sich die psychosomatische Rehabilitation ständig neu erfinden, neue Konzepte entwickeln und diese empirisch überprüfen. Diese Entwicklung wird in einem medizinischen Fach, dessen Aufgabe es ist, die Brücke vom Biologischen und Psychischen zum Sozialen zu schlagen, in besonderem Maße von gesamtgesellschaftlichen

Spannungen und Verwerfungen geprägt. Gerade angesichts des Zitats zu Beginn dieses Textes möchten wir uns daher hinsichtlich Prognosen zurückhalten und lieber die Spannungsfelder und Pole darstellen, zwischen denen die Entwicklung der psychosomatischen Rehabilitation sich wahrscheinlich abspielen wird.

14.1 Individualisierung vs. Standardisierung

Immer noch wird – nicht zuletzt aus wirtschaftlichen Interessen – einer stärkeren Standardisierung der Rehabilitation das Wort geredet. Klinikkonzerne möchten am liebsten die therapeutischen Abläufe ihrer Kliniken vereinheitlichen und in den Reha-Wissenschaften wird häufiger das Gemeinsame der Rehabilitation betont und infolgedessen weniger die Eigenständigkeit der an ihr beteiligten Fachdisziplinen hervorgehoben. Auch in den Vorgaben der Reha-Qualitätssicherung (z. B. Reha-Therapiestandards) wird immer wieder versucht, Anforderungen zu definieren, die für alle Reha-Indikationen gleich oder zumindest vergleichbar sind.

Die Reha-Forschung konnte zeigen, dass ein erheblicher Teil der Rehabilitanden sowohl hinsichtlich ihrer Symptomatik als auch hinsichtlich des sozialmedizinischen Verlaufs gut von der Rehabilitation profitieren kann. Allerdings gibt es Problemgruppen, die sich nicht verbessern oder sogar verschlechtern. Diese machen ein Drittel oder mehr der Rehabilitanden aus. Damit ist diese Gruppe zu groß, als dass sie ignoriert werden könnte. Um den Erfolg der Rehabilitation insgesamt zu verbessern, ist es daher wichtig, spezielle Konzepte zu entwickeln, um auch diese Rehabilitanden erfolgreich behandeln zu können.

In den vergangenen Jahren wurden daher für diese Problem- bzw. Risikogruppen von Rehabilitanden spezifische Therapieangebote entwickelt. Als besondere Risikomerkmale haben sich dabei ein höheres Alter, (länger bestehende) Arbeitslosigkeit, längere und wiederholte Arbeitsunfähigkeitszeiten, Rentenantragstellung vor Beginn der Rehabilitation, des Weiteren ein überwiegend somatisches Krankheitsverständnis, eine geringe Änderungsbereitschaft bzw. eine ungünstige Motivationslage sowie eine negative subjektive Erwerbsprognose erwiesen. Es fragt sich auch, ob alle soziokulturellen Milieus gleichermaßen von den Angeboten der psychosomatischen Rehabilitation profitieren können.

Männer und Frauen unterscheiden sich in Häufigkeit und Art psychischer bzw. psychosomatischer Erkrankungen sowie in der Inanspruchnahme entsprechender Behandlungs- bzw. Rehabilitationsangebote. Um den aktuell raschen Wandel von Lebenssituationen, Problemlagen, Risikokonstellationen und Bedürfnissen beider Geschlechter besser gerecht zu werden, bemüht man sich auch in der psychosomatischen Rehabilitation zunehmend darum, speziell darauf zugeschnittene Behandlungsangebote anzubieten, z. B. neben Gruppen für Frauen mit Gewalterfahrung oder mit Doppelbelastung durch Familie und Beruf auch Möglichkeiten der Kinderbetreuung während der Rehabilitation.

Ein Thema von wachsender Bedeutung ist die Rehabilitation von Migranten mit psychischen bzw. psychosomatischen Erkrankungen. Infolgedessen werden in der psychosomatischen Rehabilitation zunehmend migrantenspezifische Behandlungskonzepte erprobt, die mutter- bzw. mehrsprachig, kultursensibel und ggf. auch unter Einbeziehung von Familienangehörigen durchgeführt werden.

Befunde der Psychotherapieforschung sprechen dafür, dass bestimmte Patientengruppen durch personalintensive und damit teure Psychotherapieverfahren in besonderem Maße profitieren können. Hierzu gehören z. B. die Traumakonfrontation oder die Angstexposition, die einen höheren einzeltherapeutischen Aufwand erfordern. Bei der Rehabilitation von Patienten mit chronisch unspezifischem Kreuzschmerz spricht vieles dafür, dass eine hohe Dosis von Ergotherapie, Muskelaufbautraining und Bewegungstherapie mit einem besseren Behandlungseffekt verbunden ist. Die „klassische“ Rehabilitation ist hier möglicherweise unterdosiert. Die Frage ist, ob solche intensiveren Therapieformen in die Rehabilitation integriert werden sollen oder ob dies als Aufgabe der Krankenhausbehandlung gesehen wird. Da sich aber hierbei bislang keine therapeutische Kette wie bei der Anschlussheilbehandlung in der Somatik realisieren lässt, spricht einiges dafür, diese Möglichkeit auch in der psychosomatischen Rehabilitation vorzuhalten, die über eine langjährige Erfahrung mit ambulanten

Nachsorgeangeboten verfügt. Es stellt sich dann allerdings die Frage nach der Finanzierung. Ist es sinnvoll, Fallpauschalen für besondere Störungsbilder mit erheblicher Einschränkung von Aktivität und Teilhabe einzuführen? Aus Sicht der Fachgesellschaften lässt sich diese Frage am besten entscheiden, wenn entsprechende Modellprojekte eingeführt und hinsichtlich ihrer Effektivität mit Methoden der Versorgungsforschung geprüft werden.

14.2 Kommerzialisierung vs. Patientenorientierung

In den letzten Jahren kam es im Bereich der psychosomatischen Rehabilitation zu einer erheblichen Marktkonzentration der Reha-Anbieter. Zahlreiche kleinere Klinikträger sind aufgekauft worden oder ganz vom Markt verschwunden, und es haben sich Klinikketten bisher ungeahnter Größe gebildet, entweder nur in der Rehabilitation oder auch mit sektorenübergreifender Vernetzung. Derzeit ist noch nicht abzusehen, welche Konsequenzen dieser Konzentrationsprozess haben wird. So ist z. B. zu befürchten, dass eine Stärkung der Anbieterseite die öffentlich-rechtlichen Reha-Träger unter Druck setzen könnte, Qualitätskriterien gerade hinsichtlich der Therapiedichte und der Personalausstattung aufzuweichen. Aus Sicht der Fachgesellschaften wäre dies eine sehr besorgniserregende Entwicklung.

In den kommenden Jahren soll die Reha-Zuweisung ausschließlich unter transparenter Berücksichtigung von Qualitätsgesichtspunkten erfolgen. Dies wäre eine erfreuliche Entwicklung, wenn die Steuerungsparameter richtig gewählt sind. Anhand welcher Kriterien lässt sich beispielsweise eine gute Reha-Leistung definieren? Nur nach der Rehabilitandenzufriedenheit oder eher nach dem sozialmedizinischen Outcome? Wenn Reha-Kliniken allerdings unter Druck kämen, in eine bestimmte Richtung sozialmedizinisch zu bewerten, um weiter gut belegt zu sein, wäre dies aus medizinethischer Sicht äußerst bedenklich. Im Bereich der Krankenhausfinanzierung zeigt sich, dass ungünstig gewählte Anreizsysteme sowie hoher finanzieller Druck auf die Kliniken zu massiver Fehlsteuerung von Leistungen führen – die hohe Zahl an eigentlich unnötigen Operationen ist ein Beispiel hierfür.

Der Medizinethiker Giovanni Maio stellt daher sehr berechtigt die Frage, ob Marktmechanismen und finanzielle Anreizsysteme überhaupt als zentrales Steuerungsmittel im Gesundheitswesen taugen. Die aktuell in der Covid-19-Pandemie gemachten Erfahrungen haben dafür gesorgt, dass das Gesundheitswesen insgesamt und dabei insbesondere die Gefahr einseitiger Gewinnorientierung deutlich stärker ins öffentliche Bewusstsein gerückt sind. Es besteht Grund für einen vorsichtigen Optimismus, dass hierdurch der Trend zu einer immer weitergehenden Kommerzialisierung der Rehabilitation zurückgefahren werden kann.

14.3 Trainingslager vs. Zauberberg

Ein weiteres wichtiges Spannungsfeld ist die berufliche Orientierung der Rehabilitation. Eine Extremposition wäre hier das Vorgehen einiger Kliniken vor ca. 30 Jahren: stationäre Psychotherapie auf Kosten der Rentenversicherung. Gelegentlich bekommt man zu hören: „Berufliche Orientierung haben wir doch schon immer gemacht" – obwohl sich dies im Klinikkonzept nicht widerspiegelt. Es ist verführerisch, das ungeliebte Thema Arbeitsplatz zu umgehen und auf dem Zauberberg zu bleiben. Dabei ist es die große Chance der psychosomatischen Rehabilitation, eine eigene Identität zu entwickeln, indem man sich mit den Patienten in die Niederungen der Arbeitswelt begibt.

Die andere Extremposition ist, den psychotherapeutischen Anspruch aufzugeben und zum beruflichen Trainingslager zu werden. Damit würde jedoch eine wertvolle Chance verspielt. Wie bereits im Positionspapier der DGPPR und im Kapitel zu MBOR in diesem Buch dargestellt, ist es eine große Chance, dysfunktionale Schemata, problematische Verhaltensmuster oder psychodynamische Beziehungskonfliktmuster zu identifizieren, die für unsere Patienten in der Arbeitswelt Aktivität und Teilhabe erschweren, und diese gezielt psychotherapeutisch zu bearbeiten. Dies und die gezielte psychotherapeutische Bearbeitung der wesentlichen Konfliktpunkte und aufrechterhaltenden Faktoren kann durch die psychosomatische Rehabilitation optimal geleistet werden; an diesem wesentlichen Punkt liegt der Unterschied zu einer reinen beruflichen Rehabilitation. Es ist erfreulich, dass solche psychotherapeutisch orientierten MBOR-Konzepte gerade in einer großen Multicenterstudie evaluiert werden, deren Ergebnisse für die weitere MBOR-Entwicklung in der Psychosomatik wegweisend sein dürften.

In der psychotherapeutischen Bearbeitung beruflicher Problemlagen sehen wir auf jeden Fall ein Stück Kernidentität für die psychosomatische Rehabilitation, das idealiter im Jahr 2030 klarer umgesetzt sein wird.

14.4 Die Position der Rehabilitation in der Versorgungskette

Im Gegensatz zu den somatischen Fächern, in denen die Versorgungskette und die Aufgabenteilung zwischen Krankenhäusern und Reha-Kliniken im Wesentlichen dem Paradigma Akutbehandlung und Anschlussheilverfahren folgen, gibt es in der Psychosomatik eine solch klare Arbeitsteilung nicht. Wenn man die Stundenpläne von Patienten in Krankenhäusern und Reha-Kliniken vergleicht, findet man mehr Gemeinsamkeiten als Unterschiede. Wie oben dargestellt, machen die berufliche Orientierung und die obligate sozialmedizinische Beurteilung am Ende der Rehabilitation zwei wesentliche Unterschiede zur Krankenhausbehandlung aus. Das Thema Beruf und Arbeitswelt wird inzwischen jedoch zunehmend auch von psychosomatischen Krankenhausabteilungen entdeckt. Gerade in Ballungsräumen besteht bei einigen Krankenhäusern der Wunsch, zumindest tagesklinisch rehabilitativ aktiv zu werden. Umgekehrt gibt es nicht wenige psychosomatische Reha-Kliniken, die im gleichen Haus eine Abteilung für psychosomatische Akutbehandlungen aufgebaut haben.

Derzeit lässt sich nur schwer prognostizieren, ob die Sektorengrenzen hier durchlässiger werden und ob dies ein Teil der Lösung oder eher ein Teil des Problems sein wird. Auch hier liegt eine große Chance darin, in entsprechend geförderten Projekten der Versorgungsforschung unterschiedliche Konzepte vergleichend zu evaluieren. Hilfreich wäre es zumindest, wenn den zuweisenden und beratenden niedergelassenen Kolleginnen und Kollegen klarere Empfehlungen an die Hand gegeben werden könnten, wann eine Rehabilitation und wann eine Krankenhausbehandlung indiziert ist. Auch hier besteht Forschungsbedarf.

14.5 Verankerung der Rehabilitation in der Aus- und Weiterbildung

Entscheidend für eine gute Verankerung der Rehabilitation in der Versorgungskette mit möglichst wenigen Schnittstellenproblemen ist, dass die Kolleginnen und Kollegen in den psychosomatischen und psychotherapeutischen Praxen und Krankenhäusern die Möglichkeiten und Grenzen der Rehabilitation gut kennen und ihre Patienten entsprechend beraten können. Optimal hierfür wäre es natürlich, einmal in einer Reha-Klinik gearbeitet zu haben. Viele psychologische Psychotherapeuten haben eine Reha-Klinik bisher während ihrer PIA-Zeit kennengelernt. Ob dies in Zukunft noch so sein wird, ist fraglich. Aufgrund der eher universitätsfernen Lage vieler Reha-Kliniken fällt es schwer, diese in die universitäre Lehre einzubeziehen. Hier sind innovative Konzepte zu erproben – z. B. Blockpraktika oder Möglichkeiten des E-Learnings.

Wichtig dabei ist, dass diese Angebote von erfahrenen Reha-Kliniken gestaltet werden, sodass die Lehre tatsächlich auch aus der Rehabilitation kommt und nicht bloß über sie berichtet. Nur so lässt sich ein authentisches und praxisnahes Bild davon vermitteln, was Reha-Kliniken leisten können. In diesem Zusammenhang ist sehr positiv hervorzuheben, dass sowohl die Grundsatzabteilung der Deutschen Rentenversicherung als auch Rehabilitationswissenschaftler und erfahrene Reha-Kliniker an der Erarbeitung des neuen Lernzielkatalogs für das Medizinstudium aktiv beteiligt sind. Bis zum Jahr 2030 würden wir uns entsprechend mehr Modellprojekte wünschen, welche die Integration der Reha-Kliniken in die universitäre Lehre wie auch in die ärztliche Fort- und Weiterbildung fördern. Dieser Punkt ist auch von entscheidender Bedeutung, um weiter qualifiziertes Personal für die Rehakliniken gewinnen zu können.

14.6 Die Zukunft der klinischen Reha-Forschung

Wie eingangs dargestellt hat sich die Reha-Forschung in den letzten 20 Jahren deutlich von den Kliniken entfernt. Die finanziell gut ausgestatteten Forschungsverbünde mit ihrer Verankerung meist an universitären Instituten und der zunehmende Sparzwang in den Kliniken haben diesen Prozess stark beschleunigt. Diese Entwicklung hat sich einerseits zwar positiv auf die methodische Qualität der durchgeführten Studien ausgewirkt, andererseits jedoch negativ auf die klinische Relevanz mancher der dabei untersuchten Fragestellungen.

Hier bedarf es für die Zukunft innovativer Ideen, damit die psychosomatischen Reha-Kliniken wieder in stärkerem Maße gleichberechtigte Partner der Forschung werden und entsprechend ihre klinische Expertise in die Planung bzw. Durchführung von Forschungsprojekten einbringen können. Dies böte die Möglichkeit, für die Patientenversorgung und die Versorgungssteuerung relevante Themen schneller und bedarfsorientierter in den wissenschaftlichen Fokus zu rücken. Ebenso liegt hier die Chance, jungen ärztlichen und psychologischen Kolleginnen und Kollegen parallel zu ihrer klinischen Tätigkeit die Chance zur Promotion zu bieten. Auch in der Sport- und der Bewegungstherapie, den künstlerischen Therapien, der Ergo- und der Sozialtherapie gibt es eine zunehmende Tendenz zur Akademisierung, sodass auch diese Berufsgruppen von Qualifikationsprogrammen zu kliniknaher Forschung profitieren könnten. Psychosomatische Rehabilitation würde dann nicht mehr als Kurortmedizin wahrgenommen, sondern als innovatives Forschungs- und Arbeitsfeld, das relevante Antworten auf die medizinischen und psychosozialen Probleme einer Gesellschaft mit zunehmendem Fachkräftemangel zu geben vermag.

Register

T